U0189597

妇科与产科疾病规范治疗

Standardized Treatment of Gynecological and Obstetric Diseases

主编　王爱莲　宋巧红　韩立平　侯　青
　　　齐美兰　剧蕴慧　李　涓

中国海洋大学出版社
·青岛·

图书在版编目（CIP）数据

妇科与产科疾病规范治疗 / 王爱莲等主编. —青岛：
中国海洋大学出版社，2022.4

ISBN 978-7-5670-3139-5

Ⅰ．①妇… Ⅱ．①王… Ⅲ．①妇产科病－诊疗 Ⅳ．
①R71

中国版本图书馆CIP数据核字（2022）第065411号

出版发行	中国海洋大学出版社			
社　　址	青岛市香港东路23号		邮政编码	266071
出 版 人	杨立敏			
网　　址	http://pub.ouc.edu.cn			
电子信箱	369839221@qq.com			
订购电话	0532-82032573（传真）			
策划编辑	韩玉堂			
责任编辑	韩玉堂		电　　话	0532-85902349
印　　制	朗翔印刷（天津）有限公司			
版　　次	2023年3月第1版			
印　　次	2023年3月第1次印刷			
成品尺寸	185 mm×260 mm			
印　　张	35.25			
字　　数	896千			
印　　数	1～1000			
定　　价	228.00元			

发现印装质量问题，请致电0532-5651533，由印刷厂负责调换。

前 言
FOREWORD

随着时代进步和医学科学技术水平不断提高,妇科学、产科学也融入了许多新概念、新观点和新技术,这不仅促进了学科的跨越式发展,也大大提高了妇科及产科各类疾病的治愈率。如何正确地认识、了解妇产科疾病,如何及时准确地诊断妇产科疾病,如何科学合理地治疗妇产科疾病,是每一位妇产科医师必备的技能。为了在广大临床医师中普及和更新妇产科学的诊疗标准,满足妇产科相关工作人员的临床需要,促进广大医师在临床工作中更好地了解和掌握妇产科疾病的诊疗要点,从而及时准确地做出诊断、制订合理的治疗方案,并最终提高妇产科疾病的诊断率与治愈率,我们特邀请国内部分专家学者,精心编写了《妇科与产科疾病规范治疗》一书。

本书妇科的内容围绕妇女的常见病与易发病进行讲解,详细介绍了各疾病的病因、发病机制、临床表现、实验室检查、诊断要点、鉴别诊断及治疗原则;产科的内容则针对妊娠这一特殊时期,对病理妊娠、妊娠合并症、瘢痕子宫再次妊娠的处理、正常分娩与产程处理、异常分娩、分娩并发症、产褥期疾病及孕期保健进行了全面的论述。本书资料丰富翔实,病种涵盖面广,内容简洁有序,同时还融入了国内外相关专著成果并参考了最新的文献,兼顾理论的准确性和知识的时效性;在编排上亦采用文图对照的格式,注重实用性和科学性,适合妇科、产科专业师生及临床医师阅读参考。

在编写过程中,我们力求做到写作方式和文笔风格一致,但由于编者较多,写作水平有限,故书中不足之处在所难免,期望读者见谅。同时,也欢迎各位同仁在使用本书的过程中不断提出意见和建议,以供今后修订时参考完善。

《妇科与产科疾病规范治疗》编委会
2022 年 1 月

目 录
CONTENTS

第一章

女性生殖器发育异常

第一节　外生殖器发育异常

女性外生殖器发育异常中较常见的有处女膜闭锁和外生殖器男性化。

一、处女膜闭锁

处女膜闭锁又称无孔处女膜,是发育过程中、阴道末端的泌尿生殖窦组织未腔化所致。由于无孔处女膜使阴道和外界隔绝,故阴道分泌物或月经初潮的经血排出受阻,积聚在阴道内。有时经血可经输卵管倒流至腹腔。若不及时切开,反复多次的月经来潮使积血增多,发展为子宫腔积血,输卵管可因积血粘连而伞端闭锁。

（一）临床表现

绝大多数患者至青春期发生周期性下腹坠痛,呈进行性加剧。严重者可引起肛门或阴道部胀痛和尿频等症状。检查可见处女膜膨出,表面呈蓝紫色;肛诊可扪及阴道膨隆,凸向直肠;并可扪及盆腔肿块,用手指按压肿块可见处女膜向外膨隆更明显。偶有幼女因大量黏液潴留在阴道内,导致处女膜向外凸出而确诊。盆腔 B 超检查可见子宫和阴道内有积液。

（二）治疗

先用粗针穿刺处女膜膨隆部,抽出积血可以送检进行细菌培养及抗生素敏感试验,而后再 X 形切开,排出积血,常规检查宫颈是否正常,切除多余的处女膜瓣,修剪处女膜,再用可吸收缝线缝合切口边缘,使开口成圆形,必要时术后给予抗感染药物。

二、外生殖器男性化

外生殖器男性化系外生殖器分化发育过程中受到大量雄激素影响所致。常见于真两性畸形、先天性肾上腺皮质增生或母体在妊娠早期接受具有雄激素作用的药物治疗。

（1）真两性畸形:染色体核型多为 46,XX;46,XX/46,XY 嵌合体;46XY 少见。患者体内同时存在睾丸和卵巢两种性腺组织,较多见的是性腺内含有卵巢与睾丸组织,又称卵睾;也可能是一侧为卵巢,另一侧为睾丸。真两性畸形患者外生殖器的形态很不一致,多数为阴蒂肥大或阴茎偏小。

（2）先天性肾上腺皮质增生:为常染色体隐性遗传性疾病。系胎儿肾上腺皮质合成皮质酮或皮质醇的酶(如 21-羟化酶、11β-羟化酶和 3β-羟类固醇脱氢酶)缺乏,不能将 17α-羟孕酮羟化为皮质醇或不能将孕酮转化为皮质酮,因此,其前质积聚,并向雄激素转化,产生大量雄激素。

(3)副中肾管无效抑制引起的异常:表现为外生殖器模糊,如雄激素不敏感综合征(即睾丸女性化综合征),患者虽然存在男性性腺,但因其雄激素敏感细胞质受体蛋白基因缺失,雄激素未能发挥正常的功能,副中肾管抑制因子水平低下,生殖器向副中肾管方向分化,形成女性外阴及部分阴道,使基因型为男性的患者出现女性表型。

(4)外在因素:影响生殖器官的药物主要为激素类药物。妊娠早期服用雄激素类药物,可发生女性胎儿阴道下段发育不全,阴蒂肥大及阴唇融合等发育异常;妊娠晚期服用雄激素可致阴蒂肥大。

(一)临床表现

阴蒂肥大,有时显著增大似男性阴茎。严重者伴有阴唇融合,两侧大阴唇肥厚有皱,并有不同程度的融合,类似阴囊。

(二)诊断

1.病史和体征

询问患者母亲在妊娠早期是否曾接受具有雄激素作用的药物治疗,家族中有无类似畸形患者。检查时应了解阴蒂大小,尿道口与阴道口的位置,有无阴道和子宫。同时检查腹股沟与大阴唇,了解有无异位睾丸。

2.实验室检查

疑真两性畸形或先天性肾上腺皮质增生时,应检查染色体核型。前者染色体核型多样;后者则为 46,XX。应行血内分泌测定,血睾酮呈高值;有条件者可查血清 17α-羟孕酮值,数值呈增高表现。

3.影像学检查

超声检查了解盆腔内性腺情况,必要时可磁共振显像帮助诊断。

4.性腺活检

可通过腹腔镜检查进行性腺活检,确诊是否为真两性畸形。

(三)治疗

应尊重患者的性别取向决定手术方式。多数取向女性,可行肥大阴蒂部分切除,使保留的阴蒂接近正常女性阴蒂大小,同时手术矫正外阴部其他畸形。

1.真两性畸形

腹腔内或腹股沟处的睾丸易发生恶变,应将腹腔内或腹股沟处的睾丸或卵睾切除,保留与外生殖器相适应的性腺,并按照患者意愿、患者疾病特点及家人愿望等因素确定性别取向。

2.先天性肾上腺皮质增生

先给予肾上腺皮质激素治疗,减少血清睾酮含量至接近正常水平,再做阴蒂部分切除整形术和其他畸形的相应矫正手术。

(剧蕴慧)

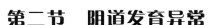

第二节　阴道发育异常

阴道由副中肾管(又称米勒管)和泌尿生殖窦发育而来。在胚胎第6周,在中肾管(又称午非管)外侧,体腔上皮向外壁中胚叶凹陷成沟,形成副中肾管。双侧副中肾管融合形成子宫和部分阴道。胚胎6~7周,原始泄殖腔被尿直肠隔分隔为泌尿生殖窦。在胚胎第9周,双侧副中肾管下段融合,其间的纵形间隔消失,形成子宫阴道管。泌尿生殖窦上端细胞增生,形成实质性的窦阴道球,并进一步增殖形成阴道板。自胚胎11周起,阴道板开始腔化,形成阴道。目前大多数研究认为,阴道是副中肾管在雌激素的影响下发育而成的,从胚胎第5周体腔上皮卷折到胚胎第8周与泌尿生殖窦融合,其间任何时间副中肾管发育停止,泌尿生殖窦发育成阴道的过程都会停止。因此副中肾管的形成和融合过程异常以及其他致畸因素均可引起阴道的发育异常。

阴道发育异常可分为3类:先天性无阴道、副中肾管尾端融合异常和阴道腔化障碍。临床上可见以下几种异常。

一、先天性无阴道

先天性无阴道系双侧副中肾管发育不全或双侧副中肾管尾端发育不良所致。目前所知,先天性无阴道既非单基因异常的结果,也非致癌物质所致。发生率为1/5 000~1/4 000,先天性无阴道几乎均合并无子宫或仅有始基子宫,卵巢功能多为正常。

（一)临床表现

原发性闭经及性生活困难。极少数具有内膜组织的始基子宫患者因经血无正常流出通道,可表现为周期性腹痛。检查可见患者体格、第二性征以及外阴发育正常,但无阴道口,或仅在前庭后部见一浅凹。偶见短浅阴道盲端。常伴子宫发育不良(无子宫或始基子宫)。45%~50%的患者伴有泌尿道异常,10%伴有脊椎异常。此病须与处女膜闭锁和雄激素不敏感综合征相鉴别。肛诊时,处女膜闭锁可扪及阴道内肿块,向直肠膨隆,子宫正常或增大,B超检查有助于鉴别诊断。雄激素不敏感综合征为X连锁隐性遗传病,染色体核型为46,XY;血清睾酮为男性水平。而先天性无阴道为46,XX;血清睾酮为女性水平。

（二)治疗

1.模具顶压法

用木质或塑料阴道模具压迫阴道凹陷,使其扩张并延伸到接近正常阴道的长度。适用于无子宫且阴道凹陷组织松弛者。

2.阴道成形术

方法多种,各有利弊。常见术式有:羊膜阴道成形术、盆腔腹膜阴道成形术、乙状结肠代阴道术、皮瓣阴道成形术和外阴阴道成形术等多种方法。若有正常子宫,应设法使阴道与宫颈连通。

二、阴道闭锁

（一)定义

阴道闭锁为泌尿生殖窦未参与形成阴道下段所致。根据闭锁的解剖学特点将其分为两种类型。Ⅰ型阴道闭锁:闭锁位于阴道下段,长度为 2～3cm,其上多为正常阴道,子宫体及宫颈均正常;Ⅱ型阴道闭锁:即阴道完全闭锁,多合并有子宫颈发育不良,子宫体正常或畸形,内膜可有正常分泌功能。

(二)临床表现

症状与处女膜闭锁相似,绝大多数表现为青春期后出现逐渐加剧的周期性下腹痛,但无月经来潮。严重者伴有便秘、肛门坠胀、尿频或尿潴留等症状。检查时无阴道开口,但闭锁处黏膜表面色泽正常,亦不向外膨隆,肛查可扪及向直肠凸出的阴道积血包块,其位置较处女膜闭锁高。

(三)治疗

治疗应尽早手术。

1.Ⅰ型阴道闭锁

术时应先用粗针穿刺阴道黏膜,抽到积血并以此为指示点,切开闭锁段阴道,排出积血,常规检查宫颈是否正常,切除多余闭锁的纤维结缔组织,充分扩张闭锁段阴道,利用已游离的阴道黏膜覆盖创面。术后放置模型,定期扩张阴道以防粘连、瘢痕挛缩。

2.Ⅱ型阴道闭锁

可先行腹腔镜探查术,了解子宫发育情况、盆腔内有无子宫内膜异位及粘连。对子宫畸形、子宫发育不良或继发重度子宫内膜异位症者,可切除子宫。如保留子宫则需行阴道成形术、宫颈再造术及阴道子宫接通术,且手术效果欠佳。

三、阴道纵隔

(一)定义

阴道纵隔为双侧副中肾管会合后,其尾端纵隔未消失或部分消失所致。纵隔多位于正中,也可偏于一侧或同时伴有一侧的阴道下段闭锁。可分为完全纵隔与不完全纵隔两种。完全纵隔也称双阴道,常合并双宫颈、双子宫。

(二)临床表现

(1)阴道完全纵隔者无症状,不影响性生活,也可经阴道分娩。不完全纵隔者可有性交困难或不适,或分娩时胎先露下降受阻,导致产程进展缓慢。

(2)妇科检查即可确诊:阴道检查可见阴道被一纵形黏膜壁分为两条纵行通道,黏膜壁上端近宫颈,完全纵隔下端达阴道口,不完全纵隔未达阴道口。

(三)治疗

如无症状、不影响性生活和分娩者,可不予治疗,否则应行纵隔切除术,缝合创面,以防粘连。如分娩时发现且阻碍先露下降时,可将纵隔中央切断,胎儿娩出后再将多余的黏膜瓣切除,缝合黏膜边缘。

四、阴道斜隔

(一)定义

阴道斜隔或阴道斜隔综合征:阴道纵隔末端偏离中线向一侧倾斜与阴道壁融合,形成双阴道,一侧与外界相通,另一侧为阴道盲端或有孔,常合并双子宫、双宫颈,伴有同侧泌尿系发育异常。

病因尚不明确。可能是副中肾管向下延伸未到泌尿生殖窦形成一盲端所致。

（二）病理分型

1. Ⅰ型为无孔斜隔

隔后的子宫与外界及另侧子宫完全隔离,宫腔积血聚积在隔后腔。

2. Ⅱ型为有孔斜隔

隔上有一数毫米的小孔,隔后子宫与另侧子宫隔绝,经血通过小孔滴出,引流不畅。

3. Ⅲ型为无孔斜隔合并宫颈瘘管

在两侧宫颈间或隔后腔与对侧宫颈之间有小瘘管,有隔一侧子宫经血可通过另一侧宫颈排出,引流亦不通畅。

（三）临床表现

发病年龄较轻,月经周期正常,三型均有痛经。

1. Ⅰ型

痛经较重,平时一侧下腹痛。阴道内可触及侧方包块,张力大;宫腔积血时可触及增大子宫;如经血逆流,附件区可触及包块。

2. Ⅱ型及Ⅲ型

经期延长,月经间期阴道少量褐色分泌物或陈旧血淋漓不净,脓性分泌物有臭味。检查阴道侧壁或侧穹隆可触及囊性肿物,张力较小,压迫时有陈旧血流出。

（四）诊断

月经周期正常,有痛经及一侧下腹痛;经期延长,经间期淋漓出血,分泌物增多有异味。妇科检查一侧穹隆或阴道壁有囊肿,增大子宫及附件肿物。局部消毒后在囊肿下部穿刺,抽出陈旧血,即可诊断。B超检查可见一侧宫腔积血,阴道旁囊肿,同侧肾阙如。子宫碘油造影检查可显示Ⅲ型者宫颈间的瘘管。有孔斜隔注入碘油,可了解隔后腔情况。必要时应做泌尿系统造影检查。

（五）治疗

斜隔切开引流,由囊壁小孔或穿刺定位,上下剪开斜隔,暴露宫颈。沿斜隔附着处,做菱形切除,边缘电凝止血或油纱卷压迫 24～48 h,一般不放置阴道模型。

五、阴道横隔

（一）定义

两侧副中肾管会合后与泌尿生殖窦相接处未贯通,或阴道板腔道化时在不同部位未完全腔化贯通致阴道横隔形成。横隔可位于阴道的任何水平,以中上段交界处为多见。隔上有小孔称不全性横隔,无孔称完全性横隔。

（二）临床表现

1. 不全性横隔

临床症状因横隔位置高低、孔径大小而有不同表现。如孔大、位置高,经血通畅、不影响性生活者,可无不适症状。个别在分娩时影响胎先露下降才得以发现。如横隔上孔小,则经血不畅、淋漓不净,易感染,有异味白带。检查见阴道短,横隔上有孔,看不到宫颈。

2. 完全性横隔

原发性闭经伴周期性腹痛,症状同Ⅰ型阴道闭锁。肛查:阴道上方囊性包块,子宫可增大。

（三）诊断

根据症状及妇科检查不难诊断。当横隔位于阴道顶端,接近宫颈时,应了解有无宫颈先天性闭锁。B 超或磁共振有助于诊断。

（四）治疗

因横隔可影响分娩，完全性横隔可阻碍经血排出，故发现横隔应及时切开，环形切除多余部分，间断缝合创面切缘。术后需放置模型，以防粘连。如分娩时发现横隔，横隔薄者可切开横隔，经阴道分娩。如横隔较厚，应行剖宫产术，并将横隔上的小孔扩大，以利恶露排出。

（剧蕴慧）

第三节　宫颈及子宫发育异常

宫颈形成约在胚胎 14 周左右，由于副中肾管尾端发育不全或发育停滞所致宫颈发育异常，主要包括宫颈阙如、宫颈闭锁、先天性宫颈管狭窄、宫颈角度异常、先天性宫颈延长症伴宫颈管狭窄、双宫颈等宫颈发育异常。

一、先天性宫颈闭锁

临床上罕见。若患者子宫内膜有功能时，青春期后可因宫腔积血而出现周期性腹痛，经血还可经输卵管逆流入腹腔，引起盆腔子宫内膜异位症。治疗可手术穿通宫颈，建立人工子宫阴道通道或行子宫切除术。

二、子宫发育异常

子宫发育异常是女性生殖器官发育异常中最常见的一种，是因副中肾管在胚胎时期发育、融合、吸收的某一过程停滞所致。

（一）子宫未发育或发育不良

1.先天性无子宫

因双侧副中肾管形成子宫段未融合，退化所致。常合并无阴道。卵巢发育正常。

2.始基子宫

双侧副中肾管融合后不久即停止发育，子宫极小，仅长 1～3 cm。多数无宫腔或为一实体肌性子宫。偶见始基子宫有宫腔和内膜。卵巢发育可正常。

3.幼稚子宫

双侧副中肾管融合后不久即停止发育，子宫极小，卵巢发育正常。

（1）临床表现：先天性无子宫或实体性的始基子宫无症状。常因青春期后无月经就诊，经检查才发现。具有宫腔和内膜的始基子宫，若宫腔闭锁或无阴道者，可因月经血潴留或经血倒流出现周期性腹痛。幼稚子宫月经稀少或初潮延迟，常伴痛经。检查可见子宫体小，宫颈相对较长，宫体与宫颈之比为 1∶1 或 2∶3。子宫可呈极度前屈或后屈。

（2）治疗：先天性无子宫、实体性始基子宫可不予处理。始基子宫或幼稚子宫有周期性腹痛提示存在宫腔积血者，需手术切除。

（二）单角子宫与残角子宫

1.单角子宫

仅一侧副中肾管正常发育形成单角子宫,同侧卵巢功能正常。另侧副中肾管完全未发育或未形成管道,未发育侧卵巢、输卵管和肾脏亦往往同时阙如。

2.残角子宫

一侧副中肾管发育,另一侧副中肾管中下段发育缺陷,形成残角子宫。有正常输卵管和卵巢,但常伴有同侧泌尿器官发育畸形。约65％单角子宫合并残角子宫。根据残角子宫与单角子宫解剖上的关系,分为3种类型:Ⅰ型残角子宫有宫腔,并与单角子宫腔相通;Ⅱ型残角子宫有宫腔,但与单角子宫腔不相通;Ⅲ型为实体残角子宫,仅以纤维带相连单角子宫。

（1）临床表现:单角子宫无症状。残角子宫若内膜有功能,但其宫腔与单角宫腔不相通者,往往因月经血倒流或宫腔积血出现痛经,也可发生子宫内膜异位症。检查可见单角子宫偏小、梭形、偏离中线。伴有残角子宫者可在子宫一侧扪及较子宫小的硬块,易误诊卵巢肿瘤。若残角子宫腔积血时可扪及肿块,有触痛,残角子宫甚至较单角子宫增大。子宫输卵管碘油造影、B超检查、磁共振显像有助于正确诊断。

（2）治疗:单角子宫不予处理。孕期加强监护,及时发现并发症予以处理。非孕期Ⅱ型残角子宫确诊后应切除。早、中期妊娠诊断明确,及时切除妊娠的残角子宫,避免子宫破裂。晚期妊娠行剖宫产后,需警惕胎盘粘连或胎盘植入,造成产后大出血。切除残角子宫时将同侧输卵管间质部、卵巢固有韧带及圆韧带固定于发育对侧宫角部位。

（三）双子宫

双子宫为两侧副中肾管未融合,各自发育形成两个子宫和两个宫颈。两个宫颈可分开或相连;宫颈之间也可有交通管,也可为一侧子宫颈发育不良、阙如,常有一小通道与对侧阴道相通。双子宫可伴有阴道纵隔或斜隔。

1.临床表现

患者多无自觉症状。伴有阴道纵隔可有性生活不适。伴阴道无孔斜隔时可出现痛经;伴有孔斜隔者于月经来潮后有阴道少量流血,呈陈旧性且淋漓不尽,或少量褐色分泌物。检查可扪及子宫呈分叉状。宫腔探查或子宫输卵管碘油造影可见两个宫腔。伴阴道纵隔或斜隔时,检查可见相应的异常。

2.治疗

一般不予处理。当有反复流产,应除外染色体、黄体功能及免疫等因素。伴阴道斜隔应做隔切除术。

（四）双角子宫

双角子宫是双侧中肾管融合不良所致,分两类:①完全双角子宫（从宫颈内口处分开）;②不全双角子宫（宫颈内口以上处分开）。

1.临床表现

一般无症状。有时双角子宫月经量较多并伴有程度不等的痛经。检查可扪及宫底部有凹陷。B超检查、磁共振显像和子宫输卵管碘油造影有助于诊断。

2.治疗

双角子宫一般不予处理。若双角子宫出现反复流产时,应行子宫整形术。

（五）纵隔子宫

纵隔子宫为双侧副中肾管融合后，纵隔吸收受阻所致，分两类：①完全纵隔子宫（纵隔由宫底至宫颈内口之下）；②不全纵隔子宫（纵隔终止于宫颈内口之上）。

1.临床表现

一般无症状。纵隔子宫可致不孕。纵隔子宫流产率为 26%～94%，妊娠结局最差。检查可见完全纵隔者宫颈外口有一隔膜。B超检查、磁共振显像和子宫输卵管碘油造影可以辅助诊断，宫腔镜和腹腔镜联合检查可以明确诊断。

2.治疗

纵隔子宫影响生育时，宫底楔形切除纵隔是传统治疗方法。20 世纪 80 年代后采用在腹腔镜监视下，通过宫腔镜切除纵隔是主要治疗纵隔子宫的手术方法。手术简单、安全、微创，妊娠结局良好。

（六）弓形子宫

弓形子宫为宫底部发育不良，中间凹陷，宫壁略向宫腔突出。

1.临床表现

一般无症状。检查可扪及宫底部有凹陷；凹陷浅者可能为弓形子宫。B超、磁共振显像和子宫输卵管碘油造影有助于诊断。

2.治疗

弓形子宫一般不予处理。若出现反复流产时，应行子宫整形术。

（七）己烯雌酚所致的子宫发育异常

妊娠 2 个月内服用己烯雌酚（DES）可导致副中肾管的发育缺陷，女性胎儿可发生子宫发育不良，如狭小 T 形宫腔、子宫狭窄带、子宫下段增宽以及宫壁不规则。其中，以 T 形宫腔常见（42%～62%）。T 形宫腔也可见于母亲未服用者 DES，称 DES 样子宫。

1.临床表现

一般无症状，常在子宫输卵管碘油造影检查时发现。由于 DES 可致宫颈功能不全，故早产率增加。妇科检查无异常。诊断依靠子宫输卵管碘油造影。

2.治疗

一般不予处理。宫颈功能不全者可在妊娠 14～16 周行宫颈环扎术。

（剧蕴慧）

第四节　输卵管发育异常

输卵管发育异常罕见，是副中肾管头端发育受阻，常与子宫发育异常同时存在。几乎均在因其他病因手术时偶然发现。

一、输卵管缺失或痕迹

输卵管痕迹或单侧输卵管缺失为同侧副中肾管未发育所致。常伴有该侧输尿管和肾脏的发育异常。未见单独双侧输卵管缺失，多伴发其他内脏严重畸形，胎儿不能存活。

二、输卵管发育不全

输卵管发育不全是较常见的生殖器官发育异常。输卵管细长弯曲,肌肉不同程度的发育不全,无管腔或部分管腔不通畅造成不孕,有憩室或副口是异位妊娠的原因之一。

三、副输卵管

单侧或双侧输卵管之上附有一稍小、但有伞端的输卵管。有的与输卵管之间有交通,有的不通。

四、单侧或双侧有两条发育正常的输卵管

两条发育正常的输卵管均与宫腔相通。

治疗:若不影响妊娠,无须处理。

(剧蕴慧)

第五节 卵巢发育异常

卵巢发育异常因原始生殖细胞迁移受阻或性腺形成移位异常所致,有以下几种情况。

一、卵巢未发育或发育不良

单侧或双侧卵巢未发育极罕见。单侧或双侧发育不良卵巢外观色白,细长索状,又称条索状卵巢。发育不良卵巢切面仅见纤维组织,无卵泡。临床表现为原发性闭经或初潮延迟、月经稀少和第二性征发育不良。常伴内生殖器或泌尿器官异常。多见于特纳综合征患者。B超检查、腹腔镜检查有助于诊断,必要时行活体组织检查和染色体核型检查。

二、异位卵巢

卵巢形成后仍停留在原生殖嵴部位,未下降至盆腔内。卵巢发育正常者无症状。

三、副卵巢

罕见。一般远离正常卵巢部位,可出现在腹膜后。无症状,多在因其他疾病手术时发现。

治疗:若条索状卵巢患者染色体核型为 XY,卵巢发生恶变的频率较高,确诊后应予切除。临床特殊情况的思考和建议如下。

(1)副中肾管无效抑制引起的异常:性腺发育异常合并副中肾管无效抑制时,表现为外生殖器模糊,如雄激素不敏感综合征。患者虽然存在男性性腺,但其雄激素敏感细胞质受体蛋白基因缺失,雄激素未能发挥正常的功能,副中肾管抑制因子水平低下,生殖器向副中肾管方向分化,形成女性外阴及部分阴道发育。临床上常表现为雄激素不敏感综合征,该类患者其基因性别是染色体 46,XY。患者女性第二性征幼稚型,无月经来潮,阴道发育不全,无子宫或残角子宫,雄激素达男性水平,但无男性外生殖器,性腺未下降至阴囊,多位于盆腔或腹股沟部位,但是为满足其

社会性别的需要,阴道发育不良者,在患者有规律性生活时行阴道重建手术。可考虑行腹膜代阴道、乙状结肠代阴道,阴道模具顶压法等治疗,同时切除性腺,手术后激素替代维持女性第二性征。阴道部分发育者,只需切除性腺即可。

(2)女性生殖道畸形患者发生泌尿系统畸形:由于生殖系统与泌尿系统在原始胚胎的发生发展过程中互为因果、相互影响,因此,生殖系统畸形往往合并泌尿系统畸形,特别是生殖道不对称性畸形如阴道斜隔综合征、残角子宫等,如阴道斜隔伴同侧肾脏阙如或异位单肾畸形,双侧或单侧马蹄肾。目前,对于生殖道畸形合并泌尿系统畸形的诊断,通常是通过患者所表现出来的痛经、月经从未来潮或下腹痛、盆腔包块等妇科症状,然后才进一步检查是否有泌尿系统畸形的。这样往往是在女性青春期以后甚至是围绝经期才得以发现,从而延误诊断,诱发妇科多种疾病的发生。同时未能对肾脏发育异常做出诊断,对单侧肾脏的功能保护也存在隐患。因此,如何早期诊断早期发现,对于生殖系统疾病的预防和泌尿系统功能的保护有非常现实的意义。诊断方法包括常规行盆腔及泌尿系统彩色三维 B 超检查,并行静脉肾盂造影(IVP),必要时行输卵管碘油造影(HSG)。还可以应用腹腔镜、MRI 及 CT 进行诊断。对于生殖道畸形合并泌尿系统畸形的治疗主要是解决患者的生殖器畸形,解除患者症状并进行生殖器整形。

(3)条索状卵巢:临床表现为原发性卵巢功能低下,大多数为原发闭经,少数患者月经初潮后来几次月经即发生闭经。临床治疗目的在于促进身材发育,第二性征及生殖道发育,建立人工周期。

（剧蕴慧）

第二章

女性生殖系统炎症

第一节 非特异性外阴炎

非特异性外阴炎是由物理、化学等非病原体因素所致的外阴皮肤或黏膜炎症。

一、病因

外阴易受经血、阴道分泌物刺激,若患者不注意清洁,或粪瘘患者受到粪便污染刺激、尿瘘患者受到尿液长期浸渍等,均可引起非特异性炎症反应。长期穿紧身化纤内裤或经期长时间使用卫生用品所导致的物理化学刺激,如皮肤黏膜摩擦、局部潮湿、透气性差等,亦可引起非特异性外阴炎。

二、临床表现

外阴皮肤黏膜有瘙痒、疼痛、烧灼感,于活动、性交、排尿及排便时加重。急性炎症期检查见外阴充血、肿胀、糜烂,常有抓痕,严重者形成溃疡或湿疹;慢性炎症时检查可见外阴皮肤增厚、粗糙、皲裂,甚至苔藓样变。

三、治疗

治疗原则为消除病因,保持外阴局部清洁、干燥,对症治疗。

（一）病因治疗

寻找并积极消除病因,改善局部卫生。若发现糖尿病应及时治疗,若有尿瘘、粪瘘应及时行修补。

（二）局部治疗

保持外阴局部清洁、干燥,大小便后及时清洁外阴。可用0.1%聚维酮碘液或1：5 000高锰酸钾液坐浴,每天2次,每次15～30 min。坐浴后涂抗生素软膏或中成药药膏。也可选用中药水煎熏洗外阴部,每天1～2次。

（齐美兰）

第二节　前庭大腺炎症

前庭大腺炎症由病原体侵入前庭大腺所致,可分为前庭大腺炎、前庭大腺脓肿和前庭大腺囊肿。生育期妇女多见,幼女及绝经后期妇女少见。

一、病原体

多为混合性细菌感染。主要病原体为葡萄球菌、大肠埃希菌、链球菌、肠球菌。随着性传播疾病发病率的升高,淋病奈瑟菌及沙眼衣原体也成为常见病原体。

病原体侵犯腺管,初期导致前庭大腺导管炎,腺管开口往往因肿胀或渗出物凝聚而阻塞,分泌物积存不能外流,感染进一步加重则形成前庭大腺脓肿。若脓肿消退后,腺管阻塞,脓液吸收后被黏液分泌物所替代,形成前庭大腺囊肿。前庭大腺囊肿可继发感染,形成脓肿,并反复发作。

二、临床表现

前庭大腺炎起病急,多为一侧。初起时局部产生肿胀、疼痛、灼热感,检查见局部皮肤红肿、压痛明显,患侧前庭大腺开口处有时可见白色小点。若感染进一步加重,脓肿形成并快速增大,直径可达 3.6 cm,患者疼痛剧烈,行走不便,脓肿成熟时局部可触及波动感。少数患者可能出现发热等全身症状,腹股沟淋巴结可呈不同程度增大。当脓肿内压力增大时,表面皮肤黏膜变薄,脓肿可自行破溃。若破孔大,可自行引流,炎症较快消退而痊愈;若破孔小,引流不畅,则炎症持续存在,并反复发作。

前庭大腺囊肿多为单侧,也可为双侧。若囊肿小且无急性感染,患者一般无自觉症状,往往于妇科检查时方被发现;若囊肿大,可感到外阴坠胀或性交不适。检查见患侧阴道前庭窝外侧肿大,在外阴部后下方可触及无痛性囊性肿物,多呈圆形、边界清楚。

三、治疗

（一）药物治疗

急性炎症发作时,需保持局部清洁,可取前庭大腺开口处分泌物做细菌培养,确定病原体。常选择使用喹诺酮或头孢菌素与甲硝唑联合抗感染。也可口服清热、解毒中药,或局部坐浴。

（二）手术治疗

前庭大腺脓肿需尽早切开引流,以缓解疼痛。切口应选择在波动感明显处,尽量靠低位以便引流通畅,原则上在内侧黏膜面切开,并放置引流条,脓液可送细菌培养。无症状的前庭大腺囊肿可随访观察;对囊肿较大或反复发作者可行囊肿造口术。

（齐美兰）

第三节　滴虫性阴道炎

滴虫性阴道炎是由阴道毛滴虫引起的常见阴道炎症,也是常见的性传播疾病。

一、病原体

阴道毛滴虫生存力较强,适宜在温度为 25 ℃～40 ℃、pH 5.2～6.6 的潮湿环境中生长,在 pH 5.0 以下环境中其生长受到抑制。月经前后阴道 pH 发生变化,月经后接近中性,隐藏在腺体及阴道皱襞中的滴虫得以繁殖,滴虫性阴道炎常于月经前后发作。滴虫能消耗或吞噬阴道上皮细胞内的糖原,阻碍乳酸生成,使阴道 pH 升高。滴虫能消耗氧,使阴道成为厌氧环境,易致厌氧菌繁殖,约 60％患者同时合并细菌性阴道病。阴道毛滴虫还能吞噬精子,影响精子在阴道内存活。滴虫不仅寄生于阴道,还常侵入尿道或尿道旁腺,甚至膀胱、肾盂,可以引发多种症状。

二、传播方式

经性交直接传播是其主要传播方式。滴虫可寄生于男性的包皮皱褶、尿道或前列腺中,男性由于感染滴虫后常无症状,易成为感染源。也可经公共浴池、浴盆、浴巾、游泳池、坐式便器、衣物、污染的器械及敷料等间接传播。

三、临床表现

潜伏期为 4～28 日。25％～50％患者感染初期无症状,主要症状是阴道分泌物增多及外阴瘙痒,间或出现灼热、疼痛、性交痛等。分泌物典型特点为稀薄脓性、泡沫状、有异味。分泌物灰黄色、黄白色呈脓性是因其中含有大量白细胞。若合并其他感染,则呈黄绿色;呈泡沫状、有异味是滴虫无氧酵解碳水化合物,产生腐臭气体所致。瘙痒部位主要为阴道口及外阴。若合并尿道感染,可有尿频、尿痛的症状,有时可有血尿。检查见阴道黏膜充血,严重者有散在出血点,甚至宫颈有出血斑点,形成“草莓样”宫颈;部分无症状感染者阴道黏膜无异常改变。

四、诊断

根据典型临床表现容易诊断,阴道分泌物中找到滴虫即可确诊。最简便的方法是湿片法,取 0.9％氯化钠温溶液 1 滴放于玻片上,在阴道侧壁取典型分泌物混于其中,立即在低倍光镜下寻找滴虫。显微镜下可见到呈波状运动的滴虫及增多的白细胞被推移。此方法的敏感性为60％～70％,阴道分泌物智能化检测系统及分子诊断技术可提高滴虫检出率。取分泌物前 24～48 h 避免性交、阴道灌洗或局部用药。取分泌物时阴道窥器不涂润滑剂,分泌物取出后应及时送检并注意保暖,否则滴虫活动力减弱,造成辨认困难。分泌物革兰染色涂片检查会使滴虫活动减弱造成检出率下降。

本病应与需氧菌性阴道炎(aerobic vaginitis,AV)相鉴别,两者阴道分泌物性状相似,稀薄、泡沫状、有异味。主要通过实验室检查鉴别。滴虫性阴道炎湿片检查可见滴虫,而 AV 常见的病原菌为B族链球菌、葡萄球菌、大肠埃希菌及肠球菌等需氧菌,镜下可见大量中毒白细胞和大量杂菌,乳杆菌减少或消失,阴道分泌物中凝固酶和葡萄糖醛酸苷酶可呈阳性。

此外,因滴虫性阴道炎可合并其他性传播疾病,如 HIV、黏液脓性宫颈炎等,诊断时需特别注意。

五、治疗

滴虫性阴道炎患者可同时存在尿道、尿道旁腺、前庭大腺多部位滴虫感染,治愈此病需全身用药,并避免阴道冲洗。主要治疗药物为硝基咪唑类药物。

（一）全身用药

初次治疗可选择甲硝唑 2 g,单次口服;或替硝唑 2 g,单次口服;或甲硝唑 400 mg,每天 2 次,连服 7 日。口服药物的治愈率达 90%～95%。服用甲硝唑者,服药后 12～24 h 间避免哺乳;服用替硝唑者,服药后 3 日内避免哺乳。

（二）性伴侣的治疗

滴虫性阴道炎主要由性行为传播,性伴侣应同时进行治疗,并告知患者及性伴侣治愈前应避免无保护性行为。

（三）随访及治疗失败的处理

由于滴虫性阴道炎患者再感染率很高,最初感染 3 个月内需要追踪、复查。若治疗失败,对甲硝唑 2 g 单次口服者,可重复应用甲硝唑 400 mg,每天 2 次,连服 7 日;或替硝唑 2 g,单次口服。对再次治疗后失败者,可给予甲硝唑 2 g,每天 1 次,连服 5 日;或替硝唑 2 g,每天 1 次,连服 5 日。为避免重复感染,对密切接触的用品如内裤、毛巾等建议高温消毒。

（四）妊娠期滴虫性阴道炎的治疗

妊娠期滴虫性阴道炎可导致胎膜早破、早产以及低出生体重儿等不良妊娠结局。妊娠期治疗的目的主要是减轻患者症状。目前对甲硝唑治疗能否改善滴虫性阴道炎的不良妊娠结局尚无定论。治疗方案为甲硝唑 400 mg,每天 2 次,连服 7 日。甲硝唑虽可透过胎盘,但未发现妊娠期应用甲硝唑会增加胎儿畸形或机体细胞突变的风险。但替硝唑在妊娠期应用的安全性尚未确定,应避免应用。

（齐美兰）

第四节　外阴阴道假丝酵母菌病

外阴阴道假丝酵母菌病（vulvovaginal candidiasis,VVC）曾称念珠菌性阴道炎,是由假丝酵母菌引起的常见外阴阴道炎症。国外资料显示,约有 75% 的妇女一生中至少患过 1 次 VVC,45% 的妇女经历过 2 次或 2 次以上的发病。

一、病原体及诱发因素

80%～90% 病原体为白假丝酵母菌,10%～20% 病原体为光滑假丝酵母菌、近平滑假丝酵母菌、热带假丝酵母菌等。假丝酵母菌适宜在酸性环境中生长,其阴道 pH 通常小于 4.5。假丝酵母菌对热的抵抗力不强,加热至 60 ℃,1 h 即死亡;但对干燥、日光、紫外线及化学制剂等因素的抵抗力较强。白假丝酵母菌为双相菌,有酵母相和菌丝相。酵母相为孢子,在无症状寄居及传播中起作用;菌丝相为孢子伸长形成假菌丝,具有侵袭组织的能力。10%~20%的非孕妇女及30%的孕妇阴道中可能黏附有假丝酵母菌寄生,但菌量极少,呈酵母相,并不引起炎症反应;在宿主全身及阴道局部细胞免疫能力下降时,假丝酵母菌转化为菌丝相,大量繁殖生长侵袭组织,引起炎症反应。发病的常见诱因有长期应用广谱抗生素、妊娠、糖尿病、大量应用免疫抑制剂以及接受大量雌激素治疗等,胃肠道假丝酵母菌感染者粪便污染阴道、穿紧身化纤内裤及肥胖使外阴局部温度与湿度增加,也是发病的影响因素。

二、传播途径

主要为内源性传染,假丝酵母菌作为机会致病菌,除阴道外,也可寄生于人的口腔、肠道,这3个部位的假丝酵母菌可互相传染,也可通过性交直接传染。少部分患者通过接触感染的衣物间接传染。

三、临床表现

主要表现为外阴阴道瘙痒、阴道分泌物增多。外阴阴道瘙痒症状明显,持续时间长,严重者坐立不安,以夜晚更加明显。部分患者有外阴部灼热痛、性交痛以及排尿痛,尿痛是排尿时尿液刺激水肿的外阴所致。阴道分泌物的特征为白色稠厚,呈凝乳状或豆腐渣样。妇科检查可见外阴红斑、水肿,可伴有抓痕,严重者可见皮肤皲裂、表皮脱落。阴道黏膜红肿、小阴唇内侧及阴道黏膜附有白色块状物,擦除后露出红肿黏膜面,急性期还可见到糜烂及浅表溃疡。

外阴阴道假丝酵母菌病可分为单纯性 VVC 和复杂性 VVC,后者占 10%~20%。单纯性VVC 包括非孕期妇女发生的散发性、白假丝酵母菌所致的轻或中度 VVC;复杂性 VVC 包括非白假丝酵母菌所致的 VVC、重度 VVC、复发性 VVC、妊娠期 VVC 或其他特殊患者如未控制的糖尿病、免疫低下者所患 VVC。

四、诊断

对有阴道炎症症状或体征的妇女,若在阴道分泌物中找到假丝酵母菌的芽生孢子或假菌丝即可确诊。可用湿片法或革兰染色检查分泌物中的芽生孢子和假菌丝。湿片法多采用 10%氢氧化钾溶液,可溶解其他细胞成分,提高假丝酵母菌检出率。对于有症状而多次湿片法检查为阴性或治疗效果不好的难治性 VVC 病例,可采用培养法同时行药敏试验。

VVC 合并细菌性阴道病、滴虫性阴道炎是常见的阴道混合性感染的类型,实验室检查可见到两种或以上致病微生物。pH 测定具有鉴别意义,若 VVC 患者阴道分泌物 pH>4.5,需要特别注意存在混合感染的可能性,尤其是合并细菌性阴道病的混合感染。

本病症状及分泌物性状与细胞溶解性阴道病(cytolytic vaginosis,CV)相似,应注意鉴别。CV 主要由乳杆菌过度繁殖,pH 过低,导致阴道鳞状上皮细胞溶解破裂而引起相应临床症状的一种疾病。常见临床表现为外阴瘙痒、阴道烧灼样不适,阴道分泌物性质为黏稠或稀薄的白色干酪样。两者主要通过实验室检查鉴别,VVC 镜下可见到芽生孢子及假菌丝,而 CV 可见大量乳杆菌和上皮溶解后细胞裸核。

五、治疗

消除诱因，根据患者情况选择局部或全身抗真菌药物，以局部用药为主。

(一)消除诱因

及时停用广谱抗生素、雌激素等药物，积极治疗糖尿病。患者应勤换内裤，用过的毛巾等生活用品用开水烫洗。

(二)单纯性 VVC

常采用唑类抗真菌药物。

1.局部用药

可选用下列药物放置于阴道深部：①克霉唑制剂，克霉唑阴道片 1 片(500 mg)，单次用药；或克霉唑栓每晚 1 粒(150 mg)，连用 7 日。②咪康唑制剂，硝酸咪康唑栓每晚 1 粒(200 mg)，连用 7 日；或硝酸咪康唑阴道软胶囊每晚 1 粒(400 mg)，连用 3 日。③制霉菌素制剂，制霉菌素阴道泡腾片每晚 1 片(10 万单位)，连用 10～14 日。

2.全身用药

对未婚妇女及不宜采用局部用药者，可选用口服药物。常用药物：氟康唑 150 mg，顿服。

(三)复杂性 VVC

(1)重度 VVC：在单纯性 VVC 治疗的基础上延长一个疗程的治疗时间。若为口服或局部用药一日疗法的方案，则在 72 h 后加用 1 次；若为局部用药 3～7 日的方案，则延长为 7～14 日。

(2)复发性外阴阴道假丝酵母菌病(recurrent vulvovaginal candidiasis，RVVC)：1 年内有症状并经真菌学证实的 VVC 发作 4 次或以上，称为 RVVC。治疗重点在于积极寻找并去除诱因，预防复发。抗真菌治疗方案分为强化治疗与巩固治疗，根据培养和药物敏感试验选择药物。在强化治疗达到真菌学治愈后，给予巩固治疗半年。强化治疗方案即在单纯性 VVC 治疗的基础上延长 1～2 个疗程的治疗时间。巩固治疗目前国内外尚无成熟方案，可口服氟康唑 150 mg，每周 1 次，连续 6 个月；也可根据复发规律，每月给予一个疗程局部用药，连续 6 个月。

在治疗前建议作阴道分泌物真菌培养同时行药敏试验。治疗期间定期复查监测疗效，并注意药物不良反应，一旦出现肝功能异常等不良反应，立即停药，待不良反应消失更换其他药物。

(3)妊娠期 VVC：以局部用药为主，以小剂量长疗程为佳，禁用口服唑类抗真菌药物。

(四)注意事项

无需对性伴侣进行常规治疗。有龟头炎症者，需要进行假丝酵母菌检查及治疗，以预防女性重复感染。男性伴侣包皮过长者，需要每天清洗，建议择期手术。症状反复发作者，需考虑阴道混合性感染及非白假丝酵母菌病的可能。

(五)随访

在治疗结束的 7～14 日，建议追踪复查。若症状持续存在或治疗后复发，可做真菌培养同时行药敏试验。对 RVVC 患者在巩固治疗的第 3 个月及第 6 个月时，建议进行真菌培养。

（齐美兰）

第五节 细菌性阴道病

细菌性阴道病(bacterial vaginosis,BV)是阴道内正常菌群失调所致的、以带有鱼腥臭味的稀薄阴道分泌物增多为主要表现的混合感染。

一、病因

正常阴道菌群以乳杆菌占优势。若产生过氧化氢(H₂O₂)的乳杆菌减少,阴道 pH 升高,阴道微生态失衡,其他微生物大量繁殖,主要有加德纳菌,还有其他厌氧菌,如动弯杆菌、普雷沃菌、紫单胞菌、类杆菌、消化链球菌等,以及人型支原体感染,导致细菌性阴道病。促使阴道菌群发生变化的原因仍不清楚,可能与频繁性交、反复阴道灌洗等因素有关。

二、临床表现

带有鱼腥臭味的稀薄阴道分泌物增多是其临床特点,可伴有轻度外阴瘙痒或烧灼感,性交后症状加重。分泌物呈鱼腥臭味,是厌氧菌产生的胺类物质(尸胺、腐胺、三甲胺)所致。有 10%～40% 的患者无临床症状。检查阴道黏膜无明显充血等炎症表现。分泌物呈灰白色、均匀一致、稀薄状,常黏附于阴道壁,但容易从阴道壁拭去。

三、诊断

主要采用 Amsel 临床诊断标准,下列 4 项中具备 3 项,即可诊断为细菌性阴道病,多数认为线索细胞阳性为必备条件。

(1)线索细胞阳性:取少许阴道分泌物放在玻片上,加 1 滴 0.9% 氯化钠溶液混合,于高倍显微镜下寻找线索细胞。镜下线索细胞数量占鳞状上皮细胞比例大于 20%,可以诊断细菌性阴道病。线索细胞即为表面黏附了大量细小颗粒的阴道脱落鳞状上皮细胞,这些细小颗粒为加德纳菌及其他厌氧菌,使得高倍显微镜下所见的鳞状上皮细胞表面毛糙、模糊、边界不清,边缘呈锯齿状。

(2)匀质、稀薄、灰白色阴道分泌物,常黏附于阴道壁。

(3)阴道分泌物 pH>4.5。

(4)胺试验阳性:取阴道分泌物少许放在玻片上,加入 10% 氢氧化钾溶液 1～2 滴,产生烂鱼肉样腥臭气味,是因胺遇碱释放氨所致。

四、治疗

治疗选用抗厌氧菌药物,主要有甲硝唑、替硝唑、克林霉素。甲硝唑可抑制厌氧菌生长而不影响乳杆菌生长,是较理想的治疗药物。

(一)全身用药

首选为甲硝唑 400 mg,口服,每天 2 次,共 7 日;其次为替硝唑 2 g,口服,每天 1 次,连服 3 日;或替硝唑 1 g,口服,每天 1 次,连服 5 日;或克林霉素 300 mg,口服,每天 2 次,连服 7 日。

不推荐使用甲硝唑 2 g 顿服。

（二）局部用药

甲硝唑制剂 200 mg，每晚 1 次，连用 7 日；或 2％克林霉素软膏阴道涂抹，每次 5 g，每晚 1 次，连用 7 日。哺乳期以选择局部用药为宜。

（三）注意事项

（1）BV 可能导致子宫内膜炎、盆腔炎性疾病及子宫切除后阴道残端感染，准备进行宫腔手术操作或子宫切除的患者即使无症状也需要接受治疗。

（2）BV 与绒毛膜羊膜炎、胎膜早破、早产、产后子宫内膜炎等不良妊娠结局有关，有症状的妊娠期患者均应接受治疗。

（3）细菌性阴道病复发者可选择与初次治疗不同的抗厌氧菌药物，也可试用阴道乳杆菌制剂恢复及重建阴道的微生态平衡。

（齐美兰）

第六节　萎缩性阴道炎

萎缩性阴道炎是由雌激素水平降低、局部抵抗力下降引起的，以需氧菌感染为主的阴道炎症。常见于自然绝经或人工绝经后的妇女，也可见于产后闭经、接受药物假绝经治疗者。

一、病因

绝经后妇女因卵巢功能衰退或缺失，雌激素水平降低，阴道壁萎缩，黏膜变薄，上皮细胞内糖原减少，阴道内 pH 升高（多为 5.0～7.0），嗜酸的乳杆菌不再为优势菌，局部抵抗力降低，以需氧菌为主的其他致病菌过度繁殖，从而引起炎症。

二、临床表现

主要症状为外阴灼热不适、瘙痒，阴道分泌物稀薄，呈淡黄色；感染严重者阴道分泌物呈脓血性。可伴有性交痛。检查时见阴道皱襞消失、萎缩、菲薄。阴道黏膜充血，有散在小出血点或点状出血斑，有时见浅表溃疡。

三、诊断

根据绝经、卵巢手术史、盆腔放射治疗史及临床表现，排除其他疾病，可以诊断。阴道分泌物镜检见大量白细胞而未见滴虫、假丝酵母菌等致病菌。萎缩性阴道炎患者因受雌激素水平低落的影响，阴道上皮脱落细胞量少且多为基底层细胞。对有血性阴道分泌物者，应与生殖道恶性肿瘤进行鉴别。对出现阴道壁肉芽组织及溃疡情况者，需行局部活组织检查，与阴道癌相鉴别。

四、治疗

治疗原则为补充雌激素，增加阴道抵抗力；使用抗生素抑制细菌生长。

（一）补充雌激素

补充雌激素主要是针对病因的治疗，以增加阴道抵抗力。雌激素制剂可局部给药，也可全身给药。局部涂抹雌三醇软膏，每天 1～2 次，连用 14 日。口服替勃龙 2.5 mg，每天 1 次，也可选用其他雌孕激素制剂连续联合用药。

（二）抑制细菌生长

阴道局部应用抗生素如诺氟沙星制剂 100 mg，放于阴道深部，每天 1 次，7～10 日为 1 个疗程。对阴道局部干涩明显者，可应用润滑剂。

（齐美兰）

第七节　急性子宫颈炎

急性子宫颈炎是指子宫颈发生急性炎症，包括局部充血、水肿，上皮变性、坏死，黏膜、黏膜下组织、腺体周围见大量中性粒细胞浸润，腺腔中可有脓性分泌物。急性子宫颈炎可由多种病原体引起，也可由物理因素、化学因素刺激或机械性子宫颈损伤、子宫颈异物伴发感染所致。

一、病因及病原体

急性子宫颈炎的病原体。①性传播疾病病原体：淋病奈瑟菌及沙眼衣原体，主要见于性传播疾病的高危人群；②内源性病原体：部分子宫颈炎发病与细菌性阴道病病原体、生殖支原体感染有关。但也有部分患者的病原体不清楚。沙眼衣原体及淋病奈瑟菌均感染子宫颈管柱状上皮，沿黏膜面扩散引起浅层感染，病变以子宫颈管明显。除子宫颈管柱状上皮外，淋病奈瑟菌还常侵袭尿道移行上皮、尿道旁腺及前庭大腺。

二、临床表现

大部分患者无症状。有症状者主要表现为阴道分泌物增多，呈黏液脓性，阴道分泌物刺激可引起外阴瘙痒及灼热感。此外，可出现经间期出血、性交后出血等症状。若合并尿路感染，可出现尿急、尿频、尿痛。妇科检查见子宫颈充血、水肿、黏膜外翻，有黏液脓性分泌物附着甚至从子宫颈管流出，子宫颈管黏膜质脆，容易诱发出血。若为淋病奈瑟菌感染，因尿道旁腺、前庭大腺受累，可见尿道口、阴道口黏膜充血、水肿以及多量脓性分泌物。

三、诊断

出现两个特征性体征之一、显微镜检查子宫颈或阴道分泌物白细胞增多，可做出急性子宫颈炎症的初步诊断。子宫颈炎初步诊断后，需进一步做沙眼衣原体和淋病奈瑟菌的检测。

（1）两个特征性体征，具备一个或两个同时具备：①于子宫颈管或子宫颈管棉拭子标本上，肉眼见到脓性或黏液脓性分泌物；②用棉拭子擦拭子宫颈管时，容易诱发子宫颈管内出血。

（2）白细胞检测：子宫颈管分泌物或阴道分泌物中白细胞增多，后者需排除引起白细胞增多的阴道炎症。①子宫颈管脓性分泌物涂片作革兰染色，中性粒细胞＞30 个/高倍视野；②阴道分泌物湿片检查白细胞＞10 个/高倍视野。

（3）病原体检测:应作沙眼衣原体和淋病奈瑟菌的检测,以及有无细菌性阴道病及滴虫性阴道炎。检测淋病奈瑟菌常用的方法:①分泌物涂片革兰染色,查找中性粒细胞中有无革兰阴性双球菌,由于子宫颈分泌物涂片的敏感性、特异性差,不推荐用于女性淋病的诊断方法;②淋病奈瑟菌培养,为诊断淋病的"金标准"方法;③核酸检测,包括核酸杂交及核酸扩增,尤其核酸扩增方法诊断淋病奈瑟菌感染的敏感性、特异性高。

检测沙眼衣原体常用的方法:①衣原体培养,因其方法复杂,临床少用;②酶联免疫吸附试验检测沙眼衣原体抗原,为临床常用的方法;③核酸检测,包括核酸杂交及核酸扩增,尤以后者为检测沙眼衣原体感染敏感、特异的方法。但应做好质量控制,避免污染。

若子宫颈炎症进一步加重,可导致上行感染,因此对子宫颈炎患者应注意有无上生殖道感染。

四、治疗

主要为抗生素药物治疗。可根据不同情况采用经验性抗生素治疗及针对病原体的抗生素治疗。

（一）经验性抗生素治疗

对有以下性传播疾病高危因素的患者(如年龄小于 25 岁,多性伴或新性伴,并且为无保护性性交或性伴患性传播疾病),在未获得病原体检测结果前,可采用经验性抗生素治疗,方案为阿奇霉素 1 g 单次顿服;或多西环素 100 mg,每天 2 次,连服 7 日。

（二）针对病原体的抗生素治疗

对于获得病原体者,选择针对病原体的抗生素。

1.单纯急性淋病奈瑟菌性子宫颈炎

主张大剂量、单次给药,常用药物有头孢菌素及头霉素类药物。前者如头孢曲松钠 250 mg,单次肌内注射;或头孢克肟 400 mg,单次口服;也可选择头孢唑肟 500 mg,肌内注射;头孢噻肟钠 500 mg,肌内注射。后者如头孢西丁 2 g,肌内注射,加用丙磺舒 1 g 口服。另可选择氨基糖苷类抗生素中的大观霉素 4 g,单次肌内注射。

2.沙眼衣原体感染所致子宫颈炎

治疗药物主要有以下三类。①四环素类:如多西环素 100 mg,每天 2 次,连服 7 日;米诺环素 0.1 g,每天 2 次,连服 7~10 日。②大环内酯类:主要有阿奇霉素 1 g,单次顿服;或克拉霉素 0.25 g,每天 2 次,连服 7~10 日;或红霉素 500 mg,每天 4 次,连服 7 日。③氟喹诺酮类:主要有氧氟沙星 300 mg,每天 2 次,连服 7 日;或左氧氟沙星 500 mg,每天 1 次,连服 7 日;或莫西沙星 400 mg,每天 1 次,连服 7 日。

由于淋病奈瑟菌感染常伴有衣原体感染,因此,若为淋菌性子宫颈炎,治疗时除选用抗淋病奈瑟菌药物外,同时应用抗衣原体感染药物。

3.合并细菌性阴道病

同时治疗细菌性阴道病,否则将导致子宫颈炎持续存在。

（三）性伴侣的处理

若子宫颈炎患者的病原体为淋病奈瑟菌或沙眼衣原体,应对其性伴进行相应的检查及治疗。

（齐美兰）

第八节 慢性子宫颈炎

慢性子宫颈炎指子宫颈间质内有大量淋巴细胞、浆细胞等慢性炎细胞浸润,可伴有子宫颈腺上皮及间质的增生和鳞状上皮化生。慢性子宫颈炎症可由急性子宫颈炎迁延而来,也可为病原体持续感染所致,病原体与急性子宫颈炎相似。

一、病理

(一)慢性子宫颈管黏膜炎

由于子宫颈管黏膜皱襞较多,感染后容易形成持续性子宫颈黏膜炎,表现为子宫颈管黏液增多及脓性分泌物,反复发作。

(二)子宫颈息肉

子宫颈息肉是子宫颈管腺体和间质的局限性增生,并向子宫颈外口突出形成息肉。检查见子宫颈息肉通常为单个,也可为多个,红色,质软而脆,呈舌型,可有蒂,蒂宽窄不一,根部可附在子宫颈外口,也可在子宫颈管内。光镜下见息肉表面被覆高柱状上皮、间质水肿、血管丰富以及慢性炎性细胞浸润。子宫颈息肉极少恶变,但应与子宫的恶性肿瘤鉴别。

(三)子宫颈肥大

慢性炎症的长期刺激导致腺体及间质增生。此外,子宫颈深部的腺囊肿均可使子宫颈呈不同程度肥大,硬度增加。

二、临床表现

慢性子宫颈炎多无症状,少数患者可有持续或反复发作的阴道分泌物增多,淡黄色或脓性,性交后出血,月经间期出血,偶有分泌物刺激引起外阴瘙痒或不适。妇科检查可发现黄色分泌物覆盖子宫颈口或从子宫颈口流出,或在糜烂样改变的基础上同时伴有子宫颈充血、水肿、脓性分泌物增多或接触性出血,也可表现为子宫颈息肉或子宫颈肥大。

三、诊断及鉴别诊断

根据临床表现可初步做出慢性子宫颈炎的诊断,但应注意将妇科检查所发现的阳性体征与子宫颈的常见病理生理改变进行鉴别。

(一)子宫颈柱状上皮异位和子宫颈鳞状上皮内瘤变(squamous intraepithelial lesion,SIL)

除慢性子宫颈炎外,子宫颈的生理性柱状上皮异位、子宫颈鳞状上皮内病变,甚至早期子宫颈癌也可表现为子宫颈糜烂样改变。生理性柱状上皮异位是阴道镜下描述子宫颈管内的柱状上皮生理性外移至子宫颈阴道部的术语,由于柱状上皮菲薄,其下间质透出而成肉眼所见的红色。曾将此种情况称为"宫颈糜烂",并认为是慢性子宫颈炎最常见的病理类型之一。目前已明确"宫颈糜烂"并不是病理学上的上皮溃疡、缺失所致的真性糜烂,也与慢性子宫颈炎症的定义即间质中出现慢性炎细胞浸润并不一致。因此,"宫颈糜烂"作为慢性子宫颈炎症的诊断术语已不再恰当。子宫颈糜烂样改变只是一个临床征象,可为生理性改变,也可为病理性改变。生理性柱状上皮异位多见于青春期、生育期妇女雌激素分泌旺盛者、口服避孕药或妊娠期,由于雌激素的作用,鳞柱交界部外移,子宫颈局部呈糜烂样改变外观。此外,子宫颈 SIL 及早期子宫颈癌也可使子宫颈呈糜烂样改变,因此,对于子宫颈糜烂样改变者需进行子宫颈细胞学检查和(或)HPV 检测,必要时行阴道镜及活组织检查以除外子宫颈 SIL 或子宫颈癌。

（二）子宫颈腺囊肿

子宫颈腺囊肿绝大多数情况下是子宫颈的生理性变化。子宫颈转化区内鳞状上皮取代柱状上皮过程中,新生的鳞状上皮覆盖子宫颈腺管口或伸入腺管,将腺管口阻塞,导致腺体分泌物引流受阻,潴留形成囊肿。子宫颈局部损伤或子宫颈慢性炎症使腺管口狭窄,也可导致子宫颈腺囊肿形成。镜下见囊壁被覆单层扁平、立方或柱状上皮。浅部的子宫颈腺囊肿检查见子宫颈表面突出单个或多个青白色小囊泡,容易诊断。子宫颈腺囊肿通常不需处理。但深部的子宫颈腺囊肿,子宫颈表面无异常,表现为子宫颈肥大,应与子宫颈腺癌鉴别。

（三）子宫颈恶性肿瘤

子宫颈息肉应与子宫颈的恶性肿瘤以及子宫体的恶性肿瘤相鉴别,因后两者也可呈息肉状,从子宫颈口突出,鉴别方法行子宫颈息肉切除,病理组织学检查确诊。除慢性炎症外,内生型子宫颈癌尤其腺癌也可引起子宫颈肥大,因此对子宫颈肥大者,需行子宫颈细胞学检查,必要时行子宫颈管搔刮术进行鉴别。

四、治疗

（一）慢性子宫颈管黏膜炎

对持续性子宫颈管黏膜炎症,需了解有无沙眼衣原体及淋病奈瑟菌的再次感染、性伴是否已进行治疗、阴道微生物群失调是否持续存在,针对病因给予治疗。对病原体不清者,尚无有效治疗方法。对子宫颈呈糜烂样改变、有接触性出血且反复药物治疗无效者,可试用物理治疗。物理治疗注意事项:①治疗前,应常规行子宫颈癌筛查;②有急性生殖道炎症列为禁忌;③治疗时间应选在月经干净后 3～7 日间进行;④物理治疗后有阴道分泌物增多,甚至有大量水样排液,术后 1～2 周脱痂时可有少许出血;⑤在创面尚未愈合期间(4～8 周)禁盆浴、性交和阴道冲洗;⑥物理治疗有引起术后出血、子宫颈狭窄、不孕、感染的可能,治疗后应定期复查,观察创面愈合情况直到痊愈,同时注意有无子宫颈管狭窄。

（二）子宫颈息肉

行息肉摘除术,术后将切除息肉送病理组织学检查。

（三）子宫颈肥大

一般无需治疗。

（齐美兰）

第九节　盆腔炎性疾病

盆腔炎性疾病是指女性上生殖道的一组感染性疾病,主要包括子宫内膜炎、输卵管炎、输卵管卵巢脓肿、盆腔腹膜炎。炎症可局限于一个部位,也可同时累及几个部位,以输卵管炎、输卵管卵巢炎最常见。盆腔炎性疾病多发生在性活跃的生育期妇女,初潮前、无性生活和绝经后妇女很少发生盆腔炎性疾病,即使发生,也常常是邻近器官炎症的扩散。盆腔炎性疾病若未能得到及时、彻底治疗,可导致不孕、输卵管妊娠、慢性盆腔痛,炎症反复发作,从而严重影响妇女的生殖健康,且增加家庭与社会经济负担。

一、女性生殖道的自然防御功能

女性生殖道的解剖、生理、生化及免疫学特点具有比较完善的自然防御功能,以抵御感染的发生;健康妇女阴道内虽有某些微生物存在,但通常保持生态平衡状态,并不引起炎症。

（一）解剖生理特点

(1)两侧大阴唇自然合拢,遮掩阴道口、尿道口。

(2)由于盆底肌的作用,阴道口闭合,阴道前后壁紧贴,可防止外界污染。阴道正常微生物群尤其是乳杆菌,可抑制其他细菌生长。

(3)子宫颈内口紧闭,子宫颈管黏膜为分泌黏液的单层高柱状上皮所覆盖,黏膜形成皱褶、嵴突或陷窝,从而增加黏膜表面积;子宫颈管分泌大量黏液形成胶冻状黏液栓,成为上生殖道感染的机械屏障。

(4)生育期妇女子宫内膜周期性剥脱,也是消除宫腔感染的有利条件。

(5)输卵管黏膜上皮细胞的纤毛向宫腔方向摆动以及输卵管的蠕动,均有利于阻止病原体侵入。

（二）生化特点

子宫颈黏液栓内含乳铁蛋白、溶菌酶,可抑制病原体侵入子宫内膜。子宫内膜与输卵管分泌液都含有乳铁蛋白、溶菌酶,清除偶尔进入宫腔及输卵管的病原体。

（三）生殖道黏膜免疫系统

生殖道黏膜如阴道黏膜、子宫颈和子宫聚集有不同数量的淋巴细胞,包括 T 细胞、B 细胞。此外,中性粒细胞、巨噬细胞、补体以及一些细胞因子,均在局部有重要的免疫功能,发挥抗感染作用。

当自然防御功能遭到破坏,或机体免疫功能降低、内分泌发生变化或外源性病原体侵入,均可导致炎症发生。

二、病原体及其致病特点

盆腔炎性疾病的病原体有外源性及内源性两个来源,两种病原体可单独存在,但通常为混合感染,可能是外源性的衣原体或淋病奈瑟菌感染造成输卵管损伤后,容易继发内源性的需氧菌及厌氧菌感染。

（一）外源性病原体

主要为性传播疾病的病原体,如沙眼衣原体、淋病奈瑟菌。其他有支原体,包括人型支原体、生殖支原体以及解脲支原体,其中以生殖支原体为主。

（二）内源性病原体

来自原寄居于阴道内的微生物群,包括需氧菌及厌氧菌,可以仅为需氧菌或仅为厌氧菌感染,但以需氧菌及厌氧菌混合感染多见。主要的需氧菌及兼性厌氧菌有金黄色葡萄球菌、溶血性链球菌、大肠埃希菌;厌氧菌有脆弱类杆菌、消化球菌、消化链球菌。厌氧菌感染的特点是容易形成盆腔脓肿、感染性血栓性静脉炎,脓液有粪臭并有气泡。70%～80%盆腔脓肿可培养出厌氧菌。

三、感染途径

(一)沿生殖道黏膜上行蔓延

病原体侵入外阴、阴道后,或阴道内的病原体沿子宫颈黏膜、子宫内膜、输卵管黏膜,蔓延至卵巢及腹腔,是非妊娠期、非产褥期盆腔炎性疾病的主要感染途径。淋病奈瑟菌、沙眼衣原体及葡萄球菌等,常沿此途径扩散(图2-1)。

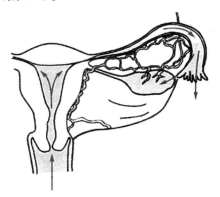

图2-1　炎症经黏膜上行蔓延

(二)经淋巴系统蔓延

病原体经外阴、阴道、子宫颈及宫体创伤处的淋巴管侵入盆腔结缔组织及内生殖器其他部分,是产褥感染、流产后感染及放置宫内节育器后感染的主要感染途径。链球菌、大肠埃希菌、厌氧菌多沿此途径蔓延(图2-2)。

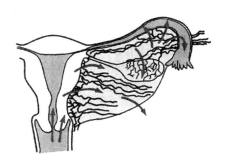

图2-2　炎症经淋巴系统蔓延

(三)经血液循环传播

病原体先侵入人体的其他系统,再经血液循环感染生殖器,为结核菌感染的主要途径(图2-3)。

(四)直接蔓延

腹腔其他脏器感染后,直接蔓延到内生殖器,如阑尾炎可引起右侧输卵管炎。

四、高危因素

了解高危因素利于盆腔炎性疾病的正确诊断及预防。

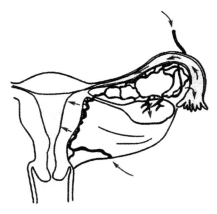

图 2-3　炎症经血行传播

（一）年龄

据美国资料显示，盆腔炎性疾病的高发年龄为 15～25 岁。年轻妇女容易发生盆腔炎性疾病可能与频繁性活动、子宫颈柱状上皮异位、子宫颈黏液机械防御功能较差有关。

（二）性活动

盆腔炎性疾病多发生在性活跃期妇女，尤其是初次性交年龄小、有多个性伴侣、性交过频以及性伴侣有性传播疾病者。

（三）下生殖道感染

下生殖道感染如淋病奈瑟菌性子宫颈炎、沙眼衣原体性子宫颈炎以及细菌性阴道病与盆腔炎性疾病的发生密切相关。

（四）子宫腔内手术操作后感染

如刮宫术、输卵管通液术、子宫输卵管造影术、宫腔镜检查等，由于手术所致生殖道黏膜损伤、出血、坏死，导致下生殖道内源性病原体上行感染。

（五）性卫生不良

经期性交，使用不洁月经垫等，均可使病原体侵入而引起炎症。此外，低收入群体不注意性卫生保健，阴道冲洗者盆腔炎性疾病的发生率高。

（六）邻近器官炎症直接蔓延

如阑尾炎、腹膜炎等蔓延至盆腔，病原体以大肠埃希菌为主。

（七）盆腔炎性疾病再次急性发作

盆腔炎性疾病所致的盆腔广泛粘连、输卵管损伤、输卵管防御能力下降，容易造成再次感染，导致急性发作。

五、病理及发病机制

（一）急性子宫内膜炎及子宫肌炎

子宫内膜充血、水肿，有炎性渗出物，严重者内膜坏死、脱落形成溃疡。镜下见大量白细胞浸润，炎症向深部侵入形成子宫肌炎。

（二）急性输卵管炎、输卵管积脓、输卵管卵巢脓肿

急性输卵管炎症因病原体传播途径不同而有不同的病变特点。

1.炎症经子宫内膜向上蔓延

首先引起输卵管黏膜炎,输卵管黏膜肿胀、间质水肿及充血、大量中性粒细胞浸润,严重者输卵管上皮发生退行性变或成片脱落,引起输卵管黏膜粘连,导致输卵管管腔及伞端闭锁,若有脓液积聚于管腔内则形成输卵管积脓。淋病奈瑟菌及大肠埃希菌、类杆菌以及普雷沃菌,除直接引起输卵管上皮损伤外,其细胞壁脂多糖等内毒素引起输卵管纤毛大量脱落,导致输卵管运输功能减退、丧失。因衣原体的热休克蛋白与输卵管热休克蛋白有相似性,感染后引起的交叉免疫反应可损伤输卵管,导致严重输卵管黏膜结构及功能破坏,并引起盆腔广泛粘连。

2.病原菌通过子宫颈的淋巴播散

通过宫旁结缔组织,首先侵及浆膜层,发生输卵管周围炎,然后累及肌层,而输卵管黏膜层可不受累或受累极轻。病变以输卵管间质炎为主,其管腔常可因肌壁增厚受压变窄,但仍能保持通畅。轻者输卵管仅有轻度充血、肿胀、略增粗;严重者输卵管明显增粗、弯曲,纤维素性脓性渗出物增多,造成与周围组织粘连。

卵巢很少单独发炎,白膜是良好的防御屏障,卵巢常与发炎的输卵管伞端粘连而发生卵巢周围炎,称为输卵管卵巢炎,习称附件炎。炎症可通过卵巢排卵的破孔侵入卵巢实质形成卵巢脓肿,脓肿壁与输卵管积脓粘连并穿通,形成输卵管卵巢脓肿。输卵管卵巢脓肿可为一侧或两侧,约半数是在可识别的急性盆腔炎性疾病初次发病后形成,另一部分是屡次急性发作或重复感染而形成。输卵管卵巢脓肿多位于子宫后方或子宫、阔韧带后叶及肠管间粘连处,可破入直肠或阴道,若破入腹腔则引起弥漫性腹膜炎。

(三)急性盆腔腹膜炎

盆腔内生殖器发生严重感染时,往往蔓延到盆腔腹膜,表现为腹膜充血、水肿,并有少量含纤维素的渗出液,形成盆腔脏器粘连。当有大量脓性渗出液积聚于粘连的间隙内,可形成散在脓肿;积聚于直肠子宫陷凹处形成盆腔脓肿,较多见。脓肿可破入直肠而使症状突然减轻,也可破入腹腔引起弥漫性腹膜炎。

(四)急性盆腔结缔组织炎

病原体经淋巴管进入盆腔结缔组织而引起结缔组织充血、水肿及中性粒细胞浸润。以宫旁结缔组织炎最常见,开始局部增厚,质地较软,边界不清,以后向两侧盆壁呈扇形浸润,若组织化脓形成盆腔腹膜外脓肿,可自发破入直肠或阴道。

(五)败血症及脓毒败血症

当病原体毒性强、数量多、患者抵抗力降低时,常发生败血症。发生盆腔炎性疾病后,若身体其他部位发现多处炎症病灶或脓肿者,应考虑有脓毒败血症存在,但需经血培养证实。

(六)肝周围炎(Fitz-Hugh-Curtis综合征)

指肝包膜炎症而无肝实质损害的肝周围炎,淋病奈瑟菌及衣原体感染均可引起。由于肝包膜水肿,吸气时右上腹疼痛。肝包膜上有脓性或纤维渗出物,早期在肝包膜与前腹壁腹膜之间形成松软粘连,晚期形成琴弦样粘连。5%～10%输卵管炎可出现肝周围炎,临床表现为继下腹痛后出现右上腹痛,或下腹疼痛与右上腹疼痛同时出现。

六、临床表现

可因炎症轻重及范围大小而有不同的临床表现。轻者无症状或症状轻微。常见症状为下腹痛、阴道分泌物增多。腹痛为持续性,活动或性交后加重。若病情严重可出现发热甚至高热、寒战、头痛、食欲缺乏。月经期发病可出现经量增多、经期延长。若有腹膜炎,出现消化系统症状如恶心、呕吐、腹胀、腹泻等;伴有泌尿系统感染可有尿急、尿频、尿痛症状。若有脓肿形成,可有下腹包块及局部压迫刺激症状;包块位于子宫前方可出现膀胱刺激症状,如排尿困难、尿频,若引起膀胱肌炎还可有尿痛等;包块位于子宫后方可有直肠刺激症状,出现腹泻、里急后重感和排便困难。若有输卵管炎的症状及体征,并同时有右上腹疼痛者,应怀疑有肝周围炎。

患者体征差异较大,轻者无明显异常发现,或妇科检查仅发现子宫颈举痛或宫体压痛或附件区压痛。严重病例呈急性病容,体温升高,心率加快,下腹部有压痛、反跳痛及肌紧张,甚至出现腹胀,肠鸣音减弱或消失。妇科检查:阴道可见脓性臭味分泌物;子宫颈充血、水肿,将子宫颈表面分泌物拭净,若见脓性分泌物从子宫颈口流出,说明子宫颈管黏膜或宫腔有急性炎症。子宫颈举痛;宫体稍大,有压痛,活动受限;子宫两侧压痛明显,若为单纯输卵管炎,可触及增粗的输卵管,压痛明显;若为输卵管积脓或输卵管卵巢脓肿,可触及包块且压痛明显,不活动;宫旁结缔组织炎时,可扪及宫旁一侧或两侧片状增厚,或两侧宫骶韧带高度水肿、增粗,压痛明显;若有盆腔脓肿形成且位置较低时,则后穹隆触痛明显,可在子宫直肠陷窝处触及包块,并可有波动感,三合诊检查更有利于了解盆腔脓肿的情况及与邻近器官的关系。

七、诊断

根据病史、症状、体征及实验室检查可做出初步诊断。由于盆腔炎性疾病的临床表现差异较大,临床诊断准确性不高(与腹腔镜相比,阳性预测值为 $65\% \sim 90\%$)。理想的盆腔炎性疾病诊断标准,既要敏感性高,能发现轻微病例,又要特异性强,避免非炎症患者应用抗生素。但目前尚无单一的病史、体征或实验室检查,既敏感又特异。由于临床正确诊断盆腔炎性疾病比较困难,而延误诊断又导致盆腔炎性疾病后遗症的发生。

最低诊断标准提示在性活跃的年轻女性或者具有性传播疾病的高危人群,若出现下腹痛,并可排除其他引起下腹痛的原因,妇科检查符合最低诊断标准,即可给予经验性抗生素治疗。

附加标准可增加最低诊断标准的特异性,多数盆腔炎性疾病患者有子宫颈黏液脓性分泌物,或阴道分泌物 0.9% 氯化钠溶液湿片中见到大量白细胞,若子宫颈分泌物正常并且阴道分泌物镜下见不到白细胞,盆腔炎性疾病的诊断需慎重,应考虑其他引起腹痛的疾病。阴道分泌物检查还可同时发现是否合并阴道感染,如细菌性阴道病及滴虫性阴道炎。

特异标准基本可诊断盆腔炎性疾病,但由于除超声检查及磁共振检查外,均为有创检查,特异标准仅适用于一些有选择的病例。腹腔镜诊断盆腔炎性疾病标准包括:①输卵管表面明显充血;②输卵管壁水肿;③输卵管伞端或浆膜面有脓性渗出物。腹腔镜诊断输卵管炎准确率高,并能直接采取感染部位的分泌物做细菌培养,但临床应用有一定局限性,如对轻度输卵管炎的诊断准确性较低、对单独存在的子宫内膜炎无诊断价值,因此并非所有怀疑盆腔炎性疾病的患者均需腹腔镜检查。

在做出盆腔炎性疾病的诊断后,需进一步明确病原体。子宫颈管分泌物及后穹隆穿刺液的涂片、培养及核酸扩增检测病原体,虽不如通过剖腹探查或腹腔镜直接采取感染部位的分泌物做培养及药敏准确,但临床较实用,对明确病原体有帮助。涂片可作革兰染色,可以根据细菌形态为及时选用抗生素提供线索;培养阳性率高,并可做药敏试验。除病原体检查外,还可根据病史(如是否为性传播疾病高危人群)、临床症状及体征特点初步判断病原体。

八、鉴别诊断

盆腔炎性疾病应与急性阑尾炎、输卵管妊娠流产或破裂、卵巢囊肿蒂扭转或破裂等急症相鉴别。

九、治疗

主要为抗生素药物治疗,必要时手术治疗。抗生素治疗可清除病原体,改善症状及体征,减少后遗症。经恰当的抗生素积极治疗,绝大多数盆腔炎性疾病能彻底治愈。抗生素的治疗原则:经验性、广谱、及时和个体化。初始治疗往往根据病史、临床表现以及当地的流行病学推断病原体,给予经验性抗生素治疗。由于盆腔炎性疾病的病原体多为淋病奈瑟菌、衣原体以及需氧菌、厌氧菌的混合感染,需氧菌及厌氧菌又有革兰阴性及革兰阳性之分,故抗生素的选择应涵盖以上病原体,选择广谱抗生素或联合用药。根据药敏试验选用抗生素较合理,但通常需在获得实验室结果后才能给予。在盆腔炎性疾病诊断 48 h 内及时用药将明显降低后遗症的发生。具体选用的方案根据医院的条件、患者的病情及接受程度、药物有效性及性价比等综合考虑选择个体化治疗方案。

(一)门诊治疗

若患者一般状况好,症状轻,能耐受口服抗生素,并有随访条件,可在门诊给予非静脉应用(口服或肌内注射)抗生素。

(二)住院治疗

若患者一般情况差,病情严重,伴有发热、恶心、呕吐;或有盆腔腹膜炎;或输卵管卵巢脓肿;或门诊治疗无效;或不能耐受口服抗生素;或诊断不清,均应住院给予抗生素药物治疗为主的综合治疗。

1.支持疗法

卧床休息,半卧位有利于脓液积聚于直肠子宫陷凹而使炎症局限。给予高热量、高蛋白、高维生素流食或半流食,补充液体,注意纠正电解质紊乱及酸碱失衡。高热时采用物理降温。尽量避免不必要的妇科检查以免引起炎症扩散,有腹胀者应行胃肠减压。

2.抗生素治疗

给药途径以静脉滴注收效快。

目前由于耐氟喹诺酮类药物淋病奈瑟菌株的出现,氟喹诺酮类药物不作为盆腔炎性疾病的首选药物。若存在以下因素:淋病奈瑟菌地区流行和个人危险因素低、有良好的随访条件、头孢菌素不能应用(对头孢菌素类药物过敏)等,可考虑应用氟喹诺酮类药物,但在开始治疗前,必须进行淋病奈瑟菌的检测。

3.手术治疗

主要用于抗生素控制不满意的输卵管卵巢脓肿或盆腔脓肿。手术指征如下。

(1)脓肿经药物治疗无效:输卵管卵巢脓肿或盆腔脓肿经药物治疗 48～72 h,体温持续不降,患者中毒症状加重或包块增大者,应及时手术,以免发生脓肿破裂。

(2)脓肿持续存在:经药物治疗病情有好转,继续控制炎症数天(2～3 周),包块仍未消失但已局限化,可手术治疗。

(3)脓肿破裂:突然腹痛加剧、寒战、高热、恶心、呕吐、腹胀,检查腹部拒按或有中毒性休克表现,应怀疑脓肿破裂。若脓肿破裂未及时诊治,死亡率高。因此,一旦怀疑脓肿破裂,需立即在抗生素治疗的同时行手术治疗。

可根据情况选择经腹手术或腹腔镜手术,也可行超声或 CT 引导下的穿刺引流。手术范围应根据病变范围、患者年龄、一般状态等全面考虑。原则以切除病灶为主。年轻妇女应尽量保留卵巢功能,以采用保守性手术为主;年龄大、双侧附件受累或附件脓肿屡次发作者,可行全子宫及双附件切除术;对极度衰弱危重患者的手术范围须按具体情况决定,可在超声或 CT 引导下采用经皮引流技术。若盆腔脓肿位置低、突向阴道后穹隆时,可经阴道切开排脓,同时注入抗生素。

（三）中药治疗

主要为活血化瘀、清热解毒药物,如银翘解毒汤、安宫牛黄丸或紫雪丹等。

十、性伴侣的治疗

对于盆腔炎性疾病患者出现症状前 60 日内接触过的性伴侣进行检查和治疗。如果最近一次性交发生在 6 个月前,则应对最后的性伴侣进行检查、治疗。在女性盆腔炎性疾病患者治疗期间应避免无保护性性交。

十一、随访

对于抗生素治疗的患者,应在 72 h 内随诊,明确有无临床情况的改善。若抗生素治疗有效,在治疗后的 72 h 内患者的临床表现应有改善,如体温下降,腹部压痛、反跳痛减轻,子宫颈举痛、子宫压痛、附件区压痛减轻。若此期间症状无改善,需进一步检查,重新进行评价,必要时腹腔镜或手术探查。无论其性伴侣接受治疗与否,建议沙眼衣原体和淋病奈瑟菌感染者治疗后 3 个月复查上述病原体。若 3 个月时未复查,应于治疗后 1 年内任意 1 次就诊时复查。

十二、盆腔炎性疾病后遗症

若盆腔炎性疾病未得到及时正确的诊断或治疗,可能会发生盆腔炎性疾病后遗症。主要病理改变为组织破坏、广泛粘连、增生及瘢痕形成,导致:①输卵管增生、增粗,输卵管阻塞;②输卵管卵巢粘连形成输卵管卵巢肿块;③若输卵管伞端闭锁、浆液性渗出物聚集形成输卵管积水或输卵管积脓或输卵管卵巢脓肿的脓液吸收,被浆液性渗出物代替形成输卵管积水或输卵管卵巢囊肿;④盆腔结缔组织表现为主、骶韧带增生、变厚,若病变广泛,可使子宫固定。

（一）临床表现

(1)不孕:输卵管粘连阻塞可致不孕。盆腔炎性疾病后不孕发生率为 20%～30%。

(2)异位妊娠:盆腔炎性疾病后异位妊娠发生率是正常妇女的 8～10 倍。

(3)慢性盆腔痛:炎症形成的粘连、瘢痕以及盆腔充血,常引起下腹部坠胀、疼痛及腰骶部酸痛,常在劳累、性交后及月经前后加剧。文献报道约 20% 急性盆腔炎发作后遗留慢性盆腔痛。慢性盆腔痛常发生在盆腔炎性疾病急性发作后的 4～8 周。

(4)盆腔炎性疾病反复发作:由于盆腔炎性疾病造成的输卵管组织结构破坏,局部防御功能减退,若患者仍处于同样的高危因素,可造成再次感染导致盆腔炎性疾病反复发作。有盆腔炎性疾病病史者,约 25% 将再次发作。

（二）妇科检查

若为输卵管病变,则在子宫一侧或两侧触到呈索条状增粗的输卵管,并有轻度压痛;若为输卵管积水或输卵管卵巢囊肿,则在盆腔一侧或两侧触及囊性肿物,活动多受限;若为盆腔结缔组织病变,子宫常呈后倾后屈,活动受限或粘连固定,子宫一侧或两侧有片状增厚、压痛,宫骶韧带常增粗、变硬,有触痛。

（三）治疗

盆腔炎性疾病后遗症需根据不同情况选择治疗方案。不孕患者,多需要辅助生殖技术协助受孕。对慢性盆腔痛,尚无有效的治疗方法,对症处理或给予中药、理疗等综合治疗,治疗前需排除子宫内膜异位症等其他引起盆腔痛的疾病。盆腔炎性疾病反复发作者,抗生素药物治疗的基础上可根据具体情况,选择手术治疗。输卵管积水者需行手术治疗。

十三、预防

（1）注意性生活卫生,减少性传播疾病。对沙眼衣原体感染高危妇女（如年龄＜25岁、新的性伙伴、多个性伴侣、性伴侣有性传播疾病、社会地位低）筛查和治疗可减少盆腔炎性疾病发生率。

（2）及时治疗下生殖道感染。虽然细菌性阴道病与盆腔炎性疾病相关,但检测和治疗细菌性阴道病能否降低盆腔炎性疾病发生率,至今尚不清楚。

（3）公共卫生教育,提高公众对生殖道感染的认识及预防感染的重要性。

（4）严格掌握妇科手术指征,做好术前准备,术时注意无菌操作,预防感染。

（5）及时治疗盆腔炎性疾病,防止后遗症发生。

（齐美兰）

第三章
女性生殖内分泌疾病

第一节 性 早 熟

一、性早熟的发生机制和分类

对女孩来说,8 岁之前出现第二性征就称为性早熟。根据发病机制,性早熟可分为 GnRH 依赖性性早熟和非 GnRH 依赖性性早熟两大类。

(一)正常青春期的启动机制

了解正常的青春期启动机制是理解性早熟发生机制的基础。正常女孩的青春期启动发生在 8 岁以后,临床上表现为 8 岁以后开始出现第二性征的发育。性早熟患儿在 8 岁前就出现青春期启动。

正常青春期启动是由两个生理过程组成,它们分别被称为性腺功能初现和肾上腺皮质功能初现。女性性腺功能初现是指青春期下丘脑-垂体-卵巢轴(H-P-O 轴)被激活,卵巢内有卵泡的发育,卵巢性类固醇激素分泌显著增加,临床上表现为乳房发育和月经初潮。肾上腺皮质功能初现是指肾上腺皮质雄激素分泌显著增加,临床上主要表现为血脱氢表雄酮(DHEA)和硫酸脱氢表雄酮(DHEAS)水平升高及阴毛出现,青春期阴毛出现称为阴毛初现。目前认为,性腺功能初现和肾上腺功能初现是两个独立的过程,两者之间不存在因果关系。对女性来讲,青春期启动主要是指卵巢功能被激活。

青春期出现的最主要的生理变化是第二性征的发育和体格生长加速。女性第二性征的发育表现为乳房发育、阴毛生长和外阴发育。乳房是雌激素的靶器官,乳房发育反映的是卵巢的内分泌功能,Tanner 把青春期乳房发育分成 5 期(表 3-1)。阴毛生长是肾上腺皮质分泌的雄激素作用的结果,因此反映的是肾上腺皮质功能初现,Tanner 把青春期阴毛生长也分成 5 期。Tanner 2 期为青春期启动的标志。一般来说,肾上腺皮质功能初现的时间较性腺功能初现的时间早,月经初潮往往出现在乳房开始发育后的2~3 年内。

表 3-1　女孩青春发育分期(Tanner 分期)

女性	乳房发育	阴毛发育	同时的变化
1 期	青春前	无阴毛	
2 期	有乳核可触及,乳晕稍大	有浅黑色阴毛稀疏地分布在大阴唇	生长速度开始增快

女性	乳房发育	阴毛发育	同时的变化
3 期	乳房和乳晕继续增大	阴毛扩展到阴阜部	生长速度达高峰,阴道黏膜增厚角化,出现腋毛
4 期	乳晕第二次凸出于乳房	类似成人,但范围小,阴毛稀疏	月经初潮(在 3 期或 4 期时)
5 期	成人型	成人型	骨骺闭合,生长停止

青春期体格生长加速又称为生长突增,女孩青春期生长突增发生的时间与卵巢功能初现发生的时间一致,临床上表现为生长突增发生在乳房开始发育的时候。青春期启动前女孩生长速度约为每年 5 cm,生长突增时可达 9~10 cm。生长突增时间持续 2~3 年,初潮后生长速度明显减慢,整个青春期女孩身高可增加 25 cm。

(二)性早熟的发生机制及病因分类

性早熟的病因分类见表 3-2。GnRH 依赖性性早熟又称为真性性早熟或中枢性性早熟(CPP),是由下丘脑-垂体-卵巢轴提前激活引起的。其中未发现器质性病变的 GnRH 依赖性性早熟,称为特发性 GnRH 依赖性性早熟。非 GnRH 依赖性性早熟又称为假性性早熟或外周性性早熟,该类性早熟不是由下丘脑-垂体-卵巢轴功能启动引起的,患者体内性激素水平的升高与下丘脑 GnRH 的作用无关。所谓同性性早熟是指提前出现的第二性征与患者的性别一致,如女性提前出现乳房发育等女性第二性征。异性性早熟是指提前出现的第二性征与其性别相反或不一致,如女性提前出现男性的第二性征。不完全性性早熟又称为部分性性早熟。单纯乳房早发育可以认为是正常的变异,其中一部分可以发展为中枢性性早熟,因此需要长期随访。单纯性阴毛早现是由肾上腺皮质功能早现引起的,多数单纯的月经初潮早现与分泌雌激素的卵巢囊肿有关。

表 3-2　性早熟的病因分类

GnRH 依赖性性早熟

1.特发性

2.中枢性神经系统异常

先天性:如下丘脑错构瘤、中隔神经发育不良、蛛网膜囊肿等

获得性:化疗、放疗、炎症、外伤、手术等

肿瘤

3.原发性甲状腺功能减退

非 GnRH 依赖性性早熟

1.女性同性性早熟

McCune-Albright 综合征

自发性卵泡囊肿

分泌雌激素的卵巢肿瘤

分泌雌激素的肾上腺皮质肿瘤

异位分泌促性腺激素的肿瘤

外源性雌激素

续表

2.女性异性性早熟

先天性肾上腺皮质增生症

分泌雄激素的卵巢肿瘤

分泌雄激素的肾上腺皮质肿瘤

外源性雄激素

不完全性性早熟

1.单纯性乳房早发育

2.单纯性阴毛早现

3.单纯性月经初潮早现

McCune-Albright 综合征是一种少见的 G 蛋白病,临床上以性早熟、多发性骨纤维异常增殖症及皮肤斑片状色素沉着为最常见的症状,病因是胚胎形成过程中的鸟嘌呤核苷酸结合蛋白(G 蛋白)α 亚基(Gsα)基因发生突变,使 α 亚基的 GTP 酶活性增加,引起腺苷酸环化酶活性持续被激活,导致 cAMP 水平升高,最后出现卵巢雌激素分泌。McCune-Albright 综合征是一个典型的假性性早熟,它还可以有其他内分泌异常:结节性甲状腺增生伴甲状腺功能亢进、甲状旁腺腺瘤、多发性垂体瘤伴巨人症或高催乳素血症、肾上腺结节伴库欣综合征等。

原发性甲状腺功能减退引起性早熟的机制与促甲状腺素释放激素(TRH)有关。一般认为 TRH 水平升高时不仅使促甲状腺素(TSH)和泌乳素分泌增加,也可使促卵泡生长激素(FSH)和促黄体生成素(LH)分泌增加,这可能是原发性甲状腺功能减退引起性早熟的原因。有学者认为原发性甲状腺功能减退引起性早熟的机制与过多的 TSH 和 FSH 受体结合,导致雌激素分泌有关。

(三)诊断及鉴别诊断

8 岁之前出现第二性征就可以诊断为性早熟。为区别性早熟的类型和病因,临床上要做一系列辅助检查。

1.骨龄测定

骨龄超过实际年龄 1 年或 1 年以上就视为提前,是判断骨质成熟度最简单的指标。

2.超声检查

可了解子宫和卵巢的情况。卵巢功能启动的标志是卵巢容积＞1 mL,并有多个直径＞4 mm 的卵泡。另外盆腔超声可鉴别卵巢肿瘤,肾上腺超声可鉴别肾上腺肿瘤。

3.头颅 MRI 检查

对 6 岁以下的女性性早熟患者应常规做头颅 MRI 检查,目的是除外中枢神经系统病变。

4.激素测定

性早熟儿体内的雌激素水平明显升高,升高程度与 Tanner 分期相关。另外肿瘤患者体内的激素水平异常升高,21-羟化酶患者体内的睾酮水平常≥2 ng/mL,17-羟孕酮水平超过正常水平的数十倍或数百倍。

非 GnRH 依赖性性早熟患者体内的促性腺激素水平通常不升高,但异位分泌促性腺激素的肿瘤患者例外。从理论上讲,GnRH 依赖性性早熟患者体内的促性腺激素水平升高,但临床上测定时却可能发现GnRH依赖性性早熟患者体内的促性腺激素水平并无升高。这与青春期启动

33

早期促性腺激素分泌存在昼夜差别有关,在青春期早期促性腺激素分泌增加只出现在晚上。因此,白天测定出来的促性腺激素水平并无增加。

测定甲状腺功能对鉴别甲状腺功能减退是必要的。

5.促性腺激素释放激素(GnRH)兴奋试验

该试验是鉴别 GnRH 依赖性性早熟和非 GnRH 依赖性性早熟的重要方法:GnRH 50～100 μg 或 2.5～3.0 μg/kg 静脉注射,于 0、30、60 和 90 min 分别采集血样,测定血清 FSH 和 LH 浓度。如果 LH 峰值＞12 U/L,且 LH 峰值/FSH 峰值＞1,则考虑诊断为 GnRH 依赖性性早熟。

(四)性早熟的处理原则

性早熟的处理原则是去除病因,抑制性发育,减少不良心理影响,改善最终身高。对由中枢神经系统病变引起的 GnRH 依赖性性早熟,有手术指征者给予手术治疗,无手术指征者治疗原则同特发性 GnRH 依赖性性早熟。特发性 GnRH 依赖性性早熟主要使用 GnRH 类似物(GnRHa)治疗,目的是改善成年身高,防止性早熟和月经早初潮带来的心理问题。甲状腺功能减退者需补充甲状腺素。

二、特发性 GnRH 依赖性性早熟的治疗

特发性 GnRH 依赖性性早熟的治疗目的是阻止性发育,使已发育的第二性征消退;抑制骨骺愈合,提高成年身高;消除不良心理影响,避免过早性交。目前,临床上常用的药物有孕激素、GnRH 类似物、达那唑和生长激素等,首选 GnRH 类似物。

(一)孕激素

用于治疗特发性 GnRH 依赖性性早熟的孕激素有甲羟孕酮、甲地孕酮和环丙孕酮。

1.甲羟孕酮

主要作用机制是通过抑制下丘脑-垂体轴抑制促性腺激素的释放,另外甲羟孕酮还可以直接抑制卵巢类固醇激素的合成。可使用口服或肌内注射给药。口服,10～40 mg/d;肌内注射 100～200 mg/m²,每周 1 次或每 2 周 1 次。临床上多选口服制剂。

长期大量使用甲羟孕酮的主要不良反应有:①皮质醇样作用,能抑制 ACTH 和皮质醇的分泌;②增加食欲,使体重增加;③可引起高血压和库欣综合征样表现。

2.甲地孕酮

其作用机制和不良反应与甲羟孕酮相似。用法:甲地孕酮 10～20 mg/d,口服。

3.环丙孕酮

环丙孕酮有抗促性腺激素、孕激素活性,作用机制和不良反应与甲羟孕酮相似。环丙孕酮最大的特点是有抗雄激素活性。用法:每天 70～100 mg/m²,口服。

由于孕激素无法减缓骨龄增加速度,因此对改善最终身高没有益处。另外,许多患儿不能耐受长期大量使用孕激素。目前临床上更主张用 GnRH 类似物来代替孕激素。

(二)达那唑

达那唑能抑制下丘脑-垂体-卵巢轴,增加体内雌二醇的代谢率,因此能降低体内的雌激素水平。临床上常用达那唑治疗雌激素依赖性疾病,如子宫内膜异位症、子宫内膜增生症和月经过多等。有作者用达那唑治疗 GnRH 依赖性性早熟也取得了不错的疗效。北京市儿童医院李文京等用 GnRH 激动剂治疗特发性 CPP 1～2 年后,改用达那唑治疗 1 年,剂量为 8～10 mg/kg,结

果发现达那唑药物治疗可以促进骨龄超过12岁的性早熟患儿身高生长。另外,达那唑还可以作为 GnRH 激动剂停药后继续用药的选择(表 3-3)。

表 3-3　GnRH 激动剂治疗最后 1 年与达那唑治疗 1 年后的比较

项目	GnRH 激动剂治疗的最后 1 年	达那唑治疗 1 年后
生物年龄(CA)(岁)	(9.76±1.7)	(10.6±1.7)
骨龄(BA)(岁)	(11.85±0.99)	(12.81±0.78)
△BA/△CA	(0.58±0.36)	(0.95±0.82)
身高增长速度(厘米/年)	(4.55±2.63)	(6.78±3.11)
预测身高(PAH)(cm)	(156.79±7.3)	(158.01±6.66)

达那唑的主要不良反应如下。①胃肠道反应:恶心、呕吐等不适;②雄激素过多的表现:皮脂增加、多毛等;③肝功能受损。由于达那唑的不良反应比较明显,因此许多患儿无法耐受。事实上,在临床上达那唑也很少用于治疗性早熟。

(三)GnRH 类似物

根据作用机制可以将 GnRH 类似物分为 GnRH 激动剂和 GnRH 拮抗剂两种,它们均可用于治疗 GnRH 依赖性性早熟。目前,临床上最常用的是长效 GnRH 激动剂,如亮丙瑞林、曲普瑞林、戈舍瑞林等,一般每 4 周肌内或皮下注射一次。长效 GnRH 激动剂对改善第二性征、抑制下丘脑-垂体-卵巢轴有非常好的疗效。另外,由于它能延缓骨龄增加速度,增加骨骺愈合时间,所以能改善最终身高。

1.GnRH 激动剂治疗规范

关于 GnRH 激动剂的使用,中华医学会儿科学分会内分泌遗传代谢学组提出以下建议供参考。

(1)GnRH 激动剂的使用指征:为改善成年身高,建议使用指征如下。①骨龄:女孩≤11.5 岁,骨龄>年龄 2 岁或以上;②预测成年身高:女孩<150 cm;③骨龄/年龄>1,或以骨龄判断身高的标准差积分(SDS)≤−2 ;④发育进程迅速,骨龄增长/年龄增长>1。

(2)慎用指征:有以下情况时,GnRH 激动剂改善成年身高的疗效差,应酌情慎用。①开始治疗时骨龄:女孩>11.5 岁;②已有阴毛显现;③其靶身高低于同性别、同年龄正常身高平均值 2 个标准差($\overline{x}-2S$)。

(3)不宜使用指征:有以下情况不宜应用 GnRH 激动剂,因为治疗几乎不能改善成年身高。①骨龄:女孩≥12.5 岁;②女孩月经初潮。

(4)不需应用的指征:因性发育进程缓慢(骨龄进展不超越年龄进展)而对成年身高影响不大的 CPP 不需要治疗,但需定期复查身高和骨龄变化。

(5)GnRH 激动剂使用方法。

剂量:首剂为 80～100 $\mu g/kg$,2 周后加强 1 次,以后每 4 周 1 次,剂量为 60～80 $\mu g/kg$,根据性腺轴功能抑制情况(包括性征、性激素水平和骨龄进展)而定,抑制差者可参照首次剂量,最大剂量为每次3.75 mg。为确切了解骨龄进展的情况,临床医师应自己对治疗前后的骨龄进行评定和对比,不宜只按放射科的报告。

治疗监测:首剂 3 个月末复查 GnRH 激发试验,LH 激发值在青春前期水平说明剂量合适,以后对女孩只需定期复查基础血清雌二醇(E_2)浓度判断性腺轴功能抑制状况。治疗过程中每

2～3个月测量身高和检查第二性征。每6个月复查骨龄,同时超声复查子宫和卵巢。

疗程:为改善成年身高,GnRH激动剂的疗程至少需要2年。一般在骨龄12～12.5岁时可停止治疗。对年龄较小开始治疗者,在年龄已追赶上骨龄,且骨龄已达正常青春期启动年龄时可停药,使其性腺轴功能重新启动。

停药后监测:治疗结束后第1年内应每6个月复查身高、体重和第二性征。

2.GnRH激动剂的不良反应

GnRH激动剂没有明显的不良反应。少部分患者有变态反应及注射部位硬结或感染等。临床上人们最关心的是GnRH激动剂对患者的远期影响,目前的研究表明长期使用GnRH激动剂不会给下丘脑-垂体-卵巢轴造成永久性的抑制。一旦停用GnRH激动剂,受抑制的下丘脑-垂体-卵巢轴会很快恢复活动。另外,有患者担心使用GnRH激动剂可造成将来的月经失调,目前尚无证据说明患者以后的月经失调与GnRH激动剂治疗之间存在着联系。

3.GnRH拮抗剂

GnRH拮抗剂也可用于治疗GnRH依赖性性早熟,它与GnRH激动剂的区别在于开始使用时就会对下丘脑-垂体-卵巢轴产生抑制作用。

(四)生长激素

生长激素(GH)是由垂体前叶生长激素细胞产生的一种蛋白激素,循环中的生长激素可以单体、二聚体或聚合体的形式存在。80%为相对分子质量22×10^3单体,含有191个氨基酸,20%为相对分子质量20×10^3单体,含有176个氨基酸。GH对正常的生长是必需的。青春期性激素和GH的水平同步增加提示这两类激素之间存在着相互调节作用,一般认为是性激素驱动GH的分泌和促生长作用。

GnRH激动剂可以减慢生长速率及骨骼成熟、提高患儿最终身高,但一部分患儿生长速率过缓,以致不能达到成年预期身高。近年来,为了提高CPP患者的最终身高,采取了与生长激素联合治疗的方案。Pasquino等用曲普瑞林治疗20例特发性中枢性性早熟(ICCP)2～3年后发现这些患儿的身高比正常同龄儿童低25个百分点,随后他们把这些患儿平均分成两组:一组继续单用曲普瑞林,而另一组同时加用GH继续治疗2～4年后发现,GnRH激动剂加生长激素组的平均成年身高比治疗前预期成年身高高(7.9±1.1)cm,而单用GnRH激动剂组只比治疗前预期成年身高高(1.6±1.2)cm。国内一些学者的研究也得出了类似的结果。这说明GnRH激动剂联合生长激素治疗可提高患者的成年身高。

临床上使用的生长激素是用基因重组技术合成的,与天然生长激素具有完全相同的药效学和药代学的人生长激素(HGH)。HGH半衰期为3h,皮下注射后4～6h出现GH峰值。用法:每周皮下注射0.6～0.8U/kg,分3次或6次给药,晚上注射。一般连续治疗6个月以上才有意义。

不良反应:①注射部位脂肪萎缩,每天更换注射部位可避免;②亚临床型甲状腺功能减退,约30%的用药者会出现,此时需要补充甲状腺激素;③少数人会产生抗rGH抗体,但在多数情况下抗体不会影响生长速度。

(五)心理教育

青春期过早启动可能会对儿童的心理产生不利影响。为了避免这种情况的发生,家长和医师应告诉患儿有关知识,让她们对性早熟产生正确的认识。另外,还应对患儿进行适当的性教育。

三、其他性早熟的治疗

对于除特发性 GnRH 依赖性性早熟以外的性早熟治疗来说,治疗的关键是去除原发病因。

(一)颅内疾病

颅内疾病包括颅内肿瘤、脑积水及炎症等。颅内肿瘤主要是下丘脑和垂体部位的肿瘤,这些肿瘤可以引起 GnRH 依赖性性早熟,治疗主要采用手术、放疗或化疗。脑积水者应行引流减压术。

(二)自发性卵泡囊肿

自发性卵泡囊肿是非 GnRH 依赖性性早熟的常见病因。青春期前儿童卵巢内看到生长卵泡属于正常现象,但这些卵泡直径通常小于 10 mm。个别情况下,卵泡增大成卵泡囊肿,直径可大于 5 cm。如果这些卵泡囊肿反复存在且分泌雌激素,就会导致性早熟的出现。

自发性卵泡囊肿发生的具体机制尚不清楚,有研究提示部分患者可能与 FSH 受体或 LH 受体基因突变,导致受体被激活有关。

自发性卵泡囊肿有时需要与卵巢颗粒细胞瘤相鉴别。另外,自发性卵泡囊肿与其他卵巢囊肿一样,也可出现扭转或破裂,临床上表现为急腹症,此时需要手术治疗。

自发性卵泡囊肿的处理:可以在超声监护下行卵泡囊肿穿刺术。另外,也可口服甲羟孕酮抑制雌激素的合成。

(三)卵巢颗粒细胞瘤

青春期儿童可以发生卵巢颗粒细胞瘤,由于卵巢颗粒细胞瘤能分泌雌激素,因此这些儿童会发生性早熟。一旦诊断为卵巢颗粒细胞瘤,应立即手术,术后需要化疗。

卵巢颗粒细胞瘤能分泌抑制素和抗苗勒管激素(AMH),这两种激素被视为卵巢颗粒细胞瘤的肿瘤标志物,可用于诊断和治疗后随访。

(四)McCune-Albright 综合征

McCune-Albright 综合征的发病机制和临床表现见前面所述。治疗为对症处理。对性早熟可用甲羟孕酮治疗。

(五)先天性肾上腺皮质增生症

导致肾上腺皮质雄激素分泌过多的先天性肾上腺皮质增生症患者会发生女性异性性早熟,临床上表现为女性儿童有男性化体征。这些疾病中最常见的是 21-羟化酶缺陷。

(六)芳香化酶抑制剂的使用

芳香化酶是合成雌激素的关键酶,其作用是将雄激素转化成雌激素。芳香化酶抑制剂可以抑制芳香化酶的活性,阻断雌激素的合成,从而降低体内的雌激素水平。目前临床上有作者认为可用芳香化酶抑制剂如来曲唑等,治疗非 GnRH 依赖性性早熟,如 McCune-Albright 综合征等。

(齐美兰)

第二节 经前期综合征

经前期综合征(premenstrual syndromes,PMS)又称经前紧张症(premenstrual tension,

PMT)或经前紧张综合征(premenstrual tension syndrome,PMTS),是育龄妇女常见的问题。PMS是指月经来潮前7~14 d(即在月经周期的黄体期),周期性出现的躯体症状(如乳房胀痛、头痛、小腹胀痛、水肿等)和心理症状(如烦躁、紧张、焦虑、嗜睡、失眠等)的总称。PMS症状多样,除上述典型症状外,自杀倾向、行为退化、嗜酒、工作状态差甚至无法工作等也常出现于PMS。由于PMS临床表现复杂且个体差异巨大,因此,诊断的关键是症状出现的时间及严重程度。PMS发生于黄体期,随月经的结束而完全消失,具有明显的周期性,这是区分PMS和心理性疾病的重要依据;上述心理及躯体症状只有达到影响女性正常的工作、生活、人际交往的程度才称为PMS。

一、历史、概念及在疾病分类学中的位置

有关PMS的定义、概念以及其在疾病分类学中的位置在相当一段时间并无定论。Dalton(1984)的定义为"经前再发症状,月经后期则缺乏症状"。美国精神病协会(APA)出版的《诊断统计手册》第三修订版(DSM-Ⅲ-R,1987)用"黄体后期心境恶劣障碍(late-luteal phasedysphoric disorder,LLPDD)"来概括经前出现的一组症状,后来在《诊断统计手册第四版》(DSM-Ⅳ,1994)更名为"经前心境恶劣障碍(premenstrual dysphoric disorder,PMDD)"。国际疾病分类系统(ICD-9,1978;ICD-10,1992)将大多数疾病实体按他们的主要表现分类,PMS被包括在"泌尿生殖疾病"类目之下,犹如伴发于女性生殖器官和月经周期的疼痛或其他状态一样。因此,国际上两大分类系统对PMS作了不同的处理,DSM认为它可能是一种心境障碍,ICD则视为妇科疾病。《中国精神疾病分类方案与诊断标准第二版》修订(CCMD-2-R,1995)将PMS列入"内分泌障碍所致精神障碍"类目中,认为PMS"能明确内分泌疾病性质",但命名为经期精神障碍(经前期综合征)。

PMS的临床特点必须考虑:①在大多数月经周期的黄体期,再发性或循环性出现症状;②症状于经至不久缓解,在卵泡期持续不会超过1周;③招致情绪或躯体苦恼或日常功能受累或受损;④症状的再发、循环性和定时性,症状的严重性和无症状期均可通过前瞻性逐日评定得到证实。

二、流行病学研究

PMS的患病率各地报道不一,这与评定方法(回顾性或前瞻性)、调查者的专业、调查样本人群、症状严重水平不一,以及一些尚未确定的因素有关。在妇女生殖阶段可发生,初潮后未婚少女的患病率低,产后倾向出现PMS。

美国妇产科学院委员会声明66号(1989年1月)指出,一般认为20%~40%妇女在经前体验到一些症状,只有5%对工作或生活方式带来一定程度的显著影响。

对生活方式不同(包括尼姑、监狱犯人、女同性恋者)的384名妇女进行147项问卷研究,结果发现家庭主妇和教育水平低者有较多的水潴留,自主神经症状和负性情感,但年龄、种族、性偏向、显著的体育活动、婚姻状态或收入与PMS的发生率不相关(Friedman和Jaffe,1985)。双生儿研究显示单卵双生儿发生PMS的同病率为94%,双卵双生儿为44%,对照组为31%(Dalton等,1987)。另一项来自伯明翰的462对妇女双生儿的研究亦支持Dalton等的结果,并认为PMS是具遗传性的(Vanden Akker等,1987)。口服避孕药(OC)似可降低PMS的发生率。爱丁堡大学于1974年调查3 298名妇女,其中756人服用OC,2542人未服,结果发现口服OC者

较少发生 PMS(Sheldrake 和 Cormack,1976)。月经长周期(>40 d)和周期不规律者 PMS 发生率低,而且主要表现为躯体症状如胃痛、背痛和嗜睡。月经周期长度在 31～40 d 者体验到较多的经前症状,而且躯体症状和情绪症状均明显。短而不规律的月经周期妇女则经前症状主要表现为情绪症状,如抑郁、紧张和激惹(Sheldrake 和 Cormack,1976)。

PMS 与产后抑郁症呈正相关,已得到证实。Dalton(1982)报道 610 例 PMS 妇女中,56% 在产后出现抑郁症。一些妇女回忆 PMS 是继产后抑郁症之后发生的,另一些则报道受孕前出现PMS,但 PMS 的严重程度却在产后抑郁症减轻后加重。

PMS 与围绝经期综合征的相关性也为多数学者研究证实。PMS 与围绝经期综合征均有心理症状及躯体症状,均可表现为与卵巢激素水平波动相关的烦躁、抑郁、疲惫、失眠及乳房胀痛、水肿等,在激素水平稳定后(月经结束及绝经后数年)原有症状及体征消失。在经前期和围绝经期原有的抑郁等心理疾患可表现增强,因此 PMS 和围绝经期抑郁均需和原发心理疾病相鉴别。除了临床表现的相关性,围绝经期综合征和 PMS 在流行病学上也密切相关。Harlow 等的研究发现,围绝经期综合征的女性在抑郁流行病学评分(CES-D)中表现为明显抑郁者,多数患有PMS。同样 Becker 等用视觉模拟评分(VAS)评价女性的心情状态,也发现女性围绝经期的情绪感受与既往经前期的心境变化明显相关。Freeman 等的研究认为患有 PMS 的女性在围绝经期出现抑郁、失眠、性欲低下的可能性大。因此,PMS 在一定程度上可以预测围绝经期抑郁的出现。在易感人群中,PMS 和围绝经期抑郁不但易相继出现,还常常同时发生。围绝经期女性,患有围绝经期抑郁的较未患者出现月经周期相关症状及 PMDD 的明显增多。在 Richards 等的研究中有 21% 的围绝经期抑郁患者同时伴有中度以上的 PMDD,而仅有 3% 的围绝经期非抑郁女性出现这一疾病。此外,患有 PMS 及围绝经期抑郁的女性也常伴有其他激素相关的情绪异常如产褥抑郁,及其他激素非相关的心理疾患如抑郁症。

经前期综合征与精神疾病关系受到妇科学家、心理学家、精神病学家较多的重视与研究。妇女复发性精神病状态,不论是认知、情感或混合功能障碍均易于在经前复发。Schukit(1975)和Wetzel(1975)报道类似结果,情感性疾病患者不仅 PMS 发生率高(72%),症状严重,出现经前不适症状亦较正常人多(Coppen,1956),并且现存的情感症状在经前趋向恶化。精神分裂症患者往往在经前恶化,急性精神病症状掩盖了经前不适,导致对检出 PMS 发生率带来困难。多数研究指出,经前期和月经期妇女自杀较之其他阶段多,但这些资料的取得多系回顾性。Mackinnon(1959)的研究并非回顾性,而系死后病理检查子宫内膜改变以确定月经周期。他们指出,黄体期自杀者增多,其高峰在黄体期的早、中期,死于黄体中期者约占 60%;与其他死亡者比较,自然死亡发生于黄体期者占 84%,意外事故为 90%,自杀为 89%,提示在月经周期后半期内妇女容易死于自杀、外伤、中毒和疾病。

三、病因与发病机制

近年研究表明,PMS 病因涉及诸多因素的联合,如社会心理因素、内分泌因素及神经递质的调节等。但 PMS 的准确机制仍不明,一些研究结果尚有矛盾之处,进一步的深入研究是必要的。

(一)社会心理因素

情绪不稳定及神经质、特质焦虑者容易体验到严重的 PMS 症状。应激或负性生活事件可加重经前症状,而休息或放松可减轻之,均说明社会心理因素在 PMS 的发生或延续上发挥作用。

(二)内分泌因素

1.孕激素

英国妇产科学家 Dalton(1984)推断 PMS 是由于经前孕酮不足或缺陷,而且应用黄体酮治疗可以获得明显效果。然而相反的报道则发现 PMS 妇女孕酮水平升高。Hammarback 等(1989)对 18 例 PMS 妇女连续 2 月逐日测定血清雌二醇和孕酮,发现严重 PMS 症状与黄体期血清这两种激素水平高相关。孕酮常见的不良反应如心境恶劣和焦虑,类似普通的经前症状。

这一疾病仅出现于育龄女性,青春期前、妊娠期、绝经后期均不会出现,且仅发生于排卵周期的黄体期。给予外源性孕激素可诱发此病,在激素替代治疗(hormone replace therapy,HRT)中使用孕激素建立周期引发的抑郁情绪和生理症状同 PMS 相似;曾患有严重 PMS 的女性,行子宫加双附件切除术后给予 HRT,单独使用雌激素不会诱发 PMS,而在联合使用雌孕激素时 PMS 复发。相反,卵巢内分泌激素周期消失,如双卵巢切除或给予促性腺激素释放激素激动剂(GnRHa)均可抑制原有的 PMS 症状。因此,卵巢激素尤其是孕激素可能与 PMS 的病理机制有关,孕激素可增加女性对甾体类激素的敏感性,使中枢神经系统受激素波动的影响增加。

2.雌激素

(1)雌激素降低学说:正常情况下雌激素有抗抑郁效果,经前雌激素水平下降可能与 PMS,特别是经前心境恶劣的发生有关。Janowsky(1984)强调雌激素波动(中期雌激素明显上升,继之降低)的作用。

(2)雌激素过多学说:持此说者认为雌激素水平绝对或相对高,或者对雌激素的特异敏感性可招致 PMS。Morton(1950)报道给妇女注入雌激素可产生 PMS 样症状。Backstrom 和 Cartenson(1974)指出,具有经前焦虑的妇女,雌激素/黄体酮比值较高。雌孕激素比例异常可能与 PMS 发生有关。

3.雄激素

Lahmeyer(1984)指出,妇女雄激素来自卵巢和肾上腺。在排卵前后,血中睾酮水平随雌激素水平的增高而上升,且由于大部分来自肾上腺,故于围月经期并不下降,其时睾酮/雌激素及睾酮/孕激素之比处于高值。睾酮作用于脑可增强两性的性驱力和攻击行为,而雌激素和孕酮可对抗之。经前期雌激素和孕酮水平下降,脑中睾酮失去对抗物,这至少与一些人 PMS 的发生有关,特别是心境改变和其他精神病理表现。

(三)神经递质

研究表明在 PMS 女性中血清性激素的浓度表现为正常,这表明除性激素外还可能有其他因素作用。PMS 患者常伴有中枢神经系统某些神经递质及其受体活性的改变,这种改变可能与中枢对激素的敏感性有关。一些神经递质可受卵巢甾体激素调节,如 5-羟色胺(5-HT)、乙酰胆碱、去甲肾上腺素、多巴胺等。

1.乙酰胆碱(Ach)

Janowsky(1982)推测 Ach 单独作用或与其他机制联合作用与 PMS 的发生有关。在人类 Ach 是抑郁和应激的主要调节物,引起脉搏加快和血压上升,负性情绪,肾上腺交感胺释放和止痛效应。Rausch(1982)发现经前胆碱能占优势。

2.5-HT 与 γ-氨基丁酸

经前 5-HT 缺乏或胆碱能占优势可能在 PMS 的形成上发挥作用。选择性 5-HT 再摄取阻断剂(SSRIs),如氟西汀、舍曲林问世后证明它对 PMS 有效,而那些主要作用于去甲肾上腺素能的三环类抗抑郁药的效果较差,进一步支持 5-HT 在 PMS 病理生物学中的重要作用。PMDD 患者与患 PMS 但无情绪障碍者及正常对照组相比,5-HT 在卵泡期增高,黄体期下降,波动明显增大,因此 Inoue 等认为,5-HT 与 PMS、PMDD 出现的心理症状密切相关。5-羟色胺能系统对情绪、睡眠、性欲、食欲和认知具有调节功能,在抑郁的发生发展中起到重要作用。雌激素可增加 5-HT 受体的数量及突触后膜对 5-HT 的敏感性,并增加 5-HT 的合成及其代谢产物 5-羟吲哚乙酸的水平。有临床研究显示选择性 5-HT 再摄取抑制剂(SSRIs)可增加血液中 5-HT 的浓度,对治疗 PMS/PMDD 有较好的疗效。

另外,有研究认为在抑郁、PMS、PMDD 的患者中 γ-氨基丁酸(GABA)活性下降,Epperson 等用磁共振质谱分析法测定 PMDD 及正常女性枕叶皮质部的 GABA、雌激素、孕激素等水平发现,PMDD 者卵泡期 GABA 水平明显低于对照组;同时 Epperson 等认为 PMDD 患者可能存在 GABA 受体功能的异常。PMS 女性黄体期异孕烷醇酮水平较低,而异孕烷醇酮有 GABA 激活作用,因此低水平的异孕烷醇酮使 PMS 女性 GABA 活性降低,产生抑郁。此外,雌激素兼具增加 GABA 的功能及 GABA 受体拮抗剂的双重功能。

3.类阿片物质与单胺氧化酶

Halbreich 和 Endicott(1981)认为内啡肽水平变化与 PMS 的发生有关。他们推测 PMS 的许多症状类似类阿片物质撤出。目前认为在性腺类固醇激素影响下,过多暴露于内源性阿片肽并继之脱离接触可能参与 PMS 的发生(Reiser 等,1985)。持单胺氧化酶(MAO)学说则认为 PMS 的发生与血小板 MAO 活性改变有关,而这一改变是受孕酮影响的(Klaiber 等,1971)。正常情况下,雌激素对 MAO 活性有抑制效应,而黄体酮对组织中 MAO 活性有促进作用。MAO 活性增强被认为是经前抑郁和雌激素/孕激素不平衡发生的中介。MAO 活性增加可以减少有效的去甲肾上腺素,导致中枢神经元活动降低和减慢。MAO 学说可解释经前抑郁和嗜睡,但无法说明其他众多的症状。

4.其他

前列腺素可影响钠潴留,以及精神、行为、体温调节及许多 PMS 症状,前列腺素合成抑制剂能改善 PMS 躯体症状。一般认为此类非甾体抗炎药物可降低引起 PMS 症状的中介物质的组织浓度起到治疗作用。维生素 B_6 是合成多巴胺与五羟色胺的辅酶,维生素 B_6 缺乏与 PMS 可能有关,一些研究发现维生素 B_6 治疗似乎比安慰剂效果好,但结果并非一致。

四、临床表现

历来提出的症状甚为分散,可达 200 项之多,近年研究提出大约 20 类症状是常见的,包括躯体、心理和行为 3 个方面。其中恒定出现的是头痛、疼痛、肿胀、嗜睡、易激惹和抑郁,行为笨拙,渴望食物。但表现有较大的个体差异,取决于躯体健康状态、人格特征和环境影响。

(一)躯体症状

1.水潴留

经前水潴留一般多见于踝、小腿、手指、腹部和乳房,可导致乳房胀痛、体重增加、面部虚肿或水肿,腹部不适或胀满或疼痛,排尿量减少。这些症状往往在清晨起床时明显。

2.疼痛

头痛较为常见,背痛、关节痛、肌肉痛、乳房痛发生率亦较高。

3.自主神经功能障碍

常见恶心、呕吐、头晕、潮热、出汗等。可出现低血糖,许多妇女渴望摄入甜食。

(二)心理症状

主要为负性情绪或心境恶劣。

1.抑郁

心境低落、郁郁不乐、消极悲观、空虚孤独,甚至有自杀意念。

2.焦虑、激动

烦躁不安,似感到处于应激状态。

3.运动共济和认知功能改变

可出现行动笨拙、运动共济不良、记忆力差、自感思路混乱。

(三)行为改变

可表现为社会退缩,回避社交活动;社会功能减低,判断力下降,工作时失误;性功能减退或亢进等改变。

五、诊断与鉴别诊断

(一)诊断标准

PMS具有三项属性(经前期出现;在此以前无同类表现;经至消失),诊断一般不难。

美国国立精神卫生研究院的工作定义如下:一种周期性的障碍,其严重程度是以影响一个妇女生活的一些方面(如为负性心境,经前一周心境障碍的平均严重程度较之经后一周加重30%),而症状的出现与月经有一致的和可以预期的关系。这一定义规定了PMS的症状出现与月经有关,对症状的严重程度做出定量化标准。美国精神学会对经前有精神症状(premenstrual dysphoric disorder,PMDD)的PMS测定的诊断标准见表3-4。

表3-4　PMS的诊断标准

对患者2~3个月经周期所记录的症状前瞻性评估。在黄体期的最后一个星期存在5个(或更多个)下述症状,并且在经后消失,其中至少有1种症状必须是1、2、3或4。

1.明显的抑郁情绪,自我否定意识,感到失望。

2.明显焦虑、紧张,感到"激动"或"不安"。

3.情绪不稳定,比如突然伤感、哭泣或对拒绝增加敏感性。

4.持续和明显易怒或发怒或与他人的争吵增加。

5.对平时活动(如工作、学习、友谊、嗜好)的兴趣降低。

6.主观感觉注意力集中困难。

7.嗜睡、易疲劳或能量明显缺乏。

8.食欲明显改变,有过度摄食或产生特殊的嗜食渴望。

9.失眠。

10.主观感觉不安或失控。

11.其他身体症状,如乳房触痛或肿胀、头痛、关节或肌肉痛、肿胀感、体重增加。

这些失调必是明显干扰工作、学习或日常的社会活动及与他人的关系(如逃避社会活动,生产力和工作学习效率降低)。

这些失调务必不是另一种疾病加重的表现(如重症抑郁症、恐慌症、恶劣心境或人格障碍)

（二）诊断方法

前瞻性每天评定计分法目前获得广泛应用,它在确定 PMS 症状的周期性方面是最为可信的,评定周期需患者每天记录症状,至少记录 2～3 个周期,见表3-5。

表 3-5 经前症状日记

姓名		日期			末次月经		
	周一	周二	周三	周四	周五	周六	周日
月经(以×表示)							
体重增加							
臂/腿肿胀							
乳房肿胀							
腹部肿胀							
痛性痉挛							
背痛							
身体痛							
神经紧张							
情绪波动							
易怒							
不安							
失去耐心							
焦虑							
紧张							
头晕							
抑郁							
健忘							
哭闹							
精神错乱							
失眠							
嗜甜食							
食欲增加							
头痛							
疲劳							
兴奋							
松弛							
友好							
活力							
每天体重							
每天基础体温							

①每晚记下你注意到的上述症状:无,空格;轻,记1;中,记2(干扰每天生活);重,记3(不能耐受)。②记录每天清晨的体重(排空膀胱)。③起床前测基础体温。

（三）鉴别诊断

1.月经周期性精神病

PMS可能是在内分泌改变和心理社会因素作用下起病的,而月经周期性精神病则有着更为深刻的原因和发病机制。PMS的临床表现是以心境不良和众多躯体不适组成,不致发展为重型精神病形式,可与月经周期性精神病区别。

2.抑郁症

PMS妇女有较高的抑郁症发生风险以及抑郁症患者较之非情感性障碍患者有较高的PMS发生率已如上述。根据PMS和抑郁症的诊断标准,可做出鉴别。

3.其他精神疾病经前恶化

根据PMS的诊断标准与其他精神疾病经前恶化进行区别。

需注意疑难病例诊断过程中妇科、心理、精神病专家协作的重要性。

六、治疗

PMS的治疗应针对躯体、心理症状、内在病理机制和改变正常排卵性月经周期等方面。此外,心理治疗和家庭治疗亦受到较多的重视。轻症PMS病例采取环境调整、适当膳食、身体锻炼、改善生活方式、应激处理和社会支持等措施即可,重症患者则需实施以下治疗。

（一）调整生活方式

包括合理的饮食与营养、适当的身体锻炼、戒烟、限制盐和咖啡的摄入。可改变饮食习惯,增加钙、镁、维生素 B_6、维生素 E 的摄入等,但尚没有确切、一致的研究表明以上维生素和微量元素治疗的有效性。体育锻炼可改善血液循环,但其对PMS的预防作用尚不明确,多数临床专家认为每天锻炼 20～30 min 有助于加强药物治疗和心理治疗。

（二）心理治疗

心理因素在PMS发生中所起的作用是不容忽视的。精神刺激可诱发和加重PMS。要求患者日常保持乐观情绪,生活有规律,参加运动锻炼,增强体质,行为疗法曾用以治疗PMS,放松技术有助于改善疼痛症状。生活在经前综合征妇女身边的人,如父母、丈夫、子女等,要多关心患者,对她们在经前出现的心境烦躁、易激惹等给以容忍和同情。工作周围的人也应体谅她们经前发生的情绪症状,在各方面予以照顾,避免在此期间从事驾驶或其他具有危险性的作业。

（三）药物治疗

1.精神药物

（1）抗抑郁药:5-羟色胺再摄取抑制剂（selective serotonergic reuptake inhibitors,SSRIs）对PMS有明显疗效,达 60%～70% 且耐受性较好,目前认为是一线药物。如氟西汀（百忧解）20 mg每天一次,经前口服至月经第 3 天。减轻情感症状优于躯体症状。舍曲林（Sertraline）剂量为每天 50～150 mg。三环类抗抑郁药氯丙咪嗪（Clomipramine）是一种三环类抑制 5 羟色胺和去甲肾上腺素再摄取的药物,每天 25～75 mg 对控制 PMS 有效,黄体期服药即可。SSRIs 与三环类抗抑郁药物相比,无抗胆碱能、低血压及镇静等不良反应,并具有无依赖性和无特殊的心血管及其他严重毒性作用的优点。SSRIs 除抗抑郁外也有改善焦虑的效应,目前应用明显多于三环类。

（2）抗焦虑药:苯二氮䓬类用于治疗PMS已有很长时间,如阿普唑仑为抗焦虑药,也有抗抑郁性质,用于PMS获得成功,起始剂量为 0.25 mg,1 天 2～3 次,逐渐递增,每天剂量可达 2.4 mg

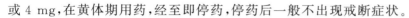

或 4 mg,在黄体期用药,经至即停药,停药后一般不出现戒断症状。

2.抑制排卵周期

(1)口服避孕药:作用于 H-P-O 轴可导致不排卵,常用以治疗周期性精神病和各种躯体症状。口服避孕药对 PMS 的效果不是绝对的,因为一些亚型用本剂后症状不仅未见好转反而恶化。就一般病例而论复方短效单相口服避孕药均有效。国内多选用复方炔诺酮或复方甲地孕酮。

(2)达那唑:一种人工合成的 17α-乙炔睾酮的衍生物,对下丘脑-垂体促性腺激素有抑制作用。100～400 mg/d 对消极情绪、疼痛及行为改变有效,200 mg/d 能有效减轻乳房疼痛。但其雄激素活性及致肝功能损害作用,限制了其在 PMS 治疗中的临床应用。

(3)促性腺激素释放激素激动剂(GnRHa):GnRHa 在垂体水平通过降调节抑制垂体促性腺激素分泌,造成低促性腺激素水平及低雌激素水平,达到药物切除卵巢的疗效。有随机双盲安慰剂对照研究证明 GnRHa 治疗 PMS 有效。单独应用 GnRHa 应注意低雌激素血症及骨量丢失,故治疗第 3 个月应采用反加疗法(add-back therapy)克服其不良反应。

(4)手术切除卵巢或放射破坏卵巢功能:虽然此方法对重症 PMS 治疗有效,但卵巢功能破坏导致绝经综合征及骨质疏松性骨折、心血管疾病等风险增加,应在其他治疗均无效时酌情考虑。对中、青年女性患者不宜采用。

3.其他

(1)利尿剂:PMS 的主要症状与组织和器官水肿有关。醛固酮受体拮抗剂螺内酯不仅有利尿作用,对血管紧张素功能亦有抑制作用。剂量为 25 mg,每天 2～3 次,可减轻水潴留,并对精神症状亦有效。

(2)抗前列腺素制剂:经前子宫内膜释放前列腺素,改变平滑肌张力、免疫功能及神经递质代谢。抗前列腺素如甲芬那酸 250 mg 每天 3 次,于经前 12 d 起服用。餐中服可减少胃刺激。如果疼痛是 PMS 的标志,抗前列腺素有效。除对痛经、乳胀、头痛、痉挛痛、腰骶痛有效,对紧张易怒症状也有报道有效。

(3)多巴胺拮抗剂:高催乳素血症与 PMS 关系已有研究报道。溴隐亭为多巴胺拮抗剂,可降低 PRL 水平并改善经前乳房胀痛。剂量为 2.5 mg,每天 2 次,餐中服药可减轻不良反应。

(齐美兰)

第三节 痛 经

痛经(dysmenorrhea)是指伴随着月经的疼痛。疼痛可以出现在行经前后或经期,主要集中在下腹部,常呈痉挛性,通常还伴有其他症状,包括腰腿疼、头痛、头晕、乏力、恶心、呕吐、腹泻、腹胀等。痛经是育龄期妇女常见的疾病,发生率很高,文献报道为 30%～80% 不等,每个人的疼痛阈值差异及临床上缺乏客观的评价指标使得人们对确切的发病率难以评估。我国 1980 年全国抽样调查结果表明:痛经发生率为 33.19%,其中原发性痛经占 36.06%,其余为继发性痛经。不同年龄段痛经发生率不同,初潮时发生率较低,随后逐渐升高,16～18 岁达顶峰,30～35 岁时下降,生育期稳定在 40% 左右,以后更低,50 岁时为 20% 左右。

痛经分为原发性和继发性两种。原发性痛经(primary dysmenorrhea)是指不伴有其他明显盆腔疾病的单纯性功能性痛经;继发性痛经(secondary dysmenorrhea)是指因盆腔器质性疾病导致的痛经。

一、原发性痛经

青春期和年轻的成年女性的痛经大多数是原发性痛经,是功能性的,与正常排卵有关,没有盆腔疾患;但有大约10%的严重痛经患者可能会查出有盆腔疾患,如子宫内膜异位症或先天性生殖道发育异常。原发性痛经的发病原因和机制尚不完全清楚,研究发现原发性痛经发作时有子宫收缩的异常,而造成收缩异常的原因有局部前列腺素、白三烯类物质、血管升压素、催产素的增高等。

(一)病因和病理生理

1.子宫收缩异常

正常月经期子宫的基础张力<1.33 kPa,宫缩时可达16 kPa,收缩频率为3~4次/分钟。痛经时宫腔的基础压力提高,收缩频率增高且不协调。因此原发性痛经可能是子宫肌肉活动增强、过渡收缩所致。

2.前列腺素(PG)的合成和释放过多

子宫内膜是合成前列腺素的主要场所,子宫合成和释放前列腺素过多可能是导致痛经的主要原因。PG的增多不仅可以刺激子宫肌肉过度收缩,导致子宫缺血,并且使神经末梢对痛觉刺激敏感化,使痛觉阈值降低。

3.血管紧张素和催产素过高

原发性痛经患者体内的血管紧张素增高,血管紧张素可以引起子宫肌层和血管的平滑肌收缩加强,因此,被认为是引起痛经的另一重要因素。催产素是引起痛经的另一原因,临床上应用催产素拮抗剂可以缓解痛经。

4.其他因素

主要是精神因素,紧张、压抑、焦虑、抑郁等都会影响对疼痛的反应和主观感受。

(二)临床表现

原发性痛经主要发生在年轻女性身上,初潮或初潮后数月开始,疼痛发生在月经来潮前或来潮后,在月经期的48~72 h持续存在,疼痛呈痉挛性,集中在下腹部,有时伴有腰痛,严重时伴有恶心、呕吐、面色苍白、出冷汗等,影响日常生活和工作。

(三)诊断与鉴别诊断

诊断原发性痛经,首先要排除器质性盆腔疾病的存在。全面采集病史,进行全面的体格检查,必要时结合辅助检查,如B超、腹腔镜、宫腔镜、子宫输卵管碘油造影等,排除子宫器质性疾病。鉴别诊断主要排除子宫内膜异位症、子宫腺肌症、盆腔炎等疾病引起的于继发性痛经,还要与慢性盆腔痛相区别。

(四)治疗

1.一般治疗

对痛经患者,尤其是青春期少女,必须进行有关月经的生理知识教育,消除其对月经的心理恐惧。痛经时可卧床休息,热敷下腹部,还可服用非特异性的止痛药。研究表明,对痛经患者施行精神心理干预可以有效减轻症状。

2.药物治疗

(1)前列腺素合成酶抑制剂:非甾体抗炎药是前列腺素合成酶抑制剂,通过阻断环氧化酶通路,抑制前列腺素合成,使子宫张力和收缩力下降,达到止痛的效果。有效率60%～90%,服用简单,不良反应小,还可以缓解其他相关症状,如恶心、呕吐、头痛、腹泻等。用法:一般于月经来潮,痛经出现前开始服用,连续服用2～3 d,因为前列腺素在月经来潮的最初48 h释放最多,连续服药的目的是减少前列腺素的合成和释放。因此疼痛时临时间断给药效果不佳,难以控制疼痛。

常用于治疗痛经的非甾体类药物及剂量见表3-6。

表 3-6　常用治疗痛经的非甾体类止痛药

药物	剂量
甲芬那酸	首次500 mg,250 mg/6 h
氟芬那酸	100～200 mg/6～8 h
吲哚美辛(消炎痛)	25～50 mg/6～8 h
布洛芬	200～400 mg/6 h
酮洛芬	50 mg/8 h
芬必得	300 mg/12 h

布洛芬和酮洛芬的血药浓度30～60 min达到峰值,起效很快。吲哚美辛等对胃肠道刺激较大,容易引起消化道大出血,不建议作为治疗痛经的一线药物。

(2)避孕药具:短效口服避孕药和含左炔诺孕酮的宫内节育器(曼月乐)适用于需要采用避孕措施的痛经患者,可以有效地治疗原发性痛经。口服避孕药可以使50%的患者疼痛完全缓解,40%明显减轻。曼月乐对痛经的缓解的有效率也高达90%左右。避孕药的主要作用是抑制子宫内膜生长、抑制排卵、降低前列腺素和血管升压素的水平。各类雌、孕激素的复合避孕药均可以减少痛经的发生,它们减轻痛经的程度无显著差异。

(3)中药治疗:中医认为痛经是由于气血运行不畅引起,因此一般以通调气血为主,治疗原发性痛经一般用当归、川芎、茯苓、白术、泽泻等组成的当归芍药散,效果明显。

3.手术治疗

以往对原发性痛经药物治疗无效者的顽固性病例,可以采用骶前神经节切除术,效果良好,但有一定的并发症。近年来,主要用子宫神经部分切除术。无生育要求者,可进行子宫切除术。

二、继发性痛经

继发性痛经是指与盆腔器官的器质性病变有关的周期性疼痛。常在初潮后数年发生。

(一)病因

有许多妇科疾病可能引起继发性痛经,它们包括以下。

1.典型周期性痛经的原因

处女膜闭锁、阴道横隔、宫颈狭窄、子宫异常(先天畸形、双角子宫)、子宫腔粘连(Asherman综合征)、子宫内膜息肉、子宫平滑肌瘤、子宫腺肌病、盆腔瘀血综合征、子宫内膜异位症、IUD等。

2.不典型的周期性痛经的原因

子宫内膜异位症、子宫腺肌病、残留卵巢综合征、慢性功能性囊肿形成、慢性盆腔炎等。

（二）病理生理

研究表明，子宫内膜异位症和子宫腺肌症患者体内产生过多的前列腺素，可能是痛经的主要原因之一。前列腺素合成抑制制剂可以缓解该类疾病的痛经症状。环氧化酶（COX）是前列腺素合成的限速酶，在子宫内膜异位症和子宫腺肌症患者体内表达量过度增高。这些均说明前列腺素合成代谢异常与继发性痛经的疼痛有关。

宫内节育器（IUD）的不良反应主要是月经过多和继发痛经，其痛经的主要原因可能是子宫的局部损伤和IUD局部的白细胞浸润导致的前列腺素合成增加。

（三）临床表现

痛经一般发生在初潮后数年，生育年龄妇女较多见。疼痛多发生在月经来潮之前，月经前半期达到高峰，此后逐渐减轻，直到结束。继发性痛经症状常有不同，伴有腹胀、下腹坠痛、肛门坠痛等。但子宫内膜异位症的痛经也有可能发生在初潮后不久。

（四）诊断和鉴别诊断

诊断继发性痛经，除了详细询问病史外，主要通过盆腔检查，相关的辅助检查，如B超、腹腔镜、宫腔镜及生化指标的化验等，找出相应的病因。

（五）治疗

继发性痛经的治疗主要是针对病因进行治疗，具体方法请参阅相关章节。

（剧蕴慧）

第四节　功能失调性子宫出血

功能失调性子宫出血（简称功血，dysfunctional uterine bleeding）是因下丘脑-垂体-卵巢轴内分泌功能调节失衡所导致的大量的子宫出血，而没有器质性原因。功血可发生在青春期至绝经期之间的任何年龄，表现为周期的缩短、经期的延长和（或）月经量的增多，是妇产科的常见病和多发病之一。临床上一般分为无排卵型和有排卵型两大类，85%的患者为无排卵型，其中绝大部分发生在绝经前期。

功血出血所涉及的机制各不相同，但每个机制均与类固醇激素的刺激相关。临床治疗的关键是要识别或确定发生机制。各式各样的内外生殖道病理都可以表现为无排卵性出血。仔细询问月经史和体格检查，通常可提供区别于其他异常出血的原因的大部分信息。当强烈怀疑有器质性改变或经验治疗失败时，需重新评估。

一、病理生理机制

（一）正常月经出血的生理

月经期的阴道流血是子宫内膜在卵巢周期的调控下发生的规律性剥脱的结果。它的正常周期的范围应是25～35 d，一般大多数为28～30 d。月经期的时间范围应是2～7 d，一般大多数为3～5 d。月经量平均是每周期80 mL左右。子宫内膜在卵巢周期的卵泡期中受雌激素的影响，发生增生期改变;排卵后,黄体形成分泌大量的孕激素和雌激素,子宫内膜发生分泌期改变。如果排出的卵母细胞没有发生受精,黄体的寿命为$10\sim12$ d,当黄体自然萎缩造成雌孕激素的水平骤然下降到一定的水平,子宫内膜的血管破裂出血,形成黏膜下血肿和出血,内膜组织崩解,月经来潮。

1.月经的出血机制

经典的关于月经期出血的机制认为,一个月经周期的子宫内膜变化,是由于雌孕激素的撤退诱导子宫内膜基底层中的螺旋小动脉血管痉挛,引起内膜缺氧的凝固性坏死,导致月经的开始。而持续更强烈的血管收缩导致子宫内膜萎缩坏死脱落,月经血止。在下一个周期中产生的雌激素作用下子宫内膜上皮再生。

但是较近期的调查结果不支持经典的月经缺氧学说。在月经前,经过灌注研究未能证明子宫内膜血流减少,人类在处于月经前期子宫内膜并未测到经典的缺氧诱导因子。组织学证明,月经早期的子宫内膜是呈灶性坏死、炎症和凝血改变,而不是血管收缩和缺氧引起的弥漫性透明变性或凝固性坏死。过去十年中,月经发生机制的理论已经有所改变。可能不能完全用"血管事件"来解释,推测是延伸到子宫内膜基底层螺旋动脉系统上的子宫内膜功能层的毛细血管丛的酶的自身消化引发月经。月经止血的经典机制没有发生变化,包括了凝血机制、局部的血管收缩和上皮细胞再形成。血管事件在月经止血中发挥重要的作用。

2.月经出血机制相关的酶活性

由雌孕激素的撤退引起的子宫内膜酶降解机制,包括细胞内溶酶体酶的释放数量,炎性细胞的浸润蛋白酶和基质金属蛋白酶。在分泌早期,酸性磷酸酶和其他溶解酶只限于细胞内溶酶体内,孕激素抑制溶酶体膜的稳定,抑制酶的释放。由于雌激素和孕激素水平在经前下降,溶酶体膜破坏,酶释放到上皮细胞和间质细胞的胞质中,最终进入细胞间隙。完好的子宫内膜表层和桥粒可以阻碍这些蛋白酶对自身的消化降解,桥粒的溶解也就破坏了这个防御功能,造成内膜细胞连接的崩解导致血管内皮细胞中血小板沉积,前列腺素释放,血管栓塞,红细胞渗出和组织坏死。

3.月经出血时内膜的炎性反应

孕激素撤退也会刺激子宫内膜的炎性反应。在月经前期,子宫内膜白细胞总数显著增加,较血浆增加高达40%,子宫内膜中炎性细胞浸润(包括中性粒细胞、嗜酸性粒细胞、巨噬细胞和单核细胞),趋化因子合成的白细胞介素-8(IL-8)等细胞因子增加。月经时,白细胞产生一系列细胞分子活化,包括细胞因子、趋化因子以及一系列的酶,有助于降解细胞外基质,直接或间接地激活其他蛋白酶。

基质金属蛋白酶是蛋白水解酶家族的一种,可降解细胞外基质和基膜。基质金属蛋白酶包括了可降解细胞间质和基膜的胶原酶,进一步消化胶原的胶原酶,可连接纤维蛋白、层粘连蛋白和糖蛋白的纤维连接蛋白。每个家族成员都需要酶作用底物和以酶原形式存在,能被纤维蛋白酶、白细胞蛋白酶或其他金属蛋白酶激活。在月经前期子宫内膜酶原被广泛激活并显著增加。总之,孕激素抑制子宫内膜金属蛋白酶的表达,孕激素的撤退促进了细胞外基质的金属蛋白的酶的分泌,局部子宫内膜上皮细胞、基质和血管内皮细胞和局部组织的基质金属蛋白酶抑制了酶的活化。在正常月经后因为增加的雌激素水平,金属蛋白酶的表达也是被抑制的。

4.月经的内膜毛细血管出血机制

由于子宫内膜内逐渐增加的酶的降解,最终扰乱了内膜下毛细血管和静脉血管系统,导致间质出血;内膜的表面破溃,血液流入子宫内膜腔。最终内膜的改变延伸到功能层,基底动脉破裂导致增厚、水肿和松懈的内膜间质出血。子宫内膜脱落开始并逐步延伸至宫底。

月经血是包括子宫内膜碎片、大量的炎症细胞、红细胞和蛋白水解酶。由于纤溶酶对纤维蛋白的溶解作用,使月经血呈不凝固,并促进蜕变组织排出。纤维蛋白酶原(纤维蛋白溶解酶原激活剂)常出现在分泌晚期和月经期内膜中,激活了蛋白激酶导致出血。在一定程度上,月经出血量是由纤维蛋白溶解和凝固之间的平衡所决定的。子宫内膜间质细胞组织因子和纤溶酶原激活物抑制物(PAI)-1 促进凝血纤维溶解之间的平衡。月经早期,血管内血小板以及血栓形成自限性地减少出血量。血小板减少症及血友病的妇女月经量多,可以推断在月经止血中血小板和凝血因子的重要作用。然而,最终的月经出血停止依赖于血管收缩反应,有可能是子宫内膜基底层螺旋动脉,或子宫肌层的动脉的收缩。内皮素是强有力的长效血管收缩剂,月经期子宫内膜含有高浓度的内皮素和前列腺素,两者共同作用导致螺旋动脉收缩。

5.子宫内膜月经期出血还受到内分泌和免疫系统各种因子的调节

(1)前列腺素(prostaglandins,PGs):PGs 在全身分布广泛。子宫内膜不仅是 PGs 的合成场所,也是作用部位。主要的种类是 $PGF_{2\alpha}$ 和 $PGE_{2\alpha}$。PGs 在月经周期各个阶段都有分泌,但在月经期含量最高。PGs 对血管平滑肌有强收缩作用,在雌孕激素的调控下,使月经期子宫内膜血管发生痉挛,出血。

(2)血管内皮素(endothelin,ET):内皮素-1 是一种强血管收缩剂,在子宫内膜中合成和释放。它能够促使 $PGF_{2\alpha}$ 的合成,对月经后内膜修复起重要的作用。

(3)雌激素受体和孕激素受体:雌激素受体有 ERα 和 ERβ 两个亚型,在内膜中以 ERα 为主。孕激素受体亦有 PRA 和 PRB 两个亚型,位于子宫内膜的受体以 PRA 为主。雌孕激素通过其受体分别作用在子宫内膜上,使子宫内膜产生周期性改变。雌激素促使子宫内膜腺体和腺上皮增生,而孕激素则促使子宫内膜间质水肿,使间质中的酸性黏多糖结构崩解,便于内膜的剥脱。

(4)溶酶体酶:在月经周期中的子宫内膜,受雌孕激素调节,合成许多溶酶体,包含很多种水解酶。当雌孕激素水平下降或撤退时,溶酶体膜释放大量水解酶和胶质酶,使子宫内膜崩解,刺激 PGs 的大量合成,使螺旋小动脉痉挛性收缩,继而破裂出血。

(5)基质金属蛋白酶(matrix metalloproteinase,MMPs):MMPs 包括胶原酶、明胶酶、间质溶解素等,月经期子宫内膜中分泌增多,这些酶对细胞外基质有强的降解作用,可能参与月经内膜的溶解和破坏的机制。

6.正常月经出血的自限性模式

(1)在雌孕激素同时撤退时,子宫内膜脱落产生月经。由于月经周期中的雌孕激素均匀作用于整个子宫内膜,导致内膜功能层脱落和基底上皮层血管收缩、血液凝固、上皮重建等机制有效地限制出血的量和时间。

(2)随着雌孕激素序贯刺激子宫内膜,使上皮细胞增殖、间质细胞和微血管的结构稳定,避免了内膜的突破性出血。

7.子宫内膜对类固醇激素的生理和药理反应

正常月经出血是由一个排卵周期结束后雌孕激素同时撤退引起的。同样的出血机制也出现在黄体酮撤退时或激素剂量不足时,包括绝经后雌孕激素替代治疗后和规律口服避孕药后的阴道出血。在这种情况下,出血一般是可预测的,量和时间都是可控的。

(1)雌激素撤退性出血:卵巢去势,即双侧卵巢切除术后的妇女或绝经后妇女接受单一的雌激素替代治疗时或停药时可发生出血,或某些患者排卵前雌激素短暂下降时可引起月经间期出血。

（2）雌激素突破性出血：发生在各种原因的长期持续性无排卵的妇女。雌激素突破性出血的量和持续时间取决于子宫内膜雌激素作用的剂量和持续时间。相对较低的长时间的雌激素刺激通常出血量少或点滴出血，但持续时间较长。而持续的高水平雌激素刺激常在时间不等的闭经后，发生急剧的大量出血。

（3）孕激素撤退性出血：发生在外源性孕激素治疗停止后。孕激素撤退性出血通常只发生在已经有一定外源性或内源性雌激素的子宫内膜中。出血量和持续时间差别很大，一般与既往雌激素刺激子宫内膜的时间和量有关。雌激素水平作用或闭经时间很短时，出血程度轻，量很少，甚至可能不会发生出血。雌激素高水平持续作用或闭经很长时间时，出血可能量大，持续时间长，但仍然是自限性的。在接受外源性雌激素和孕激素治疗的妇女，即使雌激素持续应用，孕激素撤退仍然可以发生出血；当雌激素水平提高10倍时，孕激素撤退性出血可能会延长。

（4）孕激素突破性出血：孕激素突破性出血发生在孕激素和雌激素的比值较高时，特别是单独使用孕激素避孕药或其他长效孕激素（孕激素植入物，甲羟孕酮）时，除非有足够的雌激素水平与孕激素对抗才能止血。非常类似于雌激素水平低时的突破性出血。使用结合雌孕激素口服避孕药的妇女有时也会有突破性出血。尽管所有的口服避孕药含有标准药理学上雌激素和孕激素的剂量，但孕激素始终是主导成分。

（二）功血的出血机制

1.无排卵性功血

因排卵障碍，下丘脑-垂体-卵巢轴的功能紊乱，卵巢自然周期丧失，子宫内膜没有周期性的雌孕激素的作用，而为单一的雌激素刺激，不规则地发生雌激素突破性出血（breakthrough bleeding）。因为雌激素对内膜的增生作用，间质缺少孕激素所诱导的溶解酶的生成和基质的降解，子宫内膜常常剥脱不完全，修复不同步，使阴道出血淋漓不尽。内膜组织反复剥脱，组织破损使纤维溶解酶活化，子宫内膜纤溶亢进，局部凝血功能缺陷，出血不止；但如果雌激素水平较高，对内膜的作用较强，子宫内膜持续增厚而不发生突破性出血，临床上出现闭经。一旦发生突破性出血，血量将会很大，甚至出现失血性贫血和休克。最严重的无排卵性出血往往发生在雌激素水平持续刺激，而无孕激素作用的妇女。临床上多见的是多囊卵巢综合征、肥胖女性、青春期和绝经期妇女。青少年可出现贫血，老年妇女则担心的是患癌症的风险。

无排卵性妇女的卵巢类固醇激素对子宫内膜刺激的模式是混乱和不可预测的。根据定义，无排卵女性总是处于卵巢周期的卵泡期和子宫内膜增生期。子宫内膜唯一接受的卵巢激素是雌激素，子宫内膜受雌激素持续刺激，异常增生但高度脆弱。持续性增生和局灶增殖的子宫内膜近基质层表面的细胞小血管多灶破裂，基质细胞内毛细血管的血小板/纤维蛋白血栓形成脱落。因此，功血的发生不仅与异常增生的上皮和基质细胞组成的子宫内膜密切相关，还与内膜表面的微循环有关。

在持续增生和增殖的子宫内膜中毛细血管非正常增加、扩张，超微结构的研究揭示了这种非正常的结构使得组织变脆弱。微血管异常也可能是导致不正常出血的直接原因。从组织学和分子生物学研究表明，增生的异常血管结构脆弱、易破裂，引起溶酶体蛋白水解酶的释放，周围上皮细胞、基质细胞、迁徙白细胞和巨噬细胞聚集，导致了无排卵性出血。一旦启动，这个过程进一步加剧了局部列腺素的释放尤其是前列腺素 E_2（PGE_2），其他分子抑制毛细血管血栓和降低毛细血管静脉丛的形成。因为局部浅表组织破损，子宫内膜基底层和肌层血管不发生收缩。正常月经的止血机制是子宫上皮细胞修复重建和内膜增生。然而,在异常月经出血中多个局灶上皮细胞修复和脱落出血与局灶性脱落。

2.有排卵性功血

有排卵性功血的子宫内膜虽然有周期性的雌孕激素刺激,但其规律和调节机制的缺陷,使子宫内膜不能正常剥脱。①黄体萎缩不全是由于溶黄体因子功能不良或缺陷,使黄体萎缩的时间过长,孕激素持续分泌,子宫内膜呈不规则剥脱,出现阴道持续流血不止。②黄体功能不足也是一种常见的内分泌紊乱,卵泡缺乏足够的 FSH 的刺激,卵泡颗粒细胞增生不良,不能分泌足够的雌激素,并且卵泡不能成熟,因而无法具备正常的颗粒黄体细胞来提供孕酮的分泌。还可以因为下丘脑-垂体分泌促性腺激素 LH 的频率和幅度的异常,使得卵泡黄体细胞不能产生足够的孕酮,子宫内膜的分泌相对滞后和缩短,月经周期变短和频繁,出血量增多。

二、诊断

一般视月经周期短于 21 d,月经期长于 7 d 或经量多于 80 毫升/周期,为异常子宫出血,经临床检查排除器质性的病变,如子宫肌瘤、凝血机制障碍等,方能作出功血的诊断。如果出血量较多,可能伴随失血性贫血的临床症状和体征。

(一)病史

月经史是区别无排卵性子宫出血和其他异常出血最简单而重要的方法。详细记录月经周期时间(天数,规律性)、月经量(多,少,或变化)、持续时间(正常或延长,一致的或变化的)、月经异常的发病特点(初潮前,突然的,渐进的)、发生时间(性交后,产后,体重增加或减少)、伴随症状(经前期不适,痛经,性交困难,溢乳,多毛)、全身性疾病(肾,肝,造血系统,甲状腺)和药物(激素,抗凝血剂)等均可以快速帮助评估出血原因,是否需要治疗。

(二)体检

体格检查应发现贫血的全身表现,应排除明显的阴道或宫颈病变,确定子宫的大小(正常或增大)、轮廓(光滑、对称或不规则)、质地(硬或软)和触痛。

(三)辅助检查

对大多无排卵性子宫出血的妇女,根据月经史便可以制订治疗方案,不需要额外的实验室或影像学检查。

1.妊娠试验

可以迅速排除任何与妊娠相关或妊娠并发症导致的异常子宫出血。

2.血常规

对于经期延长或经量增多的妇女,血常规可排除贫血和血小板减少症。

3.内分泌激素

(1)在黄体期血清孕酮测定可鉴别有无排卵,当数值大于 3 ng/mL 均提示有排卵可能。但出血频繁时很难确定检查孕激素的适当时机。

(2)血清促甲状腺激素(TSH)水平可迅速排除甲状腺疾病。

4.凝血机制检测

对那些有可疑的个人史或家族史的青少年,出现不明原因月经过多,凝血筛选实验可排除出血性疾病。对于血友病患者凝血因子的检测是最好的筛查指标,同时需咨询血液病学家。

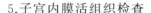

5.子宫内膜活组织检查

可以排除子宫内膜增生过长或癌症。年龄 40 岁以上是子宫内膜疾病的危险因素,所以需进行子宫内膜活检。在绝经前妇女的子宫内膜组织学异常的比例相对较高(14%),而月经规则者则较低(小于 1%)。目前广泛应用的宫腔吸引管较传统的方法可减少患者痛苦。除了可以发现任何子宫内膜疾病,活检有助于对子宫异常出血进一步诊断或直接止血。在异常出血,近期没有服用外源性孕激素的妇女,"分泌期子宫内膜"给排卵提供可靠的证据,就需进一步检查其他器质性病变。

6.子宫影像学检查

可以帮助区分无排卵性和器质性病变所致子宫出血,最常见的是子宫肌瘤、子宫内膜息肉。标准的经阴道超声检查可以检测子宫平滑肌瘤大小、位置,可以解释因肌瘤所致的异常出血或月经量过多。还可发现宫腔损伤,或薄或厚的子宫内膜。子宫内膜很薄(小于 5 mm)时,内膜活检可能根本取不到组织。在围绝经期和绝经后妇女子宫异常出血时,如果子宫内膜厚度小于 4 mm或 5 mm,则认为没有必要进行子宫内膜活检,因为此时子宫内膜发生增生或癌症的风险很小。同样适用于绝经前期异常出血的妇女。但是否活检取决于临床证据和危险因素,而不是超声检测子宫内膜的厚度,一旦子宫内膜厚度增厚(大于 12 mm),就增加了疾病的危险。抽样研究表明,即使在临床病理诊断疾病风险低时也需行内膜活检;特别是当临床病史提示有长期雌激素作用史时,即使子宫内膜厚度正常,都应进行活检;当子宫内膜厚度大于 12 mm,即使临床没有发现病变时都应该行活检。

宫腔声学造影(hydrosonography)经阴道超声下,导管灌注无菌生理盐水充盈宫腔显示宫腔轮廓,显现子宫内小占位,敏感性和特异性均高于经阴道超声和宫腔镜检查。宫腔镜检查同时能诊断和治疗宫腔内病变。磁共振(MRI)方法可以诊断子宫内膜病变的性质,是否向基底层浸入。

7.宫腔镜检查

在治疗疾病中较其他方法侵入最小,现代宫腔镜直径仅有 2 mm 或 3 mm,对可疑诊断进行直观的诊断和精细手术操作。目前在各级医院已经相当普及。

三、分类诊断标准

(一)无排卵性功血

1.诊断的依据

各项排卵功能的检查结果为无排卵发生:①基础体温(basic body temperature,BBT)测定为单相;②闭经时、不规则出血时、经期 6 h 内或经前诊断性刮宫提示子宫内膜组织学检查无分泌期改变;③B 超动态监测卵巢无优势卵泡可见;④激素测定提示孕激素分泌始终处于基础低值水平;⑤宫颈黏液始终呈单一雌激素刺激征象。

2.病理诊断分类

(1)子宫内膜增生过长(国际妇科病理协会 ISGP,1998)。①简单型增生过长:即囊腺型增生过长,腺体增生有轻至中度的结构异常,子宫内膜局部或全部增厚,或呈息肉样增生;镜下为腺体数目增多,腺腔囊性扩大,犹如瑞士干酪样外观,腺上皮细胞高柱状,可形成假复层排列,无分泌表现。②复杂型增生过长:即腺瘤型增生过长,腺体增生拥挤且结构复杂,子宫内膜腺体高度增生,形成子宫体或突向腺腔,腺体数目明显增多,出现背靠背现象;腺上皮细胞呈复层或假复层排列,细胞核大、深染,有核分裂,但无不典型病变。③不典型增生过长:即癌前病变,10%～15%可转化为子宫内膜癌,腺上皮出现异型改变,增生层次增多,排列紊乱,细胞核大,深染有异型性。

(2)增生期子宫内膜:与正常月经周期的增生期子宫内膜完全一样,但不发生分泌期改变。

(3)萎缩型子宫内膜:子宫内膜萎缩,菲薄,腺体少而小,腺管狭而直,腺上皮为单层立方形或低柱状细胞。

3.常见的临床分类

(1)青春期功血:是指初潮后1~2年,一般不大于18岁,由于下丘脑-垂体-卵巢轴发育不完善,雌激素对下丘脑和垂体的反馈机制不健全,不能形成血LH的峰值诱发排卵,使子宫内膜缺乏孕激素作用而长期处于雌激素的刺激之下,继而出现子宫内膜不能同步脱落引发的子宫多量的不规则出血。

(2)围绝经期功血:该类患者由于卵巢功能衰退,雌激素分泌显著减少,不能诱导垂体的LH峰值发生排卵,出现周期、经期和经量不规则的子宫出血。

(3)育龄期的无排卵性功血:该组患者常常由于下丘脑-垂体-卵巢轴以及肾上腺或甲状腺等内分泌系统功能紊乱造成。例如,多囊卵巢综合征造成的慢性无排卵现象,在临床上除了闭经、月经稀发外,也常常表现为功血。

(二)有排卵型功血

1.诊断依据

卵巢功能检测表明有排卵发生而出现的子宫异常出血:①基础体温(BBT)测定为双相;②经期前诊断性刮宫提示子宫内膜组织学检查呈分泌期改变;③B超动态监测卵巢可见优势卵泡生长;④黄体中期孕酮测定≥10 ng/mL;⑤宫颈黏液呈周期性改变。

2.常见的临床分类

(1)黄体功能不足:因不良的卵泡发育和排卵以及垂体FSH、LH分泌,导致的黄体期孕激素分泌不足造成的子宫异常出血。表现为:①经期缩短和经期延长;②基础体温高温相持续短于12 d;③黄体期子宫内膜病理提示分泌相有2 d以上的延迟,或分泌反应不良;④黄体中期的孕酮值持续5~15 nmol/L。

(2)子宫内膜不规则脱落:发育良好的黄体萎缩时间过长,雌、孕激素下降缓慢,使子宫内膜不能同步剥脱,出现异常子宫出血。表现为:①经期延长,子宫出血淋漓不净;②基础体温高温下降缓慢,伴有子宫不规则出血;③月经期第5天子宫内膜病理,提示仍可见到分泌期子宫内膜,并呈残留的分泌期子宫内膜和新增生的子宫内膜混合现象。

(三)子宫异常出血的其他类型鉴别

并非所有的不规则或月经过多或经期延长都是因为不排卵。妊娠并发症可通过一个简单的怀孕测试排除。任何可疑的子宫内膜癌和生殖道肿瘤都需要宫颈和子宫内膜活检。

1.慢性子宫内膜炎

慢性子宫内膜炎很少单独引起出血,但往往可能是一个间接的或促使异常出血的原因。炎症细胞释放蛋白水解酶,破坏上皮的毛细血管丛和表面上皮细胞,组织变脆弱。蛋白酶阻止内膜修复和血管的再生。此外,白细胞和巨噬细胞释放血小板活化因子和前列腺素这些强血管扩张剂使血管扩张,出血增加。

慢性炎症相关的异物反应,几乎可以肯定是导致月经增多的原因,这与带铜宫内节育器(IUD)导致异常子宫出血的机制相同。组织学研究提示慢性子宫内膜炎也与黏膜下肌瘤或肌壁间肌瘤、子宫内膜息肉引起的异常出血有关。

2.子宫肌瘤

子宫异常出血最常见的临床原因是子宫肌瘤,特别是导致排卵女性持续大量出血的主要病因,大多数患子宫肌瘤的妇女有正常月经。子宫肌瘤发病率高,首先需鉴别异常出血的原因是否为排卵异常或有其他原因。因此,肌瘤在不能排除其他明显因素导致异常出血,特别是当肌瘤不凸出在宫体外或脱出在子宫腔内的时候。经阴道超声通常提供关于肌瘤大小、数量和位置。

宫腔声学造影更清楚地显示肌瘤与子宫腔的关系,因此可帮助诊断无症状的肌瘤。肌瘤导致子宫异常出血的机制不是很清楚,可能主要取决于肌瘤的位置。组织学研究表明,黏膜下肌瘤和大而深的壁间肌瘤导致子宫内膜拉长和受压。受压迫的上皮细胞可能会导致慢性炎症,甚至溃烂、出血。在压迫或损坏的子宫内膜,血小板等其他止血机制也可能受到损害,进一步导致经期延长和大量出血。远离子宫内膜的多发的大肌瘤使患者宫腔表面积严重扩大,导致月经过多。

对有些妇女,内科治疗可以降低由子宫肌瘤导致的异常出血。黏膜下肌瘤的妇女使用口服避孕药可减少月经量和持续时间。非甾体抗炎药和促性腺激素释放激素激动剂对控制出血也有益处。

对造成异常出血的子宫肌瘤的手术治疗必须考虑到个性化,肌瘤大小、数量以及位置、相对风险、手术利益和不同手术方案,以及年龄和生育要求。一般来说,对于单个黏膜下小肌瘤,不论年龄和生育要求宫腔镜下肌瘤切除术是合适的选择。对于多个黏膜下大肌瘤,宫腔镜下黏膜下肌瘤手术需要更多的技术和更大的风险,这些更适于有生育要求的妇女。位置较深的黏膜下子宫肌瘤根据手术技巧和生育要求选择宫腔镜下子宫肌瘤切除术、腹式子宫肌瘤切除术或子宫切除术。对于经验丰富的医师,腹腔镜子宫肌瘤切除术为未生育妇女提供了更多选择。对于多个子宫大肌瘤,没有生育要求的妇女首选的治疗是子宫切除术。

3.子宫内膜息肉

子宫内膜息肉是因慢性炎症和表面侵蚀等造成血管脆性增加的异常出血,较大的有蒂息肉在其顶部毛细血管易缺血坏死,阻止血栓形成。阴道超声或子宫声学造影可发现息肉,宫腔镜手术是一种简单高效治疗方法。

4.子宫内膜异位症

子宫内膜异位症是非子宫肌瘤而因月经过多行子宫切除最常见的病因。超声见到子宫肌层出现特异性回声可帮助诊断。磁共振成像也可用于鉴别子宫腺肌病和子宫肌瘤,主要表现局部厚度增加大于12 mm或与肌层厚度比小于40%,为最有价值的诊断标准,但是性能价格比是否合适还是需要考虑。带孕酮宫内避孕器是一种有效的治疗方法。在80%的患者子宫腺肌病和子宫肌瘤是同时发生的,增生的肌层多在子宫内膜异位灶附近,发生的机制可能类似于肌瘤。

5.出血性疾病

许多研究已提示月经过多与遗传的凝血功能障碍有关。当出现不能解释的月经过多时需要查凝血功能。血管性血友病是最常见的女性遗传性出血的疾病。血管性血友病在血液循环中缺少凝血因子Ⅷ,以致在血管损伤部位的血小板黏附蛋白和血栓形成减少。这种疾病有几个亚型,出血倾向在个人和家庭之间有很大的差异。

四、治疗原则

(一)无排卵性功血

1.支持治疗

对长期出血造成贫血的患者,要适当补充铁剂和其他造血营养成分;对急性大出血的患者,要及时扩容,补充血液成分,防止休克发生;对已经发生休克的患者,在争分夺秒止血的同时,应积极抗休克治疗,防止重要器官的衰竭;对长期出血的患者,要适当给予预防感染的治疗。去氨加压素是一种精氨酸加压素合成类似物,可用于治疗子宫异常出血的凝血功能障碍,特别是血管性血友病患者。该药物可静脉注射和可作为高度集中的鼻腔喷雾剂(1.5 mg/mL)使用。鼻腔喷雾制剂一般建议血友病的预防性治疗。

2.止血

(1)刮宫:适用于绝经前和育龄期出血的患者,可以同时进行子宫内膜的病理诊断;如果青春期功血在充分的药物治疗无效和生命体征受到威胁时,也可在麻醉下进行刮宫;雌激素低下的患者在刮宫后可能出现淋漓不净的子宫出血,需补充雌激素治疗。

(2)甾体激素。

雌激素:适用于内源性雌激素不足的患者,过去常用于青春期功血,现已较少用。①苯甲酸雌二醇 2 mg,每 6 h 1 次,肌内注射,共 3~4 d 血止;之后每 3 d 减量 1/3,直至维持量 2 mg,每天 1 次,总时间 22~28 d。②结合雌激素 1.25~2.5 mg,每 6 h 1 次,血止后每 3 d 减量 1/3,直至维持量每天 1.25 mg,共 22~28 d。③雌二醇 1~2 mg,每 6 h 1 次,血止后每 3 d 减量 1/3,直至维持量每天 1 mg,共 22~28 d。

孕激素:适用于有一定内源性雌激素水平的无排卵性功血患者。炔诺酮 2.5 mg,每 6 h 1 次,3~4 d 血止后;以后每 3 d 减量 1/3,直至维持量 2.5 mg,每天 2 次,总时间 22~28 d。含左炔诺孕酮(LNG)释放性宫内节育器(曼月乐)是 2 000 年批准在美国使用的唯一的孕激素释放性宫内节育器,使用年限是 10 年。近年来,在国际上因为性能价格比优越被广泛使用。由于孕酮可使子宫内膜转化,可使月经量减少 75%。与非甾体抗炎药(非类固醇消炎药)或抗纤溶药物相比,宫内节育器更有效。手术可以更显著地减少出血量,但闭经发生率高,这两种治疗方案在临床的满意度最高。

雌孕激素联合止血:是最常用和推荐的方法。①在孕激素止血的基础上,加用结合雌激素 0.625~1.25 mg,每天 1 次,共 22~28 d。②在雌激素止血的基础上,于治疗第 2 d 起每天加用甲羟孕酮 10 mg 左右,共 22~28 d。③短效避孕药 2~4 片,每天 1 次,共 22~28 d。无论有无器质性病变,口服避孕药明显减少月经量。在不明原因的月经过多者,预计将减少约 40% 的出血量。

雄激素:适用于绝经前功血。甲睾酮 25 mg,每天 3 次。每月总量不超过 300 mg。

其他药物:①非甾体抗炎药,抗前列腺素制剂氟芬那酸 200 mg,每天 3 次;在月经周期的人类子宫内膜中 PGE_2 和 $PGF_{2\alpha}$ 逐渐增加,月经期含量最高;非类固醇消炎药可以抑制 PG 的形成,减少月经失血量;非甾体抗炎药也可改变血栓素 A_2(血管收缩剂和血小板聚集促进剂)和前列环素(PGI_2)(血管扩张剂和血小板聚集抑制剂)的水平。一般情况下,类固醇抗炎药可减少约 20% 的失血量。非类固醇消炎药可被视为无排卵性和功能失调性子宫大量出血的一线治疗方案。不良反应很少,通常开始出血时使用并持续 3 d。在正常月经中,非甾体抗炎药可改善痛经症状。②一般止血药,如纤溶药物氨甲苯酸、卡巴克洛等。③促性腺激素释放激素激动剂(GnRHα)可以短期止血,经常作为异常出血术前辅助治疗。月经过多伴严重贫血者术前使用 GnRHα 暂时控制出血,可使血红蛋白恢复正常,减少手术输血的可能性。GnRHα 治疗也往往减少子宫肌瘤和子宫的体积。在因为大肌瘤的子宫切除术前使用可以缩小子宫便于经阴道手术,并减少手术难度。GnRHα 可以减少在器官移植后免疫抑制药物降低性激素造成的毒性作用。然而,由于价格昂贵和低雌激素不良反应,使其不能作为长期治疗方案。

3.调整周期

止血治疗后调整周期的治疗是提高治愈效果的关键。止血周期撤药性出血后即开始周期治疗,共连续4～6个周期。对无生育要求的患者,可以长期周期性用药。

(1)对子宫内膜增生过长的患者,可给甲羟孕酮10 mg,每天1次,共22～28 d。

(2)对高雄激素血症,长期无排卵的患者,可给半量或全量短效避孕药周期用药。

(3)对雌激素水平较低的患者,可给雌孕激素序贯治疗调整周期,结合雌激素0.625 mg,或雌二醇2 mg于周期第5天起,每天1次,共22～28 d,于用药第12～15 d起,加用甲羟孕酮8～10 mg,每天1次共10 d,两药同时停药。

4.诱导排卵

对要求生育的患者,在调整周期后,进行诱导排卵治疗。

(1)氯米芬:50～100 mg,于周期第3～5天起,每天1次共5 d。B超监测卵泡生长。

(2)促性腺激素(HMG或FSH):于周期第3天起,每天0.5～2支(每支75U),直至卵泡生长成熟;也可和氯米芬合用,于周期第5～10 d,氯米芬50 mg,每天1次,于周期第2～3天开始,每天或隔天1次肌内注射HMG或FSH 75U,直至卵泡成熟。

(3)人绒毛膜促性腺激素(HCG):于卵泡生长成熟后,肌内注射HCG 5 000 U,模拟内源性LH峰值促进卵母细胞的成熟分裂,发生排卵。

(4)促性腺激素释放激素(LHRH):对下丘脑性功能失调的患者,可给LHRH泵式脉冲样静脉注射25～50 μg,每90～120 min的频率,促使垂体分泌FSH和LH刺激卵巢排卵。

5.手术治疗

对药物治疗无效,并且已经没有生育要求的患者,可以行手术治疗。

(1)子宫内膜去除术:现有的子宫内膜去除术包括热球法、微波法、电切法、热疗法、滚球法等。可以有效地破坏子宫内膜的基底层结构,起到止血的目的。这些操作大多在宫腔镜下进行,需要有经验的医师进行很细致的手术,防止子宫穿孔。热球法较为方便安全,但是内膜有可能残留,造成出血淋漓不净,也有个别手术后怀孕的病例。

(2)子宫血管选择性栓塞术:在大出血的急诊情况下,或黏膜下和肌壁间肌瘤,子宫肌腺症患者,可以在X线下进行放射介入的选择性子宫血管栓塞术。能够紧急止血,并减少日后的出血量。有报道术后的患者似乎仍然可能妊娠。

(3)子宫切除术:对合并子宫器质性病变、不能或不愿行子宫内膜去除术的患者,可行子宫次全或全切术。

(4)子宫内膜消融术:是另一种日益流行的治疗月经过多的方法,尤其是药物治疗失败、效果不佳或耐受性的。有多种子宫内膜射频消融的方法,宫腔镜下Nd:YAG(钕:Yttrium-铝-Garnet)激光气液化治疗现已超过20年的历史;虽然许多患者消融治疗后还需要后续治疗,使治疗费用升高,但获得的满意率高。近期有一些新的不需要宫腔镜的子宫内膜消融技术,与传统的宫腔镜相比,在技术上更容易掌握,需要更短的时间。新设备和新技术仍在发展和完善中。

接受子宫内膜消融术后,80%的患者减少了出血量,闭经占25%,痛经减少了70%,75%对手术满意,80%的不需要在5年内行后续治疗。有证据显示,子宫内膜消融术后可能发生子宫内膜癌,往往能在宫腔残余部分的孤立的子宫内膜发展成腺癌,因为没有出血不易被发现。因此应充分强调术前评估的重要性,其中包括子宫内膜活检,消融的规范和患者的选择。不建议在子宫内膜癌高风险的患者使用子宫内膜消融术。

（二）有排卵型功血

针对患者的不同病因,采用个体化的治疗方案。

1.黄体功能不足

主要是促排卵治疗以促进黄体功能,通常采用氯米芬方案刺激卵泡生长,并辅以黄体酮 20 mg 或口服孕激素,或 3 d 一次肌内注射 HCG 2 000 U,每 3 d 1 次肌内注射的健黄体治疗。

2.子宫内膜不规则脱落

于排卵后开始,黄体酮 20 mg 每天肌内注射,或甲羟孕酮 10 mg 每天 1 次口服,共 10～14 d,促使黄体及时萎缩。

3.排卵期出血

雌孕激素序贯疗法可以改善症状,一般需要连续治疗 4～6 个月。

4.月经过多

在不需要生育的情况下可以使用口服短效避孕药,或进行子宫内膜去除术,减少月经量。

（三）疗效评估

治愈标准:①恢复自发的有排卵的规则月经者。②月经周期长于 21 d,经量少于 80 mL,经期短于 7 d 者。

（四）治疗原则

考虑到异常月经出血是最常见的就诊原因,所有医师都必须在治疗前有能力给出充分的合乎逻辑的评估和处理问题的方法。

(1)某一个月经周期突然的异常出血,最常见的原因是偶然的妊娠及其并发症。

(2)无排卵性子宫出血通常是不规则的,不可预测的,月经量不定,时间长短和性质不定,最常见于青少年和老年妇女、肥胖妇女,有多囊卵巢综合征的妇女。

(3)规则的、逐渐加重的或长时间的出血往往是子宫结构异常的原因,而不是因为无排卵。

(4)从月经初潮开始就出现、创伤或手术时失血过多,月经过多未见其他原因,往往警惕出血性疾病的可能性。一般常发生在自月经初潮以来月经过多的青少年和不明原因重度或长期月经过多的妇女,检查凝血试验即可明确诊断。

(5)当临床病史和检查显示无排卵性出血时,可行经验性治疗,不需要额外的实验室或影像学检查。但怀孕测试和全血细胞计数是合理的和必需的。

(6)当不确定是否为无排卵性出血时,测定血清孕酮的水平帮助诊断。TSH 检查可以排除无排卵患者的甲状腺疾病。

(7)无论年龄如何,长期暴露于雌激素的患者在治疗前需行子宫内膜活检,除非子宫内膜很薄(<5 mm)时。子宫内膜异常增厚(>12 mm),无论如何都应该行子宫内膜活检。

(8)当病史(出血周期、持续时间,新发的月经间期出血)、实验室检查(血清孕酮大于 3 ng/mL),或子宫内膜活检(分泌期)均显示有排卵时,经验性治疗失败,需行子宫声学造影与超声显像检查,以发现子宫异常大小或轮廓。

(9)宫腔声学造影及子宫内膜活检组合是一个高灵敏度的、预测子宫内膜癌和子宫结构异常的检查。

(10)孕激素治疗对于异常出血的无排卵妇女是合适的,但没有避孕目的,此时雌孕激素避孕药是更好的选择。

(11)对长期大量无排卵性出血的患者,通常最佳治疗是口服避孕药,必要时增加起始剂量

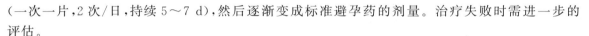

(一次一片,2 次/日,持续 5～7 d),然后逐渐变成标准避孕药的剂量。治疗失败时需进一步的评估。

(12)当子宫内膜脱落不全或萎缩不全时雌激素是最好的治疗药物。临床上雌激素治疗对象包括组织活检数量极少、长期接受孕激素治疗和子宫内膜较薄的妇女。治疗失败时需进一步的评估。

(13)当需立即止血的或来不及使用止血药物的患者需要行诊刮术时,宫腔镜检查下诊刮更有助于协助诊断。

(14)长期无排卵妇女,因为无孕激素作用会导致子宫内膜增生,往往没有细胞学异型性改变。除了少数例外,可使用周期孕激素疗法或雌孕激素避孕药。

(15)有细胞学异型性的子宫内膜增生是一种癌前病变,除了有生育要求的妇女,最佳治疗方案是手术。非典型子宫内膜增生需要高剂量孕激素治疗,需定期行子宫内膜活检和长期的密切随访。

(16)子宫肌瘤是常见病,如没有排除其他明显原因的阴道异常出血,特别当肌瘤不凸进子宫腔时,宫腔声学造影明确界定肌瘤的位置,帮助区分无症状的肌瘤。

(17)类固醇消炎药、雌激素、孕激素避孕药,以及宫内节育器,可有效地治疗子宫腺肌症、宫腔扩张与多个肌壁间肌瘤和其他不明原因的月经过多。

(18)宫腔镜下子宫内膜消融,在异常子宫出血患者中替代治疗时,尤其是药物治疗被拒绝、失败或效果不佳,不能耐受药物时采用。

功血,特别是长期的无排卵性功血,不仅有出血、不孕的近期问题,长期单一的内源性雌激素的刺激会带来子宫内膜癌、冠心病、糖尿病、高脂血症等一系列远期并发症,造成致命的健康损害。适当合理的药物治疗可以改善和治愈部分患者的功血,但对有些患者的治疗周期可能会较长。一般坚持周期性的治疗可以较好地改善出血,保护子宫内膜,甚至妊娠,但药物治疗也有一定的不良反应;对顽固不愈的患者,或合并有其他疾患的患者,可以选择手术治疗。

功能失调性子宫出血是妇科一种常见的疾病,是一种内分泌系统的功能紊乱。它的临床类型和发病原因非常复杂,在诊断和治疗功血的问题时,一定要非常清楚地理解月经生理和雌孕激素的治疗原理和机制,治疗一定要针对病因,并且采用个体化的方案,才能得到较为有效和合理的治疗。

（李　涓）

第五节　多囊卵巢综合征

多囊卵巢综合征(PCOS)是青春期少女和育龄期妇女最常见的妇科内分泌疾病之一,据估计其在育龄期妇女中的发生率为 5%～10%。1935 年,Stein 和 Leventhal 首次描述了多囊卵巢综合征,因此它又被称为 Stein-Leventhal 综合征。PCOS 在临床上主要表现为功能性高雄激素血症和不排卵,近年来发现继发于胰岛素抵抗的高胰岛素血症也是它的特征性表现之一。

1970 年以来,已对 PCOS 做了大量的研究工作,可是其发病机制迄今仍不清楚。20 世纪 70 年代发现许多 PCOS 患者的血清 LH/FSH 比值偏高,因此当时认为促性腺激素分泌紊乱是

PCOS 发病的主要原因。从 20 世纪 80～90 年代迄今对 PCOS 发病机制的研究主要集中在雄激素分泌过多和胰岛素抵抗方面。目前认为 PCOS 的发病机制非常复杂，H-P-O 轴紊乱、胰岛素抵抗、肾上腺皮质功能异常，一些生长因子和遗传因素都牵涉其中。

PCOS 不但影响生殖健康，而且还引起糖尿病、高血压、子宫内膜癌等远期并发症，对健康的危害很大。但是由于 PCOS 的发病机制尚不清楚，因此现在的治疗往往都达不到根治的目的。

一、病理生理机制

关于 PCOS 发病的病理生理机制，人们做了许多研究，提出了一些假说，如促性腺激素分泌失调、性激素分泌失调、胰岛素抵抗和遗传因素等。近年又发现，脂肪细胞分泌的一些激素也可能与PCOS的发生有关。

（一）促性腺激素分泌失调和性激素分泌失调

卵巢合成雄激素受促性腺激素调节，LH 刺激卵泡膜细胞分泌雄激素。20 世纪 70 年代发现 PCOS 患者体内的 LH 水平异常升高，FSH 水平相对偏低，当时认为 PCOS 患者体内过多的雄激素是促性腺激素分泌紊乱的结果。

PCOS 患者体内过多的雄激素在周围组织的芳香化酶作用下转化成雌酮。与排卵正常的妇女相比，PCOS 患者体内的雌酮/雌二醇比值偏高。雌激素对促性腺激素的分泌有反馈调节作用，过去认为雌酮/雌二醇的比值不同，反馈作用也有差异。当雌酮/雌二醇比值偏高时可引起 LH 分泌增加，从而加重 PCOS 的促性腺激素分泌紊乱。

过去认为在 PCOS 患者体内，促性腺激素分泌失调和性激素分泌失调相互影响形成恶性循环是PCOS发病的关键，因此当时把 LH/FSH 比值作为 PCOS 的诊断标准之一。目前认为，促性腺激素分泌失调和性激素分泌失调很可能只是 PCOS 的临床表现，因此新的 PCOS 诊断标准没有考虑 LH/FSH 比值。

（二）胰岛素抵抗

胰岛素抵抗指机体对胰岛素不敏感，在正常人群中的发生率为 10%～25%，在 PCOS 妇女中的发生率为 50% 以上。在胰岛素抵抗时，机体为代偿糖代谢紊乱会分泌大量的胰岛素，从而导致高胰岛素血症。PCOS 患者往往同时存在高胰岛素血症和高雄激素血症，目前认为高胰岛素血症与高雄激素血症之间存在因果关系。

1.在 PCOS 中高胰岛素血症引起高雄激素血症

由于人们观察到有胰岛素抵抗和高胰岛素血症的妇女常常有男性化表现，因此考虑胰岛素可能影响雄激素代谢。Taylor 第 1 次提出有胰岛素抵抗的 PCOS 患者体内过多的睾酮是高胰岛素血症直接作用于卵巢的结果。以后又有许多临床观察结果支持这一假说，部分或全部切除卵巢或用长效 GnRHa 抑制卵巢雄激素合成后，胰岛素抵抗依然存在，高胰岛素血症没有得到改善。黑棘皮症患者在青春期就存在胰岛素抵抗和高胰岛素血症，可是在若干年后才能观察到血雄激素水平升高。因此，如果说高胰岛素血症与高雄激素血症之间存在因果关系，很可能是高胰岛素血症引起高雄激素血症。

近年来，许多实验证实胰岛素对血雄激素水平具有一定的调节作用。这些实验一般采用高胰岛素——正常血糖钳夹技术或口服葡萄糖方法，使胰岛素水平在短期内迅速提高，结果发现无论是胰岛素水平正常的妇女还是高胰岛素血症患者的血雄激素水平都有不同程度的升高。笔者也发现高胰岛素血症患者体内的雄激素水平明显高于胰岛素水平正常的妇女，尽管她们体内的

LH 水平及 LH/FSH 差别无统计学意义,这提示胰岛素能刺激卵巢合成更多的睾酮,胰岛素水平升高可能会引起高雄激素血症。为研究慢性高胰岛素血症对雄激素合成的影响,一些实验用二甲双胍改善胰岛素抵抗降低胰岛素水平,结果发现睾酮水平也相应降低。口服二甲双胍并不影响血 LH 的脉冲频率和振幅、LH/FSH 值、LH 对 LHRH 的反应和体内性激素合成。这些研究的结果从反面进一步证实,胰岛素能增加卵巢雄激素的合成。

2.高胰岛素血症引起高雄激素血症的机制

胰岛素增强细胞色素 $P_{450c}17\alpha$ 的活性,从而刺激卵巢雄激素的合成。细胞色素 $P_{450c}17\alpha$ 是一种双功能酶,同时有 17α-羟化酶和 17,20-裂解酶活性,是性类固醇激素合成的关键酶。在许多 PCOS 患者的卵巢内,细胞色素 $P_{450c}17\alpha$ 的活性显著增强。二甲双胍能抑制肝糖原的合成,提高周围组织对胰岛素的敏感性,从而减少胰岛素的分泌,降低胰岛素水平。伴有高胰岛素血症的 PCOS 患者口服二甲双胍 4～8 周后,血胰岛素水平降低,细胞色素 $P_{450c}17\alpha$ 的活性也显著降低,睾酮的合成也受到抑制。用控制饮食的方法改善肥胖型 PCOS 患者的胰岛素抵抗做类似实验得到同样的结果。这表明 PCOS 患者卵巢中细胞色素 $P_{450c}17\alpha$ 活性增强可能是高胰岛素直接刺激的结果。

高胰岛素增强胰岛素样生长因子-1(IGF-1)的生物活性。IGF-1 是一种能促进合成代谢的多肽,其结构类似于胰岛素。IGF-1 的作用是由 IGF-1 受体介导的,该受体在结构和功能上类似于胰岛素受体,与胰岛素也有一定的亲和力。另外,体内还存在胰岛素和 IGF-1 的杂交受体,其两条链中一条来自胰岛素受体,另一条来自 IGF-1 受体,同胰岛素和 IGF-1 均有较高的亲和力。体内大多数 IGF-1 与 IGF 结合球蛋白(IGFBP)结合,只有少部分是游离的,具有生物活性。体内共有 6 种 IGFBP,其中 IGFBP-1 是由肝脏合成的,在调节 IGF-1 活性方面最重要。

IGF-1 能直接刺激卵泡膜细胞合成雄激素,也能协同 LH 的促雄激素合成作用。许多研究证明胰岛素能通过影响 IGF-1 系统促进卵巢雄激素的生物合成,这可能是高胰岛素诱发高雄激素的机制之一。体内升高的胰岛素则竞争性地结合于 IGF-1 受体或杂交受体,发挥类似 IGF-1 的生物学效应,从而促进卵巢雄激素的合成。

更多的研究表明胰岛素主要通过影响 IGFBP-1 的合成来促进卵巢雄激素的合成,胰岛素能抑制肝脏 IGFBP-1 的合成,提高卵巢组织 IGF-1 的生物活性,促进雄激素的合成。PCOS 患者血胰岛素水平升高时,血 IGFBP-1 浓度明显降低。PCOS 患者胰岛素抵抗得到改善,胰岛素水平降低后,血 IGFBP-1 会相应升高。

LH 主要作用于已分化的卵泡膜细胞,促进其合成雄激素。LH 是促进雄激素合成的最重要的因子,它能增强细胞色素 $P_{450c}17\alpha$ 的活性,促进雄激素的生物合成。体外实验发现胰岛素能协同 LH 促进卵巢雄激素的合成,这可能是高胰岛素血症引起高雄激素血症的又一机制。另外,有学者认为胰岛素可能在垂体水平调节 LH 的分泌,从而增强卵巢雄激素的合成。

近年来的研究还表明,高胰岛素对雄激素代谢的调控不仅与直接参与卵巢雄激素的合成有关,而且还可能与影响性激素结合球蛋白(SHBG)合成有关。SHBG 是由肝脏合成的,与睾酮有很高的亲和力,而与其他性类固醇激素的亲和力则较低。体内大多数睾酮都与 SHBG 结合,只有小部分是游离的。被组织直接利用的只是游离的睾酮,而不是与 SHBG 结合的部分。因此,SHBG 能调节雄激素的生物利用度。

胰岛素能抑制肝细胞 SHBG 的生物合成,SHBG 降低能增加游离睾酮浓度,诱发高雄激素血症。青春期性成熟过程中常伴有胰岛素抵抗和高胰岛素血症,此时女孩体内 SHBG 水平偏低。生育年龄妇女中也发现血胰岛素水平与 SHBG 水平呈负相关,高胰岛素血症患者的血 SHBG 水平显著低于胰岛素正常的正常妇女。当高胰岛素血症患者的胰岛素抵抗改善后,胰岛素水平下降,SHBG 水平也明显升高。在离体培养的肝细胞中发现,胰岛素能直接抑制 SHBG 的生物合成。

高胰岛素血症引起高雄激素血症的机制非常复杂,一些脂肪细胞分泌的激素或因子也可能参与其中,如瘦素、脂联素和抵抗素等。

(三)肾上腺皮质与 PCOS

肾上腺皮质是雄激素的又一重要来源,由于 95% 以上的硫酸脱氢表雄酮(DHEAS)来自肾上腺皮质,因此临床上把 DHEAS 水平作为衡量肾上腺皮质雄激素分泌的指标。研究发现一半以上的 PCOS 患者伴有 DHEAS 的分泌增加,这提示肾上腺皮质可能在 PCOS 的发病机制中发挥一定的作用。

有学者认为肾上腺皮质功能早现与 PCOS 的发生有关。作为第二性征的阴毛和腋毛是肾上腺皮质分泌的雄激素作用的结果,正常女孩在 8 岁以后,肾上腺皮质分泌的雄激素开始增加,临床上主要表现为血脱氢表雄酮和硫酸脱氢表雄酮水平升高及阴毛出现,这被称为肾上腺皮质功能初现。另外,青春期阴毛的出现称为阴毛初现。8 岁以前发生肾上腺皮质功能启动称为肾上腺皮质功能早现,许多研究发现肾上腺功能早现在 PCOS 的发病机制中可能扮演一定的角色。

(四)遗传因素

PCOS 具有家族集聚性。与普通人群相比,多囊卵巢(PCO)患者的姐妹更容易发生月经紊乱、高雄激素血症和多囊卵巢;PCOS 患者的姐妹发生 PCOS 的概率是普通人群的 4 倍左右;早秃是男性雄激素过多的临床表现,PCOS 患者的一级男性亲属有较高的早秃发病风险。目前许多学者认为遗传因素在 PCOS 的发病机制中起重要作用,但是 PCOS 的高度异质性却提示 PCOS 的遗传模式可能非常复杂。

目前,国内外学者对 PCOS 的相关基因做了大量研究,其中包括类固醇激素代谢相关基因、糖代谢和能量平衡基因、与下丘脑和垂体激素活动有关的基因等。目前,对调节类固醇激素合成和代谢的酶的基因研究较多。文献表明 PCOS 患者的 CYP11A、CYP17、CYP11B2、SHBG、雄激素受体、GnRH、LH、ISNR、IGF 和瘦素的基因都可以发生表达水平或单核苷酸多态性变化。虽然已对 PCOS 的遗传学做了很多研究,可是迄今仍未发现能导致 PCOS 的特异基因。目前发现的与 PCOS 有关的基因,只是对 PCOS 临床表现的严重程度有所修饰,而对 PCOS 的发生没有决定作用。疾病基因连锁分析和关联分析均不能证明这些基因与 PCOS 存在特异的遗传学关系。

随着遗传学的发展,人们发现人类疾病有半数原因与基因遗传有关,另一半则取决于基因组外遗传变化,这种基因组外遗传变化不改变遗传信息,但可导致细胞遗传性质发生变化,这就是表观遗传学。表观遗传调控可以影响基因转录活性而不涉及 DNA 序列改变,其分子基础是 DNA 甲基化及染色质的化学修饰和物理重塑。大量的临床和基础研究结果表明环境因素在疾病发生、发展中有巨大的影响,而表观遗传调控在遗传因素和环境因素的互动关系中起着桥梁的作用。

PCOS 除了有高雄激素血症、排卵障碍和多囊卵巢以外,还常伴有胰岛素、血糖和血脂的变化,因此近年来人们认为 PCOS 也是一种代谢性疾病。饮食结构、生活方式可以影响 PCOS 的发生,控制饮食、增加锻炼、降低体重等措施能明显改善 PCOS 的症状,这提示 PCOS 的发生、发展与环境因素有密切关系。由于一直没找到导致 PCOS 的特异基因,因此笔者推测,PCOS 的发生可能是 PCOS 易感基因与环境因素共同作用的结果。也就是说,在环境因素的影响下,人体启动了表观遗传调控,PCOS 易感患者的相关基因表达发生了变化,从而导致了 PCOS 的发生。虽然目前关于其他代谢性疾病与表观遗传学关系的研究已经有了大量的报道,可是关于 PCOS 与表观遗传学变化关系的研究国内外却鲜有报道。

二、临床表现

PCOS 临床表现呈高度异质性,有月经稀发或闭经、多毛、痤疮、肥胖、黑棘皮症、多囊卵巢、不孕、LH/FSH 升高、血睾酮水平升高、血清性激素结合球蛋白(SHBG)降低和空腹胰岛素水平升高等。

(一)症状

1.月经失调

月经失调是由排卵障碍引起的,多表现为月经稀发或闭经,少数可表现为月经频发或月经规则。

2.不孕

PCOS 是排卵障碍性不孕的主要病因,许多患者正是由于不孕才来就诊的。有统计表明,约 75% 的 PCOS 患者有不孕。

(二)体征

1.肥胖

一半以上的 PCOS 患者有肥胖表现。体质量指数[BMI,体质量(kg)/身高^2(m^2)]是常用的衡量肥胖的指标。肥胖的标准为 BMI≥25。

腰臀围比(WHR)=腰围/臀围,WHR 的大小与腹部脂肪的量呈正相关。根据 WHR 可以把肥胖分为两类:WHR≥0.85 时称为男性肥胖、腹部型肥胖、上身肥胖或中心型肥胖;WHR<0.85 时称为女性肥胖、臀股肥胖、下身肥胖或外周型肥胖。PCOS 多与男性肥胖有关。

2.多毛、雄激素性脱发和痤疮

多毛、雄激素性脱发和痤疮是由高雄激素血症引起的。多毛是指性毛过多,妇女的性毛主要分布于上唇、下唇、腋下、胸中线、腹中线和外阴,雄激素水平过高时这些部位的毫毛就会变成恒毛,临床上表现为多毛(图 3-1)。四肢和躯干的毛发生长受雄激素的影响较少,它们主要与体质和遗传有关,这些部位的毛发增多不一定与高雄激素血症有关。约 2/3 的 PCOS 患者有多毛。

临床上多用 Ferriman-Gallway 半定量评分法(即 FG 评分)来评判多毛的严重程度(图 3-2)。Ferriman 和 Gallway 把对雄激素敏感的毛发分为 9 个区,根据性毛生长情况,分别评 0~4 分。对每个区进行评分,最后把 9 个区的评分相加作为总评分。如果总评分>7 分,则诊断为多毛。

雄激素性脱发为进行性头发密度减少,男女均可发生,但女性症状较轻。临床上表现为头顶部毛发变得稀疏,其病理特点是生长期毛囊与休止期毛囊比例下降,毛囊逐渐缩小,毛囊密度减少。

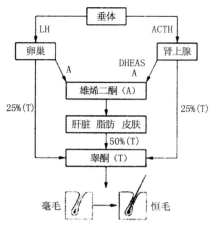

图 3-1 多毛发生机制

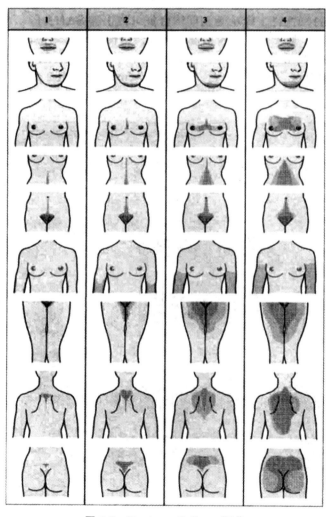

图 3-2 Ferriman-Gallway 评分

痤疮主要分布于面部,部分患者的背部和胸部也可有较多的痤疮。痤疮是高雄激素血症的一个重要体征,不少患者因面部痤疮过多而就诊。

3.黑棘皮症

继发于胰岛素抵抗的高胰岛素血症患者常有黑棘皮症。黑棘皮症是一种较常见的皮肤病变,受累部位皮肤增厚成乳头瘤样斑块,外观像天鹅绒;病变皮肤常伴有色素沉着,呈灰褐色至黑色,故称为黑棘皮症。黑棘皮症多发生于皮肤皱褶处,如腋、颈部和项部、腹股沟、肛门生殖器等部位,且呈对称性分布。黑棘皮症评分标准如下。

0:无黑棘皮症。

1+:颈部和腋窝有细小的疣状斑块,伴有或不伴有受累皮肤色素沉着。

2+:颈部和腋窝有粗糙的疣状斑块,伴有或不伴有受累皮肤色素沉着。

3+:颈部、腋窝及躯干有粗糙的疣状斑块,伴有或不伴有受累皮肤色素沉着。

4.妇科检查

可发现阴毛呈男性分布,有时阴毛可延伸至肛周和腹股沟外侧;阴道、子宫、卵巢和输卵管无异常。

(三)辅助检查

1.内分泌检查

测定血清促卵泡激素(FSH)、黄体生成素(LH)、泌乳素(PRL)、睾酮、硫酸脱氢表雄酮(DHEAS)、性激素结合球蛋白(SHBG)、雌二醇、雌酮和空腹胰岛素。有月经者在月经周期的第3～5 d抽血检测,闭经者随时抽血检测。

PCOS患者的FSH在正常卵泡早期水平范围,为3～10 U/L。约60%患者的LH水平较正常妇女高,LH/FSH>2.5,如LH/FSH≥3,有助于诊断。多数患者的PRL水平在正常范围(<25 ng/mL),少部分患者的PRL水平可轻度升高(40 ng/mL)。

妇女体内的睾酮水平往往升高,如伴有肾上腺皮质分泌雄激素过多时,DHEAS水平也可升高。一般来说,大多数PCOS患者体内的睾酮水平偏高(>0.55 ng/mL),一半患者体内的DHEAS水平偏高。妇女体内的大多数睾酮是与SHBG结合的,只有少部分是游离的。当SHBG水平降低时,游离睾酮会增加,此时即使总睾酮在正常范围,也可有多毛和痤疮等表现。PCOS患者的SHBG水平往往较低。

PCOS患者的雌二醇水平往往低于雌酮水平,这是过多的雄激素在周围组织中转化成雌酮的缘故。

有胰岛素抵抗的患者空腹胰岛素水平升高,大于20 mU/L。

2.超声检查

已常规用于PCOS的诊断和随访,PCOS患者在做超声检查时常发现卵巢体积增大,皮质增厚,皮质内有多个直径为2～10 mm的小卵泡。

3.基础体温(BBT)

由于患者存在排卵障碍,因此BBT呈单相反应。

4.腹腔镜检查

腹腔镜下见卵巢体积增大,皮质增厚,皮质内有多个小卵泡。

(四)PCOS临床表现的异质性

不同的PCOS患者,临床表现不完全相同。前面介绍的各种表现可以有多种组合,这些不同的组合均可以诊断为 PCOS(图 3-3)。

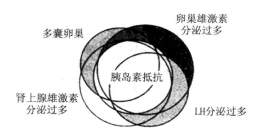

图 3-3　PCOS 临床表现的异质性过多

三、诊断标准

　　PCOS 是一个综合征,因此严格来说没有一个诊断标准能完全满足临床诊断要求。目前,临床上最为广泛接受的诊断标准是 2003 年鹿特丹诊断标准。该标准是从 1990 年 NIH 诊断标准发展而来的,其依据的基础是 10 多年来的临床研究结果。鹿特丹诊断标准不可能是 PCOS 的最终诊断标准。随着对 PCOS 认识的深入,将来可能会在鹿特丹诊断标准的基础上修订出一个更好的诊断标准。由于国内缺乏大样本、多中心的 PCOS 临床流行病学资料,因此国内学者无法基于自己的资料建立一个适合中国人的诊断标准。目前国内多采用鹿特丹诊断标准(表 3-7)。

表 3-7　PCOS 2003 年鹿特丹诊断标准

修正的 2003 年标准(3 项中符合 2 项)
1.排卵稀发或无排卵
2.高雄激素血症的临床和(或)生化证据
3.多囊卵巢
以及排除其他病因(先天性肾上腺皮质增生、分泌雄激素的肿瘤和库欣综合征)

　　(一)排卵障碍的诊断

　　多数患者有月经稀发或继发性闭经,故排卵障碍不难诊断。如患者月经正常,则需要测定基础体温或做卵泡监测来了解有无排卵。

　　(二)高雄激素血症的诊断标准

　　高雄激素血症的诊断标准见表 3-8。女性体内雄激素有 3 个来源:卵巢、肾上腺皮质和周围组织转化。人体内的雄激素有雄烯二酮、睾酮、双氢睾酮、DHEA 和 DHEAS 等,任何一种雄激素水平的异常升高都可引起高雄激素血症的临床表现。目前,临床上能常规测定的雄激素是睾酮,由于游离睾酮测定的技术要求高,因此国内包括上海市各医院只测定总睾酮。多数 PCOS 有总睾酮的升高,但总睾酮不升高并不意味着可除外高雄激素血症。

表 3-8　高雄激素血症的诊断标准

1.有高雄激素血症的生化证据:血睾酮升高或 DHEAS 升高或血 SHBG 下降
2.有高雄激素血症的临床证据:多毛或痤疮
只要满足上述两项中的一项即可诊断为高雄激素血症

　　多毛是指性毛异常增多,单纯的临床诊断不需要做 FG 评分。上唇、颏、胸部中线、乳头周

围、下腹中线等部位出现毛发即可诊断,阴毛增多也可诊断。脱发也是高雄激素血症的临床表现,但临床上较少见。

痤疮出现也是高雄激素血症存在的标志,单纯的临床诊断不需要做 Rosenfield 评分。反复出现的痤疮是诊断高雄激素血症的有力证据。

(三)多囊卵巢的诊断

多囊卵巢的诊断标准见表 3-9。由于卵巢体积也是多囊卵巢的诊断标准之一,因此在做超声检查时应同时测定卵巢的 3 个径线。该诊断标准不适用于正在口服避孕药的妇女,因为使用口服避孕药能改变正常妇女和 PCOS 妇女的卵巢形态。如果存在优势卵泡(>10 mm)或黄体的证据,需在下个周期再做超声检查和测定基础体温。

表 3-9 多囊卵巢的诊断标准

1.每侧卵巢至少有 12 个直径为 2~9 mm 的卵泡
2.卵巢体积增大(>10 mL),用简化的公式 0.5×长(cm)×宽(cm)×厚度(cm)来计算卵巢的体积只要一侧卵巢满足上述两项中的一项即可诊断为多囊卵巢

(四)排除相关疾病

排除先天性肾上腺皮质增生、库欣综合征和分泌雄激素的肿瘤等临床表现相似的疾病,对诊断 PCOS 非常重要。当血睾酮水平≥1.5 ng/mL 时应除外分泌雄激素的肿瘤,患者有向心性肥胖、满月脸等体征时应除外库欣综合征。当环丙孕酮/炔雌醇对降低雄激素的疗效不明显时,应考虑排除 21-羟化酶缺陷引起的不典型肾上腺皮质增生症。

高雄激素血症患者常规除外甲状腺功能失调的意义有限,因为其在高雄激素血症患者中的发生率并不比正常生育年龄妇女中的发病率高。在评估高雄激素血症患者时应常规测定泌乳素,目的是排除高催乳素血症。需要注意的是许多高雄激素血症患者的泌乳素水平可处于正常范围的上限或稍微超过正常范围。严重的胰岛素抵抗综合征(如高雄激素血症-胰岛素抵抗-黑棘皮综合征或 Hairan 综合征)不难诊断,因为这些患者往往有典型的黑棘皮症。

(五)胰岛素抵抗

胰岛素抵抗在 PCOS 妇女中,无论是肥胖的还是不肥胖的,都很常见(高达 50%)。但基于以下理由鹿特丹标准并未把胰岛素抵抗列为 PCOS 的诊断标准。

(1)PCOS 妇女中所报道的胰岛素抵抗的发生率,因所使用试验的敏感性和特异性的不同以及 PCOS 的异质性而不同。

(2)缺乏标准的全球性的胰岛素分析。

(3)目前尚没有在普通人群中探查胰岛素抵抗的临床试验。公认的评估胰岛素抵抗的最佳方法是正常血糖钳夹试验,但该方法操作复杂,患者依从性差,因此只适于小样本的科学研究,不适于临床应用。

国内、外许多学者都通过计算 OGTT 试验的胰岛素水平曲线下面积与血糖水平曲线下面积比值,来评估胰岛素抵抗状况,可是该方法无法给出判断胰岛素抵抗的参考值,因此不能用于胰岛素抵抗的诊断。目前,临床上常用的诊断胰岛素抵抗的指标有胰岛素敏感指数(ISI)和胰岛素抵抗指数(HOMA-IR),这两个指数都是根据空腹胰岛素水平和葡萄糖水平计算出来的。它们的优点是计算简便,患者依从性高;缺点是不能反映胰岛素水平的正常生理变化和 β 细胞的功能变化。目前使用的 ISI 和 HOMA-IR 的参考值不是来自大规模的多中心研究,因此其可靠程度令人质疑。

（4）目前缺少资料证明,胰岛素抵抗的指标可预测对治疗的反应,因此这些指标在诊断PCOS及筛选治疗方面的作用尚不明确。2003年,鹿特丹共识关于代谢紊乱筛选的总结如下：①对诊断PCOS来说没有一项胰岛素抵抗试验是必需的,它们也不需要选择治疗；②应该对肥胖型PCOS妇女做代谢综合征的筛选,包括用口服糖耐量试验筛选葡萄糖不耐受；③对不肥胖的PCOS妇女有必要做进一步的研究以确定这些试验的使用,尽管在胰岛素抵抗额外危险因素如糖尿病家族史存在时需要对这些试验加以考虑。

（六）鉴别诊断

1.多囊卵巢

虽然患者的卵巢皮质内见多个小卵泡,呈多囊改变,但患者的月经周期规则、有排卵,内分泌激素测定无异常发现。

2.库欣综合征

由于肾上腺皮质增生,肾上腺皮质分泌大量的皮质醇和雄激素。临床上表现为月经失调、向心性肥胖、紫纹和多毛等症状。内分泌激素测定,LH在正常范围、皮质醇水平升高,小剂量的地塞米松试验无抑制作用。

3.迟发性21-羟化酶缺陷症

临床表现与PCOS非常相似,诊断的依据是17-羟孕酮的升高和有昼夜规律的ACTH-皮质醇分泌。

4.卵巢雄激素肿瘤

患者体内的雄激素水平更高,睾酮多数＞3 ng/mL,男性化体征也更显著。超声检查可协助诊断。

5.高催乳素血症

患者虽有月经稀发或闭经,可是常伴有溢乳。内分泌激素测定除发现泌乳素水平升高外,余无特殊。

四、治疗

由于PCOS的具体发病机制尚不清楚,因此现在的治疗都达不到治愈的目的。PCOS治疗的目的是解决患者的需求,减少远期并发症。

（一）一般治疗

对于肥胖的PCOS患者来说,控制体重是最重要的治疗手段之一。控制体重的关键是减少饮食和适当增加体育锻炼。一般来说不主张使用药物控制体重,除非患者极度肥胖。

1.控制饮食

节食是治疗肥胖最常见的方法,优点是短时间内就可使体重下降。如果每天膳食能量减少5 021 kJ(1 200 kcal),10～20周后患者的体重就可以下降15%。节食的缺点是不容易坚持,为了达到长期控制体重的目的,现在不主张过度节食。刚开始减肥时,每天膳食能量减少2 092 kJ(500 kcal),坚持6～12个月体重可以下降5～10 kg。每天膳食减少418 kJ(100 kcal)时,可以保持体重不增加。

在节食的同时,还应注意食物结构。建议患者总的能量摄入不低于5021 kJ/d,其中15%～30%的能量来自脂肪,15%的能量来自蛋白质,55%～60%来自糖类。患者应不吃零食,少吃或不吃油炸食品和含油脂高的食品,多吃蔬菜和水果。喝牛奶时,应选择脱脂牛奶或脂肪含量少的牛奶。另外,每天的膳食还应保证提供足够的维生素和微量元素。

2.增加体力活动

体力活动可以消耗能量,因此对控制体重有帮助。为降低体重,患者每天应坚持中等强度的体育锻炼 60 min。如果做不到上述要求,那么适当增加体力活动也是有意义的。步行或骑自行车 1 h,可以消耗能量 251～836 kJ(60～200 kcal)。

每天坚持体育锻炼对很多人来说不现实。但是,每天适当增加体力活动还是可行的。为此建议患者尽量避免长时间的久坐少动,每天坚持有目的的步行 30～60 min(有条件的可以做中等强度的体育锻炼),这对控制体重很有帮助。

体重减少 5%～10%后,患者有可能恢复自发排卵。体重减轻对改善胰岛素抵抗和高雄激素血症也有益,临床上表现为空腹胰岛素、睾酮水平降低,SHBG 水平升高,黑棘皮症、多毛和痤疮症状得到改善。另外,控制体重对减少远期并发症,如糖尿病、心血管疾病、子宫内膜癌等也有帮助。

(二)治疗高雄激素血症

高雄激素血症是 PCOS 的主要临床表现。当患者有高雄激素血症,但无生育要求时,采用抗高雄激素血症疗法。有生育要求的患者,也应在雄激素水平恢复正常或下降后,再治疗不孕症。

1.螺内酯

螺内酯又名安体舒通。该药原本用作利尿剂,后来发现它有抗雄激素的作用,所以又被用于治疗高雄激素血症。治疗方案:螺内酯20 mg,每天 3 次,口服,最大剂量每天可用至 200 mg,连续使用 3～6 个月。在治疗的早期患者可能有多尿表现,数天以后尿量会恢复正常。肾功能正常者一般不会发生水和电解质的代谢紊乱。如果患者有肾功能损害,应禁用或慎用该药。在使用螺内酯时,往往会出现少量、不规则出血。由于螺内酯没有调节月经的作用,因此如果患者仍然有月经稀发或闭经,须定期补充孕激素,以免发生子宫内膜增生症或子宫内膜癌。

2.复方口服避孕药

PCOS 的雄激素主要来自卵巢,卵巢分泌雄激素的细胞主要是卵泡膜细胞。LH 能刺激卵泡膜细胞分泌雄激素,当 LH 水平降低时,卵泡膜细胞分泌的雄激素减少。复方口服避孕药能负反馈地抑制垂体分泌 LH,减少卵巢雄激素的分泌,因此可用于治疗多毛和痤疮。另外,复方口服避孕药还有调整月经周期的作用。

(1)复方甲地孕酮片:又称避孕片 2 号,每片含甲地孕酮 1 mg、炔雌醇 35 μg。治疗方案:从月经周期的第 3～5 天开始每天服用 1 片,连服 21 d 后等待月经来潮。

(2)复方去氧孕烯片:为短效复方口服避孕药,每片复方去氧孕烯片含去氧孕烯 150 μg、炔雌醇 30 μg。治疗方案:从月经周期的第 3～5 天开始每天服用 1 片,连服 21 d 后等待月经来潮。

(3)环丙孕酮/炔雌醇:为短效复方口服避孕药,每片环丙孕酮/炔雌醇含环丙孕酮 2 mg、炔雌醇 35 μg。由于环丙孕酮具有很强的抗雄激素活性,因此环丙孕酮/炔雌醇除了能通过抑制LH 的分泌来治疗高雄激素血症外,还能通过环丙孕酮直接对抗雄激素来治疗高雄激素血症。总的来讲,环丙孕酮/炔雌醇的疗效优于复方甲地孕酮片和复方去氧孕烯片。治疗方案:从月经周期的第 3～5 d 开始每天服用 1 片,连服 21 d 后等待月经来潮。

3.地塞米松

地塞米松为人工合成的长效糖皮质激素制剂,它对下丘脑-垂体-肾上腺皮质轴有负反馈抑制作用,对肾上腺皮质雄激素的分泌有抑制作用。如果患者体内的 DHEAS 水平升高,提示肾上腺皮质来源的雄激素增多,可给予地塞米松治疗。一般情况下较少使用地塞米松,往往在氯米芬疗效欠佳且 DHEAS 升高时才使用地塞米松。方法:地塞米松 0.5～0.75 mg/d。一旦确诊怀孕,应立即停用地塞米松。为了避免肾上腺皮质功能受到抑制,地塞米松治疗时间一般不超过3个月。

4.非那雄胺

非那雄胺是 20 世纪 90 年代研制开发的新一类 Ⅱ 型 5α-还原酶抑制剂,其结构与睾酮相似,临床上主要用于治疗前列腺疾病,近年也开始用于治疗女性高雄激素血症。非那雄胺每片 5 mg,治疗前列腺增生时的剂量是 5 mg/d,女性用药的剂量需要摸索。

5.氟他胺

氟他胺为非类固醇类雄激素受体拮抗剂。临床证据表明,其抗高雄激素血症的疗效不亚于螺内酯。用法:氟他胺每次 250 mg,每天 1～3 次。抗雄激素治疗 1～2 个月后痤疮体征就会得到改善,6～12 个月后多毛体征得到改善。在治疗高雄激素血症时,一般至少治疗 6 个月才停药。在高雄激素血症改善后,改用孕激素疗法。患者往往在停止抗高雄激素血症治疗一段时间后又复发,复发后可以再选用抗高雄激素疗法。有学者认为没有必要在高雄激素血症缓解后仍长期使用抗高雄激素疗法。

(三)治疗高胰岛素血症

1.控制体重

对肥胖患者来说,治疗高胰岛素血症首选控制体重。控制体重的关键是减少饮食和适当增加体育锻炼。

2.二甲双胍

二甲双胍能抑制肝糖原的合成,提高周围组织对胰岛素的敏感性,从而减少胰岛素的分泌。降低血胰岛素水平,是目前用于改善胰岛素抵抗最常见的药物。由于 PCOS 中胰岛素抵抗的发生率较高,因此从 20 世纪 90 年代以来二甲双胍越来越普遍地用于治疗 PCOS。治疗方案:二甲双胍 250～500 mg,每天 3 次,口服。部分患者服用后有恶心、呕吐、腹胀或腹泻不适,继续服药 1～2 周后症状会减轻或消失,少部分患者会因无法耐受该药而终止治疗。

许多研究均报道二甲双胍能通过改善胰岛素抵抗来降低雄激素水平,促进排卵。因此,许多学者在联合使用二甲双胍和氯米芬治疗耐氯米芬的 PCOS 患者时取得了很好的疗效。可是,在对 1966－2002 年发表的有关文献分析后却发现,根据当时的资料无法确定二甲双胍治疗 PCOS 不孕症的疗效。二甲双胍也可用于无生育要求的育龄期 PCOS 患者,研究报道胰岛素抵抗和高雄激素血症可因此得到改善。无胰岛素抵抗的育龄期 PCOS 患者可否使用二甲双胍,尚有待进一步的研究。

青春期 PCOS 患者可否使用二甲双胍治疗,目前还存在很大的争议。理论上讲,二甲双胍能改善胰岛素抵抗,减少糖尿病和心血管疾病的发生率。可是糖尿病和心血管疾病多发生在40 岁以后,青春期 PCOS 患者使用二甲双胍治疗 20 年(或以上)是否安全,根据目前的文献无法回答该问题。间断或短期使用二甲双胍与不使用二甲双胍有何区别一,目前也不清楚。

3.罗格列酮

该药为噻唑烷二酮类药物,其主要功能是改善胰岛素抵抗,因此被称为胰岛素增敏剂。用法:罗格列酮2~8 mg/d。其疗效优于二甲双胍。罗格列酮可能有肝毒性作用,因此在使用期间应严密随访肝功能。目前,在治疗胰岛素抵抗时往往首选二甲双胍,如果二甲双胍疗效欠佳,则加用罗格列酮。对重度胰岛素抵抗,开始时就可以联合使用二甲双胍和罗格列酮。

改善胰岛素抵抗时首选饮食控制和体育锻炼,当饮食控制和体育锻炼效果不佳时才加用二甲双胍和罗格列酮。在药物治疗时应继续坚持饮食控制和体育锻炼,一旦确诊患者怀孕应停用二甲双胍或罗格列酮。

一般来说,一旦选用二甲双胍治疗,至少使用6个月。一般在使用二甲双胍6个月后对患者进行评价,如果胰岛素抵抗得到改善,则停用二甲双胍。在停药随访期间,如果再次出现明显的胰岛素抵抗,则再选用二甲双胍治疗。

(四)建立规律的月经周期

如果多毛和痤疮不严重,且又无生育要求,可采用补充激素的方式让患者定期来月经,这样可以避免将来发生子宫内膜增生或子宫内膜癌。

1.孕激素疗法

每月使用孕激素5~7 d,停药后1~7 d可有月经来潮。例如,甲羟孕酮8~12 mg,每天1次,连续服用5~7 d;甲地孕酮6~10 mg,每天1次,连续服用5~7 d。该方案适用于体内有一定雌激素水平的患者(如子宫内膜厚度≥7 mm),停药后1周左右会有月经来潮。如果撤药性出血较多,可适当延长孕激素的使用天数。

孕激素疗法的优点是使用方便,患者容易接受。如果没有特殊情况,该方案可以长期使用。在采用孕激素治疗时,如果患者出现明显的高雄激素血症的临床表现,需要改用降雄激素治疗。如果患者有生育要求,可改用促排卵治疗。

2.雌、孕激素序贯治疗

每月使用雌激素20~22 d,在使用雌激素的最后5~7 d加用孕激素。例如,戊酸雌二醇1~2 mg,每天1次,连续服用21 d;从使用戊酸雌二醇的第15 d开始加用甲羟孕酮10 mg,每天1次,连续服用7 d。停药后1~7 d有月经来潮。使用3~6个周期后可停药,观察患者下一周期有无月经自发来潮,如果有月经自发来潮可继续观察下去;如无月经自发来潮,则继续使用激素治疗。

由于许多PCOS患者体内的雌激素水平并不低,所以大多数情况下不需要采用此方案。如果患者体内雌激素水平偏低,单用孕激素治疗。患者的月经量偏少或无"月经",可以选择该方案。

3.雌、孕激素联合治疗

每月同时使用雌激素和孕激素20~22 d。例如,戊酸雌二醇1~2 mg,每天1次,连续服用21 d;在使用戊酸雌二醇的同时服用甲羟孕酮4 mg。停药后1~7 d就有月经来潮。长期使用雌、孕激素联合治疗,患者的月经会逐步减少,如果停药后无月经来潮,应首先排除妊娠可能,如果没有怀孕则说明子宫内膜生长受到抑制,此时可改用雌、孕激素序贯治疗。雌、孕激素连续治疗3~6个周期后可停药,观察下一周期有无月经自发来潮,如果有月经自发来潮则继续观察下去;如无月经自发来潮,可继续使用激素治疗。

复方口服避孕药属于雌、孕激素联合治疗。由于复方口服避孕药使用方便,治疗高雄激素血症和多囊卵巢综合征的疗效好,因此临床上在考虑雌、孕激素联合治疗时往往选择复方口服避孕药。

(五)促卵泡发育和诱发排卵

仅适用于有生育要求者。无生育要求者一般不采用此治疗方法。为提高受孕的成功率,在促排卵之前往往先治疗高雄激素血症和胰岛素抵抗,使血睾酮、LH 和胰岛素水平恢复至正常范围,增大的卵巢恢复正常,卵泡数减少。

1.氯米芬

氯米芬(克罗米酚,cc)为雌激素受体拮抗剂,它能竞争性地结合下丘脑、垂体上的雌激素受体,解除雌激素对下丘脑-垂体-卵巢轴的抑制,促进卵泡的发育。氯米芬为 PCOS 患者促卵泡发育的首选药。氯米芬治疗 PCOS 时,排卵成功率可高达 80%,但受孕率却只有 40%。目前认为受孕率低下与氯米芬拮抗雌激素对子宫内膜和宫颈的作用有关。

从月经周期的第 2～5 d 开始服用氯米芬,开始剂量为 50 mg,每天 1 次,连续服用 5 d。停药 5 d 开始进行卵泡监测。宫颈黏液评分,可了解氯米芬是否抑制宫颈黏液的分泌。超声检查,可了解卵泡发育情况和子宫内膜厚度。

一般停用氯米芬 5～10 d 内会出现直径 >10 mm 的卵泡。如果停药 10 d 还没有出现直径 >10 mm 的卵泡,则视为氯米芬无效。卵泡直径 >10 mm 时,应每 2～3 d 做一次卵泡监测。当成熟卵泡直径 >16 mm 时,肌内注射 HCG 6 000～10 000 U 诱发排卵,一般在注射 HCG 36 h 后发生排卵。

如果低剂量的氯米芬无效,下个周期可以增加剂量。氯米芬的最大剂量可以用到 200 mg/d。不过,许多医师认为没必要使用大剂量的氯米芬(>100 mg/d),有研究表明使用大剂量的氯米芬并不增加诱发排卵的成功率。当氯米芬治疗无效时,应改用 HMG＋HCG。与 HMG 治疗相比,氯米芬治疗的受孕率较低,不易引起严重的卵巢过度刺激综合征(OHSS)。

如果氯米芬抑制宫颈黏液分泌,就表现为卵泡发育与宫颈黏液不同步。此时可加用戊酸雌二醇1～2 mg/d,以改善宫颈黏液。部分患者的宫颈黏液因此得到改善,但是也有许多患者无效。如果无效,则采用人工授精。肌内注射 HCG 前停用戊酸雌二醇。

如果氯米芬抑制子宫内膜的生长,就表现为卵泡发育与子宫内膜的厚度不一致。此时也可加用戊酸雌二醇 2 mg/d,以刺激内膜生长。但是该治疗方法往往无效。临床上如果出现氯米芬抑制内膜生长的情况,往往改用其他药物治疗,如 HMG 等。对诊断为氯米芬抵抗的患者来说,加用地塞米松或二甲双胍可能有效。许多报道发现地塞米松或二甲双胍,尤其是二甲双胍,能提高氯米芬治疗的成功率。

氯米芬的不良反应有多胎和卵巢过度刺激。一般来说,氯米芬很少引起严重的卵巢过度刺激综合征,所以还是很安全的。

2.他莫昔芬

他莫昔芬与氯米芬一样也是雌激素受体拮抗剂,其作用机制与氯米芬相似,也是通过解除雌激素对下丘脑-垂体-卵巢轴的抑制,促进卵泡的发育。临床上较少使用他莫昔芬。从月经周期的第 2～5 d 开始服用他莫昔芬 20～40 mg,每天 1 次,连续服用 5 d。用药过程中需监测卵泡的发育。当成熟卵泡的直径达到 18～20 mm 时,肌内注射 HCG 6 000～10 000 U,36 h 后发生排卵。

他莫昔芬也可以抑制宫颈黏液的分泌和子宫内膜的生长。如果出现这些情况,可以参考氯米芬的处理方法。

3.来曲唑

来曲唑是第 3 代非类固醇芳香化酶抑制剂,临床上主要用于治疗乳腺癌,近年来也开始用于诱发排卵的治疗。来曲唑能抑制雌激素的合成,减轻雌激素对下丘脑-垂体-卵巢轴的抑制作用,这是来曲唑诱发排卵的机制。用法:从月经周期的第 2~4 d 开始服用来曲唑 2.5~7.5 mg,每天 1 次,连续服用 5 d。用药过程中需监测卵泡的发育。当成熟卵泡的直径达到 18~20 mm 时,肌内注射 HCG 6 000~10 000 U,36 h后发生排卵。

有研究表明来曲唑诱发排卵的成功率优于氯米芬。另外,来曲唑没有对抗宫颈和子宫内膜的缺点。由于来曲唑半衰期短,因此有作者推测它可能对胎儿无不利影响。来曲唑用于诱发排卵的时间还很短,远期不良反应还有待于进一步的观察。

由于来曲唑治疗的资料还很少,因此临床上应慎用。

4.人绝经期促性腺激素(HMG)

该药是从绝经妇女的尿液中提取的,每支含 FSH 和 LH 各 75 U,适用于氯米芬治疗无效的患者。

从月经周期的第 2~5 d 开始每天肌内注射 HMG,起步剂量是 1 支/天,治疗期间必须监测卵泡发育的情况。一般在使用 3~5 d 后做第一次超声监测,如果卵泡直径>10 mm,应缩短卵泡监测间隔时间。当 B 超提示优势卵泡直径达 16~20 mm 时,停用 HMG,肌内注射 HCG 5 000~10 000 U,48 h 后复查 B 超了解是否排卵。

如果卵泡持续 1 周不增大,则增加剂量至 2 支/天。如果治疗 2 周还没有优势卵泡出现,应考虑该周期治疗失败。

HMG 治疗的并发症有卵巢过度刺激综合征(OHSS)和多胎妊娠。严重的 OHSS 可危及患者的生命,因此在使用 HMG 时应严密监测卵泡的发育,一旦发现有 OHSS 的征象,应立即采取适当的措施。当超声检查发现一侧卵巢有 3 个以上直径>14 mm 的优势卵泡或卵巢直径>5 cm 时容易发生严重的 OHSS,此时应建议患者放弃使用 HCG。在采用雌激素测定监测卵泡发育时,雌二醇浓度>2 000 pg/mL 提示有发生 OHSS 的可能。

HMG+FSH 治疗可能对减少 OHSS 的发生有帮助。由于患者不同,具体用法也不相同。临床上应根据卵泡监测的结果调整剂量。

在使用 HMG 治疗前,如果发现卵巢体积大、卵泡数多,可以先用环丙孕酮/炔雌醇或 GnRHa 治疗,待卵巢体积缩小后,再给予促排卵治疗。

使用药物怀孕的患者常有黄体功能不全,因此一旦确诊怀孕,立即给予黄体酮或 HCG 肌内注射。用法:黄体酮 20~40 mg/d 或 HCG 1 000~2 000 U/d。有卵巢过度刺激的患者,不宜采用 HCG 保胎。

5.体外受精-胚胎移植术(IVF-ET)

当患者经上述治疗仍达不到怀孕目的时,可以选择 IVF-ET。

6.未成熟卵泡体外培养

近年来,未成熟卵泡体外培养也开始用于治疗 PCOS 引起的不孕,该方法的优点是可以避免 OHSS。

(六)手术治疗

由于手术疗效有限,因此近年来不主张手术治疗。手术治疗仅限于迫切要求生育且要求手术治疗的患者。在手术治疗后的 3~6 个月,由于卵泡液的丢失,卵巢局部雄激素水平有所降低,所以患者可能有自发排卵。手术 6 个月后,卵巢局部雄激素水平又恢复至手术前水平,卵泡发育及排卵存在障碍,此时患者很难自然怀孕。

1.腹腔镜下行皮质内卵泡穿刺及多点活检

术中注意避免过多使用电凝,否则会灼伤周围组织,从而影响卵巢的功能,引起卵巢早衰。

2.经腹卵巢楔形切除术

此法是最早用于多囊卵巢的手术方法,由于术后输卵管、卵巢周围的粘连率高,近年来已被腹腔镜手术所替代。本手术楔形切除的卵巢组织不应大于原卵巢组织的 1/3,以免引起卵巢早衰。

(李　涓)

第六节　卵巢过度刺激综合征

卵巢过度刺激综合征(ovarian hyperstimulation syndrome,OHSS)是一种以促排卵为目的而进行卵巢刺激时,特别在体外受精(IVF)辅助生育技术中,所发生的医源性疾病,是辅助生殖技术最常见且最具潜在危险的并发症,严重时可危及生命,偶有死亡病例报道。

OHSS 为自限性疾病,多发生于超促排卵周期中的黄体期与早妊娠期,发病与 HCG 的应用密不可分。按发病时间分为早发型与晚发型两种;早发型多发生于 HCG 应用后的 3～9 d,其病情严重程度与卵泡数目、E_2 水平有关。如无妊娠,10 d 后缓解,如妊娠则病情加重。晚发型多发生于 HCG 应用后10～17 d,与妊娠尤其是多胎妊娠有关。

一、流行病学

大多数 OHSS 病例的发生与应用促性腺激素进行卵巢刺激有关,尤其发生在体外受精助孕技术应用促性腺激素进行卵巢刺激后;也有病例在应用克罗米芬后被观察到;非常个别的病例报道发生在未行卵巢刺激而自然受孕的早孕期,称为自发性 OHSS。

(一)OHSS 的高危因素

OHSS 的高危因素包括原发性高危因素和继发性高因素。

1.原发性高危因素

(1)年龄＜35 岁。

(2)身体瘦弱。

(3)PCOS 患者或 B 超下卵巢表现为"项链"征的患者。

(4)既往有 OHSS 病史。

2.继发性高危因素

(1)血 E_2＞3 000 pg/mL。

(2)取卵日卵泡数＞20 个。

(3)应用 HCG 诱导排卵与黄体支持。

(4)妊娠。

（二）发病率

OHSS发病率的不同依赖于患者因素、监测方法与治疗措施。轻度20%~33%；中度3%~6%；重度0.1%~2%。轻度病例的发生在用促性腺激素进行控制性卵巢刺激的IVF中将近30%或更多，但由于症状与体征的温和往往不被认识。通常IVF中少于5%的患者将可能发展为中度症状，1%患者将发展为重度症状。妊娠患者的发病率是非妊娠患者的4倍。

二、病理生理学

OHSS是在促排卵后卵泡过度反应的结果，但发生在黄体期LH峰后或外源性HCG应用后。其严重性与持续时间因为应用外源性HCG进行黄体支持及内源性HCG水平的升高而加重与延长。其病理生理机制于1983年由Haning等首次提出，现已认为促排卵后卵巢内生成一种或几种由黄体颗粒细胞分泌的血管活性因子，其释放入血，可以引起血管通透性升高、液体渗出，导致第三腔隙液体积聚，从而形成胸腔积液、腹水，继而导致血液浓缩与血容量减少，甚至血栓形成（图3-4）。

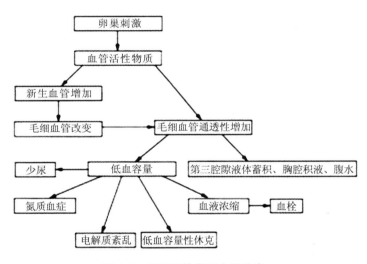

图3-4 OHSS的病理生理改变

可能参与OHSS病理生理的因子目前研究认为有肾素-血管紧张素系统（RAS）中的活性肾素与血管紧张素Ⅱ、血管内皮生长因子（VEGF）、其他细胞因子家族与内皮素等。这些因子较多文献报道参与了卵泡与黄体生成的正常生理过程。促排卵后过多卵泡被刺激生长，HCG应用后形成的黄体使这些血管活性因子生成量增加，它们直接或间接进入血循环甚至腹腔，引起广泛的血管内皮通透性增加从而形成胸腔积液与腹水，偶有严重者发生心包积液、全身水肿。胸腔、腹腔穿刺后这些物质的减少有助于毛细血管通透性的降低，临床上可改善病情。

文献报道表明血管紧张素Ⅱ在OHSS患者的血清、卵泡液中含量比促排卵未发生OHSS者显著升高，并且随着病情好转明显降低；免疫组化显示排卵前卵泡的颗粒细胞与黄体细胞内均存在血管紧张素Ⅱ与其两型受体AT₁、AT₂；动物实验中应用ACEI阻断血管紧张素Ⅱ生成，降低了OHSS的发生率。因此我们的研究提示卵巢内RAS以自分泌的形式引起或参与了OHSS的发病。

与OHSS发生的相关因子还包括VEGF。过多的VEGF引起的血管过度新生导致血管通透性增加。颗粒细胞生成的 VEGF 可被 HCG 升高调节,血与腹水中非结合性 VEGF 的水平随 OHSS 的发展而升高,因此有作者认为非结合性 VEGF 的水平与 OHSS 的严重性相关。VEGF 的作用是通过 VEGFR-2 完成的,动物实验中应用 VEGFR-2 的特异抗体(SU5416)可以阻断 VEGFR-2 的细胞内磷酸化而致血管通透性降低,从而抑制 OHSS 的发展。

家族自发性 OHSS 可能是由于 FSH 受体的变异,导致其对 HCG 的过度敏感所致,因此本病多在同一患者重复发生,或同一家族中多人发病。发病与妊娠相关,其中最多一例患者 6 次妊娠均发病。与医源性 OHSS 不同,其发病时间多在妊娠 8～14 周,亦即内源性 HCG 升高之后,作用于变异的 FSH 受体,引发卵巢内窦卵泡生长发育,之后 HCG 又作用于 LH 受体,而致卵泡黄素化,启动 OHSS 的病理生理过程。

三、对母儿的影响

（一）OHSS 与妊娠

1.OHSS 对妊娠率的影响

OHSS 的发生与妊娠密切相关,妊娠是晚发型 OHSS 的发病因素之一,因此在 OHSS 人群妊娠率往往高于非 OHSS 人群。有资料显示 OHSS 患者妊娠率约 82.8%,明显高于非 OHSS 人群 32.5%,符合 OHSS 的发病患者群的倾向性。但是对于早发型 OHSS 对移植后是否影响胚胎着床一直存在争议。有学者认为 OHSS 患者中过高的 E_2 水平以及 P/E_2 比例的改变,尤其是后者对内膜的容受性产生影响,从而降低妊娠率;过高的细胞因子如 IL-6 也将降低妊娠率;OHSS 患者的卵子与胚胎质量较非 OHSS 患者差,从而影响妊娠率;但也有研究发现相反结论:OHSS 妊娠患者与未妊娠患者相比 E_2 水平反而略高;OHSS 患者虽高质量卵子比例低于非 OHSS 患者,但因其获卵数多,最终高质量胚胎数与非 OHSS 患者无差异。而也有学者观察到早发型 OHSS 患者移植后的妊娠率为 60.5%,较非 OHSS 人群 32.5% 的妊娠率高,支持后者观点。

2.妊娠对 OHSS 的影响

有研究发现妊娠与晚发型 OHSS 密切相关,并影响了 OHSS 病程的长短;妊娠与病情轻重虽无显著性相关,但病情重者与多次腹腔穿刺患者均为妊娠患者,进一步说明了妊娠影响了 OHSS 病情的发展与转归。

（二）中重度 OHSS 对孕期流产的影响

中重度 OHSS 是否会增加妊娠流产率,文献报道较少。多数研究认为过高的 E_2 水平,血管活性因子包括肾素-血管紧张素、细胞因子、前列腺素水平改变,以及 OHSS 病程中的血流动力学变化、血液浓缩、低氧血症、肝肾功能异常等,都将增加早期妊娠流产率。有学者对同期 OHSS 与非 OHSS 患者进行了对比分析,两组总体流产率(早期流产＋晚期流产)相近,分别为 16.9% 与 18.7%,与 Mathur 的结果相同。我们同时观察到妊娠丢失与患者的继发妊娠所致病情加重、病程延长有一定的相关性,但并未改变总体流产率。这一点可能与我们在发病早期就积极进行扩容治疗有关,扩容后改变了原先的血液浓缩状态,甚至降低了妊娠期的血液浓缩状态,减轻了因高凝状态、低氧血症等对妊娠的不良影响,因此中度、病程短的患者妊娠丢失率降低,而病情越重、病程越长,引起的血液改变、肝功能转氨酶升高等持续时间延长,相应地增加了妊娠丢失。

（三）中重度 OHSS 对远期妊娠的影响

有文献报道 OHSS 患者因血液浓缩,血栓素与肾素-血管紧张素水平升高,孕期并发症如子病前期与妊娠期糖尿病的发生率升高;但 Wiser 的研究显示 OHSS 患者中子痫前期与妊娠期糖尿病的发病率与对照组无差异。也有研究发现妊娠期并发症包括妊娠期高血压(PIH)、妊娠期糖尿病(GDM)与前置胎盘的发病率略高于对照组,但无统计学差异,支持后者观点;且与对照组相比正常分娩比例、出生缺陷率相同;早产与低体重儿比例略高于对照组,但无统计学差异,这点可能与 OHSS 组双胎率略高有关;发病早晚、病情轻重、病程长短也均未影响早产率与低体重儿比例,而双胎与早产、双胎与低体重儿均显著性相关,此结果与常规妊娠结局相同。因此,我们认为 OHSS 的发生并未影响远期的妊娠发展,未增加妊娠期并发症,对妊娠的分娩结局(包括早产率与低体重儿率)也未产生不良影响。

四、临床表现

(一)胃肠道症状
轻度患者可有恶心、呕吐、腹泻,因卵巢增大与腹水增多腹胀逐渐加重。

(二)腹水
腹胀加重,腹部膨隆,难以平卧;腹壁紧绷即称为张力性腹水,有腹痛感;膈肌被压迫上抬可出现呼吸困难。

(三)胸腔积液
多数单独发生,30%患者合并有腹水;胸腔积液可单侧或双侧发生;表现为咳嗽,胸腔积液加重致肺组织萎缩出现呼吸困难。

(四)呼吸系统症状
胸腔积液与大量腹水可致胸闷、憋气、呼吸困难;发生肺栓塞或成人呼吸窘迫综合征(ARDS)时出现呼吸困难,并有低氧血症。

(五)外阴水肿
张力性腹水致腹部压力增大,特别是久坐或久立后,压迫下腔血管使其回流受阻,甚至引起整个大阴唇水肿。

(六)肝功能异常
液体渗出可致肝水肿,约25%患者出现肝酶升高,AST↑,ALT↑,ALP 往往处于正常值上限,肝酶升高水平与 OHSS 病情轻重相关,并随病情的好转恢复正常。

(七)肾功能异常
血容量减少或因大量腹水致腹腔压力增大,导致肾灌注减少,出现少尿、低钠血症、高钾血症与酸中毒,严重时出现 BUN↑,Cr↑,也随病情好转恢复正常。

(八)电解质紊乱
液体渗出同时入量不足,出现少尿甚至无尿;另外,可能出现低钠、高钾血症或酸中毒表现。

(九)低血容量性休克
液体渗出至第三腔隙,血容量减少可发生低血容量性休克。

(十)血栓
发病率在重度 OHSS 患者中约占10%,多发生于下肢、脑、心脏与肺,出现相应部位症状,发病时间甚至出现在 OHSS 好转后的数周。血栓形成是 OHSS 没有得到及时正确的治疗而发生的极严重后果,危及患者生命,甚至可留下永久性后遗症,必须予以积极防治。

OHSS 具有自限性,如未妊娠它将在月经来潮时随着黄体溶解自然恢复。表现为腹水的进

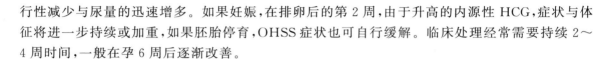

行性减少与尿量的迅速增多。如果妊娠,在排卵后的第 2 周,由于升高的内源性 HCG,症状与体征将进一步持续或加重,如果胚胎停育,OHSS 症状也可自行缓解。临床处理经常需要持续 2～4 周时间,一般在孕 6 周后逐渐改善。

五、诊断

依据促排卵史、症状与体征,结合 B 超下腹水深度与卵巢大小的测量,检测血细胞比容(Hct)、WBC、电解质、肝功能、肾功能等,以诊断 OHSS 及其分度,并确定病情严重程度。

六、临床分级

1989 年 Golan 等根据临床症状、体征、B 超以及实验室检查将其分为轻、中、重三度及 5 个级别(表 3-10)。

表 3-10　OHSS 的 Golan 分级

	轻	中	重
Ⅰ	仅有腹胀及不适		
Ⅱ	Ⅰ＋恶心、呕吐,腹泻,卵巢增大(5～12 cm)		
Ⅲ		Ⅱ＋B 超下有腹水	
Ⅳ			Ⅲ＋临床诊断胸腔积液/腹水,呼吸困难
Ⅴ			Ⅳ＋低血容量改变,血液浓缩,血液黏度增加,凝血异常,肾血流减少,少尿、肾功能异常,低血容量休克

Navot 等于 1992 年又将重度 OHSS 分为严重与危重 2 组,其依据更为重视实验室检查(表 3-11)。

表 3-11　OHSS 的 Navot 分级

重度症状	严重	危重
卵巢增大	≥12 cm	≥12 cm
腹水、呼吸困难	大量腹水,伴或不伴呼吸困难	大量腹水致腹部胀痛,伴或不伴呼吸困难
血液浓缩	Hct＞45％,WBC＞15×10⁹/L	Hct＞55％,WBC＞25×10⁹/L
少尿	少尿	少尿
血肌酐	0～133 μmol/L	≥141.4 μmd/L
重度症状	严重	危重
肌酐清除率	≥50 mL/min	＜50 mL/min
低蛋白血症	重度	重度
	肝功能异常	肾衰竭
	全身水肿	血栓
		AIDS

2010 年 Peter Humaidan 等根据 OHSS 各项客观与主观指标将其分为轻、中、重三度,这一分度临床应用似更简便、明晰(表 3-12)。

表 3-12   OHSS 的 Peter Humaidan 分级

	轻	中	重
客观指标			
直肠窝积液	√	√	√
子宫周围积液（盆腔）		√	√
肠间隙积液			√
Hct＞45％		√a	√
WBC＞15×10⁹/L		±a	√
低尿量＜600 mL/d		±a	√
Cr＞133 μmol/L		±a	±
肝酶升高		±a	±
凝血异常			±c
胸腔积液			±c
主观指标			
腹胀	√	√	√
盆腔不适	√	√	√
呼吸困难	±b	±b	√
急性疼痛	±b	±b	±b
恶心、呕吐	±	±	±
卵巢增大	√	√	√
妊娠	±	±	√

注释：±可有可无；a≥2 次，住院；b≥1 次，住院；c≥1 次，加强监护

七、治疗

（一）治疗原则

OHSS 为医源性自限性疾病，OHSS 的病情发展与体内 HCG 水平相关，未妊娠患者随着月经来潮病情好转；妊娠患者早孕期病情加重。

1.轻度 OHSS

被认为在超促排卵中几乎不可避免，患者无过多不适，可不予处理，但需避免剧烈活动以防止卵巢扭转，也应警惕长期卧床休息而致血栓。

2.中度 OHSS

可在门诊观察，记 24 h 尿量，称体质量，测腹围。鼓励患者进食，多饮水，尿量应不少于 1 000 mL/d，2 000 mL/d 以上最佳，必要时可于门诊静脉滴注扩容。

3.重度 OHSS

早期与中度 OHSS 相同，可在门诊观察与治疗，适时监测血常规、电解质与肝功能、肾功能，静脉滴注扩容液体，必要时行腹腔穿刺；病情加重后应住院治疗。

（1）住院指征：①严重的腹痛与腹膜刺激征；②严重的恶心呕吐，以致影响每天食水摄入；③严重少尿（＜30 mL/h）甚至无尿；④张力性腹水；⑤呼吸困难或急促；⑥低血压、头昏眼花或晕厥；⑦电解质紊乱（低钠，血钠＜135 mmol/L；高钾，血钾＞5.5 mmol/L）；⑧血液浓缩（Hct＞45％，WBC＞15×10⁹/L）；⑨肝功能异常。

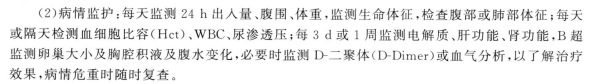

(2)病情监护:每天监测 24 h 出入量、腹围、体重,监测生命体征,检查腹部或肺部体征;每天或隔天检测血细胞比容(Hct)、WBC、尿渗透压;每 3 d 或 1 周监测电解质、肝功能、肾功能,B 超监测卵巢大小及胸腔积液及腹水变化,必要时监测 D-二聚体(D-Dimer)或血气分析,以了解治疗效果,病情危重时随时复查。

(二)治疗方法

1.扩容

OHSS 因液体外渗第三腔隙致血液浓缩,扩容是最主要的治疗。扩容液体包括晶体液与胶体液。晶体液可选用 5%葡萄糖、10%葡萄糖、5%葡萄糖盐水或乳酸林格液,但避免使用盐林格液;一般晶体液用量 500～1 500 mL。只用晶体液不能维持体液平衡,因此需加用胶体液,如清蛋白、羟乙基淀粉注射液(贺斯)、低分子右旋糖酐、冰冻血浆等胶体液扩容。

(1)清蛋白:为低分子量蛋白质,由肝产生,75%的胶体渗透压由其维持,50 g 的清蛋白可以使大约800 mL 液体 15 min 内回流至血循环中;同时可以结合并运送大分子物质如一些激素、脂肪酸、药物等,以减少血中血管活性物质的生物浓度。OHSS 患者因液体外渗,血中清蛋白浓度降低,因此最初选用清蛋白作为扩容药物,可用 10～20 g/d 静脉滴注,如病情加重,最大剂量可用至 50 g/d。但因清蛋白为血液制品,有传播病毒等风险,现在临床应用已严格控制,因此仅用于低蛋白血症的患者。

(2)羟乙基淀粉:平均分子量为 200 000,半衰期大于 12 h,可有效降低血液黏度、血细胞比容,减少红细胞聚集;因其为糖原结构,在肝内分解,因此不影响肝肾功能,并可显著改善肌酐清除率;因无抗原性,是血浆代用品中变态反应率最低的一种。静脉滴注剂量为 500～1 000 mL/d,应缓慢静脉滴注以避免肺部充血。因其价格低于清蛋白,且为非血液制品,现已作为中重度 OHSS 时首选扩容药物。

(3)低分子右旋糖酐:可以增加肾灌注量、尿量,降低血液黏滞度,改善微循环,防止血栓形成。但低分子右旋糖酐有降低血小板黏附的作用,有出血倾向者禁用,个别患者存在变态反应,且有临床死亡病例报道,因此临床使用应慎重,一般应用剂量为 500 mL/d。

2.保肝治疗

肝酶升高者需用保肝药物治疗,轻度升高者可用葡醛内酯 400～600 mg/d、维生素 C 2～3 g/d 静脉滴注;肝酶升高,ALT＞100 U/L 时,可加用注射用还原型谷胱甘肽钠(古拉定)0.6～1.2 g/d 静脉滴注。经治疗后肝功能一般不会进一步恶化,并随 OHSS 症状的好转而恢复。

3.胸腔、腹腔穿刺

适应证:①中等量以上胸腔积液伴明显呼吸困难。②重度腹水伴呼吸困难。③纠正血液浓缩后仍少尿(＜30 mL/h)。④张力性腹水。但是在有腹腔内出血或血流动力学不稳定的情况下禁忌腹腔穿刺;腹腔穿刺放水可采用经腹与经阴道两途径,一般多采用经腹途径。穿刺应在扩容后进行,要在 B 超定位下施行,避免损伤增大的卵巢。穿刺不仅可以减少腹腔压力,增加肾血流灌注,从而增加尿量。同时减少了与发病相关的血管活性因子而缩短病程,腹水慢放至不能留出为止,有研究表明最多曾放至约 6 000 mL;穿刺后症状明显缓解,且不增加流产率。有学者认为穿刺后临床治疗效果好于扩容效果,故建议适应证适宜时尽早穿刺。

4.多巴胺

肾衰竭或扩容并腹腔穿刺后仍少尿的患者可应用低剂量多巴胺静脉滴注,用法为多巴胺20 mg＋5%葡萄糖 250 mL 静脉滴注,速度为 0.18 mg/(kg·h)(不影响血压和心率),同时监测中心静脉压、肺楔压。但应注意的是大剂量多巴胺静脉滴注作用于α受体,有收缩外周血管作用;而低剂量多巴胺作用于β₁受体与DA受体,具有扩血管作用,特别是直接扩张肾血管,增加肾血流,同时抑制醛固酮释放,减少肾小管上皮细胞对水钠的重吸收,从而起到排钠利尿的作用。

有文献报道口服多卡巴胺750 mg/8 h,临床症状与腹水逐渐好转。也有人曾于腹腔穿刺时于腹腔内应用多巴胺,同样起到增加尿量作用。

5.利尿剂

已达到血液稀释仍少尿(Hct<38%)的患者可静脉应用呋塞米20 mg。血液浓缩、低血容量、低钠血症时禁用。过早、过多应用利尿剂,将加重血液浓缩与低血容量而致血栓,视为禁忌。

6.肝素

个人或家族血栓史或确诊血栓者可静脉应用肝素5 000 U/12 h,另外也有学者认为48 h扩容后仍不能纠正血液高凝状态,也应该静脉滴注肝素。如妊娠则肝素用至早孕末,或依赖于OHSS病程及高危因素的存在与否。为了防止血栓栓塞综合征,对于各种原因需制动的患者,可以应用低剂量阿司匹林,但是腹腔穿刺时有出血风险。

7.卵巢囊肿抽吸

B超下抽吸卵巢囊肿可以减少卵巢内血管活性物质的生成,但有引起囊肿破裂、出血可能,因此原则上不建议囊肿抽吸。促排卵后多个卵泡未破裂但妊娠的患者,如病情危重,卵巢>12 cm,放腹水后病情无改善时,可行B超指引下卵巢囊肿抽吸,术后应严密观察有无腹腔内出血征象。

8.终止妊娠

合并严重并发症,如血栓、ARDS、肾衰竭或多脏器衰竭,在持续扩容并反复多次放腹水后仍不能缓解症状时,也可考虑终止妊娠。终止妊娠是OHSS不得已而行的有效治疗方法,随着HCG的下降,OHSS症状迅速好转。终止妊娠的方法首选人工流产术,同时应监测中心静脉压、肺楔压、尿量、血肌酐,以及肌酐清除率、血气分析。

八、预防

(一)个体化刺激方案

首先确认OHSS高危人群。对于瘦小、年轻、有PCO卵巢表现的患者,以及既往发生过OHSS的高危人群,在刺激方案上应慎重。对于PCO患者多采用r-FSH 75～150 U起始,同时可用去氧孕烯炔雌醇片(妈富隆)等避孕药物抑制卵巢反应性。促排卵后一定要B超监测卵泡生长,并应根据个体对药物的敏感性不同及时调整药物剂量。需注意长方案、短方案与拮抗剂方案都可能发生OHSS,即使氯米芬促排卵也有可能。

(二)HCG的应用

因OHSS与HCG密切相关,故HCG的应用与否、应用剂量及使用时间与OHSS的发生密切相关。

1.不用HCG促卵子成熟

在高危人群中不用HCG,可抑制排卵与卵泡黄素化,避免OHSS的发生;但是未应用GnRH激动剂降调节的患者,停用HCG并不能避免自发性LH峰的出现,不能完全防止OHSS的发生。

2.减少 HCG 量

HCG 剂量减至 5 000 U 甚至 3 000 U,与 10 000 U 相同,均可达到促卵泡成熟效果,并可减少 OHSS 的发病率并减轻病情,但不能完全避免 OHSS 的发生。

3.GnRHa 替代 HCG 促排卵

对未用 GnRH 激动剂降调节患者,或应用 GnRH 拮抗剂的患者,可用短效 GnRHa 代替 HCG 激发内源性 LH 峰,促卵泡成熟。因其作用持续时间明显短于 HCG,从而减少 OHSS 的发生。但 GnRHa 有溶黄体作用,未避免临床妊娠率下降,应相应补充雌、孕激素,同时监测血中 E_2 与 P 水平,及时调整雌孕激素剂量,维持 $E_2>200$ pg/mL,P>20 ng/mL,文献报道临床妊娠率较 HCG 组无显著性降低。也有文献报道在使用 GnRHa 同时加用小剂量 HCG 1 000～2 000 U,使得临床妊娠率可不受影响。GnRHa 可用 Triptorelin(商品名达菲林)0.2～0.4 mg,或 Buserelin 200 mg×3 次。

4.Coasting

对于 OHSS 高危人群,当有 30% 卵泡直径超过 15 mm,血 $E_2>3$ 000 pg/mL,总卵泡数 >20 个时,停止促性腺激素的使用,而继用 GnRHa,此后每天测定血中 E_2 浓度,当 E_2 再次降到 3 000 pg/mL 以下时,再应用 HCG,可明显降低 OHSS 的发生率。其理论是根据 FSH 阈值学说,停用促性腺激素后,部分小卵泡因为"饥饿"而闭锁,但大卵泡生长不受影响,从而使得活性卵泡数量减少,以及生成血管活性因子的颗粒细胞数量减少,因而 OHSS 发生率降低。Coasting 的时间如过长则会影响卵母细胞质量、受精率、胚胎质量及妊娠率,因此一般不超过 3 d。

(三)GnRH 拮抗剂方案

对易发生 OHSS 高危人群,促排卵可采用 GnRH 拮抗剂方案,因为此方案可用短效 GnRHa 代替 HCG 促卵泡成熟,以降低 OHSS 发生。

(四)黄体支持

HCG 的应用增加了 OHSS 的发病率,因而对于高危人群不用 HCG 支持黄体,仅用孕激素支持黄体,可降低 OHSS 发病率。

(五)静脉应用清蛋白

对于高危患者在取卵时静脉应用有渗透活性的胶体物质可以降低 OHSS 的危险与严重程度。对于雌激素峰值达到 3 000 pg/mL 的患者,或大量中小卵泡的患者,推荐在取卵时或取卵后即刻静脉应用清蛋白(25 g)。基于 meta 分析,估计每 18 例清蛋白治疗的患者,有 1 例患者将避免 OHSS。然而对高危患者预防性应用清蛋白仍存在争议,就像关于它的花费与安全性问题存在争议一样。

(六)静脉应用贺斯

取卵后应用贺斯 500～1 000 mL 替代清蛋白静脉滴注,同样可以减少 OHSS 的发生。在我们的随机对照研究中,取卵后静脉滴注贺斯 1 000 mL×3 d,与静脉滴注清蛋白 20 g×3 d,同样起到了减少 OHSS 发病的作用。因其为非生物制品,可避免应用清蛋白所致的感染问题。

(七)选择性一侧卵泡提前抽吸术(ETFA)

应用 HCG 后 10～12 h 行选择性一侧卵泡提前抽吸,可降低 OHSS 发生率,但因结果的不确定性并不过多推荐使用。

(八)多巴胺激动剂

文献报道血管内皮生长因子(VEGF)是参与 OHSS 病理生理机制的重要血管活性因子,内皮细胞上的 VEGFR-2 是其引起血管通透性增加的作用受体;经研究证实多巴胺激动剂可以减少 VEGFR-2 酪氨酸位点的磷酸化,而磷酸化对于 VEGFR-2 的下游信号传导至关重要。因此,多巴胺激动剂通过抑制了 VEGF 的生物学活性而起到减少 OHSS 发病的作用。因此文献报道高危患者自 HCG 应用日开始使用多巴胺激动剂卡麦角林0.5 mg/d×8 d,OHSS 的发病率、腹水与血液浓缩显著性降低,而着床率与妊娠率并未受影响。

(九)二甲双胍

对于有胰岛素抵抗的 PCOS 患者,口服二甲双胍 1 500 mg/d,可以降低胰岛素与雄激素水平,相应地降低了 OHSS 发病率。

(十)腹腔镜 PCOS 患者卵巢打孔

对于 OHSS 高危的 PCOS 患者可以采用腹腔镜进行双侧卵巢打孔的方法,术后血中雄激素与 LH 水平下降,从而在超促排卵后 OHSS 的发病率得以下降,且妊娠率增加,流产率降低,打孔时应注意控制打孔操作的时间与电功率,避免过度损伤卵巢组织。

(十一)单囊胚移植

对于已有中度 OHSS 的患者可以观察到取卵后 5~6 d,如症状未加重,可行单囊胚移植,以避免多胎妊娠对 OHSS 发病的影响。

(十二)未成熟卵体外成熟培养(IVM)

此技术最早于 1991 年由 Cha 等提出并报道了妊娠个案。其将卵巢中不成熟卵母细胞取出,使之脱离高雄激素环境于体外培养,成熟后应用卵胞浆内单精子注射(ICSI)技术使之受精,从而避免了超排卵所致 OHSS 的发生。

(十三)冷冻胚胎

OHSS 高危者可冷冻胚胎,从而避免因妊娠产生的内源性 HCG 的作用,避免了晚发型 OHSS 的发生。虽然不可以完全避免早发型 OHSS 的发生,但因其避免了妊娠致病情的进一步加重,从而缩短了病程。

(王爱莲)

第七节　高催乳素血症

机体受到内外环境因素(生理性或病理性)的影响,血中催乳激素(PRL)水平升高,其升高值达到或超过 30 ng/mL 时,称高催乳素血症(HPRL)。发生高催乳素血症时,除有泌乳外常伴性功能低下,女性则有闭经不孕等表现。若临床上妇女停止授乳半年到 1 年仍有持续性溢乳,或非妊娠妇女有溢乳伴有闭经者,称闭经-溢乳综合征(AGS)。HPRL 在妇科内分泌疾患中较常见,其发病率约 29.8%(12.9%~75%)。引起催乳激素增高的原因十分复杂。

一、催乳激素的来源和内分泌调节

PRL 来源于垂体前叶分泌细胞,妊娠和产褥期此种分泌细胞占垂体 20%~40%,其余时间占 10%。下丘脑分泌多巴胺,经门脉系统进入垂体抑制 PRL 的分泌。也有人认为下丘脑分泌 PRL 抑制因子(PIF)抑制 PRL 分泌。下丘脑的促甲状腺释放激素(TRH)在促使垂体释放促甲状腺激素(TSH)的同时又能促使 PRL 的释放。5-羟色胺亦可促使 PRL 的分泌。通常 PRL 的分泌是受下丘脑的控制和调节。正常情况下,PRL 主要受下丘脑的持续性抑制控制。

二、病因

正常情况,PRL 的分泌呈脉冲式释放,其昼夜节律对乳腺的发育、泌乳和卵巢功能起重要调节作用,一旦此调节作用失衡即可引起 HPRL。

(一)生理性高催乳素血症

日常的生理活动可使 PRL 暂时性升高,如夜间睡眠(2～6 Am),妊娠期、产褥期 3～4 周,乳头受吸吮性刺激、性交、运动和应激性刺激,低血糖等均可使 PRL 有所升高,但升高幅度不会太大,持续时间不会太长,否则可能为病理状态。

(二)病理性高催乳素血症

1.下丘脑-垂体病变

垂体 PRL 腺瘤是造成高催乳素血症主要原因,一般认为大于 10 mm 为大 PRL 腺瘤,小于 10 mm 称 PRL 微腺瘤,一般说来血中 PRL 大于 250 ng/mL 者多为大腺瘤,100～250 ng/mL 多为微腺瘤。随着 CT、MRI、放免测定使 PRL 腺瘤的检出率逐年提高。微小腺瘤有时临床长期治疗观察中才能确诊。

颅底炎症、损伤、手术,空泡蝶鞍综合征,垂体柄病变、压迫等亦可引起发病。

2.原发性和(或)继发性甲状腺功能低下

由于甲状腺素分泌减少,解除了下丘脑-垂体的抑制作用,使 TRH 分泌增加,从而使 TSH 分泌增加,也刺激 PRL 分泌增加并影响卵巢与生殖功能。

(三)医源性高催乳素血症

药物治疗其他疾病时往往造成 PRL 的增高。

1.抗精神失常药物

氯丙嗪、阿米替林、丙咪嗪、舒必利、苯海索(安坦)、索拉西泮(罗拉)、奋乃静、甲丙氨酯(眠尔通)、甲氧氯普胺(灭吐灵)等,以上药物可影响多巴胺的产生,影响 PIF 的作用而导致 PRL 分泌增多。

2.甾体激素

雌激素和口服避孕药可通过对丘脑抑制 PIF 的作用或直接刺激 PRL 细胞分泌,使 PRL 升高。

3.其他药物

α-甲基多巴、利血平、苯丙胺、异烟肼、吗啡等也可使 PRL 升高。

(四)其他疾病

其他疾病亦可同时引起 PRL 的升高,例如:未分化支气管肺癌、肾上腺瘤、胚胎癌、艾迪生病、慢性肾衰竭、肝硬化、妇科手术、乳头炎、胸壁外伤、带状疱疹等。

(五)特发性闭经-溢乳综合征

此类患者与妊娠无关,临床亦查不到垂体肿瘤或其他器质性病变,许多学者认为可能系下丘脑-垂体功能紊乱,促性腺激素分泌受到抑制,而 PRL 分泌增加。其中部分病例经数年临床观察,最后发现垂体 PRL 腺瘤,故此类患者可能有无症状性潜在垂体瘤。所以对所有 HPRL 患者应定期随诊,早期发现肿瘤。

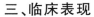

三、临床表现

(一)月经失调-闭经

当 PRL 升高超过生理水平时,则对性功能有影响,可表现为功能性出血、月经稀发以至闭经。有学者报道 PRL 小于 60 ng/mL 仅表现月经稀发,PRL 大于 60 ng/mL 易产生闭经。月经的改变可能是渐进而非急剧的变化,病早期时可能有正常排卵性月经,然后发展到虽有排卵而黄体功能不全、无排卵月经、月经稀发以至闭经。

(二)溢乳

溢乳的程度可表现不同,从挤压出一些清水或乳汁到自然分泌出不等量的乳汁。多数患者在检查乳房时挤压乳房才发现溢乳。有人报道,当 PRL 很高时则雌激素很低,而泌乳反停止,故溢乳与 PRL 水平不呈正相关。

(三)不孕/习惯性早期流产史

(1)高 PRL 血症伴无排卵,即使少数患者不闭经,但从基础体温(BBT)、宫内膜活检及孕酮测定均证实无排卵,所以常有原发不孕。

(2)高 PRL 血症伴黄体功能不全,主要表现为:①BBT 示黄体期短于 12 d,黄体期温度上升不到 0.3 ℃;②宫内膜活检显示发育迟缓;③黄体中期孕酮值小于 5 ng/mL。故高 PRL 血症患者易不孕,有习惯性早期流产史。

(四)其他表现

若发病在青春期前,第二性征不发育。成年妇女可有子宫萎缩,性功能减退,部分患者由于雌素水平低落而出现更年期症状。微小腺瘤(小于 1 cm 直径)时,很少有自觉症状,肿瘤长大向上压迫视交叉时,则有头痛、视力障碍、复视、偏盲、甚至失明等。

四、诊断

(一)病史及体格检查

重点了解月经史、婚育史、闭经和溢乳出现的始因、诱因、全身疾病史和引起 HPRL 相关的药物治疗史。查体时应注意有无肢端肥大和黏液性水肿。妇科检查了解性器官和性征有无萎缩或器质性病变。乳房检查注意乳房发育、形态、有无肿块、炎症、观察溢乳(多用双手轻挤压乳房)溢出物性状和数量。

(二)内分泌检查

1.PRL 的测定

取血前患者至少 1 个月未服用激素类药物或多巴胺拮抗剂,当天未做乳房检查,一般在晨 8~10点空腹取血,取血前静坐 0.5 h,两次测定值均不低于 30 ng/mL 为异常。药物引起的 HPRL 很少超过80 ng/mL,停药后则 PRL 恢复正常。当 PRL 大于 100 ng/mL 时应首先除外垂体瘤可能性。一般认为 PRL 值的升高与垂体瘤体积呈正相关。巨大腺瘤出血坏死时 PRL 值可不升高。需指出的是目前所用 PRL 放免药盒仅测定小分子 PRL(相对分子质量 25 000),而不能测定大/大大分子(相对分子质量5 万~10 万)PRL,故某些临床症状明显而 PRL 正常者,不能排除所谓隐匿型高催乳素血症。

2.其他相关内分泌测定

各种原发的或继发的内分泌疾病均可能与高催乳素血症有关。除测定 PRL 外应测 FSH、

LH、E_2、P,了解卵巢及垂体功能。TRH 测定除外原发性甲状腺功能低下,肾上腺功能检查和生长激素测定等。

（三）泌乳素功能试验

1.泌乳素兴奋试验

（1）促甲状腺激素释放激素试验（TRH Test）:正常妇女 1 次静脉注射 TRH $100\sim400$ μg 后,$25\sim30$ min PRL 较注药前升高 $5\sim10$ 倍,TSH 升高 2 倍,垂体瘤不升高。

（2）氯丙嗪试验:氯丙嗪促进 PRL 分泌。正常妇女肌内注射 $25\sim50$ mg 后 $60\sim90$ min 血 PRL 较用药前升高 $1\sim2$ 倍。持续 3 h,垂体瘤时不升高。

（3）灭吐灵兴奋试验:该药为多巴胺受体拮抗剂,促进 PRL 合成和释放。正常妇女静脉注射 10 mg 后 $30\sim60$ min,PRL 较注药前升高 3 倍以上。垂体瘤时不升高。

2.泌乳素抑制试验

（1）左旋多巴试验:该药为多巴胺前体物,经脱羧酶作用生成多巴胺,抑制 PRL 分泌。正常妇女口服 500 mg 后 $2\sim3$ h PRL 明显降低。垂体瘤时不降低。

（2）溴隐亭试验:该药为多巴胺受体激动剂,强力抑制 PRL 合成和释放。正常妇女口服 $2.5\sim5$ mg 后 $2\sim4$ h PRL 下降达到 50%,持续 $20\sim30$ h,特发性 HPRL 和 PRL 腺瘤时下降明显。

（四）医学影像学检查

1.蝶鞍断层扫描

正常妇女蝶鞍前后径小于 17 mm、深度小于 13 mm、面积小于 130 mm^2,若出现以下现象应做 CT 或 MRI 检查:①蝶鞍风船状扩大;②双蝶底或重像;③鞍内高/低密度区或不均质;④平面变形;⑤鞍上钙化灶;⑥前后床突骨质疏松或鞍内空泡样变;⑦骨质破坏。

2.CT 和 MRI 扫描

可进一步确定颅内病灶定位和放射测量。

3.各种颅内造影

各种颅内造影包括海绵窦造影,气脑造影和脑血管造影。

（五）眼科检查

明确颅内病变压迫现象,包括视力、眼压、眼底检查等。

五、治疗

针对病因不同,治疗目的不同,合理选择药物和手术方式等。

（一）病因治疗

若病因是由原发性甲状腺功能低下引起的 HPRL,可用甲状腺素替代疗法。由药物引起者,停药后一般短期 PRL 可自然恢复正常,如停药后半年 PRL 仍未恢复,再采用药物治疗。

（二）药物治疗

1.溴隐亭

溴隐亭为治疗高 PRL 血症的首选药物,它是麦角生物碱的衍生物,多巴胺受体激动剂,直接作用于下丘脑和垂体,抑制 PRL 合成与分泌,且抑制垂体瘤的生长使肿瘤缩小或消失。用药方法较多,一般先每天2.5 mg,$5\sim7$ d,若无不良反应可增加到 $5\sim7.5$ mg/d(分 $2\sim3$ 次服),根据 PRL 水平增加剂量,连续治疗 $3\sim6$ 个月或更长时间。一般治疗 4 周左右,血 PRL 降到正常。

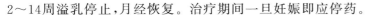

2～14周溢乳停止,月经恢复。治疗期间一旦妊娠即应停药。

不良反应:治疗初期有恶心、头痛、眩晕、腹痛、便秘、腹泻,有时尚可出现直立性低血压等。不良反应一般症状不重,在1～2周内自行消失。

2.溢乳停(甲磺酸硫丙麦角林)

20世纪80年代新开发的拟多巴胺药物,其药理作用和临床疗效与溴隐亭相似,但剂量小,毒副作用少,作用时间长。目前已由天津药物研究院1995年完成Ⅱ期临床研究,并开始临床试用,剂量每片50 μg。用法每天25～50 μg,1周后无不良反应加量,根据PRL水平增加剂量,直至PRL水平降至正常。

3.左旋多巴

左旋多巴在体内转化为多巴胺作用于下丘脑,抑制PRL分泌,但作用时间短,需长期服药。剂量每天0.5 mg,3次/日,连续半年。大部分患者用药后1个月恢复月经,1.5～2个月溢乳消失。此药对垂体瘤无效。

4.维生素B6可抑制泌乳

其作用机制可能是作为多巴脱羧酶的辅酶,增加下丘脑内多巴向多巴胺转化,刺激PIF作用,而抑制PRL分泌。用法为每天200～600 mg,可长期应用。

5.其他药物

长效溴隐亭(LA)注射剂每次50 mg,每天肌内注射1次,最大剂量可达100 mg。

CV205-502(苯并喹啉衍生物)是一种新的长效非麦角类多巴胺激动剂,作用时间长达24 h。剂量每天0.06～0.075 mg。

(三)促排卵治疗

对HPRL患者中无排卵和不孕者,单纯用以上药物不能恢复排卵和妊娠。因此,除用溴隐亭治疗外,应配伍促排卵药物治疗,具体方法有以下3种方式。

(1)溴隐亭-CC-HCG。

(2)溴隐亭-HMG-HCG。

(3)GnRH脉冲疗法-溴隐亭。

综合治疗,除缩短治疗的周期外并可提高排卵率和妊娠率。

(四)手术治疗

对垂体瘤患者手术切除效果良好,对微腺瘤治疗率可达85%。目前经蝶鞍显微手术切除垂体瘤安全、方便、易行,损伤正常组织少,多恢复排卵性月经。但对较大垂体瘤,因垂体肿瘤没有包膜,与正常组织界限不清,不易切除彻底,故遗留HPRL血症,多伴有垂体功能不全症状。因此有人建议对较大肿瘤术前选用溴隐亭治疗,待肿瘤缩小再手术,可提高手术疗效。如术后肿瘤切除不完全,症状未完全消除,服用溴隐亭等药物仍可获得疗效,术后出现部分垂体功能不全,PRL仍高可用HMG/HCG联合治疗,加用溴隐亭等药物,若有其他内分泌腺功能不全现象,可根据检查结果补充甲状腺素、泼尼松等。

(五)放射治疗

放射治疗适用肿瘤已扩展到蝶鞍外或手术未能切除干净术后持续PRL高水平者。方法可行深部X线、⁶⁰Co、α-粒子和质子射线治疗,同位素¹⁹⁸Au种植照射。

(六)综合疗法

综合疗法对那些HPRL合并有垂体瘤患者单纯手术或单纯放疗疗效均不满意。1988年

Chun 报道垂体瘤单纯手术、放疗、手术后加放疗,肿瘤的控制率分别为 85％、50％、93％,而平均复发时间为 3、4、4.5 年。因此,有人主张对有浸润性 PRL 大腺瘤先用溴隐亭治疗使肿瘤缩小再手术,术后加放疗,可提高肿瘤的治愈率。对溢乳闭经综合征患者,不论采用何种疗法均应定期随访检查,包括 PRL 测定和蝶鞍 X 线复查。

(姜 艳)

第八节 围绝经期综合征

围绝经期综合征是指妇女在自然绝经前后或因其他原因丧失卵巢功能,而出现一系列性激素减少所致的症状,包括自主神经功能失调的表现。

一、病因及病理生理

更年期的变化包括两个方面:一方面是卵巢功能衰退,此时期卵巢逐渐趋于排卵停止,雌激素分泌减少,体内雌激素水平低落;另一方面是机体老化,两者常交织在一起。神经血管功能不稳定的综合征主要与性激素水平下降有关,但发生机制尚未完全阐明。

二、诊断

(一)临床表现
临床表现主要根据患者的自觉症状,而无其他器质性疾病。

(1)血管舒缩综合征:潮热、面部发红、出汗,瞬息即过,反复发作。

(2)精神神经症状:情绪不稳定、易激动,自己不能控制,忧郁失眠,精力不集中等。

(3)生殖道变化:外阴与阴道萎缩,阴道干燥疼痛,外阴瘙痒。子宫萎缩、盆底松弛导致子宫脱垂及阴道膨出。

(4)尿频急或尿失禁;皮肤干燥、弹性消失;乳房萎缩、下垂。

(5)心血管系统:胆固醇、三酰甘油和致动脉粥样硬化脂蛋白增高,抗动脉粥样硬化脂蛋白降低,可能与冠心病的发生有关。

(6)全身骨骼发生骨质疏松。

(二)鉴别诊断
必须排除心血管、神经精神和泌尿生殖器各处的病变;潮热、出汗、精神症状、高血压等需与甲状腺功能亢进症和嗜铬细胞瘤相鉴别。

(三)辅助检查
(1)血激素测定:FSH 及 LH 增高、雌二醇下降。

(2)X 线检查:脊椎、股骨及掌骨可发现骨质疏松。

三、治疗

(一)一般治疗
加强卫生宣教,解除不必要的顾虑,保证劳逸结合与充分的睡眠。轻症者不必服药治疗,必要时可选用适量镇静药,如地西泮2.5～5 mg/d或氯氮䓬10～20 mg/d睡前服,谷维素 20 mg,每天 3 次。

（二）性激素治疗

绝经前主要用孕激素或雌孕激素联合调节月经异常;绝经后用替代治疗。

1.雌激素

对于子宫已切除的妇女,可单纯用妊马雌酮 0.625 mg 或 17β-雌二醇 1 mg,连续治疗 3 个月。对于存在子宫的妇女,可用尼尔雌醇片每次 5 mg,每月 1 次,症状改善后维持量 1～2 mg,每月 2 次,对稳定神经血管舒缩活动有明显的疗效,而对子宫内膜的影响少。

2.雌激素、孕激素序贯疗法

雌激素用法同上,后半期加用 7～10 d 炔诺酮,每天 2.5～5 mg;或黄体酮 6～10 mg,每天 1 次;或甲羟孕酮 4～8 mg,每天 1 次,可减少子宫内膜癌的发生率。但周期性子宫出血的发生率高。

3.雌激素、雄激素联合疗法

妊马雌酮 0.625 mg 或 17β-雌二醇 1 mg,每天 1 次,加甲睾酮 5～10 mg,每天 1 次,连用 20 d,对有抑郁型精神状态患者较好,且能减少对子宫内膜的增殖作用,但有男性化作用,而且常用雄激素有成瘾可能。

4.雌激素替代治疗应注意的几点

（1）激素替代治疗（HRT）应该是维持围绝经期和绝经后妇女健康的全部策略（包括关于饮食、运动、戒烟和限酒）中的一部分。在没有明确应用适应证时,比如雌激素不足导致的明显症状和身体反应,不建议使用 HRT。

（2）绝经后 HRT 不是一个给予女性的标准单一的疗法,HRT 必须根据临床症状,预防疾病的需要,个人及家族史,相关试验室检查,女性的偏好和期望做到个体化治疗。

（3）没有理由强制性限制 HRT 使用时限。她们也可以有几年时间中断 HRT,但绝经症状可能会持续许多年,应该给予她们最低有效的治疗剂量。是否继续 HRT 治疗取决于具有充分知情权的医患双方的审慎决定,并视患者特殊的目的或对后续的风险与收益的客观评估而定。只要女性能够获得症状的改善,并且了解自身情况及治疗可能带来的风险,就可以选择 HRT。

（4）使用 HRT 的女性应该至少 1 年进行一次临床随访,包括体格检查,更新病史和家族史,相关试验室和影像学检查,与患者进行生活方式和预防及减轻慢性病策略的讨论。

（5）总体来说,在有子宫的所有妇女中,全身系统雌激素治疗中应该加入孕激素,以防止子宫内膜增生或是内膜癌。无子宫者,无须加用孕激素。用于缓解泌尿生殖道萎缩的低剂量阴道雌激素治疗,可被全身吸收,但雌激素还达不到刺激内膜的水平,无须同时给予孕激素。

（6）乳腺癌与绝经后 HRT 的相关性程度还存在很大争议。但与 HRT 有关的可能增加的乳腺癌风险是很小的（少于每年 0.1%）,并小于由生活方式因素如肥胖、酗酒所带来的风险。

（7）禁忌证,如血栓栓塞性疾病、镰状细胞贫血、严重肝病、脑血管疾病、严重高血压等。

（姜 艳）

第九节 闭 经

闭经(amenorrhea)在临床生殖内分泌领域是一个最复杂而治疗困难的症状,可由多种原因造成。对临床医师来说,妇科内分泌学中很少有问题像闭经那样烦琐而又具有挑战性,诊断时必须考虑到一系列可能潜在的疾病和功能紊乱,其中一些可能给患者带来致病甚至致命的影响。传统上将闭经分成原发性和继发性。但因为闭经的病因和病理生理机制十分复杂,加上环境和时间的变迁,以及科技的发展,人们对闭经的认识、定义、诊断标准和治疗方案都有了较大的改变和进步。

闭经有生理性和病理性之分。青春期前、妊娠期、哺乳期、绝经后月经的停止,均属于生理性闭经。本文讨论的只是病理性闭经的问题。

一、闭经的定义和分类

(一)闭经的定义

(1)已达 14 岁尚无月经来潮,第二性征不发育者。

(2)已达 16 岁尚无月经来潮,不论其第二性征发育是否正常者。

(3)已经有月经来潮,但月经停止 3 个周期(按自身原有的周期计算)或超过 6 个月不来潮者。

(二)闭经的分类

根据月经生理的不同层面和功能,为便于对导致闭经的原因的识别和诊断,将闭经归纳为以下几类。

Ⅰ度闭经:子宫和生殖道的异常。

Ⅱ度闭经:卵巢异常。

Ⅲ度闭经:垂体前叶的异常。

Ⅳ度闭经:中枢神经系统(下丘脑)的异常。

先天性性腺发育不良在闭经中占有重要的比例。既往对于性腺衰竭导致的闭经的病因和病理生理是根据染色体和月经情况划分的,概念比较混乱且各型疾病之间有交叉和重复的内容。一般认为,原发性闭经伴 45,XO 或 45,XO/46,XX 嵌合型染色体核型异常且身材矮小者定义为 Turner 综合征,但此类核型患者中有一小部分为继发性闭经;患者如果染色体核型大致正常,身高正常但卵巢先天性未发育引起的原发性闭经,我们把其定义为先天性性腺发育不良。但该类患者可能伴有染色体的异位或微缺失;另一些患者为继发性闭经,染色体核型大致正常,卵巢曾有排卵但提前衰竭,被临床定义为卵巢早衰。实际上,这一类疾病在本质上是相同的,即性腺(卵巢)发育不良,但临床表现和闭经时间则有不同程度的差别。

二、闭经的诊断程序

(一)病史和临床表现

对闭经的诊断首先应开始于一个细致和完整的病史采集程序:神经精神方面的状况;家族遗

传史;营养情况;发育成长史;生殖道的完整性;中枢神经系统体征;还要仔细鉴别半乳糖血症的存在。

（二）经典的闭经诊断程序

多年来,对闭经的诊断有一个经典的程序。

第一步:孕激素试验＋血清促甲状腺激素测定＋血清催乳素测定。

孕激素试验的方法为:①黄体酮 20 mg,每天 1 次肌内注射,共 3 d;②微粒化黄体酮,每次 100～200 mg,每天 3 次,共 7～10 d;③地屈孕酮每次 10 mg,每天 2 次,共 7～10 d;④甲羟孕酮 8～10 mg/d,共 5～7 d。为避免不良反应最好在睡前服用。观察停药后 1 周内是否发生子宫内膜脱落造成的撤药性出血。

此步骤可以大致诊断:①孕激素试验有撤药性出血可确定卵巢、垂体、下丘脑有最低限度的功能,说明体内有一定水平的雌激素但缺少孕激素的分泌,提示卵巢内有可能有窦卵泡分泌雌激素但没有发生排卵。②PRL 水平正常说明可以基本排除由高催乳素血症引起的闭经;PRL 水平异常升高伴溢乳则提示可能存在高催乳素血症或垂体分泌 PRL 的肿瘤;如果 PRL 水平持续较高,建议行垂体影像学检查。③促甲状腺激素的异常可能反映甲状腺功能亢进或低下对月经的影响,虽然发病率较低,但是因为治疗较简单且有效,因此仍然建议作为第四步筛查。④孕激素试验有撤药性出血说明生殖道解剖正常,且子宫内膜存在一定程度的功能,女性生殖道是完整的。⑤即使内源性 E_2 足够,仍有两种情况导致孕激素撤药试验阴性,即子宫内膜蜕膜化,停用外源性孕激素后子宫内膜不会剥脱。第一种情况是子宫内膜应对高孕酮水平而蜕膜化,见于黄体期或妊娠;第二种情况即子宫内膜由于高浓度的孕激素或睾酮伴随一种特殊的肾上腺酶的不足而蜕膜化,见于雄激素过多症伴无排卵及多囊卵巢的患者,但这种临床现象并不常见。

第二步:雌孕激素试验。

雌孕激素试验的方法为:雌孕激素序贯用药一个周期（结合雌激素、天然雌激素或其他类型的雌激素,每天 1～2 mg 口服,共 20～28 d,最后 7～10 d 加口服或肌内注射黄体酮（见第 1 步）,与雌激素共用并同时停药。观察 1 周内是否有撤药性出血。

此步骤可以大致诊断:①雌孕激素试验有撤药性出血说明体内缺少雌激素分泌,雌激素分泌低下可能是卵巢功能低下所致;②雌孕激素试验无撤药性出血说明子宫或生殖道异常,有子宫内膜病变或生殖道畸形可能。

第三步:血清 FSH、LH、E_2、T、DHEA-S 水平测定。

仅对第 2 步试验有撤药性出血的闭经患者进行,用来确定内源性雌激素低下是否由于卵泡（Ⅱ度闭经）的缺陷,抑或中枢神经系统-垂体轴的（Ⅲ或Ⅳ度闭经）功能缺陷。孕激素试验阴性的闭经妇女,其 Gn 水平可能异常地偏高、偏低或正常水平。

此步骤可以大致诊断:①FSH,LH 水平升高（FSH＞20 U/L）和 E_2 水平降低,提示卵巢功能衰竭,低雌激素导致的反馈性高促性腺激素分泌;②LH/FSH 和 T 水平升高提示高雄激素血症及多囊卵巢综合征可能;③DHEA-S 明显升高提示有肾上腺来源的高雄激素血症;④FSH、LH 和 E_2 水平正常或降低（FSH 和 LH 均＜5 U/L）,提示下丘脑性或垂体性闭经。

第四步:垂体兴奋试验。

如果血清 FSH 和 LH 水平测得正常或偏低,则需要通过垂体兴奋试验来鉴别垂体或下丘脑所导致的闭经原因。方法为:LHRH 25～50 μg,静脉推注,于注射前、注射后 30 min、60 min、90 min、120 min 分别测血清 LH 和 FSH。因为 LHRH 主要刺激 LH 的分泌,也可以只测血清 LH。

此步骤可以大致诊断：鉴别下丘脑或垂体的功能异常；正常情况下 LH 和 FSH 的升高峰值在 LHRH 注射后 30 min 左右，数值升高基础值的 3 倍以上。如果 LH 和 FSH 水平没有反应、反应低下或反应延迟，均提示闭经的原因可能在垂体而非下丘脑。如果反应正常，则提示为下丘脑性的闭经。对垂体的 LH 反应延迟者，也可能因为正常垂体长期"失用"而对 LHRH 的刺激不敏感，可以反复试验几次，以激活垂体。

（三）闭经的其他诊断方法

1.B 超检查

盆腔的 B 超扫描提示子宫和内生殖器是否发育正常；子宫的大小、内膜的厚度和形态与月经的关系密切，长期雌激素低下的患者，子宫可能发育不良，也可能发生萎缩。两侧卵巢的体积和形态学是否正常，是否有优势卵泡生长，卵巢内窦卵泡数目等反映了卵巢的排卵功能和储备状况，卵巢的形态学异常与闭经的病因有关，卵巢体积增大，多个窦卵泡发育，提示高雄激素血症和多囊卵巢可能；卵巢体积小于 10 mm^3，且两侧卵巢窦卵泡总数小于 4～6 枚，提示卵巢发育不良或提早衰竭。超声应作为常规检查。

2.内镜检查

宫腔镜可以直接观察到宫腔和子宫内膜的形态，鉴别子宫内膜的厚度、色泽、子宫腔发育畸形、宫腔粘连等造成闭经的病因。腹腔镜可在直视下观察卵巢的形态、大小、排卵的痕迹等，鉴别闭经的原因。如果卵巢呈条索状形态，无卵泡和排卵证据，可提示卵巢发育不全，可伴或不伴子宫的发育不良。

3.染色体检查

所有 30 岁以下因高 Gn 水平诊断为卵巢早衰的患者，必须检查染色体核型。一些患者存在 Y 染色体嵌合现象，因为性腺（卵巢）内存在任何睾丸成分，都有形成恶性肿瘤风险，必须手术切除性腺。因为嵌合体核型（比如 46,XX/45,XO）的妇女在过早绝经之前可以有正常的青春期发育、正常月经甚至正常妊娠。有 10%～20% 的卵巢早衰或先天性性腺发育不良者伴有染色体畸变，10% 的 Turner 综合征女孩有自发性的青春期发育，2% 有月经初潮。虽然染色体核型检查对治疗不产生影响，但对于诊断还是有一定意义。况且对其家人的生育功能咨询亦有一定价值。

三、闭经的分类诊断

（一）Ⅰ度闭经［生殖道或（和）子宫性闭经］

为子宫和生殖道畸形，造成的先天性阙如或梗阻，以及反复子宫手术、子宫内膜结核或炎症造成的不可逆的损伤。

1.诊断依据

（1）雌孕激素试验无撤药性出血。

（2）B 超检查子宫发育不良或阙如，或子宫内膜极薄和回声异常。

（3）子宫造影和（或）宫腔镜提示子宫腔粘连、畸形或子宫内膜病变。

（4）对周期性腹痛的青春期患者注意下生殖道的发育畸形。

2.Asherman 综合征

子宫内膜的破坏（Asherman 综合征）可导致继发性闭经，这种情况通常是由产后过度刮宫致子宫内膜损伤的结果。子宫造影可以看到宫腔不规则粘连的典型影像；阴道 B 超可见子宫内膜线不连续和间断征象;宫腔镜检查诊断更精确,可以检出 X 线片无法显现的极微小的粘连。患者卵巢功能正常时,基础体温是双相的,提示闭经的原因与排卵无关。

Asherman 综合征还可发生于剖宫产术、子宫肌瘤切除术、子宫成形术后。产后刮宫术后伴发产后性腺功能减退(如席汉综合征)者因内膜缺少雌激素支持,严重营养不良和菲薄,也可发生严重的宫腔粘连。据报道,选择性子宫动脉栓塞治疗子宫平滑肌瘤术后可能导致局部缺血性反应,造成子宫内膜的损伤而发生 Asherman 综合征。粘连可导致子宫腔、子宫颈外口、宫颈管或这些区域部分或完全闭塞,但不一定发生宫腔积血。如果影像学检查提示宫腔内积血,用宫颈扩张术就可以解决积血的引流问题。

Asherman 综合征患者除了闭经还可能有其他问题,如流产、痛经、月经过少,也可有正常的月经周期。轻度粘连也可导致不孕、反复性流产或胎儿丢失。此类患者需通过子宫造影或宫腔镜检查确诊子宫内膜腔的情况。

子宫内膜损伤导致闭经也可由结核病引起。将经血或子宫内膜活检组织进行培养找到结核杆菌方可确诊。子宫血吸虫病是导致终末器官功能障碍的另一个罕见原因,可在尿、粪、直肠排出物、经血以及子宫内膜内找到寄生虫虫卵。还有因子宫内感染发生严重而广泛盆腔炎导致的 Asherman 综合征的病例报道。

过去,Asherman 综合征的治疗是通过扩张宫颈及刮宫术来解除粘连。宫腔镜下通过电切、电凝、激光等技术直接松解粘连,效果优于扩张宫颈及刮宫术。手术后为了防止宫腔壁的粘连,过去会放置一枚宫内节育器(IUD),然而儿科的气囊导尿管也是很好的选择。囊内充有 3 mL液体,7 d 后将导管取出。术前即开始用广谱抗生素持续 10 d。前列腺素合成抑制剂可解除子宫痉挛。患者连续两个月用高刺激剂量的雌激素治疗,如每月前 3 周每天口服结合雌激素2.5 mg,第 3 周开始每天加用醋酸甲羟孕酮 10 mg。如果初次手术未能重建月经流出道,为了恢复生育能力,还需要重复数次持续治疗。此类患者有 70% 能成功妊娠,然而妊娠经常合并早产、胎盘植入、前置胎盘和(或)产后出血。

3.苗勒管异常

苗勒管发育不全是指无明显阴道的原发性闭经患者,这是原发性闭经相对常见病因,发生率仅次于性腺发育不全。在芬兰,其发生率大约为 1/5 000 新生女婴。原发性闭经者需先排除苗勒管终端导致的生殖道不连续,对青春期女孩,必须先排除处女膜闭锁、阴道口闭锁以及阴道腔不连续、子宫颈甚至子宫缺失。这类患者阴道发育不全或缺失,且通常伴子宫及输卵管缺失。有正常子宫者却缺乏对外的通道,或者有始基子宫或双角子宫存在。如果有部分子宫内膜腔存在,患者可能主诉有周期性下腹痛。由于与男性假两性畸形的某些征象相似,所以应证明是否为正常女性核型。由于卵巢不属于苗勒结构,故卵巢功能正常而且可以通过双相基础体温及外周血孕酮水平来证实。卵巢的生长及发育都无异常。生殖道闭锁导致的闭经伴随有阴道积血、子宫腔积血或腹腔积血所致的扩张性疼痛。

苗勒管发育不全的确切原因至今未明。可能是抗苗勒管激素(AMH)基因或 AMH 受体基因突变。尽管通常为散发,偶尔也有家族性发病。苗勒管发育不全的女儿和她们的母亲可存在半乳糖-1-磷酸尿苷酰基转移酶的基因突变。这与经典的半乳糖血症不同,推断由于半乳糖的代谢失调致使子宫内暴露有过高浓度的半乳糖,这可能就是苗勒管发育不全的生物学基础。给孕期小鼠高半乳糖喂食,会延迟雌性子代的阴道开放。在这群苗勒管发育不全的患者中,卵巢衰竭亦较常见。

进一步评估和诊断需包括放射学检查,大约1/3患者伴有泌尿道畸形,12%以上的患者有骨骼异常,其中多数涉及脊柱畸形,也可能发生缺指或并指。肾畸形包括异位肾、肾发育不全、马蹄肾、集合管异常。B超检查子宫的大小和匀称性,若B超的解剖图像不确定,可选择MRI扫描。通常没必要用腹腔镜直视检查,MRI比B超准确得多,而且费用及创伤性都低于腹腔镜检查。然而存在不同程度的MRI描述与腹腔镜检查所见不符。术前准确诊断有助于手术规划及手术的顺利实施。

手术之前必须明确拟解决的问题,切除苗勒管残留肯定是没有必要的,除非导致子宫纤维增生、子宫积血、子宫内膜异位症或有症状的腹股沟疝。宫、腹腔镜手术可以解决上述病症。顾虑到手术困难及并发症高,更倾向于用替代材料方法构造人工阴道。推荐用渐进式扩张术,如Frank及后来的Wabrek等人描述的方法。首先向后,2周后改为向上沿着通常的阴道轴线方向,用阴道扩条每天扩张20 min直至达到明显的不适。每次使用的扩条逐渐增粗,几个月后即可产生一条功能性阴道。塑料的注射器可用于代替昂贵的玻璃扩条,将扩条放在阴道的部位,维持类似于坐在赛车车座上的压力。Vecchietti在经腹或腹腔镜手术中采用一种牵引装置。术后再牵引7 d就可形成一个功能性阴道。

对于不愿意或不能进行扩张术的患者,采用Williams阴道成形术的Creatsas矫形可迅速并简便地构建新阴道。该手术适用于那些不能接受Frank扩张术或Frank扩张术失败的妇女,或有完好的子宫并保留生育能力的患者。一种推荐方式为先做开腹手术来评估宫颈管情况,如果子宫颈闭锁就切除子宫,如果是相对简单的处女膜闭锁或阴道横隔问题,就联合阴道手术。多数人建议不必试图保留完全性阴道发育不全患者的生育力,建议在构建新阴道的同时切除苗勒管组织。

阴道横隔患者(远端1/3阴道未能成腔)通常有梗阻及尿频症状,阴道横隔可利用声门关闭强行呼气法与处女膜闭锁相鉴别,前者阴道外口处无膨胀。阴道横隔可合并有上生殖道畸形,如输卵管的节段性缺失或单侧输卵管、卵巢的缺失。

生殖道远端闭锁可视为急症,延误手术治疗可能会因炎症性改变或子宫内膜异位症导致不孕,必须尽快完成矫形引流手术。应尽量避免进行诊断性穿刺,因为一旦感染阴道积血则会转变为阴道积脓。

在引导患者进行一系列治疗的程序中,需进行心理咨询和安抚,帮助患者处理好失去生殖道以后的心理障碍。

(二)Ⅱ度闭经(卵巢性闭经)

1.Turner综合征和先天性性腺发育不良

无论是原发性闭经或继发性闭经都可以有性腺发育的问题,30%～40%的原发性闭经为性腺条索化的性腺发育不全者。核型的分布为50%的45,X;25%的嵌合体;25%的46,XX。继发性闭经的妇女也可存在性腺发育不全,有关的核型按出现频率依次排列为46,XX(最常见);嵌合体(如45,X/46,XX);X长臂或短臂缺失,47,XXX;45,X。染色体核型正常的性腺发育不全者也与感音神经性聋症(Perrault综合征)有关联。所以核型为46,XX的性腺发育不全者都必须进行听力评估。

单纯性腺发育不全是指双侧性腺条索状,无论其核型如何。混合型性腺发育不全是指一侧性腺内含有睾丸组织,而另一侧性腺条索状。常染色体异常也可与高促性腺激素性卵巢衰竭相关,如一个28岁的18染色体三体的嵌合体的高促性腺激素的继发性闭经患者,所有卵巢功能丧失。性染色体量变的患者都可列入性腺发育不全的范畴。

(1)Turner 综合征。临床诊断依据为:①16 岁后仍无月经来潮(原发性闭经);②身材矮小、第二性征发育不良、蹼状颈、盾胸、肘外翻;③高促性腺激素,低性腺激素;④染色体核型为 45,XO;或 46,XX/45,XO;或 45,XO/47,XXX;⑤体检发现内外生殖器发育均幼稚,卵巢常呈条索状。

Turner 综合征为一条 X 染色体缺失或存在异常导致的性腺发育不良。由于卵泡的损失,青春期时无性激素产生,故此类患者多表现为原发性闭经。然而须特别关注此症较少见的变异类型,如自身免疫性疾病、心血管畸形以及各种肾脏异常。Turner 综合征的患者 40% 为嵌合体或在 X、Y 染色体上有结构改变。

嵌合体即不同的性染色体成分形成的多核型细胞系。若核型中存在 Y 染色体,说明性腺内存在的睾丸组织,容易形成肿瘤及存在向男性发育的因素,需切除性腺区域。大约 30% 的 Y 染色体携带者不会出现男性第二性征,故即使正常外观女性,高促性腺激素性闭经患者都必须检查核型,以发现功能静止的 Y 染色体,以便在癌变之前对性腺进行预防性切除术。

大约 5% 诊断为 Turner 综合征的患者核型上有 Y 染色体成分。进一步用 Y 染色体特异性 DNA 探针发现另有 5% 的核型中有 Y 染色体成分。然而 Turner 综合征的患者的性腺肿瘤发生率较低(约 5%),似乎局限于那些常规核型检查有 Y 染色体成分的患者。即使常规核型未发现有 Y 染色体成分,一旦出现男性第二性征或当发现一个未知来源的染色体片段时,都需用探针来特异性检测 Y 染色体成分。

嵌合体的意义重大,当有 XX 细胞系嵌合时,性腺内可找到功能性卵巢组织,有时可有正常的月经甚至可生育。嵌合体者也可表现正常月经初潮,达到正常的身高,但出现过早绝经。大多数这类患者身材矮小、身高低于 160 cm,由于功能性卵泡加速闭锁导致早年绝经。

(2)先天性性腺发育不良:染色体核型和身高正常,第二性征发育大致正常,性腺呈条索状。余同 Turner 综合征。该类患者的染色体可能存在嵌合型、小的微缺失、平衡易位或基因的缺陷。

2.卵巢早衰和卵巢抵抗综合征

两组均属于高 Gn 性的闭经患者,去势或绝经后的 Gn 高水平与卵泡加速闭锁所致的卵泡缺乏之间存在联系,但并不是绝对的,因为在某些少见的情况下,Gn 高水平时仍有卵泡存在。发生单纯 FSH 或 LH 分泌异常的罕见病例可能由于某种 Gn 基因的纯合子突变所致。曾报道过由于 LH 亚基的基因突变造成性腺功能低下,和由于 FSH 的亚基突变造成原发性闭经。基因的突变导致生成蛋白的亚基改变,使之失去了应有的免疫活性及生物活性。所以这种性腺功能低下者表现为一种 Gn 升高而另一种 Gn 降低。基因突变杂合子携带者常有相对不孕的问题,利用外源性 Gn 促排卵可以让这些患者成功妊娠。当出现 FSH 高水平,而 LH 低或正常水平时,伴有垂体占位则提示存在分泌 FSH 的腺瘤。表现为持续性无排卵、自发性的卵巢过度刺激,卵巢上有多发的大卵泡囊肿,而且影像学证据提示有垂体腺瘤。因此强调两种 Gn 同时测定,如果一种异常单独升高,需要考虑上述情况。一般卵巢功能衰退的顺序首先是 FSH 的升高,逐渐伴随 LH 升高。

(1)卵巢早衰(premature ovarian failure,POF)。卵巢早衰的诊断依据:①40 岁前绝经;②高促性腺激素和低性腺激素,FSH>20 U/L,雌激素水平低值;③约 20% 有染色体核型异常,常为易位、微缺失、45XO/46,XX 嵌合型等;④约 20% 伴有其他自身免疫性疾病,如弥漫性甲状腺肿,肾上腺功能减退等;⑤病理检查提示卵巢中无卵泡或仅有极少原始卵泡,部分患者的卵巢呈浆细胞浸润性的"卵巢炎"现象;⑥腹腔镜检查见卵巢萎缩,体积变小,有的呈条索状;⑦有的患者有医源性损坏卵巢的病史,如卵巢肿瘤手术史、卵巢巧克力囊肿剥除术史、盆腔严重粘连史以及盆腔放疗和化疗史等;⑧对内源性和外源性促性腺激素刺激无反应,用氯米芬无法诱导出反馈的 GnRH 升高,用外源性 GnRH 刺激卵巢呈不反应或低反应,无卵泡生长。

大约 1% 的妇女在 40 岁之前会发生卵巢衰竭,而在原发性闭经患者中,发生率为 10%~28%,多数病例的卵巢早衰机制不明。各个不同年龄都可以发生卵巢早衰,取决于卵巢所剩的卵泡数目。无论患者年龄多少,如果卵泡的丢失速度较快,则将表现为原发性闭经及性腺发育低下。假如卵泡耗损发生在青春期或青春期之后,则继发性闭经发生的时间将相应地推迟。

脆性 X 染色体综合征携带者中卵巢早衰的发生率为 10%,已经鉴定出至少有 8 个基因与卵巢早衰有关,5 个在 X 染色体上,3 个在常染色体上。此类患者可考虑供卵妊娠。对于卵巢早衰妇女,推荐进行脆性 X 染色体综合征的筛查,尤其是当有 40 岁之前绝经的家族史的情况下。一种由 3 号染色体上转录因子基因(FOXL2)突变引起的常染色体显性疾病也已证实与眼睑畸形及卵巢早衰有关。另外,卵巢早衰也有可能是自身免疫性疾病、感染流行性腮腺炎性卵巢炎,或化疗及放疗造成的卵泡破坏所致。这些因素导致卵泡消失加速所致。

卵巢早衰存在一定比例的特异性性染色体异常,最常见的异常是 45,X 及 47,XXX,其次是嵌合体、X 染色体结构异常。用荧光原位杂交法寻找 45,X/46,XX 嵌合体,卵巢早衰患者体内发现较高比例的单 X 性染色体细胞,也曾发现 X 染色体长臂上关键区域的易位。

放疗对卵巢功能的影响取决于患者年龄及 X 线的剂量,卵巢内照射 2 周后可出现类固醇激素水平下降,Gn 水平升高。年轻妇女体内有较多的卵母细胞可以抵抗内照射的完全去势作用,闭经多年后仍可恢复卵巢功能。如放疗时正常怀孕,子代的先天异常率并不高于普通人群。若放射区域为骨盆以外,则无卵巢早衰的风险。对盆腔肿瘤患者腹腔镜手术中将卵巢选择性的移出骨盆再作放疗,可有望今后妊娠。

烷化剂(抗肿瘤药)对性腺有剧毒,与放疗一样,导致卵巢衰竭的剂量与开始治疗时患者年龄存在负相关。其他化疗药物也有潜在的卵巢损害性,但研究较少,联合化疗对卵巢的影响与烷化剂相似。约 2/3 的绝经前乳腺癌患者使用环磷酰胺、甲氨蝶呤、氟尿嘧啶(5-Fu)治疗者丧失卵巢功能。虽然月经及生育力的确有可能恢复,但无法预测未来的卵巢功能以及生育力。在猴模型模拟放疗过程中,用 GnRHα 抑制 Gn 并不能抵抗卵泡的丢失但确实可保护卵泡免受环磷酰胺的损害。化疗或放疗前将卵母细胞或卵巢组织深低温保存将是保存此类患者生育力的最佳选择。

对自身免疫性"卵巢炎"的卵巢早衰患者,应进行自身免疫性疾病的血液检查,而且需要每几年一次周期性进行,作为对自身免疫性相关疾病的长期监测。检查内容包括血钙、血磷、空腹葡萄糖、21-羟化酶的肾上腺抗体、游离 T_4、TSH、甲状腺抗体。

曾有人建议,有时需要每周测 Gn 及 E_2 水平,如 FSH 低于 LH(FSH/LH<1),或如果 E_2 高于 50 pg/mL 时,应考虑诱导排卵。由于很多案例报道证实了核型正常患者可恢复正常的卵巢功能(10% 的患者),由于有偶发性排卵,对无生育要求者雌孕激素联合性避孕药是较好的选择。如有生育要求者,最好选择供卵。不推荐用治疗剂量的糖皮质激素治疗特发性卵巢早衰,因为并未证明能使卵泡恢复对 Gn 的反应性。

(2)卵巢抵抗综合征(resistant ovarian syndrome,ROS)。卵巢抵抗综合征的临床特征为:①原发或继发性闭经;②高促性腺激素和低性腺激素;③病理检查提示卵巢中有多量始基卵泡和原始卵泡;④腹腔镜检查见卵巢大小正常,但无生长卵泡和排卵痕迹;⑤对内源性和外源性促性腺激素刺激无反应。也称卵巢不敏感综合征,这是一组少见但颇有争议的病征。其临床表现与卵巢早衰极其相似,但如果行卵巢组织学检查,可以发现卵巢皮质中多个小的原始卵泡结构。有人推测这是 Gn 受体不敏感或缺陷,或受体前信号缺陷的原因。在雌激素和孕激素序贯治疗数月后,卵巢可能自然恢复排卵和妊娠。也有人认为这是 POF 的先兆征象和过渡阶段。

3.多囊卵巢综合征(见无排卵和多囊卵巢综合征节)

(1)临床表现:①月经稀发、闭经、不孕的持续性无排卵现象;②多毛、痤疮和黑棘皮病等高雄激素血症现象;③肥胖。

(2)超声检查诊断标准:①双侧卵巢各探及 12 个以上的小卵泡排列在卵巢表面,形成"项链征";②卵巢偏大,卵巢髓质部分增多,反光增强。

(3)实验室检查:①血清 LH/FSH 增高 2 倍以上;②雄激素 T、A、DHEA-S 升高,SHBG 降低;③胰岛素水平升高,糖耐量试验(OGTT)和餐后胰岛素水平升高;④PRL 可轻度升高。

(4)经腹或腹腔镜:卵巢体积增大,表面光滑,白色,无排卵痕迹,见表面多枚小卵泡。

(三)Ⅲ度闭经(垂体性闭经)

1.垂体肿瘤和高催乳素血症

(1)概况:由于颅底狭窄的垂体窝空间,垂体良性肿瘤的生长也会造成问题。肿瘤向上生长压迫视神经交叉,产生典型的双颞侧偏盲。如果肿瘤很小则很少出现视野受损。而此区域的其他肿瘤(如颅咽管瘤,影像学上通常以钙化为标志),由于更邻近视神经交叉,会较早导致视力模糊和视野缺损。除了颅咽管瘤,还有其他更少见的肿瘤,包括脑膜瘤、神经胶质瘤、转移性肿瘤、脊索瘤。曾报道,可能由于松果体的囊性病变导致褪黑激素分泌增加,引起青春期延迟。性腺发育不全及青春发育延迟者应检查头颅 MRI。

当 GH 过度分泌导致肢端肥大症,或 ACTH 的过量分泌引起库欣综合征时,会更加怀疑垂体肿瘤的存在。TSH 分泌性肿瘤(不到垂体肿瘤的 1%)引起继发性甲状腺功能亢进,或 ACTH 或 GH 分泌的肿瘤则非常罕见。如果临床表现提示库欣综合征,则须检测 ACTH 水平及 24 h 尿中游离皮质醇水平,以及地塞米松快速抑制试验;如怀疑为肢端肥大症,则应做 GH 的检测。循环中 IGF-1 水平较稳定,随机测定血样中 IGF-1 高水平即可诊断 GH 过度分泌;ACTH 或 GH 分泌性肿瘤都很少见,最常见的两种垂体肿瘤是 PRL 分泌性肿瘤及无临床功能性肿瘤。PRL 分泌性肿瘤也可在青春期前或青春期出现,故可能影响生长发育,并导致原发性闭经。

大多数无临床功能性肿瘤(约占垂体肿瘤的 30%)起源于 Gn 细胞,活跃分泌 FSH 及其游离亚基,但很少分泌 LH,故此类患者仅表现肿瘤占位性症状。所分泌的 FSH 游离亚基可作为一项肿瘤指标。然而由于游离 FSH 亚基增加合并本身 Gn 的升高,在绝经后妇女情况就变得复杂。但并不是所有 Gn 腺瘤都合并有游离 FSH 亚基增加。对于 FSH 升高而 LH 低水平者高度提示为 Gn 分泌性腺瘤。绝经前出现 Gn 分泌性腺瘤的妇女,其特征是卵巢内多发囊性改变(卵巢过度刺激)、E_2 高水平以及子宫内膜超常增生。用 GnRHa 治疗通常不能降低 Gn 的分泌,反而可导致 FSH 及其游离亚基的持续升高。然而大多数此类肿瘤患者由于肿瘤对垂体柄的压迫影响了下丘脑 GnRH 向垂体的运输,导致 Gn 分泌下降和闭经,并常因肿瘤的占位阻碍了多巴胺向垂体前叶的运输,PRL 水平的轻度升高。

并非所有蝶鞍内占位都是肿瘤,据报道囊肿、结核病、肉瘤样病以及脂肪沉着体也可成为垂体压迫的原因,导致低促性腺素闭经。淋巴细胞性垂体炎是垂体内少见的自身免疫性浸润,酷似垂体肿瘤,常发生于妊娠期或绝经后的前 6 个月。初期出现高 PRL 血症,接着可发生垂体功能减退症。经蝶骨手术可诊断并治疗这类有潜在致命危险的垂体疾病。在一项大型经蝶骨手术调查中发现,91%的蝶鞍内及蝶鞍周围占位是腺瘤,与尿崩症无关,但常常伴随着非垂体来源性肿瘤。

垂体周围的病变,如颈内动脉瘤、脑室导水管梗阻也可导致闭经。垂体局部缺血即梗死可导致功能不全,即为产科著名的席汉综合征。

(2)临床表现:①闭经或月经不调;②泌乳;③如较大的垂体肿瘤可引起头痛和视力障碍;④如为空蝶鞍综合征可有搏动性头痛;⑤需排除服药引起的高催乳素血症。

(3)辅助检查:①血清 PRL 升高;②如果为垂体肿瘤或空蝶鞍综合征可经蝶鞍 X 线摄片、CT 或 MRI 检查垂体确诊,应强调增强扫描,以增加检出率。

2.垂体功能衰竭

(1)临床表现:①有产后大出血或垂体手术的病史;②消瘦、乏力、畏寒、苍白,毛发稀疏,产后无乳汁分泌,无性欲,无卵泡发育和月经,生殖道萎缩;③检查为性腺激素低下、甲状腺功能低下和肾上腺功能低下的症状和体征,根据病情程度,功能低下的程度不同,但常见以性腺激素低下为主,其次是甲状腺功能低下,最后为肾上腺功能低下。

(2)辅助检查(根据病情依次有):①血 FSH、LH、E_2、PRL、T 值均低下,血甲状腺激素(FT_3、FT_4)下降促甲状腺素(TSH)升高;②血肾上腺皮质激素(皮质醇,17-羟孕酮)水平低下;③垂体兴奋试验显示垂体反应低下;④空腹血糖和糖耐量试验提示血糖值偏低,反应低下。

(四)Ⅳ度闭经(中枢和下丘脑性闭经)

下丘脑性闭经(促性腺激素不足性性腺功能减退)的患者具有 GnRH 脉冲式分泌的缺陷。在排除了下丘脑器质性病变后,可诊断为功能性抑制,常常是由生活事件所致的心理生理反应,也可与工作或学校中面对的应激状况有关,常见于低体质量及先前月经紊乱的妇女。很多垂体性闭经的妇女也表现为由亚临床饮食障碍引起相似的内分泌、代谢和心理特征。

GnRH 的抑制程度决定了临床表现。轻度抑制可对生育力有微小影响,如黄体期不足;中度抑制可致无排卵性月经失调;重度即表现为下丘脑性闭经。

下丘脑性闭经患者可表现为低或正常水平促性腺激素,正常催乳素水平,正常蝶鞍的影像学表现,雌孕激素撤退性出血试验多为阴性。对这样的患者应每年评估一次,监测指标包括催乳素及蝶鞍的影像学检查。如果几年监测指标均无变化,影像学检查可不必要。与心理应激或体重减轻有关的闭经,大多在6~8年内都自然恢复。83%的妇女在病因(应激、体重减少或饮食障碍)纠正后恢复月经。但仍有一部分患者需持续监测。在饮食障碍的妇女当中,月经往往与体重增加有关。

无明显诱因的下丘脑性闭经的妇女,其下丘脑-垂体-肾上腺轴的活性是存在的,可能是应激反应干扰了生育功能的过程。自发性下丘脑性闭经的妇女其 FSH、LH、催乳素的分泌降低,促肾上腺皮质激素释放激素所致皮质醇的分泌增加。有些患者有多巴胺能抑制的 GnRH 脉冲频率,GnRH 脉冲性分泌的抑制可能与内源性阿片肽及多巴胺的增加有关。功能恢复过程中高皮质醇血症先于卵巢功能恢复正常。

需要告知患者促排卵的有效性及生育的可能性,促排卵仅用于有怀孕需求的妇女。没有证据表明周期性激素补充或是促排卵可以诱导下丘脑恢复正常生理功能。

下丘脑性闭经的诊断依据:①原发性闭经;卵泡存在但不发育;②有的患者有不同程度的第二性征发育障碍;③Kallmann 患者伴嗅觉丧失;④FSH、LH、E_2 均低下;⑤对 GnRH 治疗有反应;⑥可有 X 染色体(Xp22.3)的 KAL 基因缺陷。

功能性下丘脑性闭经的临床表现:①闭经或不规则月经;②常见于青春期或年轻女性,多有节食、精神紧张、剧烈运动及不规律生活史;③体型多瘦弱。

主要的辅助检查:①TSH 水平正常,T_3 和 T_4 较低;②FSH 和 LH 偏低或接近正常,E_2 水平偏低;③超声检查提示卵巢正常大小,多个小卵泡散在分布,髓质反光不增强。

1.体重下降,食欲缺乏和暴食综合征

肥胖可以与闭经有关,但肥胖者闭经时促性腺激素分泌不足的状态不常见,除非这个患者同时有情绪障碍。相反,急剧的体质量降低,可致促性腺激素分泌不足。对下丘脑性闭经的诊断必须先排除垂体瘤。

临床表现从与饮食匮乏所致的间歇性闭经到神经性厌食所致的危及生命的极度衰弱。因为这种综合征的死亡率大概为 6%,因此受到高度重视。也有些研究认为大多数患者都能够复原,而病死率并没有增加。这些结果的差异可能因为被评估的人群不一致。临床医师应该警惕有些患者可能会死于神经性厌食。

(1)神经性厌食的诊断。

主要临床特点:①发病于 10~30 岁;②体质量下降 25% 或是体重低于正常同年龄和同身高女性的 15%;③特殊的态度,包括对自己身体状况的异常认知,对食物奇怪的存积或拒绝;④毳毛的生长;⑤心动过缓;⑥过度活动;⑦偶发的过度进食(食欲过盛);⑧呕吐,可为自己所诱发。

临床表现:①闭经;②无已知医学疾病;③无其他精神疾病。

其他特征:①便秘;②低血压;③高胡萝卜素血症;④糖尿病、尿崩症。

(2)神经性厌食的临床表现:神经性厌食曾被认为多见于中高阶层的低于 25 岁的年轻白人妇女,但现在看来这个问题可出现在社会各阶层,占年轻妇女的 0.5%。厌食一族均期望成功改变形象,其实家庭往往存在严重的问题,父母却努力维持和谐家庭的表象,掩饰或者否认矛盾冲突。根据心理学家的理解,父母一方,私下里对另一方不满,希望获得他们孩子的感情。当一个完美的孩子的角色变得极其困难时,厌食便开始了。病程往往起源于为控制体质量而自行节食,这种感觉带来一种力量和成就感,随即有一种若自我约束松懈则体质量不能控制的恐惧感产生。有观点认为厌食症可以作为一项辨别内在混乱家庭的指标。

青少年时期正常的体质量增加可能被认为过度增加,这可以使青少年患上真性神经性厌食症。过度的体力活动是神经性厌食症的最早信号。这些孩子是典型的过分强求者,他们很少惹麻烦,但很挑剔,要求其他人达到他们苛刻的价值标准,常常导致自己在社会上的孤立。

有饮食问题的患者常常表现出滞后的性心理发展,其性行为出现得很晚。由身材苗条判断社会地位的价值观,影响她们的进食。依赖身体苗条的职业及娱乐环境容易使得妇女暴露于神经性厌食及神经性贪食的风险之中。所以通常饮食问题反映的是心理上的困境。

除了痛经,便秘也是其常见的临床表现,常常较为严重并合并腹痛。大量进食低热量食物。低血压、低体温、皮肤粗糙、背部及臀部出现松软汗毛、心动过速及水肿是最常见的并发症。长期利尿剂及泻药的滥用可致明显的低钾。低钾性酸中毒可导致致死性的心律失常。血清胡萝卜素的升高表示机体存在维生素 A 的利用障碍,见于手脚掌的皮肤黄染。

贪食症典型表现在阶段性偷偷地疯狂进食,紧接着便是自己诱发呕吐、禁食,或是服用缓泻药和利尿剂,甚至灌肠剂。尽管贪食行为相对较常见,但临床上真正的贪食症并不常见(在一个大学生样本中,占女性学生的 1%,男性学生的 0.1%)。贪食症行为常见于神经性厌食症患者

（约占一半）。有贪食症行为的患者其抑郁症状或焦虑障碍的发生率较高,而且还会有入店行窃的问题(通常是偷食物)。约 50% 的病例神经性厌食和贪食症行为长期持续。神经性厌食症患者可分为贪食性厌食症和禁食伴过度锻炼者。贪食性厌食症者比较年长,相对更加抑郁、在社交上不太孤立,但家庭问题的发生率较高。单纯贪食症者体重波动较大,但不会减少到厌食症者那么低水平。克服了贪食症的患者可有正常的生育力。

严重的神经性厌食病例经常被内科医师碰到,而临界性神经性厌食病例通常来看妇科医师、儿科医师或家庭医师。厌食症相关的各种问题都代表下丘脑调控的身体功能的障碍:食欲、渴感、水分保持、体温、睡眠、自主平衡以及内分泌。FSH、LH 水平下降,皮质激素水平升高,PRL、TSH、T_4 水平正常,但 T_3 水平较低,反式 T_3 水平升高。许多症状可用甲状腺功能减退来解释(如便秘、寒冷耐受不良、心动过缓、低血压、皮肤干燥、基础代谢率低、高胡萝卜素血症)。随着体重的增长,所有的代谢性改变恢复到正常,Gn 的分泌也可恢复到正常水平。有 30% 的患者持续闭经,这是持续性心理冲突的指标。

当体重恢复到正常体重 15% 以下时,即可恢复机体对 GnRH 的反应,方可恢复正常月经。神经性厌食患者的 Gn 持续低水平,与青春期前孩子的水平相似;随着体重的增长,出现 LH 夜间分泌,类似于青春早期的水平;而当完全恢复正常体重时,24 h LH 分泌形式就与正常成年人一样,只是峰值有所差异。如果患者 Gn 的浓度低到无法检测的水平时,可检测血中的皮质醇含量。没必要做其他太多的实验室检测。

需要告知患者闭经与低体重之间的紧密联系,以刺激患者恢复正常体重,进而恢复正常月经。有时有必要参与指导患者的每天能量计算方案[每天至少进食 10 920 kJ(2 600 kcal 能量)],以打破患者养成的饮食习惯。如果进展很慢,则可用激素治疗。对于体重低于 45.36 kg (100 磅)的患者,如体重持续下降,需进行心理咨询,进行心理干预。

关于厌食症目前尚无特殊的或新的治疗方法,只能强调在疾病发展到最严重的阶段之前,及早发现并进行心理干预。需要初诊医师、心理医师、营养学医师进行临床会诊帮助患者处理自己情绪的认知行为,必要时也可以加用抗抑郁药治疗。

2.过度运动与闭经

从事女性竞赛运动员、芭蕾、现代舞的专业人员中,月经失调或下丘脑抑制性闭经的发生率较高。多达 2/3 有月经的跑步运动员黄体期较短,甚至无排卵,即使月经正常,周期与周期之间的差异也很大,常常合并有激素功能的下降。如在月经初潮之前就开始过度运动,则月经初潮会延迟长达 3 年之久,随后月经紊乱的发生率较高。对于体重低于 115 kg 的年轻妇女,如在训练中体重下降大于 10 kg 就很可能出现闭经,也支持 Frisch 关于临界体重观念。

临界体重理论描述为:月经正常需要维持在临界水平之上的体重,需达到临界的躯体脂肪含量。可利用 Frisch 的临界体重计算。基于身体总水量占总体重的百分比,计算出躯体脂肪的百分比,为脂肪指数。16 岁时身体总水量占总体重 10% 时相当于脂肪含量为 22%,这是维持月经所需的最低标准,13 岁时身体总水量占总体重 10% 时相当于脂肪含量为 17%,这是发生月经初潮所需的最低标准,减少标准体重的 10%～15% 时就可使躯体脂肪含量下降到 22% 以下,造成月经紊乱。

这种闭经类似于下丘脑功能障碍,剧烈运动减少 Gn 分泌,但促进 PRL、GH、睾酮、ACTH 以及肾上腺激素的分泌,同时减低它们的清除率从而增加了这些激素的血浓度。低营养状态妇女的 PRL 一般无改变,相反过度运动者的 PRL 是增加的,但幅度较小,持续时间极短,所以不能用 PRL 的增加来解释月经异常。当闭经运动员与非闭经运动员或非运动员相比较时,她们的 PRL 含量并没有明显差异。另外,月经正常的女性运动员褪黑素水平在白天升高,而闭经运动员褪黑素有夜间分泌。这也可见于下丘脑性闭经的妇女,反映对 GnRH 脉冲分泌的抑制。与低营养状态妇女相反的另一个现象出现在甲状腺轴。运动员的 T_4 水平相对较低,过度锻炼的闭经患者的甲状腺激素都完全受抑制,包括反式 T_3。

运动员经常会有竞赛后或训练后的欣快愉悦感。尚不清楚这究竟是一种心理反应还是由于内源性阿片的增加。大量证据显示,内源性阿片通过抑制下丘脑 GnRH 的分泌来抑制 Gn 的分泌。纳曲酮(一种长效的阿片受体阻滞剂)用于体重下降导致的闭经患者可促使恢复月经,提示内啡肽在应激相关的下丘脑性闭经中的关键作用。运动员不管是否闭经都会出现运动诱导的血内啡肽水平的升高。

下丘脑性闭经(包括运动相关性或饮食失调)妇女由于 CRH 及 ACTH 增加,伴有皮质醇增多症,表明这是应激状态干扰生殖功能。皮质醇水平恢复正常的闭经运动员 6 个月内可恢复正常的月经。

闭经运动员处于能量负平衡的状态,IGFBP-1 水平升高,胰岛素敏感性增强,胰岛素水平下降,IGF-1 不足以及 GH 水平升高。IGFBP-1 的增加会抑制下丘脑 IGF 的活性,继而抑制 GnRH 的分泌。

瘦素(leptin)对生殖的影响也被视为维持应激反应,月经周期正常的运动员 leptin 水平可显示出正常的昼夜节律,然而闭经患者则不具有昼夜节律。运动员 leptin 水平普遍较低(不到30%),这与身体脂肪含量的减少有关,但在血胰岛素不足及皮质醇增多症者其水平进一步降低。当身体脂肪减少到体重的 15% 以下,以及 leptin 低于 3 ng/mL 的水平时会发生月经紊乱及闭经。

Fries 描绘了饮食障碍连续的 4 个阶段:以美容为目的的忌口;因对饮食及体重神经过敏而忌口;厌食反应;神经性厌食。

厌食反应与真正的神经性厌食之间有几点重要差异,从心理上来说,神经性厌食患者对疾病以及她自身的问题缺乏认识,她并不认为自己体重过低,毫不担心自己可怕的身体现状及外表,医患之间很难沟通,患者对医师极其不信任。而厌食反应的患者有自我批评的能力,他们知道问题所在,而且能描述出来运动员、过度锻炼的妇女或舞蹈演员都可能发生厌食反应。厌食反应的发生是自觉地有意识的故意努力减少体重。及早发现,给予忠告以及自信心的支持可以制止问题的进展。由病理性饮食失调进展到完全综合征仅需 1 年时间。

尽早发现的预后较好,简单地增加体重就可以扭转闭经状态。然而这些患者通常不愿意放弃他们的运动规律。所以应鼓励激素治疗来阻止骨质流失及心血管系统的改变。如正常激素水平仍不足以使骨质密度恢复到正常水平,必须恢复足量的饮食和体重。当患者有生育要求时,推荐其减少运动量并增加一定的体重,有时必须考虑诱导排卵。

3.遗传基因缺陷

导致低促性腺素功能减退症特异性遗传缺陷尚不清楚。然而,随着分子生物学研究的深入,发现 FSH 亚基突变和 Kallmann 综合征的基因缺陷。

(1)闭经、嗅觉丧失、Kallmann 综合征:有一种少见的因 GnRH 分泌不足导致低促性腺素功能减退症,联合嗅觉丧失或嗅觉减退的综合征,亦即 Kallmann 综合征。在女性,这种综合征的特征是原发性闭经、性发育幼稚、低促性腺素,正常女性核型以及无法感知嗅觉,比如咖啡、香水。

她们的性腺对 Gn 有反应。所以可用外源性 Gn 成功地诱导排卵,而氯米芬无效。

Kallmann 综合征与特殊的解剖缺陷有关,MRI 和尸体剖检证实了嗅脑内嗅沟的发育不全或缺失。这一缺陷是嗅觉神经轴突及 GnRH 神经元未能从嗅板中迁移出来的结果。目前已证实有 3 种遗传方式:X 染色体连锁遗传、常染色体显性遗传、常染色体隐性遗传。男性的发病率高出 5 倍,表明 X 染色体连锁遗传是其主要的遗传方式,但在女性患者中,遗传模式为常染色体隐性或常染色体显性遗传。X 染色体连锁遗传的 Kallmann 综合征可联合有其他因 X 染色体短臂远端的邻近基因缺失或易位所致的疾病(如 X 染色体连锁的矮小症或鱼鳞病及硫酸酯酶缺乏症)。

导致这一综合征的 X 染色体连锁基因的突变或缺失包括 X 染色体短臂上(Xp22.3)的一个独立基因(KAL),它编码一种负责神经元迁移的必需蛋白 anosmin-1。这种嗅觉丧失闭经综合征是由于嗅觉神经及 GnRH 神经元未能穿透前脑,组织了成功迁移。同时还可能有其他神经异常,如镜像运动、听觉缺失、小脑性共济失调等,提示泛发的神经缺陷。肾和骨异常、听力缺陷、色盲、唇裂、腭裂(最常见的异常)也可以出现在这些患者中。表明除了下丘脑这一基因突变还可以在其他组织内表达。这一综合征的发生具有家族遗传性及散发性。尚未证实有常染色体的突变。

(2)单纯促性腺激素低下性闭经:单独的 GnRH 分泌不足导致的下丘脑性闭经患者可能有类似于 Kallmann 综合征患者的缺陷,但由于外显率较低,只有 GnRH 神经元的迁移缺陷表达出来。在一些嗅觉正常的闭经患者中,其家族成员有嗅觉丧失的患者。一些 GnRH 分泌不足但嗅觉正常的患者有常染色体遗传形式。然而尚未发现 GnRH 基因缺陷,X 染色体连锁基因的突变也并不常见。

报道一个家族遗传性 GnRH 受体基因突变所致的低促性腺素功能减退症,患者的父母和一个姐妹是正常的杂合子,所以突变是常染色体隐性遗传的。筛选 46 个低促性腺素功能减退症男女,发现有女性患者的家族中,1/14 存在常染色体遗传性 GnRH 受体基因突变,在另一项研究中,证实常染色体隐性遗传嗅觉正常的患者中有 40% 存在 GnRH 受体基因突变。GnRH 受体基因突变会干扰信号传导,导致对 GnRH 刺激抵抗,各种不同的表型反映了特殊突变后基因表达的质与量的差异。GnRH 受体基因突变可能在 20% 的自发性下丘脑性闭经患者中发生。GnRH 受体基因突变导致的低促性腺素功能减退症不容易用 GnRH 治疗,但外源性的 Gn 的反应未受损。由于大多数低促性腺素功能减退症患者对 GnRH 治疗起反应,因此 GnRH 受体基因突变并不常见。只有家族成员有类似表现的患者才值得继续追踪。

四、闭经的治疗

闭经的治疗应根据患者的病因、年龄、对生育的要求,采用个体化的方案进行。

(一)雌孕激素疗法

1.雌孕激素序贯疗法

适用于因卵巢早衰、卵巢抵抗综合征、垂体或下丘脑性闭经等情况。对要求生育的患者,雌激素种类的选择应为天然制剂。

2.雌孕激素联合疗法

适用于显著高雄激素血症和没有生育要求的情况。一般可选避孕药半量或全量。对暂时不需要生育的患者,可长期服用数年。

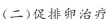

（二）促排卵治疗

对要求生育的患者,针对不同的闭经原因,个体化地选择适当的促排卵药物和方案。

（三）手术治疗

针对患者病因,采用适当的手术诊断和治疗。对先天性下生殖道畸形的闭经,多有周期性腹痛的急诊情况,需要紧急进行矫形手术,以开放生殖道引流月经血;对多囊卵巢综合征的患者经第一线的促排卵治疗卵巢抵抗者,可通过经腹或腹腔镜进行卵巢打孔术,促进卵巢排卵;对垂体肿瘤的患者,可行肿瘤切除手术。垂体分泌催乳素的腺瘤的患者,在有视神经压迫症状时,可选择手术治疗。

（四）其他治疗

根据患者的具体情况,可针对性地采用适当的治疗方法。

（1）对高催乳素血症的患者用溴隐亭治疗。

（2）对高雄激素血症的患者可应用螺内酯、环丙孕酮等抗雄激素制剂治疗。

（3）对胰岛素抵抗的高胰岛素血症,可用胰岛素增敏剂及减轻体重的综合治疗。

（4）对甲状腺功能减低的患者应补充甲状腺素。

（5）对肾上腺来源的高雄激素血症可用地塞米松口服。

（6）对卵巢早衰、先天性性腺发育不良或 Turner 综合征可采用激素替代,并运用赠卵的辅助生殖技术帮助妊娠。

（五）治愈标准

（1）恢复自发的有排卵的规则月经。

（2）自然的月经周期长于 21 d,经量少于 80 mL,经期短于 7 d。

（3）对于不可能恢复自发排卵的患者,如卵巢早衰等,建立规律的人工周期的阴道出血即可。

闭经是一组原因复杂的临床症状,有一百余种病因,有功能性的,也有器质性的。对闭经的诊断是在病史、体格检查和妇科检查的基础上,根据一套经典的诊断程序逐步作出的。这一诊断程序可以将闭经的原因定位在下丘脑、垂体、卵巢、子宫和生殖道以及其他内分泌腺的部位,以便准确诊断和合理治疗。

因为闭经是由多种不同的原因造成的,所以对闭经的治疗方案也要根据其基础疾病而制订。有的疾病因原因不明,治疗的原则就是调整和维护机体的正常内分泌状态,帮助因闭经而不孕的夫妇怀孕,防止因闭经导致的近期和远期并发症。

（韩立平）

第四章

女性盆底功能障碍及损伤性疾病

第一节 压力性尿失禁

尿失禁是年长妇女的常见症状,类型较多,以压力性尿失禁最常见。压力性尿失禁(SUI)是指增加腹压甚至休息时,膀胱颈和尿道不能维持一定压力而有尿液溢出。

一、临床表现

起病初期患者平时活动时无尿液溢出,仅在腹压增加(如咳嗽、打喷嚏、大笑、提重物、跑步等活动)时有尿液流出,严重者休息时也有尿液溢出。80%的压力性尿失禁患者有膀胱膨出。检查时嘱患者不排尿,取膀胱截石位,观察咳嗽时有无尿液自尿道口溢出。若有尿液溢出,检查者用示、中两指伸入阴道内,分别轻压阴道前壁尿道两侧,再嘱患者咳嗽,若尿液不再溢出,提示患者有压力性尿失禁。

二、病因

病因复杂,主要包括衰老、多产、产程延长或难产及分娩损伤、子宫切除等。排便困难、肥胖等造成腹压增加的因素也可能导致压力性尿失禁。常见于膀胱膨出、尿道膨出和阴道前壁脱垂患者。

三、诊断与鉴别诊断

根据病史、症状和检查可初步诊断。确诊压力性尿失禁必须结合尿动力学检查。尿道括约肌不能收缩,当腹压增加超过尿道最大关闭压力时发生溢尿。目前临床上常用压力试验、指压试验和棉签试验作为辅助检查方法,以排除其他类型尿失禁及尿路感染。

四、治疗

(一)非手术治疗

(1)盆底肌锻炼:简单方法是缩肛运动,每收缩 5 s 后放松,反复进行 15 min,每天 3 次,4～6 周为 1 个疗程。经 3 个月锻炼,30%～70%患者能改善症状。

(2)药物治疗:选用肾上腺素 α 受体药物,常用药物有丙米嗪、麻黄碱等。不良反应是使血压升高。老年患者特别是高血压患者慎用。

（3）电刺激疗法：通过电流刺激盆底肌肉使其收缩，并反向抑制排尿肌活性。

（4）尿道周围填充物注射：在尿道、膀胱颈周围注射化学材料，加强尿道周围组织张力的方法，远期效果尚未肯定。

（二）手术治疗

（1）阴道前壁修补术：该手术曾为压力性尿失禁标准手术方法，目前仍被广泛用于临床。因压力性尿失禁常合并阴道脱垂和子宫脱垂，该手术常与经阴道子宫切除、阴道后壁修补术同时进行。适用于需同时行膀胱膨出修补的轻度压力性尿失禁患者。

（2）耻骨后膀胱尿道固定悬吊术：均遵循 2 个基本原则，即缝合尿道旁阴道或阴道周围组织，提高膀胱尿道交界部位增大尿道后角，延长尿道，增大尿道阻力；缝合至相对结实和持久的结构上，最常见为髂耻韧带，即 Cooper 韧带（称 Burch 手术）。

（3）经阴道尿道悬吊手术：可用自身筋膜或合成材料。近年来，中段尿道悬吊术治疗压力性尿失禁的疗效已经得到普遍认同和广泛应用，为微创手术，尤其对老年和体弱的患者增加了手术安全性。

（4）经阴道尿道膀胱颈筋膜缝合术：能增强膀胱颈和尿道后壁张力。

（侯　青）

第二节　外生殖器损伤

外生殖器损伤主要指外阴（包括会阴）和阴道损伤，以前者为多见。在外阴损伤中，又包括处女膜裂伤和外阴血肿或裂伤。本节主要介绍外阴血肿或裂伤。

一、病因

由于外阴部血供丰富且皮下组织疏松，当骑车、跨越栏杆或座椅、沿楼梯扶手滑行、乘公交车突然刹车或由高处跌下时，外阴部直接撞击到硬物，均可引起外阴部皮下血管破裂，而皮肤破裂很小或无裂口时，易形成外阴血肿（vulvar hematoma），特别是当患者合并局部静脉曲张，或者损伤到前庭球或阴蒂静脉时，更易发生外阴血肿。有时外阴血肿很大，或撞击时，外阴皮肤错位撕裂，常合并外阴裂伤（vulvar laceration）。

二、临床表现

外阴血肿或外阴裂伤多发生于未成年少女或年轻女性。受伤后，患者当即感到外阴部疼痛，伴有或不伴有外阴出血。如血肿继续增大，患者除感到外阴剧烈疼痛和行走困难外，还扪及会阴块物。甚至因巨大血肿压迫尿道而导致尿潴留。

检查可见外阴部一侧大小阴唇明显肿胀隆起，呈紫蓝色，有时血肿（hemaloma）波及阴阜，压痛明显。血肿伴有裂伤时，可见皮肤黏膜破损、渗血或活动性出血。

三、诊断

患者有明显的外阴撞击史,伤后外阴疼痛,检查外阴局部隆起呈紫蓝色,伴有或不伴有皮肤破损即可诊断外阴血肿或外阴裂伤。但在检查时应特别注意有无尿道、直肠和膀胱的损伤。如外阴为尖锐物体所伤,可引起外阴深部穿透伤。严重者可穿入腹腔、肠道和膀胱。

四、治疗

外阴血肿的治疗应根据血肿大小、是否继续增大以及就诊时间而定。

血肿小,无增大趋势,可行保守治疗。嘱患者卧床休息,可采用臀部垫高的方法,降低会阴静脉压。最初 24 h 内宜局部冷敷(冰敷),以降低局部血流量和减轻外阴疼痛。24 h 后,可改用热敷或超短波远红外线等治疗,以促进血肿吸收。血肿形成 4～5 d 后,可在严密消毒情况下抽出血液,以加速血肿的消失。但在血肿形成的最初 24 h 内,特别是最初数小时内切忌抽吸血液,因渗出的血液有压迫出血点而达到防止继续出血的作用,早期抽吸可诱发再度出血。

血肿大,特别是有继续出血者,应在良好的麻醉条件下(最好骶管麻醉或鞍麻),切开血肿、排出积血,结扎出血点后再缝合。术毕应在外阴和阴道内同时用纱布加压以防继续渗血。同时放置导尿管开放引流。

止血同时,应使用有效抗生素预防感染,适当补液,必要时输血。对合并有脏器损伤者应先治疗关键性的损伤,暂时做简单的生殖器官损伤的止血处理,待重要器官损伤止血处理后,生命体征平稳,再处理外阴损伤。如果同时有多量出血,又可以同时处理者,应进行外阴清创缝合,以免失血过多,手术需在全麻下进行。

(侯　青)

第三节　阴　道　脱　垂

阴道脱垂包括阴道前壁脱垂与阴道后壁脱垂。

一、阴道前壁脱垂

阴道前壁脱垂常伴有膀胱膨出和尿道膨出,以膀胱膨出为主(图 4-1)。

（一）病因病理

阴道前壁的支持组织主要是耻骨尾骨肌、耻骨膀胱宫颈筋膜和泌尿生殖膈的深筋膜。

若分娩时,上述肌肉、韧带和筋膜,尤其是耻骨膀胱宫颈筋膜、阴道前壁及其周围的耻尾肌过度伸张或撕裂,产褥期又过早从事体力劳动,使阴道支持组织不能恢复正常,膀胱底部失去支持力,膀胱及与其紧连的阴道前壁上 2/3 段向下膨出,在阴道口或阴道口外可见,称为膀胱膨出。膨出的膀胱随同阴道前壁仍位于阴道内,称Ⅰ度膨出;膨出部暴露于阴道口外称Ⅱ度膨出;阴道前壁完全膨出于阴道口外,称Ⅲ度膨出。

若支持尿道的耻骨膀胱宫颈筋膜严重受损,尿道及与其紧连的阴道前壁下 1/3 段则以尿道外口为支点,向后向下膨出,形成尿道膨出。

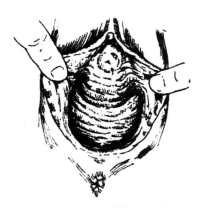

图 4-1 阴道前壁脱垂

（二）临床表现

轻者可无症状。重者自觉下坠、腰酸，并有块物自阴道脱出，站立时间过长、剧烈活动后或腹压增大时，阴道"块物"增大，休息后减小。仅膀胱膨出时，可因排尿困难而致尿潴留，易并发尿路感染，患者可有尿频、尿急、尿痛等症状。膀胱膨出合并尿道膨出时，尿道膀胱后角消失，在大笑、咳嗽、用力等增加腹压时，有尿液溢出，称张力性尿失禁。

（三）诊断及鉴别诊断

主要依靠阴道视诊及触诊，但要注意是否合并尿道膨出及张力性尿失禁。患者有上述自觉症状，视诊时阴道口宽阔，伴有陈旧性会阴裂伤。阴道口突出物在屏气时可能增大。若同时见尿液溢出，表明合并膀胱膨出和尿道膨出。触诊时突出包块为阴道前壁，柔软而边界不清。如用金属导尿管插入尿道膀胱中，则在可缩小的包块内触及金属导管，可确诊为膀胱或尿道膨出，也除外阴道内其他包块的可能，如黏膜下子宫肌瘤、阴道壁囊肿、阴道肠疝、肥大宫颈及子宫脱垂（可同时存在）等。

（四）预防

正确处理产程，凡有头盆不称者及早行剖宫产术，避免第二产程延长和滞产；提高助产技术，加强会阴保护，及时行会阴侧切术，必要时手术助产结束分娩；产后避免过早参加重体力劳动；提倡做产后保健操。

（五）治疗

轻者只需注意适当营养和缩肛运动。严重者应行阴道壁修补术；因其他慢性病不宜手术者，可置子宫托缓解症状，但需日间放置、夜间取出，以防引起尿瘘、粪瘘。

二、阴道后壁脱垂

阴道后壁脱垂常伴有直肠膨出。阴道后壁脱垂可单独存在，也可合并阴道前壁脱垂。

（一）病因病理

经阴道分娩时，耻尾肌、直肠-阴道筋膜或泌尿生殖膈等盆底支持组织由于长时间受压而过度伸展或撕裂，如在产后未能修复，直肠支持组织削弱，导致直肠前壁向阴道后壁逐渐脱出，形成伴直肠膨出的阴道后壁脱垂（图 4-2）。

若较高处的耻尾肌纤维严重受损，可形成子宫直肠陷凹疝，阴道后穹隆向阴道内脱出，内有肠管，称肠膨出。

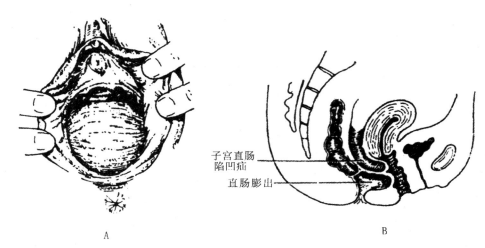

图 4-2　阴道后壁脱垂

A.直肠膨出；B.直肠膨出矢状面观

（二）临床表现

轻者无明显表现，严重者可感下坠、腰酸、排便困难，甚至需要用手向后推移膨出的直肠方能排便。

（三）诊断与鉴别诊断

检查可见阴道后壁呈球形膨出，肛诊时手指可伸入膨出部，即可确诊。

（四）预防

同阴道前壁脱垂。

（五）治疗

轻度者不需治疗，重者需行后阴道壁及会阴修补术。

（侯　青）

第四节　子宫脱垂

子宫脱垂是子宫从正常位置沿阴道下降，宫颈外口达坐骨棘水平以下，甚至子宫全部脱出阴道口以外。子宫脱垂常伴有阴道前壁和后壁脱垂。

一、临床分度与临床表现

（一）临床分度

我国采用 1981 年全国部分省、市、自治区"两病"科研协作组的分度，以患者平卧用力向下屏气时，子宫下降最低点为分度标准。将子宫脱垂分为 3 度（图 4-3）。

Ⅰ度：①轻型，宫颈外口距处女膜缘小于 4 cm，未达处女膜缘；②重型，宫颈外口已达处女膜缘，阴道口可见子宫颈。

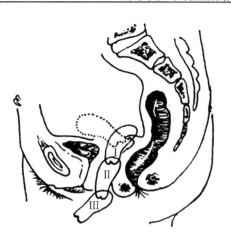

图 4-3　子宫脱垂

Ⅱ度:①轻型,宫颈已脱出阴道口外,宫体仍在阴道内;②重型,宫颈及部分宫体脱出阴道口。
Ⅲ度:宫颈与宫体全部脱出阴道口外。

(二)临床表现

1.症状

Ⅰ度:患者多无自觉症状。Ⅱ、Ⅲ度患者常有程度不等的腰骶区疼痛或下坠感。

Ⅱ度:患者在行走、劳动、下蹲或排便等腹压增加时有块状物自阴道口脱出,开始时块状物在平卧休息时可变小或消失。严重者休息后块状物也不能自行回缩,常需用手推送才能将其还纳至阴道内。

Ⅲ度:患者多伴Ⅲ度阴道前壁脱垂,易出现尿潴留,还可发生压力性尿失禁。

2.体征

脱垂子宫有的可自行回缩,有的可经手还纳,不能还纳的,常伴阴道前后壁脱出,长期摩擦可致宫颈溃疡、出血。Ⅱ、Ⅲ度子宫脱垂患者宫颈及阴道黏膜增厚角化,宫颈肥大并延长。

二、病因

分娩损伤,产后过早体力劳动,特别是重体力劳动;子宫支持组织疏松薄弱,如盆底组织先天发育不良;绝经后雌激素不足;长期腹压增加。

三、诊断

通过妇科检查结合病史很容易诊断。检查时嘱患者向下屏气或增加腹压,以判断子宫脱垂的最大程度,并分度。同时注意观察有无阴道壁脱垂、宫颈溃疡、压力性尿失禁等,必要时做宫颈细胞学检查。如可还纳,需了解盆腔情况。

四、处理

(一)支持疗法

加强营养,适当安排休息和工作,避免重体力劳动,保持大便通畅,积极治疗增加腹压的疾病。

（二）非手术疗法

1.放置子宫托

适用于各度子宫脱垂和阴道前后壁脱垂患者。

2.其他疗法

包括盆底肌肉锻炼、物理疗法和中药补中益气汤等。

（三）手术疗法

适用于国内分期Ⅱ度及以上子宫脱垂或保守治疗无效者。

1.阴道前、后壁修补术

适用于Ⅰ、Ⅱ度阴道前、后壁脱垂患者。

2.曼氏手术

手术包括阴道前后壁修补、主韧带缩短及宫颈部分切除术。适用于年龄较轻、宫颈延长、希望保留子宫的Ⅱ、Ⅲ度子宫脱垂伴阴道前、后壁脱垂患者。

3.经阴道子宫全切术及阴道前后壁修补术

适用于Ⅱ、Ⅲ度子宫脱垂伴阴道前、后壁脱垂、年龄较大、无须考虑生育功能的患者。

4.阴道纵隔形成术或阴道封闭术

适用于年老体弱不能耐受较大手术、不需保留性交功能者。

5.阴道、子宫悬吊术

可采用手术缩短圆韧带，或利用生物材料制成各种吊带，以达到悬吊子宫和阴道的目的。

五、预防

推行计划生育，提高助产技术，加强产后体操锻炼，产后避免重体力劳动，积极治疗和预防使腹压增加的疾病。

（韩立平）

第五节　子宫损伤

一、子宫穿孔

子宫穿孔（uterine perforation）多发生于流产刮宫，特别是钳刮人工流产手术时，但诊断性刮宫、安放和取出宫腔内节育器（intrauterine device，IUD）均可导致子宫穿孔。

（一）病因

1.术前未做盆腔检查或判断错误

刮宫术前未做盆腔检查或对子宫位置、大小判断错误，即盲目操作，是子宫穿孔的常见原因之一，特别是当子宫前屈或后屈，而探针、吸引头或刮匙放入的方向与实际方向相反时，最易发生穿孔。双子宫或双角子宫畸形患者，早孕时勿在未孕侧操作，亦易导致穿孔。

2.术时不遵守操作常规或动作粗暴

初孕妇宫颈内口较紧，强行扩宫，特别是跳号扩张宫颈时，可能发生穿孔。此外，如在宫腔内

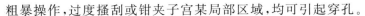

粗暴操作,过度搔刮或钳夹子宫某局部区域,均可引起穿孔。

3.子宫病变

以往有子宫穿孔史、反复多次刮宫史或剖宫产后瘢痕子宫患者,当再次刮宫时均易发生穿孔。子宫绒癌或子宫内膜癌累及深肌层者,诊断性刮宫或宫腔镜检查时,可导致或加速其穿孔或破裂。

4.子宫萎缩

当体内雌激素水平低落,如产后子宫过度复旧或绝经后,子宫往往小于正常,且其肌层组织脆弱、肌张力低,探针很容易直接穿透宫壁,甚至可将IUD直接放入腹腔内。

5.强行取出嵌入肌壁的IUD

IUD已嵌入子宫肌壁,甚至部分已穿透宫壁时,如仍强行经阴道取出,有引起子宫穿孔的可能。

(二)临床表现

绝大多数子宫穿孔均发生在人工流产手术,特别是大月份钳刮手术时。子宫穿孔的临床表现可因子宫原有状态、引起穿孔的器械大小、损伤的部位和程度,以及是否并发其他内脏损伤而有显著不同。

1.探针或IUD穿孔

凡探针穿孔,由于损伤小,一般内出血少,症状不明显,检查时除可能扪及宫底部有轻压痛外,余无特殊发现。产后子宫萎缩,在安放IUD时,有时可穿透宫壁将其直接放入腹腔而未察觉,直至以后B型超声随访IUD或试图取出IUD失败时方始发现。

2.卵圆钳、吸管穿孔

卵圆钳或吸管所致穿孔的孔径较大,特别是当穿孔后未及时察觉仍反复操作时,常伴急性内出血。穿孔发生时患者往往感突发剧痛。腹部检查,全腹均有压痛和反跳痛,以下腹部最为明显,但肌紧张多不显著,如内出血少,移动性浊音可为阴性。妇科检查宫颈举痛和宫体压痛均极显著。如穿孔部位在子宫峡部一侧,且伤及子宫动脉的下行支时,可在一侧阔韧带内扪及血肿形成的块物;但也有些患者仅表现为阵发性颈管内活跃出血,宫旁无块物扪及,宫腔内亦已刮净而无组织残留。子宫绒癌或葡萄胎刮宫所导致的子宫穿孔,多伴有大量内、外出血,患者在短时间内可出现休克症状。

3.子宫穿孔并发其他内脏损伤

人工流产术发生穿孔后未及时发现,仍用卵圆钳或吸引器继续操作时,往往夹住或吸住大网膜、肠管等,以致造成内脏严重损伤。如将夹住的组织强行往外牵拉,患者顿感刀割或牵扯样上腹剧痛,术者亦多觉察往外牵拉的阻力极大,有时可夹出黄色脂肪组织、粪渣或肠管,严重甚至可将肠管内黏膜层剥脱拉出。因肠管黏膜呈膜样,故即使夹出亦很难肉眼辨认其为何物。肠管损伤后,其内容物溢入腹腔,迅速出现腹膜炎症状。如不及时手术,患者可因中毒性休克死亡。

如穿孔位于子宫前壁,伤及膀胱时可出现血尿。当膀胱破裂,尿液流入腹腔后,则形成尿液性腹膜炎。

(三)诊断

凡经阴道宫腔内操作出现下列征象时,均提示有子宫穿孔的可能。

(1)使用的器械进入宫腔深度超过事先估计或探明的长度,并感到继续放入无阻力时。

（2）扩张宫颈的过程中,如原有阻力极大,但忽而阻力完全消失,且患者同时感到有剧烈疼痛时。

（3）手术时患者有剧烈上腹痛,检查有腹膜炎刺激征,或移动性浊音阳性;如看到夹出物有黄色脂肪组织、粪渣或肠管,更可确诊为肠管损伤。

（4）术后子宫旁有块物形成或宫腔内无组织物残留,但仍有反复阵发性颈管内出血者,应考虑在子宫下段侧壁阔韧带两叶之间有穿孔可能。

（四）预防

（1）术前详细了解病史和做好妇科检查,并应排空膀胱。产后三月哺乳期内和宫腔小于6 cm者不放置IUD。有刮宫产史、子宫穿孔史或哺乳期受孕而行人工流产术时,在扩张宫颈后即注射子宫收缩剂,以促进子宫收缩变硬,从而减少损伤。

（2）经阴道行宫腔内手术若不用超声可视而是完全凭手指触觉的"盲目"操作,故应严格遵守操作规程,动作轻柔,安全第一,务求做到每次手术均随时警惕有损伤的可能。

（3）孕12～16周行引产或钳刮术时,术前2 d分四次口服米非司酮共150 mg,同时注射依沙吖啶100 mg至宫腔,以促进宫颈软化和扩张。一般在引产第3 d,胎儿胎盘多能自行排出,如不排出时,可行钳刮术。钳刮时先取胎体,后取胎盘,如胎块长骨通过宫颈受阻时,忌用暴力牵拉或旋转,以免损伤宫壁。此时应将胎骨退回宫腔最宽处,换夹胎骨另一端则不难取出。

（4）如疑诊子宫体绒癌或子宫内膜腺癌而需行诊断性刮宫确诊时,搔刮宜轻柔。当取出的组织足以进行病理检查时,则不应再做全面彻底的搔刮术。

（五）治疗

手术时一旦发现子宫穿孔,应立即停止宫腔内操作。然后根据穿孔大小、宫腔内容物干净与否、出血多少和是否继续有内出血、其他内脏有无损伤以及妇女对今后生育的要求等而采取不同的处理方法(图4-4)。

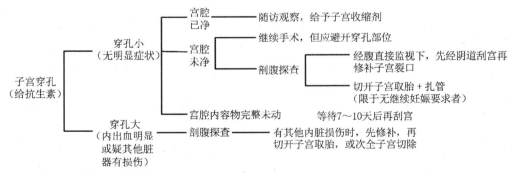

图 4-4　人工流产导致子宫穿孔的处理方法

（1）穿孔发生在宫腔内容物已完全清除后,如观察无继续内、外出血或感染,3 d后即可出院。

（2）凡穿孔较小者(用探针或小号扩张器所致),无明显内出血,宫腔内容物尚未清除时,应先给予麦角新碱或缩宫素以促进子宫收缩,并严密观察有无内出血。如无特殊症状出现,可在7～10 d后再行刮宫术;但若术者刮宫经验丰富,对仅有部分宫腔内容物残留者,可在发现穿孔后避开穿孔部位将宫腔内容物刮净。

（3）如穿孔直径大,有较多内出血,尤其合并有肠管或其他内脏损伤者,则不论宫腔内容物是否已刮净,应立即剖腹探查,并根据术时发现进行肠修补或部分肠段切除吻合术。子宫是否切开或切除,应根据有无再次妊娠要求而定。已有足够子女者,最好做子宫次全切除术;希望再次妊娠者,在肠管修补后再行子宫切开取胎术。

(4)其他辅助治疗:凡有穿孔可疑或证实有穿孔者,均应尽早经静脉给予抗生素预防和控制感染。

二、子宫颈撕裂

子宫颈撕裂(laceration of uterine cervix)多发生于产妇分娩时,一般均在产后立即修补,愈合良好。但中孕人流引产时亦可引起宫颈撕裂。

(一)病因

多因宫缩过强但宫颈未充分容受和扩张,胎儿被迫强行通过宫颈外口或内口所致。一般见于无足月产史的中孕引产者。加用缩宫素特别是前列腺素引产者发生率更高。

(二)临床表现

临床上可表现为以下 3 种不同类型。

1.宫颈外口撕裂

宫颈外口撕裂与一般足月分娩时撕裂相同,多发生于宫颈 6 或 9 点处,长度可由外口处直达阴道穹隆部不等,常伴有活跃出血。

2.宫颈内口撕裂

内口尚未完全扩张,胎儿即强行通过时,可引起宫颈内口处黏膜下层结缔组织撕裂,因黏膜完整,故胎儿娩出后并无大量出血,但因宫颈内口闭合不全以致日后出现复发性流产。

3.宫颈破裂

凡裂口在宫颈阴道部以上者为宫颈上段破裂,一般同时合并有后穹隆破裂,胎儿从后穹隆裂口娩出。如破裂在宫颈的阴道部为宫颈下段破裂,可发生在宫颈前壁或后壁,但以后壁为多见。裂口呈横新月形,但宫颈外口完整。患者一般流血较多。窥阴器扩开阴道时即可看到裂口,甚至可见到胎盘嵌顿于裂口处。

(三)预防和治疗

(1)凡用依沙吖啶引产时,不应滥用缩宫素特别是不应采用米索前列醇加强宫缩。引产时如宫缩过强,产妇诉下腹剧烈疼痛,并有烦躁不安,而宫口扩张缓慢时,应立即肌内注射哌替啶 100 mg 及莨菪碱 0.5 mg 以促使子宫松弛,已加用静脉注射缩宫素者应尽速停止滴注。

(2)中孕引产后不论流血多少,应常规检查阴道和宫颈。发现撕裂者立即用人工合成可吸收缝线修补。

(3)凡因宫颈内口闭合不全出现晚期流产者,可在非妊娠期进行手术矫正,但疗效不佳。现多主张在妊娠 14～19 周期间用 10 号丝线前后各套 2 cm 长橡皮管绕宫颈缝合扎紧以关闭颈管。待妊娠近足月或临产前拆除缝线。

(韩立平)

第六节 生 殖 道 瘘

生殖道瘘是指生殖道与其邻近器官间有异常通道。临床上尿瘘最多见且常有多种尿瘘并存，称多发性尿瘘，其次为粪瘘。如果尿瘘与粪瘘并存，称混合瘘。此外，还有子宫腹壁瘘。本节仅介绍尿瘘和粪瘘(图 4-5)。

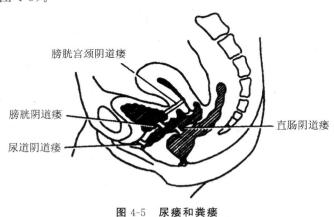

图 4-5 尿瘘和粪瘘

一、尿瘘

尿瘘是指生殖道与泌尿道之间形成的异常通道。表现为患者无法自主排尿。尿瘘可发生在生殖道与泌尿道之间的任何部位，根据泌尿生殖瘘发生的部位，分为膀胱阴道瘘、膀胱宫颈瘘、尿道阴道瘘、膀胱尿道阴道瘘、膀胱宫颈阴道瘘及输尿管阴道瘘等。其中膀胱阴道瘘最多见，有时可同时并存两种或多种类型尿瘘。

（一）病因

导致泌尿生殖瘘的常见病因为产伤和盆腔手术损伤。

1.产伤

多发生在经济、医疗条件落后的地区。国内资料显示产伤引起的尿瘘占 90％以上。根据发病机制分为坏死型尿瘘：由于骨盆狭窄、胎儿过大或胎位异常所致头盆不称，产程延长，特别是第二产程延长者，阴道前壁膀胱尿道被挤压在胎头和耻骨联合之间，导致局部组织坏死形成尿瘘。损伤型尿瘘：产科助产手术直接损伤，应用缩宫素不当致宫缩过强，胎头明显受阻发生子宫破裂并损伤膀胱等。

2.妇科手术损伤

近年妇科手术所致尿瘘的发生率有上升趋势。经腹手术和经阴道手术损伤均有可能导致尿瘘，通常是由于分离组织粘连时伤及输尿管或输尿管末端游离过度导致的输尿管阴道瘘。

3.其他病因

外伤、放射治疗后、膀胱结核、晚期生殖泌尿道肿瘤、子宫托安放不当、局部治疗药物注射等均能导致尿瘘。但并不多见。

根据病变程度可分为简单尿瘘、复杂尿瘘和极复杂尿瘘。简单尿瘘指膀胱阴道瘘,瘘孔直径<3 cm;尿道阴道瘘,瘘孔直径<1 cm。复杂尿瘘指膀胱阴道瘘,瘘孔直径3 cm或瘘孔边缘距输尿管开口<0.5 cm;尿道阴道瘘,瘘孔直径>1 cm。其他少见的尿瘘均归类为极复杂尿瘘。

　　(二)临床表现

　　1.漏尿

　　漏尿为主要症状,尿液不能控制地自阴道流出。根据瘘孔的位置,患者可表现为持续漏尿、体位性漏尿、压力性尿失禁或膀胱充盈性漏尿等,如较高位的膀胱瘘孔患者在站立时无漏尿,而平卧时则漏尿不止。瘘孔极小者在膀胱充盈时方漏尿。一侧输尿管阴道瘘由于健侧输尿管的尿液进入膀胱,因此在漏尿同时仍有自主排尿。漏尿发生的时间也因病因不同而有区别,坏死型尿瘘多在产后及手术后3～7 d开始漏尿。手术直接损伤者术后即开始漏尿。放射损伤所致漏尿发生时间晚且常合并粪瘘。

　　2.外阴皮炎

　　由于尿液长期的刺激、局部组织炎症增生及感染等,外阴皮炎表现为外阴部瘙痒和烧灼痛,外阴呈湿疹、丘疹样皮炎改变,继发感染后疼痛明显,影响日常生活。如为一侧输尿管下段断裂而致阴道漏尿,由于尿液刺激阴道一侧顶端,周围组织引起增生,盆腔检查可触及局部增厚。

　　3.尿路感染

　　合并尿路感染者有尿频、尿急、尿痛及下腹部不适等症状。

　　4.闭经及不孕

　　约15%的尿瘘患者闭经或月经失调,可能与精神创伤有关。亦因阴道狭窄可致性交障碍,导致不孕。

　　5.复杂巨大的膀胱尿道阴道瘘

　　特别是有性生活者,膀胱被用作性交器官,导致膀胱慢性炎症,若向上蔓延至输尿管或肾,可有腰痛、肾区叩痛。

　　(三)诊断

　　尿瘘诊断不困难。应仔细询问病史、手术史、漏尿发生时间和漏尿表现。仔细行妇科检查以明确瘘孔部位、大小及其周围瘢痕情况,大瘘孔极易发现,小瘘孔则通过触摸瘘孔边缘的瘢痕组织可明确诊断,阴道检查可以发现瘘孔位置。如患者系盆腔手术后,检查未发现瘘孔,仅见尿液自阴道穹隆一侧流出,多为输尿管阴道瘘。检查暴露不满意时,患者可取胸膝卧位,用单叶拉钩将阴道后壁上提,可查见位于耻骨后或较高位置的瘘孔。较难确诊时,行下列辅助检查。

　　1.亚甲蓝试验

　　亚甲蓝试验用于鉴别膀胱阴道瘘、膀胱宫颈瘘或输尿管阴道瘘,并可协助辨认位置不明的极小瘘孔。将100～200 mL亚甲蓝稀释液注入膀胱,若蓝色液体经阴道壁小孔流出为膀胱阴道瘘,自宫颈口流出为膀胱宫颈瘘或膀胱子宫瘘,阴道内为清亮尿液则为输尿管阴道瘘。

　　2.靛胭脂试验

　　亚甲蓝试验瘘孔流出清亮尿液的患者,静脉注射靛胭脂5 mL,5～10 min见蓝色液体自阴道顶端流出者为输尿管阴道瘘。

　　3.膀胱镜、输尿管镜检查

　　了解膀胱容积、黏膜情况,有无炎症、结石、憩室,明确瘘孔的位置、大小、数目及瘘孔和膀胱三角的关系等。必要时行双侧输尿管逆行插管及输尿管镜检查确定输尿管瘘位置。

4.静脉肾盂造影

限制饮水 12 h 及充分肠道准备后,静脉注射 76％泛影葡胺 20 mL,分别于注射后 5 min、15 min、30 min、45 min 摄片,根据肾盂、输尿管及膀胱显影情况,了解双侧肾功能及输尿管有无异常,用于诊断输尿管阴道瘘、结核性尿瘘和先天性输尿管异位。

5.肾图

能了解肾功能和输尿管功能情况。

（四）治疗

手术修补为主要治疗方法。非手术治疗仅限于分娩或手术后 1 周内发生的膀胱阴道瘘和输尿管小瘘孔,经放置导尿管和(或)输尿管导管后,2～4 周偶有自行愈合可能。年老体弱不能耐受手术者,可使用尿收集器。

1.手术治疗时间的选择

直接损伤的尿瘘一经发现立即手术修补。其他原因所致尿瘘应等 3～6 个月,待组织水肿消退、局部血液供应恢复正常再行手术。瘘修补失败后至少应等待 3 个月后再手术。

2.手术途径的选择

手术途径有经阴道、经腹和经阴道腹部联合等。原则上应根据瘘孔类型和部位选择不同途径。绝大多数膀胱阴道瘘和尿道阴道瘘可经阴道手术,输尿管阴道瘘多需经腹手术。手术成功与否不仅取决于手术,术前准备及术后护理是保证手术成功的重要环节。

3.术前准备

术前要排除尿路感染,治疗外阴炎。方法:①术前 3～5 d 用 1∶5 000 高锰酸钾液坐浴;有外阴湿疹者,在坐浴后局部涂搽氧化锌油膏,待痊愈后再行手术。②老年妇女或闭经患者术前口服雌激素制剂 15 d,促进阴道上皮增生,有利于伤口愈合。③常规进行尿液检查,有尿路感染应先控制感染,再行手术。④术前数小时开始应用抗生素预防感染。⑤必要时术前给予地塞米松,促使瘢痕软化。

4.术后护理

术后每天补液量不应少于 3 000 mL,留置尿管 10～14 d,增加尿量起冲洗膀胱的作用,保持导尿管引流通畅。发现阻塞及时处理。防止发生尿路感染。放置输尿管导管者,术后留置至少1 个月。绝经患者术后继续服用雌激素 1 个月。术后 3 个月禁性生活,再次妊娠者原则上行剖宫产结束分娩。

（五）预防

绝大多数尿瘘可以预防,预防产伤所致的尿瘘更重要。提高产科质量是预防产科因素所致尿瘘的关键。经阴道手术助产时,术前必先导尿,若疑有损伤者,留置导尿管 10 d,保证膀胱空虚,有利于膀胱受压部位血液循环恢复,预防尿瘘发生。妇科手术时,对盆腔粘连严重、恶性肿瘤有广泛浸润等估计手术困难时,术前经膀胱镜放入输尿管导管,使术中易于辨认。即使是容易进行的全子宫切除术,术中也需明确解剖关系后再行手术操作。术中发现输尿管或膀胱损伤,需及时修补。使用子宫托需日放夜取。宫颈癌进行放射治疗时注意阴道内放射源的安放和固定,放射剂量不能过大。

二、粪瘘

粪瘘是指肠道与生殖道之间有异常通道,致使粪便由阴道排出,最常见的粪瘘是直肠阴道瘘。

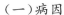

（一）病因

1.产伤

与尿瘘相同,分娩时胎头长时间停滞在阴道内,阴道后壁及直肠受压,造成缺血、坏死是形成粪瘘的主要原因。难产手术操作、手术损伤导致Ⅲ度会阴撕裂,修补后直肠未愈合或会阴撕裂后缝线穿直肠黏膜未发现也可导致直肠阴道瘘。

2.先天畸形

先天畸形为非损伤性直肠阴道瘘,发育畸形出现先天直肠阴道瘘,常合并肛门闭锁。

3.盆腔手术损伤

行根治性子宫切除或左半结肠和直肠手术时,可直接损伤或使用吻合器不当等原因均可导致直肠阴道瘘,此种瘘孔位置一般在阴道穹隆处。

4.其他

长期放置子宫托不取出、生殖道癌肿晚期破溃或放疗不当等,均能引起粪瘘。

（二）临床表现

阴道内排出粪便为主要症状。瘘孔大者,成形粪便可经阴道排出,稀便时呈持续外流,无法控制。瘘孔小者,阴道内可无粪便污染,但肠内气体可自瘘孔经阴道排出,稀便时则从阴道流出。

（三）诊断

除先天性粪瘘外,一般均有明确病因。根据病史、症状及妇科检查不难做出诊断。阴道检查时大的粪瘘显而易见,小的粪瘘在阴道后壁见到一颜色鲜红的小肉芽样组织,用示指行直肠指检,可以触及瘘孔,如瘘孔极小,用一探针从阴道肉芽样处向直肠方向探查,直肠内手指可以触及探针。阴道穹隆处小的瘘孔、小肠和结肠阴道瘘需行钡剂灌肠检查方能确诊。

（四）治疗

手术修补为主要治疗方法。手术或产伤引起的粪瘘应即时修补。先天性粪瘘应在患者15岁左右月经来潮后再行手术,过早手术容易造成阴道狭窄。压迫坏死性粪瘘,应等待3～6个月炎症完全消退后再行手术修补。高位巨大直肠阴道瘘合并尿瘘者、前次手术失败阴道瘢痕严重者,应先暂时行乙状结肠造口术,1个月后再行修补手术。术前3 d严格肠道准备:少渣饮食2 d,术前流质饮食1 d,同时口服肠道抗生素、甲硝唑等3 d以抑制肠道细菌。手术前晚及手术当日晨行清洁灌肠。每天用1∶5 000高锰酸钾液坐浴1～2次。术后5 d内控制饮食及不排便,禁食1～2 d后改少渣饮食,同时口服肠蠕动抑制药物。保持会阴清洁。第5天起,口服药物软化大便,逐渐使患者恢复正常排便。

（五）预防

原则上与尿瘘的预防相同。分娩时注意保护会阴,防止会阴Ⅲ度裂伤。会阴缝合后常规进行肛门指检,发现有缝线穿透直肠黏膜,应立即拆除重缝。避免长期放置子宫托不取出。生殖道癌肿放射治疗时应掌握放射剂量和操作技术。

（韩立平）

第五章

子宫内膜异位症与子宫腺肌病

第一节　子宫内膜异位症

具有生长功能的子宫内膜组织(腺体和间质)出现在宫腔被覆黏膜以外的部位时称为子宫内膜异位症(EMT),简称内异症。

EMT 以痛经、慢性盆腔痛、不孕为主要表现,是育龄妇女的常见病,该病的发病率近年有明显增高趋势,发病率占育龄妇女的 $10\%\sim15\%$,占痛经妇女的 $40\%\sim60\%$。在不孕患者中,$30\%\sim40\%$ 合并 EMT,在 EMT 患者中不孕症的发病率为 $25\%\sim67\%$。

该病一般仅见于生育年龄妇女,以 $25\sim45$ 岁妇女多见。绝经后或切除双侧卵巢后异位内膜组织可逐渐萎缩吸收,妊娠或使用性激素抑制卵巢功能可暂时阻止此病的发展,故 EMT 是激素依赖性疾病。

EMT 虽为良性病变,但具有类似恶性肿瘤远处转移、浸润和种植的生长能力。异位内膜可侵犯全身任何部位,最常见的种植部位是盆腔脏器和腹膜,以侵犯卵巢和宫底韧带最常见,其次为子宫、子宫直肠陷凹、腹膜脏层、直肠阴道隔等部位,故有盆腔 EMT 之称。

一、发病机制

本病的发病机制尚未完全阐明,关于异位子宫内膜的来源,目前有多种学说。

(一)种植学说

妇女在经期时子宫内膜碎片可随经血倒流,经输卵管进入盆腔,种植于卵巢和盆腔其他部位,并在该处继续生长和蔓延,形成盆腔 EMT。但已证实 90% 以上的妇女可发生经血逆流,却只有 $10\%\sim15\%$ 的妇女罹患 EMT。剖宫产手术后所形成的腹壁瘢痕 EMT,占腹壁瘢痕 EMT 的 90% 左右,是种植学说的典型例证。

(二)淋巴及静脉播散

子宫内膜可通过淋巴或静脉播散,远离盆腔部位的器官如肺、手或大腿的皮肤和肌肉发生的 EMT 可能就是通过淋巴或静脉播散的结果。

(三)体腔上皮化生学说

卵巢表面上皮、盆腔腹膜都是由胚胎期具有高度化生潜能的体腔上皮分化而来,在反复经血逆流、炎症、机械性刺激、异位妊娠或长期持续的卵巢甾体激素刺激下,易发生化生而成为异位症的子宫内膜。

（四）免疫学说

免疫异常对异位内膜细胞的种植、黏附、增生具有直接和间接的作用，表现为免疫监视、免疫杀伤功能减弱，黏附分子作用增强，协同促进异位内膜的移植。以巨噬细胞为主的多种免疫细胞可释放多种细胞因子，促进异位内膜的种植、存活和增殖。EMT 患者的细胞免疫和体液免疫功能均有明显变化，患者外周血和腹水中的自然杀伤细胞（NK）的细胞毒活性明显降低。病变越严重者，NK 细胞活性降低亦越明显。雌激素水平越高，NK 细胞活性则越低。血清及腹水中，免疫球蛋白 IgG、IgA 及补体 C_3、C_4 水平均增高，还出现抗子宫内膜抗体和抗卵巢抗体等多种自身抗体。因此，个体的自身免疫能力对异位内膜细胞的抑制作用，在本病的发生中起关键作用。

（五）在位内膜决定论

中国学者提出的"在位内膜决定论"揭示了在位子宫内膜在 EMT 发病中的重要作用，在位内膜的组织病理学、生物化学、分子生物学及遗传学等特质，与 EMT 的发生发展密切相关，其"黏附-侵袭-血管形成"过程，所谓的"三 A 程序"可以解释 EMT 的病理过程，又可以表达临床所见的不同病变。

二、病理

EMT 最常见的发生部位为靠近卵巢的盆腔腹膜及盆腔器官的表面。根据其发生部位不同，可分为腹膜 EMT、卵巢 EMT、子宫腺肌病等。

（一）腹膜 EMT

腹膜和脏器浆膜面的病灶呈多种形态。无色素沉着型为早期细微的病变，具有多种表现形式，呈斑点状或小泡状突起，单个或数个呈簇，有红色火焰样病灶，白色透明病变，黄褐色斑及圆形腹膜缺损。色素沉着型为典型的病灶，呈黑色或紫蓝色结节，肉眼容易辨认。病灶反复出血及纤维化后，与周围组织或器官发生粘连，子宫直肠陷凹常因粘连而变浅，甚至完全消失，使子宫后屈固定。

（二）卵巢子宫内膜异位症

卵巢 EMT 最多见，约 80% 的内异症位于卵巢。多数为一侧卵巢，部分波及双侧卵巢。初始病灶表浅，于卵巢表面可见红色或棕褐色斑点或小囊泡，随着病变发展，囊泡内因反复出血积血增多，而形成单个或多个囊肿，称为卵巢子宫内膜异位囊肿。因囊肿内含暗褐色黏糊状陈旧血，状似巧克力液体，故又称为卵巢巧克力囊肿，直径大多在 10 cm 以内。卵巢与周围器官或组织紧密粘连是卵巢子宫内膜异位囊肿的临床特征之一，并可借此与其他出血性卵巢囊肿相鉴别。

（三）子宫骶韧带、直肠子宫陷凹和子宫后壁下段的子宫内膜异位症

这些部位处于盆腔后部较低或最低处，与经血中的内膜碎屑接触机会最多，故为 EMT 的好发部位。在病变早期，子宫骶韧带、直肠子宫陷凹或子宫后壁下段有散在紫褐色出血点或颗粒状散在结节。由于病变伴有平滑肌和纤维组织增生，形成坚硬的结节。病变向阴道黏膜发展时，在阴道后穹隆形成多个息肉样赘生物或结节样疤痕。随着病变发展，子宫后壁与直肠前壁粘连，直肠子宫陷凹变浅，甚至完全消失。

（四）输卵管子宫内膜异位症

内异症直接累及黏膜较少，偶在其管壁浆膜层见到紫褐色斑点或小结节。输卵管常与周围病变组织粘连。

（五）子宫腺肌病

子宫腺肌病分为弥漫型与局限型两种类型。弥漫型的子宫呈均匀增大，质较硬，一般不超过妊娠 3 个月大小。剖面见肌层肥厚，增厚的肌壁间可见小的腔隙，直径多在 5 mm 以内。腔隙内常有暗红色陈旧积血。局限型的子宫内膜在肌层内呈灶性浸润生长，形成结节，但无包膜，故不能将结节从肌壁中剥出。结节内也可见陈旧出血的小腔隙，结节向宫腔突出颇似子宫肌瘤。偶见子宫内膜在肌瘤内生长，称之为子宫腺肌瘤。

（六）恶变

EMT 是一种良性疾病，但少数可发生恶变，恶变率为 0.7%～1%，其恶变后的病理类型包括透明细胞癌、子宫内膜样癌、腺棘癌、浆液性乳头状癌、腺癌等。EMT 恶变 78% 发生在卵巢，22% 发生在卵巢外。卵巢外最常见的恶变部位是直肠阴道隔、阴道、结肠、盆腹膜、大网膜、脐部等。

三、临床表现

（一）症状

1.痛经

痛经是常见而突出的症状，多为继发性，占 EMT 的 60%～70%。多于月经前 1～2 d 开始，经期第 1～2 天症状加重，月经净后疼痛逐渐缓解。疼痛多位于下腹深部及直肠区域，以盆腔中部为多，多随局部病变加重而逐渐加剧，但疼痛的程度与病灶的大小不成正比。

2.性交痛

性交痛多见于直肠子宫陷凹有异位病灶或因病变导致子宫后倾固定的患者。当性交时由于受阴茎的撞动，可引起性交疼痛，以月经来潮前性交痛最明显。

3.不孕

EMT 不孕率为 25%～67%。EMT 可使盆腔内组织和器官广泛粘连，输卵管变硬僵直，影响输卵管的蠕动，从而影响卵母细胞的拣拾和受精卵的输送；严重的卵巢周围粘连，可妨碍卵子的排出。

4.月经异常

部分患者可因黄体功能不全或无排卵而出现月经期前后阴道少量出血、经期延长或月经紊乱。内在性 EMT 患者往往有经量增多、经期延长或经前点滴出血。

5.慢性盆腔痛

71%～87% 的 EMT 患者有慢性盆腔痛，慢性盆腔痛患者中有 83% 活检确诊为 EMT；常表现为性交痛、大便痛、腰骶部酸胀及盆腔器官功能异常等。

6.其他部位 EMT 症状

肠道 EMT 可出现腹痛、腹泻或便秘。泌尿道 EMT 可出现尿路刺激症状等。肺部 EMT 可出现经前咯血、呼吸困难和（或）胸痛。

（二）体征

典型的盆腔 EMT 在盆腔检查时，可发现子宫后倾固定，直肠子宫陷凹、子宫骶韧带或子宫颈后壁等部位扪及 1～2 个或更多触痛性结节，如绿豆或黄豆大小，肛诊更明显。有卵巢 EMT 时，在子宫的一侧或双侧附件处扪到与子宫相连的囊性偏实不活动包块（巧克力囊肿），往往有轻压痛。若病变累及直肠阴道隔，病灶向后穹隆穿破时，可在阴道后穹隆处扪及甚至可看到隆起的紫蓝色出血点或结节,可随月经期出血。内在性 EMT 患者往往子宫胀大,但很少超过 3 个月妊娠,多为一致性胀大,也可能感到某部位比较突出犹如子宫肌瘤。如直肠有较多病变时,可触及一硬块,甚至误诊为直肠癌。

四、诊断

(一)病史

凡育龄妇女有继发性痛经进行性加重和不孕史、性交痛、月经紊乱等病史者,应仔细询问痛经出现的时间、程度、发展及持续时间等。

(二)体格检查

(1)妇科检查(三合诊)扪及子宫后位固定、盆腔内有触痛性结节或子宫旁有不活动的囊性包块,阴道后穹隆有紫蓝色结节等。

(2)其他部位的病灶如脐、腹壁瘢痕、会阴侧切瘢痕等处,可触及肿大的结节,经期明显。

临床上单纯根据典型症状和准确的妇检可以初步诊断 50% 左右的 EMT,但大约有 25% 的病例无任何临床症状,尚需借助下列辅助检查,特别是腹腔镜检查和活组织检查才能最后确诊。

(三)影像学检查

1.超声检查

超声检查可应用于各型内异症,通常用于 Ⅲ～Ⅳ 期的患者,是鉴别卵巢子宫内膜异位囊肿、直肠阴道隔 EMT 和子宫腺肌症的重要手段。巧克力囊肿一般直径为 5～6 cm,直径＞10 cm 较少,其典型的声像图特征如下。

(1)均匀点状型:囊壁较厚,囊壁为结节状或粗糙回声,囊内布满均匀细小颗粒状的反光点。

(2)混合型:囊内大部分为无回声区,可见片状强回声或小光团,但均不伴声影。

(3)囊肿型:囊内呈无回声的液性暗区,多孤立分布,但与卵巢单纯性囊肿难以区分。

(4)多囊型:包块多不规则,其间可见隔反射,分成多个大小不等的囊腔,各囊腔内回声不一致。

(5)实体型:内呈均质性低回声或弱回声。

2.磁共振(MRI)

磁共振(MRI)对卵巢型、深部浸润型、特殊部位内异症的诊断和评估有意义,但在诊断中的价值有限。

(四)CA125 值测定

血清 CA125 浓度变化与病灶的大小和病变的严重程度呈正相关,CA125≥35 U/mL 为诊断 EMT 的标准,临床上可以辅助诊断并可监测疾病的转归和评估疗效,由于 CA125 在不同的疾病间可发生交叉反应,使其特异性降低而不能单独作为诊断和鉴别诊断的指标。CA125 在监测内异症方面较诊断内异症更有价值。

在 Ⅰ～Ⅱ 期患者中,血清 CA125 水平正常或略升高,与正常妇女有交叉,提示 CA125 阴性者亦不能排除内异症。而在 Ⅲ～Ⅳ 期有卵巢子宫内膜异位囊肿、病灶侵犯较深、盆腔广泛粘连者,CA125 值多升高,但一般不超过 200 U/mL,腹腔液 CA125 的浓度可直接反映 EMT 病情,其浓度较血清高出 100 多倍,临床意义比血清 CA125 大;CA125 结合 EMAb、B 超、CT 或 MRI 可提高诊断准确率。

（五）抗子宫内膜抗体（EMAb）

EMT 是一种自身免疫性疾病，因为在许多患者体内可以测出抗子宫内膜的自身抗体。EMAb 是 EMT 的标志抗体，其产生与异位子宫内膜的刺激及机体免疫内环境失衡有关。EMT 患者血液中 EMAb 水平升高，经 GnRHa 治疗后，EMAb 水平明显降低。测定抗子宫内膜抗体对内异症的诊断与疗效观察有一定的帮助。

（六）腹腔镜检查

腹腔镜检查是诊断 EMT 的金标准，特别是对盆腔检查和 B 超检查均无阳性发现的不育或腹痛患者更是重要手段。在腹腔镜下对可疑病变进行活检，可以确诊和正确分期，对不孕的患者还可同时检查其他不孕的病因和进行必要的处理，如盆腔粘连分解术、输卵管通液及输卵管造口术等。

五、子宫内膜异位症的分期

（一）美国生殖学会子宫内膜异位症手术分期

目前，世界上公认并应用的子宫内膜异位症分期法是 RAFS 分期，即按病变部位、大小、深浅、单侧或双侧、粘连程度及范围，计算分值，定出相应期别。

（二）子宫内膜异位症的临床分期

Ⅰ期：不孕症未能找到不孕原因而有痛经者，或为继发痛经严重者。妇科检查后穹隆粗糙不平滑感，或骶韧带有触痛。B 超检查无卵巢肿大。

Ⅱ期：后穹隆可触及小于 1 cm 的结节，骶韧带增厚，有明显触痛。两侧或一侧可触及 <5 cm 肿块或经 B 超确诊卵巢增大者，附件与子宫后壁粘连，子宫后倾尚活动。

Ⅲ期：后穹隆可触及大于 1 cm 结节，骶韧带增厚或阴道直肠可触及结节，触痛明显，两侧或一侧附件可触及大于 5 cm 肿块或经 B 超确诊附件肿物者。肿块与子宫后壁粘连较严重，子宫后倾活动受限。

Ⅳ期：后穹隆被块状硬结封闭，两侧或一侧附件可触及直径大于 5 cm 肿块与子宫后壁粘连，子宫后倾活动受限，直肠或输尿管受累。

对Ⅰ期、Ⅱ期患者选用药物治疗，如无效时再考虑手术治疗。对Ⅲ期、Ⅳ期患者首选手术治疗，对Ⅳ期患者行保守手术治疗预后较差。对此类不孕患者建议在术前药物治疗 2～3 个月后再行手术，以期手术容易施行，并可较彻底清除病灶。

六、EMT 与不孕

在不孕患者中，30％～40％合并 EMT，在 EMT 患者中不孕症的发病率为 25％～67％。EMT 合并不孕的患者治疗后 3 年累计妊娠率低于无 EMT 者；患内异症的妇女因男方无精子行人工授精，成功率明显低于无内异症的妇女。EMT 对生育的影响主要有以下因素。

（一）盆腔解剖结构改变

盆腔内 EMT 所产生的炎性反应以及其所诱发的多种细胞因子和免疫反应，均可损伤腹膜表面，造成血管通透性增加，导致水肿、纤维素和血清血液渗出，经过一段时间后，发生盆腔内组织、器官粘连。其粘连的特点是范围大而致密，容易使盆腔内器官的解剖功能异常；一般 EMT 很少侵犯输卵管的肌层和黏膜层，故输卵管多为通畅。但盆腔内广泛粘连可导致输卵管变硬僵直，影响输卵管的蠕动，或卵巢与输卵管伞部隔离，从而影响卵母细胞的拣拾和受精卵的输送，严重者可导致输卵管阻塞。如卵巢周围的严重粘连或卵巢子宫内膜异位囊肿破坏正常卵巢组织，可妨碍卵子的排出。

（二）腹水对生殖过程的干扰

内异症患者腹水中的巨噬细胞数量增多且活力增强，不仅吞噬精子，还可释放白细胞介素-1（IL-1）、白细胞介素-2（IL-2）、肿瘤坏死因子（INF）等多种细胞因子，影响精子的功能和卵子的质量，不利于受精过程及胚胎着床。腹水中的巨噬细胞降低颗粒细胞分泌孕酮的功能，干扰卵巢局部的激素调节作用，使 LH 分泌异常、PRL 水平升高、前列腺素（PG）含量增加，影响排卵的正常进行，可能导致黄体期缺陷（LPD）、黄素化未破裂卵泡综合征（LUFS）、不排卵等。临床发现 EMT 患者 IVF-ET 的受精率降低。盆腔液中升高的 PG 可以干扰输卵管的运卵功能，并刺激子宫收缩，干扰着床和使自然流产率升高达 50%。

七、EMT 治疗

国际子宫内膜异位症学术会议（WEC）曾总结提出对于 EMT，腹腔镜、卵巢抑制、三期疗法、妊娠、助孕是最好的治疗。中国学者又明确提出内异症的规范化治疗应达到 4 个目的：减灭和去除病灶、缓解和消除疼痛、改善和促进生育、减少和避免复发。

治疗时主要考虑的因素：①年龄；②生育要求；③症状的严重性；④既往治疗史；⑤病变范围；⑥患者的意愿。

（一）有生育要求的内异症治疗方案

对有生育要求的内异症患者，应首先行子宫输卵管造影（HSG），输卵管通畅者，可先采用抑制子宫内膜异位病灶有效的药物，如避孕药、内美通或 GnRHa 等药物 3～6 个周期，然后给予促排卵治疗，对排卵正常但不能受孕者应行腹腔镜检查以明确有无盆腔粘连或引起不孕的其他盆腔因素。若 HSG 提示病变累及输卵管影响输卵管通畅性或功能，则应行腹腔镜检查确诊病因，在检查的同时完成盆腔粘连分离、异位病灶去除及输卵管矫正手术。EMT 患者手术后半年为受孕的黄金时期，术后 1 年以上获得妊娠的机会大大下降。

有学者认为对 EMT Ⅰ～Ⅱ期不孕患者，首选手术治疗，在无广泛病变或经手术重建盆腔解剖结构后，此时期盆腔内环境最有利于受精，子宫内膜的容受性也最高，应积极促排卵尽早妊娠或促排卵后行人工授精（IUI）3 个周期，仍未成功则行 IVF。对Ⅲ～Ⅳ期内异症不孕患者手术后短期观察或促排卵治疗，如未妊娠，直接 IVF 或注射长效 GnRHa 2～3 支后行 IVF-ET。对病灶残留，内异症生育指数评分低者，术后可用 GnRHa 治疗 3 周期后行 IVF。

（二）无生育要求的治疗方案

对于无生育要求的内异症患者，治疗并控制病灶，以最简便、最小的代价来提高生活质量。治疗方法可分为手术治疗、药物治疗、介入治疗、中药治疗等。手术是第一选择，腹腔镜手术为首选。手术可以明确诊断，确定病变程度、类型、活动状态，进行切除、减灭病变，分离粘连，减轻症状，减少或预防复发。

子宫腺肌症症状较严重者，一般需行次全子宫切除或全子宫切除术。年轻且要求生育者，如病灶局限，可考虑单纯切除病灶，缓解症状，提高妊娠率，但子宫腺肌症的病灶边界不清又无包膜，故不宜将其全部切除。因此复发率较高。疼痛较轻者，可以药物治疗。

（三）手术治疗

手术的目的是切除病灶、恢复解剖。手术又分为保守性手术、半保守性手术以及根治性手术。

1.保守性手术

保留患者的生育功能,手术尽量切除肉眼可见的病灶、剔除囊肿以及分离粘连。适合年龄较轻、病情较轻又有生育要求者。

2.根治性手术

切除全子宫及双附件以及所有肉眼可见的病灶。适合年龄 50 岁以上、无生育要求、症状重或者内异症复发经保守手术或药物治疗无效者。

3.半保守性手术

切除子宫,但保留卵巢。主要适合无生育要求、症状重或者复发经保守手术或药物治疗无效,但年龄较轻希望保留卵巢内分泌功能者。

手术后的复发率取决于病情的严重程度及手术的彻底性。彻底切除或剥除病灶后 2 年复发率大约为 21.5%,5 年复发率为 40%~50%。手术后使用 GnRHa 类药物可用于治疗切除不完全的内异症患者的疼痛,尤其是重度内异症者术后盆腔痛。对于术后想受孕的患者可以不使用该类药物,因为这并不能提高受孕率,而且还会因治疗耽搁怀孕。术后使用促排卵药物,争取术后早日怀孕。如果果术后需要使用GnRHa 类药物,注射第 3 支后 28 d 复查 CA125 及 CA19-9,CA125 降至 15 U/mL 以下,CA19-9 降至 20 U/mL 以下,待月经复潮后可行夫精人工授精(IUI)或 IVF-ET。

(四)药物治疗

药物治疗的目的是改善妊娠环境,获得妊娠和止痛。常用药物有以下几种。

1.假孕疗法

长期持续口服高剂量的雌、孕激素,抑制垂体 Gn 及卵巢性激素的分泌,造成无周期性的低雌激素状态,使患者产生一种高雄激素性的闭经,其所发生的变化与正常妊娠相似,故称为假孕疗法。各种口服避孕药和孕激素均可用来诱发假孕。

(1)口服避孕药:低剂量高效孕激素和炔雌醇的复合片,抑制排卵,下调细胞增殖,加强在位子宫内膜细胞凋亡,可有效安全地治疗 EMT 患者的痛经。长期连续或循环地使用是可靠的手术后用药,可避免或减少复发。通过阴道环给予雌、孕激素的方式治疗 EMT 相关疼痛效果及依从性良好。近年国外研究认为,避孕药疗效不差于 GnRHa,且经济、便捷、不良反应小,可作为术后的一类用药。

用法:每天 1 片,连续服 9~12 个月或 12 个月以上。服药期间如发生阴道突破性出血,每天增加 1 片直至闭经。

(2)孕激素类:①地诺孕素是一种睾酮衍生物,仅结合于孕激素受体以避免雌激素、雄激素或糖皮质激素活性带来的不良反应。在改善 EMT 相关疼痛方面,地诺孕素与 GnRHa 疗效相当,每天口服 2 mg,连续使用 52 周,对骨密度影响轻微;其安全耐受性很好,对血脂、凝血、糖代谢影响很小;给药方便,疗效优异,不良反应轻微,作为保守手术后的用药值得推荐。②炔诺酮 5~7.5 mg/d(每片 0.625 mg),或甲羟孕酮(MPA)20~30 mg/d(每片 2 mg),连服 6 个月;如用药期间出现阴道突破性出血,可每天加服补佳乐 1 mg,或己烯雌酚 0.25~0.5 mg。

由于炔诺酮、甲羟孕酮类孕激素疗效短暂,妊娠率低,复发率高,现临床上已较少应用。

2.假绝经疗法

使用药物阻断下丘脑 GnRHa 和垂体 Gn 的合成和释放,直接抑制卵巢激素的合成,以及有可能与靶器官性激素受体相结合,导致 FSH 和 LH 值低下,从而使子宫内膜萎缩,导致短暂闭经。不像绝经期后 FSH 和 LH 升高,故名假绝经疗法。常用药物有达那唑、内美通等。

(1)达那唑:是一种人工合成的 17α-乙炔睾酮衍生物,抑制 FSH 和 LH 峰,产生闭经;并直接与子宫内膜的雄激素和孕激素的受体结合,导致异位内膜腺体和间质萎缩、吸收而痊愈。

用法:月经第 1 天开始口服,每天 600~800 mg,分 2 次口服,连服 6 个月。或使用递减剂量,300 mg/d 逐渐减至 100 mg/d 的维持剂量,作为 GnRHa 治疗后的维持治疗 1 年,能有效维持盆腔疼痛的缓解。

达那唑宫内节育器能有效缓解 EMT 有关的疼痛症状,且无口服时的不良反应。达那唑阴道环给药系统有效治疗深部浸润型 EMT 的盆腔疼痛,不良反应非常少见,可以作为术后长期维持治疗。

(2)孕三烯酮(内美通):是 19-去甲睾酮衍生物,有雄激素和抗雌孕激素作用,作用机制类似达那唑,疗效优于达那唑,不良反应较达那唑轻。其耐受性、安全性及疗效不如 GnRHa。

用法:月经第 1 天开始口服,每周 2 次,每次 2.5 mg,连服 6 个月。

3.其他药物

(1)三苯氧胺(他莫昔芬,TAM):是一种非甾体类的雌激素拮抗剂,可与雌激素竞争雌激素受体,降低雌激素的净效应,并可刺激孕激素的合成,而起到抑制雌激素作用,能使异位的子宫内膜萎缩,造成闭经,并能缓解因内异症引起的疼痛等症状。但 TAM 治疗中又可出现雌激素样作用,长期应用可引起子宫内膜的增生,诱发卵巢内膜囊肿增大。

用法:每天 20~30 mg,分 2~3 次口服,连服 3~6 个月。

(2)米非司酮:能与孕酮受体及糖皮质激素受体结合,下调异位和在位内膜的孕激素受体含量并抑制排卵,造成闭经,促进 EMT 病灶萎缩,疼痛缓解。

用法:月经第 1 天开始口服,每天 10~50 mg,连服 6 个月。

(3)有前景的药物:芳香化酶抑制剂类,如来曲唑;GnRH 拮抗剂(GnRHa)类药物西曲瑞克;基质金属蛋白酶抑制剂及抗血管生成治疗药物等。

4.免疫调节治疗

EMT 是激素依赖性疾病,性激素抑制治疗已广泛应用于临床并取得了一定的短期疗效,包括达那唑、GnRHa 和口服避孕药等。但是高复发率以及长期使用产生的严重药物不良反应影响了后续治疗。研究表明 EMT 的形成和发展有免疫系统的参与,包括免疫监视的缺失,子宫内膜细胞对凋亡和吞噬作用的抵抗以及对子宫内膜细胞有细胞毒性作用的 NK 细胞活性的降低。因此,免疫调节为 EMT 治疗开辟了新的途径。目前,以下几种药物在 EMT 治疗研究中获得了初步疗效。

(1)己酮可可碱:己酮可可碱是一种磷酸二酯酶抑制剂,它既可以影响炎症调节因子的产生,也可以调节免疫活性细胞对炎症刺激的反应,近年来被认为可能对 EMT 有效而成为 EMT 免疫调节治疗的研究重点。己酮可可碱可以通过提高细胞内的环磷腺苷水平来减少炎症细胞因子的产生或降低其活性,如肿瘤坏死因子 α(TNF-α)。此外,还具有抑制 T 淋巴细胞和 B 淋巴细胞活化,降低 NK 细胞活性,阻断白细胞对内皮细胞的黏附等作用。研究发现己酮可可碱可以调节 EMT 患者腹膜环境的免疫系统功能,减缓子宫内膜移植物的生长,逆转过度活化的巨噬细胞,有效改善 EMT 相关的不孕。己酮可可碱不抑制排卵,对孕妇是安全的,适用于治疗与 EMT 相关的不孕症。

手术后使用己酮可可碱治疗轻度 EMT,800 mg/d,12 个月的妊娠率从 18.5% 提高到 31%,可以明显减轻盆腔疼痛。但也有研究认为并不能明显改善轻度到重度 EMT 患者的妊娠率,不能降低术后复发率。

(2)抗 TNF-α 治疗药物:TNF-α 是一种促炎症反应因子,是活化的巨噬细胞的主要产物,与 EMT 的形成和发展有关。EMT 患者腹腔液中 TNF-α 水平增高,并且其水平与 EMT 的严重程度相关。抗 TNF-α 治疗除了阻断 TNF-α 对靶细胞的作用外,还包括抑制 TNF-α 的产生。该类药物有己酮可可碱、英夫利昔单抗、依那西普、重组人 TNF 结合蛋白Ⅰ等。

(3)干扰素-α2b:干扰素-α 能刺激 NK 细胞毒活性,并可促使 CD8 细胞表达。无论在体外实验或动物模型中,干扰素-α2b 对于 EMT 的疗效均得以证实。

(4)白细胞介素 12(IL-12):IL-12 的主要作用是调节免疫反应的可适应性。IL-12 可以作用于 T 淋巴细胞和 NK 细胞,从而诱导其他细胞因子的产生。其中产生的干扰素-γ 可以进一步增强 NK 细胞对子宫内膜细胞的细胞毒性作用,以及促进辅助性 T 淋巴细胞反应的产生。小鼠腹腔内注射 IL-12 明显减小异位子宫内膜病灶的表面积和总重量。但目前缺乏临床试验证实其疗效。

(5)中药:中医认为扶正固本类中药多有免疫促进作用,有促肾上腺皮质功能及增强网状内皮系统的吞噬作用,增加 T 淋巴细胞的比值。活血化瘀类中药对体液免疫与细胞免疫均有一定的抑制作用,不仅能减少已生成的抗体,而且还抑制抗体形成,对已沉积的抗原抗体复合物有促进吸收和消除的作用,还有抗炎、降低毛细血管通透性等作用。由丹参、莪术、三七、赤芍等组方的丹莪妇康煎具有增强细胞免疫和降低体液免疫的双向调节作用,疗效与达那唑相似。由柴胡、丹参、赤芍、莪术、五灵脂组方的丹赤坎使 33% 的 EMT 患者局部体征基本消失,NK 细胞活性升高。但是中药的具体免疫调节作用尚缺乏实验室证据的支持,且报道的临床疗效可重复性不强。

5.左炔诺孕酮宫内缓释系统(LNG-IUS,商品名曼月乐)

LNG-IUS 直接减少病灶中的 E_2 受体,使 E_2 的作用减弱导致异位的内膜萎缩,子宫动脉阻力增加,减少子宫血流量,减少子宫内膜中前列腺素的产生,明显减少月经量,改善 EMT 患者的盆腔疼痛,缓解痛经症状。与 GnRHa 相比,LNG-IUS 缓解 EMT 患者痛经疗效相当,减少术后痛经复发。不增加心血管疾病风险,且降低血脂,不引起低雌激素症状,没有减少骨密度的严重不良反应,可长期应用。不规则阴道流血发生率高于 GnRHa。如果 EMT 患者需要长期治疗,可优先选择 LNG-IUS,在提供避孕的同时,是治疗子宫内膜异位症、子宫腺肌病和慢性盆腔痛的有效、安全、便捷的治疗手段之一,尤其适用于合并有子宫腺肌症的 EMT 患者长期维持治疗。

曼月乐含 52 mg 左炔诺孕酮,每天释放 20 μg,可有效使用 5 年。

放置曼月乐一般选择在月经的 7 d 以内;如果更换新的曼月乐可以在月经周期的任何时间。早孕流产后可以立即放置,产后放置应推迟到分娩后 6 周。

6.促性腺激素释放激素激动剂(GnRHa)

GnRHa 是目前最受推崇、最有效的子宫内膜异位症治疗药物。连续使用 GnRHa 可下调垂体功能,造成药物暂时性去势及体内 Gn 水平下降、低雌激素状态;由于卵巢功能受抑制,产生相应低雌激素环境,使内异症病灶消退。目前常用的有长效制剂如进口的曲普瑞林、戈舍瑞林、布舍瑞林等;国产的长效制剂有亮丙瑞林(丽珠制药),短效制剂如丙氨瑞林(安徽丰原)。

(1)用法:长效制剂于月经第 1 天开始注射,每 28 d 注射 1/2~1 支,注射 3~6 支,最多不超过 6 支。

（2）不良反应：主要为雌激素水平降低所引起的类似围绝经期综合征的表现，如潮热、多汗、血管舒缩不稳定、乳房缩小、阴道干燥等反应，占90%左右，一般不影响继续用药。严重雌激素减少，$E_2 < 734$ pmol/L，可增加骨中钙的吸收，而发生骨质疏松。

（3）反向添加疗法（Add-back）：指联合应用 GnRHa 及雌、孕激素，使体内雌激素水平达到所谓"窗口剂量"，既不影响内异症的治疗，又可最大限度地减轻低雌激素的影响。其目的是减少血管收缩症状以及长期使用 GnRHa 对于骨密度的损害。可以用雌、孕激素的联合或序贯方法。

用药方法：应用 GnRHa 3 个月后，联合应用以下药物。①GnRHa+补佳乐（1~2 mg）/d+甲羟孕酮（2~4 mg）/d；②GnRHa+补佳乐（1~2 mg）/d+炔诺酮 5 mg/d；③GnRHa+利维爱 2.5 mg/d。

雌二醇阈值窗口概念：血清 E_2 在 110~146 pmol/L 为阈值窗口，在窗口期内可不刺激 EMT 病灶生长，亦能满足骨代谢和血管神经系统对雌激素的需求，故可适当添加激素维持雌激素阈值水平，减少不良反应。适当的反加不影响 GnRHa 疗效，且有效减少不良反应，延长用药时间。

（4）GnRHa 反减治疗：以往采用 GnRHa 先足量再减量方法，近年有更合理的长间歇疗法，延长 GnRH-a 用药间隔时间至 6 周 1 次，共用 4 次，亦能达到和维持有效低雌激素水平，是经济有效且减少不良反应的给药策略，但其远期复发率有待进一步研究。

（五）药物与手术联合治疗

手术治疗可恢复正常解剖关系，去除病灶并同时分离粘连，但严重的粘连使病灶不能彻底清除，显微镜下和深层的病灶无法看到，术后的并发症有时难以避免。手术后的粘连是影响手术效果、导致不孕的主要原因。药物治疗虽有较好的疗效，但停药后短期内病变可能复发，致密的粘连妨碍药物到达病灶内而影响疗效。根据病情程度在手术前后药物治疗。术前应用 GnRHa，在低雌激素作用下，腹腔内充血减轻，毛细血管充血和扩张均不明显，使粘连易于分离，卵巢异位瘤易于剥离，有利于手术的摘除，还可预防术后粘连形成。术后用 1~2 个月的药物，可以抑制手术漏掉的病灶，预防手术后的复发。

八、EMT 的复发与处理

内异症复发指手术和规范药物治疗，病灶缩小或消失以及症状缓解后，再次出现临床症状且恢复至治疗前水平或加重，或再次出现子宫内膜异位病灶。内异症总体的复发率高达 50% 以上，作为一种慢性活动疾病，无论给予什么治疗，患者总处于复发的危险之中，特别是年轻的、保守性手术者。实际上，难以区分疾病的再现或复发，还是再发展或持续存在，更难界定治疗后多长时间再出现复发。无论何种治疗很难将异位灶清除干净，尤其是药物治疗。复发的生物学基础是异位内膜细胞可以存活并有激素的维持。这种异位灶可以很"顽强"，在经过全期妊娠已经萎缩的异位种植可能在产后 1 个月复发。亦有报道在经过卵巢抑制后 3 个星期，仅在激素替代 3 d 即可再现病灶。复发的主要表现是疼痛以及结节或包块的出现，80% 于盆腔检查即可得知，超声扫描、血清 CA125 检查可助诊，最准确的复发诊断是腹腔镜检查。一般以药物治疗的复发率为高，1 年的复发率是 51.6%。保守性手术的每年复发率是 13.6%，5 年复发率是 40%~50%。

EMT 复发的治疗基本遵循初治原则，但应个体化。如药物治疗后痛经复发，应手术治疗。手术后内异症复发可先用药物治疗，仍无效者应考虑手术治疗。如年龄较大、无生育要求且症状严重者，可行根治性手术。对于有生育要求者，未合并卵巢子宫内膜异位囊肿者，给予 GnRHa

3 个月后进行 IVF-ET。卵巢子宫内膜异位囊肿复发可进行手术或超声引导下穿刺,术后给予 GnRHa 3 个月后进行 IVF-ET。

（宋巧红）

第二节　子宫腺肌病

子宫腺肌病是指子宫内膜向肌层良性浸润并在其中弥散性生长,其特征是在子宫肌层中出现异位的内膜和腺体,伴有周围肌层细胞的代偿性肥大和增生。本病有 $20\%\sim50\%$ 的病例合并子宫内膜异位症,约 30% 合并子宫肌瘤。

目前子宫腺肌病的发病有逐渐增加的趋势,其治疗的方法日趋多样化,治疗方法的选择应在考虑患者年龄、生育要求、临床症状的严重程度、病变部位与范围、患者的意愿等的基础上确定。

一、临床特征

（一）病史特点

（1）详细询问相关的临床症状,如经量增多和进行性痛经。

（2）家族中有无相同病史。

（3）医源性因素所致子宫内膜创伤,如多次分娩、习惯性流产、人工流产、宫腔操作史。

（二）症状

子宫腺肌病的症状不典型,表现多种多样,没有特异性。约 35% 的子宫腺肌病无临床症状,临床症状与病变的范围有关。

（1）月经过多:占 $40\%\sim50\%$,一般出血与病灶的深度呈正相关,偶尔也有小病变月经过多者。

（2）痛经:逐渐加剧的进行性痛经,痛经常在月经来潮的前一周就开始,至月经结束。$15\%\sim30\%$ 的患者有痛经,疼痛的程度与病灶的多少有关,约 80% 痛经者为子宫肌层深部病变。

（3）其他症状:部分患者可有未明原因的月经中期阴道流血及性欲减退,子宫腺肌病不伴有其他不孕疾病时,一般对生育无影响,伴有子宫肌瘤时可出现肌瘤的各种症状。

（三）体征

妇科检查可发现子宫呈均匀性增大或有局限性结节隆起,质地变硬,一般不超过孕 12 周子宫的大小。近月经期检查,子宫有触痛。月经期,由于病灶充血、水肿及出血,子宫可增大,质地变软,压痛较平时更为明显;月经期后再次妇科检查发现子宫有缩小,这种周期性出现的体征改变为诊断本病的重要依据之一。合并盆腔子宫内膜异位症时,子宫增大、后倾、固定、骶骨韧带增粗,或子宫直肠陷凹处有痛性结节等。

二、辅助检查

（一）实验室检查

（1）血常规:明确有无贫血。

（2）CA125:子宫腺肌病患者血 CA125 水平明显升高,阳性率达 80%,CA125 在监测疗效上有一定价值。

(二)影像学检查

(1)B超:为子宫腺肌病的常规诊断手段。B超的图像特点:①子宫呈均匀性增大或后壁增厚,轮廓尚清晰;②子宫内膜线可无改变,或稍弯曲;③子宫切面肌壁回声不均匀,有时可见大小不等的无回声区。

(2)MRI:为目前诊断子宫腺肌病最可靠的无创伤性诊断方法,可以区别子宫肌瘤和子宫腺肌病,并可诊断两者同时并存,对决定处理方法有较大帮助,在发达国家中广泛应用。图像表现为:①子宫增大,外缘尚光滑;②T_2WI显示子宫的正常解剖形态扭曲或消失;③子宫后壁明显增厚,结合带厚度>8 mm;④T_2WI显示子宫壁内可见一类似结合带的低信号肿物,与稍高信号的子宫肌层边界不清,类似于结合带的局灶性或广泛性增宽,其中可见局灶性的大小不等斑点状高信号区,即为异位的陈旧性出血灶或未出血的内膜岛。

(三)其他

(1)宫腔镜检查子宫腔增大,有时可见异常腺体开口,并可除外子宫内膜病变。

(2)腹腔镜检查见子宫均匀增大,前后径增大更明显,子宫较硬,外观灰白或暗紫色,有时浆膜面见突出的紫蓝色结节。

(3)肌层针刺活检:诊断的准确性依赖于取材部位的选择、取材次数以及病灶的深度和广度,特异性较高,但敏感性较低,而且操作困难,在临床上少用。

三、诊断

子宫腺肌病的诊断一般并不难,最主要的困难在于与子宫肌瘤等疾病的鉴别诊断。子宫腺肌病与子宫肌瘤均是常见的妇科疾病,两种病变均发生在子宫,发病年龄相仿,多见于30~50岁的育龄妇女,临床上容易互相混淆。一般来说子宫腺肌病突出症状是继发性逐渐加重的痛经,子宫肌瘤的突出症状却为月经过多及不规则出血,子宫腺肌病时子宫也有增大,但很少超过妊娠3个月子宫大小。

四、治疗

(一)治疗原则

由于子宫腺肌病的难治性,目前尚不能使每位患者均获得满意的疗效,应根据患者的年龄、生育要求和症状,实施个体化的多种手段的联合治疗策略。

(二)药物治疗

药物治疗子宫腺肌病近期疗效明显,但只是暂时性的,停药后症状体征常很快复发,对年轻有生育要求者,近绝经期者或不接受手术治疗者可试用达那唑、孕三烯酮或促性腺激素释放激素类似物(GnRHa)等治疗。

1.达那唑

达那唑适用于轻度及中度子宫腺肌病痛经患者。

用法:月经第1天开始口服200 mg,2~3次/天,持续用药6个月。若痛经不缓解或未闭经,可加至4次/天。疗程结束后约90%症状消失。停药后4~6周恢复月经及排卵。

不良反应:有恶心、头痛、潮热、乳房缩小、体重增加、性欲减退、多毛、痤疮、声音改变、皮脂增加、肌痛性痉挛等。但发生率低,且症状多不严重。

2.孕三烯酮

19-去甲睾酮的衍生物,有抗雌激素和抗孕激素作用,不良反应发生率同达那唑,但程度略轻。

用法:每周用药 2 次,每次 2.5 mg,于月经第 1 天开始服用,6 个月为一个疗程。因为用药量小,用药次数少,其应用近年来增多。孕三烯酮治疗轻症子宫腺肌病具有很好的效果,可达治愈目的,从而可防止其发展为重症子宫腺肌病,减少手术及术后并发症,提高患者生活质量。

3.促性腺激素释放激素激动剂(GnRHa)

其为人工合成的十肽类化合物,能促进垂体细胞分泌黄体生成激素(LH)和促卵泡生成素(FSH),长期应用对垂体产生降调作用,可使 LH 和 FSH 分泌急剧减少。有研究表明子宫腺肌病导致不孕与化学和免疫等因素有关,而 GnRHa 有调节免疫活性的作用,且使子宫大小形态恢复正常,从而改善了妊娠率。但 GnRHa 作用是可逆性的,故对子宫腺肌病合并不孕的治疗在停药后短期内不能自行受孕者,应选择辅助生殖技术。

4.其他药物

(1)孕激素受体拮抗剂:米非司酮为人工合成 19-去甲基睾酮衍生物,具有抗孕激素及抗皮质激素的活性。用法:米非司酮 10 mg 口服,1 次/天,连续 3 个月,治疗后患者停经,痛经消失,子宫体积明显缩小,不良反应少见。年轻患者停药后复发率高于围绝经期患者,复发者进行长期治疗仍有效。

(2)左旋 18-甲基炔诺酮:Norplant 为左旋 18-甲基炔诺酮皮下埋植剂,可治疗围绝经期子宫腺肌病,治疗后虽子宫体积无明显缩小,但痛经缓解率达 100%。缓释左旋 18-甲基炔诺酮宫内节育器(LNG-IUS,曼月乐),国内外报道用 LNG-IUS 治疗子宫腺肌病痛经及月经过多有一定效果。

(3)短效口服避孕药:临床研究显示,长期服用短效避孕药可使子宫内膜和异位内膜萎缩,缓解痛经,减少经量,降低子宫内膜异位症的复发率。但是复方口服避孕药存在不良反应,服用后患者可出现点滴出血或突破性出血、乳房触痛、头痛、体重改变、恶心和呕吐等胃肠道反应以及情绪改变等不良反应,长期应用有血栓性疾病和心血管疾病风险。因此,复方口服避孕药的使用应综合各方面情况进行个体化用药,以使患者获得最大益处。目前国内外还没有关于该疗法用于子宫腺肌病治疗效果大样本的评价。

(4)孕激素:孕激素作用基于子宫内膜局部高剂量的孕酮,可引起蜕膜样变,上皮萎缩及产生直接的血管改变,使月经减少,甚至闭经。目前国外研究显示地屈孕酮是分子结构最接近天然孕酮的一种孕激素,并具有更高的口服生物利用度。地屈孕酮是一种口服孕激素,可使子宫内膜进入完全的分泌相,从而可防止由雌激素引起的子宫内膜增生和癌变风险。地屈孕酮可用于内源性孕激素不足的各种疾病,它不产热,且对脂代谢无影响。极少数患者可出现突破性出血,一般增加剂量即可防止。地屈孕酮也可能发生其他发生在孕激素治疗中的不良反应,如轻微出血、乳房疼痛,肝功能损害极为少见。目前国内外尚无使用地屈孕酮治疗子宫腺肌病的大型随机对照试验。

(三)手术治疗

药物治疗无效或长期剧烈痛经时,应行手术治疗。手术治疗包括根治手术(子宫切除术)和保守手术。

1.子宫切除术

子宫切除术是主要的治疗方法,也是唯一循证医学证实有效的方法,可以根治痛经和(或)月经过多,适用于年龄较大、无生育要求者。近年来,阴式子宫切除术应用日趋增多,单纯子宫腺肌病子宫体积多小于 12 孕周子宫大小,行阴式子宫切除多无困难。若合并有内异症,有卵巢子宫内膜异位囊肿或估计有明显粘连,可行腹腔镜子宫切除术。虽然有研究表明腺肌病的子宫有稍多于 10% 病变可累及宫颈,但也有研究表明腺肌病主要见于子宫体部,罕见于宫颈部位,只要保证切除全部子宫下段,仍可考虑行子宫次全切除术。

2.保守性手术

子宫腺肌病病灶挖除术、子宫内膜去除术和子宫动脉栓塞术都属于保留生育功能的方法。腹腔镜下子宫动脉阻断术和病灶消融术(使用电、射频和超声等能减少子宫腺肌病量),近年来的报道逐渐增多,但这些手术的效果均有待于循证医学研究证实。

(1)子宫腺肌病病灶挖除术:适用于年轻、要求保留生育功能的患者。子宫腺肌瘤一般能挖除干净,可以明显地改善症状、增加妊娠机会。对局限型子宫腺肌病可以切除大部分病灶,缓解症状。虽然弥散型子宫腺肌病做病灶大部切除术后妊娠率较低,仍有一定的治疗价值。术前使用 GnRHa 治疗 3 个月,可以缩小病灶利于手术。做病灶挖除术的同时还可做子宫神经去除术或子宫动脉阻断术以提高疗效。

(2)子宫内膜去除术:近年来,有报道在宫腔镜下行子宫内膜去除术治疗子宫腺肌病,术后患者月经量明显减少,甚至闭经,痛经好转或消失,对伴有月经过多的轻度子宫腺肌病可试用。子宫内膜切除术虽可有效控制月经过多及痛经症状,但对深部病灶治疗效果较差。远期并发症常见的为宫腔粘连、宫腔积血、不孕、流产、早产等。

(3)子宫动脉栓塞术(UAE):近期效果明显,月经量减少约 50%,痛经缓解率达 90% 以上,子宫及病灶体积缩小显著,彩色超声显示子宫肌层及病灶内血流信号明显减少,该疗法对要求保留子宫和生育功能的患者具有重大意义。但 UAE 治疗某些并发症尚未解决,远期疗效尚待观察,对日后生育功能的影响还不清楚,临床应用仍未普及,还有待于进一步积累经验。

(4)子宫病灶电凝术:通过子宫病灶电凝可引起子宫肌层内病灶坏死,以达到治疗的目的。但病灶电凝术中很难判断电凝是否完全,因此不如手术切除准确,子宫肌壁电凝术后病灶被瘢痕组织所代替,子宫壁的瘢痕宽大,弹性及强度降低,故术后子宫破裂风险增加。

(5)盆腔去神经支配治疗:近年来国外学者采用开腹或腹腔镜下骶前神经切除术及子宫神经切除术治疗原发及继发性痛经,取得了较好效果。

(6)腹腔镜下子宫动脉阻断术:子宫动脉结扎治疗子宫腺肌病的灵感来源于子宫动脉栓塞治疗子宫腺肌病的成功经验,但该术式目前应用的病例不多。由于疼痛不能得到完全缓解,多数患者对手术效果并不满意。

五、预后与随访

(一)随访内容

通常包括患者主诉、疼痛评价、妇科检查、超声检查、血清 CA125 检测,如果是药物治疗者,需要检查与药物治疗相关的内容,如肝功能、骨密度等。

(二)预后

除非实施了子宫切除术,子宫腺肌病容易复发。因残留的内膜腺体而发生恶变的较少见,与子宫腺肌病类似的疾病子宫内膜异位症,其恶变率国内报道为 1.5%,国外报道为 0.7%~1.0%,相比之下,子宫腺肌病发生恶变更为少见。

(宋巧红)

第六章

妊娠滋养细胞疾病

第一节 葡 萄 胎

葡萄胎是指妊娠后胎盘绒毛滋养细胞增生,终末绒毛转变成水泡,水泡间相连成串,形如葡萄得名,亦称水泡状胎块。葡萄胎是良性疾病,有时具有恶性倾向,成为发生恶性滋养细胞肿瘤的前身。

一、病因及分类

(一)病因

葡萄胎的真正发病原因不明。病例对照研究发现葡萄胎的发生与营养状况、社会经济及年龄有关。病因学中年龄是一显著相关因素,年龄大于 40 岁者葡萄胎发生率比年轻妇女高 10 倍,年龄小于 20 岁也是发生完全性葡萄胎的高危因素,这两个年龄阶段妇女易有受精缺陷。部分性葡萄胎与孕妇年龄无关。

通过细胞遗传学结合病理学研究证明两类葡萄胎——完全性葡萄胎与部分性葡萄胎各有遗传学特点。完全性葡萄胎的染色体基因组是父系来源,即卵子在卵原核缺失或卵原核失活的情况下和精原核结合后发育形成。染色体核型为二倍体,其中 90% 为 46,XX,由一个"空卵"(无基因物质卵)与一个单倍体精子(23,X)受精,经自身复制恢复为二倍体(46,XX),再生长发育而成,称为空卵受精。其少数核型为 46,XY,这是两个性染色体不同的精子(23,X 及 23,Y)同时使空卵受精,称为双精子受精。部分性葡萄胎核型常是三倍体,80% 为 69,XXY,其余是69,XXX或 69,XXY,来自一个正常卵子与双精子受精,由此带来一套多余的父方染色体成分;也可由于一个正常的单倍体卵子(或精子)与减数分裂失败的二倍体配子结合所致。

(二)分类

葡萄胎可分为以下两类。

1.完全性葡萄胎

整个子宫腔内充满水泡,胎盘绒毛全部受累,无胎儿及其附属物可见。

2.部分性葡萄胎

仅部分胎盘绒毛发生水泡状变性,胎儿多已死亡。部分性葡萄胎很少转化为恶性。

二、诊断

（一）病史

停经后有不规则阴道出血、腹痛，妊娠呕吐严重且出现时间较早，妊娠早期出现妊娠期高血压疾病征象，尤其是在妊娠 28 周前出现先兆子痫，有双侧卵巢囊肿或甲状腺功能亢进征象。

（二）临床表现

典型的临床表现如下。

1.阴道流血

阴道流血是葡萄胎的重要症状。一般于停经后 2～3 个月，或迟至 3～4 个月开始少量、断续的褐色或暗红色阴道流血。量渐增多，常伴贫血。在胎块排出时常大量出血，可致休克，甚至死亡。在排出物中可见到水泡。

2.子宫迅速增大

由于葡萄胎生长快及宫腔内出血，多数患者子宫增大较快，大于停经月份，子宫下段宽软饱满。完全性葡萄胎时，摸不到胎体，查不到胎心、胎动。

3.黄素化囊肿

由于大量绒毛膜促性腺激素（HCG）的刺激，一侧或双侧卵巢可出现大小不等的黄素化囊肿。

4.妊娠呕吐及高血压征象

由于增生的滋养细胞产生大量的 HCG，葡萄胎患者妊娠呕吐往往比正常妊娠者为重。因为子宫增长快，宫内张力大，在孕早、中期即可出现妊娠高血压疾病的表现，甚至发生心力衰竭或子痫。

5.其他症状

患者可有轻重不等的下腹痛。少数患者有咯血，多于清宫后自然消失。个别患者可有甲状腺功能亢进的表现。

（三）辅助检查

血 β-HCG 在 100 U/L 以上，常超声检查见子宫增大，有"落雪状"或"蜂窝状"宫腔声像图，或子宫无明显增大，宫腔内含有水泡样结构及一部分正常胎盘组织，有时可见完整胎儿。

（四）病理检查

1.大体所见

葡萄样水泡大小不一，直径数毫米至 3 cm，水泡壁薄，透亮，内含黏液性液体，绒毛与之将其相连，水泡间空隙充满血液及凝血块。

2.组织学特点

滋养细胞呈不同程度增生；绒毛间质水肿；间质内血管消失或仅有极稀少的无功能血管。

三、鉴别诊断

（一）流产

不少病例最先被误诊为先兆流产。流产有停经史及阴道流血症状，妊娠试验可阳性，而葡萄胎患者子宫多大于同期妊娠子宫，孕期超过 12 周时 HCG 水平仍高。B 型超声图像显示葡萄胎特点。

（二）双胎妊娠

子宫较同期单胎妊娠大。HCG 水平亦稍高,易与葡萄胎混淆,但双胎妊娠无阴道出血,B 型超声显像可确诊。

（三）羊水过多

羊水过多可使子宫迅速增大,虽多发生于妊娠后期,但发生在中期妊娠者需与葡萄胎鉴别,羊水过多时不伴阴道流血,HCG 水平较低,B 型超声显像可确诊。

四、规范化治疗

（一）清除宫腔内容物

葡萄胎确诊后应及时清除宫腔内容物,一般采用吸宫术迅速排空宫腔,即使子宫增大至妊娠 6 个月左右大小,仍可使用负压吸引。注意在输液、配血准备下,充分扩张子宫颈管,用大号吸管吸引。待子宫缩小后轻柔刮宫,在宫口扩大后可以应用缩宫素。一般尽量一次吸刮干净,子宫过大者可在 1 周后第二次刮宫,每次刮出物均需送病理检查。

（二）黄素囊肿的处理

因囊肿可自行消退,一般无须处理。

（三）预防性化疗

葡萄胎恶变率为 10％～25％,为防止葡萄胎恶变,应对高危患者进行预防性化疗:①年龄大于 40 岁;②葡萄胎排出前 HCG 值异常升高;③滋养细胞高度增生或伴有不典型增生;④葡萄胎清除后,HCG 下降曲线不呈进行性下降,而是降至一定水平后即持续不再下降,或始终处于高值;⑤出现可疑转移灶者;⑥无条件随访者。一般选用氟尿嘧啶或放线菌素 D 单药化疗 1～2 个疗程。

（四）葡萄胎处理后

应避孕 1～2 年,宜用阴茎套或阴道隔膜避孕,一般不宜采用宫内节育器,因可混淆子宫出血原因。而含有雌激素的避孕药有促进滋养细胞生长的作用,亦不应用。

（五）随访

定期随访极重要,可早期发现持续性或转移性滋养细胞疾病。葡萄胎清除后每周一次作 HCG 定量测定,直到降至正常水平。开始 3 个月内仍每周复查一次,此后 3 个月每半月一次,然后每月一次持续半年,第 2 年起改为每半年一次,共随访 2 年,随访内容除每次必须监测 HCG 外,应注意有无阴道异常流血、咳嗽、咯血及其他转移灶症状,并作妇科检查,盆腔 B 超及胸部 X 线片检查也应重复进行。

（王爱莲）

第二节　侵蚀性葡萄胎

侵蚀性葡萄胎指葡萄胎组织侵入子宫肌层局部,少数转移至子宫外,因具恶性肿瘤行为而命名。侵蚀性葡萄胎来自良性葡萄胎,多数在葡萄胎清除后 6 个月内发生。侵蚀性葡萄胎的绒毛可侵入子宫肌层或血管或两者皆有,起初为局部蔓延,水泡样组织侵入子宫肌层深部,有时完全穿透子宫壁,并扩展进入阔韧带或腹腔,半数病例随血运转移至远处,主要部位是肺和阴道。预后较好。

一、病理

大体可见水泡状物或血块,镜检时有绒毛结构,滋养细胞过度增生及不典型增生的程度不等,具有过度的侵蚀能力。组织学分为3型。①1型:肉眼见大量水泡,形态似葡萄胎,但已侵入子宫肌层或血窦,很少出血坏死;②2型:肉眼见少量或中等量水泡,滋养细胞中度增生,部分细胞分化不良,组织有出血坏死;③3型:肿瘤几乎全部为坏死组织和血块,肉眼仔细观察才能见到少数水泡,个别仅在显微镜下找到残存肿大的绒毛,滋养细胞高度增生并分化不良,形态上极似绒癌。

二、临床表现

(一)原发灶表现

最主要症状是阴道不规则流血,多数在葡萄胎清除后几个月开始出现,量多少不定。妇科检查子宫复旧延迟,葡萄胎排空后4～6周子宫未恢复正常大小,黄素化囊肿持续存在。若肿瘤组织穿破子宫,则表现为腹痛及腹腔内出血症状。有时触及宫旁转移性肿块。

(二)转移灶表现症状、体征

视转移部位而异。最常见部位是肺,其次是阴道、宫旁,脑转移少见。在肺转移早期,胸片显示肺野外带单个或多个半透明小圆形阴影为其特点,晚期病例所见与绒癌相似。阴道转移灶表现为紫蓝色结节,溃破后大量出血。脑转移典型病例出现头痛、呕吐、抽搐、偏瘫及昏迷,一旦发生,致死率高。

三、诊断

(一)病史及临床表现

根据葡萄胎清除后半年内出现典型的临床表现或转移灶症状,结合辅助诊断方法,临床诊断可确立。

(二)HCG 连续测定

葡萄胎清除后8周以上 HCG 仍持续高水平,或 HCG 曾一度降至正常水平又迅速升高,临床已排除葡萄胎残留、黄素化囊肿或再次妊娠,可诊断为侵蚀性葡萄胎。

(三)超声检查

B型超声宫壁显示局灶性或弥漫性强光点或光团与暗区相间的蜂窝样病灶,应考虑为侵蚀性葡萄胎或绒癌。

(四)组织学诊断

单凭刮宫标本不能作为侵蚀性葡萄胎的诊断依据,但在侵入子宫肌层或子宫外转移的切片中,见到绒毛结构或绒毛退变痕迹,即可诊断为侵蚀性葡萄胎。若原发灶与转移灶诊断不一致,只要任一标本中有绒毛结构,即应诊断为侵蚀性葡萄胎。

四、治疗

治疗原则以化疗为主,手术为辅。侵蚀性葡萄胎化疗几乎已完全替代了手术,但手术治疗在控制出血、感染等并发症及切除残存或耐药病灶方面仍占重要地位。

（一）化学药物治疗

1.所用药物

药物包括氟尿嘧啶（5-FU）、放线菌素 D（Act-D）、甲氨蝶呤（MTX）及其解救药亚叶酸钙（CF）、环磷酰胺（CTX）、长春新碱（VCR）、依托泊苷（VP-16）、顺铂（CDDP）等。

2.用药原则

Ⅰ期通常用单药治疗；Ⅱ～Ⅲ期宜用联合化疗；Ⅳ期或耐药病例则用 EMA-CO 方案，完全缓解率高，不良反应小。

3.不良反应

以造血功能障碍为主，其次为消化道反应，肝功能损害也常见，严重者可致死，治疗过程中应注意防治。脱发常见，停药后可逐渐恢复。

4.停药指征

化疗须持续到症状、体征消失，HCG 每周测定 1 次，连续 3 次在正常范围，再巩固 2～3 个疗程，随访5 年无复发者为治愈。

（二）手术治疗

病变在子宫、化疗无效者可切除子宫，手术范围主张行次广泛子宫切除及卵巢动静脉高位结扎术，主要切除宫旁静脉丛。年轻未育者尽可能不切子宫，以保留生育功能；必须切除子宫时，仍应保留卵巢，见绒癌处理。

五、预后

一般均能治愈，个别病例死于脑转移。病理分型中 3 型常发展为绒癌，预后较差。

六、随访

临床痊愈出院后应严密随访，观察有无复发。第 1 年内每月随访 1 次，1 年后每 3 个月随访 1 次，持续至 3 年，再每年 1 次至 5 年，此后每 2 年 1 次。随访内容重点同葡萄胎。

（王爱莲）

第三节　绒毛膜癌

绒毛膜癌是一种继发于正常或异常妊娠之后的滋养细胞肿瘤。其中 50％发生于葡萄胎之后，25％发生于流产后，22.5％发生于足月妊娠之后，2.5％发生于异位妊娠之后。绒癌多数发生于生育期年龄，但也有少数发生于绝经之后。绒癌的恶性程度极高，在化疗药物问世以前，其病死率高达 90％以上。以后由于诊断技术的进展及化学治疗的发展，绒癌患者的预后已得到极大的改善。

一、病理

绝大多数绒癌原发于子宫，但也有极少数可原发于输卵管、宫颈、阔韧带等部位。肿瘤常位于子宫肌层内,也可突向宫腔或穿破浆膜,单个或多个,大小在 0.5～5 cm,但无固定形态,与周围组织分界清,质地软而脆,海绵样,暗红色,伴出血坏死。镜下特点为滋养细胞不形成绒毛或水泡状结构,成片高度增生,并广泛侵入子宫肌层和破坏血管,造成出血坏死。增生的滋养细胞通常位于病灶边缘,以细胞滋养细胞为轴心,周围合体滋养细胞包绕,但也可两种细胞相互混杂,排列紊乱。肿瘤中不含间质和自身血管,瘤细胞靠侵蚀母体血管而获取营养物质。

二、临床表现

前次妊娠至绒癌发病时间长短不一,继发于葡萄胎的绒癌绝大多数在 1 年以上发病,而继发于流产和足月产的绒癌约 1/2 在 1 年内发病。

(一)无转移绒癌

大多数继发于葡萄胎以后,少数继发于流产或足月产后。其临床表现与侵蚀性葡萄胎相似。

1.阴道流血

在葡萄胎排空、流产或足月产后,有持续的不规则阴道流血,量多少不定。也可表现为一段时间的正常月经后再停经,然后再出现阴道流血。长期阴道流血者可继发贫血。

2.假孕症状

假孕症状是由肿瘤分泌的 HCG 及雌、孕激素的作用,表现为乳房增大,乳头及乳晕着色,甚至有初乳样分泌,外阴、阴道、宫颈着色,生殖道质地变软。

3.腹痛

绒癌一般并无腹痛,但当癌组织造成子宫穿孔,或子宫病灶坏死感染等可出现急性腹痛。

4.体征

子宫增大,质地软,形态不规则,子宫旁两侧可触及子宫动脉搏动。有时可触及两侧或一侧卵巢黄素化囊肿。

(二)转移性绒癌

大多数继发于非葡萄胎妊娠以后。绒癌主要经血行播散,转移发生早而且广泛。最常见的转移部位是肺(80%),其次是阴道(30%),以及盆腔(20%)、肝(10%)和脑(10%)等。由于滋养细胞的生长特点之一是破坏血管,所以各转移部位症状的共同特点是局部出血。

转移性绒癌可以同时出现原发灶和继发灶症状,但也有不少患者原发灶消失而转移灶发展,仅表现为转移灶症状,如不注意常会误诊。

1.肺转移

其通常表现为胸痛、咳嗽、咯血及呼吸困难。这些症状常呈急性发作,但也可呈慢性持续状态达数月之久。在少数情况下,可因肺动脉滋养细胞瘤栓形成,造成急性肺梗死,出现肺动脉高压和急性肺衰竭。但当肺转移灶较小时也可无任何症状,仅靠胸部 X 线片或 CT 做出诊断。

2.阴道转移

转移灶常位于阴道前壁,呈紫蓝色结节,破溃时引起不规则阴道流血,甚至大出血。一般认为系宫旁静脉逆行性转移所致。

3.肝转移

肝转移为不良预后因素之一,多同时伴有肺转移,表现为上腹部或肝区疼痛,若病灶穿破肝包膜可出现腹腔内出血。

4.脑转移

脑转移预后凶险,是绒癌主要的致死原因。一般同时伴有肺转移和(或)阴道转移。脑转移的形成可分为 3 个时期。首先为瘤栓期,表现为一过性脑缺血症状如猝然跌倒、暂时性失语、失明等。继而发展为脑瘤期,即瘤组织增生侵入脑组织形成脑瘤,患者出现头痛、喷射样呕吐、偏瘫、抽搐,直至昏迷。最后进入脑疝期,因脑瘤增大及周围组织出血、水肿,造成颅内压进一步升高,脑疝形成,压迫生命中枢,最终死亡。

5.其他转移

绒癌的其他转移部位尚有脾、肾、膀胱、消化道、骨等。

三、诊断

(一)临床诊断

根据葡萄胎排空后或流产、足月分娩、异位妊娠后出现阴道流血和(或)转移灶及其相应症状和体征,应考虑绒癌可能,结合 HCG 测定等辅助检查,绒癌临床诊断可以确立。对于葡萄胎排空后发病者,1 年以上一般临床诊断为绒癌,半年以内多诊断为侵蚀性葡萄胎。半年至 1 年者,绒癌和侵蚀性葡萄胎均有可能,但一般来说时间间隔越长,绒癌可能性越大。临床上还常根据症状轻重、有无转移和转移部位及结合 HCG 测定等各项辅助检查结果,综合分析,做出诊断。

1.β-HCG 测定

在葡萄胎排空后 9 周以上或流产、足月产、异位妊娠后 4 周以上,血 β-HCG 水平持续在高水平,或曾经一度下降后又上升,已排除妊娠物残留,结合临床表现可诊断绒癌。

当疑有脑转移时,可测定脑脊液 β-HCG,并与血清 β-HCG 比较。当血清∶脑脊液 β-HCG <20∶1时,有脑转移可能。

2.超声检查

在声像图上,子宫可正常大小或不同程度增大,肌层内可见高回声团块,边界清但无包膜;或肌层内有回声不均区域或团块,边界不清且无包膜;也可表现为整个子宫呈弥散性增高回声,内部伴不规则低回声或无回声。彩色多普勒超声主要显示丰富的血流信号和低阻力型血流频谱。

3.X 线胸片

X 线胸片是诊断肺转移的重要检查方法。肺转移的最初 X 线征象为肺纹理增粗,以后发展为片状或小结节阴影,典型表现为棉球状或团块状阴影。转移灶以右侧肺及中下部较为多见。

4.CT 和磁共振检查

CT 对发现肺部较小病灶和脑、肝等部位的转移灶有较高的诊断价值。磁共振主要用于脑和盆腔病灶诊断。

(二)组织学诊断

如有病理检查,凡在送检的子宫肌层或子宫外转移灶的组织切片中,仅见成片滋养细胞浸润及坏死出血,未见绒毛结构者,诊断为绒癌。

四、鉴别诊断

绒癌容易与其他滋养细胞疾病及胎盘部位反应(合体细胞子宫内膜炎)、胎盘残留等相混淆,鉴别要点,见表 6-1。

表 6-1 绒癌与其他疾病的鉴别

	葡萄胎	侵蚀性葡萄胎	绒毛膜癌	胎盘部位滋养细胞肿瘤	胎盘部位反应	胎盘残留
先行妊娠	无	葡萄胎	各种妊娠	各种妊娠	各种妊娠	流产、足月产
潜伏期	无	多在 6 个月以内	常超过 6 个月	多在 1 年内	无	无
绒毛	有	有	无	无	无	有,退化
滋养细胞增生	轻→重	轻→重,成团	重,成团	中间型滋养细胞	散在,不增生	无
浸润程度	蜕膜层	肌层	肌层	肌层	浅肌层	蜕膜层
组织坏死	无	有	有	无	无	无
转移	无	有	有	少	无	无
肝、脑转移	无	少	较易	少	无	无
HCG	(+)	(+)	(+)	(+)或(一)	(一)	(+)或(一)

五、临床分期和预后评分

实体瘤的分期大多以解剖学为基础,理想的分期法能准确反映肿瘤的生物学行为特征和临床进程,可用于估计预后和指导治疗方案的制订。妊娠滋养细胞肿瘤(GTT)是一类独特实体瘤,起源于胎盘滋养层,其父源成分决定了其独特的免疫源性。肿瘤细胞靠侵蚀宿主血管而直接获取营养,血行转移是其主要转移方式。因此,与一般实体瘤不同,以解剖学为基础的分期法应用于 GTT 尚欠理想,也因此出现了各种分类方法,形成了 GTT 独特分期分类系统。

（一）FIGO 分期

GTT 的分期最早始于 20 世纪 60 年代。1962 年北京协和医院根据大量临床病理资料,总结病变发展过程,首次提出了一个以解剖学为基础的临床分期(表 6-2)。后经 WHO 详细讨论并推荐给 FIGO,成为当时国际统一临床分期。临床实践证明,FIGO 分期简单方便,特别适用于发展中国家,可反映病变的范围,并且和其他实体瘤分期法相一致。但 GTT 的临床进程和预后有时与 FIGO 分期并不一致,肺等盆腔外转移可发生于无盆腔转移者,单纯肺转移者的预后也并非较仅盆腔内转移者差。在指导治疗方面,Smith 等比较 FIGO 分期(1982 年)和 Bagshawe 预后评分系统应用价值,结果表明,在 207 例 GTT 中如果采用 FIGO 分期,有 17 例治疗不足,9 例治疗过度。

表 6-2 北京协和医院分期

Ⅰ期　病变局限于子宫

Ⅱ期　病变转移至盆腔或阴道

　Ⅱa　转移至宫旁组织或附件

　Ⅱb　转移至阴道

Ⅲ期　病灶转移至肺

　Ⅲa　单个病灶直径<3 cm 或片状阴影不超过一侧肺的 1/2

　Ⅲb　肺转移超过Ⅲa 范围

Ⅳ期　病变转移至脑、肝、肠、肾等处(全身转移)

　　因此,FIGO 于 1991 年修订了原有临床分期,在每一期别下,根据有无或多少危险因素,分别设 A、B、C 3 个亚期,形成了解剖学和危险因素相结合的临床分期(表 6-3)。新的 FIGO 分期优点是继续保持了与其他实体瘤相一致的分期法,并结合危险因素以估计预后。但该分期中仅包括尿 HCG>100 000 U/L(血清 β-HCG>40 000 U/L)和距先行妊娠的病程>6 个月两项危险因素。这两项危险因素是否能涵盖 GTT 的全部特征尚有待继续观察。如何依据 FIGO 分期制订治疗方案 FIGO 也未明确说明。

　　(二)WHO 预后评分系统

　　1976 年 Bagshawe 通过对伦敦 Charing 红十字医院收治的 GTT 进行多因素分析,发现年龄、先行妊娠、病程等 9 个因素为影响预后的独立因素,并提出一个预后因素评分系统。这一评分系统于 1983 年被 WHO 做适当修改后采用(表 6-4)。大量临床实践证明,这一预后评分系统不仅可用于估计预后,而且可用于预测 GTT 对化疗的敏感性和指导制订治疗方案。其缺点是:①完全脱离了传统的以解剖为基础的分期法,而且较为复杂,其中部分危险因素不易获取,如配偶的 ABO 血型。②分类中所列的危险因素是否确为独立危险因素尚有争议。如 Lurian 等对 391 例 GTT 做多因素分析,只有先前化疗失败、确诊绒癌、多部位转移及阴道或肺以外转移为独立危险因素。Azab 等对 162 例 GTT 做多因素分析,只有先行妊娠、多部位转移、确诊绒癌、初次化疗失败为独立危险因素。Soper 等对 138 例 GTT 做多因素分析,只有先行化疗失败、绒癌和病程为独立危险因素。有趣的是,在所有这些研究中,治疗前 HCG 水平均不是独立的预后因素。③对危险因素评分时,所给的权重是否合适也有争议。如肝转移时常伴有其他部位的广泛转移,其生存率仅 35%,而脑转移的生存率可达 55%,所以肝转移和脑转移至少应给予相同的权重。进一步分析还发现,治疗前出现的脑转移与化疗期间出现的脑转移不同,前者预后更好。Bagshawe 本人也于 1988 年又提出修改意见,把最高权重从 4 分提高到 6 分,并建议<6 分为低危,6~8 分为中危,>8 分为高危(表 6-5)。但 Bagshawe 的建议尚未被 WHO 采纳。

　　尽管目前对 WHO 预后评分系统尚存不同理解及部分内容有待完善,但绝大多数国外学者认为,该系统是当今用于估计病变进程和预后及指导制订治疗方案的最佳系统。

　　(三)其他分期分类系统

　　目前尚有各种其他 GTT 分期分类系统在世界各地应用,其中在美国较为通用,并据此把 GTT 分为无转移、低危转移和高危转移 3 个类别(表 6-6)。这一分类系统经修改后已被美国国家癌症研究院采纳。Soper 等于 1994 年比较 454 例 GTT 分别用 NCI 分类法,FIGO 分期和 WHO 评分结果,发现 NCI 分类简便且易于掌握,对预计化疗失败的敏感性也最高(表 6-7)。

表 6-3　FIGO 分期(1991 年新加坡国际绒癌会议)

Ⅰ 期	病变局限于子宫
Ⅰa	无高危因素 *
Ⅰb	具有 1 个高危因素
Ⅰc	具有 2 个高危因素
Ⅱ 期	病变超出子宫,但局限于生殖系统
Ⅱa	无高危因素
Ⅱb	具有 1 个高危因素
Ⅱc	具有 2 个高危因素

续表

Ⅲ期	病变累及肺,伴或不伴随生殖系统受累
Ⅲa	无高危因素
Ⅲb	具有 1 个高危因素
Ⅲc	具有 2 个高危因素
Ⅳ期	所有其他部位转移
Ⅳa	无高危因素
Ⅳb	具有 1 个高危因素
Ⅳc	具有 2 个高危因素

注:* 高危因素:①治疗前尿 HCG≥100 000 U/L 或血 HCG≥40 000 U/L;②病程≥6 个月

表 6-4　WHO 预后评分

预后因素	评分			
	0 分	1 分	2 分	4 分
年龄(岁)	≤39	>39		
先行妊娠	葡萄胎	流产	足月产	
病程(月)	<4	4~6	7~12	>12
治疗前 HCG(U/L)	$<10^3$	$<10^4$	$<10^5$	$>10^5$
ABO 血型(女×男)		O×A,A×O	B,AB	
肿瘤最大直径(cm)		3~5	>5	
转移部位		脾、肾	消化道、肝	脑
转移个数		1~4	5~8	>8
以前治疗复发			单一药物	2 或 2 种以上药物

注:低度危险≤4 分,中度危险 5~7 分,高度危险≥8 分

表 6-5　预后评分(Bagshawe,1988)

预后因素	评分 *			
	0	1	2	6
年龄	<39	>39		
先行妊娠	葡萄胎	流产	足月产	
先行妊娠至开始化疗间隔月数	4	4~6	7~12	>12
HCG(U/L)	10^3	$10^3 \sim 10^4$	$10^4 \sim 10^5$	$>10^5$
ABO 血型(女方×男方)		O×A,A×O	B,AB	
最大肿瘤直径,包括子宫(cm)		3~5	>5	
转移部位		脾,肾	胃肠道,肝	脑
转移灶数目		1~4	5~8	>8
以前化疗			单药	两药以上

注:* <6 低危,6~8 中危,>8 高危

表 6-6　GTT 临床分期(Hammond 等,1973)

1.病变无转移

2.病变有转移

低危

 ①尿 HCG<100 000U/24 h,或血清 HCG<40 000 U/L

 ②病程<4 个月

 ③无脑或肝转移

 ④未曾化疗

 ⑤非足月分娩(如葡萄胎,异位妊娠,或自然流产)

高危

 ①尿 HCG>100 000U/24 h,或血清 HCG>40 000 U/L

 ②病程>4 个月

 ③出现脑或肝转移

 ④先前化疗失败

 ⑤先行足月妊娠

表 6-7　GTD 的 NCI 分期

Ⅰ.良性 GTD

 ①完全性葡萄胎

 ②部分性葡萄胎

Ⅱ.恶性 GTD

 ①无转移:无子宫外转移的证据

 ②有转移:任何子宫外病变

i.预后良性(无危险因素)

ii.预后恶性(存在危险因素)

 ①尿 HCG>100 000U/24 h,或血清 HCG>40 000 U/L

 ②病程>4 个月

 ③出现脑或肝转移

 ④先前化疗失败

 ⑤先行足月妊娠

六、治疗

  治疗原则以化疗为主,手术和放疗为辅。在制订治疗方案以前,必须在明确诊断的基础上,做出正确的临床分期、预后评分,从而制订合适的治疗方案。目前国外大多学者建议采用 FIGO 分期结合 WHO 预后评分系统作为治疗前评估,并以此作为分层次或个体化治疗的依据。Berkowitz 等提出的分层治疗方案较好地体现了这一治疗原则(表 6-8)。

表 6-8 GTT 患者分层治疗方案

Ⅰ期			
	首选		单药化疗或子宫切除＋辅助化疗
	耐药		联合化疗
			子宫切除＋辅助化疗
			局部病灶切除
			盆腔动脉插管化疗
Ⅱ和Ⅲ期			
低危		首选	单药化疗
		耐药	联合化疗
高危		首选	联合化疗
		耐药	二线联合化疗
Ⅳ期		首选	联合化疗
			脑转移:全脑放疗、开颅手术
			肝转移:病灶切除
		耐药	二线联合化疗
			肝动脉插管放疗

一般而言,Ⅰ期属于低危,Ⅳ期属于高危,Ⅱ期和Ⅲ期则通过 WHO 预后评分进一步明确其低危还是高危。

（一）治疗方案的选择

1.Ⅰ期

治疗方案的选择主要依据患者有无保留生育功能的要求。若不要求保留生育功能,则首选手术＋辅助化疗;相反者,则首选化疗。

(1)手术＋辅助化疗:术式为子宫切除术。辅助化疗选择单一药物化疗,通常为单一疗程,与手术同时开始。其目的有:①减少手术时肿瘤细胞播散的机会;②在外周血和组织中保持一定的药物浓度,以防万一发生的术时播散;③治疗业已存在的隐匿性转移。

(2)化疗:选择单一药物化疗,Ⅰ期 GTT 经单一药物化疗的完全缓解率可达 92％。

2.Ⅱ期和Ⅲ期

对于低危病例首选单一药物化疗,其中Ⅱ期的完全缓解率为 84.2％,Ⅲ期为 81.3％。对于高危病例选择联合化疗,其方案有 MTX/ACTD,MAC,EMA 等。但当 WHO 评分＞7 分时,这些化疗方案的缓解率仅 50％左右。所以目前对 WHO 评分＞7 分者,推荐首选 EMA-CO 方案,完全缓解率可达 70％～90％。

阴道转移是Ⅱ期中最常见的转移部位,一般通过化疗可得以有效控制。若肿瘤侵蚀血管并破溃出现大出血时,可采用缝扎止血或病灶切除,有时髂内动脉栓塞也有效。肺转移是Ⅲ期中最常见的转移部位。除非为持续耐药病灶,一般不考虑手术治疗。Tomoda 等提出肺叶切除的指征:①可以耐受手术;②原发灶已控制;③无其他转移灶;④肺转移局限于一侧;⑤HCG 滴度＜1 000 U/L。

子宫切除对控制大出血或感染,缩小肿瘤体积并缩短化疗疗程有意义,可在特定的情况下考

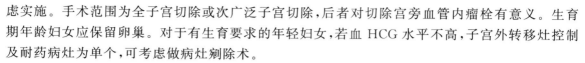

虑实施。手术范围为全子宫切除或次广泛子宫切除,后者对切除宫旁血管内瘤栓有意义。生育期年龄妇女应保留卵巢。对于有生育要求的年轻妇女,若血 HCG 水平不高,子宫外转移灶控制及耐药病灶为单个,可考虑做病灶剜除术。

3.Ⅳ期

Ⅳ期均需强烈联合化疗,首选 EMA-CO 方案。适时联合放疗和手术有助于改善预后。在Ⅳ期中预后最差的是肝、脑转移。肝转移治疗的基本手段是联合化疗。有报道,肝转移可通过单纯化疗达到 62.5% 的完全缓解率。对于出血或耐药病灶,可选择肝叶切除,肝动脉栓塞/灌注化疗等。脑转移的基本治疗手段也是化疗,其完全缓解率可达 86%。脑部放疗可达到止血和杀瘤双重作用,可选择与化疗联合应用。开颅手术仅在控制颅内出血、降低颅内压时急诊实施,开颅手术有时也可用于耐药病灶的切除。

(二)化疗方案

1.单一药物化疗

(1)化疗方案:目前国外学者对无转移和低危转移 GTT 患者的化疗方案选择比较一致,均采用单一药物化疗。常用的化疗方案,见表 6-9。

(2)化疗疗程数:对低危 GTT 多数的国内文献仍遵循经典的停药指征,即需进行多疗程的化疗。一般认为化疗应持续到症状体征消失,原发和转移灶消失,HCG 每周测定 1 次,连续 3 次正常,再巩固 2~3 个疗程方可停药。但近年国外有较多研究者认为在第 1 次疗程化疗结束后,可根据 HCG 下降趋势决定是否进行下一疗程化疗。只要 HCG 持续下降,可进行单药单疗程化疗,第 1 个疗程化疗结束后开始第 2 疗程化疗的指征是:①第 1 个疗程化疗结束后持续 3 周 HCG 水平不下降或再次上升;②第 1 疗程化疗结束 18 d 内 HCG 下降不足 1 个常用对数。HCG 持续下降是指 HCG 每周测定 1 次,每次测定的 HCG 值低于上一次 10% 以上;HCG 水平不下降是指每周测定的 HCG 比上次下降≤10% 或上升≤10%;HCG 值上升指每周测定的 HCG 比上次上升≥10%。由于根据 HCG 下降趋势决定第 2 疗程化疗的开始时间,所以两个疗程之间的间隔时间也不再固定。使用 MTX-FA 方案时如第 1 疗程 MTX 治疗疗效不满意,第 2 疗程可将 MTX 的剂量从 1 mg/(kg·d)提高到 1.5 mg/(kg·d)。

(3)补救化疗方案:如果在单药化疗期间出现新的病灶或 HCG 持续 2 周下降不足 10% 或 6 周后下降不足 1 个常用对数,应考虑对已用方案耐药,需更改化疗方案。更改方案原则一般为先单药,后联合化疗。如 MTX 治疗失败,可改用 Act-D 或 VP-16 单药作二线化疗;如 Act-D 治疗失败,可改用 MTX 或 VP-16 单药作二线化疗。当两种单药化疗均失败后,再改为联合化疗。Dobson 等认为,EA 方案是低危 GTT 患者较理想的二线联合化疗方案(表 6-10)。

表 6-9 常用几种化疗方案

方案	剂量、给药途径、疗程日数	疗程间隔
MTX	0.4 mg/(kg·d)肌内注射,连续 5 d	2 周
KSM	8~10 μg/(kg·d)静脉滴注,连续 8~10 d	2 周
5-FU	28~30 mg/(kg·d)静脉滴注,连续 8~10 d	2 周
MTX+	1 mg/(kg·d)肌内注射,第 1,3,5,7 日	2 周
四氢叶酸(CF)	0.1 mg/(kg·d)肌内注射,第 2,4,6,8 日(24 h 后用)	
EMA-CO		2 周

续表

方案	剂量、给药途径、疗程日数	疗程间隔
第一部分 EMA		
第 1 日　VP-16 100 mg/m² 静脉滴注		
Act-D 0.5 mg 静脉注射		
MTX 100 mg/m² 静脉注射		
MTX 200 mg/m²,静脉滴注 12 h		
第 2 日　VP-16 100 mg/m²,静脉滴注		
Act-D 0.5 mg 静脉注射		
四氢叶酸(CF)15 mg,肌内注射		
(从静脉注射 MTX 开始算起 24 h 给,每 12 h 1 次,共 2 次)		
第 3 日　四氢叶酸 15 mg,肌内注射,每 12 h 1 次,共 2 次		
第 4~7 日　休息(无化疗)		
第二部分 CO		
第 8 日　VCR 1.0 mg/m²,静脉注射		
CTX 600 mg/m²,静脉滴注		

表 6-10　EA 方案

VP-16	100 mg/m² 静脉注射	1~3 d
Act-D	0.5 mg/d 静脉注射	1~3 d
疗程间隔 7 d		

2.联合化疗

(1)高危首选化疗方案——EMA-CO:对高危病例选择联合化疗已得到共识,但联合化疗方案的选择也经过了一个探索过程。早在 20 世纪 70 年代中期,Bagshawe 提出了 CHAMOCA 方案用于高危病例的治疗,可取得 82% 的缓解率。但由于所用药物较多,包括羟基脲、Act-D、VCR、阿霉素等,不良反应较大,已应用不多。在 20 世纪 70~80 年代,应用较普遍的是 MAC 方案,据报道可达 95% 的缓解率。由于认识了 VP-16 对 GTT 的治疗效果,20 世纪 80 年代初 Bagshawe 首先应用包括 VP-16、MTX 和 Act-D 在内的多种对 GTT 有效的细胞毒药物组合(EMA-CO 方案),经许多研究证明,其完全缓解率和远期生存率均在 80% 以上,已成为当今高危病例的首选方案。有关 EMA-CO 方案治疗 GTT 高危患者的疗效,见表 6-11。

一般来说 EMA-CO 不良反应不大,最常见的不良反应为骨髓抑制,其次为肝肾毒性。由于化疗辅助治疗手段主要是细胞因子骨髓支持和预防性抗吐治疗的实施,使 EMA-CO 方案的计划化疗剂量强度得到保证。随着对 EMA-CO 方案应用的广泛,一些研究者在 Bagshawe 原方案的基础上进行了改良,对一些不十分高危的 GTT 患者(WHO 预后评分 8~11)可选择 EMA 方案,化疗间隔 14 d。而对一些十分高危患者可选择 EMA 与其他对骨髓抑制轻的药(如顺铂和依托泊苷)联合应用(EMA-EP)。

表 6-11　EMA-CO 方案治疗 GTT 高危患者的疗效

作者	初次化疗			二线化疗		
	例数	CR(%)	生存率(%)	例数	CR(%)	生存率(%)
Bolig 等	17	94	88	14	71	64
Newlands 等	76	80	82	72	79	89
Schink 等	12	83	100			
Soper 等	6	67	—	16	81	68
Bower 等	151	78	85	121	79	90
向阳 等	—	—	—	51	64.7	81.8
叶大风 等	17	88.2 *	—	15	73.3 *	—

注：* 有效率包括完全有效和部分有效

　　最近日本学者 Matsui 等认为，EMA-CO 方案中的 CTX 和 VCR 对 GTT 患者疗效的不确定性，因而采用 EMA（去掉 EMA-CO 方案中的 CO）治疗高危 GTT 患者，结果初次治疗患者有效率达 70.6%，而耐药患者有效率也达 63.6%，与既往报道的 EMA-CO 方案结果相一致，因而认为对于高危 GTT 患者可以率先选择 MEA 方案。最近也有报道可用 PEA 作为高危病例的首选方案（表 6-12），但对其能否作为高危一线化疗方案尚需积累病例待进一步探讨。

表 6-12　PEA 方案

药物	用法 1	用法 2
DDP	100 mg/m²，静脉推注，第 1 日	100 mg/m²，静脉推注，第 1 日
VP-16	100 mg/m²，静脉推注，第 1～3 日和 14～16 日或 200 mg/m²，口服，第 1～3 日和 14～16 日	100 mg/m²，静脉推注，第 1,3,5 日
Act-D	300 μg/m²，静脉推注，第 1～3 日和 14～16 日 疗程间隔 28 d	500 μg/m²，静脉推注，第 1,3,5 日 疗程间隔 28 d

　　高危患者的化疗一般认为应持续到症状体征消失，原发和转移灶消失，HCG 每周测定 1 次，连续 3 次正常，再巩固 2～3 个疗程方可停药。随访 5 年无复发者称为治愈。

　　（2）高危病例的二线化疗方案：尽管目前大多数学者认为 EMA-CO 方案是治疗高危、耐药 GTT 患者的首选化疗方案，但仍有部分患者无效。Kim 等通过对 165 例高危 GTT 患者可能影响 EMA-CO 方案治疗效果的因素进行了多因素分析，发现存在以下情况时，EMA-CO 治疗疗效将降低：①病程≥12 个月；②转移器官超过 2 个；③不适当的治疗，包括无计划的手术治疗和不规范的先前化疗。

　　对 EMA-CO 方案耐药的病例如何治疗是当今世界的一大难题，目前主要对策有：①选择新的化疗药物和方案；②采用化疗、手术、放疗等综合治疗。目前可供选择的高危二线化疗方案，见表 6-13。随着造血干细胞移植技术的成熟，最近提出可采用超大剂量化疗治疗耐药和复发高危 GTT（表 6-14）。

表 6-13　高危 GTT 二线放疗方案

方案	药物用法	疗程间隔
EP	VP-16 100 mg/m²，静脉推注，第 1～5 日	14 或 21 天
	DDP 20 mg/m²，静脉推注，第 1～5 日	

续表

方案	药物用法	疗程间隔
BEP	博来霉素 30U,静脉推注,第 1,8,15 日	21 d
DDP	20 mg/m²,静脉推注,第 1~4 日	
	VP-16 100 mg/m²,静脉推注,第 1~4 日	
VIP	VP-75 mg/m²,静脉推注,第 1~4 日	21 d
	IFO 1.2 g/m²,静脉推注,第 1~4 日 Mesna 120 mg,静脉推注;或 1.2 g/m²,静脉推注,每天 1 次 DDP 20 mg/m²,静脉推注,第 1~4 日	
ICE	IFO 1.2 g/m²,静脉滴注,第 1~3 日	21 d
	Mesna 120 mg,静脉推注;1.2 g/m²,静脉推注	
	卡铂 300 mg/m²,静脉滴注,第 1	
	VP-16 75 mg/m²,静脉滴注,第 1~3 日	

表 6-14 二线超大剂量化疗

方案	用法	备注
VC	VP-16 4 200 mg/m²,静脉滴注>60 h	造血干细胞移植
	CTX 50 mg/kg,静脉推注,第 1~4 日	
ICE	IFO 1 500 mg/m²,静脉推注,第 1~5 日	
	卡铂 200 mg/m²,静脉推注,第 1~5 日	
	VP-16 250 mg/m²,静脉推注,第 1~5 日	

（3）疗效评判：在每一疗程结束后,应每周一次测定血 β-HCG,结合妇科检查、超声、胸片、CT 等检查。在每个疗程化疗结束至 18 d 内,血 β-HCG 下降至少 1 个对数称为有效。

（4）毒副反应防治：化疗主要的毒副反应为骨髓抑制,其次为消化道反应、肝功能损害、肾功能损害及脱发等。所以用药期间严密观察,注意防治。

七、随访

患者治疗结束后应严密随访,第 1 年每个月随访 1 次,1 年后每 3 个月 1 次直至 3 年,以后每年 1 次共 5 年。随访内容同葡萄胎。随访期间应严格避孕。

（王爱莲）

第四节 胎盘部位滋养细胞肿瘤

胎盘部位滋养细胞肿瘤(placental site trophoblastic tumor,PSTT)指来源于胎盘种植部位的一种特殊类型的、较为罕见的滋养细胞肿瘤。本病一般为良性,但也可以为恶性。

一、病理

肿瘤呈实性,一般局限于子宫,多突向宫腔,呈息肉状生长,也可侵入肌层,甚至穿破子宫壁。肿瘤切面呈白色或黄色,质软,偶见小出血灶。PSTT 在镜下主要由中间型滋养细胞(intermediate cell)构成,肿瘤细胞呈圆形、多角形或梭形,胞质丰富,呈异染性,核分裂象少见。无广泛性出血及坏死,也无绒毛结构。肿瘤细胞可产生 HCG 及 HPL(人胎盘生乳素)。

二、病情分析

（一）病史

一般继发于足月产(或早产)、流产或葡萄胎后,或与妊娠同时存在。

（二）症状

主要表现为不规则阴道流血,有时闭经,可伴有贫血。少数病例以转移症状为首发症状,转移部位以肺为主,也可经血行多处转移。

（三）妇科检查

子宫可呈均匀或不规则增大。一般如 8～16 周大小。其他体征有贫血貌、肾病综合征者可有水肿、蜘蛛痣、脾肿大、高雄激素体征等。

（四）辅助检查

(1)血 HCG 测定:仅 1/3～1/2 患者 HCG 升高,通常低于 3 000 U/L。

(2)血 HPL 测定。

(3)超声检查:B 超提示子宫肌层内肿块,有时类似子宫肌瘤回声,彩色多普勒超声显示为舒张期成分占优势的低阻抗富血流肿块图像。

(4)胸片检查:以诊断肺转移。

(5)MRI:以诊断子宫病灶。

(6)诊断性刮宫:许多胎盘部位滋养细胞肿瘤(PSTT)常通过刮宫首先做出诊断,一般根据刮宫标本已可进行 PSTT 病理组织学诊断。

三、诊断

（一）诊断

PSTT 的诊断必须依靠病理。其特点如下。

(1)单一类型的中间型滋养细胞,缺乏典型的细胞滋养细胞和合体滋养细胞,无绒毛结构,出血坏死较少见。

(2)免疫组化染色,大多数肿瘤细胞 HPL 阳性,仅少数 HCG 阳性。

(3)临床上可以通过刮宫标本诊断 PSTT。但若准确判断 PSTT 侵蚀子宫肌层的深度,必须靠子宫切除标本。

(4)血 β-HCG 可轻度升高或正常,血 HPL 可有轻度升高。

(5)B 型超声检查显示子宫肌层内低回声区。彩色多普勒超声可见肿瘤部位呈现血流丰富、低阻抗血流图像。

（二）鉴别诊断

(1)稽留流产:宫内刮出物有胎囊及绒毛。

（2）绒癌：有典型的细胞滋养细胞和合体滋养细胞，常伴大量出血和坏死。

（3）合体细胞子宫内膜炎：胎盘部位浅肌层有合体细胞浸润，并混有不等量的炎细胞。

（4）当 PSTT 的肿瘤细胞呈梭形时需与平滑肌肉瘤相鉴别，PSTT 核分裂象少，其临床表现也不同于平滑肌肉瘤。

四、预后

大多数 PSTT 表现为良性，仅 10%～15% 预后不良。影响 PSTT 的预后因素如下。

（1）先行妊娠至临床诊断间隔时间大于 2 年者预后不良。

（2）先行妊娠为足月妊娠者易发生转移。

（3）核分裂象多者尤其伴大片出血坏死者预后差。

（4）子宫外转移者预后差。

五、治疗

（一）手术

手术是首选治疗方法，手术范围一般为全子宫加双侧附件切除术。对疑有淋巴转移者可加行盆腔淋巴结清扫术。年轻妇女，无卵巢转移证据者可保留卵巢。

（二）化疗

化疗主要适用于手术后辅助化疗及年轻要求保留生育功能患者刮宫后。一般主张联合用药。

（三）诊断性刮宫

诊断性刮宫适用于年轻要求保留生育功能，组织学检查可提示核分裂相等，影像学检查子宫增大不明显，且有条件随访者。

（四）放疗

放疗主要适用于转移瘤，对孤立、局部复发病变最有效。

（王爱莲）

第七章
妇科疾病的中医辨治

第一节 痛 经

凡在经期或经行前后出现周期性小腹疼痛,或痛引腰骶,甚至剧痛晕厥者,称为痛经,亦称"经行腹痛"。

痛经,汉代张仲景《金匮要略·妇人杂病脉证并治》曾有本病的相关描述,如"带下,经水不利,少腹满痛,经一月再见"。隋代巢元方《诸病源候论》立有"月水来腹痛候",已将本病作为一个独立病症进行论述。宋代以后,对本病的论述日臻完善,如宋代陈自明《妇人大全良方》说:"妇人经来腹痛,由风冷客于胞络冲任,……用温经汤",简要阐述了本病的病因和治法。而明代张景岳《景岳全书·妇人规》则认为:"经行腹痛,证有虚实。实者或因寒滞,或因血滞,或因气滞,或因热滞;虚者有因血虚,有因气虚。然实痛者多痛于未行之前,经通而痛自减;虚痛者多痛于既行之后,血去而痛未止,或血去而痛益甚。大都可按可揉者为虚,拒按拒揉者为实。"张氏不仅较为详细地归纳了本病的常见病因,且提出了据疼痛时间、性质、程度"辨虚实之大法",对后世临证多有启迪。至清代,很多妇科专著,在此基础上又有所发展,如《医宗金鉴·妇科心法要诀》指出,痛经有寒、热、虚、实之不同,应加鉴别。其后《傅青主女科》认为痛经涉及肝、脾、肾三脏,病因主要有肝郁、寒湿、肾虚。治疗有解郁、化湿、补肾三大方法,并分别立宣郁通经汤、温脐化湿汤、调肝汤等,这些方剂今天仍为妇科临床所常用。

西医学将痛经分为原发性痛经和继发性痛经。原发性痛经又称功能性痛经,是指生殖器官无器质性病变者;继发性痛经则是由于生殖器官器质性疾病,如子宫内膜异位症、子宫腺肌症、盆腔炎、子宫发育异常、子宫过度前曲或后倾、宫颈狭窄、膜样排经等所导致。原发性痛经以青少年多见,继发性痛经则常见于育龄期妇女。本节讨论的痛经,包括西医学的原发性痛经和继发性痛经。

一、病因病机

痛经一证有情志所伤、起居不慎、六淫伤害等不同致病因素。在经期、经期前后特殊的生理状态下,受到上述致病因素的影响,导致冲任瘀阻或寒凝经脉,使气血运行不畅,胞宫气血流通受阻,"不通则痛";或冲任胞宫失于煦濡,"不荣则痛"。其病位在冲任、胞宫,病变在气血,表现为痛证。其所以随月经周期发作,是与经期及经期前后气血变化有关。经期或经期前后,血海由满盈而外溢,气血盛实而骤虚,冲任胞宫气血变化较平时急剧,致病因素乘时而作,即可发生痛经。其常见病机有气滞血瘀、寒湿凝滞、湿热瘀阻、气血虚弱、肝肾亏损等。

(一)气滞血瘀

平素性情抑郁或忿怒伤肝,肝郁气滞,血行失畅,瘀滞冲任;或因经期产后(包括堕胎小产),余血内留,蓄而成瘀,经行之际气血下注冲任,胞脉气血壅滞更甚,"不通则痛",于是发为痛经。诚如《张氏医通》所云:"经行之际……若郁怒则气逆,气逆则血滞于腰腿心腹背肋之间,遇经行时则痛而重。"

(二)寒湿凝滞

经期产后,感受寒邪,或过食寒凉生冷,或久居寒湿之地,寒湿客于胞中,与血相搏,以致气血凝滞不畅,临经气血下注,胞宫胞脉气血更加壅滞,而为痛经,此亦"不通则痛"。

(三)湿热瘀阻

素体温热内蕴,或经期产后,摄生不慎感受湿热,与血相搏,流注冲任,蕴结胞中,当经前经期气血下注之时,胞宫胞脉气血壅滞更甚,致使经行腹痛。

(四)气血虚弱

素体虚弱,气血不足;或大病久病,耗伤气血;或脾胃虚弱,化源匮乏,气血不足,经后冲任气血愈虚,不能濡养胞宫、胞脉,故使痛经,此所谓"不荣作痛"。《宋氏女科秘书》所说"经行后作痛者,气血虚也,治当调养气血",即指此类病证。

(五)肝肾亏损

先天肾气不足,或房劳过度,或多次堕胎小产,伤及肝肾,导致精血亏虚,冲任不足,经后血海愈加空虚,胞宫、胞脉失养,"不荣则痛",因而痛经。故《傅青主女科》谓:"妇人有少腹疼于行经之后者,……是肾气之涸。"

综上所述,痛经的发病机理主要是气血失调,经脉不利。病位主要在冲任二脉、胞宫,与肝肾有关。病性有实有虚。虚者,主要因气血虚弱、肝肾亏损而起;实者主要由气滞血瘀、寒湿凝滞、湿热瘀阻所致。各种致病因素可单独成因,也可相兼为病,临证常见相互转化。发作时实证多虚证少,非发作期有实有虚,也有虚实夹杂者。

二、诊断要点

(一)病史

经行腹痛,随月经周期而发作。

(二)症状

经期或经行前后小腹疼痛,痛及腰骶,甚则晕厥。好发于青年未婚女子。

(三)检查

1.腹部触诊

腹软,一般无反跳痛。

2.妇科检查

功能性痛经者,妇科检查多无阳性体征,部分患者可有子宫极度屈曲或宫颈口狭窄。子宫内膜异位症多有痛性结节,子宫粘连、活动受限,或伴有卵巢囊肿;子宫腺肌症的患者子宫多呈均匀性增大,局部有压痛;慢性盆腔炎有盆腔炎症的征象。

3.辅助检查

基础体温测定呈双相曲线;血清前列腺素测定显示有异常增高;超声检查原发性痛经多无盆腔器质性病变;腹腔镜、子宫输卵管碘油造影、宫腔镜检查有助于明确痛经的原因。

三、鉴别诊断

(一)辨明原发性痛经与继发性痛经

原发性痛经多见于初潮后及青年未婚未育的女性,妇科检查无明显生殖器官器质性病变;继发性痛经多发于已婚或经产妇,以子宫内膜异位症引起者为多见。鉴别明确,有助于针对病因治疗。

(二)与异位妊娠相鉴别

若患者有短暂停经史,又见腹痛、阴道流血,应与异位妊娠鉴别。异位妊娠多有停经史和早孕反应,妊娠试验阳性;B超检查可见子宫腔外有孕囊或包块存在;后穹隆穿刺或腹腔穿刺阳性;内出血严重时,患者有休克、血色素下降。痛经可出现剧烈的腹痛,但无上述妊娠征象。

(三)与胎动不安相鉴别

胎动不安也有停经史和早孕反应,妊娠试验阳性。妇科检查,子宫体增大如停经月份,变软,B超检查可见子宫腔内有孕囊和胚芽,或见胎心搏动。痛经无停经史和早孕反应,妊娠试验阴性,妇科检查及B超也无妊娠征象。

痛经还须与发生在经期或于经期加重的内、外、妇诸科引起腹痛症状的疾病如急性阑尾炎、结肠炎、膀胱炎、卵巢囊肿蒂扭转等鉴别。尤其是患者疼痛之性质、程度明显有别于既往经行腹痛征象时,或腹部见肌紧张或反跳痛体征者,更需审慎,注意详问病史,结合妇科检查及相关辅助检查,作出诊断与鉴别。

四、辨证

痛经主要依据临床表现,结合疼痛性质及月经情况进行辨证。①首先辨痛经发生的时间:一般而言,痛在经前或经期,多属实证;痛在月经将净或经后,多属虚证。②继辨疼痛的性质、程度:若为隐痛、喜揉喜按者属虚;掣痛、绞痛、刺痛、拒按者属实;灼痛得热反剧属热,冷痛得热痛减属寒,痛甚于胀,持续作痛为瘀;胀甚于痛,时痛时止属气滞。③再辨痛之部位:痛在少腹多属气滞,病在肝;痛在小腹多与血瘀有关;若痛及腰脊多病在肾。④最后辨经量、经色、经质:经行不畅,色暗有块,块下痛减者为血瘀;经色淡、质稀为气血虚弱;经色深红、质稠多为湿热壅滞。此为辨证之大要,临证需结合兼症、舌脉及体质因素和病史,综合分析、详细审辨。

(一)气滞血瘀

证候:经前或经期小腹胀痛拒按,或伴乳胁胀痛,经血量少不畅,色紫暗有块,块下痛减,舌质紫暗或有瘀点,脉沉弦或涩。

分析:肝郁气滞,冲任胞宫气血瘀滞,经行之际气血下注冲任,胞脉气血壅滞更甚,故经前或经期小腹胀痛拒按,经血量少,行而不畅;经血瘀滞,故色紫暗有块;块下瘀滞稍通,故腹痛暂减;肝气郁滞,经脉不利,故乳胁胀痛。舌紫暗或有瘀点、脉沉弦或涩为气血瘀滞之征。

(二)寒湿凝滞

证候:经行小腹冷痛,得热则舒,经量少,色紫暗有块,或见形寒肢冷,小便清长,苔白,脉细或沉紧。

分析:寒湿伤及下焦,客于胞中,气血凝滞不畅,故经行小腹冷痛;寒得热化,瘀滞暂通,故得热痛减;血被寒凝,行而不畅,因而经血量少,色暗有块;寒邪内盛,阻遏阳气,故形寒肢冷,小便清长。苔白、脉细或沉紧为寒湿凝滞之候。

(三)湿热瘀阻

证候:经前或经期小腹疼痛,或痛连腰骶,或感腹内灼热,月经量多质稠,色鲜红或紫,有小血块,或伴小便短赤,带下黄稠。舌质红,苔黄腻,脉滑数。

分析:湿热蕴结冲任,气血失畅,经期气血下注冲任,胞宫、胞脉气血壅滞更甚,故经前或经期小腹疼痛,痛连腰骶,有灼热感;湿热伤于冲任,迫血妄行,故经量多,色鲜红或紫,质稠有血块;湿热下注,伤及带脉,则带下黄稠;湿热熏蒸下焦,故小便短少黄赤。舌红、苔黄腻、脉滑数均为湿热之象。

(四)气血虚弱

证候:经期或经后小腹隐痛喜按,经行量少质稀,形寒肢疲,头晕眼花,心悸气短。舌质淡,苔薄,脉细无力。

分析:气血本虚,经行后冲任气血更虚,胞宫、胞脉失养,故经期或经后小腹隐痛喜按;气血亏虚,冲任不足,血海不充,故经量少,色淡质清稀;气血亏虚,不能上荣头面、温养四肢,故形寒肢疲,头晕眼花;血虚心神失养,故心悸气短。舌淡、苔薄、脉细弱均为气血虚弱之象。

(五)肝肾亏损

证候:经期或经后小腹绵绵作痛,经行量少,色红无块,腰膝酸软,头晕耳鸣。舌淡红,苔薄,脉细弦。

分析:肝肾亏损,精血不足,行经之后,血海空虚,胞脉失养,故经期或经后小腹绵绵作痛;精亏血少,故经行量少,色红无块;肾虚精亏,清窍失养,故头晕耳鸣;腰为肾之府,膝为筋之府,肝肾亏虚,则腰膝酸软。舌淡红、苔薄、脉细弦为肝肾亏损之征。

五、治疗

(一)中药治疗

1.气滞血瘀

治法:理气行滞,化瘀止痛。

处方:膈下逐瘀汤。

方中香附、乌药、枳壳、延胡索行气止痛;五灵脂、当归、川芎、桃仁、红花、赤芍、丹皮活血化瘀;甘草调和诸药。痛甚,加血竭化瘀止痛;恶心呕吐,加吴茱萸、半夏、陈皮和胃降逆;若肝郁化热,见口苦、经质黏稠者,加夏枯草、山栀清泻肝火。

另外,可选用益母草膏,每次 10 g,每天 3 次。

2.寒湿凝滞

治法:温经散寒,化瘀止痛。

处方:少腹逐瘀汤。

方中官桂、干姜、小茴香温经暖宫;当归、川芎、赤芍活血祛瘀;蒲黄、五灵脂、没药、延胡索化瘀止痛。诸药合用,可温经散寒,活血祛瘀,使寒散血行,冲任、子宫血气调和流畅,自无疼痛之虞。若痛甚而厥、冷汗淋漓者,加附子、细辛回阳散寒;冷痛甚者,加艾叶、吴茱萸、沉香行气止痛;带多湿重者,宜加苍术、茯苓、薏米以散寒除湿;恶心呕吐者,去没药,加藿香、半夏、陈皮和胃降逆。

若伴神疲气短、面色无华、痛欲呕恶、舌淡、脉沉等症,可用温经汤益气养血、温阳散寒。

另外,可选用痛经丸,每次6~9g,每天1~2次。

3.湿热瘀阻

治法:清热利湿,化瘀止痛。

处方:清热调血汤加车前子、薏米、败酱草。

方中黄连清热燥湿;丹皮、生地、白芍清热凉血;当归、川芎、桃仁、红花、莪术活血化瘀;延胡索、香附行气活血止痛;车前子、薏米、败酱草以清热除湿。诸药合用,清热利湿,化瘀止痛。若经量多或经期长者,去莪术、川芎,酌加地榆、槐花、黄芩凉血止血;带下黄稠者,加黄柏、土茯苓、椿白皮清热除湿止带;若湿浊不化、口腻纳少,加佩兰、藿香、神曲等芳香化湿。

4.气血虚弱

治法:益气养血,调经止痛。

处方:圣愈汤加鸡血藤、桂枝、艾叶、甘草。

方中人参、黄芪补气生血;熟地、白芍、当归养血和血;川芎、鸡血藤、桂枝、艾叶温经止痛;炙甘草和中缓急。全方共奏补气养血、温经止痛之功。若腰酸不适,加菟丝子、杜仲补肾壮腰;纳呆、脘腹痞闷者,加木香、砂仁行气醒脾;疼痛明显者,加延胡索以行气止痛;精血虚甚者,加菟丝子、山茱萸、枸杞子补养精血。

另外,可选用八珍益母丸,每次9g,每天2次。

5.肝肾亏损

治法:补益肝肾,养血止痛。

处方:调肝汤加黄芪、熟地。

方中巴戟天、山茱萸补肾益精;当归、熟地、阿胶滋肝养血;黄芪、山药补脾生血;白芍、甘草缓急止痛。诸药合用,共奏调肝补肾、益精养血、缓急止痛之效。腰骶酸痛,加菟丝子、桑寄生、杜仲补肾强腰;经血量少、色暗,加鹿角胶、枸杞子滋阴养血填精;头晕耳鸣,健忘失眠,酌加枸杞子、制何首乌、酸枣仁、柏子仁养血安神;夜尿多,小便清长者,加益智仁、桑螵蛸、补骨脂补肾固涩。若属先天不足,发育不良者,可选加减苁蓉菟丝子丸以益气养血、补肾益冲。

另外,可选用六味地黄丸,每次9g,每天2~3次。

(二)针灸治疗

基本处方:关元、三阴交、地机、次髎。

关元属任脉经穴,为任脉与足三阴经交会穴,可温经散寒、行气活血、补益肝肾、调补冲任;三阴交为肝、脾、肾三经交会之处,可调理全身气血;地机是足太阴脾经郄穴,为血中之气穴,可调血通经止痛;次髎可调气活血,为治疗痛经的经验效穴。

加减运用:气滞血瘀加合谷、太冲,诸穴均用泻法,以调气活血,通经止痛;寒湿凝滞加水道,诸穴均用补法,并加灸法,可达散寒除湿、温经止痛之效;湿热瘀阻加中极、行间,诸穴均用泻法,以清湿热;气血虚弱加足三里、血海、脾俞、气海,诸穴均用补法,可加灸法,以补气血,益冲任;肝肾亏损加肾俞、肝俞、足三里,诸穴均用补法,以补肝肾,益精血,精血充沛,胞脉得濡而痛经可除。

痛经的治疗时间,一般宜在经前3~5d开始,连续3个周期以上,平时应针对病因调理。

另外可选用:①耳针,取内分泌、神门、内生殖器、交感、肾,每次选2~3穴,留针15~30min,留针期间,捻转1~3次,也可用耳穴埋针、耳穴贴压法;②穴位注射疗法,取关元、中极、三阴交、足三里、肾俞、次髎，每次选 2～3 穴，用当归、丹参、红花注射液或 0.25％普鲁卡因注射液、维生素 B₁₂ 注射液，每穴注药 1～2 mL，每天 1～2 次；③灸法，取关元、气海、子宫，艾条灸，每穴 10～20 min；④腕踝针，取双下，留针 20～30 min，也可固定后留针 1～2 d。

（潘如月）

第二节　经　闭

　　温带地区，女子年逾 18 岁，月经尚未初潮；或月经周期已正常建立，又连续中断 6 个月以上，排除生理性停经者，称闭经。前者称原发性闭经，后者称继发性闭经。妊娠期、哺乳期、绝经期停经，属生理性停经，不属闭经范畴。有的少女初潮后两年内月经未能按时而至，或有的妇女由于生活环境突然改变，偶见一、两次月经不潮，又无其他不适者，可暂不作病论。本节所言闭经包括了中枢神经、下丘脑、垂体前叶、卵巢、子宫的功能性或部分器质性病变所引起的月经闭止。至于先天性发育异常，如无子宫、无阴道、无卵巢或处女膜闭锁等器质性病变所致闭经，非药物治疗所能奏效，不属本节讨论范围。

　　中医学对闭经的认识大约可划分为四个阶段。第一阶段为医学创始时期至隋代，此阶段主要是对病因病机探索。《内经》许多章节对闭经原因进行论述，认识到闭经可由纵欲、大脱血、心理失调等因素，导致心、脾、肝、肾功能紊乱而引起，还提出了“以四乌贼骨-芦茹丸”治疗血枯经闭。东汉张仲景《金匮要略》提出，闭经是“妇人之病，因虚、积冷、结气为诸经水断绝”。隋巢元方《诸病源候论》指出，血枯是由于“劳伤血气”“劳伤过度”“唾血、吐血、下血”。

　　第二阶段为唐宋金元，主要是对治疗的探讨，各医家根据自己实践经验，独树治疗风格，总结出仍适用于今天临床的验方。唐代孙思邈仅《备急千金要方》便列举了治疗闭经的药方 31 首。宋陈自明的《妇人大全良方》对闭经从病因、病机至辨证治疗做了较为系统的综合，他认为养气益血才是治疗的根本，批评有些医家盲目使用活血通经药，“譬犹索万金于乞丐之人，虽捶楚并下，不可得也。但服以养气益血诸药，天癸自行。”

　　金元时期四大家对闭经的认识及治疗上都有独特之处。刘河间在“河间六书”把闭经的原因也主要归结于“火”。张子和把吐、下法用于治疗闭经。如用吐法，“妇人月事不来，室女亦同，心火盛，可用茶调散吐之”。如用下法，“妇人月事沉滞，数月不行……急宜服桃仁承气汤加当归，大作剂料服，不过三服立愈”。李东垣《东垣十书》提出经闭有三，把脾胃久虚列为首要原因。朱丹溪对闭经的治疗并不拘泥于养阴，主张“治宜生血补血”，“宜调心气，通心经”。并首次提出痰阻闭经乃“躯脂满闭经，治以导痰汤加黄连、川芎”。

　　第三阶段，明代，是总结提高阶段。明李梴在《医学入门》中，把错综复杂的闭经病因病机统分虚实两类。概括“凡此变证百出，不过血滞与枯而已”，并进一步拟定治疗原则，血滞经闭或推陈出新，或清之宣之，或开郁行气等法；而血枯经闭，则列举补中益气、十全大补之类。张景岳的《景岳全书·妇人规》以虚实为纲，把闭经分血枯与血隔两类，指出“阻隔者，因邪气之隔滞，血有所逆也。枯竭者，因冲任之亏败，源断其流也”。强调对血枯治疗，“欲其不枯，无如养营；欲以通之，无如充之”。并注重冲任亏败、肾气虚弱在闭经病理环节中的作用。

　　第四阶段，清代，为继续发展阶段。傅青主的《傅青主女科》明确提出“肾气本虚，又何能盈满而化经水外泄耶"。叶天士对闭经重奇经八脉,冲任用药上主张用血肉有情之品;重精神因素,善于调肝,怡悦情怀;重调脾胃,采用"扶持中土,望其加谷";充分认识干血痨的严重性,并认为"极难调治";还提出血蛊闭经。

一、主要病机

月经正常来潮是肾气盛、天癸至、任脉通、冲脉盛、胞宫出纳精气的完整生理过程。这过程以肾气盛、天癸至为根本,以脏腑气血为基础。因此,凡是引起肾、冲任、胞宫本身功能下降,或破坏它们之间功能协调,都可产生闭经。

闭经的病理机制虽然复杂,但概括起来可分虚实两类。

虚者多由于精亏血枯,无经可下。可由于先天禀赋不足、多产房劳、哺乳过久,或可由于脾胃虚弱生化不足,也可由于劳瘵引致肺燥阴伤,中焦虚火引致津枯,失血引致血枯,上述诸种因素若导致肾气虚、肾精亏、天癸不至或至而不充、血海空虚、任脉不通、冲脉不盛,则胞宫无经可下,而产生闭经。

实者多由于阻滞血隔,经行受阻。如感受风冷,寒凝血滞;忧愁郁怒,气机郁结;躯肥脂满,痰湿壅塞;症瘕积聚,瘀血内阻等,导致肾郁而开合失司、天癸不至、冲任阻滞、胞宫闭塞,产生闭经。

虚实两类在一定条件下可发生转化,或兼杂而见。

现代研究表明,引起闭经的原因有全身性疾病、下丘脑-垂体两者功能失调或器质性病变、卵巢功能失调或器质性病变、子宫性、药源性及其他内分泌功能紊乱等。

全身性疾病:主要有营养不良、慢性消耗性疾病、结核、糖尿病等。

下丘脑闭经:可有功能性和器质性两大类。功能性的可由特发性因素、精神神经因素及运动、体重等引起的;器质性有退行性损害、肿瘤、脑膜炎、脑炎等。

垂体性闭经:垂体前叶器质性病变或功能失调,如西蒙-席汉综合征、垂体肿瘤等。

卵巢性闭经:先天性卵巢发育不全或缺如,如 Turner 综合征;卵巢早衰,卵巢组织破坏及卵巢肿瘤等。

子宫性闭经:子宫发育不良、幼稚型子宫、子宫内膜遭受严重破坏或严重感染、子宫腔粘连等。

其他内分泌功能紊乱:肾上腺皮质功能失调、甲状腺功能失调及糖尿病性闭经。

此外,尚有高催乳素血症及多囊卵巢综合征亦可出现闭经。

二、诊断与鉴别诊断

(一)诊断要点

闭经的诊断依据是女子年逾 18 周岁,月经尚未初潮;或女子已行经而又中断 6 个月以上,排除了妊娠期、哺乳期、绝经期等生理性停经。诊断并不很困难,但要确定引起闭经的原因、病变的部位及诊断程序却有一定难度。因此,在诊断时既要注意闭经的出现,又要观察全身症状;既要进行一般的妇科检查,又要进行特殊的辅助检查。并且在检查过程中要注意循序渐进,探本求源的顺序。

1.病史

(1)月经史:有无初潮,初潮时间,月经期、量、色、质的状况,本次停经时间,伴随停经所出现症状。

（2）孕产史：有无流产史，流产过程的异常情况；有无生育史，过程是否顺利，出血多寡；有无避孕及避孕措施等。

（3）既往史：身体生长发育过程，如营养状况，有无罹患过某些急慢性疾病，如结核、糖尿病；接受过哪些药物治疗，有无精神刺激、环境改变及工作学习紧张等诱因。

2.临床表现

注意下腹部有无周期性进行性胀痛，有无择食、恶心、晨吐等早孕反应，有无溢乳、头胀痛、视力障碍等症状。

3.检查

（1）全身检查：注意第二性征发育表现，精神、营养状况，身高、体重、四肢躯干比例、五官生长特征、毛发分布、有无畸形，乳房发育及挤压乳头有无溢乳，颈部及腹股沟有无肿块等。

（2）妇科检查：注意外生殖器发育是否正常，阴道是否通畅、黏膜色泽性状；子宫大小，有无压痛，活动度如何；附件有无包块结节，包块性状与邻近器官的关系等。

4.辅助检查

检查原则应由简及繁，由易及难，由一般到特殊。

（1）子宫功能检查：主要了解子宫、子宫内膜状态及功能。

药物撤退试验：先作孕激素试验，若阴性反应，应进一步作雌激素试验。

诊断性刮宫：刮取子宫内膜作病理学检查，可了解子宫内膜对卵巢激素的反应，刮出物同时可作结核菌培养。

子宫输卵管碘油造影：用以诊断生殖系统发育不良、畸形、结核及宫腔粘连等病变。

子宫镜检查：诊断有无宫腔粘连，可疑结核病变，应常规取材送病理学检查。

（2）卵巢功能测定：通过基础体温测定、阴道脱落细胞检查、宫颈黏液结晶检查、血甾体激素测定，可了解体内性激素水平，从而提示卵巢功能是否正常，有无衰竭等。

（3）垂体功能检查：若雌激素试验阳性提示患者体内雌激素水平低落，为确定原发病因在卵巢、垂体或下丘脑，需做以下检查。

血 FSH、LH、PRL 放射免疫测定：了解垂体功能，及提示引起卵巢功能减退的原因可能在垂体或下丘脑。

垂体兴奋试验：将 LHRH 静脉注射后，用放射免疫法测定 LH 含量，通过 LH 值变化，区别下丘脑或垂体病变。

（4）血清自身免疫抗体测定：最近有报道用 ELISA（enzyme linked immunsorbent assay）方法测定抗卵巢抗体、抗 FSH 受体抗体、抗甲状腺抗体，以协助诊断卵巢早衰及其原因。

5.影像学检查

为确定蝶鞍区占位病变，往常行头颅侧位 X 线摄片，现用电子计算机断层扫描（CT），或磁共振成像（MRI），以诊断空泡蝶鞍、垂体微小腺瘤等。

6.其他检查

疑有先天性畸形者，应进行染色体核型分析及分带检查。考虑闭经与甲状腺功能异常有关时测定血 T_3、T_4、TSH。闭经与肾上腺功能有关时可作尿 17-酮、17-羟类固醇或血皮质醇测定。

（二）鉴别诊断

隐经是体内有正常性周期变化，但由于下生殖道先天性异常或后天性损伤而出现阴道阻塞，经血不能外流；常见于处女膜闭锁、阴道横隔或子宫粘连综合征等。隐经常伴有周期性下腹痛，药物撤退性试验阴性,但基础体温测定、宫颈黏液结晶检查及阴道脱落细胞涂片检查,均显示卵巢功能正常。可在反复人工流产或刮宫术后出现闭经。

三、因证辨治

引起闭经原因颇为复杂,证候繁多,可分虚实两纲,虚证多由于肾虚、气血亏损、阴虚血燥,实证多由于气滞血瘀、痰湿阻滞。

辨证要点:从病因辨,虚证多由于先天不足,或后天失调,久病伤身,气血精津液耗损。实证多由于外界环境刺激,精神抑郁,或病理产物壅塞。从全身症状辨,虚证多见形体单薄,全身羸弱,气血虚衰,脏腑功能低下。实证多见形体壮实。从闭经病程辨,虚证常见月经后期、稀发、量少、色淡质薄而渐闭止的病理过程。实证多是月经突然闭止。

治疗闭经总则为通补兼施,视其虚实而选择重补轻通,重通轻补,先补后通或先通后补。治疗程序为先审其病因,继而审其病位,再审其虚实,一般而论,虚证宜补而通之。首用补法,待补到一定程度,病者感腹胀腰酸、乳房胀、白带多而稠时,再把握时机,寓通于补,适当加入活血通经药物,可望经血来潮。实证宜通而调之;首审其病因病机而渐消症结。但亦要寓补于通,切忌滥用通破,适当加入补益之品。否则,不仅不能通经,反而易耗伤气血,使病情更加复杂。

(一)肾虚证

病因病机:肾气为月经来潮原动力,如先天禀赋不足,或幼时多病,身体羸弱,肾气未能按时充盛化生天癸,天癸未能按时而至,任脉不通,冲脉不盛,则月经迟迟未能来潮,称原发性闭经。或天癸曾至,而因身体诸脏病久及肾;或生活调摄失节,房劳过度,堕胎产密损伤肾气,天癸至而复止,冲任无由激发而月经停闭;或经来渐迟、量少,最终闭止。

主要证候:年逾18岁月经仍未至,或月经周期曾正常建立,而渐后期、稀发、色淡质稀而停闭。全身发育欠佳,第二性征较差,性欲低下。偏肾气虚者,尚见反应迟钝,面色苍黄无华或晦暗,表情呆滞,腰酸腿软,倦怠乏力,畏寒脚冷,尿多或夜尿;舌质淡、苔薄白或白滑,脉沉细。偏肾阴虚者,尚见五心烦热,午后潮热,头晕耳鸣腰酸,舌质红,苔白干,脉细数。

辨证依据:有先天发育不良及后天伤肾耗精病史;原发性闭经,或病程较长,可有经量渐少,经期延长以至停闭史,第二性征发育不良,性功能下降,头晕耳鸣,腰腿疲软;若兼见倦怠乏力,畏寒脚冷,尿多或夜尿,舌质淡,苔白滑,脉沉细为肾阳虚;若兼见五心烦热,午后潮热,舌质红,苔白干,脉细数为肾阴虚。

治法:补肾益精、养血调经。

方药归肾丸(见"月经先期"节)加鸡血藤、首乌。

偏肾阳虚者,加巴戟、紫河车、鹿角霜。偏肾精不足者,加阿胶、龟甲、生地、麦冬。服用一段时间后,若患者感腰酸、下腹胀、白带增多,加用四物汤及活血之品助其通经。

(二)气血亏损证

病因病机:引起气血亏损原因不外两途。一是失血过多,入不敷出;一是生化不足,无源无流。失血过多多见于长期慢性失血,或急性大出血,尤其多产、堕胎小产或产后出血,虫蛊耗血,血亏未能填充肾精,冲任血海无由充盈,精血亏少而致闭经。生化不足多由于饮食营养匮乏,血液生化无源;或因饮食劳倦损伤脾胃,运化失职未能化水谷精微为营血。仓廪薄,肾精乏源补充,天癸竭少,冲任不盈,血海不满,以致月经由后期量少而渐停闭。需注意的是,尽管月经主要成分是血,但月经是否停闭,经量多少与血液贫盛并不是简单正比关系,只有在气血亏损,殃及肾精之化生、天癸之至盛、血海之充盈时才会影响月经。

主要证候:大失血后,月经骤然停止。或经量渐少,色淡质薄,经来延期、稀发,以至停闭。身体羸弱,面色苍白无华,言语低微,动则气喘,头晕目眩,心悸健忘,失眠多梦,甚则毛发脱落不泽,肌肤干燥,乳房松软,性欲低下,阴道干涩,带下稀少。舌质淡,苔薄白,脉细无力。

辨证依据:有大失血、贫血及慢性消耗疾病病史;继发性闭经,大失血后月经骤停,或病程较长,有经量渐少,经期延长以至停闭,第二性征退化,面色不荣,头晕目眩,心悸气短,神疲乏力;舌质淡,苔薄白,脉细无力。

治法:益气养血,健脾补肾调经。

方药:人参养荣汤。白芍、当归、陈皮、黄芪、肉桂、人参、白术、甘草、熟地、五味子、茯苓、远志。

此型闭经虽由气血虚弱引起,但由于精生血、血化精,精血同源而互生,故亦有肾虚冲任不足之病理过程,因此,治疗时尚需加补肾益精之品,如淫羊藿、巴戟天、肉苁蓉、枸杞子等。若大失血后见毛发脱落,神志淡漠,阴道干涩,尤需添加补肾之品,如鹿茸、紫河车、鹿角霜等。服用一段时间后,若见诸证均见改善,白带增多,可适当加强活血补血类,如鸡血藤、丹参、益母草、川芎之类,旨在通经。此外,尚需审气血亏损之因而治之;因慢性失血者,宜止其血;因脾虚者,宜加强健脾;因虫积者,亦要治虫。

(三)阴虚火旺证

病因病机:可因劳瘵灼金或胃火消烁。若骨蒸潮热,火刑肺金,阴虚肺燥,金水不能相资,且虚火亦可直灼肾阴,肾精亏虚,无精化血,月经源流衰少而渐至不行。又因足阳明胃经乃水谷之海,冲脉之所系。若素体阴虚或病中消,胃火炽盛,灼烁煎熬,津液枯竭,中焦乏源取汁化气,冲任枯竭,不能化生月经而致月水不行。

主要证候:经来困难、量少、渐而闭止。骨蒸潮热、盗汗,五心烦热,咳嗽,唾血,咯血,口燥咽干,形体消瘦,气短喘促,甚则肌肤甲错,下腹胀满按之如揉面状,阴道干涩,白带干少。舌红苔少,脉细数。

辨证依据:有结核,或其他慢性消耗性疾病、内分泌功能紊乱病史;经来困难、量少、渐而闭止;第二性征退化,五心烦热,潮热盗汗,口干舌燥;舌红苔少,脉细数。

治法:养阴清热调经。

方药:加减一阴煎(生地、熟地、白芍、知母、麦冬、地骨皮、甘草)加黄精、丹参、枳壳。

骨蒸潮热甚者加青蒿、鳖甲。咳嗽甚者加川贝、百合、五味子。咯血、唾血加阿胶、白及。病程日久,病情严重者加龟甲胶、鳖甲胶、桑椹子、女贞子。有月经征兆时加丹皮、赤芍、茺蔚子以助通经。

(四)气滞血瘀证

病因病机:气郁血滞,忧愁恼怒,情怀不畅;或生活环境改变,机体尚难适应;或精神紧张等因素,令致肝气郁结,气郁及肾,肾郁不宣,天癸亦郁而难至。气为血帅,气机失畅,血滞不行,冲任受阻,经闭不通;亦可寒凝血瘀,经期产后,调摄失宜,感受寒凉,寒气客于血室,肾阳被郁,气乱血凝,冲任通盛受阻而致月水不下。

主要证候:常先见经来困难疼痛,先后不定期,后渐至停闭,或骤然闭经。精神抑郁,烦躁易怒,胸胁胀闷,喜叹息,下腹胀痛。或畏寒肢冷,下腹冷痛,得温则舒。舌紫黯有瘀点,脉沉涩或沉弦。

辨证依据:有精神刺激、生活紧张或生活环境突然变化、遇感风寒雨冷史;原发或继发性闭经,经闭骤然,或经来困难疼痛,先后不定期,渐至停闭;精神紧张,易于激惹,胸胁胀满,小腹胀痛,精神抑郁;舌质紫黯,脉沉涩或沉弦。

治法:理气解郁,温经活血。

方药:逍遥散。

气滞甚加青皮、木香、香附。血瘀甚加桃仁、红花,或改用血府逐瘀汤。偏寒凝加桂枝、小茴香。若治疗一段时间,效果不著,月经未见复潮,则宜健脾理气调理,寓补于通。尤需注意的是,气郁者首重精神调养,注重心理因素,先解其郁。

（五）痰湿阻滞证

病因病机:饮食失节,劳倦内伤,脾阳不运,聚湿生痰;或肾虚气化不利,水液失调,停聚而致痰湿。痰脂湿浊蕴集子宫,胞脉不通,月事不来。此外,尚有症瘕积聚,血瘀阻滞,或手术损伤,经血通道闭塞不通而致闭经。

主要证候:月经后期量少而渐停闭。形体肥胖或四肢粗壮,呕恶痰多,胸脘满闷或面目浮肿,神疲倦怠,头晕目眩,带下量多而清稀。舌质淡,苔白滑,脉弦滑。

辨证依据:有寒凉刺激、饮冷伤脾史,原发或继发性闭经,闭经前可有后期量少而渐停闭过程;性欲下降,形体肥胖,神疲嗜睡,头晕目眩,胸闷泛恶多痰,带下量多;苔白腻,脉濡或滑。

治法:豁痰除湿,调气活血通经。

方药:苍附导痰丸。

究其痰湿壅滞,多与脾肾虚气化不良有关,是本虚标实。因此,兼脾虚者加白术、党参、扁豆。除湿祛痰后,亦有必要佐入补肾治本,如菟丝子、补骨脂、仙茅、巴戟天、淫羊藿类。服药一段时间,见腰酸、下腹似有月经征兆时,加用川牛膝、鸡血藤、茺蔚子、益母草助其通经。

四、多种疗法

（一）心理疗法

医师主动热情关心患者,了解患者生活经历、个性特征和心理状态,分析引起闭经精神因素,引导患者克服精神障碍,解除精神负担,把心理治疗结合到各种治疗中去。

（二）西医疗法

1.人工周期疗法

适用于先天性卵巢发育不全、卵巢功能减退性闭经。

2.促排卵治疗

用于下丘脑、垂体性闭经。

3.溴隐亭应用

多用于高催乳激素血症伴垂体肿瘤。

4.皮质激素使用

对于卵巢早衰而血清自身免疫抗体阳性者,常用肾上腺糖皮质激素类药物,可给予可的松口服,每天 15~50 mg,或泼尼松,每天 5~10 mg,同时加用小剂量雌激素口服,如炔雌醇,每天 0.01~0.04 mg,或己烯雌酚,每天 0.5~1 mg,连服 3 周,停药 1 周后再开始新的周期,连续 3 个周期,有恢复排卵及妊娠报道,但亦有认为尚无肯定疗效,不宜长期服用。

（三）手术疗法

对于垂体腺瘤,仍主张用溴隐亭治疗,若服用药品效果不明显时,也有考虑经蝶窦切除肿瘤的手术治疗。近年来采用伽马刀治疗垂体微腺瘤,效果更好而损伤极小。由于子宫颈和子宫腔受损粘连,导致闭经,可采用分离术。对于粘连严重者可在术后放置宫内节育器。

（四）效验方

1.促排卵汤

成分:菟丝子、淫羊藿、巴戟天、枸杞子、熟地、熟附子、当归、党参、甘草。

功用:补肾益精,培本调经。

适应证:肾虚经闭。

阴虚者加用干地黄、女贞子、桑椹子、五味子等;阳虚者加用桂枝、仙茅、补骨脂、艾叶等。适时选用川芎、丹参、鸡血藤、牛膝等活血通经之品。

2.健脾益肾消脂汤

成分:炒当归、生地、白芍、川芎、淫羊藿、巴戟肉、仙茅、石菖蒲、白芥子、生山楂、茯苓、炒白术、怀牛膝。

功用:健脾益肾、化痰消脂调经。

适应证:痰湿闭经。

3.资肾通经汤

成分:柏子仁、川断、黄柏、熟地、淫羊藿、当归、赤芍、丹参、泽泻、牛膝、茺蔚子。

功用:温脾肾,清虚热,通胞脉,交心肾。

适应证:肾阴虚闭经,伴见虚烦不眠、心悸健忘、头晕咽干等症。

（五）中成药

1.滋肾育胎丸

功用:补肾益精、调经种子。

适应证:肾虚闭经。

2.乌鸡调经丸

功用:补肾益气、养血调经。

适应证:虚证闭经。

（六）食疗法

(1)益母草干品 15 g 或鲜品 60 g,红糖 30 g,煎水服,每天 1 剂,连用 4～6 剂。

(2)红花 9 g,黑豆 90 g,红糖 60 g,水煎服。

(3)当归 9 g,鲜益母草 60 g,大枣 6 枚,黑糯米一把熬粥。每天服,连服 4～6 d。

（七）针灸治疗

1.体针

取三阴交、关元,虚证配足三里、血海、肾俞;实证配太冲、中极。

2.耳针

子宫、内分泌、卵巢、皮质下、神门、交感等穴。

（潘如月）

第三节 经间期出血

在两次月经中间,出现周期性的少量阴道流血者,称为"经间期出血"。其特点是阴道流血发生在经间期,即排卵之时,在基础体温(BBT)低温相与高温相交替期,一般在高温相时流血自止,少数可延续到高温相后数天,甚至至月经来潮,一般量甚少,也有流血较多者,甚至如平素经量;可偶然出现,也可反复发作,迁延多时。常与带下伴见。

排卵期中医称为"氤氲之时""的候""真机",明代王肯堂《证治准绳·女科·胎前门》引"袁了凡先生云:天地生物,必有氤氲之时。万物化生,必有乐育之时。此天然之节候,生化之真机也。……丹溪云:一月止有一日,一日止有一时。凡妇人一月经行一度,必有一日氤氲之候,……此的候也,……顺而施之则成胎矣。"已认识到此期是女子易受孕期,即"排卵期"。西医的围排卵期出血可参照本病治疗。

一、病因病机

本病的发生与月经周期中的气血阴阳消长转化有密切关系。主要病因病机是阴虚、湿热、血瘀或阳虚的因素,使阴阳转化不协调,损伤阴络,冲任不固,血溢脉外,遂发生经间期出血。

月经的周期演变是以月为准,《本草纲目·月水》中指出:"女子,阴类也,以血为主,其血上应太阴,下应海潮。月有盈亏,潮有朝夕,月事一月一行,与之相符,故谓之月水、月信、月经。经者常也,有常轨也。"《景岳全书·妇人规》亦指出:"月以三旬而一盈,经以三旬而一至,月月如期,经常不变,故谓之月经。"月经周期包括月经期(行经之时)、经后期(经净后至排卵前)、经间期(排卵期)、经前期(排卵后至行经前)。

月经周期中气血阴阳的消长转化具有月节律,周而复始,循环往复。月经的来潮标志着一个新的周期开始,因月经来潮后,阴血偏虚,故经后期是阴长之期,此期精血渐充(卵泡生长),阴血渐复(子宫内膜增生)。经间期即排卵期,此期精血已达充盛(卵泡成熟),阴长至极,达重阴之状(子宫内膜增厚疏松,宫颈黏液稀薄呈拉丝状),阴阳互根互用,重阴转阳,阳由阴生,气由精化,氤氲之状萌发,"的候"到来,卵子排出,是月经周期中阴阳转化的重要时期。此时,若阴阳顺利转化,则达到新的平衡;若转化不利,阴阳失衡,血海扰动,则有动血出血之虞。

(一)肾阴虚

先天禀赋不足,天癸未充,或欲念不遂,阴精暗耗,或房劳多产,精血耗损,肾阴不足,阴虚火旺,虚火偏盛,氤氲之时,阳气内动,虚火与阳气相煽(虚火借萌动之阳气之势),损伤冲任,扰动血海,迫血妄行,出现经间期出血。若阴虚日久,阴损及阳,统摄无权,血海不固,则反复发作。

(二)湿热

情怀不畅,肝气郁结,横逆犯脾,脾失运化,水湿停滞,流注下焦,蕴而生热,或感湿化热,或湿热侵袭,经间期阳气内动,引动湿热,损伤冲任,扰动血海,以致出血。

(三)血瘀

经期产后,失于调摄,瘀血内留,或寒凝血瘀,或热灼血瘀,或七情所伤,气机阻滞,血行不畅,久而成瘀,致瘀血阻滞冲任胞脉,氤氲之时,阳气内动,瘀血与之搏于冲任,血不循经,以致出血。

（四）肾阳虚

经间阴阳转化期阴精不足，阴虚及阳，或阴阳两虚而偏阳虚，则血液未能得到有力统摄。此外，肾阳不足无以蒸腾肾阴，化生肾气，影响胞宫的固藏，故致出血。

肾阴不足是经间期出血的基本病机，阴虚不能重阴转阳，排卵不利，可兼湿热及瘀血。

二、诊断要点

（一）病史

多为育龄期女性，可有月经不调史，如月经先期、经期延长，或堕胎、小产史。

（二）症状

在两次月经中间，一般是周期的第12～16 d出现少量阴道流血，持续2～3 d或数天则自止，也可迁延多日，甚至至月经来潮，或偶然出现，或反复发作，或点滴流血，或流血较多，甚至如平素经量。可伴带下增多，质黏透明如蛋清样，或赤白带下，腰酸，一侧少腹胀痛，乳房胀痛。

（三）检查

1.妇科检查

宫颈黏液透明，呈拉丝状，夹有血丝。

2.其他检查

测量基础体温，在低、高温相交替时出血，一般在基础体温升高后则出血停止，亦有高温相时继续出血，甚者至经潮者；血清雌、孕激素水平通常偏低。

三、鉴别诊断

本病属于西医的围排卵期出血。主要应与月经不调中的月经先期、月经过少，以及带下病中的赤带相鉴别。

（一）月经先期

月经先期的特点是月经周期的缩短，或经量正常，或伴有经量过多、过少，在基础体温由高温下降时出血；而经间期出血一般较月经量少，出血时间有规律地发生于基础体温低高温交替时。

（二）月经过少

月经过少的特点是每次月经量均明显减少，甚或点滴而下；经间期出血则发生在两次正常月经的中间，可与正常月经呈现为阴道流血量一次多一次少的规律。

（三）赤带

赤带主要指宫颈出血，无周期性，持续时间较长或反复发作。妇科检查可见宫颈接触性出血、宫颈赘生物等；经间期出血有周期性，一般2～3 d可自行停止。

四、治疗

（一）辨证论治

本病的辨证要点是根据阴道流血的量、色、质，结合全身症状与舌脉辨虚实。若阴道流血量少，色鲜红，质黏者，多为肾阴虚证；若阴道流血量稍多，赤白相兼，质稠者，多为湿热证；若阴道流血量时多时少，色黯红，或紫黑如酱，则为血瘀证；若阴道流血量稍多，色淡红，质稀者，多为肾阳虚证。临证时还需参考体质情况。治疗原则以补肾阴，平衡肾中阴阳为主，促进阴阳的顺利转化。根据阴阳互根的关系，要注意阳中求阴，使阴得阳升而泉源不竭，补阴不忘阳，使阴精的充盛有阳气的蒸腾化生而源源不断。治疗时机重在经后期。一般以滋肾养血为主,虚者补之,热者清之,湿者除之,瘀者化之,出血时可适当配伍一些固冲止血药物。

1.肾阴虚证

(1)主要证候:两次月经中间阴道少量流血,色鲜红,质黏,头晕耳鸣,夜寐不宁,五心烦热,腰膝酸软,大便秘结。舌红,苔少,脉细数。

(2)证候分析:肾阴不足,阴虚火旺,虚火内生,经间期氤氲之时,阳气内动,虚火借萌动之阳气,损伤冲任,扰动胞宫,冲任不固,胞宫不宁,则阴道少量流血,虚火灼伤阴液,故阴道流血色鲜红而质黏;虚火上扰清窍,则头晕耳鸣;虚火扰心,则夜寐不宁,五心烦热;腰为肾之府,肾主骨,肾虚则腰膝酸软。舌红,脉细数为肾阴不足之征。

(3)治法:滋肾养阴,固冲止血。

(4)方药。

两地汤(《傅青主女科》)合二至丸(《医方集解》)。

两地汤成分:生地,玄参,白芍,麦冬,阿胶,地骨皮。

二至丸成分:女贞子,墨旱莲。

两地汤中生地、玄参清热养阴凉血,生地还能凉血止血,麦冬、白芍、阿胶滋阴养血,阿胶还能养血止血,地骨皮清虚火。二至丸中女贞子滋补肝肾之阴,清退虚热,墨旱莲养阴止血。两方合用,共奏滋肾养阴,清热凉血,固冲止血之效。

若阴虚及阳,阴阳两虚,经间期出血反复不愈,量稍多,色淡红,质稀,神疲乏力,夜尿频数,舌淡红,苔白,脉细者,治宜滋肾助阳,固摄止血。方用大补元煎(《景岳全书》)。

大补元煎成分:人参,山药,熟地,杜仲,当归,山茱萸,枸杞,炙甘草。

方中人参大补元气,熟地、山茱萸、山药肾肝脾三阴并补,枸杞补益肝肾,当归养血和血,人参与熟地相配,即是景岳之两仪膏的组成,大补精气,杜仲温肾助阳,甘草调和诸药。诸药配合,功能滋肾助阳,阴阳双补,固摄冲任以止血。

(5)临床研究:运用二至丸加减治疗经间期出血的临床研究较多,多为疗效观察的研究,或配合两地汤,或配合六味地黄丸,或配合逍遥散,或配合八正散,均取得较好疗效,也有运用两地汤合一贯煎治疗的临床疗效研究。对于阴虚体质者可用左归丸治疗。

2.湿热证

(1)主要证候:两次月经中间阴道少量流血,色深红,质黏腻,平时带下量多,色黄,小腹作痛,神疲乏力,胸胁满闷,口苦纳呆,溺黄便溏。舌红,苔黄腻,脉滑数。

(2)证候分析:湿热蕴结于任带下焦,经间期重阴转阳,阳气内动,引动湿热,扰动冲任,胞宫不宁,固藏失职,则阴道少量流血;湿热与血搏结,则色深红,质黏腻;湿热蕴结胞宫,气机阻滞,不通则痛,则小腹作痛;湿热下注,损伤任带,任带失约,则带下量多而色黄;湿性重浊,则神疲乏力;湿热熏蒸,则胸胁满闷,口苦纳呆。舌红,苔黄腻,脉滑数,均为湿热之象。

(3)治法:清利湿热。

(4)方药。

清肝止淋汤(《傅青主女科》)去阿胶、红枣,加小蓟、茯苓。

成分:当归,白芍,生地,丹皮,黄柏,牛膝,制香附,阿胶,黑豆,红枣。

方中当归、白芍、生地养血柔肝;丹皮清肝泻火;香附疏肝解郁;黄柏清热燥湿;黑豆补肾;阿胶、红枣养血,因其滋腻温燥,易恋湿生热,故去之;牛膝引药下行。加小蓟以清热止血,茯苓以利水渗湿,增强清利湿热止血之功。

若出血增多,宜去牛膝、当归,加侧柏叶、荆芥炭以止血;带下多而黄稠,则加马齿苋、椿根皮以清热化湿。

(5)临床研究:湿热证经间期出血的临床研究中,清肝止淋汤、易黄汤、八正散合二至丸均能取得较好疗效。

3.血瘀证

(1)主要证候:经间期出血量时或稍多,时或甚少,色黯红,或紫黑如酱,少腹胀痛或刺痛;情志抑郁,胸闷烦躁。舌黯或有瘀斑,脉细弦。

(2)证候分析:瘀血阻滞于冲任,经间期重阴转阳,阳气内动,与之相搏,损伤脉络,络伤血溢,血不循经,则经间期出血;瘀血内阻,则出血量时或稍多,时或甚少,色紫黯;血瘀气滞,不通则痛,则少腹胀痛或刺痛;气机不畅,故情志抑郁;舌黯或有瘀斑,脉细弦,均为血瘀之征。

(3)治法:化瘀止血。

(4)方药。

逐瘀止血汤(《傅青主女科》)。

成分:生地,大黄,赤芍,丹皮,当归尾,枳壳,桃仁,龟甲。

方中当归尾、桃仁、赤芍活血祛瘀;大黄、丹皮清热祛瘀;枳壳行气散结,生地、龟甲养阴止血。全方有活血祛瘀,养阴止血之效。

若出血偏多时,宜去赤芍、当归尾,合失笑散(蒲黄、五灵脂)以祛瘀止血,或大黄改大黄炭;若少腹痛甚,则加延胡索、香附以行气止痛;若兼湿热,带下黄者,加红藤、败酱草以清利湿热;若兼脾虚,纳呆便溏者,去生地、桃仁、大黄,加白术、陈皮、砂仁以健脾和胃;若兼肾虚,腰膝酸软者,加续断、桑寄生以补益肾气。

(5)临床研究:逐瘀止血汤治疗血瘀型经间期出血,可取得较好疗效。临床常用活血化瘀法与滋阴法、温肾法、清热法等配合治疗。

4.肾阳虚证

(1)主要证候:经间期出血,量少,色淡,质稀,腰痛如折,畏寒肢冷,小便清长,大便溏薄,面色晦暗。舌淡黯,苔薄白,脉沉弱。

(2)证候分析:经间期氤氲之时,重阴转阳,阳气欲动,然肾阳不足,命门偏弱,冲任不固,胞宫固藏失职,则阴道少量流血,色淡而质稀;腰为肾之府,阳虚则腰痛如折;阳气不足,失其温煦之功,则畏寒肢冷;肾阳虚,主司二便之功失健,则小便清长、大便溏薄。舌淡黯,苔薄白,脉沉弱为肾阳不足之征。

(3)治法:补肾益阳,固冲止血。

(4)方药。

健固汤(《傅青主女科》)合二至丸加减。

健固汤成分:人参,白术,茯苓,薏苡仁,巴戟天,女贞子,墨旱莲。

方解:方中人参、巴戟天温补肾阳;女贞子、墨旱莲养阴清热止血;白术、茯苓、薏苡仁健脾益气,以后天补先天,固摄冲任。全方共奏补益肾阳,固冲止血之效。

方药:肾气丸《金匮要略》。

成分:干地黄,山药,山茱萸,茯苓,泽泻,丹皮,桂枝,附子(炮)。

方解:桂枝、炮附子温阳祛寒;地黄、山茱萸补益肾阴,以助重阴之功,得桂枝、炮附子辛热之性,重阴转阳,阳气萌动,桂附得地黄、山茱萸滋阴之功,引动阳气,促阴阳顺利转化;山药、茯苓健脾渗湿,泽泻泄肾中水邪;牡丹皮清肝胆相火;均使补而不滞。诸药合用,共成补肾益阳之效。

(5)临床研究:经间期出血属肾阳虚证的临床研究不多,主要为临床个案报道。

(二)中成药

1.六味地黄丸

适应证:肾阴虚型经间期出血。

2.左归丸

适应证:肾阴虚型经间期出血。

3.肾气丸

适应证:肾阳虚型经间期出血。

4.宫血宁胶囊

适应证:湿热型、血瘀型经间期出血。

5.云南白药胶囊

适应证:血瘀型经间期出血。

(三)针灸疗法

1.体针疗法

(1)主穴:关元,曲池,合谷,血海,阴陵泉,足三里,三阴交,公孙,太冲,内庭,隐白,肾俞,子宫穴。

(2)操作:三阴交、公孙、足三里,用补法,其余诸穴可用泻法,或平补平泻,留针 30 min,肾阳虚证可用灸法。月经中期前 1 周开始治疗,每天 1 次,7 d 为 1 个疗程,连续 2 个疗程。

2.耳针疗法

取子宫、内分泌、卵巢、肝、脾、肾等。每次取 2～3 穴,中等刺激,留针 15～20 min,隔天一次,也可耳穴贴压。

3.三棱针疗法

(1)取穴:在阳关穴至腰俞穴间任选一点,以位置较低者为好。

(2)操作:用三棱针挑刺,挑刺深 0.1～0.15 cm,其范围不宜过大,挑治后用消毒敷料覆盖,每月 1 次,连续挑刺 3 次为 1 疗程。

五、临证思路

经间期是月经周期中阴阳转化的重要阶段。此期阴长至重,阳气萌发,从而由阴转阳,呈氤氲之状,是受孕之真机的候,亦即排卵期。若阴阳不能顺利转化,氤氲之状加剧,则可导致这一时期出血。因此,经间期出血往往是阴未盛,阳偏亢,阴阳转化不顺之征。

若经间期出血仅见点滴,1～2 d 即净,偶尔发生 1～2 次,且无其他症状者,对生育尚无影响。如果出现有规律地反复发生,迁延不愈,或出血稍多,时间稍长,并伴有其他症状,基础体温呈不典型双相,从低温相向高温相转变期体温波动较大,可影响生育,应进行积极调治。

对于经间期出血的治疗,其重要意义不在于止血,而是经间期之前预防调理,促进阴阳的顺利转化,亦即是促进顺利排卵,从而避免经间期再次发生出血。因经间期出血,一般出血不多,止血法不是主法和常法,只占次要地位,本病在临床上以肾阴虚证最为常见,经间期出血的阴虚是指阴分随着经后期的后移而不能逐步充盈达到最高峰,或即便能达到高峰,但不能维持。另外,在阴分高涨或持续高涨时,湿浊就显得较盛;祛除湿浊有利于冲任血气的活动和制约,所以利湿浊、调气血也是经间期出血的主要治法。只有气虚出血偏多者,才考虑运用止血的方法。

滋养肾阴,务求使阴精充盛,天癸按期而至,然补阴者,常须配伍补阳之品,所谓"善补阴者,必于阳中求阴,则阴得阳升而泉源不竭"。在滋阴之中,加入少许补气温阳益精之品,如菟丝子、鹿角霜等,以利于阴阳转化。血瘀证可单独出现,亦可与阴虚或阳虚证相兼并见。瘀阻冲任,多挟热而动血,调治奇经,须通涩并用,逐瘀止血汤中以龟甲养阴止血,大黄活血化瘀,即有此意。湿热证有湿偏重或热偏重之别。湿浊偏重者,阻滞气机,影响气血的流畅,当以利湿化浊为主;热偏重者,易伤胞脉,当以清热养血为先,固冲止血。本病虽有阴虚、湿热、血瘀或阳虚等证候之别,却多有热象,且多种证候错杂出现,如阴虚的同时伴见湿热、血瘀,或阴虚的同时兼有阳虚、血瘀,故临证往往需多种治法灵活配合使用,不可拘于一法一方。其病因虽有不同,但往往受情志影响而发病,治疗过程中应注意情志疏导,舒缓紧张情绪。解郁清热可选加钩藤、莲子心、郁金等清心安神之品。饮食宜清淡,忌滋腻、辛燥,以提高疗效。该病的治疗可在经期或月经干净后开始治疗,并连续 3 个周期,以巩固疗效。

六、预后转归

本病经适当治疗,多数预后良好。若迁延日久,出血量增加、持续时间延长者,可发展为月经不调、崩漏,亦可影响受孕,引起不孕症。

(潘如月)

第四节 经 期 延 长

月经周期正常,行经期超过 7 d 以上,甚或淋漓不净达半月之久者,称为"经期延长",又称"月水不断"或"经事延长"。

本病应与崩漏相鉴别。

西医妇科学中排卵型功能失调性子宫出血的黄体萎缩不全、盆腔炎、子宫内膜炎、子宫内节育器和输卵管结扎术后引起的经期延长等可参照本病辨证论治。

一、病因病机

本病的主要发病机制是气虚冲任不固,虚热血海不宁,血瘀血不循经,使经血失于制约而致经期延长。

(一)气虚

素体脾虚,或劳倦伤脾,中气不足,统摄无权,冲任不固,不能制约经血而致经期延长。《妇人大全良方》曰:"妇人月水不断,淋漓腹痛,或因劳损气血而伤冲任"。

(二)虚热

素体阴虚,或多产房劳,或久病伤阴,阴血亏耗,虚热内生,热扰冲任,血海不宁,故致经期延长。王孟英曰:"有因热而不循其常度者"。

（三）血瘀

素体抑郁，或郁怒伤肝，气郁血滞，或经期产后，摄生不慎，邪与血搏，结而成瘀，瘀阻胞脉，经血妄行，以致经期延长。

二、辨证论治

经期延长应根据月经量、色、质的不同辨虚实。

治疗重在固冲止血调经，常用养阴、清热、补气、化瘀等治法，不宜过用苦寒以免伤阴，亦不可概投固涩之剂，以免致瘀。

（一）气虚证

证候：行经时间延长，经量多色淡质稀，神疲体倦，气短懒言，面色㿠白，纳少便溏。舌质淡，苔薄白，脉缓弱。

分析：气虚冲任不固，经血失于制约，故行经时间延长，量多；气虚火衰，血失气化，故见经色淡质稀；气虚阳气不布，则神疲体倦，气短懒言，面色㿠白；中气虚不运，则纳少便溏；舌淡苔薄白，脉缓弱，为脾虚气弱之象。

治法：补气摄血调经。

方药：举元煎。

若经量多者，可加阿胶养血止血，乌贼骨固冲止血，姜炭温经止血，炒艾叶暖宫止血；若失眠多梦者，酌加炒枣仁、龙眼肉以养心安神；若伴腰膝酸痛，头晕耳鸣者，酌加炒续断、杜仲、熟地以补肾益精。

（二）虚热证

证候：经行时间延长，量少质稠色鲜红，两颧潮红，手足心热，咽干口燥。舌红少苔，脉细数。

分析：阴虚内热，热扰冲任，血海不宁，则经行时间延长；阴虚水亏故经量少；火旺则经色鲜红质稠；阴虚阳浮，则两颧潮红，手足心热；虚火灼津，津液不能上承，故见咽干口燥；舌红少苔，脉细数，均为阴虚内热之象。

治法：养阴清热调经。

方药：两地汤。

若月经量少者，加枸杞、丹参、鸡血藤养血调经；潮热不退者，加白薇、麦冬滋阴退虚热；若口渴甚者，酌加天花粉、葛根、芦根以生津止渴；若见倦怠乏力，气短懒言者，酌加太子参、五味子以气阴双补而止血。

（三）血瘀证

证候：经行时间延长，经量或多或少，色紫暗有块，小腹疼痛拒按，舌质紫暗或有瘀斑，脉弦涩。

分析：瘀血内阻，冲任不通，血不归经，而致经行时间延长，量或多或少；瘀阻胞脉，气血不畅，不通则痛，故经色紫暗，有血块，经行小腹疼痛拒按；舌质紫暗或有瘀斑，脉涩，亦为血瘀之象。

治法：活血祛瘀止血。

方药：桃红四物汤合失笑散。

若经行量多者，加乌贼骨、茜草固涩止血；若见口渴心烦，溲黄便结，舌暗红，苔薄黄者，为瘀热之征，酌加生地、黄芩、马齿苋、丹皮以清热化瘀止血。

三、其他疗法

（一）中成药

(1)功血宁胶囊：每服 1～2 粒，每天 3 次。用于血热证。

(2)归脾丸：每次 1 丸，每天 2 次。用于气虚证。

(3)补中益气丸：每次 1 丸，每天 2 次。用于气虚证。

(4)云南白药：每服 0.25～0.5 g，每天 3 次。用于血瘀证。

（二）针灸治疗

主穴：关元、子宫、三阴交。

配穴：肾俞、血海、足三里、太溪。

方法：每次取 3～4 穴，虚证用补法加灸，留针 30 min；实证平补平泻，留针 15 min。

（潘如月）

第五节 月 经 过 多

月经周期及带经期正常，经量明显多于以往者，称"月经过多"，亦称"经水过多"，或"月水过多"。本病进一步可发展为崩漏。

古籍中关于月经过多的记载虽有很多，但多是作为症状来描述的。"经水过多"最早见于《素问病机气宜保命集·妇人胎产论》："妇人经水过多，别无余证，四物加黄芩、白术各一两"。

本病相当于西医学排卵性月经失调引起的月经过多。宫内节育器所致的月经量多，可参照本病治疗。

一、病因病机

本病的主要病机为冲任损伤，经血失于制约。因素体脾气虚弱，或饮食失节、忧思过度、大病久病，损伤脾气，脾虚冲任不固，统摄失常；或素体阳盛，或肝郁化热、外感热邪、过食辛辣助热之品，热扰冲任，迫血妄行；或素性抑郁，而致气滞血瘀，瘀血阻滞冲任，新血不得归经，均可导致月经过多。

二、诊断

（一）病史

素体虚弱，或情志不遂，或嗜食辛辣，或工作、生活环境过热，或病发于宫内节育器或人工流产术后。

（二）临床表现

月经量较以往明显增多，而周期、经期基本正常。

（三）检查

1.妇科检查

盆腔无明显器质性病变。

2.辅助检查

B超了解盆腔情况、宫内节育器位置等;卵巢功能检查了解性激素水平,基础体温测定多为双相;宫腔镜检查明确有无子宫内膜息肉和子宫黏膜下肌瘤。

三、鉴别诊断

主要与崩漏鉴别。月经过多与崩漏均可见到阴道大量出血,但崩漏的出血无周期性,同时伴有经期延长,淋漓日久常不能自行停止。而月经过多仅是经量的增多,有周期性,其带经时间也正常。若症瘕导致的月经过多,则有症可查,通过妇科检查和B超可协助诊断。

四、辨证要点

辨证主要根据月经色、质的变化。如经色淡,质稀,多属气虚;经色深红,质稠,多属血热;经色紫黯有块,多属血瘀。并结合兼证及舌脉进行辨证。

五、治疗

本病的治疗原则是急则治其标,在经期以止血为主,务在减少血量;平时治本以调经。

（一）辨证论治

1.气虚证

主要证候:月经量多,经色淡,质稀,神疲肢倦,小腹空坠,气短懒言,纳少便溏,面色无华,舌淡红,苔薄白,脉缓弱。

证候分析:气虚血失统摄,冲任不固,而月经过多;气虚火衰,不能化血为赤,故经色淡,质稀;气虚阳气不布,则神疲肢倦,小腹空坠,气短懒言,纳少便溏,面色无华;脉缓弱亦为气虚之征。

治法:补气固冲止血。

方药:安冲汤加升麻。

成分:黄芪、白术、生龙骨、生牡蛎、生地、白芍、海螵蛸、茜草根、续断。

方解:黄芪、白术、升麻补气升提,固冲摄血;生龙骨、生牡蛎、海螵蛸、续断固冲收敛止血;生地、白芍凉血敛阴;茜草根止血不留瘀。全方补气升提,固冲摄血。

加减:用煅龙牡易生龙牡,收涩效果更佳。若伴经期小腹疼痛或经血有块,为气虚运血无力,血行迟滞,加益母草以祛瘀止血;若兼肾气虚,见腰骶酸痛者,酌加山萸肉、桑寄生以补肾固冲。

2.血热证

主要证候:月经量多,经色深红、质稠,心烦面赤,口渴饮冷,尿黄便结。舌红,苔黄,脉滑数。

证候分析:热扰冲任,迫血妄行,故月经过多;血为热灼,故经色深红、质稠;热伤阴液,故口渴饮冷,尿黄便结;热扰心神,则心烦;面赤、舌红、苔黄、脉滑数,均为血热之征。

治法:清热凉血止血。

方药:保阴煎加炒地榆、槐花。

成分:生地、熟地、黄芩、黄柏、白芍、怀山药、续断、甘草。

方解:黄芩、黄柏、生地清热凉血;熟地、白芍养血敛阴;山药、续断补肾固冲;炒地榆、槐花凉血止血;甘草调和诸药。全方共有清热凉血止血之效。

加减:热甚伤阴,舌干口渴甚者,加沙参、玄参清热生津止渴;热灼血瘀,经血中夹有血块者,加三七粉、益母草祛瘀止血;热结便秘者,加知母、大黄泻热通便止血。

3.血瘀证

主要证候:月经过多,经血紫黯、有块,经行小腹疼痛拒按。舌紫黯或有瘀点,脉涩。

证候分析:瘀血内阻冲任,新血不得归经,故月经过多;瘀血内结,故经血紫黯、有块;瘀阻冲任,不通则痛,故小腹疼痛拒按;舌紫黯或有瘀点、脉涩,均为瘀血阻滞之征。

治法:祛瘀止血。

方药:失笑散加三七粉、茜草、益母草。

方解:失笑散活血化瘀,止痛止血;三七粉、茜草、益母草祛瘀止血而不留瘀。全方共奏祛瘀止血之功。

加减:血瘀挟热,兼口渴心烦者,酌加黄芩、黄柏、炒地榆以清热凉血止血;经行腹痛甚者加乳香、没药、延胡索化瘀行气止痛。

(二)中成药

1.补中益气丸

每次 6 g,每天 2～3 次,口服。功能补中益气,升阳举陷。用于气虚证。

2.人参归脾丸

每次 1 丸,每天 2 次,口服。功能益气补血,健脾养心。用于气虚证。

3.云南白药胶囊

每次 0.25～0.5 g,每天 3 次,口服。功能化瘀止血,活血止痛,解毒消肿。用于血瘀证。

4.宫血宁胶囊

每次 1～2 粒,每天 3 次,口服。功能凉血,收涩,止血。用于血热证。

5.荷叶丸

每次 1 丸,每天 2～3 次,口服。功能凉血止血。用于血热证。

(三)其他疗法

1.针灸疗法

(1)耳针:主穴可选肾、子宫、内分泌、卵巢、皮质下;气虚配脾,血热配耳尖,血瘀配膈。针刺或埋豆。

(2)灸法可选穴隐白、百会。

2.食疗

乌骨鸡 250 g,去内脏,与黄芪 60 g 同放锅中,加适量清水,先武火煮沸,再改用文火慢煮 2～3 h 至烂熟,调味后服食,连服 3～5 d,每天 1 次。功能补气摄血。用于气虚证。

3.西医对症治疗

可选用卡巴克洛、酚磺乙胺、氨基己酸、氨甲环酸等,有减少出血量的辅助作用。

（潘如月）

第六节　月 经 过 少

月经周期基本正常,经量明显少于以往,甚或点滴即净;或带经期不足 2 d 者,称为"月经过少",亦称"经水涩少""经量过少"。

本病最早见于晋代王叔和的《脉经》,称"经水少",病机为"亡其津液";明代《万氏妇人科》结合患者体质来辨虚实;《医学入门》认为"内寒血涩可致经水来少,治以四物汤加桃仁、红花、丹皮……"。

西医学月经过少多由子宫发育不良、子宫内膜结核、子宫内膜粘连、刮宫过深等引起,严重者可发展为闭经。

一、病因病机

月经过少分虚实两端。虚者多因素体虚弱,或脾虚化源不足,或多产房劳,肾气亏虚等,导致精血不足,冲任血海满溢不多;实者多因血为寒凝,或气滞血瘀,或痰湿等邪气阻滞冲任,经血不得畅行。

二、诊断

(一)病史

素体虚弱,月经初潮较迟,或情志不遂;询问有无感受寒冷,多次流产、刮宫,长期口服避孕药以及是否有失血过多、结核病等病史。

(二)临床表现

月经量明显减少,或带经期不足 2 d,月经周期基本正常。

(三)检查

1.全身检查

了解机体整体情况、营养状态及毛发分布情况。

2.妇科检查

检查第二性征发育情况,如乳房发育、有无溢乳、阴毛多少与分布;了解子宫发育情况等。

3.辅助检查

(1)卵巢功能测定:基础体温、阴道脱落细胞检查、宫颈黏液结晶等,了解有无排卵及雌、孕激素水平。

(2)蝶鞍摄片(或 CT、核磁共振)除外垂体肿瘤。

(3)催乳激素(PRL)除外高催乳素血症。

(4)必要时行子宫内膜活检,除外子宫内膜结核。

(5)近期有刮宫史者,可行宫腔探查术,除外宫腔粘连。

(6)B 超检查了解子宫、卵巢发育情况。

三、鉴别诊断

(一)激经

激经是妊娠早期仍按月有少量阴道出血而无损于胎儿的一种特殊生理现象,与月经过少有类似之处,但激经可伴有恶心欲吐等早孕反应。通过妊娠试验、B超、妇科检查等可以确诊。

(二)经间期出血

经间期出血亦为有规律的少量阴道出血,但月经过少的出血发生在基础体温低温相的开始阶段,出血量每次都一样。而经间期出血发生在基础体温低、高温相交替时,并与月经形成一次多一次少相间隔的表现。

（三）胎漏

妊娠期间有少量阴道出血，但无周期性，且有早孕反应，妊娠试验阳性，B超提示早孕活胎。

四、辨证要点

主要根据月经色、质的变化以及发病的情况进行辨证。如经色淡，质稀，多属虚证；经色紫黯有块，多属血瘀；经色淡红，质稀或黏稠，夹杂黏液，多属痰湿；如经量逐渐减少，多属虚证，若突然减少，多属实证。并结合兼证及舌脉进行辨证。

五、治疗

本病虚多实少，或虚实夹杂，治法重在濡养精血，慎不可妄投攻破，以免重伤气血，使经血难以恢复正常。

（一）辨证论治

1.肾虚证

主要证候：月经量少，经血色淡、质稀，腰酸腿软，头晕耳鸣，夜尿多。舌淡，苔薄白，脉沉细。

证候分析：肾虚精亏，冲任血海满溢不足，故月经过少，经血色淡、质稀；肾虚腰膝、清窍失养，则腰酸腿软，头晕耳鸣；肾虚膀胱之气不固，则夜尿多；舌淡，脉沉细，亦为肾虚之象。

治法：补肾养血调经。

方药：归肾丸（见月经先期）。

加减：肾阳不足，形寒肢冷者，加肉桂、淫羊藿以温肾助阳；夜尿频数者加益智仁、桑螵蛸以补肾缩尿；若经色红，手足心热，舌红少苔，脉细数，属肾阴不足者，去杜仲，加女贞子以滋补肾阴。

2.血虚证

主要证候：月经量少，色淡红、质稀，头晕眼花，心悸失眠，面色萎黄，或经行小腹空坠。舌淡，苔薄白，脉细无力。

证候分析：营血衰少，冲任血海满溢不足，故月经量少，经血色淡红、质稀；血虚失养，则头晕眼花，心悸失眠，面色萎黄，小腹空坠；舌淡，脉细无力亦为血虚之象。

治法：补血益气调经。

方药：滋血汤。

成分：人参、山药、黄芪、白茯苓、川芎、当归、白芍、熟地。

方解：方中四物汤补血养营；人参、山药、黄芪、茯苓补气健脾，以资生化之源。全方共奏补血益气调经之效。

加减：若子宫发育不良，或经行点滴即净，为精血亏少，加紫河车、枸杞子、制首乌以补益精血；若脾虚纳呆，加陈皮、砂仁理气醒脾；心悸失眠者，加炒枣仁、首乌藤以养心安神。

3.血瘀证

主要证候：月经过少，经色紫黯，有小血块，小腹疼痛拒按。舌黯红，或有瘀点，脉弦或涩。

证候分析：瘀血阻滞冲任，经血不得畅行，故月经过少，经色紫黯，有小血块；瘀血阻滞，不通则痛，则小腹疼痛拒按；舌黯红，或有瘀点，脉弦或涩，亦为瘀血内阻之象。

治法：活血化瘀调经。

方药：桃红四物汤。

加减：若腹冷痛喜暖，为寒凝血瘀，加肉桂、小茴香以温经散寒；若腹胀痛，胸胁胀满，为气滞血瘀,加延胡索、川楝子以行气止痛。

4.痰湿证

主要证候:月经过少,经色淡红,质稀或黏稠,夹杂黏液;形体肥胖,胸闷呕恶,或带下量多黏稠。舌淡胖,苔白腻,脉滑。

证候分析:痰湿阻滞冲任,经血不得畅行,故月经过少,经色淡红,黏腻;痰湿壅阻中焦,则胸闷呕恶;痰湿流注下焦,损伤任、带二脉,则带下量多;苔白腻,脉滑,亦为痰湿内停之象。

治法:燥湿化痰调经。

方药:苍附导痰丸合佛手散。

成分:茯苓、法半夏、陈皮、甘草、苍术、香附、胆南星、枳壳、生姜、神曲、当归、川芎。

方解:方用二陈汤燥湿化痰,理气和中;苍术燥湿健脾;枳壳、香附理气行滞助痰行;胆南星清热豁痰;生姜、神曲和胃止呕;佛手散养血活血调经。痰湿消除而经血得通。

加减:若脾虚疲乏倦怠,加白术、山药健脾利湿。

(二)中成药

1.八珍益母丸

每次9 g,每天2次,口服。功能补气血,调月经。用于血虚证。

2.妇科得生丹

每次9 g,每天2次,口服。功能行气活血。用于血瘀证。

3.复方益母草膏(口服液)

膏剂每次20 mL,口服液每次2支,每天2次,口服。功能活血行气,化瘀止痛。用于血瘀证。

4.二陈丸

每次9~15 g,每天2次,口服。功能燥湿化痰,理气和胃。用于痰湿证。

5.五子衍宗口服液

每次10 mL,每天3次,口服。功能补肾益精。用于肾虚证。

(三)其他疗法

1.针灸疗法

(1)体针:虚证取脾俞、肾俞、足三里,用补法,并灸;实证取合谷、血海、三阴交、归来,用泻法,一般不灸。

(2)耳针:取穴内分泌、卵巢、肝、肾、子宫,每次选2~3穴,中、强刺激,留针20 min,也可耳穴埋豆。

2.单方

紫河车粉每次3 g,每天2次,口服;或新鲜胎盘(牛、羊胎盘亦可),加工制作后随意饮食。用于虚证。

3.食疗

猪瘦肉120 g,洗净切片,与鸡血藤、黑豆各30 g共放入锅中,加清水适量,武火煮沸后,文火煲约2 h,调味后服用。功能养血活血,调经止痛。用于血瘀证。

(潘如月)

第七节 月 经 先 期

月经周期提前 7 d 以上,甚则一月两次,连续两个月经周期以上者,称为"月经先期",亦称"经行先期""经期超前""经早"。如果每次只提前 3～5 d,或偶尔提前一次,下一周期又恢复正常者,均不作本病论。

一、中医病因病机

本病发生的机理主要是冲任不固,经血失于制约,月经先期而至。引起冲任不固的原因有气虚、血热之分。气虚之中又有脾气虚弱、肾气不固之分,血热之中又有实热、虚热之别。此外,尚有因瘀血阻滞,新血不安,而致冲任不固,月经先期者,临床亦不鲜见。

(一)脾气虚弱

体质虚弱,或饮食失节,或劳倦过度,或思虑过多,损伤脾气,脾伤则中气虚弱,不能摄血归源,使冲任不固,经血失于统摄而妄溢,遂致月经先期来潮,脾为心之子,脾气虚则夺母气以自救,日久则心气亦伤,发展为心脾气虚。

(二)肾气不固

青年肾气未充,或绝经前肾气渐衰,或多次流产损伤肾气,使肾气不固,冲任失于约制,经血下溢而为月经先期。肾气不一足,久则肾阳亦伤,发为肾阳虚,如阳虚不能温运脾阳则脾阳亦衰,发展为脾肾阳虚。

(三)阳盛血热

素体阳盛,或过食辛燥助阳之品,或外感邪热,或妇常在高温环境工作,以致热伏冲任,迫血下行,月经先期而至。

(四)肝郁血热

情志不畅,郁怒伤肝,木火妄动,下扰血海,冲任不固,血遂妄行,以致经不及期先来。此即《万氏女科·不及期而经先行》说:"如性急躁,多怒多妒者,责其气血俱热,且有郁也。"若肝气乘脾,脾土受制,则又可发展为肝脾气郁。

(五)阴虚血热

素体阴虚,或失血伤阴,或久病阴亏,或多产房劳耗伤精血,以致阴液亏损,虚热内生,热扰冲任,血海不宁,月经先期而下。《傅青主女科》说:"先期而来少者,火热而水不足也。"正是指的此类病机。

(六)瘀血停滞

经期产后,余血未尽,或因六淫所伤,或因七情过极,邪与余血相结,瘀滞冲任,瘀血内停,则新血不安而妄行,以致先期而至。

二、诊断与鉴别诊断

(一)诊断要点

(1)本病以月经周期提前 7 d 以上、14 d 以内,连续两个或两个以上月经周期,既往月经基本规律,作为诊断依据。亦可伴有经期、经色、经质的改变。

（2）检查:妇科内诊检查,排除炎性、肿瘤等器质性病变;测量基础体温;检测血中 E_2、P、FSH、LH、T 的水平;B超检查;诊断性刮宫取子宫内膜病检。

（二）鉴别诊断

本病以周期提前为特点。但若合并经量过多或经期延长,应注意与崩漏鉴别。若周期提前十多天一行,应注意与经间期出血鉴别。

1.崩漏

崩漏的诊断依据为月经不按周期妄行,出血量多如崩,或量少淋漓不尽,不能自止。

2.经间期出血

经间期出血常发生在月经周期的 12～16 d(但不一定每次月经中间均出血),持续 1～2 h 至 2～3 d,流血量一般较少。而月经先期的量、色、质和持续时间一般与正常月经基本相同。

三、治疗

（一）中医辨证论治

本病辨证,着重于周期的提前及经量、经色、经质的情况,结合形、气、色、脉,辨其虚、实。一般以周期提前或兼量多(亦可有经量少),色淡,质稀薄,唇舌淡,脉弱的属气虚。如周期提前兼见量多,经色鲜红或紫红,质稠黏,唇舌红,脉数有力的属阳盛血热(实热)。质稠,排出不畅,或有血块,胁腹胀满,脉弦,属肝郁血热。周期提前,经量减少(亦可有量正常或增多),色红,质稠,脉虚而数,伴见阴虚津亏证候者属虚热。周期提前伴见经色暗红,有血块,小腹满痛,属血瘀。本病若伴经量过多,可发展为崩漏。临证时应重视经量的变化。

本病的治疗原则,应按其疾病的性属,或补或泻,或养或清。如虚而夹火,则重在补虚,当以养营安血为主。或脉证无火,而经来先期者,则应视病位所在,或补中气,或固命门,或心脾同治,或脾肾双补,切勿妄用寒凉,致犯虚虚之戒。

1.脾虚型

证候特点:月经周期提前,经量或多或少,经色淡红,质清稀。神疲乏力,气短懒言,小腹空坠,纳少便溏,胸闷腹胀。舌质淡,苔薄白,脉细弱。

治法:补脾益气,摄血固冲。

方药:可选用补中益气汤、归脾汤。

（1）补中益气汤成分:人参、黄芪、甘草、当归、陈皮、升麻、柴胡、白术。

加减:若经血量多,去当归之"走而不守,辛温助动",加炮姜炭、乌贼骨、牡蛎止血;腰膝酸软、夜尿频多,配用菟丝子、杜仲、乌药、益智仁益肾固摄;气虚失运,血行迟滞以致经行不畅或血中见有小块,酌加茜草、益母草、三七粉等活血化瘀。

（2）归脾汤成分:人参、白术、黄芪、茯神、龙眼肉、当归、酸枣仁、远志、木香、炙甘草、生姜、大枣。

2.肾气不固型

证候特点:月经提前,经量或多或少,舌暗淡,质清稀,腰膝酸软,夜尿频多,色淡,苔白润,脉沉细。

本证常见于初潮不久的少女或将近绝经期妇女。由于青春期肾气未盛,绝经前肾气渐衰,肾虚封藏失职,冲任不固,月经先期而潮。

治法:补肾气,固冲任。

方药:归肾丸、龟鹿补冲汤。

(1)归肾丸成分:熟地、山药、山茱萸、茯苓、当归、枸杞子、杜仲、菟丝子。

加减:经色暗淡,质清稀,肢冷畏寒者,宜加鹿角胶、淫羊藿、仙茅,温肾助阳,益精养血。量多加补骨脂、续断、焦艾叶补肾温经,固冲止血。神疲乏力,体倦气短,加党参、黄芪、白术。夜尿频多配服缩泉丸。

(2)龟鹿补冲汤成分:党参、黄芪、鹿角胶、艾叶、龟甲、白芍、炮姜、乌贼骨、炙甘草。

3.阳盛血热型

证候特点:月经提前,量多或正常,经色鲜红,或紫红,质稠黏,面唇色红,或口渴,心烦,小便短黄,大便干结。舌质红,苔黄,脉数或滑数。

治法:清热凉血,固冲调经。

方药:清经散、清化饮。

(1)清经散成分:丹皮、地骨皮、白芍、生地、青蒿、茯苓、黄柏。

加减:若经量甚多者去茯苓以免渗利伤阴,并酌加炒地榆、炒槐花、仙鹤草等凉血止血;若经来有块,小腹痛,不喜按者为热邪灼血成瘀,酌加茜草、益母草以活血化瘀。

(2)清化饮成分:白芍、麦冬、丹皮、茯苓、黄芩、生地、石斛。

加减:如经量过多者,酌加地榆、大小蓟、女贞子、旱莲草清热养阴止血;量少、色鲜红、有块,小腹痛而拒按者为热结血瘀,加丹参、益母草活血化瘀止血。

4.肝郁血热型

证候特点:月经提前,量或多或少,经色深红或紫红、质稠,排出不畅,或有血块;烦躁易怒,或胸胁胀闷不舒,或乳房、小腹胀痛,或口苦咽干。舌质红,苔薄黄,脉弦数。

治法:疏肝清热,凉血固冲。

方药:丹栀逍遥散。

成分:丹皮、栀子、当归、白芍、柴胡、白术、茯苓、煨姜、薄荷、炙甘草。

加减:如气滞而血瘀,经行不畅,或夹血块者,酌加泽兰、丹参或益母草活血化瘀;两胁或乳房、少腹胀痛,酌加川楝子炭、延胡索疏肝行气,活血止痛;经量过多去当归。

5.阴虚血热型

证候特点:月经提前,量少或正常(亦有量多者),经色深红、质稠。两颧潮红,手足心热,潮热盗汗,心烦不寐,或咽干口燥。舌质红苔少,脉细数。

治法:滋阴清热固冲。

方药:两地汤。

成分:生地、地骨皮、玄参、麦冬、阿胶、白芍。

加减:若阴虚阳亢,兼见头晕、耳鸣者可酌加刺蒺藜、钩藤、夏枯草、龙骨、牡蛎、石决明等平肝潜阳;若经量过多可加女贞子、旱莲草、炒地榆以滋阴清热止血。

6.血瘀型

证候特点:月经周期提前,经量少而淋漓不畅,色暗有块,小腹疼痛拒按,血块排出后疼痛减轻,全身常无明显症状。有的可见皮下瘀斑,或舌质暗红,舌边有瘀点,脉涩或弦涩。或小腹冷痛不喜揉按,肢冷畏寒,或胸胁胀满、小腹胀痛。

治法:活血化瘀,调经固冲。

方药:桃红四物汤、通瘀煎。

(1)桃红四物汤成分:当归、熟地、白芍、川芎、桃仁、红花。

加减:如经量增多,或淋漓不尽者,酌加三七粉、茜草炭、炒蒲黄等化瘀止血;小腹胀痛者加香附、乌药行气止痛。

(2)通瘀煎成分:当归尾、山楂、香附、红花、乌药、青皮、木香、泽泻。

加减:瘀阻冲任、血气不通的小腹疼痛,加蒲黄、五灵脂化瘀止痛。小腹冷痛,不喜揉按,得热痛缓或肢冷畏寒者,宜加肉桂、小茴香、细辛温经散寒,暖宫止痛。如血量多,酌加茜草、大小蓟、益母草化瘀止血。血瘀而致月经先期,活血化瘀不宜选用峻猛攻逐之品,恐伤冲任,反致血海蓄溢紊乱,化瘀之剂亦不可过用,待月经色质正常,腹痛缓解,即勿再服。若瘀化而经仍未调,当审因求治以善其后。

(二)其他疗法

1.体针疗法

(1)曲池、中极、血海、水泉。针刺行泻法,不宜灸。适用于阳盛血热证。肝郁血热证可配行间、地机。

(2)足三里、三阴交、气海、关元、脾俞。针刺行补法,并施灸。适用于脾气虚弱证。

(3)肾俞、关元、中极、阴谷、太溪。针刺行补法,可灸。适用于肾气不固证。

(4)气海、三阴交、地机、气冲、冲门、隐白。针刺行泻法,可灸。适用于血瘀证。气滞血瘀者,加太冲、期门。因寒凝致瘀,重用灸法。

2.耳针

卵巢、肾、内分泌、子宫。

3.头针

双侧生殖区。适用于脾气虚弱及肾气不固证。

四、预后

本病治疗得当,多易痊愈。其中伴有经血过多者可发展为崩漏,使病情反复,久治难愈,故应积极治疗。

五、预防与调护

平素特别是经期、产后须注意适寒温,避免外邪入中,勿妄作劳,以免耗气伤脾,保持心情舒畅,使血气安和,重视节制生育和节欲以蓄精养血。

月经先期又见量多者,经行之际勿操劳过度,以免加剧出血,亦不宜过食辛辣香燥,以免扰动阴血。对于情志所伤者,给予必要的关怀、体谅、安慰和鼓励,同时注意经期勿为情志所伤。经期用药,注意清热不宜过于苦寒,化瘀不可过用攻逐,以免凝血、滞血或耗血、动血之弊。

(潘如月)

第八节　月经后期

　　月经周期延长 7 d 以上，甚至 3～5 个月一行，连续出现两个周期以上者称为月经后期，亦称"月经错后""月经延后""经水过期""经迟"等。月经初潮后 1 年内，或进入更年期，周期时有延后，但无其他证候者，不作病论。

　　月经后期，医籍记述较多，诸如汉代《金匮要略》称其为"至期不来"，并用温经汤治疗。唐代《备急千金要方·妇人方》有"隔月不来""两月三月一来"的证治。宋代《妇人大全良方·调经门》据王子亨所论，认为"过于阴"或"阴不及"，即阴寒偏盛或阴精亏虚均可引起月经后期。到了明代，对于月经后期的认识和治疗实践都有长足的发展，如《普济本事方·妇人诸疾》谓："盖阴胜阳则胞寒气冷，血不运行……故令乍少，而在月后"，而寒邪之来，《景岳全书·妇人规》更明确提出既有"阳气不足，则寒从内生"，又有"阴寒由外而入"。同时张景岳还认识到"阴火内烁，血本热而亦每过期者。此水亏血少，燥涩而然"，说明血热阴伤，也可引起月经后期。《万病回春·妇人科》认为月经过期而来，紫黑有块者为气郁血滞。在这一时期，月经后期的治法方药也很丰富，如张景岳主张血少燥涩，治宜"清火滋阴"，无火之证治宜"温养血气"，寒则多滞，宜在温养血气方中，加"姜、桂、吴茱萸、荜茇之类"。薛己、万全等还提出了补脾养血、滋水涵木、开郁行气、导痰行气等治法。到了清代，《医宗金鉴·妇科心法要诀》《女科撮要》等，在总结前人经验的基础上，又有所发挥，使对月经后期病因病机的认识，以及辨证治疗渐臻完善。

　　西医学功能失调性子宫出血，出现月经错后可参照本病治疗。

一、病因病机

　　月经后期的发生有虚实之不同。虚者多因阴血不足，或肾精亏虚，使冲任不充，血海不能如期满溢而致；实者多因血寒、气滞等导致血行不畅，冲任受阻，血海不能按时满盈，而使月经错后。

　　（一）血虚

　　素体虚弱，营血不足，或久病失血，或产乳过多，耗伤阴血，或饮食劳倦，损伤脾胃，生化无源，均可致阴血不足，血海空虚，不能按时满溢，以使月经周期错后。

　　（二）肾虚

　　先天禀赋不足，或房劳多产，损伤肾精，精亏血少，冲任不足，血海不能如期满溢，以致月经后期。

　　（三）血寒

　　素体阳虚，或久病伤阳，寒从内生，脏腑失于温养，生化不及，气虚血少，冲任不足，血海不能按期满盈；或经期产后，寒邪内侵，或调摄失宜，过食生冷，或冒雨涉水，感受寒邪，搏于冲任，血为寒凝，经脉受阻，故月经后期。

　　（四）气滞

　　素多抑郁，或忿怒忧思，情志内伤，气机郁滞，血行不畅，阻滞冲任，血海不能按时满溢，则经行延迟。

二、诊断要点

(一)病史

可有情志不遂,饮冷感寒史,或有不孕史。

(二)症状

月经周期延后 7 d 以上,甚至 3～5 个月一行,连续发生两个周期以上。

(三)妇科及辅助检查

妇科检查子宫大小正常或略小。基础体温、性激素测定及 B 超等检查有助于本病诊断。

三、鉴别诊断

本病应与早孕、月经先后无定期、妊娠期出血病证相鉴别。

(一)早孕

育龄期妇女月经过期,应排除妊娠。早孕者,有早孕反应,妇科检查宫颈着色,子宫体增大、变软,妊娠试验阳性,B 超检查可见子宫腔内有孕囊。

(二)月经先后无定期

月经先后不定期月经周期虽有延长,但又有先期来潮,而与月经后期仅月经延期不同。

(三)妊娠期出血病证

假如以往月经周期正常,本次月经延后又伴有少量阴道出血,或伴小腹疼痛者,应注意与胎漏、异位妊娠相鉴别。

四、辨证

月经后期的辨证,主要根据月经的量、色、质及全身症状辨其虚、实。若月经后期量少、色淡、质稀,头晕心悸者为血虚;量少、色暗淡、质清稀,伴腰酸腿软者为肾虚;量少、色暗或夹有血块,小腹冷痛喜温者为血寒;量少,色暗红,或夹有块,小腹胀痛而拒按为气滞。

(一)血虚

证候:经行错后,经血量少,色淡质稀,经行小腹绵绵作痛,面色苍白或萎黄,皮肤爪甲不荣,头晕眼花,体倦乏力,心悸失眠。舌淡苔薄,脉细弱。

分析:营血亏乏,冲任不充,血海不能按时满盈,则经行错后,经血量少、质稀、色淡;血虚胞宫、脉络失养,则小腹绵绵作痛;血虚不能上荣,则头晕眼花;血虚肌肤四肢失润,则面色苍白、萎黄,皮肤爪甲不荣;血虚气弱,则肢倦乏力;血虚心神失养,则心悸失眠。舌淡、脉细弱皆为血虚之征。

(二)肾虚

证候:月经周期延后,经量少,色暗淡,质清稀,或白带多而稀,腰膝酸软,头晕耳鸣,面色晦暗。舌淡,苔薄白,脉沉细。

分析:肾虚精亏血少,冲任不充,血海不能如期满溢,则月经周期延后,经量少;肾虚命门火衰,血失温煦,故色暗淡,质清稀;肾虚水失温化,湿浊下注,带脉失约,故白带清稀;肾虚外府失养,故腰膝酸软;精血亏虚,不荣于上,故头晕耳鸣,面色晦暗。舌淡,苔薄白、脉沉细均为肾虚之征。

（三）血寒

证候：经行错后，经血量少，色暗有块，经行小腹冷痛，喜温拒按，面色青白，畏寒肢冷，小便清长。舌暗红，苔白，脉沉紧或沉迟。

分析：阳虚寒盛，血少寒凝，经血运行不畅，则经行延迟，经血量少，色暗有块；寒凝阳伤，胞脉失煦，则少腹冷痛，喜温拒按；寒盛阳不外达，则面色青白，畏寒肢冷；膀胱失温，气化失常，则小便清长。舌脉均为寒盛之征。

（四）气滞

证候：月经延后，经血量少，色暗红有块，小腹胀痛，或胸胁、乳房胀痛不适，精神抑郁，喜太息。舌暗红，苔薄白或微黄，脉弦或涩。

分析：情志内伤，气机郁结，血为气阻，运行迟滞，则经行延后，经血量少，色暗有块；气机阻滞，气血运行不畅，则小腹、胸胁、乳房胀痛；情志所伤，气机不利，故精神抑郁，喜太息。舌脉所见为气机阻滞之征。

五、治疗

月经后期治疗以调整周期为主，应遵循"虚则补之，实则泻之，寒则温之"原则施治。虚证治以养血补肾，调补冲任，实证治以温经散寒，和血行滞，疏通经脉。

（一）中药治疗

1.血虚

治法：补血益气调经。

处方：大补元煎。

方中人参大补元气，气生则血长；山药、甘草补脾气，助人参以资生化之源；当归养血活血调经；熟地、枸杞、山萸肉、杜仲滋肝肾，益精血。诸药合用，大补元气，益精养血。若气虚乏力，食少便溏，去当归，加砂仁、茯苓、炙黄芪、白术以增强补脾和胃之力；心悸失眠，加炒枣仁、远志、五味子以宁心安神；血虚便秘，加肉苁蓉益精补血，润肠通便。

若阴虚血少，五心烦热，口干舌燥可用小营煎，滋养肝肾，补益精血。

2.肾虚

治法：补肾填精，养血调经。

处方：当归地黄饮。

方中以当归、熟地养血育阴；山茱萸、山药、杜仲补肾填精；牛膝通经血，强腰膝，使补中有行；甘草调和诸药。全方重在补益肾气，填精养血。若肾气不足，日久伤阳，症见腰膝酸冷者，可酌加菟丝子、巴戟天、淫羊藿等以温肾阳，强腰膝；白带量多者，酌加鹿角霜、金樱子温肾止带；若肾阴不足，精血亏虚，而见头晕耳鸣，加枸杞子、制首乌、龟甲、龙骨滋阴潜阳。本证也可服用肾气丸，每次 1 丸，每天 2～3 次。

3.血寒

治法：温经散寒，行血调经。

处方：温经汤。

方中肉桂温经散寒，当归养血调经，川芎行血中之气，三药温经散寒调经；人参甘温补元，助归、芎、桂宣通阳气而散寒邪；莪术、丹皮活血祛瘀，牛膝引血下行，加强活血通经之功；白芍、甘草缓急止痛。全方有温经散寒、益气通阳、行血调经之功。若经血量少，加卷柏、鸡血藤行血调经；

腹痛明显,加五灵脂、蒲黄活血祛瘀止痛;若中阳不足便溏者,加白术、山药、神曲健脾益气;若阳虚较重,形寒肢冷者,加巴戟天、淫羊藿温肾助阳。

4.气滞

治法:理气行滞,活血调经。

处方:加味乌药汤加当归、川芎。

方中乌药、香附疏肝理气行滞;砂仁、木香健脾和胃消滞;延胡索、槟榔利气宽中止痛;甘草调和诸药;加当归、川芎和血通经。诸药共奏疏肝行气、活血调经、止痛之功。若经量过少、有血块者,加鸡血藤、丹参以活血调经;若胸胁、乳房胀痛明显者,酌加柴胡、川楝子、王不留行以疏肝解郁,理气通络止痛;若月经量多,色红,心烦者,为肝郁化火,行经期酌加茜草炭、地榆、焦栀子清热止血。

(二)针灸治疗

基本处方:气海,归来,血海,三阴交。

方中气海位于任脉,有调和冲任、补肾益气的作用;归来位于下腹部,可活血通经,使月水归来;血海和血调经;三阴交为足三阴经之会,益肾调血,补养冲任。

加减运用:肾虚加灸肾俞、太溪,补肾填精,养血调经,诸穴均针用补法;血虚者加足三里、脾俞、膈俞,调补脾胃以益生血之源,诸穴均针用补法;血寒者加天枢、中极灸之以温通胞脉,活血通经;气滞者加行间、太冲疏肝解郁,理气行血,诸穴均针用泻法。一般于经前5～7 d开始治疗,至月经来潮,连续治疗3～5个周期。

另外,可选用耳针,取内分泌、肝、脾、肾、内生殖器等,每次取2～3穴,毫针刺,中等刺激,留针15～20 min,隔天1次,也可用耳穴贴压法。另外,若为血寒者,可取气海、关元温针灸,或用太乙膏穴位贴敷。

(潘如月)

第九节　月经先后无定期

月经不按周期来潮,时提前时错后在7 d以上,并且连续出现3次以上者,称为月经先后无定期,亦称"经乱""月经愆期""经水先后无定期"。

本病相当于西医学排卵性功能失调性子宫出血。若见周期紊乱,并伴有经量过多或经期延长,则可发展为崩漏。初潮不久或临近绝经者,如无其他不适,可不作病论。

一、病因病机

(一)肝郁

情志不遂,抑郁忿怒,则损伤肝气,疏泄不利。肝气郁结,气滞则血凝,冲任不畅则月经错后;若肝气横逆,疏泄太过,则血随气行,而月经先期而至。

(二)肾虚

素体虚弱,肾气不足;或房事不节、孕产过多,损伤肾气;或久病失养,或年近七七,肾气虚衰。从而导致肾失封藏,气血失调,血海蓄溢失常,故而病发月经先后无定期。

二、辨证论治

本病辨证应参照月经的量、色、质及全身证候进行分析。若经量或多或少,经色黯红,有血块,伴胸胁少腹乳房胀痛者,当属肝郁;若经量少,色淡黯,质清稀,腰膝酸软,或眩晕耳鸣者,当属肾虚。

（一）肝郁

1.证候

月经先后无定期,经量或多或少,色正常或黯红,经行不畅或有块,经前乳房或小腹胀痛,经来痛减,精神抑郁,心烦易怒,时胸闷太息,两胁不适。舌质偏红,苔薄黄,脉弦或弦数。

2.证候分析

肝失疏泄,血海蓄溢无度,故月经先后无定期,经量或多或少;气血郁滞,经行不畅,故经色黯红,有血块;气机不利,经脉受阻,则肝脉循行之处,如胸胁、少腹、乳房胀痛,并兼胸闷不舒,善太息;舌质偏红,苔薄黄,脉弦均为肝气郁滞之象。

3.治法

疏肝理气调经。

4.方药

逍遥散加碱。若经量多色红质稠者,加丹皮、山栀、茜草炭,去炮姜;若脘闷纳呆者,加陈皮、厚朴、神曲;小腹、乳房胀痛甚者,加青皮、川楝子。

（二）肾虚

1.证候

月经周期时先时后,量少色淡质清,带下清稀量多,头晕耳鸣,腰膝酸软,小腹空痛,夜尿频多。舌淡苔白,脉沉细弱。

2.证候分析

肾失封藏,开阖不利,血海蓄溢无度,故月经先后无定期;肾阳不足则经色淡、质清稀;肾虚髓少,腰府、脑窍失于荣养,故腰膝酸软、眩晕耳鸣;气化失职,则夜尿频多;舌淡苔白,脉沉细弱,均为肾虚之征。

3.治法

补肾调经。

4.方药

固阴煎加减。若经量或多或少,腰膝酸软,乳房胀痛者,为肝郁肾虚,治宜补肾疏肝,用定经汤。

三、预防与护理

保持心情舒畅,避免或减少过分紧张、焦虑、激动、恼怒等情绪刺激,使气血通畅肝气条达。计划生育,房事有节,劳逸结合,病后早期治疗,防止肾气损伤。

（潘如月）

第十节 带 下 病

带下量明显增多或减少,色、质、气味异常,或伴有全身或局部症状者,称带下病,古代又称为"白沃""赤沃""白沥""赤沥""下白物"等。本病首见于《素问·骨空论》:"任脉为病,女子带下瘕聚"。带下有广义和狭义之分,广义带下泛指经、带、胎、产等多种妇科疾病,因其多发生在带脉以下而名,故古人称妇产科医师为带下医。狭义带下指妇女阴中分泌的一种阴液。又有生理和病理之别,生理性带下是指女性发育成熟后,阴道内分泌的少量无色无臭的黏液,有润泽阴道的作用。妇女在月经期前后、经间期、妊娠期带下稍有增多者,或绝经前后带下减少而无明显不适者,均为生理现象,不作疾病论。带下病是妇科的常见病、多发病,常缠绵反复、不易速愈,且易并发月经不调、阴痒、闭经、不孕、癥瘕等病证。临床上带下过多以白带、黄带、赤白带、五色带为常见,但也有带下过少者,亦属带下病的范畴。本节所讨论的是带下病中的带下过多。

西医学的"阴道炎""宫颈炎""盆腔炎"等所致的白带增多,属于本病范畴。

一、病因病机

本病主要病因是湿邪为患,伤及任、带二脉,使任脉不固,带脉失约而致。湿邪又有内湿、外湿之分。内湿主要涉及脾、肾、肝三脏,脾虚失运,水湿内生;肾阳虚衰,气化失常,水湿内停;肝郁侮脾,湿热下注等均可产生内湿。外湿多因久居湿地,或冒雨涉水或不洁性交等感受湿邪引起。

(一)脾虚湿困

素体脾虚,或劳倦过度,或饮食所伤,或思虑太过,皆可损伤脾气,致其运化失职,水液不运,聚而生湿。湿性趋下,流注下焦,伤及任带,使任脉不固,带脉失约,故致带下过多。

(二)肾虚

先天禀赋不足,或年老体虚,或房劳过度,或早婚多产,或久病伤肾,致肾阳亏虚,命门火衰,寒湿内生,使带脉失约,任脉不固,而为带下病;或因肾气亏损,封藏失职,阴精滑脱,而致带下过多;亦有素体肾阴偏虚,或年老真阴渐亏,或久病伤阴,相火偏旺,虚热扰动,或复感湿邪,湿郁化热,伤及任带,任带约固失司,而为带下病。

(三)湿热下注

经行产后,胞脉空虚,摄生不洁,或淋雨涉水,居处潮湿等,皆可感受湿邪,蕴久化热;或因脾虚生湿,湿蕴化热;或肝气郁结,久而化热,肝郁乘脾,肝热脾湿,湿热互结,流注下焦,损伤任带二脉,而为带下过多。

(四)热毒蕴结

经期产后,胞脉空虚,摄生不慎,或房室不禁,或阴部手术消毒不严,或手术损伤,感染热毒,或湿热蕴久成毒,热毒损伤任带二脉,而为带下过多。

二、诊断要点

(一)临床表现

带下量明显增多,并伴带下色、质、气味的异常,或伴有阴部瘙痒、灼热、疼痛、坠胀,或兼有尿频、尿痛、小腹痛、腰骶痛等局部和全身症状。

（二）妇科检查

可见各类阴道炎、宫颈炎症、盆腔炎性疾病等炎症体征，也可发现肿瘤。

（三）辅助检查

外阴及阴道炎患者因病原体不同，阴道分泌物特点、性质也不一样，可通过阴道分泌物涂片检查以区分滴虫性阴道炎、外阴阴道假丝酵母菌病、细菌性阴道病等。怀疑盆腔肿瘤或盆腔炎症者，可做宫颈刮片、B超等项检查以明确诊断。急性或亚急性盆腔炎时，血白细胞计数增高。

三、鉴别诊断

（1）带下呈赤色时，应与经间期出血、漏下鉴别。①经间期出血：经间期出血是在两次月经之间出现周期性的阴道少量出血，一般持续2～3d能自行停止；赤带者，绵绵不断而无周期性，且为似血非血之黏液。②漏下：漏下是对经血非时而下，量少淋漓不断，无正常月经周期而言；赤带者，是似血非血的赤色黏液，且月经周期正常。

（2）带下呈赤白带或黄带淋漓时，应与阴疮、子宫黏膜下肌瘤鉴别。①阴疮：阴疮为阴户生疮，伴有阴户红肿热痛，或积结成块，溃破时可有赤白样分泌物，甚至疮面坚硬肿痛、臭水淋漓等；带下浓浊似脓者，仍是由阴中分泌而由阴道而出的一种黏液，分泌物的分泌部位不相同，且无阴疮的局部症状。②子宫黏膜下肌瘤：子宫黏膜下肌瘤突入阴道时，可见脓性白带或赤白带，或伴臭味，与黄带、赤带相似。可通过妇科检查、B超检查加以鉴别。

（3）带下呈白色时，应与白淫、白浊鉴别。①白淫：是指欲念过度，心愿不遂时；或纵欲过度，过贪房事时，突然从阴道内流出的白色液体，有的偶然发作，有的反复发作，与男子遗精相类似。②白浊：是指由尿窍流出的混浊如米泔样物的液体，多随小便排出，可伴小便淋漓涩痛；而带下过多出自阴道。此外，带下五色间杂，如脓似血，臭秽难闻者，应警惕宫颈癌、宫体癌、或输卵管癌。可借助妇科检查，阴道细胞学检查，或宫颈、子宫内膜病理检查，B超、宫腔镜、腹腔镜等检查作出鉴别。

四、辨证论治

本病主要以带下的量、色、质、气味的异常情况为依据，并结合全身症状、舌脉来辨清虚、实、寒、热。一般而论，量多、色淡、质稀者，多属虚、属寒；量多、色黄、质稠、有臭秽者，多属实、属热；带下量多、色黄或赤白带下，或五色带、质稠如脓、有臭味或腐臭难闻者，多为热毒。

治疗以除湿为主。一般治脾宜运、宜升、宜燥；治肾宜补、宜涩；治肝宜疏、宜达；湿热和热毒宜清、宜利。还可配合其他疗法以提高疗效。

（一）脾虚湿困

1.主要证候

带下量多，色白或淡黄，质稀薄，或如涕如唾，绵绵不断，无气味。面白无华，四肢不温，腹胀纳少，便溏，肢倦，或肢体浮肿。舌淡胖、苔白或腻，脉缓弱。

2.证候分析

脾虚运化失职，水湿下注，伤及任带，使任脉不固，带脉失约，故致带下量多，色白或淡黄，质稀薄，或如涕如唾，绵绵不断；脾虚中阳不振，则见面白无华，四肢不温；脾虚失运，化源不足，机体失养，则肢倦，腹胀纳少，便溏，或肢体浮肿；舌淡胖、苔白或腻，脉缓弱，皆为脾虚湿困之征。

3.治法

健脾益气,升阳除湿。

4.方药

完带汤(《傅青主女科》):白术、山药、人参、白芍、苍术、甘草、陈皮、黑芥穗、柴胡、车前子。

方中重用白术、山药以健脾益气止带;人参、甘草补气扶中;苍术健脾燥湿;白芍、柴胡、陈皮舒肝解郁,理气升阳;车前子利水除湿;黑芥穗入血分,祛风胜湿。全方脾、胃、肝三经同治,寓补于散之内,寄消于升之中,补虚而不滞邪,以达健脾升阳,除湿止带之效。

若肾虚腰痛者,加杜仲、菟丝子、鹿角霜、覆盆子等温补肾阳;若兼见四肢不温,畏寒腹痛者,加黄芪、香附、艾叶、小茴香以温阳益气,散寒止痛;若带下日久,正虚不固者,加金樱子、芡实、乌贼骨、白果、莲肉、龙骨之类以固涩止带;纳呆者,加砂仁、厚朴以理气醒脾;便溏、肢肿者,加泽泻、桂枝以助阳化气利水。若脾虚湿郁化热,症见带下量多,色黄,质稠,有臭味者,宜健脾祛湿,清热止带,方用易黄汤(《傅青主女科》)。

(二)肾虚

1.肾阳虚

(1)主要证候:带下量多,清冷如水,绵绵不断。腰膝酸软冷痛,形寒肢冷,小腹冷感,面色晦黯,小便清长,或夜尿增多,大便溏薄。舌淡、苔白润,脉沉弱,两尺尤甚。

(2)证候分析:肾阳亏虚,命门火衰,气化失职,寒湿内生,任带不固,故见带下量多,质稀;腰为肾之府,肾虚腰膝失于温养,则腰膝酸软冷痛;阳虚寒盛,则形寒肢冷;小腹为胞宫所居之处,胞络系于肾,肾阳虚,胞宫失于温煦,故小腹有冷感;肾阳虚不能上温脾阳,下暖膀胱,则见大便溏薄,小便清长,或夜尿增多;面色晦暗,舌淡、苔白润,脉沉弱,两尺尤甚,为肾阳不足之象。

(3)治法:温肾助阳,固任止带。

(4)方药:内补丸(《女科切要》)。鹿茸、菟丝子、沙苑子、黄芪、肉桂、桑螵蛸、肉苁蓉、制附子、白蒺藜、紫菀茸。

方中鹿茸、菟丝子、肉苁蓉温肾阳、益精髓,固任止带;黄芪益气固摄;沙苑子、桑螵蛸涩精止带;肉桂、制附子温肾壮阳;白蒺藜疏肝祛风;紫菀茸温肺益肾。全方共奏温补肾阳,涩精止带之效。

若便溏者,去肉苁蓉,加补骨脂、肉豆蔻、炒白术以补肾健脾,涩肠止泻;若小便清长或夜尿增多者,加益智仁、乌药、覆盆子以温肾缩尿;若畏寒腹冷甚者,加艾叶、小茴香以温中止痛;若带下如崩者,加人参、鹿角霜、煅牡蛎、巴戟天、金樱子以补肾益气,涩精止带。

2.肾阴虚

(1)主要证候:带下量或多或少,色黄或赤白相兼,质稠,或有臭气。阴部干涩,有灼热感或瘙痒,腰膝酸软,头晕耳鸣,五心烦热,咽干口燥,失眠多梦,或面部烘热。舌质红、苔少或黄腻,脉细数。

(2)证候分析:肾阴不足,虚火内生,复感湿邪,损伤任带二脉,故致带下量较多,带下色黄或赤白相兼,质黏稠,有臭气;阴精亏虚,阴部失荣,则阴部干涩、有灼热感或瘙痒;腰为肾之府,脑为髓海,肾阴虚腰膝、清窍失养,则腰膝酸软,头晕耳鸣;肾阴不足,虚热内生,故见五心烦热,咽干口燥;虚热扰乱心神,则失眠多梦;阴虚不能制阳,虚阳上扰,则见面部烘热;舌红、苔少或黄腻,脉细数,为阴虚夹湿之征。

(3)治法:滋阴益肾,清热止带。

（4）方药:知柏地黄丸(《医宗金鉴》)加芡实、金樱子。

成分:熟地黄、山茱萸、山药、牡丹皮、茯苓、泽泻、知母、黄柏。

知柏地黄丸原方可滋阴降火,再加芡实益肾固精,健脾祛湿;金樱子固涩止带。诸药合用,共奏滋肾清热,除湿止带之功。

若兼失眠多梦者,加柏子仁、酸枣仁、远志、麦冬以养心安神;若咽干口燥甚者,加麦冬、沙参、玄参以养阴生津;若五心烦热甚者,加地骨皮、银柴胡以清退虚热;兼头晕目眩者,加旱莲草、女贞子、白菊花、龙骨以滋阴清热,平肝潜阳;带下较多者,加乌贼骨、桑螵蛸固涩止带。

（三）湿热下注

1.主要证候

带下量多,色黄或呈脓性,质黏稠,有臭气,或带下色白质黏,如豆腐渣状。外阴瘙痒,小腹作痛,脘闷纳呆,口苦口腻,小便短赤。舌质红、苔黄腻,脉滑数。

2.证候分析

湿热蕴积于下,或湿毒之邪直犯阴器胞宫,损伤任带二脉,故见带下量多,色黄或呈脓性,质黏稠,有臭气,或带下色白,质黏,如豆腐渣状,阴痒;湿热阻遏气机,则小腹作痛;湿热阻于中焦,则见脘闷纳呆,口苦口腻;湿热郁于膀胱,则小便短赤;舌红、苔黄腻,脉滑数,均为湿热内盛之征。

3.治法

清热利湿止带。

4.方药

止带方(《世补斋·不谢方》):猪苓、茯苓、车前子、泽泻、茵陈、赤芍、丹皮、黄柏、栀子、牛膝。

方中茯苓、猪苓、泽泻利水渗湿止带;赤芍、丹皮凉血活血;车前子、茵陈清热利水,使湿热之邪从小便而泄;黄柏、栀子泻热解毒,燥湿止带;牛膝引诸药下行,直达病所,以除下焦湿热。

若带下有臭气者,加土茯苓、苦参以清热燥湿;腹痛者,川楝子、延胡索以理气活血止痛;兼阴部瘙痒者,加苦参、蛇床子以清热杀虫止痒。若肝经湿热下注,带下量多,色黄或黄绿,质黏稠,呈泡沫状,有臭气,阴部瘙痒,烦躁易怒,头晕目眩,口苦咽干,便结尿赤,舌边红、苔黄腻,脉弦滑数。治宜清肝除湿止带,方用龙胆泻肝汤(《医宗金鉴》)。

（四）热毒蕴结

1.主要证候

带下量多,黄绿如脓,或赤白相兼,或五色杂下,质黏稠,气臭秽。小腹疼痛拒按,腰骶酸痛,口苦咽干,大便干结,小便短赤。舌质红、苔黄或黄腻,脉滑数。

2.证候分析

热毒损伤任带二脉,故带下量多,赤白相兼,或五色杂下;热毒蕴蒸,则带下质黏如脓,且有臭气;热毒蕴结,瘀阻胞脉,则小腹、腰骶疼痛;热毒伤津,则见口苦咽干,大便干结,小便短赤;舌质红、苔黄或黄腻,脉滑数,均为热毒内蕴之象。

3.治法

清热解毒。

4.方药

五味消毒饮(《医宗金鉴》)加半枝莲、白花蛇舌草、土茯苓、薏苡仁、败酱草。

成分:蒲公英、金银花、野菊花、紫花地丁、紫背天葵子。

方中蒲公英、金银花、野菊花、紫花地丁、紫背天葵子清热解毒;加半枝莲、白花蛇舌草、土茯苓、薏苡仁、败酱草既能清热解毒,又可利水除湿。全方合用,共奏清热解毒,除湿止带之功。

若热毒炽盛,可酌加丹皮、赤芍以凉血化瘀;若腰骶酸痛,带下恶臭难闻者,加穿心莲、半枝莲、鱼腥草、椿根白皮以清热解毒除秽;若小便淋痛,兼有白浊者,加土牛膝、虎杖、车前子、甘草梢以清热解毒,利尿通淋。必要时应中西医结合治疗。

五、其他疗法

(一)外治法

(1)洁尔阴、妇炎洁等洗剂外洗,适用于黄色带下。

(2)止带栓塞散成分:苦参 20 g,黄柏 30 g,威灵仙 30 g,百部 15 g,冰片 5 g,蛇床子 30 g,雄黄 5 g。共为细末调匀,分 30 等份。每份用纱布包裹如球状,用长线扎口备用。用前消毒,每晚睡前,将药球纳入阴道内,线头留置于外,第 2 天拉出药球。经期禁用。适用于黄色带下。

(3)川椒 10 g,土槿皮 15 g。煎水坐浴。适用于白色带下。

(4)蛇床子 30 g,地肤子 30 g,黄柏 15 g。煎水坐浴。适用于黄色带下。

(二)热熨法

电灼、激光等作用于宫颈病变局部,使病变组织凝固、坏死、脱落、修复、愈合而达到治疗的目的。适用于因宫颈炎而致带下过多者。

(三)针灸疗法

(1)体针:主穴取关元、气海、归来。配穴根据肝郁、肾虚、脾虚之不同,分别取肝俞、肾俞、脾俞等穴。快速进针,用补法,得气之后不留针,每天 1 次,10 次为 1 个疗程。

(2)艾条灸:取穴隐白、大都。将艾条点燃,靠近穴位施灸,灸至局部红晕温热为度。每穴施灸 10 min 左右,隔天 1 次,10 次为 1 个疗程。适用于治疗脾肾阳虚的带下病。

(四)中成药

(1)乌鸡白凤丸:每次 1 丸,每天 2 次,口服。10 d 为 1 个疗程。适用于脾肾虚弱者。

(2)愈带丸:每次 3～4 片,每天 3 次,口服。10 d 为 1 个疗程。适用于湿热下注者。

(3)知柏地黄丸:每次 5 g,每天 2 次,口服。10 d 为 1 个疗程。适用于阴虚夹湿者。

六、预防与调摄

(1)注意个人卫生,保持外阴清洁干燥,勤换内裤。经期产后勿冒雨涉水或久居阴湿之地,以免感受湿邪。

(2)饮食有节,不宜过食肥甘厚味或辛辣之品,以免滋生湿热。

(3)调节情志,积极消除不良情志因素的刺激。

(4)避免房劳多产及多次人工流产等。

(5)定期进行妇科普查,发现病变及时治疗。

(6)反复发作者,应检查性伴侣有无感染,如有交叉感染,应同时接受治疗。

(7)医务人员应严格执行消毒隔离常规,以避免医源性交叉感染。

(潘如月)

第十一节 盆腔炎性疾病

女性内生殖器及其周围的结缔组织、盆腔腹膜发生炎症,称盆腔炎性疾病。

盆腔炎性疾病是指女性上生殖道的一组感染性疾病,主要包括子宫内膜炎、输卵管炎、输卵管卵巢脓肿、盆腔腹膜炎等。炎症可局限于一个部位,也可同时累及几个部位。以输卵管炎、输卵管卵巢炎最常见。盆腔炎性疾病若未能得到及时、彻底治疗,可能发生一系列的后遗症,如可导致不孕、输卵管妊娠、慢性盆腔痛以及炎性反复发作等。

本节仍按中医对急、慢性盆腔炎的辨证论治方法介绍于下。

一、急性盆腔炎

急性盆腔炎是指女性生殖器官及其周围结缔组织和腹膜的急性炎症。其初期的临床表现与古籍记载的"热入血室""产后发热""妇人腹痛"相似。

(一)病因病机

急性盆腔炎的发病与阴部卫生习惯不良或房事不节或手术不慎,感受热毒、湿热之邪有关,或由邻近脏器病变,累及子宫等而发病。

急性盆腔炎的主要病机为湿热瘀阻于子宫、胞络,致冲任带三脉功能失常;或素有宿疾,日久不愈,内结症瘕,复因劳累、重感外邪而触发。

1.热毒壅盛

正值经期,或流产、分娩后,体弱胞虚,若房事不节,或手术消毒不严,热毒内侵,客于胞宫、胞络等,邪热与气血相搏,滞于冲任,化热酿毒,正邪交争,致高热、腹痛、阴道分泌物增多。

2.湿热瘀结

经行产后,余血未尽,湿热之邪乘虚侵入,与余血相搏,客于子宫、胞络;或急性盆腔炎后,邪气未尽,遇房劳、寒热之邪等感触而复发,湿热之邪与气血相搏,致使气机不利,经络气血受阻,冲任带脉功能失常而致病。

(二)诊断要点

1.临床表现

呈急性病容,下腹部疼痛,甚至剧痛难忍,高热不退,白带增多,呈脓性,秽臭。若在月经期发病,可出现月经量增多,甚至如脓血,经期延长,或伴恶心呕吐,腹胀、腹泻,尿频、尿急等症状。

2.妇科检查

下腹部肌紧张,有压痛、反跳痛;阴道充血,内有大量脓性分泌物;宫颈充血水肿,抬举痛;子宫大小正常或略大,压痛明显,活动受限;双侧附件压痛明显,可触及增粗的输卵管或包块;必要时做后穹隆穿刺,可吸出脓液。

3.辅助检查

血常规检查白细胞明显升高,中性升高;血沉加快;分泌物或血培养阳性;B超检查可见后穹隆游离液体,输卵管增粗并有积液,或附件脓肿;必要时做腹腔镜检查。

（三）鉴别诊断

1.急性阑尾炎

两者均以发热、下腹痛为主要症状。急性阑尾炎疼痛多局限于右下腹部,麦氏点压痛、反跳痛。而盆腔炎痛在下腹两侧,病位较低,再通过病史以及体格检查等即可鉴别。

2.异位妊娠、卵巢囊肿蒂扭转、黄体囊肿破裂、卵巢巧克力囊肿破裂

此类疾病都有下腹疼痛,但急性盆腔炎伴有发热。体格检查、B超检查或妇科盆腔检查,亦可资鉴别。

（四）辨证论治

急性盆腔炎发病急,病情重,病势凶险。一般属热、属实。

治疗以清热解毒为主,活血化瘀为辅。治疗必须及时彻底,常常需中西医结合治疗。若盆腔炎性疾病未得到及时正确的治疗,可能发生一系列的后遗症,如输卵管阻塞、输卵管增粗;输卵管卵巢粘连形成输卵管卵巢肿块;输卵管积水或输卵管卵巢囊肿;子宫固定等。

1.热毒壅盛

（1）主要证候:发热头痛或高热、寒战,下腹剧痛拒按,或下腹有包块,带下量多,色黄或赤白相兼,质黏稠如脓血,臭秽,若值经期可出现经量增多、经期延长,全身乏力,口干欲饮,大便干结,小便短赤。舌质红、苔黄,脉滑数。

（2）证候分析:热毒内侵,客于胞宫、胞络,热毒与气血相搏,邪正交争,营卫不和,故发热寒战;血被热毒煎熬成瘀,瘀滞下焦,故下腹痛而拒按有块;任带损伤,则带下量多;冲任失调,可见月经紊乱,经血量多;热盛中焦,热灼津液,故口干欲饮;下焦热毒盛,故大便干结,小便短赤。舌红、苔黄,脉滑数,亦为热毒壅盛之征。

（3）治法:清热解毒,凉血化瘀。

（4）方药:黄连解毒汤（《胎产秘要》）。黄芩、黄连、黄柏、山栀子,加生地、牡丹皮、乳香、没药。

方中黄芩清上焦肺热;黄连清中焦脾胃实热;黄柏泻下焦膀胱实热;山栀子泻三焦实火,加生地、丹皮滋阴清热凉血;乳香、没药活血化瘀止痛。全方共奏清热解毒,凉血化瘀之效。

若带下量多而秽臭者,加车前草、椿根白皮、茵陈以清热利湿;盆腔形成脓肿者,加冬瓜仁、红藤、皂角刺、败酱草、生薏米以清热排脓;腹胀甚者,加厚朴、枳实以行气导滞;兼经量多、经期长者,加大黄、地榆、生地、大蓟等以清热泻火、凉血止血;兼便秘者,加大黄、桃仁通腑泄热。

若症见高热神昏,下腹痛加重,烦躁谵语,斑疹隐隐,舌红绛、苔黄燥,脉弦细而数,为热邪已入营分,宜清营解毒,活血消瘀。方用清营汤（《温病条辨》）加减。同时,应结合西医治疗,合理选用抗生素。若经过上述保守治疗仍高热不退,腹痛不减,盆腔脓肿形成时,可考虑手术治疗。

2.湿热瘀结

（1）主要证候:低热起伏,下腹坠胀,或有灼热感,或疼痛拒按,痛连腰骶,带下量多、色黄、质稠、臭秽,胸闷,纳差,小便频急、色黄,大便溏薄伴里急后重。舌质红、苔黄腻,脉弦滑或滑数。

（2）证候分析:湿热之邪结于下焦,与气血相搏,气血运行失常,则下腹坠胀或疼痛拒按;邪正交争,病势进退,故见低热起伏;湿热留于任带二脉,致任带失约,见带下量多、色黄、质稠、臭秽;湿热下注膀胱,故小便频急、短黄;湿热滞于大肠,故大便溏薄伴里急后重;湿热阻于中焦,故见胸闷纳呆。舌质红、苔黄腻,脉弦滑,亦为湿热内结之征。

（3）治法:清热利湿,化瘀止痛。

（4）方药:清热调血汤（《古今医鉴》）。当归、川芎、白芍、生地、黄连、香附、桃仁、红花、莪术、

延胡索、丹皮,去白芍,加败酱草、红藤、薏苡仁、山栀子。

方中黄连清热解毒;当归、桃仁、红花、莪术、川芎活血散瘀;香附、延胡索行气止痛,气行血活,湿热之邪自无留滞之所;丹皮、生地清血分之热,加红藤、山栀子增强清热解毒之力;薏苡仁、败酱草清利湿热,解毒排脓。诸药配合,共奏清热利湿,化瘀止痛之功。

若正值经期,兼见经量增多、经期延长者,上方去当归、川芎、红花,酌加槐花、地榆、马齿苋清热利湿止血;兼腹痛剧者,酌加木香、天台乌药增加理气止痛之力。

二、慢性盆腔炎

慢性盆腔炎是指女性内生殖器及其周围结缔组织和盆腔腹膜的慢性炎症。古人描述散见于"腹痛""带下病""不孕"等病证中。最近西医妇科学称之为"盆腔炎性疾病后遗症"。

(一)病因病机

慢性盆腔炎常因急性盆腔炎未得到及时正确的治疗,或患者体质虚弱,病程迁延引起。主要病机为湿瘀之邪蕴于子宫、胞络,致冲任带脉功能失调而致。

1.气滞血瘀

素有宿疾,瘀血内阻;或因七情内伤,肝气郁结,气滞血瘀;或外感湿热之邪,滞留冲任胞宫。均致胞脉血行不畅而发病。

2.寒凝气滞

于经期、产后,感受寒邪,或过食苦寒生冷,寒湿之邪与胞宫内余血浊液相结,凝结瘀滞;或素有宿疾,病程迁延日久,正气虚弱,致使阳气不振,气血失于温运而瘀滞。

3.脾虚瘀浊

脾气素弱,或过服苦寒之品,损伤脾胃,运化失职,湿浊内停,下注冲任,致气血运行不利,郁久成瘀。瘀血与湿浊互结,滞于下焦,伤及冲任带脉而致病。

(二)诊断要点

1.临床表现

下腹痛或坠胀,或痛连腰骶,于劳累、性交后及月经前后加剧,白带量多、色黄、味臭,月经不调,或低热,甚至不孕。

2.妇科检查

若为盆腔结缔组织病变,子宫常呈后倾后屈,子宫大小可正常,活动受限或粘连固定,宫骶韧带常增粗、变硬,有触痛;若输卵管病变,在子宫一侧或两侧触到呈条索状增粗的输卵管,并有轻度压痛;若为输卵管积水或输卵管卵巢囊肿,则可扪及囊性肿块。

3.辅助检查

腹腔镜检查可见盆腔内炎性病变及粘连,盆腔B超、子宫输卵管造影有助诊断。

(三)鉴别诊断

子宫内膜异位症、盆腔瘀血症、卵巢囊肿、慢性阑尾炎、慢性结肠炎、肠粘连等疾病均有程度不同的慢性下腹痛,可通过询问病史、体格检查,必要时结合B超、腹腔镜、结肠镜等辅助检查进行鉴别。

(四)辨证论治

本病病程较长,以慢性、持续性下腹痛为主要症状,或反复急性发作,或并发异位妊娠,或不孕。临床表现以实证多、虚证少,即使是虚证,也是虚中夹实。辨证时必须参以全身症状、舌脉等以辨寒热虚实。

治疗以活血理气、化瘀散结为主。本病多以局部症状为主,常需采取内服与外治、整体与局部相结合的综合治疗。

1.气滞血瘀

(1)主要证候:少腹一侧或双侧坠胀疼痛,腰骶酸痛,劳累后或经期更甚,经期延长,或经量增多,有血块,块下痛减,带下量多,色黄或白,有气味,或婚久不孕。舌质黯、苔薄,脉细弦。

(2)证候分析:情志内伤,肝气郁结,气血运行失畅,瘀血结于子宫胞脉,则少腹疼痛、坠胀;经期或劳累后瘀滞加重,故疼痛更甚;气血瘀结,伤及任带二脉,故带下异常;伤及肝肾,则腰骶酸痛;血瘀内阻,新血难安,故经期延长,或月经量多、有血块。胞脉闭阻,两精不能结合,故不孕。舌质黯、苔薄,脉细弦,亦为气滞血瘀之征。

(3)治法:活血化瘀,理气止痛。

(4)方药:血府逐瘀汤(《医林改错》)。当归、生地、桃仁、红花、枳壳、赤芍、柴胡、甘草、桔梗、川芎、牛膝,加红藤。

方中含桃红四物汤活血祛瘀;配柴胡、枳壳、芍药、甘草疏肝理气,气行则血行;桔梗开胸膈之结气;牛膝导瘀血下行,加红藤清热解毒,诸药合用,共具理气行滞,化瘀止痛之功。

兼见低热者,加败酱草、蒲公英、黄柏以清热解毒;若腹痛较甚,加蒲黄、五灵脂以化瘀止痛;兼见经量多,加地榆、茜草、三七化瘀止血;兼带下多者,加黄柏、白芷、薏米清热利湿;兼神疲乏力,加党参、白术健脾益气;兼腰酸者加杜仲、桑寄生、续断补肾壮腰;兼有包块者加夏枯草、穿山甲、皂角刺以软坚散结。

2.寒湿凝滞

(1)主要证候:小腹冷痛,遇热痛减,经行腹痛加重,腰骶坠胀觉冷,带下量多、色白,月经后期、量少、色黯有块,神疲乏力,婚久不孕。舌质淡黯、苔白腻,脉沉迟。

(2)证候分析:寒湿之邪入侵子宫、胞脉,与气血相结,气血运行不畅,故小腹冷痛,得热则减,月经后期、量少;湿邪下注,损伤任带二脉,则致带下量多;寒伤阳气,阳气不振,脏腑失温,故见神疲乏力,腰骶坠胀觉冷,宫寒不孕。舌淡黯、苔白腻,脉沉迟,亦为寒湿凝滞之征。

(3)治法:温经散寒,化瘀止痛。

(4)方药:少腹逐瘀汤(《医林改错》)。小茴香、干姜、生蒲黄、五灵脂、延胡索、没药、当归、川芎、赤芍、肉桂,加茯苓、白术。

方中小茴香、肉桂、干姜温经散寒止痛;当归、赤芍、川芎养血活血;蒲黄、五灵脂、没药、延胡索化瘀止痛,加茯苓、白术健脾渗湿。诸药合用,共奏温经散寒,健脾化湿,活血化瘀之效。

若少腹冷痛甚,加艾叶、细辛、吴茱萸温经止痛;兼肿块者,加桃仁、三棱、莪术化瘀消症;兼腰酸者,加川断、寄生、杜仲温肾强腰。

若寒邪渐散,但湿邪留滞。症见带下量多、色白、质黏腻,胸脘痞闷,口淡腻,四肢沉重,腰骶重坠,苔白腻,脉缓。方用参苓白术散(《太平惠民和剂局方》)加桂枝、仙茅益气健脾,理气化湿。

3.脾虚瘀浊

(1)主要证候:小腹胀痛,缠绵日久,痛连腰骶,经前、经期尤甚,面色无华,精神疲倦,四肢乏力,食少纳呆,大便溏薄,月经后期,经量或多或少,带下量多、色白黏稠。舌胖淡黯或舌边有齿印、苔薄白,脉细缓或弦缓。

(2)证候分析:脾虚湿浊内停,阻滞冲任、胞络,气血运行不畅,郁久成瘀,故小腹胀痛;经前、经期胞血满溢,瘀血随下,故小腹胀痛加重;脾虚气血生化之源不足,故面色无华,精神疲倦,四肢乏力;脾虚运化不利,则食少纳呆,大便溏薄;脾虚瘀浊内停,阻滞冲任,则月经不调;脾虚湿浊下注,故带下量多、色白黏稠。舌体胖、边有齿印、质淡黯、苔薄白,脉细缓或弦缓,亦为脾虚瘀浊之征。

(3)治法:健脾化浊,祛瘀通络。

(4)方药:香砂六君子汤(《名医方论》)。党参、白术、茯苓、甘草、半夏、陈皮、木香、砂仁、生姜、大枣;合桂枝茯苓丸(《金匮要略》):桂枝、丹皮、赤芍、桃仁,去桃仁,加丝瓜络。

方中香砂六君子汤芳香醒脾,健运化湿;桂枝茯苓丸活血化瘀,因大便溏薄,去桃仁,加丝瓜络行气通络。二方合用,共奏补脾健运,活血通络之功。

若小腹胀痛明显,加乌药、延胡索行气止痛;兼经量过少者,酌加丹参、益母草、泽兰活血调经;兼经量过多者,经期去桂枝、赤芍,加三七、蒲黄、荆芥炭化瘀止血。若久病及肾,兼见夜尿多者,可于上方加桑螵蛸、乌药、益智仁补肾缩尿。

(五)其他疗法

1.中药保留灌肠

(1)复方红藤汤(《新编妇科秘方大全》):红藤、败酱草、蒲公英、丹参各30 g,金银花、连翘、鸭趾草各20 g,紫花地丁25 g。将上方水煎浓缩至100 mL保留灌肠。以晚上睡眠前进行为佳,月经干净后3~5天开始治疗,每天1次,10 d为1疗程,一般持续2~3个疗程。适用于急性盆腔炎湿热蕴结证。

(2)金银花30 g,蒲公英20 g,地丁20 g,红藤30 g,败酱草20 g,连翘20 g,三棱15 g,莪术15 g,丹参20 g,赤芍20 g。浓煎至100 mL保留灌肠,每天1次,10 d为1疗程,一般持续2~3个疗程。适用于急性盆腔炎湿瘀内结证。

(3)化瘀解毒汤(《新编妇科秘方大全》):败酱草20~30 g,三棱、莪术、赤芍、丹皮、红藤、木香、槟榔、昆布、大黄各10~15 g。上药浓煎成100 mL,缓慢灌肠,每天1次,10 d为1疗程。适用于慢性盆腔炎湿热互结证。

(4)三棱、莪术、延胡索、五灵脂各20 g,金银花、桃仁、红花、连翘各20 g,荔枝核、皂角刺、丹参、赤芍各10 g。浓煎成100 mL,缓慢灌肠,每天1次,10 d为1疗程。适用于慢性盆腔炎气滞血瘀证。

2.中药外敷

(1)鲜蒲公英适量,捣烂如泥,加白酒调匀,外敷下腹部。适用于急性盆腔炎各证型。

(2)金黄膏外敷下腹部,每天1次。适用于急性盆腔炎湿热蕴结证。

(3)外熨消症散(《新编妇科秘方大全》):血竭5 g,乳香、没药、白芥子、莱菔子各30 g,桃仁、红花、麻黄、小茴香各15 g,附子、吴茱萸各45 g,冰片10 g,炒食盐60 g。上方除冰片外,其余药物均捣为粗末,取醋1 000 mL于铁锅内煎沸后加入食盐煮10 min,加入药末,煎炒至半干后取出,晾一天,加入冰片和匀。装入布袋备用,睡前放置小腹部,上压热水袋热敷,每天1~2次,每次30 min,1个月为1疗程,一袋药可热敷3个月。适用于慢性盆腔炎气滞血瘀证。

(4)乌头、艾叶、肉桂、鸡血藤、红花、川芎、延胡索、五灵脂、当归、皂角刺各20 g。切成细末,入布袋内,蒸后热敷下腹部,每天1~2次。适用于慢性盆腔炎寒湿凝滞证。

3.中成药

(1)金刚藤糖浆,每次15~20 mL,口服,日3次。4周为1疗程。适用于急、慢性盆腔炎。

(2)妇科千金片,每次4片,口服,每天2~3次,连服4周。适用于急、慢性盆腔炎。

（六）预防与调摄

(1)注意个人卫生保健,积极锻炼身体,增强体质。

(2)急性盆腔炎、阴道炎、淋病者应及时彻底治愈。

(3)正确处理分娩及宫腔手术,严格执行无菌操作。凡有可能感染者,应及时进行预防性治疗。

(4)慢性盆腔炎病程较长,应正确认识疾病,解除思想顾虑,增强治疗的信心。

（潘如月）

第十二节　崩　　漏

崩漏是以经血非时暴下或淋沥不尽为主要表现的一种月经周期、经期、经量严重失常的病证。其中经血暴下者称"崩",也称"崩中";经血淋沥不尽者称为"漏",也称"漏下"。崩与漏出血情况虽然不同,但二者常相互转化,且其病机基本一致,故概称"崩漏",诚如《济生方》所云:"崩漏之疾,本乎一症,轻者谓之漏下,甚者谓之崩中。"

有关崩的记载,最早见于《素问》,其"阴阳别论"说:"阴虚阳搏谓之崩",明确指出崩是以阴虚阳亢为其发病机理。漏,始见于汉代《金匮要略·妇人妊娠病脉证并治》。隋代巢元方《诸病源候论》首列"漏下候""崩中候",指出崩中、漏下属非时经血,明确了崩漏的概念,并概括其病机是"伤损冲任之脉……冲任气虚,不能制约经血"。同时指出:"崩而内有瘀血,故时崩时止,淋沥不断,名曰崩中漏下。"说明崩、漏可互相转化。元代李东垣在《兰室秘藏》中指出:"肾水阴虚,不能镇守胞络相火,故血走而崩也。"至明代,医家对崩漏有了更充分的认识,如《景岳全书·妇人规》对崩漏的论述尤为精辟,指出:"崩淋之病,有暴崩者,有久崩者。暴崩者其来骤,其治亦易。久崩者其患深,其治亦难。且凡血因崩去,势必渐少,少而不止,病则为淋。此等证候,未有不由忧思郁怒,先损脾胃,次及冲任而然者。"阐明了崩漏的病因病机,进而提出"凡治此之法,宜审脏气,宜察阴阳。无火者求其脏而培之、补之;有火者察其经而清之、养之"的治则,并出具了各证型之方药。而方约之在《丹溪心法附余》中提出治崩三法:"初用止血以塞其流,中用清热凉血以澄其源,末用补血以还其旧。"其"塞流""澄源""复旧"治疗崩漏三法,至今仍为临床医家所推崇。清代唐容川在《血证论》中云:"崩漏者……脾不摄血,使以崩溃,故曰崩中,示人治崩必治中州也。"提出了崩漏的治疗当需重脾的见解。《张氏医通》又认为:"血崩之病……或因肝经有火,血热妄行,或因怒动肝火,血热沸腾。"提出血热致崩的观点。清代《傅青主女科》则提出"止崩之药,不可独用,必须于补阴之中行止崩之法",创制治疗气虚血崩的"固本止崩汤"和治血瘀致崩的"逐瘀止血汤",均为后世临床常用。而《妇科玉尺》则较全面地概括崩漏的病因为"究其源则有六大端,一由火热、二由虚寒、三由劳伤、四由气陷、五由血瘀、六由虚弱"。历代医家论治崩漏的经验,至今仍对临床有重要指导意义。

西医学中的功能失调性子宫出血病(简称功血),归属本病范畴论治,同时生殖器炎症和某些生殖器肿瘤,可参照本节辨证论治。

一、病因病机

崩漏的主要病机是冲任损伤,不能制约经血,使胞宫蓄溢失常,经血非时妄行。导致崩漏的常见病因有虚、热、瘀。虚则经血失统,热则经血妄行,瘀则经血离经。

（一）血热内扰

素体阴虚或久病伤阴;或素体阳盛血热;或素性抑郁,郁久化热;或湿热内蕴,均可因热扰冲任,迫血妄行,而为崩漏。

（二）气不摄血

脾胃素虚、中气不足;或饮食劳倦,损伤脾气,以致脾虚统摄无权,冲任不固,不能制约经血,而成崩漏。

（三）肾气（阳）不足

先天禀赋不足;或房劳多产损伤肾气;或久病大病伤及于肾;或绝经前后肾气渐衰,天癸渐竭,引起肾失封藏,冲任不固,经血失约,发为崩漏。若素体阳虚,命门火衰,或病程日久,气损及阳,阳不摄阴,精血失固,亦可导致崩漏。

（四）肾阴亏虚

素体肾阴亏虚,或多产房劳耗伤真阴,或失血伤阴、元阴不足,则虚火动血,迫血妄行,遂致崩漏。

（五）瘀滞胞宫

七情内伤,气滞血瘀;或经期产后余血未净,又感外邪,壅滞经脉,内生瘀血;或崩漏日久,离经之血为瘀,均可因瘀血阻滞胞宫,血不归经而妄行,形成崩漏。

综上所述,崩漏的原因很多,但概括来说,不外乎虚、热、瘀三种,但由于发病并非单一,故崩漏的发生发展常气血同病、多脏受累、因果相干,互相转化,所以病机错综复杂。

二、诊断要点

（一）病史

注意患者的月经史、孕产史;有无生殖器炎症和生殖器肿瘤病史;有无宫内节育器及输卵管结扎术史等。

（二）症状

月经周期紊乱,行经时间超过半月以上,甚或数月淋沥不止;常有不同程度的贫血。

（三）检查

1.妇科检查

功能性子宫出血患者,无明显的器质性病变。

2.辅助检查

主要是排除生殖器肿瘤、炎症或全身性疾病(如再生障碍性贫血等)引起的阴道出血,可根据病情需要选作基础体温测定、宫腔镜检查、诊断性刮宫、阴道细胞学检查、宫颈黏液检查、B超、内分泌激素测定、腹腔镜检查。

三、鉴别诊断

本病应与月经不调、经间期出血、赤带、胎产出血、外阴阴道外伤性出血以及出血性内科疾病相鉴别。

（一）月经先期、月经过多、经期延长

月经先期是周期缩短,月经过多是经量过多如崩,经期延长是行经时间长似漏。三种病症的出血有一定的周期性,而且经期延长与月经过多者出血在2周之内自然停止,但崩漏的出血是持续出血不能自然停止,周期长短不一。

（二）月经先后无定期

月经先后无定期其周期长短不一,但应在1～2周内波动,即提前或延后在7 d以上2周以内,经期、经量基本正常,与崩漏无规律性的阴道出血显然有别。

（三）经间期出血

崩漏与经间期出血都是非时而下,但经间期出血发生在两次月经中期,且出血时间持续2～3天,量少而能自然停止,而崩漏是周期、经期、经量的严重失常,出血不能自止。

（四）赤带

赤带与漏下通过询问病史和妇科检查多能鉴别。赤带以带中有血丝为特点,月经正常。

（五）胎产出血

崩漏应与妊娠早期的出血疾病如胎漏、胎动不安、小产,尤其是异位妊娠相鉴别。通过询问病史、妊娠试验、B超检查可以明确诊断。

（六）生殖系器质性病变

生殖系炎症(如慢性宫颈炎、子宫内膜炎等)和生殖系肿瘤(如子宫肌瘤、腺肌病、子宫内膜癌、宫颈癌和卵巢功能性肿瘤等)均可引起不规则阴道出血。上述病症,通过妇科检查和诊断性刮宫、宫腔镜、B超等辅助检查可做鉴别。

（七）外阴、阴道外伤出血

外阴、阴道外伤出血有外阴、阴道外伤病史如跌仆损伤、暴力性交等,询问病史和妇科检查可鉴别。

（八）宫内节育器及避孕药物

上节育环后出现不规则阴道出血以及长期服用避孕药物可引起月经紊乱,往往在停用或停药后月经多可恢复正常。通过询问和做B超可鉴别。

此外,还须与内科疾病所导致的不正常子宫出血相鉴别。如心血管、肝脏疾病和血液病等导致的经血量过多,甚则暴下如注,或淋沥不净。通过询问病史、体格检查、妇科检查、血液分析、肝功能以及凝血因子的检查或骨髓细胞分析可与崩漏相鉴别。

四、辨证

崩漏一证,有虚实之分。虚者多因脾虚、肾虚;实者多因血热、血瘀。临证以无周期性的阴道出血为主要症状,主要依据出血时间、血量、血色、血质特点,辨明病证的寒、热、虚、实属性。一般而言,出血非时暴下,量多势急,色鲜红或深红,质稠者,多属热证;出血非时暴下或淋沥难尽,色淡质稀者,多属虚证;经血非时而至,时出时止,时多时少,色紫暗有块或伴腹痛者,多属血瘀;暴崩不止,或久崩久漏,血色淡暗,质稀者,多属寒证。另外,还须结合全身脉症和必要的检查综合分析。

（一）血热内扰

证候:经来无期,量多如崩,或淋沥不净,色深红或紫红,质黏稠,面赤头晕,烦躁易怒,口干喜饮,便秘尿赤。舌质红,苔黄,脉弦数或滑数。

分析:热扰冲任,迫血妄行,故经来无期,量多如崩,或淋沥不净;血为热灼,故血色深红或紫红,质黏稠;邪热上扰,则面赤头晕;热扰心神,故烦躁易怒;热灼阴伤,故口干喜饮,便秘尿赤。舌红、苔黄、脉弦数或滑数均为血热之征。

（二）气不摄血

证候：经血非时暴下不止，或淋沥不净，量多、色淡、质稀，神疲懒言，面色萎黄，动则气促，头晕心悸，纳呆便溏。舌质淡胖边有齿痕，苔薄润，脉细无力。

分析：脾气虚弱，血失统摄，冲任不固，故经血暴下不止，或淋沥不净；气虚血失温化，故经色淡、质稀；脾气虚弱、中阳不振，故神疲懒言，面色萎黄，动则气促，头晕心悸，纳呆便溏。舌质淡胖边有齿痕、苔薄润、脉细无力均为脾虚之象。

（三）肾气（阳）不足

证候：经乱无期，出血量多，或淋沥不净，色淡质稀，精神不振，面色晦暗，腰膝酸软，甚则肢冷畏寒，小便清长，舌质淡，苔薄润，脉沉细。

分析：肾气不足，封藏失职，冲任不固，故经乱无期，量多或淋沥不净；肾气亏虚，血失温化，故色淡质稀；肾虚外府失荣，故腰膝酸软；若肾阳不足，形体失于温养，膀胱失于温化，则肢冷畏寒、小便清长。舌质淡、苔薄润、脉沉细均为肾气（阳）不足之征。

（四）肾阴亏虚

证候：经乱无期，经血时多时少，淋沥不净，或停闭数月又暴下不止，色鲜红，头晕耳鸣，五心烦热，夜寐不安。舌质红或有裂纹，苔少或无苔，脉细数。

分析：肾阴不足，虚火内动，迫血妄行，故经乱无期，经血时多时少，淋沥不净，或停闭数月又暴下不止；阴虚内热，故血色鲜红；肾阴亏虚，精血衰少，不能上荣清窍，故头晕耳鸣；阴虚内热，热扰心神，故五心烦热，夜寐不安。舌红、少苔、脉细数均为肾阴亏虚之象。

（五）瘀滞胞宫

证候：经乱无期，淋沥漏下，或骤然崩中，色暗有块，小腹疼痛，块下痛减。舌质紫暗或边有瘀斑，脉涩。

分析：瘀血停滞，阻滞冲任，血不循经，故经乱无期，淋沥漏下，或骤然崩中；冲任瘀滞，经血运行不畅，故经血色暗有块；瘀阻胞中，不通则痛，故小腹疼痛；血块下后，瘀血暂通，故块下痛减。舌质紫暗或边有瘀点、脉涩均为血瘀之征。

五、治疗

（一）中药治疗

1.血热内扰

治法：清热凉血，固冲止血。

处方：清热固经汤。

方中黄芩、栀子清热泻火；生地、地榆、地骨皮凉血止血；龟甲、牡蛎育阴潜阳，固摄冲任；阿胶养阴止血；陈棕炭、藕节收涩止血；生甘草调和诸药。若兼见少腹或小腹疼痛，苔黄腻者，为湿热阻滞冲任，加黄柏、晚蚕沙以清热利湿；若经血质稠有块者，加蒲黄炭以活血止血。

若肝郁化火，兼见心烦易怒，胸胁胀痛，口干苦，脉弦数，用丹栀逍遥散加蒲黄炭、血余炭以平肝清热止血。

若经治火势渐衰，但阴血已伤，或起病即属阴虚内热，热扰冲任血海，经血量少，色红、淋沥不止，面红潮热者，可用上下相资汤以养阴清热，益气固冲。

另外，可选用十灰散，每次9g，每天2次。

2.气不摄血

治法:补气摄血,固冲止崩。

处方:固本止崩汤加升麻、山药、乌贼骨。

方中人参、黄芪、升麻大补元气,升阳固本;白术、山药健脾摄血;熟地、当归滋阴养血,佐黑姜可引血归经,并能温阳收敛;乌贼骨固涩止血。全方气血两补,共收益气升阳、固冲止血之效。若久漏不止者,加藕节、炒蒲黄以固涩止血;若血虚者,加制首乌、白芍、枸杞子以滋阴养血;若气虚成瘀者,加三七、益母草以化瘀止血。

若暴崩如注,肢冷汗出,昏厥不省人事,脉微欲绝者,为气随血脱之危急证候。宜补气回阳固脱,急用独参汤;或用生脉散,以益气生津,敛阴固脱。

若症见四肢厥逆,冷汗淋漓,是为亡阳之候,用参附汤以回阳固脱。病势缓解,善后调理可用补肾固冲丸以脾肾双补。

3.肾气(阳)不足

治法:补益肾气,固冲止血。

处方:加减苁蓉菟丝子丸加黄芪、党参、阿胶。

方中熟地甘温滋肾养血、填精益髓;配肉苁蓉、菟丝子、覆盆子、桑寄生补肝肾、益精气;当归、枸杞、阿胶、艾叶养肝血、益冲任;加黄芪、党参补气摄血;若量多势急者,加仙鹤草、乌贼骨以止血;若为青春期功血,加紫河车、仙茅、淫羊藿以温肾益气。若肢冷畏寒,小便清长,肾阳不足者,应温阳益肾,固冲止血,方选右归丸加减;若四肢不温,纳少便溏,脾肾阳虚者,合用理中汤以温经止血。

4.肾阴亏虚

治法:滋肾益阴,固冲止血。

处方:左归丸合二至丸。

方中熟地、山萸肉、山药滋补肝肾;龟甲胶、鹿角胶峻补精血,调补肾中阴阳;枸杞子、菟丝子、二至丸补肝肾,益冲任;川牛膝补肝肾,且引诸药直达下焦。全方共收壮水填精、补益冲任之效。若头晕目眩者,加夏枯草、刺蒺藜、牡蛎以平肝潜阳;出血量多者,加地榆、大黄炭、生地以凉血止血。若肾阴虚不能上济心火,或阴虚内热,见心烦失眠,惊悸怔忡,可加黄连、枣仁以清心安神。

5.瘀滞胞宫

治法:活血化瘀,固冲止血。

处方:逐瘀止血汤。

方中重用生地清热凉血;归尾、桃仁、赤芍祛瘀止血;丹皮、大黄凉血逐瘀止血,配枳壳下气,加强涤荡瘀滞之功;龟甲养阴化瘀。若出血量多,加三七粉、益母草、乌贼骨、茜草以化瘀止血;若因寒致瘀,见肢冷畏寒,小腹冷痛者,加艾叶、桂心、炮姜以散寒行瘀;若因热致瘀,兼见经色紫红、质稠有块,心烦唇红者,加黄芩、丹皮、赤芍以清热凉血;若出血日久,气随血耗,症见气短乏力者,可合用生脉散以益气养血。

另外,可选用云南白药,每次 0.2～0.3 g,每 4 h 服 1 次。

(二)针灸治疗

基本处方:关元、三阴交、血海、膈俞、隐白。

方中关元为任脉经穴,又是足三阴经之会,可调冲任、理经血;三阴交为足三阴经交会穴,可调补三阴而益气固冲;膈俞为八会穴中的血会,血海为治血之要穴,共奏调经养血止血之功;艾灸隐白可止血治崩,为治疗崩漏的效穴。

加减运用:若血热内扰加大敦、行间、太冲,针用泻法,以清泻血热,固冲止血;气不摄血加脾俞、气海、足三里,针用补法,以健脾益气,固冲止血;肾气不足加百会、气海、命门、肾俞,针用补法,加灸法,以补益肾气,收摄经血;肾阴亏虚加肾俞、太溪、阴谷,针用补法,以滋肾益阴,宁冲止血;瘀滞胞宫,加地机、太冲、合谷,针用泻法,以理气化瘀止血。

另外,还可选用:①耳针,取内生殖器、内分泌、神门、皮质下、肝、脾、肾,针刺中等强度,留针1~2 h,每天1次,或耳穴压丸或埋针;②挑刺疗法,在腰骶部督脉或足太阳经上寻找红色丘疹样反应点,每次2~4个点,用三棱针挑破0.2~0.3 cm 长、0.1 cm 深,将白色纤维挑断,每月1次,连续挑刺3次;③皮肤针,取腰骶部督脉、足太阳经、下腹部任脉、足少阴经、足阳明经、足太阴经,下肢足三阴经,由上而下反复叩刺3遍,中度刺激,每天1~2次;④穴位注射,取气海、血海、三阴交、足三里,每次选2~3穴,用维生素 B_{12} 或黄芪、当归注射液,每穴注射2 mL,每天1次。

(潘如月)

第十三节 经前期综合征

经前期综合征是指出现在月经来潮前数日的一系列症状,如乳房胀痛、烦躁易怒、胸闷、头晕、头痛、四肢面目浮肿、失眠或嗜睡、倦怠无力、盆腔沉重感、腰背部钝性疼痛等。一般在月经来潮前7~14 d出现,经前2~3 d加重,月经来潮后症状随之消失。大多数妇女有轻度的经前期综合征,少数患者有精神症状及性格和行为的改变,以至影响生活和工作。

本病与中医学月经前后诸症、经行乳房胀痛等相似。

一、病因病机

在月经周期中,由于雌雄激素比例失调、雌激素相对过高可使血液内液体进入组织,也使抗利尿激素和醛固酮升高,致使水钠潴留而引起水肿、头痛、烦躁、乳房胀痛等症状。精神紧张也可通过内分泌调节引起醛固酮分泌增加,加重水钠潴留。平素情绪紧张、急躁、忧郁的妇女反应更明显。

中医学认为本病的发生由肝气郁滞、脾肾阳虚、肝肾阴虚等引起。

(一)肝气郁结

情志抑郁,肝失条达,气机失畅,经脉不通。若肝郁日久,肝火上炎。

(二)脾肾阳虚

素体阳虚,或久病体弱,脾肾不足,气血亏虚,水湿停留。

(三)肝肾阴虚

素体阴虚,或久病房劳伤肾,阴虚阳亢。

二、辨证

经前精神神经症状见情绪激动,精神紧张,忧郁,不安,烦躁易怒,失眠或嗜睡,疲乏,注意力不集中,健忘等。水钠潴留则引起全身浮肿(以足踝、眼睑部明显)或体重增加,胃肠功能紊乱、食欲不振、腹胀、腹泻,下腹和腰骶部坠痛、盆腔沉重感,头痛、偏头痛,鼻塞、咳嗽和个别患者哮喘发作,全身疼痛、乳房胀痛(并有触痛性结节)。这些症状周期性地于经前期出现,在经期内多数减轻或消失。有些患者可能伴有舌炎、颊部黏膜溃疡、外阴瘙痒、湿疹、荨麻疹及痤疮样疹等。

(一)肝气郁结

证候:经前紧张或抑郁,胸胁胀满,乳房胀痛,舌淡苔薄,脉弦。若肝火上炎,可见头痛,烦躁易怒,小便短黄,吐衄血。舌红苔黄,脉弦数。

治法:疏肝解郁,清肝泻火。

(二)脾肾阳虚

证候:经前肢体面目浮肿,嗜睡,倦怠乏力,身痛,腰膝酸痛,纳差,腹胀腹泻,舌淡,脉沉细。

治法:温补脾肾。

(三)肝肾阴虚

证候:经前心烦不安,头痛头晕,潮热盗汗,心悸失眠。舌红,苔少,脉细数。

治法:滋养肝肾。

三、针灸治疗

(一)刺灸

1.肝气郁结

取穴:太冲、内关、膻中、三阴交。

随症配穴:乳房胀痛者,加阳陵泉;头痛者,加百会;烦躁易怒者,加行间。

刺灸方法:针用泻法。

方义:太冲可疏肝理气解郁;内关、膻中宽胸理气;三阴交调经通络。

2.脾肾阳虚

取穴:脾俞、肾俞、关元、中脘、足三里、三阴交。

随症配穴:腹胀腹泻者,加天枢;面浮足肿者,加三焦俞、水分。

刺灸方法:针用补法,可加灸。

方义:脾俞、肾俞温补脾肾;关元可温阳利水;中脘、足三里健脾益气化湿;三阴交可补脾肾,调冲任。

3.肝肾阴虚

取穴:肝俞、肾俞、太溪、阴郄、三阴交。

随症配穴:头痛者,加行间、风池;潮热盗汗者,加复溜、合谷;心悸失眠者,加神门。

刺灸方法:针用补泻兼施法。

方义:肝俞、肾俞滋补肝肾;太溪可滋肾养阴;阴郄可养阴清热;三阴交可补肝肾,调冲任。

(二)耳针

取内分泌、皮质下、神门、心、肝、肾、脾、内生殖器,每次选2～4穴,毫针中度刺激,或埋籽压迫刺激。

四、推拿治疗

(一)基本治法

取穴:印堂、神庭、太阳、风池、百会、内关、神门、心俞、肝俞、膈俞、脾俞等。

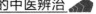

手法：一指禅推、按、揉、擦等法。

操作：患者坐位，用一指禅推或揉印堂、神庭、太阳，抹前额数遍；按揉风池、百会、内关、神门；擦胸胁，以透热为度。

患者俯卧位，用一指禅推肺俞、心俞、膈俞、肝俞、脾俞、胃俞，按揉三阴交，用小鱼际擦法直擦背部督脉和膀胱经第一侧线，以温热为度。

（二）辨证加减

肝气郁结者，加按揉章门、期门、膻中、太冲，搓两胁。肝火旺加颞部扫散法，击百会数次，拿肩井。脾肾阳虚者，加摩腹，按揉脾俞、肾俞、命门，横擦腰骶、擦四肢，透热为佳。肝肾阴虚者，加按揉肝俞、肾俞、心俞、太溪、阴郄，横擦腰骶，擦涌泉。

（潘如月）

第十四节　围绝经期综合征

妇女在更年期前后可出现一系列因性激素减少所致的症状，包括自主神经功能失调的症状，称为更年期综合征，其突出表现为潮热和潮红，易出汗，情绪不稳定，头痛失眠等。更年期为妇女卵巢功能逐渐直至完全消失的一个过渡时期，在更年期的过程中月经停止来潮，称绝经，一般发生于 45～55 岁之间。绝经为妇女一生中的一个生理过程，正常的卵巢遭到破坏或手术切除，也可能提前绝经，更年期综合征也随之发生。更年期综合征的持续时间因人而异，可持续数月至 3 年或更长。

本病相当于中医学的经断前后诸证或绝经前后诸证。

一、病因病机

本病是因卵巢功能衰退、体内雌激素水平降落所直接产生的，且与机体老化也密切相关，它们共同引起神经血管功能不稳定的综合征。

中医认为本病由肝肾阴虚、肾阳亏虚引起。

（一）肝肾阴虚

素体阴虚，或房劳多产伤肾，天癸将竭，肾阴益亏，阳失潜藏。

（二）肾阳亏虚

素体阳虚，或劳倦过度，大病久病，过用寒凉，日久伤肾，肾阳不足，天癸渐竭，元阳更虚，经脉五脏失于温养。

二、辨证

由于绝经前无排卵周期的增加，月经开始紊乱。表现为月经周期延长，经量逐渐减少，乃至停闭；或周期缩短，经量增加，甚至阴道大出血，或淋漓不断，或由月经正常而突然停止来潮。常见潮红或潮热、汗出、眩晕、心悸、高血压等心血管症状，往往有抑郁、忧愁、多疑、失眠、记忆力减退、易激动，甚至喜怒无常等精神神经症状。因雌激素逐渐减少，外阴及阴道萎缩，分泌物减少可产生老年性阴道炎、外阴瘙痒或灼热感、性交时疼痛、阴道血性分泌物等。常伴骨质疏松，可造成腰部疼痛,易发生骨折或关节痛。因活动减少及新陈代谢改变易致肥胖,消化功能改变产生肠胃胀气及便秘,内分泌改变致水钠潴留而出现浮肿等。实验室检查见促性腺激素中促卵泡素(FSH)和促黄体生成素(LH)的含量均增加,但FSH的增加比LH多。血中的雌激素水平很低。阴道细胞学检查,涂片中出现中层及低层细胞。

（一）肝肾阴虚

证候:经行先期,量多色红或淋漓不绝,烘热汗出,五心烦热,口干便艰,腰膝酸软,头晕耳鸣,舌红少苔,脉细数。兼肝旺者,多见烦躁易怒。兼心火旺者,可见心悸失眠。

治法:滋养肝肾,育阴潜阳。

（二）肾阳亏虚

证候:月经后期或闭阻不行,行则量多,色淡质稀,或淋漓不止,神萎肢冷,面色晦暗,头目晕眩,腰酸尿频,舌淡,苔薄,脉沉细无力。兼脾阳虚者,可见纳少便溏,面浮肢肿。兼心脾两虚者,可见心悸善忘,少寐多梦。

治法:温肾助阳,调理冲任。

三、针灸治疗

（一）刺灸

1.肝肾阴虚

取穴:肝俞、肾俞、太溪、三阴交、神门、太冲。

随症配穴:烦躁易怒者,加行间。心悸失眠者,加内关。潮热汗出者,加复溜、合谷。月经量多者,加地机。外阴瘙痒者,加蠡沟。

刺灸方法:针用补泻兼施法。

方义:取肝俞、肾俞调补肝肾。太溪补肾滋阴。三阴交交通肝、脾、肾经,调理冲任。神门养心安神。太冲补可柔肝养血,泻可疏肝解郁。

2.肾阳亏虚

取穴:肾俞、关元、命门、三阴交。

随症配穴:腰酸者,加腰阳关。纳少便溏者,加脾俞、足三里。少寐者,加神门。神疲肢冷者,加灸关元。

刺灸方法:针用补法,可加灸。

方义:针补艾灸肾俞、关元、命门可益肾助阳。三阴交为足三阴经交会穴,可健脾益肾,调理冲任。

（二）耳针

取内分泌、内生殖器、肾、肝、神门、皮质下,每次选2～4穴,毫针中度刺激,留针30～40 min,或用埋针、埋籽刺激。

四、推拿治疗

（一）基本治法

取穴:中脘、气海、关元、阴陵泉、三阴交、足三里、太阳、攒竹、百会等。

手法:一指禅推、摩、按、揉、拿、擦法。

操作:患者仰卧位,用一指禅推法推中脘、气海、关元,然后掌摩腹部。按揉阴陵泉、三阴交、足三里。

患者俯卧位,用拇指按揉厥阴俞、肝俞、脾俞、肾俞、命门,然后用小鱼际蘸取少许冬青油膏直擦背部督脉及膀胱经第一侧线,横擦肾俞、命门,以透热为度。

患者坐位,用一指禅推前额部,拇指按揉太阳、攒竹、迎香、百会。五指拿头顶约 5 次,拿风池、肩井各约 10 次。

（二）辨证加减

肝肾阴虚者,着重按揉肝俞、肾俞、心俞、期门、内关、太溪、照海,擦涌泉。肾阳亏虚者,着重按揉肾俞、脾俞、胃俞、章门、关元。

（潘如月）

第十五节　功能失调性子宫出血

功能失调性子宫出血(简称功血)是指由于神经内分泌机制失常引起的异常子宫出血,需排除全身及内外生殖器官器质性病变存在,或指下丘脑-垂体-卵巢轴调节功能失常导致异常子宫出血,而非直接由全身及内外生殖器器质性病变引起的异常子宫出血。功血是妇科常见病,可发生于月经初潮至绝经间的任何年龄。临床主要表现为月经周期、经期、经量的异常,如月经周期长短不一、经期延长、经量过多或不规则阴道流血。临床分为无排卵性功血和排卵性功血两类,无排卵性功血约占 80%,其中 90% 见于青春期和绝经前期,即生殖功能开始发育和衰退过程中生殖内分泌功能波动大的两个阶段,少数发生于生育期,如流产后、产后需要重新恢复排卵功能的阶段。无排卵性功血的特点为月经周期和月经量的异常,表现为月经周期紊乱、经期延长、经量多或淋漓不净。排卵性功血多见于育龄期妇女,常需与器质性病变相鉴别。其月经周期相对有规律,主要表现为月经周期缩短、经量异常增多、经期延长、经间期出血等。

功血属中医"崩漏""月经先期""月经过多""经期延长""经间期出血"范畴,排卵性功血和无排卵性功血均可伴见"不孕"。

一、病因病机

（一）中医

该病病因较为复杂,但可概括为虚、热、瘀 3 个方面;其主要发病机制是劳伤血气,脏腑损伤,血海蓄溢失常,冲任二脉不能制约经血,以致经血非时而下。常见有血热、肾虚、脾虚、血瘀等。

1.血热

包括阴虚血热、阳盛实热、肝经郁热、湿热等。素体阴虚,或久病失血伤阴,阴虚内热,虚火内炽,扰动血海,加之阴虚失守,冲任失约,故经血非时妄行;失血则阴愈亏,冲任更伤,以致病情反复难愈。素体阳盛,感受热邪,或过服辛温香燥助阳之品,或素性抑郁,肝气郁久化火,或热伏冲任,扰动血海,迫血妄行。久居湿地,素体阳热,湿而化热,或过食湿热之品,湿热阻滞冲任,扰动血海而无以制约经血。

2.肾虚

包括肾气虚、肾阴虚、肾阳虚等。少女禀赋不足,天癸初至,肾气稚弱,冲任未盛;育龄期因房劳多产伤肾,损伤冲任胞脉;绝经期天癸渐竭,肾气渐虚,封藏失司,冲任不固,不能调摄和制约经血。若房劳多产,经、乳数脱于血,肾阴亏损,则阴虚失守,虚火内生,扰动冲脉血海,迫血妄行。若体质虚寒,久病不愈,或过食寒凉耗阳之品,或房劳多产,伤及肾阳,阳虚火衰,胞宫失煦,不能制约经血。

3.脾虚

素体禀赋弱,忧思过度,或饮食劳倦损伤脾气,脾气亏虚,统摄无权,冲任失固,不能约制经血而成崩漏。如《妇科玉尺·崩漏》云:"思虑伤脾,不能摄血,致令妄行"。

4.血瘀

情志所伤,肝气郁结,气滞血瘀;或经期、产后余血未尽又感受寒、热邪气,寒凝热灼而致血瘀,瘀阻冲任,旧血不去,新血难安。也有因元气虚弱,无力行血,血运迟缓,因虚而瘀或久漏成瘀者。

该病病因可概括为:热、虚、瘀,三者或单独成因,或复合成因,或互为因果,最终导致冲任损伤,不能制约经血。

(二)西医

正常月经周期的建立,有赖于下丘脑-垂体-卵巢-子宫之间的功能协调。正常月经的发生是基于排卵后黄体生命结束,雌激素和孕激素撤退,使子宫内膜功能层皱缩坏死而脱落出血。正常月经的周期、持续时间和血量,表现为明显的规律性和自限性。功血的发生是由于体内外多种因素如过度紧张、恐惧、忧伤、环境和气候骤变以及全身性疾病、营养不良、贫血及代谢紊乱等影响了下丘脑-垂体-卵巢轴的功能,而致异常子宫出血,分为无排卵性功血和有排卵性功血。

1.无排卵性功血

无排卵性功血主要发生于青春期和绝经过渡期,两者发病机制不完全相同。青春期功血患者,下丘脑-垂体-卵巢轴的调节功能尚未成熟,大脑中枢对雌激素的正反馈作用存在缺陷,此时垂体分泌促卵泡激素(FSH)呈持续低水平,促黄体素(LH)无高峰形成,导致卵巢不能排卵。绝经过渡期患者,由于卵巢功能衰退,对促性腺激素的反应下降,致使卵泡在发育过程中退化,因而不能发生排卵。各种原因引起的无排卵均可导致子宫内膜受单一雌激素刺激且无孕激素对抗而发生雌激素突破性出血或雌激素撤退性出血。雌激素突破出血有两种类型,低水平雌激素维持在阈值水平,可发生间断少量出血,内膜修复慢使出血时间延长;高水平雌激素且持续维持在有效浓度,则引起长时间闭经,因无孕激素参与,内膜无限制地增厚,却无致密坚固的间质支持,致使突破性出血,出血量多。雌激素撤退性出血表现在子宫内膜受雌激素作用持续增生,当雌激素短期内大幅度下降,子宫内膜缺少足量的雌激素作用,出现脱落、出血。

此外无排卵功血的出血还与子宫内膜剥脱出血的自限性机制缺陷有关,包括:①子宫内膜组织脆性增加;②子宫内膜剥脱不完整;③内膜血管结构与功能异常,小动脉螺旋化缺乏;④纤溶亢进和凝血功能异常;⑤子宫肌层合成前列环素增多,使血管扩张和抑制血小板凝集。

2.排卵性功血

排卵性功血多发生在育龄期,主要由于卵泡发育不良或下丘脑垂体功能不足,引起排卵后黄体功能不足,或黄体期缩短,或黄体萎缩不全,导致子宫内膜不规则出血。目前认为黄体功能不足的原因有:①卵泡期FSH缺乏,卵泡发育缓慢,雌激素分泌减少;②LH不足,排卵后黄体发育不全,孕激素分泌减少;③LH/FSH比率异常,使卵泡发育不良,排卵后黄体发育不全;④部分患者同时有血催乳素(PRL)水平升高;⑤生理因素如初潮、分娩及绝经前,性腺轴功能紊乱;⑥下丘脑-垂体-卵巢功能失调,或黄体机制失常,引起黄体萎缩不全。

二、临床表现

(一)症状

无排卵性功血最常见的症状是子宫不规则出血,其特点是月经周期紊乱,经期长短不一,经量时多时少,甚至大量出血。有时停经数周或数月后阴道流血,往往出血较多;有时开始即阴道不规则流血,量少淋漓不净。出血量多或时间长者可继发贫血,短期大量出血可导致休克。

排卵性功血月经症状:①黄体功能不足主要表现为月经周期明显缩短,月经频发;有的月经周期虽然在正常范围内,但卵泡期延长、黄体期缩短,可导致患者不易受孕或孕早期流产;或由于黄体过早衰退,不能支持子宫内膜,或子宫内膜反应不良,以至于经前数日即有少量出血,然后才有正常的月经来潮。②子宫内膜不规则脱落多见于育龄期妇女,表现为月经周期正常,但经期延长,可长达 $9\sim10$ d,且出血量多,症状以经期延长为主,可伴出血量多。

以上两种功血,若病程日久,或出血量多时可出现头晕、乏力、易疲倦、心慌、气短、浮肿、食欲下降、失眠等虚弱症状。

(二)体征

妇科检查:子宫大小多属正常。

(三)常见并发症

1.贫血

病程久、出血量多时出现贫血,表现为头晕、乏力、易疲倦、心慌、气短、浮肿、食欲下降、失眠等。

2.失血性休克

失血性休克可见于大出血的无排卵性功血患者,表现为意识障碍,面色苍白,四肢冷,皮肤湿冷,口唇青紫,脉搏细数,血压低。

3.不孕

无排卵性功血患者小卵泡发育,但无卵泡成熟及排卵;排卵性功血患者黄体期孕激素分泌不足或黄体过早衰退,以致患者不易受孕。

4.盆腔炎

功血患者出血时间过长,容易并发盆腔感染,而致盆腔炎。

三、实验室和其他辅助检查

(一)妊娠试验

有性生活者应行妊娠试验,排除妊娠及妊娠相关疾病。

(二)血液学检查

包括血常规、凝血功能、血清铁蛋白检查,必要时需行骨髓穿刺检查,排除血液系统疾病。轻度贫血者,血红蛋白 $91\sim110$ g/L;中度贫血者,血红蛋白 $61\sim90$ g/L;重度贫血者,血红蛋白 <60 g/L。感染者,白细胞 $>10.0\times10^9$/L。

(三)激素测定

青春期无排卵性功血患者血中 FSH、LH 水平可稍低,血雌二醇(E_2)水平偏低或正常。绝经期无排卵性功血患者血 FSH、LH 可正常或稍高,血 E_2 水平可正常或稍高,血睾酮(T)水平可正常或略高。排卵性功血在 BBT 上升后第 7 d 血中孕酮(P)水平偏低。测定血清催乳素水平及甲状腺功能排除其他内分泌疾病。

（四）B 型超声波检查

无排卵功血可见小卵泡发育,但无卵泡成熟及排卵;有排卵功血有卵泡发育,卵泡或成熟或不成熟,均有排卵。

（五）基础体温测定

无排卵性功血患者基础体温呈单相型曲线,提示无排卵;黄体功能不足的排卵性功血患者基础体温呈双相型者提示有排卵,但高温相持续小于 11 d;子宫内膜不规则脱落的排卵性功血患者基础体温高温相下降缓慢。

（六）阴道细胞学检查

无排卵功血表现为中、高度雌激素影响。

（七）宫颈黏液结晶检查

无排卵功血仅有羊齿植物状结晶,尤其是经前出现羊齿植物状结晶。有排卵功血经后为羊齿植物状结晶,排卵后及经前可见椭圆形结晶。

（八）诊断性刮宫

可了解子宫内膜有无病变,同时也可起到止血作用。年龄＞35 岁,药物治疗无效或存在子宫内膜癌高危因素的异常子宫出血患者,应行诊断性刮宫,明确子宫内膜病变。不规则阴道流血或大量阴道出血时可随时行诊断性刮宫,诊断性刮宫时必须搔刮整个宫腔,尤其是两个宫角,并注意宫腔形态、大小,宫壁是否平滑,刮出物性质和数量。疑有子宫内膜癌时行分段诊断性刮宫。

（九）子宫内膜活检

为了解卵巢排卵情况及黄体功能,应在经前期或月经来潮 6 h 内刮宫;若怀疑子宫内膜脱落不全,则应在月经来潮第 5 d 刮宫。

无排卵功血子宫内膜的病理改变。

1.增殖期子宫内膜

见于月经周期后半期甚至月经来潮后,提示未排卵。

2.子宫内膜增生症

(1)单纯性增生(旧称腺囊型增生)。

(2)复杂性增生(旧称腺瘤型增生)。

(3)不典型增生:为癌前期病变。癌变率为 10％～15％,已不属于功血范畴。

3.萎缩型子宫内膜

萎缩型子宫内膜见于绝经期。

有排卵功血子宫内膜的病理改变:有排卵而黄体不健者分泌期子宫内膜落后于正常内膜 2 d 以上,有排卵而黄体萎缩不全者月经来潮第 5 d 子宫内膜仍有分泌相。

（十）宫腔镜检查

宫腔镜检查可提高宫腔病变如子宫内膜息肉、子宫黏膜下肌瘤、子宫内膜癌的诊断率。

（十一）腹腔镜检查

用以排除盆腔内器质性病变。

四、诊断要点

功血的诊断应采用排除法。主要依据病史、体格检查及辅助检查做出诊断。

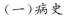

（一）病史

详细询问患者的年龄、月经史、婚育史、避孕措施、激素类药物使用史,是否受环境和气候变化、精神紧张、劳累过度等因素的影响,或存在营养不良、代谢紊乱等因素。了解子宫出血的经过,如发病的时间,目前出血情况,出血前有无停经史及以往治疗经过(尤应注意以往内分泌治疗的情况),特别注意过去有无月经过多、月经频发、子宫不规则出血等病史。

（二）症状

1.无排卵性功血月经表现

(1)月经过多:周期规则,但经量过多(>80 mL)或经期延长(>7 d)。

(2)月经过频:周期规则,但短于21 d。

(3)子宫不规则过多出血:周期不规则,经期延长,经量过多。

(4)子宫不规则出血:周期不规则,经期延长而经量正常。

2.排卵性功血的月经异常表现

主要为月经周期缩短,有时月经周期虽在正常范围内,但卵泡期延长,黄体期缩短,以致患者不易受孕或在孕早期流产。或表现为月经周期正常,但经期延长,长达9～10 d,且出血量多。

（三）体格检查

1.一般情况

应注意患者的精神、营养、发育状况,有无贫血及其程度,第二性征、乳房的发育及毛发分布,有无泌乳等。

2.妇科检查

子宫大小多属正常。

（四）辅助检查

1.诊断性刮宫

结果显示分泌反应至少落后2 d者,提示有黄体功能不足可能;在月经周期的第5～6 d诊断性刮宫,显示子宫内膜仍呈分泌期反应,且与出血期及增生期内膜并存,提示有子宫内膜不规则脱落可能。

2.B超

了解子宫大小、形状、子宫内膜厚度,宫腔内有无赘生物及血块等,有助于排除其他疾病;动态观察卵泡发育、优势卵泡大小及排卵情况。

3.宫腔镜检查

可在宫腔镜直视下选择病变区进行活检,有助于诊断子宫内膜息肉、子宫黏膜下肌瘤及子宫内膜癌等宫腔内病变。

4.凝血功能测定

通过血小板计数,出、凝血时间,凝血酶原时间等了解凝血功能。

5.血红细胞计数及血红蛋白

了解贫血情况。

6.BBT测定

无排卵性功能失调性子宫出血BBT呈单相型,黄体功能不足者BBT呈双相型,但黄体期不足11 d;子宫内膜不规则脱落者BBT呈双相改变,但下降缓慢。

7.宫颈黏液检查

经前宫颈黏液见羊齿植物状结晶,提示有雌激素作用但无排卵,见成排出现的椭圆体,提示有排卵。

8.阴道脱落细胞涂片检查

一般表现为中、高度雌激素影响。

9.女性生殖内分泌激素测定

血清孕酮为卵泡期低水平则提示无排卵;雌二醇可反映体内雌激素水平;催乳素及甲状腺激素有助排除其他内分泌疾病;高雄激素应考虑多囊卵巢综合征。

五、鉴别诊断

必须排除由生殖器官病变或全身性疾病所引起的子宫出血,应注意与下列疾病相鉴别。

(一)病理妊娠或妊娠并发症

如流产、异位妊娠、滋养细胞疾病、产后子宫复旧不全、胎盘残留等,可通过 HCG 测定、B 型超声检查或诊断性刮宫等协助鉴别。

(二)生殖道感染

如急性或慢性子宫内膜炎、子宫肌炎等,妇科检查可有带下增多,或子宫附件压痛。

(三)生殖道肿瘤

如子宫内膜癌、子宫肌瘤、卵巢肿瘤等,通过 B 超或诊断性刮宫可鉴别。宫颈病变可通过妇科检查结合宫颈细胞学检查、宫颈活检等有助鉴别。

(四)全身性疾病

血液病通过血液及骨髓检查可诊断;肝功能损害通过 B 超及肝功能检查有助于鉴别。甲状腺功能亢进或低下通过检测甲状腺功能有助于鉴别。

(五)性激素类药物使用不规范

含孕激素的避孕器,如节育器、阴道环、皮下埋置剂,由于持续释放低剂量孕激素,可使子宫内膜不规则脱落,表现为阴道不规则出血。

(六)生殖道损伤

妇科检查可诊断。

六、治疗

功血的治疗应根据出血的缓急之势、出血时间的久暂、患者的年龄及体质情况等决定治疗方案。功血的一线治疗是药物治疗。出血期首先是止血,出血时间长者注意预防感染。根据青春期、育龄期、绝经期等不同阶段的特点,治疗目的之差异,进行个体化治疗。青春期及生育年龄无排卵性功血以止血、调整周期、促排卵为主;绝经过渡期功血以止血、调整周期、减少经量,防止子宫内膜病变为治疗原则。

出血期的治疗原则是急则治其标,缓则治其本,急缓指出血之势而言,对于异常出血,首当止血;非出血期的治疗,或调整月经周期至正常,或止血固冲。应结合病史,根据阴道出血期、量、色、质的变化及其全身证候辨明寒、热、虚、实;同时结合兼证及体质状况、舌脉特点,辨其病在何经何脏,或在气在血;患者的不同年龄阶段亦是功血辨证施治时的重要参考。血止后固本善后,即恢复正常的月经周期是治疗的关键,月经的调节是肾气-天癸-冲任-胞宫协调作用的结果。根据中医的基本理论辨证调经,采用中医药周期疗法,以恢复正常的月经周期。

(一)辨证治疗

1.治崩三法

根据病情三法可单独使用,也可相兼使用。

(1)塞流:即止血。暴崩之际,急当止血防脱,首选补气摄血法。或大补元气,摄血固脱,或回阳救逆,固脱止血。血势不减者,宜输血救急。血势渐缓应按不同证型塞流与澄源齐头并进,采用健脾益气止血,或养阴清热止血,或养血化瘀止血治法。出血暂停或已止,则谨守病机,行澄源结合复旧之法。

(2)澄源:即正本清源,根据不同证型辨证论治。切忌不问缘由,概投寒凉或温补之剂,专事止涩,致犯"虚虚实实"之戒。

(3)复旧:即固本善后,调理恢复。但复旧并非全在补血,而应及时地调补肝肾、补益心脾以资血之源,安血之室,调经固本。视其病势,于善后方中寓治本之法。调经治本,其本在肾,故总宜填补肾精,补益肾气,固冲调经,使本固血充,则周期可望恢复正常。

2.分型论治

有无排卵性功血和排卵性功血两种。

(1)无排卵性功血又分以下几种。

1)肾阳虚。

证候特点:经血非时而下,淋漓不断,色淡质稀;面色晦暗,腰膝无力,畏寒肢冷,小便清长,浮肿,眼眶黯,五更泄泻,精神萎靡,性欲减退;舌淡黯,苔白滑,脉沉迟无力或弱。

治法:温肾固冲,止血调经。

推荐方剂:右归丸(《景岳全书》),止血加赤石脂、补骨脂、炮姜、艾叶。

基本处方:鹿角胶 15 g(烊化),熟制附子 9 g,肉桂 6 g(冲服),杜仲 15 g,枸杞子 10 g,菟丝子 15 g,熟地黄 15 g,山茱萸 12 g,山药 10 g,当归 10 g,赤石脂 10 g,补骨脂 10 g,炮姜 9 g,艾叶 10 g。水煎服,每天 1 剂。

加减法:出血量多、色淡、无块者,加党参 20 g、黄芪 20 g、菟丝子 15 g 以温肾止血。

2)肾阴虚。

证候特点:经血非时而下,量少淋漓或量多,色鲜红,质稍稠;头晕耳鸣,腰膝酸软,口干舌燥,尿黄便干,五心烦热,失眠健忘;舌质红,少苔,脉细数。

治法:滋肾益阴,固冲止血。

推荐方剂:左归丸(《景岳全书》)合二至丸(《医方集解》)。

基本处方:熟地黄 15 g,鹿角胶 10 g(烊化),龟甲胶 10 g(烊化),枸杞子 10 g,山茱萸 10 g,菟丝子 12 g,怀山药 10 g,牛膝 10 g,女贞子 10 g,墨旱莲 10 g。水煎服,每天 1 剂。

加减法:出血量多加仙鹤草 15 g、乌贼骨 15 g 以固涩止血;出血淋漓不断加生蒲黄 15 g(包煎)、生三七粉 3 g(冲服)以化瘀止血。

3)脾虚。

证候特点:经血非时而下,量多,色淡,质清稀,暴崩之后,经血淋漓;面色苍白,精神萎靡,气短乏力,语音低微,小腹空坠,食欲不振;面浮肢肿,手足不温,便溏;舌淡体胖,边有齿痕,苔薄白,脉缓弱。

治法:补气健脾,摄血固冲。

推荐方剂:固本止崩汤(《傅青主女科》)去当归,加五倍子、海螵蛸、煅龙骨、煅牡蛎。

基本处方:党参 15 g,白术 15 g,黄芪 15 g,熟地黄 10 g,炮姜 6 g,五倍子 10 g,海螵蛸 10 g,煅龙骨15 g(先煎),煅牡蛎 15 g(先煎)。水煎服,每天 1 剂。

加减法:兼血虚者,加制首乌 20 g、白芍 15 g 以养血止血;心悸失眠,加酸枣仁 15 g、五味子 10 g 以宁心安神。

4)虚热。

证候特点:经血非时而下,量少淋漓,或量多势急,色鲜红而质稠;伴见心烦失眠,面颊潮红,咽干口燥,潮热汗出,小便黄少,大便燥结;舌红,少苔,脉细数。

治法:养阴清热,固冲止血。

推荐方剂:保阴煎(《景岳全书》)加阿胶、海螵蛸、仙鹤草、藕节。

基本处方:生地黄 12 g,熟地黄 12 g,白芍 10 g,山药 10 g,续断 10 g,黄柏 9 g,黄芩 9 g,甘草 5 g,阿胶 10 g(烊化),海螵蛸 10 g,仙鹤草 15 g,藕节 10 g。水煎服,每天 1 剂。

加减法:心烦、失眠少寐,加柏子仁 15 g、酸枣仁 15 g、夜交藤 20 g 以养心安神,或加龟甲 20 g(先煎)、生牡蛎 20 g(先煎)、生龙骨 20 g(先煎)以重镇安神。

5)实热。

证候特点:经血非时而下,量多如崩,或淋漓不断,色深红,质稠,有血块;口渴烦热,小腹或少腹疼痛,腹部拒按,面红目赤,渴喜冷饮,口苦咽干,小便黄或大便干结;舌红,苔黄,脉滑数。

治法:清热凉血,固冲止血。

推荐方剂:清热固经汤(《简明中医妇科学》)。

基本处方:黄芩 10 g,栀子 10 g,生地黄 15 g,地骨皮 12 g,地榆 10 g,藕节 10 g,阿胶 10 g(烊化),龟甲 15 g(先煎),生牡蛎 15 g(先煎),棕榈炭 10 g。水煎服,每天 1 剂。

加减法:热瘀互结,见腹痛有块,去棕炭、牡蛎,加益母草 20 g、枳壳 10 g、生三七粉 3 g(冲服)以加强活血化瘀,加夏枯草 10 g 以清热。

6)血瘀。

证候特点:经乱无期,量时多时少,时出时止,经行不畅,色紫黯有块,质稠,小腹疼痛拒按,或痛经;舌质紫黯,有瘀点瘀斑,苔薄白,脉涩。

治法:活血化瘀,固冲止血。

推荐方剂:逐瘀止血汤(《傅青主女科》)。

基本处方:大黄 10 g,生地黄 10 g,当归 10 g,赤芍 15 g,牡丹皮 12 g,枳壳 12 g,龟甲 15 g(先煎),桃仁 12 g。水煎服,每天 1 剂。

(2)排卵性功血又分以下几种。

1)肾气虚。

证候特点:月经先期,经期延长,量少,色淡黯,质稀;伴面色晦暗,腰膝酸软,性欲减退,夜尿频数;舌淡黯,苔薄白,脉沉细无力。

治法:补肾益气,固冲止血。

推荐方剂:归肾丸(《景岳全书》)。

基本处方:熟地黄 15 g,山药 12 g,山茱萸 12 g,枸杞子 12 g,当归 10 g,茯苓 10 g,菟丝子 15 g,杜仲 15 g。水煎服,每天 1 剂。

加减法:出血量多加党参 20 g、黄芪 20 g、白术 15 g 以补后天以益先天,补益肾气。

2)脾虚。

证候特点:月经先期,经期延长,淋漓不断,量多,色淡,质稀;面色苍白,精神萎靡,神疲肢倦,气短懒言,小腹空坠,食少纳呆,便溏;舌淡胖,边有齿痕,苔薄白,脉细弱或缓弱。

治法:补气健脾,摄血固冲。

推荐方剂:固本止崩汤(《傅青主女科》)去当归,加五倍子、海螵蛸、龙骨、牡蛎。

基本处方:党参15 g,白术15 g,黄芪15 g,熟地黄10 g,炮姜6 g,五倍子10 g,海螵蛸10 g,煅龙骨15 g(先煎),煅牡蛎15 g(先煎)。水煎服,每天1剂。

加减法:出血量多、色淡、无块,加补骨脂15 g、赤石脂15 g、仙鹤草15 g以固涩止血。

3)阴虚血热。

证候特点:月经先期,经期延长,量少,色鲜红,质稠;面颊潮红,五心烦热,潮热盗汗,心烦失眠,咽干口燥,小便黄少,大便燥结;舌红有裂纹,少苔,脉细数。

治法:养阴清热,固冲止血。

推荐方剂:两地汤(《傅青主女科》)合二至丸(《医方集解》)。

基本处方:生地黄15 g,地骨皮12 g,玄参12 g,麦冬10 g,阿胶10 g(烊化),白芍10 g,女贞子10 g,墨旱莲10 g。水煎服,每天1剂。

加减法:兼有瘀血,症见小腹疼痛,经行不畅,色黯有块等,加炒蒲黄15 g(包煎)、炒灵脂10 g、丹参10 g、赤芍10 g以活血化瘀止血。

4)阳盛血热。

证候特点:月经先期,经期延长,量多,色深红,质黏稠;面红颧赤,口渴欲饮,小便短赤,大便干结;舌红,苔黄,脉滑数。

治法:清热凉血,固冲止血。

推荐方剂:清热固经汤(《简明中医妇科学》)。

基本处方:黄芩10 g,栀子10 g,生地黄15 g,地骨皮12 g,地榆10 g,藕节10 g,阿胶10 g(烊化),龟甲15 g(先煎),生牡蛎15 g(先煎),棕榈炭10 g。水煎服,每天1剂。

加减法:血热伤阴者加旱莲草15 g、玄参10 g以清热养阴;郁热互结加牡丹皮15 g、赤芍15 g以凉血化瘀。

5)肝郁血热。

证候特点:月经先期,经期延长,量或多或少,经行不畅,经色深红,质稠有块;烦躁易怒,小腹胀痛,口苦咽干,胁肋胀痛,小便黄,大便干结;舌红,苔薄黄,脉弦数。

治法:疏肝清热,凉血固冲。

推荐方剂:丹栀逍遥散(《女科撮要》)。

基本处方:当归10 g,白芍10 g,柴胡10 g,薄荷6 g,白术10 g,茯苓15 g,炮姜6 g,炙甘草5 g,牡丹皮15 g,焦栀子10 g。水煎服,每天1剂。

加减法:出血量多者,加地榆15 g、贯众15 g以清热凉血止血。

6)血瘀。

证候特点:经血非时而下,量或多或少,时下时止,或淋漓不净,血色紫黯有块;质稠,小腹疼痛拒按,或痛经;舌质紫黯,舌有瘀点瘀斑,苔薄白,脉涩。

治法:活血化瘀,固冲止血。

推荐方剂:逐瘀止血汤(《傅青主女科》)。

基本处方:大黄10 g,生地黄10 g,当归10 g,赤芍15 g,牡丹皮12 g,枳壳12 g,龟甲15 g(先煎),桃仁12 g。水煎服,每天1剂。

加减法:瘀久化热,口干苦,血色红,量多,加黄芩10 g、地榆15 g、夏枯草10 g以清热凉血止血。

7)湿热。

证候特点:经期延长或淋漓不断,或经间期出血,质黏稠;小腹疼痛,胸脘满闷,白带色黄秽臭,质黏稠;舌红,苔黄腻,脉滑。

治法:清热利湿,凉血止血。

推荐方剂:清肝止淋汤(《傅青主女科》)加减。

基本处方:牡丹皮12 g,黄柏10 g,当归10 g,白芍10 g,地黄10 g,黑豆10 g,香附9 g,牛膝12 g,阿胶10 g(烊化),大枣6 g。水煎服,每天1剂。

加减法:湿重,加薏苡仁20 g、泽泻10 g以利湿化浊;热重,加黄芩10 g、大小蓟各15 g、椿根皮10 g清湿热、凉血止血。

(二)中成药

1.出血期用药

(1)益宫宁血口服液:补气养阴,固肾止血。用于功血气阴两虚证。每次20 mL,每天3次。

(2)益母草流浸膏:活血调经,用治血瘀之崩漏,经血淋漓不尽等。每次5~10 mL,每天3次。

(3)云南白药:有止血、抗炎、兴奋子宫等作用。用于治疗功血证属血热实证或气血瘀滞者。散剂,口服每次0.2~0.3 g,每次不超过0.5 g,4 h服1次,可视出血情况连服多次。胶囊剂,口服每次0.25~0.5 g,每天4次。

(4)紫地宁血散:清热凉血,收敛止血。用于功血血热证。每次8 g,每天3~4次,凉开水或温水调服。

(5)宫宁颗粒:化瘀清热,止血固经。用于瘀热证所致的月经过多、经期延长;宫内节育器引起出血不良反应见上述证候者。温开水冲服。每次1袋,每天3次,饭后服用。用于经期过长、月经过多,于月经来潮前1~3 d开始服用,服用5~7 d有效者服用3个月经周期可防止复发。

(6)归芪益气养血口服液:益气养血,调补肝肾。用于气血虚弱,肝肾不足所致的月经量多,经期延长,经行小腹隐痛。口服,每次10~20 mL,每天2次。糖尿病患者慎用,孕妇禁用。

(7)妇康宁片:调经养血,理气止痛。用治气滞血瘀崩漏等。每次4片,每天2~3次。

2.非出血期用药

(1)紫河车胶囊:温肾补精,益气养血。用于功血肾精不足,或虚劳消瘦,骨蒸盗汗,咳嗽气喘,食少气短。温黄酒或温开水送服,每次15粒,每天2次。

(2)鹿胎膏:补气养血,调经散寒。用于气血不足,虚弱消瘦,月经不调,行经腹痛,寒湿带下。口服,每次10 g,每天2次,温黄酒或温开水送下。孕妇忌服。

(3)复方阿胶浆:补气养血。用于功血气血两虚,头晕目眩,心悸失眠,食欲不振及白细胞减少症和贫血。每次20 mL,每天3次。

(4)定坤丹:滋补气血,调经舒郁。用于功血气血两虚兼有郁滞者。大蜜丸9 g,每次半丸至1丸,每天2次。

(5)四物合剂:养血调经。用于血虚所致的面色萎黄、头晕眼花、心悸气短及月经不调。口服,每次10～15 mL,每天 3 次。

(6)乌鸡白凤口服液:补气养血,调经止带。用于功血气血两虚型。每次 10 mL,每天 2 次。

(7)生脉饮:益气复脉,养阴生津。用于功血气阴两伤型。实证、实热之邪未尽及表证未解者禁用。每次 10 mL,每天 3 次。

(8)归脾丸:益气健脾,养血安神。用于心脾气虚型功血出血期,或用于止血后调理。水蜜丸,每次6 g,每天 3 次。大蜜丸 9 g,每次 1 丸,每天 3 次。

(三)外治法

1.针灸

(1)体针取穴:关元,隐白,足三里,三阴交。操作方法:用毫针针刺上述穴位,针用平补平泻手法,留针 30 min;隐白穴用温针灸,灸 2 壮。每天 1 次,10 次为 1 个疗程,疗程间休息 3 d。

(2)腹针:针刺冲脉配关元,取关元、气海旁开 5 分,左右各取一点。常规消毒后,取 0.4 mm× 75 mm毫针,垂直快速刺入皮肤后,缓缓进针,根据患者胖瘦不同进针 1.5～2.5 寸(3.75～ 6.25 cm),当患者出现强烈针感后停止进针,不提插,禁乱捣,可轻微小幅度捻转或弹针以加强刺激。要求针感下传至整个下腹部,有时向会阴部放散,甚至双侧腰骶部出现酸麻胀痛感。强烈时感觉整个下腹部、双侧腰部、骶和会阴部有明显抽搐感。出现此种现象后立即停止进针,留针 30～40 min,可获最佳效果。每天 1 次,7 次为 1 个疗程。

(3)经外奇穴:针刺"断红"穴,"断红"穴是经外奇穴,位于手指第 2、3 掌指关节间前 1 寸(约 2.5 cm),相当于八邪穴之上都穴。患者取仰卧位或坐位,两手掌面向下,自然半屈状态,常规消毒后,取 3.5 寸(8.75 cm)毫针,沿掌骨水平方向刺入皮肤后,缓慢进针 1.5～2 寸(3.25～5 cm), 平补平泻法,使针感向上传导,上升至肩部为好,出现强烈针感后,停止进针,留针 20～25 min。每天针刺 2 次。

(4)耳针。①取穴:子宫、卵巢、内分泌、肝、肾、神门;②操作:每次选用 3～4 个穴,每天或隔天 1 次,中等刺激,留针 30～60 min,也可耳穴埋针。

(5)艾灸有以下几种。①艾灸隐白穴:把艾条做成米粒大小圆锥形 6 炷,分别置于两足隐白,点燃,待快燃尽时用拇指按压艾炷,每天灸 3～4 次。待出血停止后可再继续灸 1～2 d。②艾灸百会、隐白、关元、八髎:崩者在针刺完毕后用艾条悬灸百会、隐白、关元各 30 min;对于漏者必用重灸法,在灸百会、隐白、关元的基础上重灸八髎,即用 5 根艾条捆在一起重灸八髎,以局部皮肤充血起红晕、小腹有温热感为度。每天艾灸 1 次,至血止。

2.穴位注射

(1)断红穴:患者取坐位或平卧位,双手半握拳,取断红穴注射。断红穴位于 2、3 掌骨间,指端下 1 寸(约 2.5 cm)。先针后灸,有减少血量的作用。取 0.5～2 mL 酚磺乙胺 1 支,用 5 mL 6 号针注射器抽取酚磺乙胺 1 mL,常规消毒后刺入穴位,待针下有酸、麻、胀等得气感后,回抽无血后将药液注入,每穴 0.5 mL。一般在注射 2 h 后流血量明显减少或停止,个别患者至次日方见效。一般 1 次即可,流血量较多、注射 1 次后血不止者,次日再注射 1 次。

(2)常规穴位:子宫(耳穴)、内分泌(耳穴)、关元、肾俞(双侧)、三阴交。随症加减:实热加血海、水泉;阴虚加内关、太溪;气虚加脾俞、足三里;虚脱加百会、气海。药物:酚磺乙胺注射液、参麦注射液。方法:用 10 mL 注射器,5 号半注射针头,抽取酚磺乙胺注射液 4 mL,参麦注射液 4 mL,共得复合注射液 8 mL。在常规穴位局部消毒后,子宫(双侧)各注射 0.1 mL,内分泌(双侧)各注射 0.1 mL,三阴交穴各注射 0.3 mL,关元穴注射 1 mL,肾俞(双侧)各注射 3 mL,每天

1 次,15 次为 1 个疗程。共 4 个疗程。

3.耳穴压豆

主穴:子宫、卵巢、脑、肝、脾、肾。配穴:内分泌、膈穴。

方法:选光滑饱满的王不留行籽贴在 0.5 cm×0.5 cm 的胶布中心,用血管钳送至耳穴,贴紧后加压力,患者感到酸、麻、胀痛或发热或躯体有经络传感为度。两耳轮隔天交换治疗 1 次。嘱患者每天饭后、睡前、起床后自行按压所贴穴位 1 次,按压 15 min 左右,10 次为 1 个疗程。

4.穴位敷贴

取穴:耳穴子宫、卵巢、输卵管、盆腔、皮质下、内分泌、肾上腺、神门、脑干、肝、脾、胃、肾。将王不留行籽用胶布贴压于上述耳穴,每次按压 3~5 min,每天 3~4 次,出血重者,隔天换药,换药 3~5 次后改为每周 1 次。双耳交替。连续 1~4 周有效。

七、难点与对策

功能失调性子宫出血是妇科常见病,可发生于任何年龄;因其出血量多势猛而有时被视为急症;同时因其止血困难以及月经周期的恢复困难,为难治病。针对上述情况提出以下难点与对策。

(一)难点一:有效地止血

1.因病、因证、因人而异

功血临床表现不一,有血崩,有漏下,有时甚至长年累月出血不止。目前功血的病因认识仍以虚、热、瘀三说为主,难以快速奏效的原因在于三者可单一致病,也可多重病因复合致病,又可互为因果致病,故本病反复难愈。如何快速有效地止血,必须考虑病因、病症以及患者的年龄、体质状况。

对于全身症状不明显的功血患者,可根据功血虚、热、瘀的基本病因病机进行治疗。对出血量多势急,且患者整体状况不佳,甚至虚脱者治疗重在固气固摄、升提止血;对出血淋漓日久者治疗重在养血止血、化瘀止血。在整个治疗过程中,注意"塞流、澄源、复旧"止血三法灵活应用。或紧急塞流止血,或塞流澄源止血,或澄源复旧止血。

对于青春期功血患者,主要是肾气不充,因此当补肾益气为主。更年期功血,肾气亏虚兼夹血瘀多见,应补肾化瘀止血为主。体质壮实者,可去瘀生新以止血;体质虚弱者,应调补冲任,补气养血以止血。

2.多种手段联合应用

(1)充分利用阴道 B 超:可排除生殖器官的器质性病变引起的出血,同时了解子宫内膜的消长变化,结合内膜变化情况,灵活选用不同止血方法。如果内膜较厚,大于 12 mm,单纯止血药物难以完全奏效,可酌加活血药物,促进内膜脱落,去瘀生新,活血以止血;如果内膜较薄,可结合病因病机,或益气止血,或凉血止血,或收摄止血。

(2)适当介入宫腔镜检查和诊断性刮宫术:对原因不明的反复出血,如果子宫内膜不均质,且较厚时,应尽早行诊断性刮宫术,可使子宫内膜在短时间内全部脱落,减少了出血量并缩短了出血时间,同时明确出血原因,以制定下一步治疗方案。必要时合理选用激素治疗。

(二)难点二:调周与促排

针对育龄期无排卵功血患者应积极调整周期,有生育要求患者应积极采用促排卵治疗。

1.发挥中药调周优势

针对经后期、经间期、经前期、月经期四个不同的时期,肾阴阳和气血的变化,结合西医学的性腺轴中卵泡发育的不同阶段,以补肾为根本,采用益肾补血-补肾活血-益肾固冲任-活血调经的方法调整脏腑气血阴阳的动态平衡,以期恢复肾-天癸-冲任-胞宫生殖轴的功能。

(1)经后期(卵泡期):是新月经周期的开始,此期经水适静,血海空虚,奠定阴精基础是经后期的重点。治宜滋肾养血,调理冲任,促进卵泡发育。

(2)经间期(排卵期):此期血海由虚复盛,阴升阳动,是重阴必阳的转换时期,因而促进阴阳转化为经间期的治疗重点。治宜理气活血兼滋肾助阳,以促排卵。

(3)经前期(黄体期):随时间推移冲任气血已由经后期溢而暂虚,过渡到阴血渐充,阳气内动,阴升阳长。至此期阳长阴消,冲任气血盛,应为阳气活动的旺盛时期。其中阳长是主要的,阴消是次要的,阳气旺盛与否关系到月经周期的进一步演变。阳长不及或阳气不足,测量基础体温可见缓慢上升,或高相偏低、偏短、不稳定等情形,此时治疗目的要延长高温期,故以补阳为主,阴中求阳助冲任气血旺盛为治疗重点。治宜温补肾阳,引血下行。

(4)行经期(月经期):月经来潮标志着本次月经的结束,新的周期的开始,此期的经水排泄实际上是阳气下泄让位于阴,故因势利导以通为主是行经期的治疗特点。治宜活血调经,使胞宫排血通畅,冲任经脉气血顺和,除旧布新,为新月经周期奠定基础。

调周法临床使用时,应测量基础体温(BBT),B超监测排卵等,通过西医检查优势,掌握微观的深层次资料,有助于了解月经周期中不同时期的变化特点,中西医各取所长,宏观与微观的结合,才能不断提高调周法疗效。单纯中药促排卵效果不理想时,可适当使用西药促排卵治疗。

2.促排卵的治疗方法

无排卵功血止血后,对于有生育要求患者,可进行促排卵治疗。中医促排卵需辨证,根据肾藏精,主生殖等理论,多数医家认为主要应该从肾论治促排卵。如罗元恺教授主张温肾为主而兼滋阴以促排卵,认为无排卵者,多属肾阳虚为主而兼肾阴不足,治以温肾为主而兼滋阴,于经净后服促排卵汤以促其排卵。促排卵汤基本组方为:菟丝子20 g,枸杞子20 g,淫羊藿10 g,制巴戟15 g,党参20 g,熟地黄15 g,当归10 g,熟附子6 g(先煎),炙甘草6 g。于月经来潮第5 d始连续服14剂左右,每天1剂,每天2次,一个月经周期为1个疗程,共服用3个疗程。

夏桂成教授认为,经间排卵期,除了活血通络、补肾燮理阴阳以促排卵,以及处理常见的五大干扰因素(五大兼证)即痰、湿、气、血、寒五者之外,重要的是处理经间排卵期的三大矛盾,即动与静、升与降、泻与藏之间的矛盾。其主张在偏重补阴的基础上适量加用补阳之品,补肾助阳,佐调气血,主要以补肾促排卵汤为基础加减来治疗。补肾促排卵汤药用:怀山药、山茱萸、熟地黄、炒牡丹皮、茯苓、赤白芍、丹参、川续断、菟丝子、鹿角片(先煎)各10 g,五灵脂12 g(包煎),红花6 g,或加川芎6 g,荆芥5 g。经间排卵期服,每天1剂,3数律者连服3 d,5数律者连服5 d,7数律者连服7 d。鉴于排卵在入夜时间,因此要求夜间服药,一般于晚饭后30 min以及临睡时服药为佳。

西药促排卵需严格掌握禁忌证,规范使用促排卵药物。

(三)难点三:怎样改善有排卵性功血的黄体功能

中医认为肾虚为黄体不健的根本原因,但对是偏肾阳虚还是肾阴虚,仍有争议,夏桂成等教授研究认为黄体不健的中医辨证主要为肾阳虚肝郁证,张玉珍教授继承罗元恺教授的学术思想,在多年的临床实践中注意到黄体不健患者常有五心烦热、咽燥口干、舌红少苔、脉细数等阴虚见证,因此,主张本病的中医辨证主要为肾阴虚肝郁证,予罗氏调经种子丸(由酒洗菟丝子、酒洗当归、酒炒白芍、北柴胡等药物组成)治疗。于卵泡期开始服药,针对黄体不健的病因病机,调整患者已紊乱的"肾气-天癸-冲任-胞宫"轴,以恢复女性机体中阴阳的动态平衡。

西医认为有排卵功血主要表现以下三点:①FSH 缺乏,卵泡发育差,雌激素分泌不足,黄体功能不足;②LH 峰值不高,黄体发育不良;③下丘脑-垂体-卵巢轴功能紊乱,引起黄体萎缩不全,内膜持续不断有孕激素影响,不能完全脱落。

针对以上情况,可考虑:①枸橼酸氯米芬促排卵,应用枸橼酸氯米芬使 FSH 增高,黄体功能好转,孕激素分泌充足而不再点滴出血;②月经后半期加用黄体酮,共用 7～10 d,使子宫内膜分泌期发育良好而减少出血;③黄体萎缩不全者于黄体期加用黄体酮,抑制 LH 持续分泌并使子宫内膜发育良好,完全脱落,月经期不致延长。

八、经验与体会

(一)无排卵性功血的治疗体会

无排卵功血的群体以青春期、围绝经期为多。青春期的 H-P-O 轴功能发育尚不完善,围绝经期的卵巢功能逐渐衰竭,尽管二者均为无排卵,但二者卵巢功能的结局不同,因此治疗法则也不尽相同。

(1)对于青春期无排卵功血的总体治疗为对症止血以及调整 H-P-O 轴功能为主,以恢复月经周期为治愈标志,中医治疗原则补肾是贯穿始终的治疗大法。

关于青春期功血的调周问题,目前有两种治疗认识,一是控制异常出血后,当积极调周,并且以建立排卵功能为治愈标准;二是认为治疗仅达到对症止血或建立月经周期,不强调有排卵,让患者生殖轴随着青春发育的进一步成熟,自行建立有排卵月经周期。第一种观点的目的是彻底治愈,防止复发,并为今后育龄期的生殖功能正常打下基础。第二种观点的目的是顺其自然,让有限的卵泡在育龄期生殖需要时排放,以免卵泡耗竭。卵巢的生殖功能持续时间有一定年限,青春期非生殖最佳年龄,从保全卵巢功能于生殖最佳年龄时处于活跃状态着想,让机体在自然状态下,而不是药物状态下恢复正常排卵功能有一定科学意义,相当于在最佳生育年龄前不动用储备始基卵,让卵巢处于半苏醒状态,但需要长期观察,如接近 18 周岁仍然为无排卵周期,则应积极唤醒卵巢功能。

卵巢功能与中医先天禀赋相关,先天肾气充足,则卵巢功能持续时间较长,排卵的年限相应也较长久,故多为自身便能先建立正常月经有排卵周期,反之,机体如在自身建立正常排卵周期时有障碍,属于先天禀赋不足,卵巢自排卵功能的年限相对较短,治疗时当根据患者的需要制定卵巢功能状态调节的长远计划。对于 18 岁以下,尤其是 11～13 岁月经刚初潮少女,在必要时可只调节为有正常周期月经,即让卵巢处于半休眠状态,而不强求一定恢复为有排卵月经。因此,对于青春期功血的治疗,需根据患者的禀赋情况进行判定,对于采取第二种治疗方法者,有必要进行临床远期随访。

(2)围绝经期无排卵功血的治疗主要为对症止血,控制围绝经期伴随症状,帮助其平稳过渡至绝经期,无须维持正常月经周期,中医方面健脾益气养血是主要的治疗方法。

(二)功能失调性子宫出血出血期的治疗应当顺势治疗

无论是排卵性功血还是无排卵性功血,对于出血期的治疗,应根据具体情况,止血治疗有三种体现方式:一是直接减少血量或止血;二是出血量先多,然后减少停止;三是逐渐延长不出血时间至正常周期,当视患者的具体情况而定。我们称之为顺势治疗。

1.顺应月经周期

对于功血出血期的治疗,首先应准确判断当以止塞为主或当以通下为主,对于病程短者,在接近既往正常月经周期时,当顺势以通下为主,目的是尽量不扰乱自身生殖轴内分泌功能,为日后调周打下基础,其余时间的出血则以塞流为主;对于病程长,反复阴道不规则流血者,注意寻找是否有每月一次出血明显增多的周期性变化,如有此变化,则尝试以出血量多时为月经周期,或通下或顺其自然,3~5 d后则以塞为主治疗。顺应月经周期治疗,是止血与调周的有序治疗。

2.顺应胞宫生理藏泻

胞宫生理是亦藏亦泻,藏泻有时。其泻表现为行经、分娩,其藏表现为蓄经、育胎。功血患者的胞宫功能则处于藏泻失调,在治疗中当分辨胞宫处于或藏、或泻、或正由泻向藏的功能转化、或正由藏向泻的功能转化。顺应胞宫的生理功能,即在胞宫当藏时运用补法,以固冲任;在胞宫当泻时运用泻法,以去瘀滞;在胞宫功能处于转化时,则注意补泻药物的配伍比例,当胞宫生理功能出现藏泻有度,则为痊愈。B超检查结果,可帮助医者正确判定无排卵功血患者出血期间胞宫所处的生理功能状态,合理使用止血方法,以获得较好的治疗效果。胞宫的生理功能当藏时,冲任气血处于相对不足状态,子宫内膜多呈线型、薄或不能测定出厚度,一般当功血患者子宫内膜厚度为 0.2~0.5 cm(双层),可以补法为主治疗;胞宫的生理功能当泻时,冲任气血处于相对壅滞状态,子宫内膜较厚,一般当功血患者子宫内膜双层厚度达 0.6~1.3 cm 时,可以泻法为主治疗。单纯塞流或塞流澄源复旧三法同用多适合于内膜较薄者。有时对崩漏的治疗首先以单纯止血塞流,如为暴流如注,当塞流止血顾本;有时又当分出血的久暂、出血势头的急缓和量的多少、全身兼证舌脉等,塞流、澄源同用,如出血时间较长,出血势缓,色黯有块,当以先化瘀止血为主,可配合 B 超检查以了解内膜厚度,内膜较厚者,即使无血块及全身瘀滞症状,仍属胞宫冲任气血瘀滞,可以化瘀行气之法助内膜剥脱止血;内膜较薄者,可补肾健脾助内膜增生修复以止血。在据胞宫藏泻功能状态进行治疗的同时,仍当辨证加减用药。

九、预后与转归

青春期以无排卵性功血多见,患者多数随年龄增长,性腺轴功能将会逐渐发育成熟,其间经过适当的治疗,最终可建立正常排卵的月经周期,少数患者病程长,药物治疗反应差则难以治愈,或易由某些诱因而复发。

育龄期无排卵性功血患者主要为对症止血、恢复或建立正常排卵周期,有生育要求者,必要时促排卵治疗,一般多能见效;严重的无排卵性功血,应注意饮食和激素的使用。过多食用饱和脂肪酸食物会刺激雌激素的过度分泌,同时晚婚、晚育、无正常婚育、哺乳期短、环境污染等多种因素,都往往使女性长期受到雌激素的影响。子宫内膜受到长期的雌激素刺激,有可能导致子宫内膜增生和子宫内膜癌的发病增多或年龄提前。育龄期有排卵性功血多表现为经期延长或经间期出血,排除身体器质性病变后,多有自愈趋势,预后较好。

围绝经期功血病程相对较短,以止血及对症治疗,促进顺利绝经为主,疗效一般尚可,但该时期也是恶性病变的高发阶段,应加强监测,否则预后一般。

（潘如月）

第十六节　子宫内膜异位症

子宫内膜异位症是指子宫内膜生长于子宫腔面以外的组织或器官而引起的疾病,临床上分为内在性和外在性两种。当异位的子宫内膜出现在子宫体的肌层时,因其尚在子宫内,称为内在性子宫内膜异位症;而当异位的子宫内膜发生于子宫壁层以外的任何其他部位时,统称为外在性子宫内膜异位症。外在性子宫内膜异位症最常发生于卵巢、子宫骶韧带、盆腔腹膜等处。子宫内膜异位症是一种常见的妇科疾病,多见于30～45岁的妇女,但20岁以下的年轻患者也并不罕见。

本病属中医学痛经、月经不调、不孕等范畴。

一、病因病机

子宫内膜异位症的病因目前尚不完全清楚。多数认为由子宫内膜种植所致,但也有人认为与体腔上皮化生、淋巴静脉播散、免疫因素等有关。主要病理变化是异位内膜周期性出血和周围组织纤维化。

中医认为本病多由气虚、热郁、寒凝而使冲任受阻所致。

（一）气虚血瘀

素体虚弱,或脾失健运,气虚不能行血,经脉不通。

（二）热郁血瘀

素体阳盛,或嗜食辛辣肥甘,湿热内蕴,阻滞胞宫,冲任不调。

（三）寒凝血瘀

素体阳虚,或寒邪侵袭,经脉阻滞,气血不通。

二、辨证

外在性子宫内膜异位症表现为继发性、渐进性痛经,月经不调和原发性或继发性不孕。内在性子宫内膜异位症除了继发性痛经外,还见经量增多、经期延长、子宫增大、继发性不孕等。

（一）气虚血瘀

证候:病程较长,痛经,小腹拒按,经血有瘀块,或月经不调,性交痛,不孕,神疲乏力,便溏,或肛门下坠疼痛感。舌淡胖或紫暗,或舌边有齿印,苔薄,脉沉细弱。

治法:益气化瘀。

（二）热郁血瘀

证候:痛经,小腹拒按,经血有瘀块,或月经不调,性交痛,不孕,经期发热,带下黄臭,口干思饮,大便秘结。舌红有瘀点,苔薄黄,脉弦数。

治法:清热化瘀。

（三）寒凝血瘀

证候:月经不调,行经小腹或脐周疼痛,或有会阴部坠痛,带下清,腹胀便溏。舌青紫,苔白滑,脉弦而沉涩。

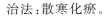

治法:散寒化瘀。

三、针灸治疗

(一)刺灸

1.气虚血瘀

取穴:关元、气海、脾俞、足三里、次髎、带脉。

随症配穴:月经不调者,加三阴交。

刺灸方法:针用补法,可加灸。

方义:关元、气海补元气,调冲任;脾俞、足三里能健脾益气;次髎、带脉能通调冲任,活血化瘀。

2.热郁血瘀

取穴:曲池、支沟、三阴交、子宫、血海、行间。

随症配穴:大便秘结者,加天枢。

刺灸方法:针用泻法。

方义:曲池、支沟可通腑泄热;三阴交、子宫调理冲任,疏通胞宫;血海、行间泄热理气。

3.寒凝血瘀

取穴:关元、命门、三阴交、带脉、天枢。

随症配穴:小腹冷痛者,加灸神阙。

刺灸方法:针用平补平泻法,可加灸。

方义:血得寒则凝,寒气散则经通,故取关元、命门以温经散寒,调理冲任;三阴交、带脉以通经活血;天枢能散寒止腹痛。

(二)穴位激光照射

取子宫、中极、气海、血海、三阴交、足三里,每次选2～4穴,每穴用氦-氖激光治疗仪照射10～15 min,隔天治疗。

(三)穴位注射

取中极、水道、次髎,可用当归注射液或红花注射液每穴注射 1 mL,每天 1 次,10 次为1疗程。

四、推拿治疗

(一)基本治法

取穴:气海、关元、子宫、血海、阴陵泉、三阴交、膈俞、肾俞、肝俞、八髎等。

手法:一指禅推、按、揉、摩、震、颤、擦法。

操作:患者仰卧位,先用一指禅推法推气海、关元、子宫,后用中指按揉气海、关元、中极、子宫。用摩法顺时针方向摩腹,用掌颤法震颤腹部。用一指禅推法推血海、三阴交,用拇指按揉血海、阴陵泉、三阴交。

患者俯卧位,用一指禅推法在背部沿膀胱经第一侧线上下往返操作 2 次,后用拇指按揉膈俞、肝俞、肾俞、八髎。以小鱼际擦法直擦背部两侧膀胱经第一侧线,以透热为度,以小鱼际擦法横擦八髎,以温热为佳。

（二）辨证加减

气虚血瘀者,加按揉脾俞、足三里;热郁血瘀者,加按揉章门、期门、曲池;寒凝血瘀者,加小鱼际擦法横擦肾俞、命门,以透热为度。

（潘如月）

第十七节 子宫脱垂

子宫从正常位置沿阴道下降,宫颈外口达坐骨棘水平以下,甚至子宫全部脱出于阴道口以外,称为子宫脱垂。子宫脱垂常合并有阴道前壁和后壁膨出。《诸病源候论·妇人杂病诸候·阴挺出下脱候》称"阴挺下脱"。《针灸甲乙经》:"妇人阴挺出,四肢淫泺,心闷,照海主之。"中医称之为"阴挺"。

一、病因病机

子宫下垂的原因大致有以下三种:一是分娩损伤和产褥早期体力劳动,此为子宫脱垂最主要的发病原因;二是长期腹压增加,如长期慢性咳嗽、直肠狭窄所致排便困难、经常超重负荷,盆腔内巨大肿瘤或大量腹水等;三是盆底组织先天发育不良或退行性变,如子宫脱垂偶见于未产妇,甚至处女,其主要原因为先天性盆底组织发育不良。

中医认为本病多因分娩时用力过度,或产后过早体力劳动,以致体虚气弱,中气受损而气虚下陷;或因素体虚弱,孕育过多,房劳伤肾,以致胞络损伤不能系胞而成阴挺。

二、临床表现

根据我国国防大学 1981 年 5 月在青岛召开的部分省、市、自治区两病防治协作组第二次扩大会议的意见,以患者平卧用力向下屏气时子宫下降的程度将子宫脱垂分为 3 度。

Ⅰ度轻型为宫口距离处女膜缘小于 4 cm,但未达处女膜缘;重型为宫颈已达处女膜缘,但未超出该缘,检查时在阴道口见到宫颈。

Ⅱ度轻型为宫颈已脱出阴道口,但宫体仍在阴道内;重型为部分宫体已脱出阴道口。

Ⅲ度宫颈及宫体全部脱出至阴道口外。

中医辨证分型如下。

（一）脾气虚陷

子宫脱垂或阴道内有物脱出,小腹、阴道、会阴部有下坠感,劳则加剧,卧则减轻或消失,面色少华,四肢乏力,少气懒言,带下色白,量多质稀。舌淡,苔薄少,脉细弱。

（二）肾阳亏虚

子宫脱垂,小腹下坠感,腰酸腿软,头晕耳鸣,畏寒肢冷,小便频数而澄澈清白。舌淡红,苔白滑,脉沉弱。

（三）湿热下注

胞宫下脱日久,表面糜烂,黄水淋漓,或兼阴部灼痛,小便黄赤,或口干口苦。舌红,苔黄腻,脉滑数。

三、针灸治疗

（一）刺灸法

1.脾气虚陷

治法：益气健脾，升阳举陷。取任脉和督脉腧穴为主。

处方：百会、关元、气海、维道、足三里。

方义：百会升阳益气，以治中气下陷；气海、关元益下焦之气，以固摄胞宫；维道为足少阳、带脉之会，可加强维系带脉、束固胞宫之功；足三里可补中益气。

操作：针刺用补法，并施灸法。

随症选穴：下腹坠胀甚者，加中脘、脾俞。

2.肾阳亏虚

治法：温补肾阳，固摄胞宫。取任脉腧穴为主。

处方：关元、大赫、照海、子宫。

方义：关元针用补法加灸，有温补肾中元气、固冲任而摄胞宫之效；大赫、照海补益肾气，升提胞宫；子宫是治疗阴挺的常用穴位。

操作：针刺用补法，并施灸法。

随症选穴：腰膝酸软者，加肾俞、太溪；头晕耳鸣者，加百会、肾俞。

3.湿热下注

治法：健脾利湿，清泻热毒。取足太阴脾经和足厥阴肝经腧穴为主。

处方：脾俞、阴陵泉、蠡沟、中极、次髎。

方义：脾俞、阴陵泉健脾利湿；蠡沟利湿泻热；中极、次髎为局部取穴，清湿热，调冲任。

操作：针刺可用平补平泻。

随症选穴：纳呆腹胀者，加天枢、足三里。

（二）耳针法

选穴：内生殖器、皮质下、脾、肾。

方法：毫针刺，间歇性强刺激，每次选2～3穴，每天1次，每次留针30 min，10次为1疗程。

（三）穴位注射法

选穴：曲泉、维胞、肾俞。

方法：用催产素10 U加生理盐水至10 mL，或维生素 B_1 注射液、维生素 B_{12} 注射液，或复方当归注射液。根据病情，任选一种药液行穴位注射。上穴双取，分左右两组交替治疗，每次每穴注入1～2 mL药液，每天1次，7 d为1疗程。

（四）电针法

选穴：子宫、足三里。

方法：子宫穴向胞宫方向斜刺，以患者感到子宫上提、腰部和阴部酸胀为度。足三里用补法，两穴得气后接通电针仪，用断续波或疏密波，电流强度以患者能耐受为度。每次通电15～20 min，每天或隔天1次，10次为1疗程。

四、注意事项

(1)针灸治疗本病有一定的疗效，治疗期间患者不宜参加重体力劳动，除应避免负重外，尚可配合提肛锻炼,每天 1 次,每次 10～15 min,以利于本病尽早恢复。

(2)体质虚弱或有继发感染者可配合药物治疗。

(潘如月)

第十八节　子宫肌瘤

一、概念

子宫肌瘤又称子宫平滑肌瘤,是女性生殖器官最常见的一种良性肿瘤,多发生于 30～45 岁。如肌瘤的体积细小,生长在子宫浆膜下或肌壁间,可没有临床症状而不易被发现;若肿瘤生长于宫腔的黏膜下,或肌壁间肌瘤增大,影响到子宫内膜,可出现月经过多、月经期延长,或有下腹疼痛、压迫感,或带下增多,不孕等。若长期经血过多,可有继发性贫血,而见头晕、疲乏、心悸、面色苍黄、四肢不温、怕冷等症状。

中医过去没有子宫肌瘤的病名。若瘤体较大,于腹壁可扪及者,则归在症瘕范畴。如果肿瘤体积较小,生长在子宫肌层内或黏膜下,影响月经,引起月经过多或延长,则往往按月经病论治。当今诊断手段较多,除根据临床证候外,可利用妇检、B 超、宫腔镜、腹腔镜等进行观察,对小型的子宫肌瘤亦可发现,有利于早期诊断、早期治疗。

二、病因病机

子宫肌瘤属于症瘕的范畴。主要病机是气滞血瘀或痰湿壅聚。妇女因各种原因血气运行不畅,瘀结胞宫,形成肿块;或素体气弱,不能运化水湿,水聚成痰,痰湿壅阻冲任,结于胞宫而成肿块。瘀血与痰湿均属有形之实邪,但之所以导致这种邪气之凝聚,往往由于素体有所不足,如肝郁或脾虚等,而肿瘤导致月经过多,亦可致气血虚弱。故病程较长者,每呈虚实夹杂。

三、辨证论治

肿瘤属于器质性病变。为痰、瘀蕴结之证。治法上既要行气活血,化瘀消症;或祛痰燥湿,软坚散结,以治其标;也要益气养血,健脾化湿等补法以固其本。总宜攻补兼施,适当运用。

但究竟是先攻后补、还是先补后攻?是峻攻少补,还是重补缓攻?抑或攻补兼施?则需根据患者的体质情况及痰瘀的孰轻孰重,由医者临证时权衡决定了。

中医诊治疾病,均以辨证施治为主。对子宫肌瘤亦应按患者气血之虚实,瘀血痰湿壅聚的情况进行分型辨治,可收到较好之效果。

（一）气滞血瘀证

主要证候:宿有症瘕,月经量多,经色紫黯而夹有血块,或月经延长,经前或行经期下腹胀坠或疼痛,腰骶或肛门呈压迫重坠感。舌色黯红或有瘀斑,脉沉弦或沉弦细弱。

本证型为实证。可有下腹疼痛或下坠,与子宫内膜异位症之痛经症状相似,但不以痛经为主,而以月经过多为重点,月经仍有一定之周期,此与崩漏之周期紊乱者有别。由于患者每次月经出血量增多,迁延日久,可导致贫血。若不及时治疗,往往由于长期月经过多,可伴有头晕、心悸、短气、面黄肌瘦或虚浮等血虚证候。

出血期间,治宜化瘀止血,佐以酸收软坚。用化瘀止血软坚汤(自拟方)。

组成:益母草30～40 g、岗稔根40 g、桃仁12 g、海藻20 g、川断15 g、乌梅10 g、荆芥炭10 g、生牡蛎20 g、珍珠母20 g、制首乌30 g、橘核15 g。

非月经期则治宜化瘀消症,佐以益气养血。用化瘀消症汤(自拟方)。

组成:桃仁15 g、橘核15 g、乌药15 g、海藻20 g、三棱10 g、莪术10 g、生牡蛎20 g、珍珠母20 g、党参20 g、桑寄生30 g、制首乌30、山楂子15 g。

(二)痰湿结聚证

主要证候:宿有症瘕,月经色淡红,质黏,或夹有小血块,或淋漓延长,下腹重坠,形体虚胖,口淡纳呆,呕恶,疲倦乏力,腰酸,舌淡胖,苔白润或厚腻,脉沉细缓滑。

本证型多由素体脾虚气弱,不能正常运化水湿,湿聚成痰,痰湿结聚胞宫,与血相搏,形成肿块。

治宜健脾益气,温化痰湿,佐以软坚。用燥湿化痰散结汤(自拟方)。

组成:苍术9 g、白术15 g、橘核15 g、乌药15 g、桃仁15 g、法半夏15 g、陈皮6 g、茯苓20 g、黄芪30 g、生牡蛎20 g、珍珠母20 g、胆南星9 g。

四、小结

本病乃慢性器质性病变。从病的本质来说,症瘕乃属实证,治应消散,用攻法。但肌瘤引起月经过多或经期延长,阴血耗伤,则有虚象。从标本而言,症瘕为病之本,出血过多为病之标。治法上应先控制其标证,减少出血之耗损为先,进而消散其症瘕。因此,症瘕之治,不宜骤攻,只可缓图。必须注意攻补兼施,并按月经周期有规律地进行。若一味攻坚消症,则恐经血更多,损伤阴血;倘只图固补,则症瘕不散,甚至日益增大,反过来经血更多,病情更重。此标本缓急不能不细加考虑。

采用药物非手术疗法,一般以3个月为一疗程。中药治疗在控制经量方面收效较捷;若要控制肿瘤的生长,往往要坚持2～3个疗程才可收到一定疗效。若肌瘤迅速增大,或发生变性,则应及时手术处理。

辨证用汤药调治,患者多感不便,每不能坚持服药,因而达不到预期效果。可使用中成药,如桂枝茯苓丸、大黄䗪虫丸等,我院制剂"橘荔散结丸"是我多年的验方,曾随机应用于150病例,均于药前、药后做过妇检及B超等检查,痊愈者18例,其经量及周期正常,子宫明显缩小近正常,无肌瘤结节;有效者111例,经量减少30%以上,子宫缩小或无继续增大;无效者21例,症状无改善,子宫继续增大。总有效率为80%。颇受患者欢迎。

(潘如月)

第十九节 卵巢囊肿

卵巢囊肿是指卵巢的良性肿瘤,是最常见的妇科疾病。可发生于任何女性年龄,以生育期为多见。患者通常无明显症状,多在查体时偶然发现。临床上病情发展较缓慢,随囊肿的缓慢增大,常有月经紊乱、腹胀腹痛等表现。当这些症状比较严重时,女性患卵巢囊肿的可能性更高,而且病变恶性,罹患卵巢癌的概率及危害就更大。

该病属于中医学"症瘕"范畴,认为卵巢囊肿的发生多因脏腑不和,气机阻滞,瘀血内停,气聚为症,血结为瘕,以气滞、血瘀、痰湿及毒热多见。

(1)气滞:七情所伤,肝气郁结,气血运行受阻,滞于冲任胞宫,结块积于小腹,成为气滞症瘕。

(2)血瘀:经期产后,胞脉空虚,余血未尽之际,房事不节,或外邪侵袭,凝滞气血,或暴怒伤肝,气逆血留,或忧思伤脾,气虚而血滞,使瘀血留滞,瘀血内停,渐积成瘕。

(3)痰湿:素体脾虚,或饮食不节,损伤脾胃,健运失职,湿浊内停,聚而为痰,痰湿下注冲任,阻滞胞络,痰血搏结,渐积成瘕。

(4)毒热:经期产后,胞脉空虚,余血未尽之际,外阴不洁,或房事不禁,感染湿热邪毒,入里化热,与血搏结,瘀阻冲任,结于胞脉,而成症瘕。

一、诊断依据

炎性卵巢囊肿,是由于输卵管炎症常波及卵巢,形成炎性积液、积脓,进而形成卵巢囊肿。准确地说应该是炎性包块,而并非真性卵巢囊肿。有流产或产褥病史,常有发热、下腹痛,阴道异常排液,白带异常且有味。

卵巢巧克力囊肿又名卵巢子宫内膜异位囊肿,也是较为常见的卵巢囊肿。是由于子宫内膜异位波及卵巢,在卵巢内形成巧克力样黏稠液体的囊肿。患者常有进行性加重的痛经、性交痛、不孕以及月经失调。

卵巢囊肿早期可能不会出现症状,但大部分是在妇科检查时发现。可出现的症状如下:患者自觉腹围增大,可摸及下腹有包块,早晨憋尿时尤其清楚,排尿后可能又消失;偶尔腰痛、腹胀,可出现尿频,但无尿痛、尿急,或有便秘;如卵巢囊肿发生蒂扭转、破裂等,表现为急性腹痛,为临床就诊常见的急腹症。

二、治疗方法

(一)处方 1

次髎。操作方法:俯卧位,选取穴位后用碘伏常规消毒皮肤,左手捏紧周围皮肤,右手持一次性注射器针头快速点刺皮肤 3 下,随后用火罐吸附皮肤上,出血大约 30 mL,留罐 5 min 后取下。

(二)处方 2

居髎。操作方法:俯卧位,正确选取穴位,常规消毒皮肤,左手捏紧周围皮肤,右手持一次性注射器针头快速点刺皮肤 3 下,随后用火罐吸附皮肤上,出血大约 30 mL,留罐 5 min 后取下。

(三)处方 3

中极。操作方法:仰卧位,正确选取穴位,常规皮肤消毒后,以三棱针快速点刺,点滴出血即可。

(四)处方 4

地机。操作方法:仰卧位,正确选取穴位,常规消毒皮肤,左手捏紧周围皮肤,右手持一次性注射器针头快速点刺皮肤 3 下,随后用火罐吸附皮肤上,出血大约 30 mL,留罐 5 min 后取下。

三、注意事项

(1)要多做运动,尤其是上班族女性,整天坐在电脑旁,很容易坐出病来。

（2）要保持良好的心情,女性在工作和生活中,要善于调节心情,别让不良情绪影响卵巢,预防卵巢囊肿。

（潘如月）

第二十节 卵 巢 癌

一、概述

卵巢癌是来自卵巢上皮、生殖细胞、性腺间质及非特异性间质的原发性恶性肿瘤,是妇科常见的恶性肿瘤之一。临床以食欲不振、腹胀、腹痛、腹部肿块等为主要表现,随病情进展会出现转移所造成的症状。

卵巢癌占女性常见恶性肿瘤的 2.4%～5.5%,占妇科恶性肿瘤的 23%。其发病率仅次于子宫颈癌,位列妇科恶性肿瘤的第 2 位,但死亡率则居妇科恶性肿瘤的首位。卵巢癌以北美、斯堪的纳维亚和北欧国家发病率最高,而非洲国家和部分东亚国家(如中国)较低。不同国家之间年龄标化发病率可相差 4.5 倍,而死亡率差别不大。估算的年龄标化死亡率在发展中国家为2.8/10 万妇女,在发达国家为 6.2/10 万妇女。2008 年美国的卵巢肿瘤新发病例约为 21 650,死亡病例为 15 520。在我国,北京城区 1993－1997 年卵巢癌的发病率为 5.6/10 万,上海城区1996－1999 年卵巢癌的发病率为6.88/10 万,发病率较前均明显升高。卵巢癌多见于中老年妇女,高峰年龄在 50～60 岁,早期诊断困难,总的 5 年生存率在 20%～30%。

卵巢癌的发病可能与生殖、月经、激素、饮食及遗传等因素相关。不育或妊娠次数少及使用促排卵药物等可使卵巢癌发生的危险性增加;绝经年龄晚可轻度增加患卵巢癌的危险;长期口服避孕药可降低卵巢癌的发病危险,相反,绝经后的激素替代疗法可能增加发病危险;高动物脂肪饮食可增加患病危险;在所有发病危险因素中,遗传因素是最重要的危险因素之一,具有卵巢癌家族史的一级亲属(包括母女、姐妹)患卵巢癌的危险性较一般人群高 50%,有遗传性卵巢癌综合征(hereditary ovarian cancer syndrome,HOCS)家族史的妇女患卵巢癌的概率高达 20%。

在中医古代文献中没有卵巢癌的病名,卵巢癌属于中医文献的"症瘕""积聚""肠蕈"等范畴。《广韵》曰:"症,腹病也。"《说文解字》曰:"瘕,女病也。"症瘕,指一切腹内结块,或胀,或痛,或满,甚或出血的一类病证。文中描述了症瘕的临床表现,与现代卵巢癌的表现相符。宋代陈言《三因极一病证方论·妇人女子众病论证治法》曰:"多因经脉失于将理,产褥不善调护,内作七情,外感六淫,阴阳劳逸,饮食生冷,遂致营卫不输,新陈干忤,随经败浊,淋露凝滞,为症为瘕。"明代张景岳的《景岳全书》指出:"淤血留滞作症,唯妇人有之,其证则或由经期,或由产后,凡内伤生冷,或外受风寒,或恚怒伤肝,气逆而血留;或忧思伤脾,气虚而血滞;或积劳积弱,气弱而不行;总由血动之时,余血未净,而一有所逆,则留滞日积而渐以成症矣。"此处大体说明了症瘕的病因病机。明代《医学正传》记载:"其与瘕独见于脐下,是为下焦之疾,故常得于妇人。大凡腹中有块,不问积聚症瘕,俱为恶候,均可视为寻常等疾而不求医早治,若待胀满已成,胸膜鼓急,虽仓扁复生,亦莫能救其万一。"认为症瘕治疗困难,预后不佳。

卵巢癌作为女性常见恶性肿瘤之一,发病率及死亡率高,早期发现困难,治疗难度大,因此强调早诊断、早治疗、多学科综合治疗,中医药作为肿瘤治疗的方法之一,在长期的治疗实践中摸索和积累了许多经验,取得了较好的疗效。

二、病因病机

中医肿瘤学强调脏腑虚弱,冲任督带失调是卵巢癌发病的首要内因,复加六淫、七情、饮食劳逸相互作用、相互影响,导致本病。其发病病因病机可有下面几方面。

(一)禀赋不足,脏腑虚弱

患者先天禀赋不足,正气内虚,邪毒外侵,留而不去,阻滞气血津液的正常运行和输布,或脏腑虚弱,正气亏虚,气血津液运行输布失常,均可导致淤血、痰饮内生,积聚胞宫生为本病。

(二)饮食不节,损伤脾胃

患者平素饮食不节,脾胃受损,运化失常,痰湿内停,积聚胞中,发为本病。

(三)情志内伤,肝气不舒

患者平素情志失调,肝气郁结,气滞血瘀,阻于胞中,症瘕内生。

(四)冲任督带失调

根据冲任督带的生理功能与女子的女子胞关系密切,冲任督带功能失调则可导致气血的功能失调,导致气滞血瘀,积聚成块阻滞胞宫,或气血亏虚,气虚不能推动血液运行,淤血停滞胞中,发为本病。

总之,卵巢癌的发生,是由于先天禀赋不足,外邪内侵,七情饮食内伤,脏腑经络功能失调,气机紊乱,血行瘀滞,痰饮内停,有形之邪阻于冲任督带,结聚胞宫而成。病位在胞宫,与肝脾肾三脏、冲任督带四脉关系密切。是一种全身属虚,局部属实的疾病。

三、诊断

(一)诊断要点

1.临床表现

以40~60岁之间的女性在绝经期前后出现不明原因的胃肠道症状、消瘦、下腹疼痛或不适、腹部包块、不规则阴道出血为诊断要点。早期卵巢癌可无明显临床表现,Goff 等发现95%的患者在诊断为卵巢癌之前有临床症状出现,分别为腹部症状(77%)、胃肠道症状(70%)、疼痛(58%)、泌尿系统症状(34%)。只有11%的Ⅰ/Ⅱ期患者和3%的Ⅲ/Ⅳ期患者在诊断前无症状。Olson 等报道93%的患者至少出现一种症状,最常见的为腹部胀满和压迫感(71%)、腹痛或后背痛(52%)以及无力(43%)。

(1)腹胀:是卵巢癌最常见的主诉,也是卵巢癌常见的首发症状之一。常因包块使腹压、盆压增高或腹水所致。

(2)腹痛:也是卵巢癌常见的临床症状。肿瘤压迫邻近组织或侵犯到邻近组织的神经和血管常表现为持续性钝痛或胀痛,阵发性加剧。如肿瘤发生扭转、破裂、出血和(或)感染,则腹痛较甚,甚至出现急腹症表现。

(3)盆腹部包块:是患者的主诉之一。卵巢肿瘤位于盆腔时,妇检扪及肿物在子宫一侧或双侧,肿瘤增大时可进入腹腔。恶性肿瘤表面可呈结节状、实性或囊实性,如未侵及周围组织,则表现为一活动性包块,若侵犯周围组织,则表现为一固定、不规则、边界不清的包块。若包块巨大,可引起腹部膨隆,腹部视诊即可发现。

（4）压迫症状：当肿瘤不断生长压迫胃肠道时，可引起胃部不适、消化不良及轻微的消化道功能失调，盆腔脏器受压，可使乙状结肠、直肠、膀胱、子宫移位，常见肛门坠胀、排尿困难等。肿瘤向腹膜后生长，可压迫髂静脉，引起一侧下肢水肿；压迫输尿管时，可导致输尿管扩张、肾盂积水。腹压过大时膈肌上升，影响胸廓运动和呼吸，出现呼吸困难、心悸。

（5）阴道出血：卵巢癌多数不会引起阴道出血，但值得注意的是卵巢子宫内膜样癌患者常出现不规则阴道出血。

（6）转移症状：卵巢癌腹盆腔转移常出现腹水征，腹水多为血性，淡红或暗红色，细胞学检查可找到癌细胞，大量腹水时移动性浊音阳性。卵巢癌肿物压迫肠道或腹膜转移与肠道发生粘连，常出现肠梗阻征象，多表现为不完全性肠梗阻，随着疾病进展可发展为完全性肠梗阻。卵巢癌远处转移多见于肺、肝、腹盆腔及锁骨上淋巴结，可出现相应症状，肺和（或）胸膜转移可并发胸腔积液。

（7）恶病质：恶病质通常指的是肿瘤患者因脂肪和蛋白质的大量消耗而导致严重消瘦、无力、贫血、全身衰竭等症状，通常是由逐渐增大的肿瘤包块和肠梗阻所致。

2.经带胎产史及家族史

月经初潮早、未婚不育者，有家族史，尤其是直系亲属中有卵巢癌病史或遗传性卵巢癌综合征者需高度警惕。

3.影像学诊断

以单侧或双侧盆腔附件区出现实性密度不均匀包块为典型表现。通过 B 超、CT、MRI 等检查有助于早期诊断。

4.病理学诊断

通过病理学检查以明确诊断，指导治疗。获取病理学标本的手段有阴道后穹隆吸液涂片、子宫直肠窝穿刺吸液或冲洗液、腹水找癌细胞、细针穿刺活检、腹腔镜及手术。

（二）辅助检查

1.影像学检查

（1）B 超检查：经济、易行且无损伤，是目前卵巢癌首选的筛选诊断技术。能发现妇检时不能扪及的卵巢小肿块，并显示肿块的部位、大小、质地，分辨肿瘤的囊实性。B 超还可以探及腹水及腹盆腔内播散病灶，帮助确定卵巢癌的播散部位如肝、脾、肾等。卵巢癌的 B 超表现为壁不规则、厚分隔、乳头状突起、含有实性成分、部分有邻近器官受累。彩超、多普勒扫描能显示恶性肿瘤常有的新生异常血管，这些血管有特异性低阻性；肿块中心有血流、分隔、乳头状突起、不均质性。

（2）X 线检查：胸片检查可帮助发现胸腔积液；腹平片可发现囊性畸胎瘤内钙化灶；胃肠钡餐和钡灌肠检查有助于了解胃肠道有无受侵，有无肠梗阻；泌尿道造影检查可明确膀胱和输尿管受压或被侵犯的情况。

（3）CT 检查：CT 能发现 B 超难以发现的小病灶，且分辨率高，能显示原发灶、淋巴结、腹腔内外的转移情况，可行 CT 引导穿刺活检以明确诊断，且 CT 分期较临床分期更为准确。卵巢癌CT 表现可见形态多种多样，多囊性病变伴有厚分隔，实性囊壁或间隔，部分囊性、实性肿块，分叶状、乳头状实质性肿块；部分囊腺瘤含脂肪；肿块外轮廓不规则，界限不清，不规则钙化；囊壁、实性成分强化。卵巢转移癌与原发性肿瘤区别困难，可有两种以上肿瘤并存，偶尔 CT 不能区分肿块源于卵巢或子宫。

（4）MRI检查：MRI相比于CT最大的优势在于良好的软组织对比，无放射性，可直接多平面成像。卵巢癌的MRI直接征象：实性肿块或实性成分为主，壁厚度超过3 mm，间隔厚度超过3 mm和（或）结节状、疣状突起，坏死；MRI间接征象：盆腔脏器或盆壁受累，腹腔、肠管、网膜侵犯，腹水，淋巴结肿大。

（5）正电子发射计算机断层显像（PET）：是一种应用前景良好的影像学检查技术，采用2-(F)-fluoro-2-dexy-D-glucose（FDG）做标志物探测肿瘤组织瘤细胞的葡萄糖酵解率，若FDG摄取率超过正常2.5倍，常提示为恶性，能区分坏死，但常难以区分肿瘤和术后炎性反应。

2.病理学检查

（1）阴道后穹隆吸液涂片检查：阳性率仅为33％左右，检查方便，可重复性好，损伤小，如能排除子宫、输卵管癌则可成为卵巢癌的诊断指标之一。

（2）子宫直肠窝穿刺吸液或冲洗液检查：无炎性、粘连、瘢痕者可进行。

（3）腹水检查：可经腹壁穿刺取液，取腹水量200 mL送检，癌细胞发现率可达50％以上。如出现间皮细胞、砂粒体或黏液卡红阳性细胞，亦为恶性肿瘤的特征。

（4）细针穿刺活检检查：在B超或CT引导精确定位下行肿瘤组织细针穿刺活检，准确率达到85％～95％。但穿刺因穿破肿瘤囊壁，引起囊内液体外溢，易致肿瘤扩散。

（5）腹腔镜检查：在诊断不明确时，可通过腹腔镜检查了解盆腔肿块的大小与性质，还可对可疑部位做活检，吸取腹腔液体做细胞学检查，观察腹膜及脏器表面的情况及了解横膈膜的情况，以做出较正确的诊断、分期及治疗方案。

（6）术中活检：不作为常规病理学检查手段，常用于剖腹探查术中以明确诊断。

3.生物标记物检测

部分卵巢癌患者的血清和切除的肿瘤组织中含有一种或多种生物活性物质，可作为卵巢癌诊断、辅助检查、预后判断和疗效预测的指标。CA125是最常用的检测卵巢癌复发的指标，其敏感性、特异度、阳性预测价值高，但阴性预测价值差。卵巢癌患者达临床完全缓解后，若血清CA125水平持续升高，虽然处于正常范围内，仍可预示卵巢癌的复发，比临床或影像学提示复发早3～6个月。其他指标如癌胚抗原（CEA）、CA19-9、甲胎蛋白（AFP）、卵巢癌相关抗原（OCA）、巨噬细胞集落刺激因子（M-CSF）、OVX1、溶血磷脂酸（LPA）、NB70/K等。上述指标的联合检测可提高早期卵巢癌的检出率，如联合运用CA125、M-CSF、OVX1检测，对发现早期卵巢癌的敏感性高达98％。CEA、CA125、CA19-9等指标的动态观察，可作为疗效及预后的判断。

（三）临床分型

分为卵巢上皮癌、卵巢性索间质肿瘤、卵巢恶性生殖细胞肿瘤、卵巢转移性肿瘤，具体如下。

1.卵巢上皮癌

（1）浆液性癌：包括浆液性乳头状囊腺癌及乳头状癌，50％为双侧卵巢同时发生，易腹盆腔播散，可伴大量腹水，是最常见的上皮性卵巢癌。肿瘤切面为囊实性，囊内液为浆液性，囊内壁常有多个质脆的乳头或实性结节，半数以上可见外生乳头。此类型患者预后较差。

（2）黏液性癌：较浆液性癌少见，双侧卵巢受累发生率10％～20％。大部分肿瘤为多房，实性或部分囊性，囊内含胶状黏液，很少外生性乳头，实质区组织乳白或淡红色，结构致密，质脆。该类患者预后较浆液性癌好。

（3）子宫内膜样癌：我国较少见，双侧卵巢受累发生率30％左右。肿瘤多为实性，切面灰白色，质脆，囊性者内有大片乳头状物，约1/5的病例合并子宫内膜癌。预后较好。

（4）恶性勃勒纳（Brenner）瘤和移行细胞癌：均属纤维上皮癌，均较少见，多发于中老年妇女，肿瘤为囊实性或实性。恶性 Brenner 瘤镜下为良性或交界性 Brenner 瘤结构浸润间质，常合并钙化。移行细胞癌组织学类似膀胱移行细胞癌，不具有良性、交界性的区域，可并存腺癌、鳞癌成分。两者预后均较差。

（5）透明细胞癌：少见。肿瘤多为单侧性，可呈实性或囊实性，分叶状，切面鱼肉状，可有大小不等的囊腔。镜下见透明细胞、鞋钉样细胞和嗜酸性细胞。此型预后差。

2.卵巢性索间质肿瘤

卵巢性索间质肿瘤包括由性索间质来源的颗粒细胞、卵泡膜细胞、成纤维细胞、支持间质细胞发生的肿瘤。许多性索间质肿瘤能分泌类固醇，因而产生内分泌症状。以颗粒细胞瘤和卵泡膜细胞瘤多见，此两种肿瘤常混合存在，可分泌雌激素。肿瘤为实性，多为单侧，切面灰白或间黄色。二者预后均较好。

3.卵巢恶性生殖细胞肿瘤

（1）胚胎性癌：高度恶性，常合并其他生殖细胞肿瘤，血清甲胎蛋白（AFP）和人绒毛膜促性腺激素（HCG）均可阳性。肿瘤体积较大，有包膜，出血坏死常见。

（2）内胚窦瘤（卵黄囊瘤）：恶性度很高，生长极快，转移率高，血清 AFP 阳性，HCG 阴性。肿瘤细胞多可排列成网状和铁丝圈样、内胚窦样（Schiller-Duval 小体）及腺体结构等，胚胎性癌无此结构，细胞内外亦可见 PAS 阳性点滴。

（3）未成熟畸胎瘤：发生率次于或近似于内胚窦瘤。肿瘤多为单侧性巨大肿物，切面囊实性，多彩状。组织成分复杂，未分化的胚胎组织大多为神经上皮，尚有 3 个胚层来源的其他组织，如胶质、软骨等。此瘤复发和转移率高，但复发瘤可自未成熟向成熟转化，其规律性酷似正常胚胎的生长和发育。复发越晚，瘤组织向成熟转化程度越高，这种向成熟发展的过程需要一定时间。

（4）无性细胞瘤：是国外资料中最常见的卵巢恶性生殖细胞肿瘤，国内报道多较未成熟畸胎瘤少见。单侧性多，双侧占 10%～20%，实性，表面光滑，分叶状，切面粉红至棕褐色。

4.卵巢转移性肿瘤

由于卵巢丰富的淋巴和血运，使其成为一个很容易生长转移瘤的器官。一些原发于消化道或乳腺的肿瘤常首先转移到卵巢，库肯勃（Krukenberg）瘤或称印戒细胞癌是其中重要的一种。来源于生殖器官以外的卵巢转移瘤一般均保持卵巢原形，呈肾形或椭圆形，表面光滑，包膜完整，切面实性胶样，多为双侧性。卵巢转移癌患者一般较年轻，多见于绝经前，预后差，5 年生存率仅10% 左右。

（四）临床分期

卵巢癌 FIGO 分期

Ⅰ期：病灶局限于卵巢。

Ⅰa期：病灶局限一侧卵巢，包膜完整，表面无肿瘤；腹水或腹腔冲洗液未找到恶性细胞。

Ⅰb期：病灶局限于双侧卵巢，包膜完整，表面无肿瘤；腹水或腹腔冲洗液未找到恶性细胞。

Ⅰc期：病灶局限于一侧或双侧卵巢，并伴有下述任何一项：包膜破裂；卵巢表面有肿瘤；腹水或腹腔冲液中找到恶性细胞。

Ⅱ期：病灶累及一侧或双侧卵巢，伴盆腔转移。

Ⅱa期：病变扩展或转移至子宫或输卵管；腹水或腹腔冲洗液未找到恶性细胞。

Ⅱb期：病变扩展至其他盆腔器官；腹水或腹腔冲洗液未找到恶性细胞。

Ⅱc期*:Ⅱa或Ⅱb期病变,腹水或腹腔冲液中找到恶性细胞。

Ⅲ期**:病灶累及一侧或双侧卵巢,并有显微镜下证实的盆腔外腹腔转移,和(或)区域淋巴结转移。

Ⅲa期:显微镜下证实的盆腔外腹腔转移。

Ⅲb期:盆腔外腹腔转移灶最大径线≤2 cm。

Ⅲc期:盆腔外腹腔转移灶最大径线>2 cm,和(或)区域淋巴结转移。

Ⅳ期***:腹膜腔外的远处转移。

注:*需要了解包膜是自发术中破裂,检出细胞来自腹水或是腹腔洗液。

**肝包膜转移为Ⅲ期。

***肝实质转移为Ⅳ期;胸腔渗出液必须有恶性细胞才能分为Ⅳ期。

(五)中医辨证分型

1.证候要素

临床上卵巢癌虚实夹杂,可数型并见,在既往研究基础上,结合文献报道以及国内中医肿瘤专家意见,卵巢癌可分为以下6种证候要素。

(1)气虚证。

主症:腹痛绵绵,神疲乏力,少气懒言。

主舌:舌淡胖。

主脉:脉虚。

或见症:食少纳呆,形体消瘦,气短,自汗,畏寒肢冷。

或见舌:舌边有齿印,苔白滑,苔薄白。

或见脉:脉细弱,脉沉细。

(2)血虚证。

主症:面色无华,头晕眼花,爪甲色淡白,少腹胀满。

主舌:舌淡。

主脉:脉细。

或见症:心悸怔忡,失眠健忘,月经闭止或阴道出血色淡量少。

或见舌:苔白,苔薄白。

或见脉:脉沉细,脉细弱。

(3)气滞证。

主症:少腹胀满,痛无定处。

主舌:舌淡红。

主脉:脉弦。

或见症:烦躁易怒,口苦咽干,嗳气,少腹包块,攻撑作痛,腹胀胁痛。

或见舌:舌边红,苔薄白,苔薄黄,苔白腻或黄腻。

或见脉:脉弦细。

(4)血瘀证。

主症:少腹包块,刺痛固定,肌肤甲错。

主舌:舌黯。

主脉:脉涩。

或见症:面色黧黑,唇甲青紫,阴道出血色黯瘀,或夹血块。

或见舌:舌紫黯或见瘀斑、瘀点,舌边青紫,舌下脉络曲张。

或见脉:脉细涩,或脉结代。

(5)热毒证。

主症:口苦身热,尿赤便结。

主舌:苔腻。

主脉:脉滑。

或见症:面红目赤,便秘,小便黄,出血,疮疡痈肿,口渴饮冷,发热。

或见舌:舌淡或红,苔白腻或黄腻。

或见脉:脉细滑,脉滑数。

(6)阳虚证。

主症:面色㿠白,畏寒肢冷,少腹冷痛。

主舌:舌淡,苔白。

主脉:脉沉迟。

或见症:倦怠乏力,少气懒言,小便清长,或短少色淡,大便溏泄,身体浮肿,眩晕,口淡不渴,痰涎清稀,面色㿠白或黧黑,局部冷痛喜温喜按,精神萎靡。

或见舌:舌胖大、苔滑。

或见脉:脉细弱。

2.辨证方法

(1)符合主症 2 个,并见主舌、主脉者,即可辨为本症。

(2)符合主症 2 个,或见症 1 个,任何本证舌、脉者,即可辨为本证。

(3)符合主症 1 个,或见症不少于 2 个,任何本证舌、脉者,即可辨为本症。

3.辨证分型

见表 7-1。

表 7-1 卵巢癌辨证分型

治疗阶段	手术阶段	化疗阶段	放疗阶段	单纯中医治疗阶段
辨证分型	气血亏虚	脾胃不和	气阴两虚	气滞血瘀
	脾胃虚弱	气血亏虚	热毒瘀结	痰湿蕴结
		肝肾阴虚		肝肾阴虚
				气血两虚

四、治疗原则

(一)中西医结合治疗原则

卵巢癌目前仍以手术治疗为主,辅以放疗、化疗、内分泌治疗、靶向治疗,具备条件的患者宜采用中西医结合的治疗方式。西医治疗根据 NCCN 指南原则进行。中医根据治疗阶段的不同,可以分为以下 4 种治疗方法。

1.中医防护治疗

适应人群:围手术期、放化疗、内分泌治疗、靶向治疗期间的患者。

治疗原则:以扶正为主。

治疗目的:减轻手术、放化疗、内分泌治疗、靶向治疗等治疗手段引起的不良反应,促进机体功能恢复,改善症状,提高生存质量。

治疗手段:辨证汤药±口服中成药±中药注射剂±其他中医治法。

治疗周期:围手术期,或与放疗、化疗、内分泌治疗、靶向治疗等治疗手段同步。

2.中医加载治疗

适应人群:有合并症,老年 PS 评分 2,不能耐受多药化疗而选择单药化疗的患者。

治疗原则:以祛邪为主。

治疗目的:提高上述治疗手段的疗效。

治疗手段:中药注射剂±辨证汤药±口服中成药±其他中医治法。

治疗周期:与化疗同步。

3.中医巩固治疗

适应人群:手术后无须辅助治疗或已完成辅助治疗的患者。

治疗原则:扶正祛邪。

治疗目的:防止复发转移,改善症状,提高生存质量。

治疗手段:辨证汤药+口服中成药±中药注射剂±其他中医治法。

治疗周期:3 个月为 1 个治疗周期。

4.中医维持治疗

适应人群:放化疗后疾病稳定的带瘤患者。

治疗原则:扶正祛邪。

治疗目的:控制肿瘤生长,延缓疾病进展或下一阶段放化疗时间,提高生存质量,延长生存时间。

治疗手段:中药注射剂±辨证汤药±口服中成药±其他中医治法。

治疗周期:2 个月为 1 个治疗周期。

(二)单纯中医治疗原则

适应人群:不适合或不接受手术、放疗、化疗、内分泌治疗、靶向治疗的患者。

治疗原则:扶正祛邪。

治疗目的:控制肿瘤生长,减轻症状,提高生存质量,延长生存时间。

治疗手段:中药注射剂+口服中成药±辨证汤药±中医其他疗法。

治疗周期:2 个月为 1 个治疗周期。

五、治疗手段

(一)辨证汤药

1.手术结合中医治疗

(1)脾胃虚弱。

临床表现:腹部不适或疼痛按之舒适,面浮色白,纳呆,恶心欲呕,消瘦,便溏,恶风自汗,口干不多饮。舌质淡,苔薄或薄腻,脉细或细弦。

治疗原则:健脾理气,益气和胃。

中药汤剂:补中益气汤加减。

药物组成：炙甘草、黄芪、人参、白术、升麻、柴胡、当归、陈皮。

辨证加减：若胃阴亏虚，加沙参、石斛、玉竹；若兼痰湿证者，加茯苓、半夏、薏苡仁、瓜蒌。

（2）气血亏虚。

临床表现：腹痛绵绵，面色少华，神疲乏力，头晕目眩，畏风怕冷，胃纳欠佳，自汗。唇甲苍白，舌质淡白，苔白，脉沉细无力。

治疗原则：益气养血，扶正祛邪。

中药汤剂：八珍汤加减。

药物组成：党参、黄芪、白术、茯苓、当归、熟地、白芍、川芎、大枣、黄精、鸡内金、麦芽。

辨证加减：兼痰湿内阻者，加半夏、陈皮、薏苡仁；若畏寒肢冷，食谷不化者，加补骨脂、肉苁蓉、鸡内金；若动则汗出，怕风等表虚不固之证，加防风、浮小麦。

2.放疗结合中医治疗

（1）热毒瘀结。

临床表现：腹部皮肤肿痛、破溃，下腹隐痛，或胀满不适，口干舌燥，烦闷不安，或见阴道黄色、黏稠分泌物，或见尿频、尿急、尿痛、血尿、排尿不畅；或见大便频繁、黏液血便，甚或便血、肛门灼热、里急后重；舌红或绛，苔黄腻，脉滑数或脉弦。多见于放射性皮炎、膀胱炎、直肠炎等。

治疗原则：清肠燥湿，活血解毒。

中药汤剂：芍药汤合八正散加减。

药物组成：芍药、当归、黄连、木香、大黄、黄芩、肉桂、车前子、瞿麦、山栀子仁、通草、灯心草、炙甘草。

辨证加减：皮肤肿痛、破溃者，用黄连、黄柏、虎杖煎汤外敷；腹部胀痛者，加小茴香、五灵脂；尿血者，加大小蓟、白茅根、生地黄、丹皮；大便频繁、便血、里急后重者，加白头翁、秦皮、马齿苋、地榆炭；腹泻后脱肛者，加三奇散（黄芪、枳壳、防风）。

（2）气阴两虚。

临床表现：头晕目眩，腰膝酸软，目涩梦多，耳鸣耳聋，气短乏力；或手足心热、午后潮热、颧红、小便短赤；或便下不爽、肛门脱垂；舌质红或绛红，苔少或无苔，或有裂纹，脉细或细数。多见于放射性损伤后期，或迁延不愈，损伤正气者。

治疗原则：益肾滋阴。

中药汤剂：知柏地黄汤加减。

药物组成：熟地黄、山茱萸、山药、泽泻、茯苓、丹皮、知母、黄柏。

辨证加减：潮热、盗汗者，加女贞子、墨旱莲、丹皮、浮小麦；气虚不摄，便下不爽、便血、肛门脱垂者，加黄芪、阿胶、升麻、三七粉；兼血虚者，加阿胶、当归、丹参。

3.化疗结合中医治疗

（1）脾胃不和。

临床表现：呕吐嗳气，脘腹满闷不舒，厌食，反酸嘈杂。舌边红，苔薄腻，脉弦。

治疗原则：疏肝理气，和胃降逆。

中药汤剂：四逆散合半夏厚朴汤加减。

药物组成：柴胡、白芍、枳壳、厚朴、法半夏、茯苓、苏梗、生姜、甘草。

辨证加减：脾胃蕴热者，加生地黄、丹皮、黄连。夹痰湿者，加白扁豆、薏苡仁、佩兰。

(2)气血亏虚。

临床表现:面色少华,头晕目眩,倦怠乏力,口淡不渴,胃纳不佳。舌淡,苔白,脉细。

治疗原则:益气养血。

中药汤剂:八珍汤加减。

药物组成:党参、白术、当归、白芍、黄芪、茯苓、鸡血藤、枸杞子、熟地黄、炙甘草。

辨证加减:兼痰湿内阻者,加半夏、陈皮、薏苡仁;若畏寒肢冷,食谷不化者,加肉桂、干姜、鸡内金。

(3)肝肾阴虚。

临床表现:腰膝酸软,耳鸣,五心烦热,颧红盗汗,口干咽燥,失眠多梦。舌红,苔少,脉细数。

治疗原则:滋补肝肾。

中药汤剂:六味地黄丸加减合玉女煎加减。

药物组成:熟地黄、山茱萸(制)、山药、泽泻、牡丹皮、茯苓、石膏、麦冬、知母、生地、牛膝、黄柏、丹皮、甘草。

辨证加减:若阴虚内热重者,加墨旱莲、女贞子、生地。

4.放化疗后结合中医治疗

手术后已完成辅助治疗的患者,采用中医巩固治疗,能够防止复发转移,改善症状,提高生存质量;放化疗完成后疾病稳定的带瘤患者,采用中医维持治疗,能够控制肿瘤生长,延缓疾病进展或下一阶段放化疗时间,提高生存质量,延长生存时间。

辨证论治同"单纯中医治疗"。

5.单纯中医治疗

对于不适合或不接受手术、放疗、化疗、内分泌治疗、靶向治疗的卵巢癌患者,采用单纯中医治疗,发挥控制肿瘤,稳定病情,提高生存质量,延长生存期的作用。

(1)气滞血瘀。

临床表现:少腹包块,坚硬固定,胀痛或刺痛,痛而拒按,夜间痛甚,或伴胸胁不舒,月经不调,甚则崩漏,面色晦暗,肌肤甲错。舌质紫黯有瘀点,瘀斑,脉细涩。

治疗原则:行气活血,祛瘀消癥。

中药汤剂:少腹逐瘀汤合桂枝茯苓丸加减。

药物组成:小茴香、干姜、延胡索、没药、当归、川芎、官桂、赤芍、蒲黄、五灵脂、桂枝、茯苓、牡丹皮、白芍、桃仁。

腹部肿块坚硬者,加土鳖虫、穿山甲、水蛭;阴道出血过多者,加仙鹤草、阿胶、三七末;身热口干苦者,加蒲公英、苦参;腹胀甚者,加枳实、九香虫;腹水多者,加大腹皮、八月札、猪苓;潮热、盗汗、口干者,加鳖甲、女贞子、山萸肉、知母;胁痛者加玄胡、白芍、郁金等。

(2)痰湿蕴结。

临床表现:少腹部胀满疼痛,痛而不解,或可触及质硬包块,胸脘痞闷,面浮懒言,带下量多质粘色黄。舌淡胖或红,舌苔白腻,脉滑或滑数。

治疗原则:健脾利湿,除痰散结。

中药汤剂:二陈汤加减。

药物组成:半夏、陈皮、茯苓、甘草。

辨证加减:少腹包块坚硬者,加鳖甲、穿山甲、乳香、没药、山慈姑、夏枯草;身倦乏力重者,加白术、黄芪;大便干硬秘结者,加生大黄、麻子仁、白芍。

(3)肝肾阴虚。

临床表现:下腹疼痛,绵绵不绝,或可触及包块,头晕目眩,腰膝酸软,四肢无力,形体消瘦,五心烦热,月经不调。舌红少津,脉细弦数。

治疗原则:滋补肝肾。

中药汤剂:知柏地黄丸加减。

药物组成:知母、黄柏、熟地黄、山药、山茱萸、牡丹皮、茯苓、泽泻。

辨证加减:腹胀痛者,加川楝子、延胡索、水红花子;血虚阴伤者,加党参、首乌、山萸肉;腹胀,腹大如鼓者,加大腹皮、川楝子、车前草。

(4)气血两虚。

临床表现:腹痛绵绵,或有少腹包块,伴消瘦,倦怠乏力,面色苍白,惊悸气短,动则汗出,食少无味,口干不多饮。舌质淡红,脉沉细弱。

治疗原则:益气养血,滋补肝肾。

中药汤剂:人参养荣汤加减。

药物组成:人参、白术、黄芪、熟地黄、大枣、川芎、远志、白芍、五味子、茯苓、陈皮、甘草。

辨证加减:阴道出血不止者,减川芎,加三七,阿胶。

(二)卵巢癌常用中成药

1.桂枝茯苓丸

活血化瘀,缓消癥块;适用于妇人宿有癥块,妊娠后漏下不止,胎动不安,或血瘀经闭,行经腹痛,产后恶露不尽;用于早期卵巢癌术后辅助治疗。口服,每次 9 丸,每天 1～2 次。2 月为 1 个疗程。

2.紫龙金片

扶正祛邪,破瘀散结,解毒抑瘤。适用于中晚期卵巢癌。口服,每次 3～4 粒,每天 3 次。1 月为 1 疗程。

3.榄香烯乳注射液

活血解毒,散结止痛。适用于癌性胸、腹水及某些恶性实体瘤,与放化疗同步治疗,可增强疗效,可用于介入、腔内化疗及癌性胸腹水的辅助治疗;每次 0.4～0.6 g,加入 5% 葡萄糖或 0.9% 生理盐水 250 mL 静脉滴注,每天 1 次,5～7 d 为 1 疗程。

4.艾迪注射液

清热解毒、消瘀散结。适用于原发性肝癌、肺癌、肠癌、鼻咽癌、泌尿系统肿瘤、恶性淋巴瘤、妇科恶性肿瘤等多种肿瘤的治疗。每次 50～100 mL,加入 0.9% 氯化钠注射液或 5%～10% 葡萄糖注射液 400～500 mL 中静脉滴注,每天 1 次,10～15 d 为 1 疗程。

5.复方苦参注射液

清热利湿,凉血解毒,散结止痛。适用于癌肿疼痛、出血。每次 16～20 mL,加入生理盐水250 mL 中静脉滴注,每天 1 次,总量 200 mL 为 1 疗程,连续应用 2～4 个疗程。

6.华蟾素注射液

解毒,消肿,止痛。适用于中晚期肿瘤。每次 20～40 mL,加入生理盐水或 5% 葡萄糖注射液500 mL 静脉滴注,每天 1 次,10～15 d 为 1 疗程。

7.其他可用于卵巢癌晚期或有虚证表现的扶正中药注射液

参芪扶正注射液、参麦注射液、生脉注射液、黄芪注射液、香菇多糖注射液和猪苓多糖注射液等。

（三）中药贴敷疗法

将药物贴敷于体表某部，透过药物透皮吸收、穴位刺激发挥作用，从而达到调节免疫、控制病灶、康复保健等目的。

1.注意事项

（1）贴敷前要详细询问病史及皮肤过敏史。局部皮肤溃烂、过敏及慢性皮疹、皮炎等禁用外敷治疗。

（2）中药敷贴时间以 2～4 h 为宜，一般不超过 6 h。

（3）使用过程中，若患者出现辛辣烧灼感或瘙痒应立即取下药贴，根据患者皮肤反应给予对症处理。

2.中药贴敷方

（1）香药酒。

药物成分：乳香、没药、冰片各 30 g，红花 10 g。

用法用量：将上药放入 90％乙醇溶液 500 mL 中浸泡 3 d 后，取少量澄清液备用。用棉签蘸适量药水搽于痛处，每天可反复使用，疗程不限。

功效主治：活血止痛。适用于卵巢癌腹痛者。

（2）活血逐水汤。

药物成分：玄胡 40 g，乳香、没药、芫花、桃仁、血竭各 20 g。

用法用量：将上方煎至 100 mL，加冰片 3 g 调匀后外敷于腹部。

功效主治：活血止痛，利水消肿。适用于晚期卵巢癌疼痛伴腹水者。

（3）薏苡附子败酱散。

药物成分：生薏米 30～60 g，败酱草 15～30 g，熟附子 5～10 g。

用法用量：上药加水煎 2 次，分 3 次将药液温服，药渣加青葱、食盐各 30 g，加酒炒热，乘热布包，外敷患处，上加热水袋，使热气透入腹内，每次 1 h，每天 2 次。如热象重者，附子减半量，加红藤 30 g、蒲公英 15 g、地丁 15 g、制大黄（后下）10 g；发热重者，加柴胡 10 g、黄芩 10 g；湿象重者，加土茯苓 30 g、泽兰 10 g、苍术 10 g；血瘀重者，加三棱 12 g、莪术 12 g、失笑散 12 g；包块坚硬者，加王不留行 10 g、水蛭 5 g、蜈蚣 2 条。

功效主治：清热利湿散结，适用于卵巢癌见腹部包块者。

（4）独角莲敷剂。

药物成分：鲜独角莲（去皮）。

用法用量：将独角莲捣成糊状，敷于肿瘤部位，上盖玻璃纸，包扎固定，24 h 更换一次（用干独角莲研细末，温水调敷也可）。

功效主治：解毒散结止痛。适用于各种卵巢癌包块坚硬、疼痛者。

（5）加味双柏散。

药物成分：侧柏叶、大黄、黄柏、泽兰等 100～200 g。

用法用量：用蜜糖水调成糊状，微波炉加热至皮肤不觉烫为度，敷于肿瘤处或疼痛部位，上盖玻璃纸，包扎固定，4 h 后取走药物。

功效主治：活血祛瘀，消肿止痛。适用于卵巢癌包块坚硬、疼痛者；亦可用于卵巢癌所致腹水、肠梗阻出现腹胀痛者。

（四）中药灌肠疗法

将煎煮的中药以肛管滴注于直肠，通过直肠黏膜对药物的吸收，起到清热解毒、活血通络的作用，能促进局部黏膜修复，达到改善症状、调节免疫等目的。

1.注意事项

（1）便血量多、肠壁巨大溃疡并肠壁变薄者，灌肠疗法有肠穿孔的风险，需慎用。

（2）肠道肿物巨大，合并直肠梗阻，肛管难以通过者，不宜使用灌肠疗法。

（3）避免使用质地较硬、管口边缘锐利的胶管灌肠。

（4）为达最佳疗效，现多采用保留灌肠法，灌肠液滴速以 40～60 滴/分钟为宜，灌肠后嘱患者保留灌肠液 30 min 以上再排出。

2.中药灌肠方

药物成分：生大黄 20 g，黄柏 15 g，山栀子 15 g，蒲公英 30 g，金银花 20 g，红花 15 g，苦参 20 g。

用法用量：将上方药物加水 800 mL，煎至 200 mL。从肛门插入导尿管 20～30 cm 深，注药后保留30～60 min，每天 1 次。

功能主治：清热解毒，凉血活血。用于卵巢癌放疗后局部炎症、疼痛、肿胀者。

（五）非药物疗法——针灸

处方：取足厥阴肝经，足阳明经，任脉经穴为主。关元、气海、中极、天枢、三阴交、太冲。

方义：关元、中极、气海疏通胞宫，调理冲任；天枢是治疗症瘕的经验穴并理气活血；太冲、三阴交疏肝健脾，活血行气。

辨证配穴：气滞血瘀型加肝俞、膈俞、血海以行气散瘀。痰湿蕴结型加脾俞、足三里、丰隆以补益脾胃，除湿化痰。肝肾阴虚型加肝俞、肾俞、太溪以滋补肝肾。气血两虚型加足三里、血海以补气养血，可灸。

随症配穴：胁痛者，加阳陵泉；小腹痛甚加次髎。

操作：毫针针刺，补泻兼施。每天 1 次，每次留针 30 min，10 次为一疗程。虚证可加灸。电针用疏密波，频率为 2/15 Hz，持续刺激 20～30 min。

六、预防与调护

（一）预防

（1）定期普查普治：卵巢癌治疗的重点在于早期发现肿瘤，早期患者常无明显症状，为早期诊断带来很大的不便，故定期普查尤为重要。

（2）所有卵巢实性肿块，尤其是表面高低不平者，或大于 6 cm 的囊肿，应立即行手术治疗。

（3）绝经后发现子宫内膜腺瘤样增生或内膜腺癌，应注意卵巢有无肿物，并及早行手术治疗。

（4）盆腔炎性肿块，尤其是怀疑盆腔结核或子宫内膜异位性肿块，经治疗无效，不能排除肿瘤的可能性时应手术探查。

（5）早期卵巢癌易漏诊，因手术中常见到外观光滑，表面平整误以为是良性肿瘤者，结果病理切片检查已有恶性变，故手术中应准确鉴别肿瘤性质，切下的标本应立即剖开仔细检查，疑有恶性可能者，即送冰冻切片检查，并根据病理结果，结合临床表现，决定手术范围，术后将所有标本再次送检，以明确诊断。

（二）调护

（1）使患者保持积极乐观的精神,树立战胜疾病的信心,忌悲观紧张情绪,协助患者调节心理适应过程。

（2）协助患者接受各种诊断检查及治疗。

（3）补充营养与水分,协助克服化疗引发的不良反应,如骨髓功能抑制、消化功能紊乱、脱发等。

（4）尽量避免外源性化学制品对身体的刺激,特别是滑石粉、石棉类等,注意外阴部清洁,经期及性生活的卫生。

（5）注意勿使腹部受挤压,检查时动作要轻柔。要节制性生活。

（6）多食富营养易消化的食物及新鲜蔬菜、水果,保证大小便通畅。

（7）维持适当的活动与休息。

七、研究进展

卵巢癌是女性生殖器官三大恶性肿瘤之一,其死亡率居女性生殖系统肿瘤首位。早期卵巢癌几乎无明显自觉症状,患者就诊时多已为中晚期。由于缺乏有效的早期诊断方法,该病 5 年存活率仍较低,在 30%～40% 之间,对患者生命构成严重威胁。卵巢癌的治疗以手术为主,辅以放疗、化疗、中医药治疗及生物治疗等综合性治疗。近年来,在上述治疗过程中,中医药的参与能够明显提高患者生存质量和存活期。

（一）病因病机

根据文献记载,我国古代医家对卵巢癌的病因、规律及转归均有了一定认识。如《灵枢·水胀》认为其病因为"寒气客于肠外"即"肠覃何如……寒气客于肠外,与卫气相搏,气不得荣,因有所系,癖而内著,恶气乃起,息肉乃生。其始生也,大如鸡卵,稍以益大,至其成,如怀子之状,久者离岁,按之则坚,推之则移,月事以时下,此其候也。"现代亦有人就其病因进行研究,谭开基等认为,卵巢癌的病因有:正气先虚,脏腑之气虚弱,六淫邪毒乘虚而入,客于肠外与卫气相搏,留而不去;饮食不节,损伤脾胃,令食饮不消,聚结于内,脾虚生痰,痰湿凝成块;湿郁化热,湿热蕴结不散;情志失调,令肝气郁结,气滞血瘀,阻塞经络,久则渐成癌瘤。陈良良认为,卵巢癌的发生发展是一个正虚邪实的过程,为脏腑亏虚、营卫气血失调而致气滞血瘀、痰凝毒聚而成。孙桂芝则强调正气不足、毒邪及情志因素,其中毒邪在肿瘤发病中占有重要地位,它是导致肿瘤发生的重要条件。即在毒邪侵袭的条件下,即使体质壮实,正气充盛,也可致癌。

（二）治疗进展

1.辨证论治

目前关于卵巢癌的中医辨证分型尚不统一,临床上多按医家的临证经验而划分证型和组方用药。辨证分型主要按卵巢癌的病因病机及症状体征归类分型。如郁仁存将本病分为以下数型:湿热郁毒型、气虚血瘀型、痰湿凝聚型、气阴两虚型。孙桂芝将本病分为四型:肝气郁结型、肝气虚型、肝肾阴虚型以及阴虚型。潘天慧等则认为治疗应重在益气养阴、化瘀解毒、扶正祛邪,主张化疗期间即可服用益气养阴解毒汤加减治疗,以减少化疗的毒性和不良反应;在化疗间歇期服用益气扶正消症汤加减治疗。王希波等主张在化疗前 1 周左右可以有针对性地服用以益气健脾为主,滋补肝肾为辅之药物;化疗期间可加用和胃降逆之药,如陈皮、姜半夏、姜竹茹等,以缓解恶心呕吐等脾失健运证候;化疗后元气大伤,脾肾亏虚,气血虚弱,加之邪毒内伏,可在补肾健脾、益气养血的同时,加用祛瘀解毒之药,如红藤、大黄、白花蛇舌草等。

2.治疗方案

中医药治疗卵巢癌的循证医学研究尚处于起步阶段,现有的研究表明,中医药在放疗、化疗期间,手术及放化疗后,以及在复发难治卵巢癌、卵巢癌并发恶性腹水等方面具有一定作用。桂枝茯苓丸、鳖甲煎丸、大黄䗪虫丸等经典名方名药在临床上长久应用,并且已研发上市了多种中成药,如艾迪注射液、康艾注射液、复方斑蝥胶囊等。

中医治疗卵巢癌根据患者邪正盛衰,采用扶正化瘀解毒为主的治疗。放化疗期间以扶正为主,病情初期,患者体力状况尚可者,可兼顾化瘀解毒治疗以增强疗效。如刘爱武等将 120 例卵巢癌术后患者分为治疗组(增免抑瘤方＋化疗组)90 例,对照组(单纯化疗组)30 例,结果表明,治疗组晚期卵巢癌的 5 年生存率(50％)高于对照组(33.3％),治疗组治疗 1 年后的生活质量高于对照组(P＜0.05),而 2 年后的生活质量与对照组差异无显著性意义(P＜0.01)。夏亲华等以扶正培本、化瘀解毒为基本方治疗卵巢癌,中药联合腹腔化疗取得了较好的近期疗效,提高了化疗完成率,降低了化疗的不良反应,提高了生存质量和生存率。潘天慧等观察手术、化疗配合中药治疗原发性卵巢癌的临床疗效,随机将原发性卵巢癌分为 2 组,对照组为术后接受化疗,治疗组为术后接受化疗并同时服用中药治疗。结果发现中药能提高手术、化学治疗原发性卵巢癌的疗效,并减少其消化道毒性和不良反应。于华香等将自拟方参芪扶正败毒丸与化疗药物联合运用,观察卵巢癌 200 例治疗后局部病灶变化(CR＋PR＋NC),观察组有效率 85.84％,明显优于对照组 58.75％(P＜0.01);3 年、5 年生存率(65.46％,39.65％)显著优于对照组(45.38％,28.73％)(P＜0.05,P＜0.01)。提示中医参与的卵巢癌治疗对于提高患者的生活质量、生存期及机体免疫功能均有帮助。

对于复发难治卵巢癌,多程治疗后的晚期卵巢癌患者,单纯中医药治疗也可成为一种治疗选择。如苗厚润等报道以中药化瘤丸为主治疗晚期卵巢癌 44 例,完全缓解 6 例,部分缓解 18 例,总缓解率为 54.5％。郁仁存常以清热利湿、解毒散结为法治疗晚期卵巢癌,常用方药为:半枝莲 30 g、龙葵 30 g、白花蛇舌草 30 g、白英 30 g、川楝子 12 g、车前草 30 g、土茯苓 30 g、瞿麦 15 g、败酱草 30 g、生薏米 30 g、大腹皮 10 g。毒热盛者加蛇莓、草河车、苦参,腹胀甚者加木香、槟榔、大腹皮、枳实,肿块坚硬者加土鳖虫、山甲、莪术、水蛭、桃仁、虻虫,腹痛甚者加白屈菜、白芍、炙甘草。

中医外治法对于改善卵巢癌临床症状,治疗腹水等并发症有一定作用。侯玉娜等将 69 例卵巢癌患者随机分为实验组(36 例)和对照组(33 例)。对照组单纯采用腹腔化疗,实验组在腹腔化疗的基础上加博生癌宁透皮治疗贴外用。贴敷部位:神阙、中极、三阴交及卵巢病灶区,每天 2～4 贴。结果显示,实验组患者腹痛、腹水、恶心等临床症状均不同程度地减轻或消失,总有效率为91.6％,优于对照组(60.61％,P＜0.05)。金庆满等采用中药膏(黄芪 80 g,猪苓 50 g,石吊兰 50 g,商陆 20 g,千金子 6 g,薏苡仁 50 g,桃仁 40 g,红花 30 g,莪术 30 g,沉香 10 g,槟榔 10 g)外敷联合腹腔灌注化疗治疗卵巢癌腹水 30 例,并与单纯腹腔灌注化学治疗 30 例对照观察。结果显示,治疗组腹水改善有效率 86.7％,临床症状改善率 80.0％;对照组分别为 56.7％、63.3％,2 组比较差异均有统计学意义(P＜0.01,P＜0.05);治疗组生活质量高于对照组(P＜0.05),白细胞下降、胃肠道反应、腹痛及肾功能损害等不良反应发生率均低于对照组(P＜0.05)。陈兰英等对卵巢癌术后患者予理气汤(丹参、当归、木香、陈皮、厚朴、茯苓、青皮、生大黄、姜半夏各 10 g,番泻叶 6 g),于术后 24 h 开始由胃管注入并夹闭胃管 2 h,停胃肠减压后改口服,联合针灸(取足三里常规针刺)治疗卵巢癌术后 40 例,并与术后常规治疗 40 例对照观察。结果显示,治疗组肠功能恢复时间、首次排气时间明显早于对照组(P<0.05)。

此外,大多数基础研究停留在细胞水平,如大黄素、芹菜素对人卵巢癌 HO-8910PM 细胞均有一定的毒性;苦参素能抑制卵巢癌细胞增殖,诱导卵巢癌细胞凋亡。中医药治疗卵巢癌的作用机制有待于深入研究。

3.存在问题及展望

辨证论治是中医学的核心和特色,目前中医治疗卵巢癌仍然坚持辨证论治,辨证与辨病相结合。但关于卵巢癌的中医辨证分型尚不统一,临床上多以医家的临证经验而划分证型和组方用药。由于卵巢癌的病情复杂严重,辨证标准未能统一,不利于临床研究和应用。此外,缺乏前瞻性大样本调查资料,从现有资料来看,治疗多为个人经验或认识,缺乏临床大样本研究依据。卵巢癌患者晚期较多,合并腹水、肠粘连、肠梗阻等急症较为常见,单纯中医药治疗的安全性未经系统评估,单纯应用中药有一定的风险,使患者难以依从,目前提倡中西医结合治疗。西医治疗卵巢癌的研究已上升到分子基因靶点水平,因而随着研究的深入和中西医这两种模式的契合点的精确定位,治疗卵巢癌会有广阔的发展空间。我们相信,随着广大医务人员的不断探索和实践,中医治疗卵巢癌必定会有更广阔的发展前景。

(潘如月)

第二十一节 子 宫 颈 癌

一、概述

子宫颈癌又称宫颈癌,是发生于子宫颈阴道部及子宫颈管上皮的恶性肿瘤。人乳头瘤病毒(HPV)的持续感染被认为是宫颈癌发病最重要的原因。人群中 HPV 的感染率和宫颈癌的发病率相关。其他与宫颈癌有关的流行病学危险因素包括抽烟史、经产、使用避孕药、性交年龄过早、多个性伴侣、性传播疾病史以及长期免疫力低下。宫颈癌是世界范围内女性最常见的第三大肿瘤,78%的病例发生于发展中国家,在那里宫颈癌是女性肿瘤致死的第二位原因。2002 年全球子宫颈癌新发病例 49.3 万人,死亡 27.3 万人。自巴氏涂片筛查技术广泛应用以来,子宫颈癌发病率和死亡率在世界范围内大约下降了 75%。在过去的 20 年里子宫颈癌在欧美发达国家的发病率已经维持在一个相对稳定的较低水平,2010 年美国预计新发 13 200 例,预计死亡 4 210 例。在中国尚未建立系统完善的癌症登记制度,估计每年新发子宫颈癌 10 万例左右,约占世界的 1/5。

宫颈癌属于中医"带下""崩漏""癥瘕"范畴。明代张景岳所著《妇人规》中提出的"交接出血而痛",与现代医学描述的宫颈癌主症之一"接触性出血"相同。孙思邈《备急千金要方》云:"妇人崩中漏下,赤白青黑,腐臭不可近,令人面黑无颜色,皮骨相连,月经失度,往来无常……阴中肿如有疮之状。""所下之物,一曰状如膏,二曰如黑血,三曰如紫汁,四曰如赤肉,五曰如脓血。"分析此证候,与晚期宫颈癌的临床表现极为相似。元代朱丹溪用实例叙述了妇人"糟粕出前窍,溲尿出后窍,六脉皆沉涩""三月后必死",无疑是宫颈癌晚期浸润的临床表现。治疗上应明辨虚实,分清脏腑,或疏肝理气,或健脾祛湿,或补肾固涩,或清利湿热,或解毒消肿。

二、病因病机

中医认为宫颈癌多由脏腑虚损、冲脉失约、带脉不固、邪毒瘀阻血络和痰湿内结胞宫所致,与肝、脾、肾三脏关系最为密切。其发病的病因病机可有以下几方面。

(一)外邪入侵

房事不洁,或月事正行、湿热侵袭,或湿热毒邪迁延留滞使气血运行受阻,瘀毒结聚而成本病。

(二)饮食不节

饥饱失常,或过食肥甘厚味,或饮食不洁,或饮酒无度损伤脾胃,脾气受损,中阳不振,运化失司,水湿注于下焦,痰湿凝聚胞中而发病。

(三)七情内伤

恚怒伤肝、忧思伤脾而致气机疏泄失常,血行不畅,日久生瘀,气滞血瘀而发病。

(四)脏腑虚弱

素体不足或久病,或劳累过度,或早婚多产,均可导致五脏虚弱、阴阳失调、气血运行不畅或失常、冲任失约、带脉不固而发病。

总之,本病的发生主要由于各种原因导致脏腑功能失常,气血失调,冲任损伤,淤血、痰饮、湿毒等有形之邪相继内生,积结不解,日久渐成。由于本病与冲任密切相关,冲任之脉系于肝肾,冲为血海,故辨治与肝、脾、肾三脏密切相关。本病的主要病机为肝郁气滞,或脾虚湿盛,或肾虚不固,导致脏腑功能亏损,冲任失调,督带失约而成。

三、诊断

(一)诊断要点

1.临床表现

(1)症状:早期宫颈癌可无明显症状,疾病发展到一定程度可出现不同的临床表现,主要症状有以下几点。

阴道出血:早期为少量的接触性阴道出血,常见于性生活或妇检后。随着病情的发展,阴道流血的频度和每次出血量增加,可发生大出血。

阴道流液:早期为白带增多,是由于宫颈腺体受癌灶刺激或伴有炎症,分泌亢进所致。随着病情发展,流液增多,稀薄似水样,腥臭,合并感染时伴有恶臭或呈脓性。

疼痛:多发生于中、晚期患者或合并感染者;多位于下腹、臀部或骶尾部。下腹正中疼痛可能是子宫颈癌灶或宫旁合并感染或宫腔积液、积脓,导致子宫腔压力增大、收缩所致;下腹一侧或双侧的痉挛性、发作性疼痛,可能为肿瘤压迫或浸润导致输尿管梗阻扩张所致;肾区疼痛多由肾盂积液引起;臀、骶部疼痛,多为盆腔神经受肿瘤压迫或浸润引起。

泌尿道症状:常为感染引起,可出现尿频、尿急、尿痛。随着疾病的发展,可侵犯膀胱,出现血尿、脓尿,以至形成膀胱阴道瘘。病灶向主韧带浸润,压迫或侵犯输尿管,引起肾盂积水,可导致尿毒症。

下消化道症状:当宫颈癌灶向主韧带、骶韧带扩展时,可压迫直肠,造成排便困难;肿瘤侵犯直肠,可产生血便、黏液便,最后可形成直肠阴道瘘。

全身性症状:发热、消瘦、贫血、水肿、体倦乏力等。

（2）体征：宫颈原位癌及早期浸润癌时期，宫颈上可出现糜烂、小溃疡或乳头状瘤。随着瘤的发展，肿瘤向外生长，可形成菜花、乳头、息肉状，组织脆、易出血和流液；肿瘤向内生长，可形成结节型病灶，外观呈不规则结节，向深部浸润，表面可呈糜烂状，阴道出血较少；肿瘤合并感染时可形成溃疡灶，可为小溃疡或较深呈火山口状溃疡，宫颈癌灶浸润深和癌组织大量坏死脱落，宫颈外形被破坏，形成空洞状。宫颈腺癌的患者，病灶位于宫颈管内，早期宫颈外观正常，碰触颈管时有出血。病灶进一步发展，宫颈可均匀性增大、增粗、变硬。晚期时宫颈肿瘤可脱落形成溃疡以至空洞。

2.病史

早年性交，早婚，性生活紊乱，多育；慢性宫颈炎久治不愈。

（二）辅助检查

1.细胞学检查

（1）宫颈部刮片：用宫颈刮板于宫颈管和宫颈阴道段的表面刮一圈，将刮板上的分泌物涂于玻片上，此法可直接取得宫颈的新鲜细胞。

（2）后穹隆刮片：将宫颈刮板置于后穹隆，取其分泌物作涂片检查。此法可检出来自生殖道各部位的脱落细胞。

2.病理学诊断

（1）宫颈活检：早期宫颈癌病灶不明显，为能准确取得癌组织，应在宫颈上采用多点活检，分送病理。为提高活检的准确率，目前常用碘试验、阴道荧光检测灯、阴道镜等方法协助取材。中、晚期病例宫颈癌灶明显，能准确取得癌组织。但对有感染、坏死的宫颈癌，在活检时应深取，才能得到新鲜癌组织。绝经妇女因鳞柱交界内移，故取材应将活检钳伸进颈管取，或使用小刮匙行颈管内搔刮，才能取得癌组织。

（2）宫颈锥切术：将子宫颈阴道部及颈管做圆锥形切除，圆锥尖顶位于宫颈内口，此手术适用于阴道脱落细胞防癌涂片阳性但切片检查阴性，或疑有早期浸润癌而未获诊断者，或年轻患者需要保留子宫者，特别是宫颈上皮内瘤变（CIN）的年轻患者。

3.影像学检查

（1）经阴道超声检查（USG）：早期宫颈癌用 USG 常难以发现，大多数病例（侵犯＞5 mm）经 USG 能发现。阴道超声显示进展期宫颈癌宫颈增大，如果宫颈受累，常见子宫积液和（或）子宫积血。经直肠超声能辨别宫颈、宫旁、阴道、盆壁、直肠和膀胱后壁结构，癌肿为低或等回声、有无明确边界。彩色多普勒血流成像显示病变内部及周围有无彩色血流信号。

（2）CT：宫颈癌 CT 表现为宫颈增大；增强后癌肿常为低密度，主要由于肿瘤坏死、溃疡形成、肿瘤与正常组织密度不同；宫颈管梗阻可引起宫腔内积液。

（3）MRI：显示宫颈部位、大小、范围优于 USG 和 CT。癌肿 T_2WI 为中等信号，T_1WI 呈等信号；增强癌肿显示不均质性，与坏死组织易分开，另外增强有利于评估膀胱和直肠受侵情况。动态增强早期团注钆造影剂 60 s 癌肿较正常基质强化明显，随着时间延长，这种差异性缩小；延迟癌肿为等或低信号。动态增强能发现小病变及基质的侵犯，但时间-密度曲线与肿瘤恶性程度没有相关性。治疗后坏死或怀疑侵犯膀胱、直肠时建议增强。与宫颈鳞癌相比，宫颈腺癌较少见，T_2WI 高信号、多发囊性变，癌肿沿宫颈内腺体扩展，侵入基质层酷似宫颈腺囊肿，增强时瘤实质成分强化有助于二者区别。

4.免疫学诊断

目前,宫颈癌尚未分离出理化性质纯粹、专一的特异抗原。有报道称 CEA、CMA26 和 M29 在宫颈癌中出现一定比例的阳性,但特异性不高。自近年发现鳞状上皮癌肿瘤相关抗原(SCC)以来,许多国外学者进行了有关方面的研究,SCC 是 $TA \sim T_4$ 的 14 个亚基之一,从宫颈癌患者的肝转移灶中提纯而得,SCC 敏感性在原发性宫颈癌为 44%～67%,复发癌为 67%～100%,特异性为 90%～96%。SCC 的表达率随临床分期Ⅰ期(29%)到Ⅳ期(89%)而逐渐递增,并与肿瘤分化程度有关。SCC 在宫颈鳞癌根治术后明显下降,复发时活性重新出现,故可用于疗效的评估和疾病复发的监测。

5.膀胱镜检查

中、晚期宫颈癌,伴有泌尿系统症状时应行膀胱镜检查,以正确估计膀胱黏膜和肌层有无受累,必要时行膀胱壁活检以确诊。

6.直肠、结肠镜检查

适用于有下消化道症状和疑有直肠、结肠受侵犯者。

(三)临床分型

1.宫颈上皮内瘤样病变

(1)宫颈不典型增生:轻度不典型增生时,细胞异型性较轻,细胞排列稍紊乱;中度时异型性明显,细胞排列紊乱;重度时细胞显著异型,极性几乎全消失,不易与原位癌区别。

(2)宫颈原位癌:又称上皮内癌。病变限于上皮层内,基底膜未穿透,间质无浸润。异型细胞可沿宫颈腺腔开口进入移行带区的宫颈腺体,致使腺体原有的柱状细胞为多层异型鳞状细胞所替代,但腺体基底膜仍保持完整。

2.宫颈浸润癌

(1)鳞状细胞:占 90%～95%。

巨检:镜下早期浸润癌及极早期宫颈浸润癌,肉眼观察无明显异常,或类似宫颈糜烂,随着疾病的逐步发展,有以下 4 种类型。①外生型:最常见,病灶向外生长,状如菜花;组织脆,起初为息肉样或乳头状隆起,继而发展为向阴道内突出的大小不等的菜花状赘生物,触之易出血。②内生型:癌灶向宫颈深部组织浸润,使宫颈扩张并侵犯子宫下段;宫颈肥大而硬,表面光滑又轻度糜烂,整个癌颈段膨大如桶状。③溃疡型:上述两型当癌灶继续发展,癌组织坏死脱落形成凹陷性溃疡或空洞样形如火山口。④颈管型:癌灶发生在宫颈外口内,隐蔽在宫颈管,侵入宫颈及子宫下段供血层以及转移到盆壁的淋巴结。

显微镜检。①镜下早期浸润癌:镜下见可测量的病灶,其浸润间质的深度不超过 5 mm,水平播散范围不超过 7 mm,癌灶由小的浸润灶融合,肿瘤细胞有各种不同的分化程度。②宫颈浸润癌:指癌灶浸润间质的范围已超过可测量的早期浸润癌,呈网状或团块状浸润间质。根据细胞分化程度,一般分为 3 级:Ⅰ级,分化较好,癌巢中有多数角化现象,可见细胞间桥;Ⅱ级,中度分化,达宫颈上皮中层细胞的分化程度,细胞大小不一,癌巢中无明显角化现象及细胞间桥;Ⅲ级,多为未分化的小细胞。

(2)腺癌:占 5%～10%。

巨检:大体形态与宫颈鳞癌相同。来源于宫颈管,浸润宫颈管壁;或自颈管内向宫颈外口突出生长;常侵犯宫旁组织;若病灶向颈管内生长,宫颈外观可正常,但因宫颈管向宫体膨大,使宫颈管形如桶状。

显微镜检:①黏液腺癌,最常见,来源于宫颈柱状黏液细胞,镜下见腺体结构,细胞内含黏液;②宫颈恶性腺瘤,又称偏差极小的腺癌,肿瘤细胞貌似良性,常浸润宫颈壁深层;③鳞腺癌,来源于宫颈黏膜柱状下细胞,较少见,癌细胞幼稚,同时向腺癌和鳞癌方向发展而故名。

（四）临床分期

目前宫颈癌的分期主要有美国癌症联合委员会（AJCC）宫颈癌 TNM 分期和 FIGO 分期系统,具体如下。

1.国际妇产科协会（FIGO）分期（2009）

Ⅰ期:肿瘤严格局限于宫颈（扩展至宫体可以被忽略）。

ⅠA 期:镜下浸润癌。间质浸润深度≤5 mm,水平浸润范围≤7 mm。

ⅠA$_1$:间质浸润深度≤3 mm,水平浸润范围≤7 mm。

ⅠA$_2$:间质浸润深度＞3 mm,但不超过 5 mm,水平浸润范围≤7 mm。

ⅠB 期:临床肉眼可见病灶局限于宫颈,或是显微镜下病灶＞ⅠA 期[*]。

ⅠB$_1$:临床肉眼可见病灶最大直径≤4 cm。

ⅠB$_2$:临床肉眼可见病灶最大直径＞4 cm。

Ⅱ期:肿瘤超越宫颈,但未侵犯阴道下 1/3,宫旁浸润未达盆壁。

ⅡA 期:无宫旁组织浸润。

ⅡA$_1$:临床肉眼可见病灶最大直径≤4 cm。

ⅡA$_2$:临床肉眼可见病灶最大直径＞4 cm。

ⅡB 期:有明显宫旁组织浸润。

Ⅲ期:肿瘤侵及盆壁和（或）侵及阴道下 1/3,和（或）肿瘤所致的肾积水或肾无功能[**]。

ⅢA 期:肿瘤侵及阴道下 1/3,未侵及盆壁。

ⅢB 期:肿瘤侵及盆壁和（或）肿瘤所致的肾积水或肾无功能。

Ⅳ期:肿瘤超出真骨盆或（活检证实）侵及膀胱或直肠黏膜。泡状水肿不能分为Ⅳ期。

ⅣA 期:肿瘤侵及邻近器官。

ⅣB 期:肿瘤侵及远处器官。

注:[*] 所有肉眼可见病灶即便是浅表浸润也都定义为ⅠB 期。浸润癌局限于测量到的间质浸润范围,最大深度为 5 mm,水平范围不超过 7 mm。无论从腺上皮或者表面上皮起源的病变,从上皮的基底膜量起浸润深度不超过 5 mm。浸润深度总是用 mm 来报道,即便那些早期（微小）间质浸润。血管/淋巴间隙受侵不改变分期。

注:[**] 直肠检查时,肿瘤与盆腔壁间没有无肿瘤浸润间隙。任何不能找到其他原因的肾盂积水及无功能肾病例都应包括在内。

2.TNM 临床分期

（1）原发肿瘤（T）。

T$_x$:原发肿瘤无法评估。

T$_0$:无原发肿瘤证据。

T$_{is}$:原位癌。

T$_1$:癌局限在子宫颈。

T$_{1a}$:镜下浸润癌。间质浸润深度≤5 mm,水平浸润范围≤7 mm。

T$_{1a1}$:间质浸润深度≤3 mm,水平浸润范围≤7 mm。

T_{1a2}:间质浸润深度>3 mm,但不超过5 mm,水平浸润范围≤7 mm。

T_{1b}:临床肉眼可见病灶局限于宫颈,或是显微镜下病灶>ⅠA期。

T_{1b1}:临床肉眼可见病灶最大直径≤4 cm。

T_{1b2}:临床肉眼可见病灶最大直径>4 cm。

T_2:肿瘤超越宫颈,但未侵犯阴道下1/3,宫旁浸润未达盆壁。

T_{2a}:无宫旁组织浸润。

T_{2a1}:临床肉眼可见病灶最大直径≤4 cm。

T_{2a2}:临床肉眼可见病灶最大直径>4 cm。

T_{2b}:有明显宫旁组织浸润。

T_3:肿瘤侵及盆壁和(或)侵及阴道下1/3,和(或)肿瘤所致的肾积水或肾无功能。

T_{3a}:肿瘤侵及阴道下1/3,未侵及盆壁。

T_{3b}:肿瘤侵及盆壁和(或)肿瘤所致的肾积水或肾无功能。

T_4:肿瘤超出真骨盆或(活检证实)侵及膀胱或直肠黏膜。

(2)区域淋巴结(N)。

N_0:无区域淋巴结转移。

N_1:有区域淋巴结转移。

(3)远处转移(M)。

M_0:无远处转移。

M_1:有远处转移。

(五)中医辨证分型

1.证候要素

临床上宫颈癌虚实夹杂,可数型并见。在既往研究基础上,结合文献报道以及国内中医肿瘤专家意见,宫颈癌可分为以下6种证候要素。

(1)气虚证。

主症:神疲乏力,少气懒言,腹痛绵绵。

主舌:舌淡胖。

主脉:脉虚。

或见症:食少纳呆,形体消瘦,气短,自汗,畏寒肢冷。

或见舌:舌边齿痕,苔白滑,薄白苔。

或见脉:脉沉细,脉细弱,脉沉迟。

(2)阳虚证。

主症:面色㿠白,畏寒肢冷,下腹冷痛。

主舌:舌淡苔白。

主脉:脉沉迟。

或见症:倦怠乏力,少气难言,小便清长,或短少色淡,大便溏泄,蜷卧,身体浮肿,眩晕,口淡不渴,痰涎清稀。面色㿠白或黧黑,畏寒肢冷,局部冷痛喜温喜按,精神萎靡。

或见舌:舌胖大,苔滑。

或见脉:脉细弱。

（3）血虚证。

主症：面色无华、头晕眼花、爪甲色淡，下腹绵痛。

主舌：舌淡。

主脉：脉细。

或见症：带下色淡，心悸怔忡，失眠健忘，月经闭止或阴道出血色淡量少。

或见舌：苔白，苔薄白。

或见脉：脉沉细，脉细弱。

（4）血瘀证。

主症：下腹包块，刺痛固定，肌肤甲错。

主舌：舌质紫黯或有瘀斑、瘀点。

主脉：脉涩。

或见症：面色黧黑，唇甲青紫，阴道出血色黯瘀，或夹血块。

或见舌：舌胖嫩，苔白滑，苔滑腻，苔厚腻，脓腐苔。

或见脉：脉沉弦，脉结代，脉弦涩，脉沉细涩，牢脉。

（5）热毒证。

主症：口苦身热，尿赤便结，带下黄赤。

主舌：舌红或绛，苔黄而干。

主脉：脉滑数。

或见症：面红目赤，口苦，便秘，小便黄，出血，疮疡痈肿，口渴饮冷，发热。

或见舌：舌有红点或芒刺，苔黄燥，苔黄厚黏腻。

或见脉：脉洪数，脉数，脉弦数。

（6）气滞证。

主症：下腹胀满，痛无定处。

主舌：舌淡黯。

主脉：脉弦。

或见症：烦躁易怒，口苦咽干，嗳气，少腹包块，攻撑作痛，腹胀胁痛。

或见舌：舌边红，苔薄白，苔薄黄，苔白腻或黄腻。

或见脉：脉弦细。

2.辨证方法

（1）符合主症 2 个，并见主舌、主脉者，即可辨为本症。

（2）符合主症 2 个，或见症 1 个，任何本证舌、脉者，即可辨为本证。

（3）符合主症 1 个，或见症不少于 2 个，任何本证舌、脉者，即可辨为本症。

3.辨证分型

见表 7-2。

表 7-2　宫颈癌辨证分型

治疗阶段	手术阶段	化疗阶段	放疗阶段	癌前病变阶段	单纯中医治疗阶段
辨证分型	气血亏虚	脾胃不和	气阴两虚	湿热下注	肝郁气滞
	脾胃虚弱	气血亏虚	热毒瘀结	脾胃虚弱	湿热瘀毒

续表

治疗阶段	手术阶段	化疗阶段	放疗阶段	癌前病变阶段	单纯中医治疗阶段
		肝肾阴虚		肝郁脾虚	肝肾阴虚
				肾阳虚	脾肾阳虚
				肾阴虚	

四、治疗原则

（一）中西医结合治疗原则

宫颈癌目前仍以手术治疗为主,辅以放疗、化疗,具备条件的患者宜采用中西医结合的治疗方式。西医治疗根据 NCCN 指南原则进行。中医根据治疗阶段的不同,可以分为以下 5 种治疗方法。

1.中医预防治疗

适应人群:癌前病变的宫颈癌患者。

治疗原则:以扶正、解毒为主。

治疗目的:提高机体抗病能力,祛除诱发癌变因素。

治疗手段:辨证汤药±口服中成药±中药注射液±其他中医治法。

治疗周期:1 个月为 1 个治疗周期。

2.中医防护治疗

适应人群:围手术期、放化疗期间的患者。

治疗原则:以扶正为主。

治疗目的:减轻手术、放化疗等治疗手段引起的不良反应,促进机体功能恢复,改善症状,提高生存质量。

治疗手段:辨证汤药±口服中成药±中药注射剂±其他中医治法。

治疗周期:围手术期,或与放疗、化疗等治疗手段同步。

3.中医加载治疗

适应人群:有合并症,老年 PS 评分 2,不能耐受多药化疗而选择单药化疗的患者。

治疗原则:以祛邪为主。

治疗目的:提高上述治疗手段的疗效。

治疗手段:中药注射剂±辨证汤药±口服中成药±其他中医治法。

治疗周期:与化疗同步。

4.中医巩固治疗

适应人群:手术后无需辅助治疗或已完成辅助治疗的患者。

治疗原则:扶正祛邪。

治疗目的:防止复发转移,改善症状,提高生存质量。

治疗手段:辨证汤药＋口服中成药±中药注射剂±其他中医治法。

治疗周期:3 个月为 1 个治疗周期。

5.中医维持治疗

适应人群:放化疗后疾病稳定的带瘤患者。

治疗原则:扶正祛邪。

治疗目的:控制肿瘤生长,延缓疾病进展或下一阶段放化疗时间,提高生存质量,延长生存时间。

治疗手段:中药注射剂±辨证汤药±口服中成药±其他中医治法。

治疗周期:2个月为1个治疗周期。

(二)单纯中医治疗原则

适应人群:不适合或不接受手术、放疗、化疗的患者。

治疗原则:扶正祛邪。

治疗目的:控制肿瘤生长,减轻症状,提高生存质量,延长生存时间。

治疗手段:中药注射剂＋口服中成药±辨证汤药±中医其他疗法。

治疗周期:2个月为1个治疗周期。

五、治疗手段

(一)辨证治疗

1.中医预防治疗

对于子宫颈上皮不典型增生患者,采用中医药治疗,防治宫颈癌的发生。

(1)湿热下注。

临床表现:带下量多,色黄或黄白,质黏腻,有臭气,胸闷口腻,纳食较差,或小腹作痛,或带下色白质黏如豆腐渣状,阴痒等,小便黄少。舌苔黄腻或厚,脉濡略数。

治疗原则:清利湿热。

中药汤剂:止带方加减。

药物组成:猪苓、茯苓、车前子、泽泻、茵陈、赤芍、丹皮、黄柏、栀子、牛膝。

辨证加减:若肝经湿热下注,带多色黄或黄绿,质黏或呈泡沫状,有臭气,阴部痒痛,头部昏疼,烦躁易怒,治当清肝利湿,用龙胆泻肝汤(龙胆草、山栀、黄芩、车前子、木通、泽泻、生地、当归、甘草、柴胡);若热毒明显,表现为带下量多,或赤白相兼,或五色杂下,质黏腻,或如脓样,有臭气,或腐臭难闻,小腹作痛,烦热口干,头昏晕,午后尤甚,大便干结或臭秽,小便黄少,舌红,苔黄干,脉数,给予五味消毒饮加白花蛇舌草、椿根白皮、白术。

(2)脾胃虚弱。

临床表现:带下色白或淡黄,质黏稠,无臭气,绵绵不断,面色㿠白或萎黄,四肢不温,精神疲倦,纳少便溏,两足跗肿。舌淡苔白或腻,脉缓弱。

治疗原则:健脾利湿。

中药汤剂:完带汤加减。

药物组成:白术、山药、人参、白芍、苍术、甘草、陈皮、黑芥穗、柴胡、车前子。

辨证加减:若湿热较重,带下兼黄色者,宜加黄柏、胆草以清热燥湿;兼有寒湿,而见小腹疼痛者,宜加炮姜、盐茴以温中散寒;腰膝酸软者,宜加杜仲、续断以补益肝肾;日久病涉滑脱者,宜加龙骨、牡蛎以固涩止带。

(3)肝郁脾虚。

临床表现:情志郁闷,心烦易怒,胸胁胀闷,白带增多,少腹胀痛,舌苔薄白或有瘀点,脉弦。

治疗原则:疏肝理气。

中药汤剂:逍遥散加减。

药物组成:柴胡、当归、白芍、白术、茯苓、茵陈、蒲公英、泽泻、丹参、郁金、香附、川楝子、半枝莲、白花蛇舌草、生薏仁。

辨证加减:若肝郁头痛较甚者,加川芎、白芷;肝郁失眠者加远志、酸枣仁;肝郁有瘕者加鳖甲、生牡蛎。

（4）肾阳虚。

临床表现:白带清冷,量多,质稀薄,终日淋漓不断,腰酸如折,小腹冷感,小便频数清长,夜间尤甚,大便溏薄。舌质淡,苔薄白,脉沉迟。

治疗原则:温肾培元,固涩止带。

中药汤剂:内补丸。

药物组成:鹿茸、菟丝子、沙苑子、黄芪、肉桂、桑螵蛸、肉苁蓉、制附子、白蒺藜、紫菀茸。

辨证加减:兼血虚者,加阿胶、鸡血藤、当归。

（5）肾阴虚。

临床表现:带下赤白,质稍黏无臭,阴部灼热,头昏目眩,或面部烘热,五心烦热,失眠多梦,便艰尿黄。舌红少苔,脉细略数。

治疗原则:益肾滋阴,清热止带。

中药汤剂:知柏地黄汤加减。

药物组成:熟地黄、山茱萸、山药、泽泻、茯苓、丹皮、知母、黄柏。

辨证加减:日久病涉滑脱者,宜加龙骨、牡蛎以固涩止带。

2.手术结合中医治疗

手术结合中医治疗是指在恶性肿瘤患者围手术期（中医防护治疗）;或者手术后无需辅助治疗时（中医巩固治疗）所进行的中医治疗。恶性肿瘤患者在围手术期采用中医防护治疗促进术后康复,增强体质,为术后辅助治疗创造条件;采用中医巩固治疗,能够提高机体免疫功能,防治肿瘤复发转移。

（1）气血亏虚。

临床表现:面色淡白或萎黄,唇甲淡白,神疲乏力,少气懒言,自汗,或肢体肌肉麻木、月经量少。舌体瘦薄,或者舌面有裂纹,苔少,脉虚细而无力。

治疗原则:补气养血。

中药汤剂:八珍汤加减,或当归补血汤加减,或十全大补汤加减。

药物组成:人参、白术、茯苓、当归、川芎、白芍、熟地黄,或黄芪、当归,或人参、肉桂、川芎、地黄、茯苓、白术、甘草、黄芪、当归、白芍、生姜、大枣。

辨证加减:兼痰湿内阻者,加半夏、陈皮、薏苡仁;若畏寒肢冷,食谷不化者,加补骨脂、肉苁蓉、鸡内金;若动则汗出,怕风等表虚不固之证,加防风、浮小麦。

（2）脾胃虚弱。

临床表现:纳呆食少,神疲乏力,大便稀溏,食后腹胀,面色萎黄,形体瘦弱。舌质淡,苔薄白。

治疗原则:健脾益胃。

中药汤剂:补中益气汤加减。

药物组成:黄芪、人参、白术、炙甘草、当归、陈皮、升麻、柴胡、生姜、大枣。

辨证加减:若胃阴亏虚,加沙参、石斛、玉竹;若兼痰湿证者,加茯苓、半夏、薏苡仁、瓜蒌。

3.放射治疗结合中医治疗

放射治疗结合中医治疗是指在放疗期间所联合的中医治疗,发挥放疗增敏、提高放疗疗效(中医加载治疗),防治放疗不良反应(中医防护治疗)的作用。

(1)热毒瘀结。

临床表现:口干舌燥,烦闷不安,下腹隐痛,少腹胀满不适,局部皮肤肿痛、破溃,或见阴道分泌物增多,色黄质稠;或见尿频、尿急、尿痛,甚或血尿、排尿不畅;或见大便频繁、黏液血便,甚或便血、肛门灼热、里急后重;舌红或绛,苔黄腻,脉滑数或脉弦。多见于放射性皮炎、膀胱炎、直肠炎。

治疗原则:清肠燥湿,活血解毒。

中药汤剂:芍药汤合八正散加减。

药物组成:芍药、当归、黄连、木香、大黄、黄芩、肉桂、车前子、瞿麦、山栀子仁、通草、灯心草、炙甘草。

辨证加减:局部皮肤肿痛、破溃者,用黄连、黄柏、虎杖煎汤外敷;腹部胀痛者,加小茴香、五灵脂;阴道分泌物增多者,加败酱草、重楼、土茯苓;尿血者,加大小蓟、白茅根、生地黄、丹皮;大便频繁、便血、里急后重者,加白头翁、秦皮、白术、马齿苋、地榆炭;腹泻后脱肛者,加三奇散(黄芪、枳壳、防风)。

(2)气阴两虚。

临床表现:头晕目眩,腰膝酸软,目涩梦多,耳鸣耳聋,气短乏力;或手足心热、午后潮热、颧红、小便短赤;或便下不爽、肛门脱垂;舌质红或绛红,苔少或无苔,或有裂纹,脉细或细数。多见于放射性损伤后期,或迁延不愈,损伤正气者。

治疗原则:益肾滋阴。

中药汤剂:知柏地黄汤加减。

药物组成:熟地黄、山茱萸、山药、泽泻、茯苓、丹皮、知母、黄柏。

辨证加减:潮热、盗汗者,加女贞子、墨旱莲、丹皮、浮小麦;气虚不摄,便下不爽、便血、肛门脱垂者,加黄芪、阿胶、升麻、三七粉;兼肾阳虚者,加桑寄生、补骨脂。

4.化疗结合中医治疗

化疗结合中医治疗是指在化疗期间所联合的中医治疗,发挥提高化疗疗效(中医加载治疗),防治化疗不良反应(中医防护治疗)的作用。

(1)脾胃不和。

临床表现:胃脘饱胀、食欲减退、恶心、呕吐、腹胀或腹泻;舌体多胖大,舌苔薄白、白腻或黄腻。多见于化疗引起的消化道反应。

治疗原则:健脾和胃,降逆止呕。

中药汤剂:旋覆代赭汤加减,或橘皮竹茹汤加减。

药物组成:旋覆花、人参、生姜、代赭石、甘草、半夏、大枣;或半夏、橘皮、枇杷叶、麦冬、竹茹、赤茯苓、人参、甘草。

辨证加减:若脾胃虚寒者,加吴茱萸、党参、焦白术;若肝气犯胃者,加炒柴胡、佛手、白芍。

(2)气血亏虚。

临床表现:疲乏、精神不振、头晕、气短、纳少、虚汗、面色淡白或萎黄,脱发,或肢体肌肉麻木、月经量少;舌体瘦薄,或者舌面有裂纹,苔少,脉虚细而无力。多见于化疗引起的疲乏或骨髓抑制。

治疗原则:补气养血。

中药汤剂:八珍汤加减,或当归补血汤加减,或十全大补汤加减。

药物组成:人参、白术、茯苓、当归、川芎、白芍、熟地黄,或黄芪、当归,或人参、肉桂、川芎、地黄、茯苓、白术、甘草、黄芪、当归、白芍、生姜、大枣。

辨证加减:兼痰湿内阻者,加半夏、陈皮、薏苡仁;若畏寒肢冷,食谷不化者,加补骨脂、肉苁蓉、鸡内金。

(3)肝肾阴虚。

临床表现:腰膝酸软,耳鸣,五心烦热,颧红盗汗,口干咽燥,失眠多梦;舌红苔少,脉细数。多见于化疗引起的骨髓抑制或脱发。

治疗原则:滋补肝肾。

中药汤剂:六味地黄丸加减。

药物组成:熟地黄、山茱萸(制)、山药、泽泻、牡丹皮、茯苓。

辨证加减:若阴虚内热重者,加墨旱莲、女贞子、生地;若阴阳两虚者,加菟丝子、杜仲、补骨脂。兼脱发者,加制首乌、黑芝麻。

5.放化疗后结合中医治疗

手术后已完成辅助治疗的患者,采用中医巩固治疗,能够防止复发转移,改善症状,提高生存质量;放化疗完成后疾病稳定的带瘤患者,采用中医维持治疗,能够控制肿瘤生长,延缓疾病进展或下一阶段放化疗时间,提高生存质量,延长生存时间。

辨证论治同"单纯中医治疗"。

6.单纯中医治疗

对于不适合或不接受手术、放疗、化疗的宫颈癌患者,采用单纯中医治疗,发挥控制肿瘤,稳定病情,提高生存质量,延长生存期的作用。

(1)肝郁气滞型。

临床表现:胸胁胀满,心烦易怒,少腹胀痛,口苦咽干,小便黄短,大便干结;舌苔薄,脉弦。伴有接触性出血,色鲜无块,带下色黄。病程偏于早期或疾病稳定期。

治疗原则:疏肝理气,凉血解毒。

中药汤剂:丹栀逍遥散加减。

药物组成:柴胡、当归、白芍、白术、茯苓、炙甘草、丹皮、栀子。

辨证加减:若肝郁头痛较甚者,加川芎、白芷;肝郁失眠者加远志、酸枣仁;肝郁有瘕者加鳖甲、生牡蛎。

(2)湿热瘀毒型。

临床表现:带下赤白或赤色,或如米泔,气味腥臭,阴道流血量多色紫黯,少腹坠痛,腰胁隐痛或刺痛,小便短赤,大便秘结;舌黯,苔黄或腻,脉弦数或滑数。本型多见于宫颈癌局部坏死溃疡、继发感染者。

治疗原则:清热利湿,解毒化瘀。

中药汤剂:易黄汤合二妙散加减。

药物组成:山药、芡实、黄柏、车前子、白果、苍术。

辨证加减:湿甚者,加土茯苓、薏苡仁以祛湿;热甚者,加苦参、败酱草、蒲公英以清热解毒;带下不止,加鸡冠花、墓回头以止带。

(3)肝肾阴虚型。

临床表现:头晕耳鸣,目眩口干,腰膝酸软,手足心热,夜寐不安,便秘尿赤。阴道流血量多色红,带下色黄,或如块状。舌红、苔少、脉弦细。

治疗原则:滋养肝肾,解毒育阴。

中药汤剂:知柏地黄汤加减。

药物组成:熟地、山茱萸、山药、泽泻、丹皮、茯苓、知母、黄柏。

辨证加减:日久病涉滑脱者,宜加龙骨、牡蛎、海螵蛸以固涩止带。

(4)脾肾阳虚型。

临床表现:神疲乏力,腰膝酸软,小便坠胀,纳呆倦怠,白带清稀而多,阴道流血量多色淡,大便先干后溏;舌质胖,苔白润,脉细弱。

治疗原则:健脾温肾,补中益气。

中药汤剂:右归丸加减。

药物组成:熟地、山药、山茱萸、枸杞子、肉桂、当归、菟丝子、鹿角胶、杜仲、制附子。

辨证加减:脾虚甚者,加用人参补气健脾;带下多者,可加用补骨脂、煅龙骨、牡蛎温肾固涩止带。

(二)宫颈癌常用中成药

1.平消胶囊

活血化瘀,止痛散结,清热解毒,扶正祛邪。适用于宫颈癌各期患者,有缓解症状、缩小瘤体、抑制肿瘤生长、提高人体免疫力、延长患者生命的作用。口服,一次 4～8 粒,每天 3 次。1 个月为 1 疗程。

2.六味地黄丸

滋阴补肾。适用于宫颈癌肾阴亏损,头晕耳鸣,腰膝酸软,骨蒸潮热,盗汗遗精。口服,每次 9 g,每天 2 次。1 个月为 1 疗程。

3.金匮肾气丸

温补肾阳,化气行水。适用于宫颈癌阳虚水肿,腰膝酸软,小便不利,畏寒肢冷。口服,每次 4～5 g,每天 2 次,淡盐水送服。1 个月为 1 疗程。

4.西黄丸

清热解毒,活血化瘀,消坚肿,散瘀结。适用于宫颈癌毒瘀热结型表现为局部疼痛,痛有定处,肿块质地硬,皮肤发红或紫黯,舌质红绛,脉弦。口服,每次 3 g,每天 2 次,温开水或黄酒送服。1 个月为 1 疗程。

5.宫颈癌片(又名掌叶半夏片)

有化痰、镇痉、消肿、软坚散结之功。适用于子宫颈癌前期病变及子宫颈癌。片剂口服,每次 2～3 片,每天 3 次。宫颈癌栓又名掌叶半夏栓,外用,用前先洗净患处,阴道栓每次 1 枚,每天 1～2 次。宫颈管栓每次 1 枚,每天 1～2 次。注意一般口服片剂与栓剂需配合运用。

6.康莱特注射液

益气养阴,化痰祛湿,抑瘤散结。适用于宫颈癌气阴两虚、痰湿困阻者,配合放、化疗有一定的增效作用。静脉滴注,每次 200 mL,每天 1 次,21 d 为 1 疗程。联合放、化疗时,可酌减剂量。

7.榄香烯乳注射液

活血化瘀,祛毒抗癌。适用宫颈癌淤血内结型,联合放疗、化疗方案可增强疗效,降低放、化

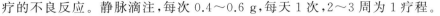

疗的不良反应。静脉滴注,每次 0.4～0.6 g,每天 1 次,2～3 周为 1 疗程。

8.康艾注射液

益气扶正,增强机体免疫力。每天 1～2 次,每次 40～60 mL,30 d 为 1 疗程。

9.艾迪注射液

清热解毒,消瘀散结。适用于宫颈癌气滞血瘀者。静脉滴注,每次 50～100 mL,每天 1 次。30 d 为 1 疗程。

10.鸦胆子油乳注射液

清热解毒,软坚散结。适用于宫颈癌热毒内盛者。静脉滴注,一次 10～30 mL,每天 1 次(本品须加灭菌生理盐水 250 mL,稀释后立即使用)。1 个月为 1 疗程。

11.其他可用于宫颈癌晚期或有虚证表现的扶正治疗中药注射液

生脉注射液、参麦注射液、黄芪注射液、川芎嗪注射液、参芪扶正注射液等。

(三)中药外治法

1.中药贴敷疗法

将药物贴敷于体表某部,药物通过透皮吸收、穴位刺激发挥作用,达到调节免疫,控制病灶,康复保健等目的。

(1)注意事项:①贴敷前要详细询问病史及皮肤过敏史,局部皮肤溃烂、过敏及慢性皮疹、皮炎等禁用外敷治疗;②中药敷贴时间以 2～4 h 为宜,一般不超过 6 h;③使用过程中,若患者出现辛辣烧灼感或瘙痒应立即取下药贴,根据患者皮肤反应给予对症处理。

(2)中药贴敷方:①乌梅炭 32 g、鸦胆子 5 g、生马钱子 5 g、轻粉 10 g、雄黄 10 g、砒石 10 g、硇砂 10 g、元寸 0.9 g、冰片 3 g,以败毒祛腐,共为末外敷。②黄连 15 g、黄芩 15 g、黄柏 15 g、紫草 15 g、硼砂 30 g、枯矾 30 g、梅片适量,研为末外敷,以清热解毒,治疗早期宫颈癌。③血竭 10 g、炉甘石 10 g、白及 10 g、煅石膏 90 g、象皮 10 g、枯矾 15 g、青黛 10 g,共为细末外敷。

2.中药纳药及栓剂

(1)作用特点:局部外用中药栓剂或纳药,使肿瘤凝固、坏死、溶解、脱落,减轻宫颈水肿,减少或控制出血,抑制局部感染,促进肿瘤溃烂面愈合。可作为术前准备用药,也可用于保守治疗,改善放疗患者临床症状,减轻痛苦。

(2)中药纳药方:

1)三品一条枪锥切治疗早期宫颈癌。

药物:明矾 60 g,白砒 45 g,雄黄 7.2 g,没药 3.6 g。

制法:白砒及明矾分别研成粗粉,混合后煅制成白色块状物,研细加雄黄、没药粉,混合均匀,压制成型,紫外线消毒后备用。

双紫粉:紫草、紫花地丁、草河车、黄柏、墨旱莲各 30 g,冰片 3 g。

制法:共同研成细末,高压消毒后供外用。

鹤酱粉:仙鹤草、败酱草、金银花、黄柏、苦参各 30 g,冰片 3 g。

制法:共同研成细末,高压消毒后供外用。

适应证:宫颈重度非典型增生、宫颈鳞状上皮原位癌(包括累及腺体)、宫颈鳞癌Ⅰa期。"三品"具有促使宫颈组织凝固坏死、自溶脱落作用,是主要药物;双紫粉或鹤酱粉具有清热解毒、制腐止血作用,是辅助药物,可任选一种。

2）催脱钉。

药物：山慈姑、枯矾各 18 g，白砒 9 g，蛇床子、硼砂、冰片各 3 g，雄黄 2 g，麝香 0.9 g。

制法：诸药研为细末，加适量江米糊，制成 1 mm 左右钉剂，阴干。

适应证：以早期宫颈癌为主，即宫颈鳞状上皮非典型增生。

3）胆栓。

药物：麝香、枯矾、雄黄、猪胆汁、冰片、硼砂、青黛、白花蛇舌草、茵陈、黄柏、百部、蓖麻油等。

制法：制成栓剂，阴道给药，每晚 1 粒，10 次为 1 个疗程。

适应证：具有清热解毒、软坚化腐、收敛生肌、止痛止血之功能，适用于宫颈癌患者。

4）南星半夏散。

药物：生南星 60 g，生半夏、明矾各 30 g，山豆根 15 g，蜈蚣 10 条。

制法：共将上药末平分 20 份，每次 1 份，用有尾棉球蘸满药末，纳入病变部位，每天早晚各换 1 次。

适应证：具有燥湿化痰、攻毒散结的功效，适用于宫颈癌患者。

5）癌散。

药物：碘仿 40 g，枯矾 20 g，砒霜石、硇砂各 10 g，冰片适量。

制法：以上诸药研成细末，用甘油明胶或柯柯豆脂为基质做成含 15%～20% 的治癌散、栓剂。

3.中药灌肠疗法

（1）注意事项：用于宫颈癌放疗后，合并放射性肠炎的患者，表现为黏液血便、里急后重、腹痛下坠。

（2）中药灌肠方：白头翁 15 g、地榆炭 15 g、乌贼骨 15 g、白及 15 g、黄连 6 g、三七 3 g、血竭 3 g，上药浓煎，取汁 200 mL，保留灌肠，每天 1 次，15 d 为 1 个疗程。

（四）非药物疗法——针灸

1.取穴

气海、子宫、蠡沟、三阴交。如宫颈疼痛者，加太冲、太溪；带下多者，加丰隆、地机；尿频、尿血者，加中极。针刺，以平补平泻手法为主，留针 15～20 min，每天 1 次，针刺 10～12 次为 1 个疗程。适用于宫颈癌患者。

2.取穴

合谷、天枢、上巨虚、足三里。里急后重者，加气海；黏液便者，加阳陵泉、三阴交；血便者，加下巨虚。针刺，平补平泻，得气后留针 20 min，每天 1 次。适用于宫颈癌放疗后引起的放射性直肠炎患者。

3.取穴

大椎、足三里、血海、关元。针刺，平补平泻，得气后留针 20 min，每天 1 次。适用于宫颈癌放疗后血白细胞降低患者。

六、预防

宫颈癌的预防上，要提倡三级预防。三级预防是促进健康的首要和有效手段，是现代医学为人们提供的健康保障。

（一）一级预防

一级预防是针对宫颈癌的病因和发病相关因素进行预防,加强卫生,尤其是性卫生的宣传教育。宫颈癌的危险因素主要包括3个方面。①行为危险因素:诸如性生活过早、多个性伴侣、多孕多产、社会经济地位低下、营养不良等;②生物因素:包括细菌、病毒和衣原体等各种微生物的感染;③遗传因素。因此,宫颈癌防治的一个重要环节是预防HPV感染,清除已感染的HPV病毒颗粒。

（二）二级预防

二级预防即"三早预防":早期发现、早期诊断、早期治疗,防患于开端。

1.早期发现

不是指已经出现临床症状后的病例通过某些诊断方法来明确其诊断,而是指那些没有临床症状,通过筛查,发现和防治高危人群,根治癌前病变,寻找生物标志物提高诊治能力。筛查是宫颈癌二级预防的主要手段,是指通过特定的检查方法,定期地对健康人群进行检查,将外表健康的人区分为可能患病者(试验阳性)和可能无病者(试验阴性),并期望通过进一步的诊断程序能早期发现患者,经早期治疗达到预防疾病发生或减缓疾病造成残疾和死亡的目的,使患者获得较好的预后和生存质量,对于未被识别的疾病的发展提出推断的依据。

在HPV疫苗尚未在人群中应用之前,筛查仍是预防和控制宫颈癌的主要手段。通过筛查可以达到早诊早治,降低宫颈癌发病率和死亡率的目的。

(1)筛查方法:目前常用的筛查项目包括脱落细胞学检查、HPV检测、直接目视和阴道镜观察。

宫颈脱落细胞学检查:是宫颈癌筛查的首选方法。随着细胞学检查在细胞标本的获取方法、细胞涂片的制备方法、阅片技术等方面的提高,液基细胞学检查逐步取代了传统的巴氏涂片筛查法,新柏氏薄层液基细胞学检测(thin-prep cytologic test,TCT)已经成为临床实用并逐渐广泛开展的宫颈癌筛查方法。

HPV检测:由于高危型HPV的持续感染是宫颈癌发生的重要条件,所以HPV检测对宫颈癌的早期诊断有重要的作用。

直接目视:包括涂抹醋酸肉眼观察(VIA),碘试验肉眼观察(VLI)。VIA由于经济实用,目前仍然是许多欠发达国家和地区宫颈癌筛查的重要手段。VLI用于识别宫颈病变的危险区,同时确定活检部位。

阴道镜:多用于指导临床医师采取活检部位。

中国癌症基金委推荐了3种不同的筛查方法,以适用于不同地区资源条件和人群风险度。第一种是液基细胞学和HPV检测并联组合,灵敏度达到100%,适宜我国经济发达地区妇女的筛查方案;第二种是HPV检测和传统的细胞学检查组合,适宜我国中等发展地区和高风险妇女的筛查方案;第三种方案肉眼观察,如果在质量上加以控制,其灵敏度可达70%,这一方案适于贫穷落后、卫生资源缺乏的地区。

(2)筛查的对象:筛查的对象理论上应当包括所有有性生活的妇女,对以下高危人群则应当行宫颈脱落细胞检查:①有多个性伴侣的妇女,或其男性性伴侣有多个性伴侣;②初次性交年龄早的妇女;③其男性性伴侣有患宫颈癌的性伙伴;④现在或既往有HPV感染、单纯疱疹病毒感染的妇女;⑤感染HPV的妇女;⑥患有其他性传播疾病的妇女;⑦有免疫过度的妇女(如已接受肾移植的妇女);⑧抽烟;⑨社会经济地位低的妇女。

(3)筛查的时间间隔:中国癌症基金会推荐,对所有有性生活的妇女,每年都应进行一次宫颈细胞学检查;当连续 3 次检查均正常者,可以减少检查次数。开始筛查的最佳时间为:发达的大中城市 25～30 岁,欠发达地区 35～40 岁。

美国国立癌症研究所推荐对所有有性生活或 18 岁以上的妇女均应该每年进行一次宫颈细胞抹片检查。当连续 3 次或 3 次以上检查均为满意且正常的结果,则可由医师决定对低危者减少检查次数。对于有多个性伴侣、性生活过早、HIV/HPV 感染、免疫功能低下等高危因素的高危人群要提前进行筛查。筛查的终止时间为 65～70 岁。

2.早期诊断

目前对宫颈癌的诊断金标准是组织活检。经筛查考虑为 CIN 或者宫颈癌的患者,应在阴道镜下行组织多点活检。对于宫颈活检阴性而多次细胞学检查都提示有癌细胞的患者可以行宫颈锥切,将锥切标本送病理检查连续或亚连续切片,可以提高诊断的阳性率。

3.早期治疗

(1)异常宫颈上皮细胞的处理。①结果阴性,则每年定期复查;②结果为不典型鳞状细胞(ASC)或不典型腺细胞(AGC),3～6 个月后复查。

(2)CIN Ⅰ～Ⅱ:对于以下情况者应该进行治疗。①高危型 HPV 感染引起的 CIN Ⅰ;②合并宫颈湿疣,病变范围大;③无随访条件或精神紧张拒绝观察者。

治疗方法以宫颈局部治疗为主,可以用激光治疗、冷冻治疗、电凝治疗、宫颈环状电切术等。35%～40% 的 CIN Ⅱ都会进展为 CIN Ⅲ或宫颈癌,其危险性是正常妇女的 14.5 倍,所以对于 CIN Ⅱ的治疗方法与 CIN Ⅰ相同。超高频电波刀(LEEP 刀)治疗时可保留切除的宫颈组织以送病理检查,排除有无隐匿性宫颈癌,所以 LEEP 对于一些大病灶、较深病灶的 CIN Ⅱ患者更为适合。

(3)CIN Ⅲ包括重度不典型增生和原位癌:CIN Ⅲ多由高危型 HPV 感染引起,进展为宫颈浸润癌是正常妇女的 46.5 倍。对于 CIN Ⅲ的治疗,国内多主张行全子宫切除,特别是对于无生育要求,老年患者或者合并其他子宫、卵巢、输卵管疾病者。由于一些年轻患者有保留生育要求,所以对 CIN Ⅲ的患者也可以考虑宫颈锥切,保留其生育功能。由于锥切术后残留病灶或复发率高,患者术前必须排除微小浸润癌或浸润癌;保守治疗后长期随访;宫颈锥切的标本必须做详细的病理检查。

(三)三级预防

三级预防即临床预防、康复期预防,是指提高治愈率,提高生存率和生活质量,康复、姑息和止痛治疗。同时宫颈癌的三级预防内容包括制定正确的治疗方案,对宫颈癌患者进行心理治疗。

七、调护

(一)戒色欲,慎房事

色欲过度,房事不节,则损伤肝肾,遂使带脉失约,任脉不固,导致宫颈癌的发生。所以,康复期患者节制房事,保持外阴清洁,是避免复发的首要条件。

(二)调情志,节郁怒

中医认为,郁则气滞,怒则气逆,由气及血,致气血逆乱,诸病内生。因此,全社会都应该帮助患者,使其树立信心,保持乐观情绪,使其较好地康复,并巩固治疗的效果。

八、研究进展

宫颈癌是全球妇女中发病率仅次于乳腺癌而占第2位的恶性肿瘤。在美国,宫颈癌占妇科恶性肿瘤的第3位。据1994年美国统计结果,宫颈癌总发病率为8.7/10万,总病死率为3.0/10万。有学者在1985年总结了25个省市自治区约800万宫颈细胞学筛查结果,宫颈癌患病率为138.74/10万,其中以甘肃、安徽、陕西地区宫颈癌患病率最高,分别为502.56/10万、444.02/10万、404.00/10万。近20多年来,由于加强了宫颈癌前病变的诊断和治疗,使宫颈癌的发病率降低了约20%。传统中医药积累了大量治疗妇科疾病的经验与验方,辨证论治对减少宫颈癌化疗和放疗的不良反应均有较好的治疗作用,这对巩固和加强宫颈癌的治疗效果,延长患者生命和保证生存质量具有积极意义。

(一)宫颈癌的预防

国内学者采用中药清热解毒扶正法干预宫颈HPV感染,具有清热解毒、增强免疫、抗病毒和降低HPV载量的作用,二者协同使用对HPV感染和宫颈癌前病变的早期筛查与干预、阻断和治疗具有较高的临床使用价值和推广前景。张培影等运用荧光定量PCR法检测128例患者宫颈组织HPV16/18型的表达和载量水平,检测HPV感染者免疫功能状况。将128例HPV16/18型感染者病理分级为CIN Ⅰ、Ⅱ、Ⅲ级并随机分为治疗组和对照组;应用中药清热解毒扶正法干预HPV感染者。结果显示,治疗组64例:治疗前IgG、IgA、IgM平均值分别为6.82 g/L、0.71 g/L、0.65 g/L;用药后分别为16.63 g/L、4.26 g/L、3.56/L。对照组64例:治疗前IgG、IgA、IgM平均值分别为7.28 g/L、0.87 g/L、0.71 g/L;用安慰剂后分别为11.34 g/L、1.23 g/L、0.96 g/L。治疗组HPV载量变化:治疗前平均值1.73×10^6,治疗后平均值1.16×10^5;对照组64例,治疗前平均值1.69×10^6,治疗后平均值1.47×10^6。治疗组各级别间治疗前后比较差异有显著性($P<0.01$),治疗组与对照组各级别间治疗后比较差异有显著性($P<0.01$)。

(二)宫颈癌的诊断

有学者就液基细胞学与分子病理学对宫颈癌及癌前病变筛查的意义进行了探讨。采用液基细胞学检查和原位杂交检测方法对妇科门诊和住院的3 876例女性患者,进行宫颈液基细胞学检查和高危型HPV DNA检测。结果显示,3 876例患者均行液基薄层细胞学检查,患病率6.11%(237/3 876例,低度病变以上),其中,低度鳞状上皮内病变(LSIL)2.71%(10.5/3 876例),高度鳞状上皮内病变(HSIL)2.92%(113/3 876例),鳞状细胞癌(SCC)0.49%(19/3 876例)。218例患者HPV DNA16/18检出率为47.25%(103/218例),其中CIN Ⅰ 16.67%(15/90例)、CIN Ⅱ 48.43%(31/64例)、CIN Ⅲ91.11%(41/45例)、SCC 84.21%(16/19例);CIN Ⅰ、Ⅱ、Ⅲ与SCC之间HPV感染率有显著性差异($P<0.01$)。提示TCT检测宫颈病变客观、准确,HPV DNA16/18型对宫颈癌及癌前病变的诊断特异度、敏感度提高;二者协同使用对宫颈癌的筛查具有早期、敏感、特异的特点,为宫颈癌及癌前病变早期干预提供了实验室依据。

于世英等对1979年1月—1984年12月在同济医科大学附属同济医院行放射治疗的254例宫颈癌患者进行了中医辨证分型和随访。全部病例随访3年以上,其中180例超过5年。中医辨证分成4型:①肝肾阴虚型;②脾气虚弱型;③湿热蕴结型;④淤滞型。随访结果淤滞型预后最差,3年和5年生存率分别为53.2%及39.5%;而肝肾阴虚型为83.1%及72.7%($P<0.01$)。提示中医辨证分型是一种判断预后的新方法。

（三）宫颈癌的治疗

1.中药复方实验研究

有学者以鸦胆子、熟大黄、元胡、地榆等组成的抗癌Ⅲ号复方治疗接种U14宫颈癌细胞株的小鼠,观察对癌细胞淋巴道的转移情况,结果发现,模型组小鼠100％发生转移,转移程度均在Ⅱ级以上,而中药大、中、小各剂量治疗组的淋巴道转移率均明显降低,且呈量效关系,其转移抑制率为60.9％～73.9％,CTX治疗组的转移抑制率为60.9％。实验说明抗癌Ⅲ号在一定程度上抑制了癌细胞的淋巴道转移。对各组小鼠的淋巴结形态分析发现,中药治疗各组的淋巴结形态和数目比造模组变大、增多,而CTX组的淋巴结数目明显小而少。提示中药组抗癌细胞转移的作用可能与其增强淋巴结的免疫抗癌作用有关,而CTX则起了免疫抑制的作用。

张英华等以白花蛇舌草、五倍子、元胡、蟾酥为主要成分的克癌力胶囊试验研究,能明显抑制小鼠U14生长,与环磷酰胺合用对小鼠U14肿瘤的治疗有明显的增效作用;能明显提高环磷酰胺中毒小鼠的白细胞、淋巴细胞和骨髓有核细胞数量。

孙静采用中药益气养阴方对小鼠子宫颈癌U14生长及转移情况进行了研究,实验中小鼠经肌肉接种U14子宫颈癌细胞悬液,观察小鼠实体瘤的瘤质量、抑瘤率、肺部转移率、肺部转移瘤生长情况。结果发现益气养阴方组的肺部转移结节较模型组明显减少,并且明显改善化疗对机体的免疫损伤,说明益气养阴方对肿瘤自发性转移模型有一定的抑制作用,并且增强机体的免疫功能。

2.中药单药实验研究

李凯等采用中药消癌平联合榄香烯乳抑制Hela细胞增殖和对*bcl-2*表达的影响。结果显示,消癌平和榄香烯乳25～400 μg/mL作用72 h对Hela细胞体外增殖有显著的抑制作用,呈剂量依赖性。消癌平及榄香烯乳各100 μg/mL联合作用72 h对Hela细胞体外增殖有显著的抑制作用,呈剂量依赖性,且明显高于榄香烯乳或消癌平单药作用。消癌平和榄香烯乳在抑制肿瘤细胞增殖时均伴随有*bcl-2*蛋白水平表达的下调。因此,中药消癌平和榄香烯乳注射液联合应用抑制Hela增殖作用优于单药,其机制可能与*bcl-2*基因下调有关。陈小军等观察中药榄香烯乳对人宫颈癌HeLa细胞转录因子ELK1及其靶基因c-fos的影响,结果表明榄香烯乳可能通过下调转录因子ELK1的磷酸化水平,抑制c-fos的表达,从而抑制人宫颈癌HeLa细胞的生长。

尹香菊等研究了鸦胆子油乳对宫颈癌Hela细胞的抑制作用及其作用机制。结果表明鸦胆子油乳可有效抑制宫颈癌Hela细胞的增殖且呈时间依赖性,其机制可能与诱导细胞凋亡和阻滞细胞于S期有关。

李健等采用水提醇沉法从龙葵全草中提取龙葵多糖,并进一步分离、纯化获得质量稳定、分子量均一的龙葵多糖亚级分1a(SNL-P1a)。以小鼠荷U14宫颈癌模型为研究对象,环磷酰胺为阳性对照组,采用流式细胞术、免疫组织化学技术、酶联免疫吸附检测(ELISA)、透射电子显微镜技术(TEM)以及反转录-聚合酶链式反应(RT-PCR)等方法,对SNL-P1a可能的抗肿瘤作用及其机制,从机体免疫调节、机体抗氧化防御体系及肿瘤组织细胞周期和细胞凋亡干扰等方面进行了较深入的探讨。结果发现荷宫颈癌U14小鼠模型经灌胃给予低、高剂量的SNL-P1a 13 d后,其实体瘤生长受到明显抑制(P<0.05),肿瘤重量抑制率分别为37.65％和52.52％,体积抑制率分别为36.75％和50.29％;而且,低、高剂量的SNL-P1a均可以显著抑制腹水性肿瘤细胞的生长(P<0.01),抑制率分别为40.00％和53.68％;荷瘤小鼠的存活时间显著延长(P<0.05,P<0.01),生命延长率分别为43.95％和76.43％。同时,SNL-P1a对小鼠宫颈癌细胞的肺转移

也表现出显著的抑制作用,低、高剂量抑制率分别为 38.92% 和 53.89%(P<0.05,P<0.01)。SNL-P1a低、高剂量处理可使荷瘤小鼠的胸腺重量显著增加(P<0.05);SNL-P1a 处理可使荷瘤小鼠外周血 CD4$^+$ T 淋巴细胞亚群比例上升,CD8$^+$ T 淋巴细胞亚群比例显著降低(P<0.01),CD4$^+$/CD8$^+$ 倒置情况有显著改善。

周爱枝等通过采用中药丹参酮ⅡA(TanⅡA)与顺铂联合作用于宫颈癌 Hela 细胞与两药单用效果的比较,研究二者联合的疗效是否优于单药以及二者在抗肿瘤方面有无协同作用。结果显示丹参酮ⅡA 与顺铂均可在体外抑制宫颈癌 Hela 细胞的增殖,丹参酮ⅡA 与顺铂联合作用时对 Hela 细胞的增殖抑制作用更显著,二者具有协同作用。

有学者观察硫化砷(As_4S_4)对人宫颈癌 HeLa 细胞增殖和凋亡及 COX-2 表达的作用。结果发现 As_4S_4 可抑制 HeLa 细胞增殖,作用呈明显的时效和量效关系,As_4S_4 可诱导 HeLa 细胞凋亡;As_4S_4 可明显抑制 COX-2 的表达,并呈浓度依赖性。

有学者研究苦参碱对宫颈癌 HeLa 细胞的作用,结果显示苦参碱具有抑制宫颈癌 HeLa 细胞增殖的作用,呈明显的时间、剂量依赖性,结论认为苦参碱对人宫颈癌 HeLa 细胞的增殖具有明显的抑制作用,能诱导 HeLa 细胞的凋亡。

中医药在预防宫颈癌前病变和治疗宫颈癌方面均显示出较好的研究前景,值得系统深入研究。

(潘如月)

第八章

病理妊娠

第一节 流　产

一、定义

1977 年,世界卫生组织(WHO)将流产定义为妊娠在 20～22 周以前终止、胎儿体重在 500 g 以下者。我国将流产定义为妊娠不足 28 周、胎儿体重不足 1 000 g 而自然终止者。流产发生于妊娠 12 周前者为早期流产,包括胚胎丢失和胎儿丢失;发生在妊娠 12 周至不足 28 周者为晚期流产。与同一性伴侣连续发生 2 次及以上的自然流产为反复自然流产(recurrent spontaneous abortion,RSA),其中 50％左右可以找到明确原因。在确认的妊娠中,自然流产发生率约 15％,连续 2 次及以上自然流产发生率约 5％,连续 3 次及以上自然流产发生率为 0.5％～3％。

二、病因

(一)遗传因素

尤其在早期胚胎丢失者,胚胎染色体异常占 50％～60％,仅少数染色体异常可继续发育成胎儿,但会发生某些功能异常或合并畸形。夫妇双方或一方存在染色体异常也会影响胚胎发育,且可表现 RSA。

(二)环境因素

过多接触有害化学物质(如砷、铅、苯、甲醛、氯丁二烯、氧化乙烯等)和物理因素(如放射线、噪音及高温等),直接或间接对胚胎或胎儿造成损害,均可引起流产。

(三)母体因素

1.全身性疾病

母体严重疾病可影响胎盘-胎儿循环发生流产。对母体血栓前状态等持续存在的疾患不进行干预和纠正还会发生 RSA。

2.生殖器官疾病

如子宫畸形、子宫肌瘤、宫颈内口松弛或宫颈重度损伤,可以发生各孕期流产。

3.多囊卵巢综合征等

多囊卵巢综合征等都可能发生流产,无干预也会发生 RSA。

4.创伤

腹部手术或妊娠期外伤,可刺激子宫收缩而引发流产。

（四）胎盘内分泌功能不足

除孕激素外,胎盘还合成其他激素如绒毛膜促性腺激素、胎盘生乳素及雌激素等。

（五）免疫因素

母儿双方免疫不适应,可引起母体对胚胎排斥而致流产,包括自身免疫性疾病和同种免疫功能。相关免疫因素主要有父方的组织兼容性抗原、胎儿特异抗原、血型抗原、母体细胞免疫调节失调、孕期母体封闭抗体不足及母体抗父方淋巴细胞的细胞毒抗体不足等。

三、病理

早期流产时多数胚胎死亡,底蜕膜出血,子宫收缩妊娠产物被排出。有时 B 超下也可见蜕膜海绵层出血坏死,血栓形成,继后胎儿死亡被排出。有时底蜕膜反复出血,血块凝固包绕胚胎组织,纤维化并与子宫壁粘连稽留于宫腔内。偶有胎儿被挤压,形成纸样胎儿,或钙化后形成石胎。

四、临床表现

（一）症状

阴道流血、腹痛。并非所有胚胎/胎儿丢失时都存在阴道出血或腹痛。

（二）体征

耻骨联合上闻不到胎心音或 B 超显示胚胎/胎儿停止发育或胎心搏动消失,或底蜕膜出血。

（三）临床表现类型

流产发展的不同阶段呈现不同的临床表现形式。

1.先兆流产

少量阴道流血,继之或伴发阵发性下腹痛或腰背痛。胎膜未破,宫颈口未开,妊娠物未排出,子宫大小与停经周数相符。是需要抗流产干预时段之一,可发展为难免流产。

2.难免流产

阴道流血量增多,阵发性下腹痛加重或出现阴道流液（胎膜破裂）,宫颈口已扩张,有时可见胚胎组织或胎囊堵塞于宫颈口内,子宫大小与停经周数相符或略小。流产已不可避免,需要清宫处理。

3.不全流产

不全流产指妊娠产物已部分排出体外,尚有部分残留于宫腔内,由于宫腔内残留部分妊娠产物,影响子宫收缩,可使出血持续不止。流血过多可发生失血性休克。阴道检查可见不断有血液自宫颈口内流出,有时尚可见胎盘组织堵塞于宫颈口或部分妊娠产物已排出至阴道内,而部分仍留在宫腔内。一般子宫小于停经周数。需要紧急清宫处理。

4.完全流产

完全流产指妊娠产物已全部排出,阴道流血逐渐停止,腹痛逐渐消失。检查宫颈口关闭,子宫接近正常大小,B 超宫腔内无妊娠组织残留。

5.稽留流产

胚胎或胎儿死亡滞留于宫腔未自然排出。早孕反应消失,子宫不再增大或反而缩小,胎动无或消失。子宫较停经周数小,未闻及胎心,B超检查示无胎心搏动。

6.流产感染

若阴道流血时间过长、组织残留于宫腔或非规范堕胎术等,均有引起宫腔内感染可能。严重感染可扩展到盆腔、腹腔乃至全身,发生盆腔炎、腹膜炎、败血症及感染性休克等,称为流产感染。

五、诊断

根据病史和临床表现及血激素和B超检查,诊断不难。明确临床表现类型有利于做出对症处理决策。

（一）病史

询问停经史、反复流产史,早孕反应、阴道流血及流液和组织物排出、腹痛等情况。注意阴道流血、排液的色、量及臭味等。

（二）查体

观察体温、血压等全身状况,消毒条件下进行妇科检查或阴道视诊检查。

（三）辅助检查

B超对确定流产形式有帮助;血、尿 β-HCG 与血黄体酮测定利于动态观察和评估。

六、鉴别诊断

注意鉴别的有异位妊娠、葡萄胎、功能失调性子宫出血等疾病。B超和激素测定已使鉴别诊断不难为之。

七、处理

根据不同临床表现类型进行相应的处理。

（一）先兆流产

卧床休息,避免紧张,禁忌性生活;黄体功能不足补充黄体酮;B超检查及 β-HCG、黄体酮测定和动态观察;同时进行病因查找和针对性治疗。可以适当考虑使用其他保胎药如中药、维生素 E 等。

（二）难免流产、不全流产

一经确诊,应及时行吸宫术或钳刮术,清除宫腔内妊娠物和残留组织;晚期流产时,子宫较大,出血较多,可用缩宫素促进子宫收缩。阴道大出血伴休克者应同时输血输液。应给予抗生素预防感染。

（三）完全流产

如无感染征象,不需特殊处理。

（四）稽留流产

处理较困难。对稽留流产尤其晚期流产稽留者避免盲目实施钳夹术,可以先用前列腺素（米非司酮等）或依沙吖啶等药物引产。要在做好准备的情况下实施清宫,若胎盘等组织机化并与宫壁粘连较紧,清宫困难,可以考虑分次清宫,有宫腔镜条件下可以一次完成。同时根据患者出血、感染等状况评估其全身影响,必要时开放静脉、补液、输血和抗生素治疗;做血常规和凝血纤溶功能等检查,尤其是出血时间长和稽留流产者不能忽视。

（五）对 RSA 要进行病因查找

通过病史、体检和实验室检查及 B 超检查了解是否存在遗传因素、环境因素、母体因素、胎盘内分泌功能和免疫因素等。存在母体因素给予对应治疗，不存在双亲遗传因素的绒毛染色体异常可以尝试再孕。多数主张在发生 2～3 次自然流产后开始病因筛查，对未发现存在各种非免疫因素及自身免疫疾病的流产为不明原因复发性流产，可考虑检测封闭抗体和自然杀伤细胞的数量及活性，进行免疫治疗。

（六）流产感染

评估感染状况和累及范围；立即给予强效广谱足量和足疗程（术后继续）抗生素；清除宫腔内感染物（有人不主张感染时行刮宫术）；感染已经扩散到盆腔有脓肿形成可以在 B 超下行穿刺引流术；必要时子宫切除。

（姜　艳）

第二节　早　产

一、早产定义

1961 年 WHO 将早产（preterm birth，PTB）定义在孕龄 37 周以下终止者。1997 年美国妇产科医师学会将早产定义为妊娠 20～37 周分娩者。欧美国家普遍接受的早产孕周下限为 20～24 周。

目前我国采用的早产界定在发生于妊娠满 28～36^{+6} 周的分娩。自发性早产（spontaneous preterm birth，SPB）约占所有早产的 80%；因母胎疾病治疗需要终止妊娠者称医学指征性早产（medically indicated preterm birth），约占所有早产的 20%。早产儿近期影响包括呼吸窘迫综合征、脑室内出血、支气管肺发育不全、动脉导管持续开放、早产儿视网膜病变、坏死性小肠结膜炎、呼吸暂停、高胆红素血症、低血糖、红细胞减少、视觉和听觉障碍等疾病。远期影响包括脑瘫、慢性肺部疾病、感知和运动障碍、视觉和听觉障碍、学习能力低下等。

二、病因和发病机制

确切的早产病因和发病机制并不清楚。

（一）感染

感染包括局部蜕膜-羊膜炎、细菌性阴道病、全身感染和无症状性菌尿等，以及非细菌性炎症反应。各种炎症通过启动蜕膜-羊膜细胞因子网络系统，增加前列腺素释放，导致早产。

（二）母体紧张、胎儿窘迫以及胎盘着床异常

母体或胎儿的下丘脑-垂体-肾上腺轴异常活跃，导致胎盘及蜕膜细胞分泌促肾上腺激素释放激素增加，雌激素增加，子宫对缩宫素敏感度增加。

（三）蜕膜出血

导致局部凝血酶及抗凝血酶Ⅲ复合物增加，启动局部细胞因子网络或蛋白分解酶网络或直接引发宫缩。

（四）子宫过度膨胀

多胎妊娠，羊水过多，子宫畸形等。

三、临床表现和诊断

早产分娩发生前可以历经先兆早产、早产临产和难免早产 3 个阶段。3 个阶段主要是从临床方面的宫缩、宫颈变化和病程可否逆转来考虑，截然界限很难分清楚。

（一）先兆早产

出现腹痛、腰酸，阴道流液、流血，宫缩≥6 次／小时，宫颈尚未扩张，但经阴道 B 超测量宫颈长度≤2 cm，或为 2～3 cm，同时胎儿纤维连接蛋白阳性者。

（二）早产临产

宫缩≥6 次／小时，宫颈缩短≥80％，宫颈扩张≥3 cm。

（三）难免早产

早产临产进行性发展进入不可逆转阶段，如规律宫缩不断加强，子宫颈口扩张至 4 cm 或胎膜破裂，致早产不可避免者。

四、处理

（一）高危因素识别

于孕前、孕早期和产前检查时注意对高危因素的警觉，尤其注意叠加因素者。

(1)前次早产史：有早产史的孕妇再发早产风险比一般孕妇高 2.5 倍，前次早产越早，再次早产的风险越高。

(2)宫颈手术史：宫颈锥切、LEEP 手术治疗、反复人工流产扩张宫颈等与早产有关。

(3)子宫畸形：子宫、宫颈畸形增加早产风险。

(4)孕妇年龄等：孕妇＜17 岁或＞35 岁，文化层次低，经济状况差或妊娠间隔短。

(5)孕妇体质：孕妇体质量指数＜19 kg/m²，或孕前体重＜50 kg，营养状况差，工作时间＞80 小时／周。

(6)妊娠异常：接受辅助生殖技术后妊娠、多胎妊娠、胎儿异常、阴道流血、羊水过多/过少者。

(7)妊娠期患病：孕妇患高血压病、糖尿病、甲状腺疾患、自身免疫病、哮喘、腹部手术史、有烟酒嗜好或吸毒者。

(8)生殖器官感染：孕妇患细菌性阴道病、滴虫性阴道炎、衣原体感染、淋病、梅毒、尿路感染、严重的病毒感染、宫腔感染。

(9)宫颈缩短：妊娠 14～28 周，宫颈缩短。

(10)胎儿纤维连接蛋白阳性：妊娠 22～34 周，宫颈或阴道后穹隆分泌物检测胎儿纤维连接蛋白阳性。

(11)生活方式的改变：中国人西方化生活方式。

（二）风险评估和预测

(1)妊娠前干预：对有早产史、复发性流产史者在孕前查找原因，必要时进行宫颈内口松弛状况检查。如有生殖系统畸形需要外科手术矫正。指导孕期规律产前检查。

(2)妊娠中检测：对疑似宫颈功能不全或存在早产风险因素者，对出现痛性或频繁无痛性子宫收缩、腹下坠或盆腔压迫感、月经样腹绞痛、阴道排液或出血以及腰骶痛等症状时，应联合检测宫颈长度（cervical length，CL）和胎儿纤维连接蛋白（fetal fibronectin，fFN）预测早产。CL≤2.5 cm结合fFN阳性，48 h内分娩者7.9%，7 d内分娩者13%，预测敏感性、特异性、阳性预测值、阴性预测值分别为42%、97%、75%、91%。

（三）一般处理

（1）早孕期B超检查确定胎龄、了解胎数（如果是双胎应了解绒毛膜性，如果能测颈项透明层（NT）则可了解胎儿非整倍体及部分重要器官畸形的风险）。

（2）对于有早产高危因素者，适时进行针对性预防。

（3）筛查和治疗无症状性菌尿。

（4）平衡饮食，合理增加妊娠期体重。

（5）避免吸烟饮酒、长时间站立和工作时间过长。

（四）抗早产干预措施

1.宫颈环扎术

宫颈环扎术对诊断宫颈功能不全者可于孕13～14周后行预防性宫颈环扎术；对于宫颈功能不全所致宫口开大或者胎膜突向阴道时的紧急治疗性环扎是有效的；对有早产史者，如果妊娠24周时CL＜2.5 cm应进行宫颈环扎；对双胎、子宫发育异常、宫颈锥切者，宫颈环扎没有预防早产作用，但应在孕期注意监测。

2.黄体酮的应用

预防早产的黄体酮包括天然黄体酮阴道栓（天然黄体酮凝胶每支90 mg、微粒化黄体酮胶囊每粒200 mg）和17-α羟孕酮（每支250 mg，注射剂）。在单胎无早产史孕妇妊娠24周CL＜2 cm时，应用天然孕酮凝胶90 mg或微粒化孕酮胶囊200 mg每天一次阴道给药，从24周开始至36周，能减少围生期病死率。对单胎以前有早产史者，可应用17-α羟孕酮250 mg每天一次肌内注射，从16～20周开始至36周。孕酮使用总体安全，但有报道应用17-α羟孕酮可增加中期妊娠死胎风险，也增加妊娠糖尿病发病风险。

3.宫缩抑制剂的应用

使用宫缩抑制剂的目的在于延迟分娩，完成促胎肺成熟治疗，以及为孕妇转诊到有早产儿抢救条件的医疗机构赢得时间。宫缩抑制剂只适用于先兆早产和早产临产者、胎儿能存活且无继续妊娠禁忌证者。当孕龄≥34周时，一般多不再推荐宫缩抑制剂应用。如果没有感染证据，应当对32周或34周以下未足月胎膜早破（PPROM）患者使用宫缩抑制剂。

（1）钙通道阻滞剂：作用机制是在子宫平滑肌细胞动作电位的复极阶段，选择性地抑制钙内流，使胞质内的钙减少，从而有效地减少子宫平滑肌收缩。常用药物是硝苯地平。不良反应：母体一过性低血压、潮红、头晕、恶心等；胎儿无明显不良反应。禁忌证：左心功能不全、充血性心力衰竭、血流动力学不稳定者。给药剂量：尚无一致看法，通常首剂量为20 mg，口服，90 min后重复一次；或10～20 mg，口服，每20 min一次，共3次，然后10～20 mg，每6 h 1次，维持48 h。

（2）β_2 受体激动剂：通过作用于子宫平滑肌的β_2受体，启动细胞内的腺苷酸环化酶，使cAMP增加，降低肌浆蛋白轻链激酶的活性，细胞内钙离子浓度降低，平滑肌松弛。主要有利托君（Ritodrine）。母体不良反应较多，包括恶心、头痛、鼻塞、低钾、心动过速、胸痛、气短、高血糖、肺水肿，偶有心肌缺血等；胎儿及新生儿的不良反应包括心动过速、低血糖、低血钾、低血压、高胆红素，偶有脑室周围出血等。禁忌证：明显的心脏病、心动过速、糖尿病控制不满意、甲状腺功能亢进。用药剂量：利托君起始剂量为50～100 μg/min静脉滴注，每10 min可增加剂量50 μg/min，至宫缩停止,最大剂量不超过 350 $\mu g/min$,共 48 h。用药过程中应观察心率及患者的主诉,必要时停止给药。

(3)硫酸镁:从 1969 年开始,硫酸镁作为宫缩抑制剂应用于临床,产前使用硫酸镁可使早产儿脑瘫严重程度及发生率有所降低,有脑神经保护作用,故建议对 32 周前在使用其他宫缩抑制剂抗早产的同时加用硫酸镁。不良反应:恶心、潮热、头痛、视力模糊,严重者有呼吸、心搏抑制。应用硫酸镁过程中要注意呼吸>16 次/分钟、尿量>25 mL/h、膝反射存在。否则停用,镁中毒时可静脉注射钙剂解救。给药方法与剂量:硫酸镁负荷剂量 5~6 g,加入 5%葡萄糖溶液 100 mL 中,30 min 滴完,此后,1~2 g/h 维持,24 h 不超过 30 g。

(4)前列腺素合成酶抑制剂:用于抑制宫缩的前列腺素合成抑制剂是吲哚米辛(非特异性环氧化酶抑制剂)。①母体不良反应:恶心、胃酸反流、胃炎等。②胎儿不良反应:在妊娠 32 周前给药或使用时间不超过 48 h,则不良反应很小,否则应注意羊水量、动脉导管有无狭窄或提前关闭。③禁忌证:血小板功能不良、出血性疾病、肝功能不良、胃溃疡、对阿司匹林过敏的哮喘。④给药方法:50 mg 口服,或 100 mg 阴道内或直肠给药,接着以 25 mg 每 4~6 h 给药一次,用药时间不超过 48 h。

(5)催产素受体拮抗剂:阿托西班是一种选择性催产素受体拮抗剂,在欧洲应用较多。不良反应:阿托西班对母儿的不良反应轻微。无明确禁忌证。剂量:负荷剂量 6.75 mg,静脉注射,继之 300 $\mu g/min$,维持 3 h,接着 100 $\mu g/h$,直到 45 h。

(6)氧化亚氮(nitricoxide,NO)供体制剂:氧化亚氮为平滑肌松弛剂,硝酸甘油为 NO 的供体,用于治疗早产。硝酸甘油的头痛症状较其他宫缩抑制剂发生率要高,但是其他不良反应较轻。其不良反应主要是低血压。

4.糖皮质激素促胎肺成熟

所有≤34 周,估计 7 d 内可能发生早产者应当给予 1 个疗程的糖皮质激素治疗:倍他米松 12 mg,肌内注射,24 h 重复一次,共 2 次;地塞米松 6 mg,肌内注射,6 h 重复一次,共 4 次。如果 7 d 前曾使用过一疗程糖皮质激素未分娩,目前仍有 34 周前早产可能,重复一疗程糖皮质激素可以改善新生儿结局。不主张超过 2 个疗程以上的给药。

5.抗生素

对于胎膜完整的早产,预防性抗生素给药不能预防早产,除非分娩在即而下生殖道 B 群链球菌(GBS)阳性,应当用抗生素预防感染,否则不推荐预防性应用抗生素。

6.联合治疗

早产临产者存在宫缩和宫颈的双重变化,既存在机械性改变又存在生物化学效应,单纯的宫缩抑制剂和单纯的宫颈环扎都不可能有效阻断病程,此时双重阻断突显重要性。此外,注意针对病因和风险因素、诱发因素实施相应治疗。

（姜　艳）

第三节　妊　娠　剧　吐

妊娠剧吐(hyperemesisgravidarum)是在妊娠早期发生、以频繁恶心呕吐为主要症状的一组综合征，严重时可以导致脱水、电解质紊乱及代谢性酸中毒，甚至肝肾衰竭、死亡。其发病率通常为 0.3%～1%。恶性呕吐（pernicious vomiting）是指极为严重的妊娠剧吐。晨吐是妊娠早期发生的一种早孕反应，表现为于清晨空腹出现的轻度恶心、呕吐，但常可持续全天。

一、病因

尚未明确，可能与下列因素有关。

（一）绒毛膜促性腺激素（HCG）

一般认为妊娠剧吐与 HCG 水平高或突然升高密切相关。研究发现，早孕反应的发生和消失过程与孕妇血 HCG 的升降时间相符，呕吐严重时，孕妇 HCG 水平较高；多胎妊娠、葡萄胎患者 HCG 水平显著增高，呕吐发生率也高，发生的时间也提早，症状也较重；妊娠终止后，呕吐消失。但值得注意的是症状的轻重程度和 HCG 水平不一定呈正相关。

（二）雌激素

除了血清中高浓度的 HCG 水平，有人提出雌激素水平升高可能也是相关因素之一。

（三）精神和社会因素

恐惧妊娠、精神紧张、情绪不稳、经济条件差的孕妇易患妊娠剧吐，提示精神及社会因素对发病有影响。

（四）幽门螺旋杆菌

有研究表明，与无症状的孕妇相比，妊娠剧吐患者血清抗幽门螺旋杆菌的 IgG 浓度升高，因此认为其与幽门螺旋杆菌消化性溃疡的致病因素可能有关。

（五）一些激素水平

包括胎盘血清标记物、ACTH、泌乳素和皮质醇等可能与之有关。

（六）其他

维生素缺乏，尤其是维生素 B_6 的缺乏可导致妊娠剧吐。至于有学者提出的妊娠呕吐是母亲为保护胎儿的发育，避免危险食物进入是没有证据支持的。

二、临床表现

（一）恶心、呕吐

多见于初孕妇，常于停经 6 周左右出现。首先出现恶心、呕吐等早孕反应，以后症状逐渐加剧，直至不能进食，呕吐物中有胆汁和咖啡渣样物。

（二）水、电解质紊乱

严重呕吐和不能进食可导致脱水及电解质紊乱，使氢、钠、钾离子大量丢失；患者明显消瘦，神疲乏力，皮肤黏膜干燥，口唇干裂，眼球内陷，脉搏增快，尿量减少，尿比重增加并出现酮体。

（三）酸、碱平衡失调

可出现饥饿性酸中毒，呕吐物中盐酸的丢失可致碱中毒和低钾血症。

（四）脏器功能损伤

若呕吐严重，不能进食，可出现脏器功能损伤。若肝功能受损，则出现血转氨酶和胆红素增高；若肾功能受损，则血尿素氮、肌酐升高，尿中可出现蛋白和管型；眼底检查可有视网膜出血。严重并发症如 Wernicke-Korsakoff 综合征主要是由于维生素 B_1 缺乏导致的脑病，主要表现为中枢神经系统症状：眼球震颤、视力障碍、步态及站立姿势异常、食管破裂和气胸极少发生，病情继续发展,可致患者意识模糊,陷入昏迷状态。

三、诊断与鉴别诊断

根据病史、临床表现、妇科检查及辅助检查,诊断并不困难。但必须进行 B 型超声检查以排除葡萄胎。此外,尚需进行必要的检查以与可致呕吐的消化系统疾病如急性病毒性肝炎、胃肠炎、胰腺炎、胆管疾病、脑膜炎及脑肿瘤等鉴别。确诊妊娠剧吐后,为判断病情轻重,尚需进行以下检查。

(一)血液检查

测定血红细胞计数、血红蛋白、血细胞比容、全血及血浆黏度,以了解有无血液浓缩及其程度;测定二氧化碳结合力,或做血气分析,以了解血液 pH、碱储备及酸碱平衡情况;测定血钾、钠、氯,以了解有无电解质紊乱。监测肝肾功能以了解其有无受损。

(二)尿液检查

记 24 h 尿量,监测尿比重、酮体情况,检查有无尿蛋白及管型。

(三)心电图

以及时发现有无低钾血症引起的心肌受损情况。

(四)眼底检查

了解有无视网膜出血。

(五)MRI

一旦出现神经系统症状,需要采用 MRI 头颅检查,排除其他的神经系统病变。同时,Wernicke-Korsakoff 综合征可有特征性的表现:对称性第三、四脑室,中脑导水管周围,乳头体、四叠体、丘脑等为主要受累部位;MRI 上可见上述部位病变呈稍长 T_1、长 T_2 信号,FILAIR 序列呈现高信号,DWI 序列病变急性期为高信号,亚急性期为低信号,急性期由于血脑屏障破坏病变可强化。

四、治疗

首先排除其他疾病引起的呕吐,根据酮体的情况了解疾病的严重程度,决定治疗方案。治疗原则:心理支持,纠正水、电解质紊乱及酸碱失衡,补充营养,防治并发症。

(一)心理支持及饮食指导

了解患者的精神状态、思想顾虑,解除其思想负担,缓解其压力,多加鼓励。指导饮食,一般首先禁食 2~3 d,待患者精神好转,略有食欲后,再逐渐改为半流质,宜进食清淡、易消化的食物,避免油腻、甜品及刺激性食物,避免"有气味"的食物,"少食多餐"避免过饱。

(二)补液及纠正电解质紊乱

对于病情严重至脱水、酸中毒、电解质紊乱者需禁食、补液治疗及营养支持。根据尿量补液,每天静脉滴注葡萄糖、林格液共 3 000 mL,维持每天尿量≥1 000 mL。对低钾者,静脉补充钾离子;对代谢性酸中毒者,适当补充碳酸氢钠;对营养不良者,可予必需氨基酸及脂肪乳等营养液。

(三)药物治疗

可在上述补液中加入维生素 B_6 及维生素 C,肌内注射维生素 B_1,每天 100 mg。对病情较重者,可用止吐药如丙氯拉嗪及氯丙嗪减轻恶心和呕吐。经过以上治疗 2~3 d,一般病情大多迅速好转,症状缓解,若治疗效果不佳,则可用氢化可的松 200~300 mg 加入 5% 葡萄糖液 500 mL 中静脉滴注。

（四）其他

食用姜有益于止吐,结合指压按摩和针灸也可能有益处。

（五）终止妊娠

若经治疗后病情不能缓解,反而有加重趋势,出现以下情况应考虑终止妊娠:①体温持续高于 38 ℃;②脉搏＞120 次/分钟;③持续黄疸或蛋白尿;④多发性神经炎及神经性体征;⑤Wernicke-Korsakoff 综合征。

（姜　艳）

第四节　母儿血型不合

母儿血型不合是孕妇与胎儿之间因血型不合而产生的同种血型免疫性疾病,发生在胎儿期和新生儿早期,是胎儿新生儿溶血性疾病中重要的病因。胎儿的基因,一半来自母亲,一半来自父亲。从父亲遗传来的红细胞血型抗原为其母亲所缺乏时,此抗原在某种情况下可通过胎盘进入母体刺激产生相应的免疫抗体。再次妊娠时,抗体可通过胎盘进入胎儿体内,与胎儿红细胞上相应的抗原结合发生凝集、破坏,出现胎儿溶血,导致流产、死胎或新生儿发生不同程度的溶血性贫血或核黄疸后遗症,造成智能低下、神经系统及运动障碍等后遗症。母儿血型不合主要有 ABO 型和 Rh 型两大类:ABO 血型不合较为多见,危害轻,常被忽视;Rh 血型不合在我国少见,但病情重。

一、发病机制

（一）胎儿红细胞进入母体

血型抗原、抗体反应包括初次反应、再次反应及回忆反应。抗原初次进入机体后,需经一定的潜伏期后产生抗体,但量不多,持续时间也短。一般是先出现 IgM,约数周至数月消失,继 IgM 之后出现 IgG,当 IgM 接近消失时 IgG 达到高峰,在血中维持时间长,可达数年。IgA 最晚出现,一般在 IgM、IgG 出现后2～8 周方可检出,持续时间长;相同抗原与抗体第二次接触后,先出现原有抗体量的降低,然后 IgG 迅速大量产生,可比初次反应时多几倍到几十倍,维持时间长,IgM 则很少增加;抗体经过一段时间后逐渐消失,如再次接触抗原,可使已消失的抗体快速增加。

母胎间血循环不直接相通,中间存在胎盘屏障,但这种屏障作用是不完善的,在妊娠期微量的胎儿红细胞持续不断地进入母体血液循环中,且这种运输随着孕期而增加,有学者对 16 例妊娠全过程追踪观察:妊娠早、中、晚期母血中有胎儿红细胞发生率分别为 6.7％、15.9％、28.9％。足月妊娠时如母儿 ABO 血型不合者,在母血中存在胎儿红细胞者占 20％,而 ABO 血型相合者可达 50％。大多数孕妇血中的胎儿血是很少的,仅 0.1～3.0 mL,如反复多次小量胎儿血液进入母体,则可使母体致敏。早期妊娠流产的致敏危险是 1％,人工流产的致敏危险是 20％～25％,在超声引导下进行羊水穿刺的致敏危险是 2％,绒毛取样的危险性可能高于 50％。

（二）ABO 血型不合

99％发生在 O 型血孕妇,自然界广泛存在与 A（B）抗原相似的物质(植物、寄生虫、接种疫苗),接触后也可产生抗 A(B)IgG 抗体,故新生儿溶血病有 50% 发生在第一胎。另外,A(B)抗原的抗原性较弱,胎儿红细胞表面反应点比成人少,故胎儿红细胞与相应抗体结合也少。孕妇血清中即使有较高的抗 A(B)IgG 滴定度,新生儿溶血病病情却较轻。

(三)Rh 血型不合

Rh 系统分为 3 组:Cc、Dd 和 Ee,有无 D 抗原决定是阳性还是阴性。孕妇为 Rh 阴性,配偶为 Rh 阳性,再次妊娠时有可能发生新生儿 Rh 溶血病。Rh 抗原特异性强,只存在 Rh 阳性的红细胞上,正常妊娠时胎儿血液经胎盘到母血循环中大多数不足 0.1 mL,虽引起母体免疫,但产生的抗 Rh 抗体很少,第一胎常因抗体不足而极少病。随着妊娠次数的增加,母体不断产生抗体而引起胎儿溶血的机会越多,甚至屡次发生流产或死胎,但如果母亲在妊娠前输过 Rh(+)血,则体内已有 Rh 抗体,在第一胎妊娠时即可发病,尤其是妊娠期接受 Rh(+)输血,对母子的危害更大。虽然不知道引起 Rh 阴性母体同种免疫所需的 Rh 阳性细胞确切数,但临床及实验均已证明 0.03～0.07 mL 的胎儿血就可以使孕妇致敏而产生抗 Rh 抗体。致敏后,再次妊娠时极少量的胎儿血液渗漏都会使孕妇抗 Rh 抗体急剧上升。

(四)ABO 血型对 Rh 母儿血型不合的影响

Levin 曾首次观察到胎儿血型为 Rh(+)A 或 B 型与 Rh(-)O 型母亲出现 ABO 血型不合时,则 Rh 免疫作用发生率降低。其机制不清楚,有人认为由于母体中含有抗 A 或抗 B 自然抗体,因而进入母体的胎儿红细胞与这些抗体发生凝集,并迅速破坏,从而防止 Rh 抗原对母体刺激,保护胎儿以免发生溶血。

二、诊断

(一)病史

凡过去有不明原因的死胎、死产或新生儿溶血病史孕妇,可能发生血型不合。

(二)辅助检查

1.血型检查

孕妇血型为 O 型,配偶血型为 A、B 或 AB 型,母儿有 ABO 血型不合可能;孕妇为 Rh 阴性,配偶为 Rh 阳性,母儿有 Rh 血型不合可能。

2.孕妇血液 ABO 和 Rh 抗体效价测定

孕妇血清学检查阳性,应定期测定效价。孕 28～32 周,每 2 周测定一次,32 周后每周测定一次。如孕妇 Rh 血型不合,效价在 1:32 以上,ABO 血型不合,抗体效价在 1:512 以上,提示病情严重,结合过去有不良分娩史,要考虑终止妊娠;但是 ABO 母儿血型不合孕妇效价的高低并不与新生儿预后明显相关。

3.羊水中胆红素测定

用分光光度计做羊水胆红素吸光度分析,吸光度值差(△94 A450)大于 0.06 为危险值,0.03～0.06 为警戒值,小于 0.03 为安全值。

4.B 超检查

在 Rh 血型不合的患者,需要定期随访胎儿超声,严重胎儿贫血患儿可见羊水过多、胎儿皮肤水肿、胸腹水、心脏扩大、心胸比例增加、肝脾肿大及胎盘增厚等。胎儿大脑中动脉血流速度的收缩期的峰值(peak systolic velocity,PSV)升高可判断胎儿贫血的严重程度。

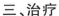

三、治疗

(一)妊娠期治疗

1.孕妇被动免疫

在 RhD(一)的孕妇应用抗 D 的免疫球蛋白主要的目的是预防下一胎发生溶血。指征:在流产或分娩后 72 h 内注射抗 D 免疫球蛋白 300 μg。

2.血浆置换法

Rh 血型不合孕妇,在妊娠中期(24～26 周)胎儿水肿未出现时,可进行血浆置换术,300 mL 血浆可降低一个比数的滴定度,此法比直接胎儿宫内输血,或新生儿换血安全,但需要的血量较多,疗效相对较差。

3.口服中药

如三黄汤或茵陈蒿汤。如果抗体效价下降缓慢或不下降,可一直服用至分娩。但目前中药治疗母儿血型不合的疗效缺乏循证依据。

4.胎儿输血

死胎和胎儿水肿的主要原因是重度贫血,宫内输血的目的在于纠正胎儿的贫血,常用于 Rh 血型不合的患者。宫内输血的指征:根据胎儿超声检查发现胎儿有严重的贫血可能,主要表现为胎儿大脑中动脉的血流峰值升高,胎儿水肿、羊水过多等;输血前还需要脐带穿刺检查胎儿血红蛋白进一步确定胎儿 Hb<120 g/L。输血的方法有脐静脉输血和胎儿腹腔内输血两种方式。所用血液满足以下条件:不含相应母亲抗体的抗原;血细胞比容为 80%;一般用 Rh(一)O 型新鲜血。在 B 型超声指导下进行,经腹壁在胎儿腹腔内注入 Rh 阴性并与孕妇血不凝集的浓缩新鲜血每次 20～110 mL,不超过 20 mL/kg。腹腔内输血量可按下列公式计算:(孕周－20)×10 mL。输血后需要密切监测抗体滴度和胎儿超声,可反复多次宫内输血。

5.引产

妊娠近足月抗体产生越多,对胎儿威胁也越大,故于 36 周以后,遇下列情况可考虑引产。①抗体效价:Rh 血型不合,抗体效价达 1:32 以上;而对于 ABO 母儿血型不合一般不考虑提前终止妊娠;考虑效价高低以外,还要结合其他产科情况,综合决定。②死胎史,特别是前一胎死因是溶血症者。③各种监测手段提示胎儿宫内不安全,如胎动改变、胎心监护图形异常、听诊胎心改变。④羊膜腔穿刺:羊水深黄色或胆红素含量升高。

(二)分娩期治疗

(1)争取自然分娩,避免用麻醉药、镇静剂,减少新生儿窒息的机会。

(2)分娩时做好抢救新生儿的准备,如气管插管、加压给氧,以及换血准备。

(3)娩出后立即断脐,减少抗体进入婴儿体内。

(4)胎盘端留脐血送血型、胆红素,抗人球蛋白试验及特殊抗体测定。并查红细胞、血红蛋白,有核红细胞与网织红细胞计数。

(三)新生儿处理

多数 ABO 血型不合的患儿可以自愈,严重的患者可出现病理性黄疸、核黄疸等。黄疸明显者,根据血胆红素情况予以:蓝光疗法每天 12 h,分 2 次照射;口服苯巴比妥 5～8 mg/(kg·d);血胆红素高者予以人血清蛋白静脉注射 1 g/(kg·d),使与游离胆红素结合,以减少核黄疸的发生;25% 的葡萄糖液注射;严重贫血者及时输血或换血治疗。

(姜 艳)

第五节　胎儿生长受限

胎儿生长受限(fetal growth restriction,FGR)指胎儿体重低于其孕龄平均体重第10百分位数或低于其平均体重的2个标准差。

将新生儿的出生体重按孕龄列出百分位数,取10百分位数及90百分位数二根曲线,在10百分位以下者称小于胎龄儿(small for gestational age,SGA),在90百分位以上称大于胎龄儿(large for gestational age,LGA),在90和10百分位之间称适于胎龄儿(appropriate for gestational age,AGA)。20世纪60年代后上海地区将小于胎龄儿统称为小样儿,分为早产小样儿、足月小样儿及过期小样儿。但并不是出生体重低于第10百分位数的婴儿都是病理性生长受限,有些偏小是因为体质因素,仅仅是小个子。1992年Gardosi等认为,有25%～60%婴儿诊断为小于胎龄儿,但如果排除如母体的种族、孕产次及身高等影响出生体重的因素,这些婴儿实际上是适于胎龄儿。1969年Usher等提出胎儿生长的标准定义应基于正常范围平均值的±2标准差,与第10百分位数相比,此定义将SGA儿限定在3%,后一种定义更有临床意义,因为这部分婴儿中预后最差的是出生体重低于第3百分位数。国外报道宫内生长受限儿的发生率为全部活产的4.5%～10.0%,上海新华医院资料小样儿的发生率为3.1%。

一、病因学

胎儿生长受限的病因迄今尚未完全阐明。约有40%发生于正常妊娠,30%～40%发生于母体有各种妊娠并发症或合并症者,10%由于多胎妊娠,10%由于胎儿感染或畸形。下列各因素可能与胎儿生长受限的发生有关。

(一)孕妇因素

1.妊娠并发症和合并症

妊娠期高血压疾病、慢性肾炎、糖尿病血管病变的孕妇由于子宫胎盘灌注不够易引起胎儿生长受限。自身免疫性疾病、发绀型心脏病、严重遗传型贫血等均引起FGR。

2.遗传因素

胎儿出生体重差异,40%来自父母的遗传基因,又以母亲的影响较大,如孕妇身高、孕前体重、妊娠时年龄以及孕产次等。

3.营养不良

孕妇偏食、妊娠剧吐以及摄入蛋白质、维生素、微量元素和热量不足的,容易产生小样儿,胎儿出生体重与母体血糖水平呈正相关。

4.烟、酒和某些药物的影响

吸烟、喝酒、麻醉剂及相关药品均与FGR相关。某些降压药由于降低动脉压,降低子宫胎盘的血流量,也影响胎儿宫内生长。

(二)胎儿因素

1.染色体异常

21、18或13-三体综合征、Turner综合征、猫叫综合征常伴发FGR。超声没有发现明显畸形的FGR胎儿中,近20%可发现核型异常,当生长受限和胎儿畸形同时存在时,染色体异常的概率明显增加。21-三体综合征胎儿生长受限一般是轻度的,18-三体综合征胎儿常有明显的生长受限。

2.胎儿畸形

如先天性成骨不全和各类软骨营养障碍等可伴发FGR,严重畸形的婴儿有1/4伴随生长受限,畸形越严重,婴儿越可能是小于胎龄儿。许多遗传性综合征也与FGR有关。

3.胎儿感染

在胎儿生长受限病例中,多达10%的人发生病毒、细菌、原虫和螺旋体感染。宫内感染如风疹病毒、巨细胞病毒、弓形虫、梅毒螺旋体等均可引起FGR。

4.多胎

与正常单胎相比,双胎或更多胎妊娠更容易发生其中一个或多个胎儿生长受限。

(三)胎盘因素

胎盘结构和功能异常是发生FGR的病因,在FGR中孕36周后胎盘增长缓慢、胎盘绒毛膜面积和毛细血管面积均减少。慢性部分胎盘早剥、广泛性梗死或绒毛膜血管瘤均可造成胎儿生长受限。脐带帆状附着也可导致胎儿生长受限。

二、分类和临床表现

(一)内因性均称型 FGR

少见,属于早发性胎儿生长受限,在受孕时或在胚胎早期,不良因素即发生作用,使胎儿生长、发育严重受限。其原因包括染色体异常、病毒感染、接触放射性物质及其他有毒物质。因胎儿在体重、头围和身长三方面均受限,头围与腹围均小,故称均称型。

特点:①体重、身长、头径相称,但均小于该孕龄正常值;②外表无营养不良表现,器官分化或成熟度与孕龄相符,但各器官的细胞数量均减少,脑重量轻,神经元功能不全和髓鞘形成迟缓;③胎盘体积重量小,但组织结构无异常,胎儿无缺氧表现;④胎儿出生缺陷发生率高,围生儿病死率高,预后不良。产后新生儿多有脑神经发育障碍,伴小儿智力障碍。

(二)外因性不匀称型 FGR

常见,属于继发性生长发育不良,胚胎发育早期正常,至妊娠中晚期受到有害因素的影响,常见于妊娠期高血压疾病、慢性高血压、糖尿病、过期妊娠,导致胎盘功能不全。

特点:①新生儿外表呈营养不良或过熟儿状态,发育不匀称,身长、头径与孕龄相符而体重偏低;②胎儿常有宫内慢性缺氧及代谢障碍,各器官细胞数量正常,但细胞体积缩小,以肝脏为著;③胎盘体积正常,但功能下降,伴有缺血缺氧的病理改变,常有梗死、钙化、胎膜黄染等;④新生儿在出生以后躯体发育正常,易发生低血糖。

(三)外因性均称型 FGR

为上述两型的混合型,其病因有母儿双方的因素,常因营养不良、缺乏叶酸、氨基酸等微量元素,或有害药物的影响所致。有害因素在整个妊娠期间均产生影响。

特点:①新生儿身长、体重、头径均小于该孕龄正常值,外表有营养不良表现。②各器官细胞数目减少,导致器官体积均缩小,肝脾严重受累,脑细胞数也明显减少。③胎盘小,外观正常;胎儿少有宫内缺氧,但存在代谢不良。④新生儿的生长与智力发育常受到影响。

三、诊断

（一）产前检查

准确判断孕龄，详细询问孕产史及有无高血压、慢性肾病、严重贫血等疾病史，有无接触有毒有害物质及不良嗜好，判断是否存在导致 FGR 的高危因素。

（二）宫高及体重的测量

根据宫高推测胎儿的大小和增长速度，确定末次月经和孕周后，产前检查测量子宫底高度，在孕 28 周后如连续 2 次宫底高度小于正常的第 10 百分位数时，则有 FGR 的可能。另外，从孕 13 周起体重平均每周增加 350 g 直至足月，孕 28 周后如孕妇体重连续 3 周未增加，要注意是否有胎儿生长受限。

（三）定期 B 超监测

（1）头臀径：是孕早期胎儿生长发育的敏感指标。

（2）双顶径：对疑有胎儿生长受限者，应系统测量胎头双顶径，每 2 周 1 次观察胎头双顶径增长情况。正常胎儿在孕 36 周前其双顶径增长较快，如胎头双顶径每 2 周增长小于 2 mm，则为胎儿生长受限，若增长大于 4 mm，则可排除胎儿生长受限。

（3）腹围：胎儿腹围的测量是估计胎儿大小最可靠的指标。妊娠 36 周前腹围值小于头围值，36 周时相等，以后腹围大于头围，计算腹围/头围，若比值小于同孕周第 10 百分位，有 FGR 可能。

（四）多普勒测速

与胎儿生长受限密切相关的多普勒异常特征是脐动脉、子宫动脉舒张末期血流消失或反流，胎儿静脉导管反流等，说明脐血管阻力增加。

（五）出生后诊断

（1）出生体重：胎儿出生后测量其出生体重，参照出生孕周，若低于该孕周应有的体重的第 10 百分位数，即可做出诊断。

（2）胎龄估计：对出生体重小于 2 500 g 的新生儿进行胎龄判断非常重要。由于约 15% 的孕妇没有准确的月经史加上妊娠早期的阴道流血与月经混淆，FGR 儿与早产儿的鉴别就很重要。外表观察对胎龄估计较为重要，对于胎龄未明的低体重儿可从神态、皮肤、耳壳、乳腺、跖纹、外生殖器等方面加以鉴定是 FGR 儿还是早产儿。临床上往往可以发现一些低体重儿肢体无水肿躯体缺毳毛，但耳壳软而不成形，乳房结节和大阴唇发育差的矛盾现象，则提示为早产 FGR 儿的可能。

四、治疗

（一）一般处理

（1）卧床休息：左侧卧位可使肾血流量和肾功能恢复正常，从而改善子宫胎盘的供血。

（2）吸氧：胎盘物质交换功能障碍是导致 FGR 的原因之一，吸氧能够改善胎儿的内环境。

（3）补充营养物质：FGR 的病因众多，其中包括母血中营养物质利用度的降低，或胎盘物质交换受到影响，所以 FGR 治疗的理论基础有补充治疗，包括增加营养物质糖类和蛋白质的供应。治疗越早效果越好，小于孕 32 周开始治疗效果好，孕 36 周后治疗效果差。

（4）积极治疗引起 FGR 的高危因素：对于妊娠期高血压病、慢性肾炎可以用抗高血压药物、肝素治疗。

(5)口服小剂量阿司匹林:抑制血栓素 A$_2$ 合成,提高前列环素与血栓素 A$_2$ 比值,扩张血管,改善子宫胎盘血供,但不改变围产儿死亡率。

(6)钙离子拮抗剂:扩张血管,改善子宫动脉血流,在吸烟者中可增加胎儿体重,对非吸烟者尚无证据。

(二)产科处理

适时分娩:胎儿确定为 FGR 后,决定分娩时间较困难,必须在胎儿死亡的危险和早产的危害之间权衡利弊。

(1)近足月:足月或近足月的 FGR,应积极终止妊娠,可取得较好的胎儿预后。孕龄达到或超过 34 周时,如果有明显羊水过少应考虑终止妊娠。胎心率正常者可经阴道分娩,但这些胎儿与适于胎龄儿相比,多数不能耐受产程与宫缩,故应采取剖宫产。如果 FGR 的诊断尚未确立,应期待处理,加强胎儿监护,等待胎肺成熟后终止妊娠。

(2)孕 34 周前:确诊 FGR 时如果羊水量及胎儿监护正常继续观察,每周 B 超检查 1 次,如果胎儿正常并继续长大时,可继续妊娠等待胎儿成熟,否则考虑终止妊娠。需考虑终止妊娠时,酌行羊膜腔穿刺,测定羊水中卵磷脂/鞘磷脂(L/S)比值、肌酐等,了解胎儿成熟度,有助于临床处理决定。为促使胎儿肺表面活性物质产生,可用地塞米松 5 mg 肌内注射,每 8 h 1 次或 10 mg 肌内注射 2 次/天,共 2 d。

(三)新生儿处理

FGR 儿存在缺氧容易发生胎粪吸入,故应即时处理新生儿,清理声带下的呼吸道吸出胎粪,并做好新生儿复苏抢救。及早喂养糖水以防止低血糖,并注意低血钙、防止感染及纠正红细胞增多症等并发症。

五、预后

FGR 近期和远期并发症发生率均较高。

(1)FGR 儿出生后的个体生长发育很难预测,一般对称性或全身性 FGR 在出生后生长发育缓慢,相反,不对称型 FGR 儿出生后生长发育可以很快赶上。

(2)FGR 儿的神经系统及智力发育也不能准确预测,1992 年 Low 等在 9～11 年长期随访研究,发现有一半的 FGR 存在学习问题,有报道 FGR 儿易发生脑瘫。

(3)FGR 儿成年后高血压、糖尿病和冠心病等心血管和代谢性疾病发病率较高。

(4)再次妊娠 FGR 的发生率,有过 FGR 的妇女,再发生 FGR 的危险性增加。有 FGR 史及持续存在内科合并症的妇女,更易发生 FGR。

(姜　艳)

第六节　胎儿畸形

广义的胎儿畸形指胎儿先天异常,包括胎儿各种结构畸形、功能缺陷、代谢以及行为发育的异常。又细分为代谢障碍异常、组织发生障碍异常、先天畸形和先天变形。

狭义的胎儿畸形,即胎儿先天畸形,是指由于内在的异常发育而引起的器官或身体某部位的形态学缺陷,又称为出生缺陷。

据美国 2006 年全球出生缺陷报道,全球每年大约有 790 万的出生缺陷儿出生,约占出生总人口的 6%。已被确认的出生缺陷有 7 000 多种,其中全球前五位的常见严重出生缺陷占所有出生缺陷的 25%,依次为先天性心脏病(104 万)、神经管缺陷(32.4 万)、血红蛋白病(地中海贫血,30.8 万)、唐氏综合征(21.7 万)和 G-6-PD(17.7 万)。我国每年有 20 万~30 万肉眼可见的先天畸形儿出生,加上出生后数月和数年才显现的缺陷,先天残疾儿童总数高达 80 万~120 万,占每年出生人口总数的 4%~6%。据全国妇幼卫生监测办公室和中国出生缺陷监测中心调查,我国主要出生缺陷 2007 年排前五位的是先天性心脏病、多指(趾)、总唇裂、神经管缺陷和脑积水。

一、病因

导致胎儿畸形的因素目前认为主要由遗传、环境因素,以及遗传和环境因素共同作用所致。遗传原因(包括染色体异常和基因遗传病)占 25%;环境因素(包括放射、感染、母体代谢失调、药物及环境化学物质等)占 10%;两种原因相互作用及原因不明占 65%。

(一)遗传因素

目前已经发现有 5 000 多种遗传病,究其病因,主要分为单基因遗传病、多基因遗传病和染色体病。

单基因病是由于一个或一对基因异常引起,可表现为单个畸形或多个畸形。按遗传方式分为常见常染色体显性遗传病[多指(趾)、并指(趾)、珠蛋白生成障碍性贫血、多发性家族性结肠息肉、多囊肾、先天性软骨发育不全、先天性成骨发育不全、视网膜母细胞瘤等]、常染色体隐性遗传病(白化病、苯丙酮尿症、半乳糖血症、黏多糖病、先天性肾上腺皮质增生症等)、X 连锁显性遗传病(抗维生素 D 佝偻病、家族性遗传性肾炎等)和 X 连锁隐性遗传病(血友病、色盲、进行性肌营养不良等)。

多基因遗传病是由于两对以上基因变化,通常仅表现为单个畸形。多基因遗传病的特点是:基因之间没有显、隐性的区别,而是共显性,每个基因对表型的影响很小,称为微效基因,微效基因具有累加效应,常常是遗传因素与环境因素共同作用。常见多基因遗传病有先天性心脏病、小儿精神分裂症、家族性智力低下、脊柱裂、无脑儿、少年型糖尿病、先天性肥大性幽门狭窄、重度肌无力、先天性巨结肠、气道食管瘘、先天性腭裂、先天性髋脱位、先天性食管闭锁、马蹄内翻足、原发性癫痫、躁狂抑郁精神病、尿道下裂、先天性哮喘、睾丸下降不全、脑积水等。

染色体数目或结构异常(包括常染色体和性染色体)均可导致胎儿畸形,又称染色体病,如21-三体综合征、18-三体综合征、13-三体综合征、Turner 综合征等。

(二)环境因素

包括放射、感染、母体代谢失调、药物及环境化学物质、毒品等环境中可接触的物质。环境因素致畸与其剂量-效应、临界作用以及个体敏感性吸收、代谢、胎盘转运、接触程度等有关。20 世纪 40 年代广岛长崎上空爆炸原子弹诱发胎儿畸形,50 年代甲基汞污染水体引起先天性水俣病,以及 60 年代反应停在短期内诱发近万例海豹畸形以来,环境因素引起先天性发育缺陷受到了医学界的高度重视。风疹病毒可引起胎儿先天性白内障、心脏异常,梅毒也可引起胎儿畸形。另外,环境因素常常参与多基因遗传病的发生。

二、胎儿畸形的发生易感期

在卵子受精后2周,孕卵着床前后,药物及周围环境毒物对胎儿的影响表现为"全"或"无"效应。"全"表示胚胎受损严重而死亡,最终流产;"无"指无影响或影响很小,可以经其他早期的胚胎细胞的完全分裂代偿受损细胞,胚胎继续发育,不出现异常。"致畸高度敏感期"在受精后3～8周,亦即停经后的5～10周,胎儿各部开始定向发育,主要器官均在此时期内初步形成。如神经在受精后15～25 d初步形成,心脏在20～40 d,肢体在24～26 d。该段时间内受到环境因素影响,特别是感染或药物影响,可能对将发育成特定器官的细胞发生伤害,胚胎停育或畸变。8周后进入胎儿阶段,致畸因素作用后仅表现为细胞生长异常或死亡,极少导致胎儿结构畸形。

三、常见胎儿畸形

(一)先天性心脏病

由多基因遗传及环境因素综合致病。发病率为8‰左右,妊娠糖尿病孕妇胎儿患先天性心脏病的概率升高。环境因素中妊娠早期感染,特别是风疹病毒感染容易引起发病。

先天性心脏病种类繁多,有法洛四联症、室间隔缺损、左心室发育不良、大血管转位、心内膜垫缺损、Ebstein畸形、心律失常等。由于医学超声技术水平的提高,绝大多数先天性心脏病可以在妊娠中期发现。

(1)法洛四联症(tetralogy of Fallot):指胎儿心脏同时出现以下四种发育异常,即室间隔缺损、右心室肥大、主动脉骑跨和肺动脉狭窄。占胎儿心脏畸形的6%～8%,属于致死性畸形,一旦确诊,建议终止妊娠。

(2)室间隔缺损(ventricular septaldefect):是最常见的先天性心脏病,占20%～30%。缺损可分为3种类型或发生在3个部位。①漏斗部:又称圆锥间隔,约占室间隔的1/3;②膜部室间隔:面积甚小,直径不足1.0 cm;③肌部间隔:面积约占2/3。膜部间隔为缺损好发部位,肌部间隔缺损最少见。

各部分缺损又分若干亚型:①漏斗部缺损分干下型(缺损位于肺动脉瓣环下,主动脉右与左冠状瓣交界处之前)、嵴上(内)型缺损(位于室上嵴之内或左上方);②膜部缺损分嵴下型(位于室上嵴右下方)、单纯膜部缺损、隔瓣下缺损(位于三尖瓣隔叶左下方);③肌部缺损可发生在任何部位,可单发或多发。大部分室间隔缺损出生后需要手术修补。

(3)左心室发育不良(hypoplastic left heart syndrome):占胎儿心脏畸形的2%～3%,左心室狭小,常合并有二尖瓣狭窄或闭锁、主动脉发育不良。属致死性心脏畸形。

(4)大血管转位(transposition of the great arteries):占胎儿心脏畸形的4%～6%,发生于孕4～5周,表现为主动脉从右心室发出,肺动脉从左心室发出,属复杂先天畸形。出生后需要手术治疗。首选手术方式是动脉调转术,但因需冠状动脉移植、肺动脉瓣重建为主动脉瓣、血管转位时远段肺动脉扭曲、使用停循环技术等,术后随访发现患儿存在冠状动脉病变、主动脉瓣反流、神经发育缺陷、肺动脉狭窄等并发症。

(5)心内膜垫缺损(endocardial cushion defect):占胎儿心脏畸形的5%左右,其中60%合并有其他染色体异常。心内膜垫是胚胎的结缔组织,参与形成心房间隔、心室间隔的膜部,以及二尖瓣和三尖瓣的瓣叶和腱索。心内膜垫缺损又称房室管畸形,主要病变是房室环上、下方心房和心室间隔组织部分缺失,且可伴有不同程度的房室瓣畸形。出生后需手术治疗,合并染色体异常时,预后不良。

(6)Ebstein 畸形(Ebstein anomaly):占胎儿心脏畸形的 0.3% 左右,属致死性心脏畸形。1866 年Ebstein首次报道,又名三尖瓣下移畸形。三尖瓣隔瓣和(或)后瓣偶尔连同前瓣下移附着于近心尖的右室壁上,将右室分为房化右室和功能右室,异位的瓣膜绝大多数关闭不全,也可有狭窄。巨大的房化右室和严重的三尖瓣关闭不全影响患者心功能,有报道 48% 胎死宫内,35% 出生后虽经及时治疗仍死亡。

(7)胎儿心律失常(cardiac arrhythmias):占胎儿的 10%～20%,主要表现为期外收缩(70%～88%)、心动过速(10%～15%)和心动过缓(8%～12%)。胎儿超声心动图是产前检查胎儿心律失常的可靠的无创性影像技术,其应用有助于早期检出并指导心律失常胎儿的处理。大多数心律失常的胎儿预后良好,不需要特殊治疗,少部分合并胎儿畸形或出现胎儿水肿,则预后不良,可采用宫内药物(如地高辛)治疗改善预后。

除上述胎儿心脏畸形外,还有永存动脉干、心室双流出道、心肌病、心脏肿瘤等。必须提出的是,心脏畸形常常不是单独存在,有的是某种遗传病的一种表现,需要排查。

(二)多指(趾)(polydactyly)

临床分为 3 种类型:①单纯多余的软组织块或称浮指;②具有骨和关节正常成分的部分多指;③具有完全的多指。超过 100 多种异常或遗传综合征合并有多指(趾)表现,预后也与是否合并有其他异常或遗传综合征有关。单纯多指(趾)具有家族遗传性,手术效果良好。目前国内很多医院没有将胎儿指(趾)形状和数量观察作为常规筛查项目。

(三)总唇裂

总唇裂包括唇裂(cleft lip)和腭裂(cleft palate)。发病率为 1‰,再发危险为 4%。父为患者,后代发生率为 3%;母为患者,后代发生率为 14%。单纯小唇裂出生后手术修补效果良好,但严重唇裂同时合并有腭裂时,影响哺乳。B 型超声妊娠中期筛查有助诊断,但可能漏诊部分腭裂,新生儿预后与唇腭裂种类、部位、程度,以及是否合并有其他畸形或染色体异常有关。孕前 3 个月开始补充含有一定叶酸的多种维生素可减少唇腭裂的发生。

(四)神经管缺陷(neural tube defects)

神经管在胚胎发育的 4 周前闭合。孕早期叶酸缺乏可引起神经管关闭缺陷。神经管缺陷包括无脑儿、枕骨裂、露脑与脊椎裂。各地区的发病率差异较大,我国北方地区高达 6‰～7‰,占胎儿畸形总数的 40%～50%,而南方地区的发病率仅为 1‰左右。

(1)无脑儿(anencephaly):颅骨与脑组织缺失,偶见脑组织残基,常伴肾上腺发育不良及羊水过多。属致死性胎儿畸形。孕妇血清甲胎蛋白(AFP)异常升高,B 型超声检查可以确诊,表现为颅骨不显像,双顶径无法测量。一旦确诊,建议终止妊娠。即使妊娠足月,约 75% 在产程中死亡,其他则于产后数小时或数天死亡。无脑儿外观颅骨缺失、双眼暴突、颈短。

(2)脊柱裂(spina bifida):脊柱裂是指由于先天性的椎管闭合不全,在脊柱的背或腹侧形成裂口,可伴或不伴有脊膜、神经成分突出的畸形。可分为囊性脊柱裂和隐性脊柱裂,前者根据膨出物与神经、脊髓组织的病理关系分为脊膜膨出(meningocele)、脊髓脊膜膨出(myelomeningocele)和脊髓裂(myeloschisis)。囊性脊柱裂的病儿于出生后即见在脊椎后纵轴线上有囊性包块突起,呈圆形或椭圆形,大小不等,有的有细颈或蒂,有的基底部较大无颈。脊髓脊膜膨出均有不同程度神经系统症状和体征,患儿下肢无力或足畸形,大小便失禁或双下肢呈完全弛缓性瘫痪。脊髓裂生后即可看到脊髓外露,局部无包块,有脑脊液漏出,常并有严重神经功能障碍,不能存活。囊性脊柱裂几乎均需手术治疗。隐性脊柱裂为单纯骨性裂隙,常见于腰骶部第五腰椎和第一骶椎。病变区域皮肤大多正常,少数显示色素沉着、毛细血管扩张、皮肤凹陷、局部多毛现象。在婴幼儿无明显症状;长大以后可出现腰腿痛或排尿排便困难。

孕期孕妇血清甲胎蛋白(AFP)异常升高,B型超声排畸筛查可发现部分脊柱排列不规则或有不规则囊性物膨出,常伴有 lemon 征(双顶径测定断面颅骨轮廓呈柠檬状)和 banana 征(小脑测定断面小脑呈香蕉状)。孕前3个月起至孕后3个月补充叶酸,可有效预防脊柱裂发生。

(五)脑积水(hydrocephaly)

与胎儿畸形、感染、遗传综合征、脑肿瘤等有关。最初表现为轻度脑室扩张,处于动态变化过程。单纯轻度脑室扩张无严重后果,但当脑脊液大量蓄积,引起颅内压升高、脑室扩张、脑组织受压、颅腔体积增大、颅缝变宽、囟门增大时,则会引起胎儿神经系统后遗症,特别是合并其他畸形或遗传综合征时,则预后不良。孕期动态B型超声检查有助于诊断。对于严重脑室扩张伴有头围增大时,或合并有 Dandy-Walker 综合征等其他异常时,建议终止妊娠。

(六)唐氏综合征(Down syndrome)

唐氏综合征又称 21-三体综合征或先天愚型,是最常见的染色体异常。发病率为 1/800。根据染色体核型的不同,唐氏综合征分为三种类型,即单纯 21-三体型、嵌合型和易位型。唐氏综合征的发生起源于卵子或精子发生的减数分裂过程中随机发生的染色体的不分离现象,导致 21 号染色体多了一条,破坏了正常基因组遗传物质间的平衡,造成患儿智力低下,颅面部畸形及特殊面容,肌张力低下,多并发先天性心脏病,患者白血病的发病率增高,为普通人群的 10~20 倍。生活难以自理,患者预后一般较差,50%左右于5岁前死亡。目前对唐氏综合征缺乏有效的治疗方法。

通过妊娠早、中期唐氏综合征母体血清学检测(早期 PAPP-A、游离 β-HCG,中期 AFP、β-HCG 和 uE$_3$ 等),结合 B 超检查,可检测 90%以上的唐氏综合征。对高风险胎儿,通过绒毛活检或羊水穿刺或脐血穿刺等技术作染色体核型分析可以确诊。一旦确诊,建议终止妊娠。

多数单纯 21-三体型唐氏综合征患者的产生是由于配子形成中随机发生的,其父母多正常,没有家族史,与高龄密切相关。因此,即使夫妇双方均不是唐氏综合征患者,仍有可能怀有唐氏综合征的胎儿。易位型患者通常由父母遗传而来,对于父母一方为染色体平衡易位时,所生子女中,1/3 正常,1/3 为易位型患者,1/3 为平衡易位型携带者。如果父母之一为 21/21 平衡易位携带者,其活婴中全部为 21/21 易位型患者。

四、辅助检查

随着母胎医学的发展,现在很多胎儿畸形可以在产前发现或干预。采用的手段有以下几方面。

(一)产科 B 超检查

除早期 B 超确定宫内妊娠、明确孕周、了解胚胎存活发育情况外,早期妊娠和中期妊娠遗传学超声筛查,可以发现 70%以上的胎儿畸形。

(二)母体血清学筛查

可用于胎儿染色体病特别是唐氏综合征的筛查。早孕期检测 PAPPA 和 β-HCG,中孕期检测 AFP、β-HCG 和 uE$_3$,是广泛应用的组合。优点是无创伤性,缺点是只能提供风险率,不能确诊。

（三）侵入性检查

孕早期绒毛吸取术,孕中期羊膜腔穿刺术和孕中晚期脐带穿刺术可以直接取样,进行胎儿细胞染色体诊断。

（四）胎儿镜

有创、直观,对发现胎儿外部畸形(包括一些B超不能发现的小畸形)优势明显,但胎儿高流失率阻碍其临床广泛应用。

（五）孕前及孕期母血 TORCH 检测

有助于了解胎儿畸形的风险与病因。

（六）分子生物学技术

从孕妇外周血中富集胎儿来源的细胞或遗传物质,联合应用流式细胞仪、单克隆抗体技术、聚合酶链反应技术进行基因诊断,是胎儿遗传疾病产前诊断的发展方向。

五、预防和治疗

预防出生缺陷应实施三级预防。一级预防是通过健康教育、选择最佳生育时机、遗传咨询、孕前保健、合理营养、避免接触放射线和有毒有害物质、预防感染、谨慎用药、戒烟戒酒等孕前阶段综合干预,减少出生缺陷的发生。二级预防是通过孕期筛查和产前诊断识别胎儿严重先天缺陷,早期发现,早期干预,减少缺陷儿的出生。三级预防是指对新生儿疾病的早期筛查、早期诊断、及时治疗,避免或减轻致残,提高患儿生活质量和生存概率。

建立、健全围生期保健网,向社会广泛宣传优生知识,避免近亲婚配或严重的遗传病患者婚配,同时提倡适龄生育,加强遗传咨询和产前诊断,注意环境保护,减少各种环境致畸因素的危害,可有效地降低各种先天畸形儿的出生率。

对于无脑儿、严重脑积水、法洛四联症、唐氏综合征等致死性或严重畸形,一经确诊应行引产术终止妊娠;对于有存活机会且能通过手术矫正的先天畸形,分娩后转有条件的儿科医院进一步诊治。宫内治疗胎儿畸形国内外有一些探索并取得疗效,如双胎输血综合征的宫内激光治疗,胎儿心律失常的宫内药物治疗等。对于胎儿畸形的宫内外科治疗,争议较大,需要进一步研究探索。

（李　涓）

第七节　胎　儿　窘　迫

胎儿在宫内有缺氧征象危及胎儿健康和生命者,称为胎儿窘迫(fetal distress)。胎儿窘迫是一种由于胎儿缺氧而表现的呼吸、循环功能不全综合征,是当前剖宫产的主要适应证之一。胎儿窘迫主要发生在临产过程,以第一产程末及第二产程多见,也可发生在妊娠后期。发病率各家报道不一,一般在 $10.0\% \sim 20.5\%$。产前及产时胎儿窘迫是围产儿死亡的主要原因。

一、病因

通过子宫胎盘循环,母体将氧输送给胎儿,CO_2 从胎儿排入母体,在输送交换过程中某一环节出现障碍,均可引起胎儿窘迫。

（一）母体血氧含量不足

母体血氧含量不足:如产妇患严重心肺疾病或心肺功能不全、妊娠期高血压疾病、高热、重度贫血、失血性休克、仰卧位低血压综合征等,均使母体血氧含量降低,影响对胎儿的供氧。导致胎儿缺氧的母体因素如下。①微小动脉供血不足:如妊娠期高血压疾病等。②红细胞携氧量不足:如重度贫血、一氧化碳中毒等。③急性失血:如前置胎盘、胎盘早剥等。④各种原因引起的休克与急性感染发热。⑤子宫胎盘血运受阻:急产或不协调性子宫收缩乏力等,缩宫素使用不当引起过强宫缩;产程延长,特别是第二产程延长;子宫过度膨胀,如羊水过多和多胎妊娠;胎膜早破等。

（二）胎盘、脐带因素

脐带和胎盘是母体与胎儿间氧及营养物质的输送传递通道,其功能障碍必然影响胎儿获得所需氧及营养物质。常见胎盘功能低下:妊娠期高血压疾病、慢性肾炎、过期妊娠、胎盘发育障碍（过小或过大）、胎盘形状异常（膜状胎盘、轮廓胎盘等）和胎盘感染、胎盘早剥等。常见有脐带血运受阻:如脐带脱垂、脐带绕颈、脐带打结引起母儿间循环受阻。

（三）胎儿因素

严重的心血管疾病,呼吸系统疾病,胎儿畸形,母儿血型不合,胎儿宫内感染,颅内出血,颅脑损伤等。

二、病理生理

胎儿血氧降低、二氧化碳蓄积出现呼吸性酸中毒。初期通过自主神经反射,兴奋交感神经,肾上腺儿茶酚胺及皮质醇分泌增多,血压上升及心率加快。若继续缺氧,则转为兴奋迷走神经,胎心率减慢。缺氧继续发展,刺激肾上腺增加分泌,再次兴奋交感神经,胎心由慢变快,说明胎儿已处于代偿功能极限,提示为病情严重。无氧糖酵解增加,导致丙酮酸、乳酸等有机酸增加,转为代谢性酸中毒,胎儿血 pH 下降,细胞膜通透性加大,胎儿血钾增加,胎儿在宫内呼吸运动加强,导致混有胎粪的羊水吸入,出生后延续为新生儿窒息及吸入性肺炎。肠蠕动亢进,肛门括约肌松弛,胎粪排出。若在孕期慢性缺氧情况下,可出现胎儿发育及营养不正常,形成胎儿宫内发育迟缓,临产后易发生进一步缺氧。

三、临床表现

根据胎儿窘迫发生速度可分为急性胎儿窘迫及慢性胎儿窘迫两类。

（一）慢性胎儿窘迫

多发生在妊娠末期,往往延续至临产并加重。其原因多因孕妇全身性疾病或妊娠期疾病引起胎盘功能不全或胎儿因素所致。临床上除可发现母体存在引起胎盘供血不足的疾病外,还发生胎儿宫内发育受限。孕妇体重、宫高、腹围持续不长或增长很慢。

（二）急性胎儿窘迫

主要发生在分娩期,多因脐带因素（如脐带脱垂、脐带绕颈、脐带打结）、胎盘早剥、宫缩强且持续时间长及产妇低血压、休克引起。

四、诊断

根据病史、胎动变化以及有关检查可以做出诊断。

五、辅助检查

(一)胎心率变化

胎心率是了解胎儿是否正常的一个重要标志,胎心率的改变是急性胎儿窘迫最明显的临床征象。①胎心率>160次/分钟,尤其是>180次/分钟,为胎儿缺氧的初期表现(孕妇心率不快的情况下);②随后胎心率减慢,胎心率<120次/分钟,尤其是<100次/分钟,为胎儿危险征;③胎心监护仪图像出现以下变化,应诊断为胎儿窘迫:出现频繁的晚期减速,多为胎盘功能不良,重度可变减速的出现,多为脐带血运受阻表现,若同时伴有晚期减速,表示胎儿缺氧严重,情况紧急。

(二)胎动计数

胎动减少是胎儿窘迫的一个重要指标,每天监测胎动可预知胎儿的安危。妊娠近足月时,24 h胎动>20次。胎动消失后,胎心在24 h内也会消失。急性胎儿窘迫初期,表现为胎动过频,继而转弱及次数减少,直至消失,也应予以重视。

(三)胎心监护

首先进行无负荷试验(NST),NST无反应型需进一步行宫缩应激试验(CST)或催产素激惹试验(OCT),CST或OCT阳性高度提示存在胎儿宫内窘迫。

(四)胎儿脐动脉血流测定

胎儿脐动脉血流速度波形测定是一项胎盘功能试验,对怀疑有慢性胎儿窘迫者可行此监测。通过测定收缩期最大血流速度与舒张末期血流速度的比值(S/D)表示胎儿胎盘循环的阻力情况,反映胎盘的血流灌注。脐动脉舒张期血流缺失或倒置,提示严重胎儿窘迫,应该立即终止妊娠。

(五)胎盘功能检查

血浆E_3测定并动态连续观察,若急骤减少30%～40%,表示胎儿胎盘功能减退,胎儿可能存在慢性缺氧。

(六)生物物理象监测

在NST监测的基础上应用B型超声仪监测胎动、胎儿呼吸、胎儿张力及羊水量,综合评分了解胎儿在宫内的安危状况。Manning评分10分为正常;≤8分可能有缺氧;≤6分可疑有缺氧;≤4分可以有缺氧;≤2分为缺氧。

(七)羊水胎粪污染

胎儿缺氧,兴奋迷走神经,肠蠕动亢进,肛门括约肌松弛,胎粪排入羊水中,羊水呈绿色、黄绿色、浑浊棕黄色,即羊水Ⅰ度、Ⅱ度、Ⅲ度污染。破膜可直接观察羊水性状及粪染程度。未破膜经羊膜镜窥检,透过胎膜了解羊水性状。羊水Ⅰ度污染无肯定的临床意义;羊水Ⅱ度污染,胎心音好者,应密切监测胎心,不一定是胎儿窘迫;羊水Ⅲ度污染,应及早结束分娩。

(八)胎儿头皮血测定

头皮血气测定应在电子胎心监护异常的基础上进行。头皮血pH 7.20～7.24为病理前期,可能存在胎儿窘迫,应立即进行宫内复苏,间隔15 min复查血气值;pH 7.15～7.19提示胎儿酸中毒及窘迫,应立即复查,如仍≤7.19,除外母体酸中毒后应在1 h内结束分娩;pH<7.15是严重胎儿窘迫的危险信号,须迅速结束分娩。

六、鉴别诊断

对于胎儿窘迫,主要是综合考虑判断是否确实存在胎儿窘迫。

七、治疗

（一）慢性胎儿窘迫

应针对病因处理，视孕周、有无胎儿畸形、胎儿成熟度和窘迫的严重程度决定处理。

（1）定期做产前检查者，估计胎儿情况尚可，应嘱孕妇取侧卧位减少下腔静脉受压，增加回心血流量，使胎盘灌注量增加，改善胎盘血供应，延长孕周数。每天吸氧提高母血氧分压；静脉注射50％葡萄糖40 mL加维生素C 2 g，每天2次；根据情况做NST检查；每天胎动计数。

（2）情况难以改善：接近足月妊娠，估计在娩出后胎儿生存机会极大者，为减少宫缩对胎儿的影响，可考虑行剖宫产。如胎肺尚未成熟，可在分娩前48 h静脉注射地塞米松10 mg促进胎儿肺泡表面活性物质的合成，预防呼吸窘迫综合征的发生。如果孕周小，胎儿娩出后生存可能性小，将情况向家属说明，做到知情选择。

（二）急性胎儿窘迫

（1）若宫内窘迫达严重阶段必须尽快结束分娩，其指征是：①胎心率低于120次/分钟或高于180次/分钟，伴羊水Ⅱ～Ⅲ度污染；②羊水Ⅲ度污染，B型超声显示羊水池＜2 cm；③持续胎心缓慢达100次/分钟以下；④胎心监护反复出现晚期减速或出现重度可变减速，胎心60次/分钟以下持续60s以上；⑤胎心图基线变异消失伴晚期减速。

（2）积极寻找原因并排除如心力衰竭、呼吸困难、贫血、脐带脱垂等。改变体位，左或右侧卧位，以改变胎儿脐带的关系，增加子宫胎盘灌注量。①持续吸氧提高母体血氧含量，以提高胎儿的氧分压；静脉注射50％葡萄糖40 mL加维生素C 2 g。②宫颈尚未完全扩张，胎儿窘迫情况不严重，可吸氧、左侧卧位，观察10 min，若胎心率变为正常，可继续观察；若因使用缩宫素宫缩过强造成胎心率异常减缓者，应立即停止滴注或用抑制宫缩的药物，继续观察是否能转为正常；若无显效，应行剖宫产术；施术前做好新生儿窒息的抢救准备。③宫口开全，胎先露已达坐骨棘平面以下3 cm，吸氧同时尽快助产经阴道娩出胎儿。

（李　涓）

第八节　巨　大　胎　儿

巨大胎儿（fetal macrosomia）是一个描述胎儿过大的非常不精确的术语。国内外尚无统一的标准，有多种不同的域值标准，如3.8 kg、4 kg、4.5 kg、5.0 kg。1991年，美国妇产科协会提出新生儿出生体重≥4 500 g者为巨大胎儿，我国以≥4 000 g为巨大胎儿。生活水平提高，更加重视孕期营养，巨大儿的出生率越来越高。上海市普陀区1989年巨大儿的发生率为5.05％，1999年增加到8.62％。有学者报道山东地区1995－1999年巨大儿发生率为7.46％。Stotland等报道美国1995－1999年巨大儿发生率为13.6％。20世纪90年代比70年代的巨大儿增加一倍。若产道、产力及胎位均正常，仅胎儿巨大，即可出现头盆不称而发生分娩困难，如肩难产。

一、高危因素

巨大胎儿是多种因素综合作用的结果，很难用单一的因素解释。临床资料表明仅有40％的巨大胎儿存在各种高危因素,其他 60% 的巨大胎儿无明显的高危因素存在。根据 Williams 产科学的描述,巨大胎儿常见的因素有糖尿病、父母肥胖(尤其是母亲肥胖)、经产妇、过期妊娠、孕妇年龄、男胎、上胎巨大胎儿、种族和环境等。

(一)孕妇糖尿病

包括妊娠合并糖尿病和妊娠糖尿病,甚至糖耐量受损,巨大胎儿的发病率均明显升高。在胎盘功能正常的情况下,孕妇血糖升高,通过胎盘进入胎儿血循环,使胎儿的血糖浓度升高,刺激胎儿胰岛 β 细胞增生,导致胎儿胰岛素分泌反应性升高,胎儿高糖血症和高胰岛素血症,促进糖原、脂肪和蛋白质合成,使胎儿脂肪堆积,脏器增大,体重增加,故胎儿巨大。糖尿病孕妇巨大胎儿的发病率可达 26%,而正常孕妇中巨大胎儿的发生率仅为 5%。但是,并不是所有糖尿病孕妇的巨大胎儿的发病率升高。当糖尿病合并妊娠的 White 分级在 B 级以上时,由于胎盘血管的硬化,胎盘功能降低,反而使胎儿生长受限的发病率升高。

(二)孕前肥胖及孕期体重增加过快

当孕前体质量指数 $>30 \text{ kg/m}^2$、孕期营养过剩、孕期体质量增加过快时,巨大胎儿发生率均明显升高。有学者对 588 例体质量 $>113.4 \text{ kg}$(250 磅)及 588 例体重 $<90.7 \text{ kg}$(200 磅)妇女的妊娠并发症比较,发现前者的妊娠糖尿病、巨大胎儿以及肩难产的发病率分别为 10%、24% 和 5%,明显高于后者的 0.7%、7% 和 0.6%。当孕妇体重 $>136 \text{ kg}$(300 磅)时,巨大胎儿的发生率高达 30%。可见孕妇肥胖与妊娠糖尿病、巨大胎儿和肩难产等均有密切的相关性。这可能与能量摄入大于能量消耗导致孕妇和胎儿内分泌代谢平衡失调有关。

(三)经产妇

有资料报道胎儿体质量随分娩次数增加而增加,妊娠 5 次以上者胎儿平均体质量增加 80～120 g。

(四)过期妊娠

与巨大胎儿有明显的相关性。孕晚期是胎儿生长发育最快时期,过期妊娠而胎盘功能正常者,子宫胎盘血供良好,持续供给胎儿营养物质和氧气,胎儿不断生长,以至孕期越长,胎儿体重越大,过期妊娠巨大胎儿的发生率是足月儿的 3～7 倍,肩难产的发生率比足月儿增加 2 倍。有学者报道大于 41 周巨大胎儿的发生率是 33.3%。也有学者报道孕 40～42 周时,巨大胎儿的发生率是 20%,而孕 42～42 周末时发生率升高到 43%。

(五)孕妇年龄

高龄孕妇并发肥胖和糖尿病的机会增多,因此分娩巨大胎儿的可能性增大。Stotland 等报道孕妇 30～39 岁巨大儿发生率最高,为 15.3%;而 20 岁以下发生率最低,为 8.4%。

(六)上胎巨大胎儿

曾经分娩过超过 4 000 g 新生儿的妇女与无此病史的妇女相比,再次分娩超过 4 500 g 新生儿的概率增加 5～10 倍。

(七)羊水过多

巨大胎儿往往与羊水过多同时存在,两者的因果关系尚不清楚。

(八)遗传因素

遗传基因是决定胎儿生长的前提条件,它控制细胞的生长和组织分化。但详细机制还不清楚。遗传因素包括胎儿性别、种族及民族等。在所有有关巨大胎儿的资料中都有男性胎儿发生率增加的报道,通常占 60%～65%。这是因为在妊娠晚期的每一孕周男性胎儿的体质量比相应的女性胎儿重 150 g。身材高大的父母其子女为巨大胎儿的发生率高；不同种族、不同民族巨大胎儿的发生率各不相同。有学者报道排除其他因素的影响，原为加拿大民族的巨大胎儿发生率明显高于加拿大籍的外民族人群的发生率。也有学者报道美国白种人巨大胎儿发生率为 16%，而非白种人（包括黑色人种、西班牙裔和亚裔）为 11%。

（九）环境因素

高原地区由于空气中氧分压低，巨大胎儿的发生率较平原地区低。

二、对母儿的影响

分娩困难是巨大胎儿主要的并发症。由于胎儿体积的增大，胎头和胎肩是分娩困难主要部位。难产率明显增高，带来母儿的一系列并发症。

（一）对母体的影响

有学者报道新生儿体质量＞3 500 g 母体并发症开始增加，且随出生体质量增加而增加，在新生儿体质量 4 000 g 时肩难产和剖宫产率明显增加，4 500 g 时再次增加。其他并发症增加缓慢而平稳（图 8-1）。

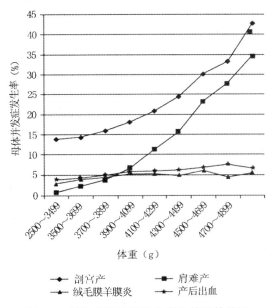

图 8-1　母体并发症与胎儿出生体重的关系

1.产程延长或停滞

由于巨大胎儿的胎头较大，造成孕妇的骨盆相对狭窄，头盆不称的发生率增加。在胎头双顶径较大者，直至临产后胎头始终不入盆，若胎头搁置在骨盆入口平面以上，称为骑跨征阳性，表现为第一产程延长；若双顶径相对小于胸腹径，胎头下降受阻，易发生活跃期延长、停滞或第二产程延长。由于产程延长易导致继发性宫缩乏力；同时巨大胎儿的子宫容积较大，子宫肌纤维的张力较高，肌纤维的过度牵拉，易发生原发性宫缩乏力；宫缩乏力反过来又导致胎位异常、产程延长。巨大胎儿双肩径大于双顶径，尤其是糖尿病孕妇的胎儿，若经阴道分娩，易发生肩难产。

2.手术产发生率增加

巨大儿头盆不称的发生率增加，容易产程异常，因此手术产概率增加，剖宫产率增加。

3.软产道损伤

由于胎儿大,胎儿通过软产道时可造成宫颈、阴道、会阴裂伤,严重者可裂至阴道穹隆、子宫下段甚至盆壁,形成腹膜后血肿或阔韧带内血肿。如果梗阻性难产未及时发现和处理,可以导致子宫破裂。

4.尾骨骨折

由于胎儿大、儿头硬,当通过骨盆出口时,为克服阻力或阴道助产时可能发生尾骨骨折。

5.产后出血及感染

巨大胎儿子宫肌纤维过度牵拉,易发生产后宫缩乏力,或因软产道损伤引起产后出血,甚至出血性休克。上述各种因素造成产褥感染率增加。

6.生殖道瘘

由于产程长甚至滞产,胎儿头长时间压于阴道前壁、膀胱、尿道和耻骨联合之间,导致局部组织缺血坏死形成尿瘘,或直肠受压坏死形成粪瘘;或因手术助产直接损伤所致。

7.盆腔器官脱垂

产后可因分娩时盆底组织过度伸长或裂伤,发生子宫脱垂或阴道前后壁膨出。

(二)对新生儿的影响

1.新生儿产伤

巨大胎儿肩难产率增高,据统计肩难产的发生率为 $0.15\%\sim0.60\%$,体重 $\geqslant4\ 000\ g$ 巨大儿肩难产的发生为 $3\%\sim12\%$,$\geqslant4\ 500\ g$ 者为 $8.4\%\sim22.6\%$。有学者报道当出生体重 $>4\ 000\ g$,肩难产发生率为 13%。加上巨大儿手术产发生率增加,新生儿产伤发生率高,如臂丛神经损伤及麻痹、颅内出血、锁骨骨折、胸锁乳突肌血肿等。

2.胎儿窘迫、新生儿窒息

胎头娩出后胎肩以下部分嵌顿在阴道内,胎儿不能自主呼吸导致胎儿窘迫、新生儿窒息,如脐带停止搏动或胎盘早剥可引起死胎。

三、诊断

(一)病史及临床表现

多有巨大胎儿分娩史、糖尿病史。产次较多的经产妇易发生。在妊娠后期出现呼吸困难,自觉腹部沉重及两胁部胀痛。

(二)腹部检查

视诊腹部明显膨隆,宫高 $>35\ cm$。触诊胎体大,先露部高浮,胎心正常但位置稍高,当子宫高加腹围 $\geqslant140\ cm$ 时,巨大胎儿的可能性较大。

(三)B 型超声检查

胎头双顶径长 $98\sim100\ mm$,股骨长 $78\sim80\ mm$,腹围 $>330\ mm$,应考虑巨大胎儿,同时排除双胎、羊水过多及胎儿畸形。

四、处理

(一)妊娠期

检查发现胎儿大或既往分娩巨大儿者,应检查孕妇有无糖尿病。若为糖尿病孕妇,应积极治疗,必要时予以胰岛素治疗控制胎儿的体重增长,并于妊娠 36 周后,根据胎儿成熟度、胎盘功能检查及糖尿病控制情况,择期引产或剖宫产。不管是否存在妊娠糖尿病,有巨大胎儿可能的孕妇均要进行营养咨询合理调节膳食结构,每天摄入的总能量以 8 778～9 196 kJ(2 100～2 200 kcal)为宜,适当降低脂肪的摄入量。同时适当的运动可以降低巨大胎儿的发病率。

（二）分娩期

估计非糖尿病孕妇胎儿体重≥4 500 g,糖尿病孕妇胎儿体重≥4 000 g,即使骨盆正常,为防止母儿产时损伤应行剖宫产。临产后,不宜试产过久。若产程延长,估计胎儿体重＞4 000 g,胎头停滞在中骨盆也应剖宫产。若胎头双顶径已达坐骨棘下 3 cm,宫口已开全者,应作较大的会阴后侧切开,予以产钳助产,同时做好处理肩难产的准备工作。分娩后应行宫颈及阴道检查,了解有无软产道损伤,并预防产后出血。若胎儿已死,行穿颅术或碎胎术。

（三）新生儿处理

新生儿应预防低血糖发生,生后 1～2 h 开始喂糖水,及早开奶;积极治疗高胆红素血症,多选用蓝光治疗;新生儿易发生低钙血症,多用 10%葡萄糖酸钙 1 mL/kg 加入葡萄糖液中静脉滴注补充钙剂。

（李　涓）

第九节　胎膜病变

胎膜(fetal membrane)是由羊膜(amnion)和绒毛膜(chorion)组成。胎膜外层为绒毛膜,内层为羊膜,于妊娠 14 周末,羊膜与绒毛膜相连封闭胚外体腔,羊膜腔占据整个宫腔,对胎儿起着一定的保护作用。同时胎膜含甾体激素代谢所需的多种酶,与甾体激素的代谢有关。胎膜含多量花生四烯酸的磷脂,且含有能催化磷脂生成游离花生四烯酸的溶酶体,故胎膜在分娩发动上有一定作用。胎膜的病变与妊娠的结局有密切的关系。本节主要介绍胎膜早破和绒毛膜羊膜炎对妊娠的影响。

一、胎膜早破

胎膜早破(premature rupture of the membranes,PROM)是指胎膜破裂发生在临产前。胎膜早破可导致产妇、胎儿和新生儿的风险明显升高。胎膜早破是产科的难题。一般认为胎膜早破发生率在 10%,大部分发生在 37 周后,称足月胎膜早破(PROM of term),若发生在妊娠不满 37 周称足月前胎膜早破(preterm PROM,PPROM),发生率为 2.0%。胎膜早破的妊娠结局与破膜时孕周有关。孕周越小,围生儿预后越差。常引起早产及母婴感染。

（一）病因

目前胎膜早破的病因尚不清楚,一般认为胎膜早破的病因与下述因素有关。

1.生殖道病原微生物上行性感染

胎膜早破患者经腹羊膜腔穿刺,羊水细菌培养 28%～50%呈阳性,其微生物分离结果往往与宫颈内口分泌物培养结果相同,提示生殖道病原微生物上行性感染是引起胎膜早破的主要原因之一。B 族溶血性链球菌、衣原体、淋病奈瑟菌、梅毒和解脲支原体感染不同程度与 PPROM 相关。但是妊娠期阴道内的致病菌并非都引起胎膜早破,其感染条件为菌量增加和局部防御能力低下。宫颈黏液中的溶菌酶、局部抗体等抗菌物质等局部防御屏障抗菌能力下降微生物附着于胎膜,趋化中性粒细胞,浸润于胎膜中的中性粒细胞脱颗粒,释放弹性蛋白酶,分解胶原蛋白成碎片,使局部胎膜抗张能力下降,而致胎膜早破。

2.羊膜腔压力增高

双胎妊娠、羊水过多、过重的活动等使羊膜腔内压力长时间或多时间地增高,加上胎膜局部缺陷,如弹性降低、胶原减少,增加的压力作用于薄弱的胎膜处,引起胎膜早破。

3.胎膜受力不均

胎位异常、头盆不称等可使胎儿先露部不能与骨盆入口衔接,盆腔空虚致使前羊水囊所受压力不均,引起胎膜早破。

4.部分营养素缺乏

母血维生素 C 浓度降低者,胎膜早破发病率较正常孕妇增高近 10 倍。体外研究证明,在培养基中增加维生素 C 浓度,能降低胶原酶及其活性,而胶原是维持羊膜韧性的主要物质。铜元素缺乏能抑制胶原纤维与弹性硬蛋白的成熟。胎膜早破者常发现母、脐血清中铜元素降低。故维生素 C、铜元素缺乏,使胎膜抗张能力下降,易引起胎膜早破。

5.宫颈病变

常因手术机械性扩张宫颈、产伤或先天性宫颈局部组织结构薄弱等,使宫颈内口括约功能破坏,宫颈内口松弛,前羊水囊易于楔入,使该处羊水囊受压不均,加之此处胎膜最接近阴道,缺乏宫颈黏液保护,常首先受到病原微生物感染,造成胎膜早破。

6.创伤

腹部受外力撞击或摔倒,阴道检查或性交时胎膜受外力作用,可发生破裂。

(二)临床表现

90%患者突感较多液体从阴道流出,并有阵发性或持续性阴道流液,时多时少,无腹痛等其他产兆。肛门检查时触不到胎囊,如上推胎儿先露部时,见液体从阴道流出,有时可见到流出液中有胎脂或被胎粪污染,呈黄绿色。如并发明显羊膜腔感染,则阴道流出液体有臭味,并伴发热、母儿心率增快、子宫压痛、血白细胞计数增高、C 反应蛋白阳性等急性感染表现。隐匿性羊膜腔感染时,虽无明显发热,但常出现母儿心率增快。患者在流液后,常很快出现宫缩及宫口扩张。

(三)诊断

根据详细的病史并结合临床及专科检查可诊断胎膜早破。当根据临床表现诊断胎膜早破存在疑问时,可以结合一些辅助检查明确诊断。明确诊断胎膜早破后还应进一步检查排除羊膜腔感染。

1.胎膜早破的诊断

(1)阴道窥器检查:见液体自宫颈流出或后穹隆较多的积液中见到胎脂样物质是诊断胎膜早破的直接证据。

(2)阴道液 pH 测定:正常阴道液 pH 为 4.5~5.5,羊水 pH 为 7.0~7.5,如阴道液 pH>6.5,提示胎膜早破可能性大。该方法诊断正确率可达 90%。若阴道液被血、尿、精液及细菌性阴道病所致的大量白带污染,可产生假阳性。

(3)阴道液涂片检查:取阴道后穹隆积液置于干净玻片上,待其干燥后镜检,显微镜下见到羊齿植物叶状结晶为羊水。其诊断正确率可达 95%。如阴道液涂片用 0.5%硫酸尼罗蓝染色,镜下可见橘黄色胎儿上皮细胞;若用苏丹Ⅲ染色,则见到黄色脂肪小粒可确定为羊水。

（4）羊膜镜检查：可以直视胎儿先露部，看不到前羊膜囊即可诊断胎膜早破。

（5）胎儿纤维连接蛋白（fFN）：胎儿纤维连接蛋白是胎膜分泌的细胞外基质蛋白，胎膜破裂，其进入宫颈及阴道分泌物。在诊断存在疑问时，这是一个有用和能明确诊断的实验。

（6）B型超声检查：可根据显露部位前羊水囊是否存在，如消失，应高度怀疑有胎膜早破，此外，羊水逐日减少，破膜超过24 h者，最大羊水池深度往往<3 cm，可协助诊断胎膜早破。

2.羊膜腔感染的诊断

（1）临床表现：孕妇体温升高至37.8 ℃或38 ℃以上，脉率增快至100 次/分钟或以上，胎心率增快至160 次/分钟以上。子宫压痛，羊水有臭味，提示感染严重。

（2）经腹羊膜腔穿刺检查：在确诊足月前胎膜早破后，最好行羊膜穿刺，抽出羊水检查微生物感染情况，对选择治疗方法有意义。常用方法如下。①羊水细菌培养：是诊断羊膜腔感染的金标准，但该方法费时，难以快速诊断。②羊水白细胞介素6 测定（interleukin-6，IL-6）：如羊水中IL-6≥7.9 ng/mL，提示急性绒毛膜羊膜炎，该方法诊断敏感性较高，且对预测新生儿并发症如肺炎、败血症等有帮助。③羊水涂片革兰染色检查：如找到细菌，则可诊断绒毛膜羊膜炎，该法特异性较高，但敏感性较差。④羊水涂片计数白细胞：≥30 个白细胞/毫升，提示绒毛膜羊膜炎，该法诊断特异性较高；如羊水涂片革兰染色未找到细菌，而涂片白细胞计数增高，应警惕支原体、衣原体感染。⑤羊水葡萄糖定量检测：如羊水葡萄糖<10 mmol/L，提示绒毛膜羊膜炎；该方法常与上述其他指标同时检测，综合分析，评价绒毛膜羊膜炎的可能性。

（3）动态胎儿生物物理评分（BPP）：因为经腹羊膜腔穿刺较难多次反复进行，特别是合并羊水过少者，而期待治疗过程中需要动态监测羊膜腔感染的情况。临床研究表明，BPP<7 分（主要为NST 无反应型、胎儿呼吸运动消失）者，绒毛膜羊膜炎及新生儿感染性并发症的发病率明显增高，故有学者推荐动态监测BPP，决定羊膜腔穿刺时机。

（四）对母儿的影响

1.对母体影响

（1）感染：破膜后，阴道病原微生物上行性感染更容易、更迅速。随着胎膜早破潜伏期（指破膜到产程开始的间隔时间）延长，羊水细菌培养阳性率增高，且原来无明显临床症状的隐匿性绒毛膜羊膜炎常变成显性。除造成孕妇产前、产时感染外，胎膜早破还是产褥感染的常见原因。

（2）胎盘早剥：足月前胎膜早破可引起胎盘早剥，确切机制尚不清楚，可能与羊水减少有关。据报道最大羊水池深度<1 cm，胎盘早剥发生率12.3%；而最大池深度<2 cm，发生率仅3.5%。

2.对胎儿影响

（1）早产儿：30%～40%早产与胎膜早破有关。早产儿易发生新生儿呼吸窘迫综合征、胎儿及新生儿颅内出血、坏死性小肠炎等并发症，围生儿死亡率增加。

（2）感染：胎膜早破并发绒毛膜羊膜炎时，常引起胎儿及新生儿感染，表现为肺炎、败血症、颅内感染。

（3）脐带脱垂或受压：胎先露未衔接者，破膜后脐带脱垂的危险性增加；因破膜继发性羊水减少，使脐带受压，亦可致胎儿窘迫。

（4）胎肺发育不良及胎儿受压综合征：妊娠28 周前胎膜早破保守治疗的患者中，新生儿尸解发现，肺/体重比值减小、肺泡数目减少。活体X线摄片显示小而充气良好的肺、钟形胸、横膈上抬到第7 肋间。胎肺发育不良常引起气胸、持续肺高压，预后不良。破膜时孕龄越小、引发羊水过少越早，胎肺发育不良的发生率越高。如破膜潜伏期长于4 周，羊水过少程度重，可出现明显胎儿宫内受压,表现为铲形手、弓形腿、扁平鼻等。

（五）治疗

总体而言,对胎膜早破的处理已经从保守处理转为积极处理,准确评估孕周对处理至关重要。

1.发生在 36 周后的胎膜早破

观察 12～24 h,80％患者可自然临产。临产后观察体温、心率、宫缩、羊水流出量、性状及气味,必要时 B 型超声检查了解羊水量,胎儿电子监护进行宫缩应激试验,了解胎儿宫内情况。若羊水减少,且 CST 显示频繁变异减速,应考虑羊膜腔输液;如变异减速改善,产程进展顺利,则等待自然分娩。否则,行剖宫产术。若未临产,但发现有明显羊膜腔感染体征,应立即使用抗生素,并终止妊娠。如检查正常,破膜后 12 h,给予抗生素预防感染,破膜 24 h 仍未临产且无头盆不称,应引产。目前研究发现,静脉滴注催产素引产似乎最合适。

2.足月前胎膜早破治疗

足月前胎膜早破是胎膜早破的治疗难点,一方面要延长孕周减少新生儿因不成熟而产生的疾病与死亡;另一方面随着破膜后时间延长,上行性感染成为不可避免或原有的感染加重,发生严重感染并发症的危险性增加,同样可造成母儿预后不良。目前足月前胎膜早破的处理原则是:若胎肺不成熟,无明显临床感染征象,无胎儿窘迫,则期待治疗;若胎肺成熟或有明显临床感染征象,则应立即终止妊娠;对胎儿窘迫者,应针对宫内缺氧的原因,进行治疗。

（1）期待治疗:密切观察孕妇体温、心率、宫缩、血白细胞计数、C 反应蛋白等变化,以便及早发现患者的明显感染体征,及时治疗。避免不必要的肛门及阴道检查。

应用抗生素:足月前胎膜早破应用抗生素,能降低胎儿及新生儿肺炎、败血症及颅内出血的发生率;亦能大幅度减少绒毛膜羊膜炎及产后子宫内膜炎的发生;尤其对羊水细菌培养阳性或阴道分泌物培养 B 族链球菌阳性者,效果最好。B 族链球菌感染用青霉素;支原体或衣原体感染,选择红霉素或罗红霉素。如感染的微生物不明确,可选用 FDA 分类为 B 类的广谱抗生素,常用 β-内酰胺类抗生素。可间断给药,如开始氨苄西林或头孢菌素类静脉滴注,48 h 后改为口服。若破膜后长时间不临产,且无明显临床感染征象,则停用抗生素,进入产程时继续用药。

宫缩抑制剂应用:对无继续妊娠禁忌证的患者,可考虑应用宫缩抑制剂预防早产。如无明显宫缩,可口服利托君;有宫缩者,静脉给药,待宫缩消失后,口服维持用药。

纠正羊水过少:若孕周小,羊水明显减少者,可进行羊膜腔输液补充羊水,以帮助胎肺发育;若产程中出现明显脐带受压表现(CST 显示频繁变异减速),羊膜腔输液可缓解脐带受压。

肾上腺糖皮质激素促胎肺成熟:妊娠 35 周前的胎膜早破,应给予倍他米松 12 mg 静脉滴注,每天1次共 2 次;或地塞米松 10 mg 静脉滴注,每天 1 次,共 2 次。

（2）终止妊娠:一旦胎肺成熟或发现明显临床感染征象,在抗感染同时,应立即终止妊娠。对胎位异常或宫颈不成熟,缩宫素引产不易成功者,应根据胎儿出生后存活的可能性,考虑剖宫产或更换引产方法。

3.小于 24 孕周的胎膜早破

这个孕周最适合的处理尚不清楚,必须个体化,患者及家人的要求应纳入考虑。若已临产,或合并胎盘早剥,或有临床证据显示母儿感染存在,这些都是积极处理的指征。有些父母要求积极处理是因为担心妊娠 25～26 周分娩的胎儿虽然有可能存活,但极可能发生严重的新生儿及远期并发症。

目前越来越多的人考虑期待处理。但有报道指出,小于 24 周新生儿的存活率低于 50%,甚至在最新最好的研究中,经过 12 个月的随访后,发育正常的新生儿低于 40%。因此,对于小于 24 周的 PPROM,对回答父母咨询必须完全和谨慎。应让父母明白在最好的监测下新生儿可能的预后:新生儿死亡率及发病率都相当高。

考虑到预后并不明确,对小于 24 周的早产胎膜早破,另一种处理方案已形成,即在首次住院 72 h 后,患者在家中观察,限制其活动,测量体温,每周报告产前评估及微生物/血液学检测结果。这种处理有待随机试验评估,但考虑到经济及心理因素,这种处理很显然是合适的。

4.发生在 24~31 孕周的胎膜早破

在这个孕周,胎儿最大的风险仍是不成熟,这种风险比隐性宫内感染患者分娩产生的好处还重要。因此,期待处理是这个孕周最好的建议。

在这个孕周,特别对于胎肺不可能成熟的患者,使用羊膜腔穿刺检查诊断是否存在隐性羊膜腔感染存在争议。在某些情况下,特别是存在绒毛膜羊膜炎隐性体征,如低热、血白细胞计数升高和 C 反应蛋白增加等,可以考虑羊膜腔穿刺。

一项评估 26~31 周 PPROM 患者 72 h 后在家中及医院治疗的对比随机研究指出,在家中处理是一项可采纳的安全方法,考虑到新生儿及母亲的结局,这种处理明显减少母亲住院费用。Hoffmann 等指出,这种形式更适合一周内无临床感染迹象、B 超提示有足量羊水的患者。我们期待类似的大样本随机研究结果,决定这个孕周 PPROM 的合适处理。

在 24~31 周 PPROM 的产前处理中,应与父母探讨如果保守处理不合适时可能的分娩方式。结果发现,正在出现一种值得注意的临床实践趋势。Amon 等以围产学会成员的名义发表的一项调查显示,特别是胎儿存活率不高的孕周,在 1986—1992 年分娩的妇女中,孕 24~28 周因胎儿指征剖宫产率增加了 2 倍。然而,Sanchez-Ramos 等在 1986—1990 年研究指出,极低体重婴儿分娩的剖宫产率从 55% 降低至 40%(P<0.05),新生儿的死亡率并没有改变,低 Apgar 评分的发生率、脐带血气值、脑室出血的发生率,或新生儿在重症监护室治疗的平均时间也没有改变。Weiner 特别研究 32 周前的臀先露病例,得出结论:剖宫产通过减少脑室出血的发生率而减少围产儿的死亡率。Olofsson 等证实了这个观点。

客观地说,低出生体重婴儿经阴道分娩是合理的选择,若存在典型的产科指征,借助剖宫产可能拯救小于 32 周臀先露的婴儿。

5.发生于 31~33 孕周的胎膜早破

该孕周分娩的新生儿存活率超过 95%。因此,不成熟的风险和新生儿败血症的风险一样。尽管这个时期用羊膜腔穿刺检查似乎比较合理,但对其价值仍未充分评估。在 PPROM 妇女中行羊膜腔穿刺获取羊水的成功率介于 45%~97%,即使成功获取羊水,但由于诊断隐性宫内感染缺乏金标准,使我们难于解释革兰染色、羊水微生物培养、白细胞酯酶测定及气相色谱分析的结果。Fish 对 6 个关于应用培养或革兰染色涂片诊断羊水感染研究的综述指出,这些检查诊断宫内感染的敏感率为 55%~100%,特异性为 76%~100%。羊水感染的定义在评价诊断实验对亚临床宫内感染诊断的敏感性及特异性时特别重要,例如,如果微生物存在即诊断宫内感染,羊水革兰染色及培养诊断的敏感性为 100%;如果将新生儿因败血症死亡作终点,诊断宫内感染的敏感性将明显减低,这将漏诊很多重要疾病。Fish 用绒毛膜炎组织病理学证据定义感染,但 Ohlsson 及 Wang 怀疑这一点,他们接受临床绒毛膜羊膜炎及它的缺点;Dudley 等用新生儿败血症(怀疑或证实)定义感染;而 Vintzileos 等联合临床绒毛膜羊膜炎及新生儿败血症(怀疑或证实)定义感染。

Dudley 等指出,在这个孕周羊膜腔穿刺所获得的标本中,58% 的病例胎肺不成熟。这一结果和显示胎肺成熟率为 50%～60% 的其他研究相一致。考虑到早产胎膜早破新生儿呼吸窘迫问题,胎肺成熟测试(L/S 值)阳性预测值为 68%,阴性预测值为 79%。对特殊情况如隐性感染但胎肺未成熟及胎肺已成熟但羊水无感染状况缺乏足够评估,因而无法决定正确的处理选择。

如果无法成功获取足够多羊水,处理必须依据有固有缺陷的临床指标结果,并联合精确性差的 C 反应蛋白及血常规等血液参数评估感染是否存在。虽然 Yeast 等发现没有证据显示羊膜腔穿刺引起临产,但这种操作并不是完全无并发症的,在回答患者及家人咨询时,这种情况必须说明。特别是在这个孕周,羊膜腔穿刺在患者处理中的作用有待评估。在将列为常规处理选择前,最好先进行大样本前瞻性随机试验。

6.发生在 34～36 周的胎膜早破

虽然在这个孕周仍普遍采用期待疗法,但正如 Olofsson 等关于瑞典对 PPROM 的产科实践的综述中提出的,很多人更愿意引产。这个孕周引产失败的可能性比足月者大,但至今对其尚未做充分评估。

应该清楚明确,宫内感染、胎盘早剥或胎儿窘迫都是积极处理的指征。

(六)预防

1.妊娠期尽早治疗下生殖道感染

及时治疗滴虫性阴道炎、淋病奈瑟菌感染、宫颈沙眼衣原体感染、细菌性阴道病等。

2.注意营养平衡

适量补充铜元素或维生素 C。

3.避免腹压突然增加

特别对先露部高浮、子宫膨胀过度者,应予以足够休息,避免腹压突然增加。

4.治疗宫颈内口松弛

可于妊娠 14～16 周行宫颈环扎术。

二、绒毛膜羊膜炎

胎膜的炎症是一种宫内感染的表现,常伴有胎膜早破和分娩延长。当显微镜下发现单核细胞及多核细胞浸润绒毛时称为绒毛膜羊膜炎。如果单核细胞及多核细胞在羊水中发现时即为羊膜炎。脐带的炎症称为脐带炎,胎盘感染称为胎盘绒毛炎。绒毛膜羊膜炎是宫内感染的主要表现,是导致胎膜早破和(或)早产的主要原因,同时与胎儿和新生儿的损伤与死亡密切有关。

(一)病因

研究证实阴道和(或)宫颈部位的细菌通过完整或破裂的胎膜上行性感染羊膜腔是导致绒毛膜羊膜炎的主要原因。20 多年前已经发现阴道直肠的 B 族链球菌(group B streptococcal)与宫内感染密切相关。妊娠期直肠和肛门菌群异常可以导致阴道和宫颈部位菌群异常。妊娠期尿路感染可以引起异常的阴道病原体从而引起宫内感染,这种现象在未治疗的与 B 族链球菌相关无症状性菌尿患者中得到证实。细菌性阴道病被认为与早产、胎膜早破、绒毛膜羊膜炎,以及长期的胎膜破裂、胎膜牙周炎、A 型或 O 型血、酗酒、贫血、肥胖等有关。

宫颈功能不全导致宿主的防御功能下降,从而为上行性感染创造条件。

（二）对母儿的影响

1.对孕妇的影响

20世纪70年代宫内感染是产妇死亡的主要原因。到20世纪90年代由于感染的严重并发症十分罕见,由宫内感染导致的孕产妇死亡率明显下降。但由宫内感染导致的并发症仍较普遍,因为宫内感染可以导致晚期流产和胎儿宫内死亡。胎膜早破与宫内感染密切相关。目前宫内感染已公认是早产的主要原因。宫内感染还可导致难产并导致产褥感染。

2.对胎儿、婴儿的影响

宫内感染对胎儿和新生儿的影响远较对孕产妇的影响大。胎儿感染是宫内感染的最后阶段。胎儿炎症反应综合征(FIRS)是胎儿微生物入侵或其他损伤导致一系列炎症反应,继而发展为多器官衰竭、中毒性休克和死亡。另外,胎儿感染或炎症的远期影响还包括脑瘫,肺支气管发育不良,引起围产儿死亡的并发症明显增加。

（三）临床表现

绒毛膜羊膜炎的临床症状和体征主要包括:①产时母亲发热,体温＞37.8 ℃;②母亲明显的心跳过速(＞120 次/分钟);③胎心过速(＞160 次/分钟);④羊水或阴道分泌物有脓性或有恶臭味;⑤宫体触痛;⑥母亲白细胞增多[全血白细胞计数(15～18)×10⁹/L]。

在以上标准中,产时母亲发热是最常见和最重要的指标,但是必须排除其他原因,包括脱水或同时有尿路和其他器官系统的感染。白细胞升高非常重要,但是作为单独指标诊断意义不大。

体检非常重要,可以发现未表现出症状和体征的绒毛膜羊膜炎孕妇,可能发现的体征包括:①发热;②心动过速(＞120 次/分钟);③低血压;④出冷汗;⑤皮肤湿冷;⑥宫体触痛;⑦阴道分泌物异常或恶臭。

另外,还有胎心过速(160～180 次/分钟),应用超声检查生物物理评分低于正常。超声检查羊水的透声异常可能也有一定的诊断价值。

（四）诊断

根据临床症状及体征诊断并不困难。但常需采用下列辅助检查,估计羊水量及羊水过多的原因。在产时,绒毛膜羊膜炎的诊断通常以临床标准作为依据,尤其是足月妊娠时。

1.羊水或生殖泌尿系统液体的细菌培养

对寻找病原体可能是有诊断价值的方法。有学者提出获取宫颈液培养时可能会增加早期羊水感染的危险性,无论此时胎膜有否破裂。隐性绒毛膜羊膜炎被认为是早产的重要诱因。

2.羊水、母血、母尿或综合多项实验检查

无症状的早产或胎膜早破的产妇需要进行一些检查来排除有否隐性绒毛膜羊膜炎。临床医师往往进行一些实验室检查包括羊水、母血、母尿或综合多项实验检查来诊断是否有隐性或显性的羊膜炎或绒毛膜羊膜炎的存在。

3.羊水或生殖泌尿系统液体的实验室检查

(1)通过羊膜穿刺获得的羊水,可进行白细胞计数、革兰染色、pH 测定、葡萄糖定量,以及内毒素、乳铁蛋白、细胞因子(如白细胞介素-6)等的测定。

(2)羊水或血液中的细胞因子定量测定通常包括 IL-6、肿瘤坏死因子 α、IL-1 以及 IL-8。尽管在文献中 IL-6 是最常被提及的,但目前尚无一致的意见能表明哪种细胞因子具有最高的敏感性或特异性,以及阳性或阴性的预测性。脐带血或羊水中 IL-6 水平的升高与婴儿有长期的神经系统损伤有关。这些都不是常规的实验室检查,在社区医院中也没有这些辅助检查。

（3）PCR作为一种辅助检查得到了迅速发展。它被用来检测羊水中或其他体液中的微生物如HIV、巨细胞病毒、单纯疱疹病毒、细小病毒、弓形体病毒以及细菌DNA。PCR检测法被用来诊断由细菌引起的羊水感染,但只有大学或学院机构才能提供此类检测方法。

（4）羊膜穿刺术可引起胎膜早破。正因为如此,有人提出检测宫颈阴道分泌物来诊断绒毛膜羊膜炎。可能提示有宫颈或绒毛膜感染存在的宫颈阴道分泌物含有胎儿纤连蛋白、胰岛素样生长因子粘连蛋白-1以及唾液酶。羊膜炎与IL-6水平、胎儿纤连蛋白有密切关系。然而,孕中期胎儿纤连蛋白的测定与分娩时的急性胎盘炎无关。羊水的蛋白组织学检测能诊断宫内炎症和或宫内感染,并预测继发的新生儿败血症。但读者谨记这些检测并不是大多数医院能做的。

（5）产前过筛检查表明B族链球菌增生可增加发生绒毛膜羊膜炎的风险,而产时抗生素的应用能减少新生儿B族链球菌感染的发生率。在产时应用快速B族链球菌检测能较其他试验发现更多处于高危状态的新生儿。快速B族链球菌检测法的应用使一些采用化学药物预防产时感染的母亲同时也能节约花费于新生儿感染的费用大约差不多12 000美元。近年来更多来自欧洲的报道也提到了B族链球菌检测和产时化学药物预防疗法的效果,但同时也提出PCR检测如何能更好改进B族链球菌检测的建议。

4.母血检测

（1）当产妇有发热时,血白细胞计数或母血中C反应蛋白的水平用来预测绒毛膜羊膜炎的发生。但不同的报道支持或反对以C反应蛋白水平来诊断绒毛膜羊膜炎。但C反应蛋白水平较外周血白细胞计数能更好地预测绒毛膜羊膜炎,尤其是如果产妇应用了皮质醇激素类药物,她们外周血中的白细胞可能会增高。

（2）另一些学者提示母血中的α_1-水解蛋白酶抑制复合物能较C反应蛋白或血白细胞计数更好地预测羊水感染;而羊水中的粒细胞计数较C反应蛋白或白细胞计数也能更好预测羊水感染。事实上,羊水中白细胞增多和较低的葡萄糖定量就高度提示绒毛膜羊膜炎的发生,在这种情况下也是最有价值的信息。分析母体血清中的IL-6或铁蛋白水平也是有助于诊断的,因为这些因子水平的增高也和母体或新生儿感染有关。在母体血清中的IL-6水平较C反应蛋白可能更有预测价值。母血中的α_1水解蛋白酶抑制复合物、细胞因子以及铁蛋白没有作为广泛应用的急性绒毛膜羊膜炎标记物。

（五）治疗

包括两部分的内容,第一部分是对于怀疑绒毛膜羊膜炎孕妇的干预和防止胎儿的感染;第二部分是包括对绒毛膜羊膜炎的病因、诊断方法,以及可疑孕妇分娩的胎儿及时和适合的治疗。

1.孕妇治疗

一旦绒毛膜羊膜炎诊断明确应该即刻终止妊娠;一旦出现胎儿窘迫应紧急终止妊娠。目前建议在没有获得病原体培养结果前可以给予广谱抗生素或依据经验给予抗生素治疗,可以明显降低孕产妇和新生儿的病死率。

早产和胎膜早破的处理:早产或胎膜早破的孕妇即使没有绒毛膜羊膜炎的症状和体征,建议给予预防性应用抗生素治疗,对于小于36周早产或胎膜早破的孕妇,明确应预防性应用抗生素。足月分娩的孕妇有GBS感染风险的应预防性应用抗生素。一些产科医师发现在32周后应用糖皮质激素在促胎儿肺成熟的作用有限。而应用糖皮质激素是否会增加胎儿感染的风险性现在还没有明确的依据,应用不增加风险。

2.新生儿的治疗

儿科医师与产科医师之间信息的交流对于及时发现新生的感染非常有意义。及时和早期发现母亲的绒毛膜羊膜炎可有效降低新生儿的患病率和死亡率。

(韩立平)

第十节 脐 带 异 常

脐带是胎儿与母体进行物质和气体交换的唯一通道。若脐带发生异常(包括脐带过短、缠绕、打结、扭转及脱垂等),可使胎儿血供受限或受阻,导致胎儿窘迫,甚至胎儿死亡。

一、脐带长度异常

脐带的长度个体间略有变化,足月时平均长度为 55～60 cm,特殊的脐带长度异常病例,长度最小几乎为无脐带,最长为 300 cm。正常长度为 30～100 cm。脐带过长经常会出现脐带血管栓塞及脐带真结,同时脐带过长也容易出现脐带脱垂。短于 30 cm 为脐带过短。妊娠期间脐带过短并无临床征象。进入产程后,由于胎先露部下降,脐带被拉紧使胎儿血循环受阻出现胎儿窘迫或造成胎盘早剥和子宫内翻,也可引起产程延长。若临产后疑有脐带过短,应抬高床脚改变体位并吸氧,胎心无改善应尽快行剖宫产术。

通过动物实验以及人类自然分娩的研究,似乎支持这样一个论点:脐带的长度及羊水的量和胎儿的运动呈正相关,并受其影响。Miller 等证实:当羊水过少造成胎儿活动受限或因胎儿肢体功能障碍导致活动减少时会使得脐带的长度略微缩短。脐带过长似乎是胎儿运动时牵拉脐带以及脐带缠绕的结果。Soernes 和 Bakke 报道臀位先露者脐带长度较头位者短大约 5 cm。

二、脐带缠绕

脐带围绕胎儿颈部、四肢或躯干者称为脐带缠绕。约 90% 为脐带绕颈,Kan 及 Eastman 等研究发现脐带绕颈一周者居多,占分娩总数的 21%,而脐带绕颈三周发生率为 0.2%。其发生原因和脐带过长、胎儿过小、羊水过多及胎动过频等有关。脐带绕颈一周需脐带 20 cm 左右。对胎儿的影响与脐带缠绕松紧、缠绕周数及脐带长短有关。脐带缠绕可出现以下临床特点。①胎先露部下降受阻:由于脐带缠绕使脐带相对变短,影响胎先露部入盆,或可使产程延长或停滞;②胎儿宫内窘迫:当缠绕周数过多、过紧时或宫缩时,脐带受到牵拉,可使胎儿血循环受阻,导致胎儿宫内窘迫;③胎心监护:胎心监护出现频繁的变异减速;④彩色超声多普勒检查:可在胎儿颈部找到脐带血流信号;⑤B 型超声检查:脐带缠绕处的皮肤有明显的压迹,脐带缠绕 1 周者为 U 形压迫,内含一小圆形衰减包块,并可见其中小短光条;脐带缠绕 2 周者,皮肤压迹为"W"形,其上含一带壳花生样衰减包块,内见小光条;脐带缠绕 3 周或 3 周以上,皮肤压迹为锯齿状,其上为一条衰减带状回声。当产程中出现上述情况,应高度警惕脐带缠绕,尤其当胎心监护出现异常,经吸氧、改变体位不能缓解时,应及时终止妊娠。临产前 B 型超声诊断脐带缠绕,应在分娩过程中加强监护,一旦出现胎儿宫内窘迫,及时处理。值得庆幸的是,脐带绕颈不是胎儿死亡的主要原因。Hankins 等研究发现脐带绕颈的胎儿与对照胎儿对比出现更多的轻度或严重的胎心变异减速,他们的脐带血 pH 也偏低,但是并没有发现新生儿病理性酸中毒。

三、脐带打结

脐带打结分为假结和真结两种。脐带假结是指脐静脉较脐动脉长,形成迂曲似结或由于脐血管较脐带长,血管卷曲似结。假结一般不影响胎儿血液循环,对胎儿危害不大。脐带真结是由于脐带缠绕胎体,随后胎儿又穿过脐带套环而成真结,Spellacy 等研究发现,真结的发生率为1.1%。真结在单羊膜囊双胎中发生率更高。真结一旦影响胎儿血液循环,在妊娠过程中出现胎儿宫内生长受限,真结过紧可造成胎儿血循环受阻,严重者导致胎死宫内,多数在分娩后确诊。围生期伴发脐带真结的产妇其胎儿死亡率为 6%。

四、脐带扭转

胎儿活动可使脐带顺其纵轴扭转呈螺旋状,生理性扭转可达 6~11 周。若脐带过度扭转呈绳索样,使胎儿血循环缓慢,导致胎儿宫内缺氧,严重者可致胎儿血循环中断造成胎死宫内。已有研究发现脐带高度螺旋化与早产发生率的增加有关。妇女滥用可卡因与脐带高度螺旋化有关。

五、脐带附着异常

脐带通常附着于胎盘胎儿面的中心或其邻近部位。脐带附着在胎盘边缘者,称为球拍状胎盘,发现存在于 7% 的足月胎盘中。胎盘分娩过程中牵拉可能断裂,其临床意义不大。

脐带附着在胎膜上,脐带血管如船帆的缆绳通过羊膜及绒毛膜之间进入胎盘者,称为脐带帆状附着。因为脐带血管在距离胎盘边缘一定距离的胎膜上分离,它们与胎盘接触部位仅靠羊膜的折叠包裹,如胎膜上的血管经宫颈内口位于胎先露前方时,称为前置血管。在分娩过程中,脐带边缘附着一般不影响母体和胎儿生命,多在产后胎盘检查时始被发现。前置血管对于胎儿存在明显的潜在危险性,若前置血管发生破裂,胎儿血液外流,出血量达 200~300 mL,即可导致胎儿死亡。阴道检查可触及有搏动的血管。产前或产时任何阶段的出血都可能存在前置血管及胎儿血管破裂。若怀疑前置血管破裂,一个快速、敏感的方法是取流出的血液做涂片,找到有核红细胞或幼红细胞并有胎儿血红蛋白,即可确诊。因此,产前做 B 型超声检查时,应注意脐带和胎盘附着的关系。

六、脐带先露和脐带脱垂

胎膜未破时脐带位于胎先露部前方或一侧称为脐带先露(presentation of umbilical cord),也称隐性脐带脱垂。胎膜破裂后,脐带脱出于宫颈口外,降至阴道甚至外阴,称为脐带脱垂(prolapse of umbilical cord)。脐带脱垂是一种严重威胁胎儿生命的并发症,须积极预防。

七、单脐动脉

正常脐带有两条脐动脉,一条脐静脉。如只有一条脐动脉,称为单脐动脉。Bryan 和 Kohler通过对 20 000 个病例研究发现,143 例婴儿为单脐动脉,发生率为 0.72%,单脐动脉婴儿重要器官畸形率为 18%,生长受限发生率为 34%,早产儿发生率为 17%。他们随后又发现在 90 例单脐动脉婴儿中先前未认识的畸形有 10 例。Leung 和 Robson 发现在合并糖尿病、癫痫、子痫前期、产前出血、羊水过少、羊水过多的孕妇其新生儿中单脐动脉发生率相对较高。在自发性流产胎儿中更易发现单脐动脉。Pavlopoulos等发现在这些胎儿中,肾发育不全、肢体短小畸形、空腔脏器闭锁畸形发生率增高,提示有血管因素参与其中。

(剧蕴慧)

第十一节　前置胎盘

妊娠28周后,胎盘附着于子宫下段,甚至胎盘下缘达到或覆盖宫颈内口,其位置低于胎先露部,称为前置胎盘(placenta previa)。前置胎盘是妊娠晚期严重并发症,也是妊娠晚期阴道流血最常见的原因。其发病率国外报道0.5%,国内报道0.24%～1.57%。

一、病因

目前尚不清楚,高龄初产妇(年龄＞35岁)、经产妇及多产妇、吸烟或吸毒妇女为高危人群。其病因可能与下述因素有关。

（一）子宫内膜病变或损伤

多次刮宫、分娩、子宫手术史等是前置胎盘的高危因素。上述情况可损伤子宫内膜,引起子宫内膜炎或萎缩性病变,再次受孕时子宫蜕膜血管形成不良、胎盘血供不足,刺激胎盘面积增大延伸到子宫下段。前次剖宫产手术瘢痕可妨碍胎盘在妊娠晚期向上迁移。增加前置胎盘的可能性。据统计发生前置胎盘的孕妇,85%～95%为经产妇。

（二）胎盘异常

双胎妊娠时胎盘面积过大,前置胎盘发生率较单胎妊娠高1倍;胎盘位置正常而副胎盘位于子宫下段接近宫颈内口;膜状胎盘大而薄,扩展到子宫下段,均可发生前置胎盘。

（三）受精卵滋养层发育迟缓

受精卵到达子宫腔后,滋养层尚未发育到可以着床的阶段,继续向下游走到达子宫下段,并在该处着床而发育成前置胎盘。

二、分类

根据胎盘下缘与宫颈内口的关系,将前置胎盘分为3类(图8-2)。

(1)完全性前置胎盘(complete placenta previa):又称中央性前置胎盘(central placentaprevia),胎盘组织完全覆盖宫颈内口。

(2)部分性前置胎盘(partial placental previa):宫颈内口部分为胎盘组织所覆盖。

(3)边缘性前置胎盘(marginal placental previa):胎盘附着于子宫下段,胎盘边缘到达宫颈内口,未覆盖宫颈内口。

胎盘位于子宫下段,胎盘边缘与宫颈内口极为接近,但未达到宫颈内口,称为低置胎盘。胎盘下缘与宫颈内口的关系可因宫颈管消失、宫口扩张而改变。前置胎盘类型可因诊断时期不同而改变,如临产前为完全性前置胎盘,临产后因宫口扩张而成为部分性前置胎盘。目前临床上均依据处理前最后一次检查结果来决定其分类。

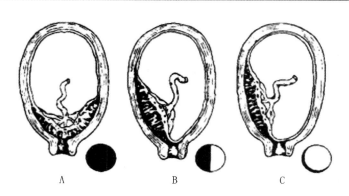

图 8-2　前置胎盘的类型

A.完全性前置胎盘；B.部分性前置胎盘；C.边缘性前置胎盘

三、临床表现

(一)症状

前置胎盘的典型症状是妊娠晚期或临产时,发生无诱因、无痛性反复阴道流血。妊娠晚期子宫下段逐渐伸展,牵拉宫颈内口,宫颈管缩短；临产后规律宫缩使宫颈管消失成为软产道的一部分。宫颈外口扩张,附着于子宫下段及宫颈内口的胎盘前置部分不能相应伸展而与其附着处分离,血窦破裂出血。前置胎盘出血前无明显诱因,初次出血量一般不多,剥离处血液凝固后,出血自然停止；也有初次即发生致命性大出血而导致休克的。由于子宫下段不断伸展,前置胎盘出血常反复发生,出血量也越来越多。阴道流血发生的迟早、反复发生次数、出血量多少与前置胎盘类型有关。完全性前置胎盘初次出血时间早,多在妊娠28周左右,称为"警戒性出血"。边缘性前置胎盘出血多发生于妊娠晚期或临产后,出血量较少。部分性前置胎盘的初次出血时间、出血量及反复出血次数,介于两者之间。

(二)体征

患者一般情况与出血量有关,大量出血呈现面色苍白、脉搏增快微弱、血压下降等休克表现。腹部检查:子宫软,无压痛,大小与妊娠周数相符。由于子宫下段有胎盘占据,影响胎先露部入盆,故胎先露高浮,易并发胎位异常。反复出血或一次出血量过多,使胎儿宫内缺氧,严重者胎死宫内。当前置胎盘附着于子宫前壁时,可在耻骨联合上方听到胎盘杂音。临产时检查见宫缩为阵发性,间歇期子宫完全松弛。

四、处理原则

处理原则是抑制宫缩、止血、纠正贫血和预防感染。根据阴道流血量、有无休克、妊娠周数、胎位、胎儿是否存活、是否临产及前置胎盘类型等综合做出决定。

(一)期待疗法

应在保证孕妇安全的前提下尽可能延长孕周,以提高围生儿存活率。适用于妊娠<34周、胎儿体重<2 000 g、胎儿存活、阴道流血量不多、一般情况良好的孕妇。

尽管国外有资料证明,前置胎盘孕妇的妊娠结局住院与门诊治疗并无明显差异,但我国仍应强调住院治疗。住院期间密切观察病情变化,为孕妇提供全面优质护理是期待疗法的关键措施。

（二）终止妊娠

1.终止妊娠指征

孕妇反复发生多量出血甚至休克者,无论胎儿成熟与否,为了母亲安全应终止妊娠;期待疗法中发生大出血或出血量虽少,但胎龄达孕 36 周以上,胎儿成熟度检查提示胎儿肺成熟者;胎龄未达孕 36 周,出现胎儿窘迫征象,或胎儿电子监护发现胎心异常者;出血量多危及胎儿;胎儿已死亡或出现难以存活的畸形,如无脑儿。

2.剖宫产

剖宫产可在短时间内娩出胎儿,迅速结束分娩,对母儿相对安全,是处理前置胎盘的主要手段。剖宫产指征应包括:完全性前置胎盘,持续大量阴道流血;部分性和边缘性前置胎盘出血量较多,先露高浮,短时间内不能结束分娩;胎心异常。术前应积极纠正贫血、预防感染等,备血,做好处理产后出血和抢救新生儿的准备。

3.阴道分娩

边缘性前置胎盘、枕先露、阴道流血不多、无头盆不称和胎位异常,估计在短时间内能结束分娩者,可予试产。

（剧蕴慧）

第十二节　胎　盘　早　剥

20 周以后或分娩期正常位置的胎盘在胎儿娩出前部分或全部从子宫壁剥离,称为胎盘早剥（placental abruption）。胎盘早剥是妊娠晚期严重并发症,具有起病急、发展快的特点,若处理不及时可危及母儿生命。胎盘早剥的发病率:国外为 1‰～2‰,国内为 0.46‰～2.1‰。

一、病因

胎盘早剥确切的原因及发病机制尚不清楚,可能与下述因素有关。

（一）孕妇血管病变

孕妇患严重妊娠期高血压疾病、慢性高血压、慢性肾脏疾病或全身血管病变时,胎盘早剥的发生率增高。妊娠合并上述疾病时,底蜕膜螺旋小动脉痉挛或硬化,引起远端毛细血管变性坏死甚至破裂出血,血液流至底蜕膜层与胎盘之间形成胎盘后血肿。致使胎盘与子宫壁分离。

（二）机械性因素

外伤尤其是腹部直接受到撞击或挤压;脐带过短（＜30 cm）或脐带绕颈、绕体相对过短时,分娩过程中胎儿下降牵拉脐带造成胎盘剥离;羊膜穿刺时刺破前壁胎盘附着处,血管破裂出血引起胎盘剥离。

（三）宫腔内压力骤减

双胎妊娠分娩时,第一胎儿娩出过速;羊水过多时,人工破膜后羊水流出过快,均可使宫腔内压力骤减,子宫骤然收缩,胎盘与子宫壁发生错位剥离。

（四）子宫静脉压突然升高

妊娠晚期或临产后,孕妇长时间仰卧位,巨大妊娠子宫压迫下腔静脉,回心血量减少,血压下降。此时子宫静脉淤血、静脉压增高、蜕膜静脉床淤血或破裂,形成胎盘后血肿,导致部分或全部胎盘剥离。

(五)其他一些高危因素

如高龄孕妇、吸烟、可卡因滥用、孕妇代谢异常、孕妇有血栓形成倾向、子宫肌瘤(尤其是胎盘附着部位肌瘤)等与胎盘早剥发生有关。有胎盘早剥史的孕妇再次发生胎盘早剥的危险性比无胎盘早剥史者高 10 倍。

二、分类及病理变化

胎盘早剥主要病理改变是底蜕膜出血并形成血肿,使胎盘从附着处分离。按病理类型,胎盘早剥可分为显性、隐性及混合性 3 种(图 8-3)。若底蜕膜出血量少,出血很快停止,多无明显的临床表现,仅在产后检查胎盘时发现胎盘母体面有凝血块及压迹。若底蜕膜继续出血,形成胎盘后血肿,胎盘剥离面随之扩大,血液冲开胎盘边缘并沿胎膜与子宫壁之间经过颈管向外流出,称为显性剥离(revealed abruption)或外出血。若胎盘边缘仍附着于子宫壁或由于胎先露部固定于骨盆入口,使血液积聚于胎盘与子宫壁之间,称为隐性剥离(concealed abruption)或内出血。由于子宫内有妊娠产物存在,子宫肌不能有效收缩,以压迫破裂的血窦而止血,血液不能外流,胎盘后血肿越积越大,子宫底随之升高。当出血达到一定程度时,血液终会冲开胎盘边缘及胎膜外流,称为混合型出血(mixed bleeding)。偶有出血穿破胎膜溢入羊水中成为血性羊水。

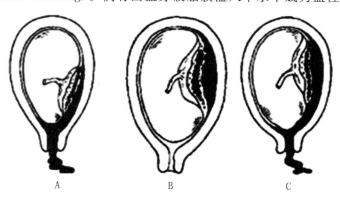

图 8-3　胎盘早剥类型

A.显性剥离;B.隐性剥离;C.混合性剥离

胎盘早剥发生内出血时,血液积聚于胎盘与子宫壁之间,随着胎盘后血肿压力的增加,血液浸入子宫肌层,引起肌纤维分离、断裂甚至变性,当血液渗透至子宫浆膜层时,子宫表面现紫蓝色瘀斑,称为子宫胎盘卒中(uteroplacental apoplexy),又称为库弗莱尔子宫(Couvelaire uterus)。有时血液还可渗入输卵管系膜、卵巢生发上皮下、阔韧带内。子宫肌层由于血液浸润、收缩力减弱,造成产后出血。

严重的胎盘早剥可以引发一系列病理生理改变。从剥离处的胎盘绒毛和蜕膜中释放大量组织凝血活酶,进入母体血循环,激活凝血系统,导致弥散性血管内凝血(DIC),肺、肾等脏器的毛细血管内微血栓形成,造成脏器缺血和功能障碍。胎盘早剥持续时间越长,促凝物质不断进入母血,激活纤维蛋白溶解系统,产生大量的纤维蛋白原降解产物(FDP),引起继发性纤溶亢进。发生胎盘早剥后,消耗大量凝血因子,并产生高浓度 FDP,最终导致凝血功能障碍。

三、临床表现

根据病情严重程度,Sher 将胎盘早剥分为 3 度。

(一)Ⅰ度

多见于分娩期,胎盘剥离面积小,患者常无腹痛或腹痛轻微,贫血体征不明显。腹部检查见子宫软,大小与妊娠周数相符,胎位清楚,胎心率正常。产后检查见胎盘母体面有凝血块及压迹即可诊断。

(二)Ⅱ度

胎盘剥离面为胎盘面积 1/3 左右。主要症状为突然发生持续性腹痛、腰酸或腰背痛,疼痛程度与胎盘后积血量成正比。无阴道流血或流血量不多,贫血程度与阴道流血量不相符。腹部检查见子宫大于妊娠周数,子宫底随胎盘后血肿增大而升高。胎盘附着处压痛明显(胎盘位于后壁则不明显),宫缩有间歇,胎位可扪及,胎儿存活。

(三)Ⅲ度

胎盘剥离面超过胎盘面积 1/2。临床表现较Ⅱ度重。患者可出现恶心、呕吐、面色苍白、四肢湿冷、脉搏细数、血压下降等休克症状,且休克程度大多与阴道流血量不成正比。腹部检查见子宫硬如板状,宫缩间歇时不能松弛,胎位扪不清,胎心消失。

四、处理原则

纠正休克、及时终止妊娠是处理胎盘早剥的原则。患者入院时,情况危重、处于休克状态,应积极补充血容量,及时输入新鲜血液,尽快改善患者状况。胎盘早剥一旦确诊,必须及时终止妊娠。终止妊娠的方法根据胎次、早剥的严重程度、胎儿宫内状况及宫口开大等情况而定。此外,对并发症如凝血功能障碍、产后出血和急性肾衰竭等进行紧急处理。

（剧蕴慧）

第九章

妊娠合并症

第一节 妊娠期急性呼吸窘迫综合征

急性呼吸窘迫综合征是一种严重的疾病,每年威胁全世界近一百万人的生命。ARDS 是在多种原发疾病和诱因作用下发生的非心源性肺水肿和急性呼吸衰竭;临床以呼吸困难或窘迫,双侧肺泡浸润,肺顺应性降低以及顽固性低氧血症为特征。目前认为 ARDS 是全身炎症反应综合征在肺部的表现。其早期阶段是急性肺损伤(ALI);ARDS 晚期常可引起或合并多脏器功能障碍,最终形成多脏器功能衰竭;急性呼吸窘迫综合征是妊娠期间呼吸衰竭最常见的原因,严重者病情进展非常迅速,可导致早产、胎儿宫内窘迫、胎死宫内,甚至导致孕产妇死亡。患有 ARDS 的妊娠女性死亡率高达 $25\%\sim40\%$。

一、病因

导致 ARDS 的原发病或高危因素可分为两类。

(一)直接肺损伤

严重肺部感染,胃内容物吸入,肺挫伤,吸入有毒气体,淹溺,氧中毒等。

(二)间接肺损伤

各种原因所致的休克、脓毒症综合征、严重的非胸部创伤、脂肪栓塞,大量输血(液)、重症胰腺炎、剖宫产及异位妊娠术后等是常见的原因;脓毒症综合征即使没有临床低血压(收缩压 $\leqslant12$ kPa)或肺外感染的征象,亦常并发 ARDS。

另对孕妇而言,还有一些独特的病因,如绒毛膜羊膜炎、子痫、羊水栓塞、滋养层的栓塞、胎盘早剥、产科出血、子宫内膜炎、胎盘滞留、流产均增加 ARDS 风险。

二、妊娠期生理方面的改变

妊娠期心血管系统的变化与肺水肿相似,妊娠期心排血量增加 50%,循环血容量增加 50%,肺循环血容量增加 $30\%\sim40\%$,心率平均增加 $10\sim15$ 次/分钟;而血浆胶体渗透压下降 20%,产后血浆胶体渗透压再下降 30%。

孕妇在妊娠中期耗氧量会增加 $10\%\sim20\%$,而肺通气量约增加 40%,在妊娠晚期,由于子宫增大,膈肌活动幅度减少,通气量每分钟约增加 40%,主要是潮气量约增加 39%,残气量约减少

20%,肺泡换气约增加 65%,孕期由于上呼吸道黏膜充血、水肿使局部抵抗力减低,因而易受感染。

三、ARDS 病理生理改变

(一)肺循环的改变

1.肺毛细血管通透性增加

为肺毛细血管内皮细胞损伤的结果。由于通透性增加,血管内液体外逸增多,淋巴引流又不能相应提高,结果液体滞留导致间质和肺泡水肿。此外,蛋白漏出使间质液体的蛋白含量增加,血管内血浆胶体渗透压降低,使间质水肿更加严重。

2.肺内分流和静脉血掺杂增加

缺氧时血流增速,血液流经肺泡周围毛细血管的时间较正常缩短;同时由于肺泡毛细血管膜增厚,气体交换达到平衡的时间较正常延长。因此,流经肺泡毛细血管的静脉血不能得到充分氧合,使一定数量的混合静脉血返回左心。此外,ARDS 时由于通气/血流比例(V/Q)失调,一部分肺泡萎陷无通气或通气减少,流经这些肺泡的静脉血得不到充分氧合而回到左心,使分流量增加达 30%(正常<3%)。

(二)呼吸功能的改变

1.肺泡毛细血管弥散功能降低,氧交换障碍

正常时肺泡毛细血管膜平均厚度仅为 0.7 μm。ARDS 时由于间质、肺泡水肿,肺泡上皮增生、肥厚和肺泡透明膜形成,肺泡与毛细血管间的气体交换障碍,引起低氧血症。

2.功能残气量(FRC)降低原因

血管旁间质水肿使正常间质负压降低或消失,从而增加小气道陷闭的倾向,引起肺不张;肺泡表面活性物质减少,活性降低,导致肺泡缩小或陷闭;肺充血水肿使功能有效肺含量减少。

3.肺顺应性降低

由于 FRC 降低,肺间质或肺泡充血、水肿以及表面活性物质减少等原因,肺顺应性降低。呼吸运动需氧量急增,呼吸浅速,潮气量减少,有效肺泡通气量降低,使缺氧加剧。

四、ARDS 对妊娠的影响

ARDS 对妊娠的影响主要有四方面:①孕妇缺氧致胎儿宫内窘迫;②孕妇潜在的危险或 ARDS 的并发症导致早产;③治疗 ARDS 时对胎儿安全监测的限制;④ARDS 药物治疗对胎儿的影响。

五、ARDS 的临床表现

起病多急骤,典型临床经过可分 4 期。

(一)损伤期

在损伤后 4~6 h 以原发病表现为主,呼吸可增快,但无典型呼吸窘迫。X 线胸片无阳性发现。

(二)相对稳定期

在损伤后 6~48 h,经积极救治,循环稳定。而逐渐出现呼吸困难、频率加快、低氧血症、过度通气、$PaCO_2$ 降低,肺体征不明显,胸部 X 线片可见肺纹理增多、模糊和网状浸润影,提示肺血

管周围液体急骤增多和间质性水肿。

（三）呼吸衰竭期

在损伤后 24～48 h，呼吸困难、窘迫和出现发绀，常规氧疗无效，也不能用其他原发心肺疾病来解释。呼吸频率加快可达 35～50 次/分钟，胸部听诊可闻及湿啰音。胸部 X 线片两肺有散在斑片状阴影或呈磨玻璃样改变，可见支气管充气征。血气分析 PaO_2 和 $PaCO_2$ 均降低，常呈代谢性酸中毒、呼吸性碱中毒。

（四）终末期

极度呼吸困难和严重发绀，出现神经精神症状如嗜睡、谵妄、昏迷等。胸部 X 线片示融合成大片状浸润阴影，支气管充气征明显。血气分析严重低氧血症、CO_2 潴留，常有混合性酸碱失衡，最终可发生循环功能衰竭。

六、实验室检查

（一）外周血白细胞计数与分类

妊娠期血白细胞升高，但中性粒细胞、嗜酸性粒细胞、嗜碱性粒细胞均不升高。ARDS 早期，由于中性粒细胞在肺内聚集、浸润，外周血白细胞常呈短暂的、一过性下降，最低可 $<1\times10^9/L$，杆状核粒细胞 $>10\%$。随着病情的发展，外周白细胞很快回升至正常；由于合并感染或其他应激因素，亦可显著高于正常。

（二）血气分析

低氧血症是突出的表现。PaO_2 多小于 8.0 kPa（60 mmHg），但有进行性下降趋势时，即应警惕。此时可以计算氧合指数（PaO_2/FiO_2），因其能较好地反映吸氧情况下机体缺氧的情况，而且与肺内分流量（Qs/Qt）有良好的相关性。早期 $PaCO_2$ 多不升高，甚至可因过度通气而低于正常；若 $PaCO_2$ 升高，则提示病情危重。酸碱失衡方面，早期多为单纯呼吸性碱中毒；随着病情进展，可合并代谢性酸中毒；晚期，可出现呼吸性酸中毒，甚或三重酸碱失衡。此时预后极差。

（三）X 线检查

1.早期

发病 24 h 以内。本期患者虽因肺间质水肿等而出现明显的呼吸急促和发绀，但第一次胸片检查可无异常表现或仅见肺纹理增多呈网状，边缘模糊，提示有一定的间质性肺水肿改变。重者可见小片状模糊影。

2.中期

发病的 1～5 d。X 线表现以肺实变为主要特征，两肺散布大小不等、边缘模糊的斑片状密度增高影，且常融合成大片，成为均匀致密的磨玻璃样影，有时可见支气管气相。心缘尚清楚。实变影常呈区域性、重力性分布，以中下肺野和肺外带居多，从而与心源性肺水肿相区别。

3.晚期

多在发病 5 d 以上，临床表现进一步加重。胸部 X 线片见两肺或其大部呈均匀密度增加，磨玻璃样变，支气管气相明显，心缘不清或消失，甚至可因广泛肺水肿、实变，出现"白肺"。

病情好转时，上述病变逐步吸收，首先从肺泡病变开始，次为间质，少数可残留肺纤维化。

条件许可时，可进行胸部 CT 和正电子发射断层扫描检查，对于了解肺水肿的分布、程度及与心源性肺水肿鉴别，以及肺纤维化程度等，都有一定帮助。

（四）呼吸系统总顺应性测定

呼吸系统总顺应性（TRC）包括肺和胸壁顺应性。对于重危患者来说，难以进行常规的顺应性测定。在应用机械通气的情况下，可在潮气量吸气末关闭呼气环路，直接读出压力表中的数值，求得 TRC。即

$$TRC = \frac{潮气量（mL）}{表中压力}。$$

若使用呼气末正压（PEEP）通气，则需减去 PEEP。则：

$$TRC = \frac{潮气量（mL）}{（表中压力-PEEP）}。$$

七、ALI/ARDS 的临床特征与诊断

ALI/ARDS 具有以下临床特点：①急性起病，在直接或间接肺损伤后 12～48 h 发病。②常规吸氧后低氧血症难以纠正。③肺部体征无特异性，急性期双肺可闻及湿啰音或呼吸音减低。④早期病变以间质性为主，胸部 X 线片常无明显改变；病情进展后，可出现肺内实变，表现为双肺野普遍密度增高，透亮度减低，肺纹理增多、增粗，可见散在斑片状密度增高影，即弥散性肺浸润影。⑤无心功能不全证据。

目前 ALI/ARDS 诊断仍广泛沿用 1994 年欧美联席会议提出的诊断标准：①急性起病；②氧合指数（PaO_2/FiO_2）≤26.7 kPa（200 mmHg）[不管呼气末正压（PEEP）水平]；③正位胸部 X 线片显示双肺均有斑片状阴影；④肺动脉嵌顿压≤2.4 kPa（18 mmHg）或无左心房压力增高的临床证据。如 PaO_2/FiO_2≤40.0 kPa（300 mmHg）且满足上述其他标准，则诊断为 ALI。

八、与 ARDS 相鉴别的疾病

（一）心源性肺水肿（左心衰竭）

心源性肺水肿常见于高血压性心脏病，冠状动脉硬化性心脏病、心肌病等引起的左侧心力衰竭以及二尖瓣狭窄所致的左房衰竭。它们都有心脏病史和相应的临床表现，如结合胸部 X 线和心电图检查，诊断一般不难。心导管肺毛细血管楔压（PAWP）在左心衰竭时上升（PAWP＞2.4 kPa），对诊断更有意义。

（二）急性肺栓塞

急性肺栓塞多见于手术后或长期卧床者，血栓来自下肢深部静脉或盆腔静脉。本病起病突然，有呼吸困难、胸痛、咯血、发绀、PaO_2 下降等表现，与 ARDS 不易鉴别。血乳酸脱氢酶上升、心电图异常（典型者 ST-T 改变），放射性核素肺通气、灌注扫描等改变对诊断肺栓塞有较大意义。肺动脉造影对肺栓塞诊断意义更大。

（三）严重肺炎

肺部严重感染包括细菌性肺炎、病毒性肺炎、粟粒性肺结核等可引起 ARDS。然而也有一些重度肺炎患者（特别如军团菌肺炎）具有呼吸困难、低氧血症等类似 ARDS 临床表现，但并未发生 ARDS。它们大多肺实质有大片浸润性炎症阴影，感染症状（发热、白细胞增高、核左移）明显，应用敏感抗菌药物可获治愈。

（四）特发性肺间质纤维化

部分特发性肺纤维化患者呈亚急性发展，有Ⅱ型呼吸衰竭表现，尤其在合并肺部感染加重

时,可能与 ARDS 相混淆。本病胸部听诊有 Velcro 啰音,胸部 X 线检查呈网状、结节状阴影或伴有蜂窝状改变,病程发展较 ARDS 相对缓慢,肺功能为限制性通气障碍等可作鉴别。

九、妊娠期 ARDS 的治疗

妊娠期 ARDS 的治疗管理包括:ARDS 的诊断、孕妇及胎儿状况的监测、寻找及治疗潜在的病因、动态评估分娩的风险和肺保护性通气策略等。

急性肺损伤(ALI)治疗:孕妇吸氧,胎儿监测,血流动力学监测及血氧饱和度的监测等。

如病情加重,发展成 ARDS,应气管插管,机械通气,镇静药物的使用等。孕妇的气道管理困难。如胃排空延迟,持续增高的腹压,胃食管括约肌松弛导致的误吸等。做充分剖宫产术准备,一旦出现孕妇情况不稳定或胎儿窘迫,应及时结束妊娠;如胎儿发育不成熟,最好持续评估胎儿状况,周期性监测胎心音,监测孕妇的心排血量,混合静脉血氧饱和度;一旦胎儿达到存活的胎龄或胎心率下降(经药物治疗不能改善),应及时结束妊娠;羊膜炎、胎盘早剥、羊水栓塞、先兆子痫的孕妇应及时结束妊娠;结束妊娠可能改善孕妇状况。

(一)通气治疗

当 $FiO_2 > 0.50$,$PaO_2 < 8.0$ kPa,动脉血氧饱和度<90%时,应予机械通气。PEEP 是常用的模式。使用 PEEP 必须注意:一般从 0.29～0.49 kPa(3～5 cmH$_2$O)开始,以后酌情增加,但最高不应超过 1.96 kPa(20 cmH$_2$O);注意峰吸气压(PIP)不应太高,以免影响静脉回流及心功能,并减少肺部气压伤的发生;如 PaO_2 达到 10.7 kPa(80 mmHg),$SaO_2 \geqslant 90\%$,$FiO_2 \leqslant 0.4$,且稳定 12 h 以上者,可逐步降低 PEEP 至停用。

(二)药物治疗

到目前为止尚无一种药物对 ARDS 有确切疗效。

1.液体量

一般应适当控制,限制液体输入,增加体液排出,减少血容量,降低肺血管内静水压,使肺小动脉楔压(PAWP)维持在 1.37～1.57 kPa(14～16 cmH$_2$O)。

2.肾上腺糖皮质激素

激素治疗 ARDS 的适应证:ARDS 晚期纤维增殖期、脂肪栓塞引起的 ARDS、急性胰腺炎、误吸、呼吸道烧伤和有毒性气体吸入、脓毒性休克并发的 ARDS。激素治疗 ARDS 的原则是早期、大剂量、短疗程。大剂量为氢化可的松 1 000～2 000 mg/d 或地塞米松 20～30 mg 静脉推注,每天 3 次或甲泼尼龙 30 mg/kg,静脉推注,每 6 h 1 次,连用 48 h 停药,最长不宜超过 3 d。对于晚期纤维增殖期 ARDS 患者,可采用较长疗程的大剂量激素治疗。甲泼尼龙 2～3 mg/(kg·d)或地塞米松 30～60 mg/d 治疗,疗程 1 个月左右。

激素治疗 ARDS 的注意事项:①ARDS 需要综合治疗;积极治疗原发疾病,特别是控制感染,改善通气和组织氧供,防止进一步肺损伤和肺水肿是目前治疗的主要原则;而激素治疗 ARDS 只是其中的一个环节。②注意预防与减少激素的并发症,例如感染扩散或继发性感染、消化道出血、机体免疫力下降等。

3.扩血管药物

扩血管药物具有降低肺动脉压,减轻右心室负荷,提高右心排血量作用,其治疗 ARDS 主要是提高肺血流灌注,增加氧运送,改善全身氧合功能。代表性的药物有硝普钠、肼苯达嗪、硫氮䓬酮;近期有前列腺素 E$_1$(PGE$_1$),开始给 30 ng/(kg·m^2)持续静脉滴注,如血压下降,改为 20 ng/(kg·m^2)

静脉滴注。

一氧化氮：吸入 NO 改善氧合功能，但近年研究证明，ARDS 死亡的原因主要是多器官功能障碍综合征（MODS），吸入 NO 不扩张体循环血管改善全身微循环，肺外脏器如胃肠道、肝脏、肾脏等功能不改善甚至恶化，而肠道缺血促进细菌易位，这将反过来使已经改善的肺功能重新变坏。

4.晶体与胶体

补液性质存在争议，ARDS 早期宜补高渗晶体液（如 10% 葡萄糖液，1.3%～1.5% 氯化钠液），以避免肺水肿加重。胶体在 ARDS 应用看法不一，有主张不宜补胶体，防止毛细血管渗漏加重。当然，一旦出现全身性渗漏综合征则补胶体可能无效，反使渗漏加重。

（三）维持重要脏器功能，防止和减少 MOF 的发生

ALI 和 ARDS 可能为全身炎症反应综合征（SIRS）所致 MODS 或 MOF 的首发衰竭脏器。随着病情的发展，可能序贯性地出现多个脏器衰竭；也可能由于 ALI 和 ARDS 因严重缺氧、合并感染以及不适当的治疗，导致其他脏器的损伤。因此，在 ALI 和 ARDS 的治疗中，维持其他脏器的功能成为 ARDS 治疗的重要方面。在有效的通气治疗支持下，呼吸衰竭可能不会成为 ARDS 的主要死因，而心功能损害、肾功能不全、消化道出血以及 DIC 有时会成为治疗的主要矛盾，甚至会成为主要的死因。因此，减轻心脏负荷，增加营养，加强心肌血供，监测肾功能，防治消化道出血，监测凝血机制和预防 DIC 的发生是 ARDS 治疗过程中不可忽视的问题。

十、预后

ARDS 存活者，静息肺功能可恢复正常。原发病影响预后：脓毒症，持续低血压等并发的 ARDS 预后差；脂肪栓塞和手术后引起的 ARDS 预后较好。对治疗的反应，以及是否并发 MOF，也明显影响预后。

（剧蕴慧）

第二节　妊娠合并支气管哮喘

支气管哮喘（简称哮喘）在全世界范围内是最常见的慢性病之一，也是妊娠妇女常见并发的慢性病。妊娠合并哮喘，可以是在青少年时期患有哮喘，青春期后已缓解的基础上合并妊娠；或妊娠前已是未缓解的哮喘者，在妊娠后哮喘加重；或妊娠后才出现哮喘者。以上 3 种情况都可以认为是妊娠期哮喘。

一、病因及发病机制

（一）病因

哮喘的病因复杂，患者个体化变应性体质及环境因素的影响是发病的危险因素。目前认为哮喘是一种多基因遗传病，其遗传度在 70%～80%。哮喘同时受遗传因素和环境因素的双重影响。

环境因素包括特异性变应原或食物、感染直接损害呼吸道上皮致呼吸道反应性增高。某些

药物如阿司匹林类药物等、大气污染、烟尘运动、冷空气刺激、精神刺激及社会、家庭心理、妊娠等因素均可诱发哮喘。

（二）发病机制

哮喘的发病机制不完全清楚。变态反应、气道慢性炎症、气道反应性增高及神经等因素及其相互作用被认为与哮喘的发病关系密切。

妊娠合并哮喘的病理特征为支气管平滑肌收缩、分泌黏液和小支气管黏膜水肿。引起以上变化的物质包括组胺变态反应的缓慢作用物质、嗜酸性粒细胞趋化因子和血小板激活因子等，这些物质可能是对致敏原、病毒感染或紧张运动的反应而产生的。它们引起炎症反应并使呼吸困难，同时导致支气管肌肉肥大而加重呼吸道阻塞。因此，治疗支气管哮喘在扩张支气管的同时，十分强调减轻炎症反应。

血浆中肾上腺皮质激素浓度增高，组胺酶活性增强，使免疫机制受到抑制，并可减轻炎症反应。孕激素增多使支气管张力减小，气道阻力减轻，血浆环磷腺苷（cAMP）浓度增高亦可抑制免疫反应并使支气管平滑肌松弛。孕晚期前列腺素 E（PGE）浓度升高亦有舒张支气管平滑肌的作用。以上皆有利于减少和缓解哮喘发作。相反，胎儿抗原的过度增加以及子宫增大的机械作用等皆为引发哮喘的不利因素。

二、临床表现

（一）症状

为发作性伴有哮鸣音的呼气性呼吸困难或发作性胸闷和咳嗽。严重者被迫采取坐位或呈端坐呼吸，干咳或咳大量白色泡沫痰，甚至出现发绀等，有时咳嗽可为唯一的症状（咳嗽变异型哮喘）。哮喘症状可在数分钟内发作，经数小时至数天，用支气管舒张药物或自行缓解。某些患者在缓解数小时后可再次发作。在夜间及凌晨发作和加重常是哮喘的特征之一。

妊娠时，由于子宫和胎盘血流增加，耗氧量增加，雌激素分泌增多等因素均可引起组织黏膜充血、水肿，毛细血管充血，黏液腺肥厚。30％的孕妇有鼻炎样症状，还可表现鼻腔阻塞、鼻出血、发音改变等症状。

（二）体征

发作时胸部呈过度通气状态，有广泛的哮鸣音，呼气音延长。但在轻度哮喘或非常严重哮喘发作，哮鸣音可不出现，后者称为寂静胸。严重哮喘患者可出现心率增快、奇脉、胸腹反常运动和发绀。非发作期体检可无异常。

三、诊断

诊断标准如下。

（1）反复发作的喘息、气急、胸闷或咳嗽，多与接触变应原、冷空气、物理、化学性刺激、病毒性上呼吸道感染、运动等有关。

（2）发作时双肺可闻及散在或弥散性、以呼气期为主的哮鸣音，呼气相延长。

（3）上述症状经治疗可以缓解或自行缓解。

（4）除外其他疾病所引起的喘息、气急、胸闷和咳嗽。

（5）对症状不典型者（如无明显喘息或体征），至少应有下列三项中的一项：①支气管激发试验（或运动试验）阳性；②支气管舒张试验阳性；③昼夜 PEF 变异率≥20％。

四、鉴别诊断

妊娠期支气管哮喘急性发作应与心源性哮喘相鉴别。心源性哮喘常见于左心衰竭,发作时的症状与哮喘相似,但心源性哮喘多有高血压、冠状动脉粥样硬化性心脏病、风湿性心脏病和二尖瓣狭窄等病史和体征。多于夜间突然发生呼吸困难、端坐呼吸、咳嗽、咳泡沫样痰、发绀等,两肺底或满肺可闻湿啰音和哮鸣音。心脏扩大,心率快,心尖可闻奔马律。根据相应病史诱发因素、痰的性质、查体所见和对解痉药的反应等不难鉴别。

五、预后

哮喘无论是对孕妇还是胎儿都会造成严重的医学问题。据报道,哮喘影响 3.7% ~ 8.4% 的妊娠妇女。近期多项研究提示,哮喘使妊娠妇女的胎儿围生期死亡率、先兆子痫、早产和婴儿低出生体重的危险升高。哮喘加重与危险升高相关,而哮喘控制良好与危险下降相关。美国儿童健康和人类发展研究所最近的研究发现,大约 30% 的轻度哮喘妇女在妊娠期间哮喘加重,另一方面,23% 中或重度哮喘妇女妊娠期间哮喘有所改善。

轻症哮喘发作对母儿影响不大。急性重症哮喘可并发呼吸衰竭、进行性低氧血症、呼吸性酸中毒、肺不张、气胸、纵隔气肿、奇脉、心力衰竭及药物过敏、妊高征发病率高从而使孕产妇病死率增高。对胎儿的影响则主要为低血氧及因子宫血流减少使胎儿体重低下,严重者胎死宫内;缺氧诱发子宫收缩,故早产率高。此外,用药可引起胎儿畸形故围生儿死亡率和发病率皆高。

六、治疗

(一)妊娠期间哮喘药物治疗的一般原则

哮喘妊娠妇女治疗的目的是提供最佳治疗控制哮喘,维护妊娠妇女健康及正常胎儿发育。对于哮喘妊娠妇女而言,使用药物控制哮喘比有哮喘症状和哮喘加重更安全。为了维持正常肺功能,从而维持正常的血氧饱和度以确保胎儿氧供,可能需要进行监测以及对治疗进行适当调整。哮喘控制不良对胎儿的危险比哮喘药物大。产科保健人员应该参与妊娠妇女的哮喘治疗,包括在产前检查时监测哮喘状态。

(二)哮喘的治疗

1.评估和监测哮喘

包括客观地测定肺功能:由于大约 2/3 的妊娠妇女的哮喘病程发生改变,所以建议每月评估哮喘病史和肺功能。第一次评估时建议采用肺量测定法。对于门诊患者的常规随访监测,首选肺量测定法,但一般也可以使用峰速仪测定呼气峰流速(PEFR)。应该教导患者注意胎儿活动。对于哮喘控制不理想和中重度哮喘患者,可以考虑在 32 周时开始连续超声监测。重症哮喘发作恢复后进行超声检查也是有帮助的。

2.控制使哮喘加重的因素

识别和控制或避免过敏原和刺激物,尤其是吸烟这些使哮喘加重的因素,可以改善妊娠妇女的健康,减少所需药物。

3.患者教育

教育患者有关哮喘的知识和治疗哮喘的技能,如自我监测、正确使用吸入器、有哮喘加重征象时及时处理等。

4.药物的阶梯治疗方法

为了达到和维持哮喘控制,根据患者哮喘的严重性,按需增加用药剂量和用药次数;情况允许时,逐渐减少用药剂量和用药次数。

第一级:轻度间歇性哮喘。

对于间歇性哮喘患者,建议使用短效支气管扩张药,尤其是吸入短效 β_2 受体激动剂以控制症状。沙丁胺醇是首选的短效吸入 β_2 受体激动剂,因为它非常安全。目前尚没有证据表明使用短效吸入 β_2 受体激动剂能造成胎儿损伤,也没有证据表明在哺乳期间禁忌使用这种药物。

第二级:轻度持续性哮喘。

首选的长期控制药物是每天吸入小剂量糖皮质激素。大量数据表明,这种药物对哮喘妊娠妇女既有效又安全,围生期不良转归的危险没有增加。布地奈德是首选的吸入糖皮质激素,因为现有的有关布地奈德用于妊娠妇女的数据比其他吸入糖皮质激素多。应该注意到目前尚没有数据表明其他吸入糖皮质激素制剂在妊娠期间不安全。因此,对于除布地奈德之外的其他吸入糖皮质激素,如果患者在妊娠之前用这些药物能很好控制哮喘,可以继续使用。

第三级:中度持续性哮喘。

有两种治疗选择:小剂量吸入糖皮质激素加长效吸入 β_2 受体激动剂或将吸入糖皮质激素的剂量增加到中等剂量。长效 β_2 受体激动剂与糖皮质激素联合应用可以显著减少糖皮质激素用量,并有效地控制哮喘症状。目前对孕妇和哺乳期妇女,缺乏使用该药的安全数据,只有在充分权衡利弊的情况下才可使用。

第四级:重度持续性哮喘。

如果患者使用第三级药物后仍需要增加药物,那么吸入糖皮质激素的剂量应该增加到大剂量,首选布地奈德。如果增加吸入糖皮质激素的剂量仍不足以控制哮喘症状,那么应该加用全身糖皮质激素。尽管有关妊娠期间口服糖皮质激素的一些危险目前尚没有明确的数据,但重症未得到良好控制的哮喘对母亲和胎儿具有明确的危险。

(三)哮喘持续状态

哮喘持续状态指的是常规治疗无效的严重哮喘发作,持续时间一般在 12 h 以上。哮喘持续状态并不是一个独立的哮喘类型,而是它的病生理改变较严重,如果对其严重性估计不足或治疗措施不适当常有死亡的危险。

哮喘持续状态的主要表现是呼吸急促,多数患者只能单音吐字、心动过速、肺过度充气、哮鸣、辅助呼吸肌收缩、奇脉和出汗,诊断哮喘持续状态需排除心源性哮喘、COPD、上呼吸道梗阻或异物以及肺栓塞,测定气道阻塞程度最客观的指标是 PEFR 和(或)FEV_1。

1.哮喘持续状态的处理

由于严重缺氧,可引起早产、胎死宫内,必须紧急处理。予半卧位,吸氧,在应用支气管扩张药的同时,及时足量从静脉快速给予糖皮质激素,常用琥珀酸氢化可的松,每天200~400 mg稀释后静脉注射或甲泼尼龙每天 100~300 mg,也可用地塞米松 5~10 mg 静脉注射,每6 h 可重复一次。待病情控制和缓解后再逐渐减量。必要时行机械通气治疗。哮喘患者行机械通气的绝对适应证为:心跳呼吸骤停,呼吸浅表伴神志不清或昏迷。一般适应证为具有前述临床表现,特别是 $PaCO_2$ 进行性升高伴酸中毒者。

2.对症治疗

患有支气管哮喘的孕妇,常表现精神紧张、烦躁不安,可适当给予抑制大脑皮质功能的药物,如苯巴比妥(鲁米那)、地西泮等,但应避免使用对呼吸功能有抑制的镇静剂和麻醉药,如吗啡、哌替啶等,以防加重呼吸衰竭和对胎儿产生不利影响。注意纠正水、电解质紊乱和酸中毒,控制感染,选用有效且对胎儿无不良影响的广谱抗生素。保持呼吸道通畅,必要时可用导管机械性吸痰,禁用麻醉性止咳剂。碘化钾可影响胎儿甲状腺功能,故不宜使用。

3.产科处理

一般认为,支气管哮喘并非终止妊娠的指征,但对长期反复发作伴有心肺功能不全的孕妇或哮喘持续状态经各种治疗不见好转者,应考虑行人工流产或引产。临产后尽量保持安静,维持胎儿足够的氧供,尽量缩短第二产程,可适当给予支气管扩张药与抗生素。剖宫产者,手术麻醉方法以局麻或硬膜外麻醉较为安全,应避免使用乙醚或氟烷等吸入性全麻药。

七、预防

(一)预防哮喘的发生——一级预防

大多数患者(尤其是儿童)的哮喘属变应性哮喘。胎儿的免疫反应是以 Th_2 为优势的反应,在妊娠后期,某些因素如母体过多接触变应原,病毒感染等均可加强 Th_2 反应,加重 Th_1/Th_2 的失衡,若母亲为变应性体质者则更加明显,因而应尽可能避免。妊娠 3 个月后可进行免疫治疗,用流感疫苗治疗慢性哮喘有较好疗效。此外,已有充分证据支持母亲吸烟可增加出生后婴幼儿出现喘鸣及哮喘的概率,而出生后进行 4～6 个月的母乳饲养,可使婴儿变应性疾病的发生率降低,妊娠期母亲应避免吸烟,这些均是预防哮喘发生的重要环节,有关母体饮食对胎儿的影响,则仍需更多的观察。

(二)避免变应原及激发因素——二级预防

避免接触已知过敏原和可能促进哮喘发作的因素,如粉尘、香料、烟丝、冷空气等。阿司匹林、食物防腐剂、亚硫酸氢盐可诱发哮喘,应避免接触。反流性食管炎可诱发支气管痉挛,因此睡眠前给予适当的抗酸药物减轻胃酸反流,同时可抬高床头。减少咖啡因的摄入。避免劳累和精神紧张,预防呼吸道感染。防治变应性鼻炎。

(三)早期诊治、控制症状,防止病情发展——三级预防

早期诊断,及早治疗。做好哮喘患者的教育管理工作。

(剧蕴慧)

第三节 妊娠合并心肌病

一、肥厚性心肌病和妊娠

肥厚性心肌病(HCM)是一个以心室肌呈非对称性肥厚,心室内腔变小为特征,以心肌细胞和心肌纤维排列紊乱为基本改变的心肌疾病。肥厚性心肌病与遗传的因素相关。成人中发病的比例约为 1/500。发病原因主要是心肌的肌小节蛋白质编码的 10 个基因中至少一个发生错义突变。

过去认为,肥厚性心肌病是罕见的病例且伴恶性的预后。新近来自非相关多中心的研究显

示,肥厚性心肌病并非不常见,大量的患者的总预后相对良性。然而,有一些亚型的患者,有较高的猝死或心力衰竭的风险,需要做进一步的危险分层。虽然肥厚性心肌病的大多数患者能够安全地经历妊娠,但重要的是,当我们处理这些患者的时候要了解 HCM 这个疾病并能确定妊娠过程中出现的风险。

(一)解剖和病理生理

肥厚性心肌病必须具备的条件是排除了继发性因素如高血压、浸润性或糖原累积异常的心肌肥厚。虽然,早年认为心肌肥厚多开始于室间隔,然而肥厚的心肌也可以位于室间隔的基底部、游离壁或心室的心尖部。在肥厚性心肌病中,中央型的肥厚可影响所有的心室壁。目前有证据表明伴家族性肥厚性心肌病的某些患者中可有基因的突变,为不完全性的外显率,在初期筛查的患者中不一定具有肥厚的表现。肥厚可以为后期疾病的表现,可能在生命的最后十年才具有临床表现。

虽然大部分患者无症状,但仍有一部分患者因为肥厚性心肌病而有显著的症状,左室流出道梗阻的患者运动后可出现胸痛、气促、疲倦、心悸和昏厥。猝死可以是患者疾病的首次表现。病理生理主要由流出道梗阻造成血流动力学改变的联合作用所构成。包括舒张功能不全、心肌缺血、二尖瓣反流和心律失常。舒张功能不全是由于心室的松弛减慢和心室顺应性减低的结果。由于氧供需失衡,动脉血管床内的管腔增厚,冠状动脉血流储备减少而造成心肌缺血,可产生缺血性的症状。

左室流出道梗阻是由于基底间隔部的心肌严重肥厚并突向左室流出道,二尖瓣于收缩期相继产生前向运动而形成。二尖瓣异常运动的产生一方面是由于流出道血流速度加快吸引二尖瓣叶移向流出道的流速效应或由于牵引力的作用推动冗余的二尖瓣叶移向流出道。二尖瓣关闭不全可继发于二尖瓣附属结构的异常。如乳头肌前移进一步加重流出道的梗阻。重度流出道梗阻的患者妊娠期间可由于血流动力学的后果而处于极高的风险。

(二)孕龄妇女肥厚性心肌病的诊断

肥厚性心肌病的临床诊断依据显著非对称性左心室肥厚的二维超声心动图表现,以排除其他疾病继发的心肌肥厚。

肥厚性心肌病的年轻患者通常无症状,患者主要通过家族的筛查或听诊发现心脏杂音或异常心电图表现并通过常规医学检查而做出初步的诊断。肥厚性心肌病患者有时在妊娠期间可因收缩期杂音而受到关注。左室流出道梗阻的杂音可有变化,应建议患者分别做下蹲、站立的姿势。患者采用站立位时,收缩后期喷射性杂音的持续时间和响度都可显著增加。

肥厚性心肌病患者通常的心电图特征是:心房扩大,心室肥厚,心电图改变伴继发性的 ST 段和 T 波异常。具异常心电图的患者应给予超声心动图检查,以了解左心室壁增厚的情况。超声心动图被认为是肥厚性心肌病诊断的"金标准"。如果心电图的异常表现不能够被通常的诊断方法所解析,应采用对比剂增强超声心动图和磁共振成像(MRI)检查协助诊断。

二尖瓣收缩期前向运动伴左室流出道多普勒信号峰值延迟、速率增高是诊断动力性左室流出道梗阻的诊断标准。梗阻的程度可通过多普勒速率峰值确定,并应在休息和激发状态下分别进行测量(一个室性期前收缩后,Valsava 的紧张期或在吸入亚硝酸异戊酯期间)。

(三)遗传学和家族的筛查

肥厚性心肌病通常是肌节蛋白基因错义突变的结果,并以常染色体显性遗传的方式传递。目前已确定 10 个不同的肌节蛋白基因有超过 200 个错义突变。一旦诊断肥厚性心肌病,即使完全无症状,所有的患者都应进行遗传咨询和家族筛查。最先被诊断的先证者第一级亲属应给予体格检查,心电图和超声心动图的筛查。青少年应在生长发育的全过程每年筛查一次。成年人应每 5 年筛查一次,因为有些基因突变致心肌肥厚的表现会出现较晚。将来对已证实肥厚性心肌病患者一级亲属的筛查应增加遗传学的分析以进一步筛查肥厚性心肌病的存在或阙如。

准备妊娠的患者必须进行遗传咨询。因为其后代获得肥厚性心肌病的机会是 50%。如果肥厚性心肌病的表现在非常早的儿童期出现,患者的病情严重、预后不良。围生期超声筛查的应用价值仍有争论。将来,分子学的诊断将会在围生期的筛查中应用。

(四)妊娠的风险

妊娠的风险与血流动力学的恶化、心律失常和猝死相关。大多数肥厚性心肌病的年轻女性,能顺利经历妊娠。妊娠期血容量和射血容积的增加均有利于改善动力性左室流出道梗阻。大多数妊娠前无症状或只有轻微症状的女性患者在妊娠期症状不会加重。有些患者可因血容量的增加而气促加重,但症状可经使用低剂量的利尿剂而改善。

妊娠前已有中至重度症状的患者有 10%～30% 的症状会加重,特别是已存在左室流出道梗阻的患者。左室流出道压力梯度越高,症状越有恶化的可能。重度左室流出道梗阻的患者[压力梯度>13.3 kPa(100 mmHg)]在妊娠和分娩期间血流动力学恶化的风险最高。

妊娠期间,肥厚性心肌病患者发生猝死和心室颤动心肺复苏的情况不常见,但也可见于报道。

(五)妊娠的处理

虽然妊娠的结果通常良好,但有些患者在妊娠期间可首次出现症状或原已存在的症状会加重。当症状出现后,β 受体阻滞药应开始应用。β 受体阻滞药的剂量应调整到心率小于 70 次/分钟。β 受体阻滞药具有潜在致胎儿发育迟缓,Apgar 新生儿评分降低,或新生儿低血糖的可能,但都非常罕见。母乳喂养无禁忌证,但阿替洛尔(Atenolol)、纳多洛尔(Nadolol)和索他洛尔(Sotalol)经乳汁分泌的量要大于其他的 β 受体阻滞药。如果 β 受体阻滞药不能耐受,维拉帕米在妊娠中使用也是安全的,但如果用于重度左室流出道梗阻的患者,可能会引起血流动力学的恶化和猝死,患者应住院并给予密切监护。

妊娠期间由于容量超负荷而发生肺动脉充血症状时可使用低剂量的利尿剂。然而,应注意不要导致前负荷过低而加重左室流出道的梗阻,所有肥厚性心肌病的妊娠患者,即使症状很轻也应建议患者卧床休息时周期性地保持左侧卧位。

伴严重症状和重度流出道梗阻的患者,在计划妊娠前应建议行室间隔肥厚心肌减缓性治疗。妊娠期间施行外科部分心肌切除术较罕见,只限于症状严重、难治性的压力梯度显著增高的患者(表 9-1)。

表 9-1 妊娠期间肥厚性心肌病的治疗建议

确定左室流出道梗阻的程度和危险分层
猝死的危险分层
有症状者要使用 β 受体阻滞药
避免减少前负荷(脱水,过度利尿)
避免使用正性收缩性药物(多巴胺或多巴酚丁胺)和血管扩张药(硝苯地平)
低血压的患者,保持体液平衡和使用血管收缩性药物

室间隔的射频治疗已被考虑用于替代肥厚性心肌病伴左室流出道梗阻患者室间隔心肌成形切除术。重症患者也可考虑植入双腔 DDD 型起搏器。

妊娠的肥厚性心肌病患者如常发生心房颤动或心房扑动伴快速心室率,应考虑心脏复律。β 受体阻滞药常用于预防进一步的心脏事件。如果反复发生恶性心律失常事件,应考虑使用低剂量的胺碘酮。妊娠期间使用胺碘酮通常是安全的,新生儿甲状腺功能低下偶可发生。因此,分娩后应给予新生儿甲状腺功能评估。目前没有先天性致畸的报道。

所有肥厚性心肌病的患者都应进行猝死风险的危险分层,预测猝死等主要危险因素包括,既往有院外心搏骤停发生的历史或已被证实有持续性的室性心动过速的发生,有强烈的肥厚性心肌病猝死的家族史。其他轻微的致猝死的危险因素包括重度的肥厚(心室厚度>3 cm),在 24 h 动态心电图无持续性室速的发生,运动后血压下降,MRI 心肌灌注缺损。如果存在多个危险因子,应推荐患者接受植入自动除颤器。

（六）分娩

分娩应在有经验的高危妊产妇中心进行,并给予持续的心电和血压的监测。有动力学流出道梗阻表现的患者必须给予持续的 β 受体阻滞药和补充液体。常规阴道分娩是安全的。剖宫产通常只适用于产科的目的。因为前列腺素有扩张血管的作用,故不推荐用于分娩的诱导,但能较好耐受催产性药物。应避免应用硬膜外麻醉,因可产生低血压。如丢失血液,应迅速补充。完成第三产程后,患者应保持坐立的位置,以避免肺动脉充血或可能需要静脉内应用呋塞米(表 9-2)。

表 9-2　肥厚性心肌病患者分娩的处理

分娩过程必须在医院给予心电和血压的检测
常规可经阴道分娩
不能使用前列腺素引产
迅速补充丢失的血液
第三产程结束后应保持坐位姿势
预防性使用抗生素

分娩后如果有左室流出道梗阻伴血流动力学恶化的证据,应推荐使用补液和血管收缩性药物——去甲肾上腺素。应避免使用 β-肾上腺素,例如,多巴胺或多巴酚丁胺以避免增强心脏收缩力,加重流出道的压力梯度,加重低血压。对某些合适的患者需要给予右心导管的持续监测和经食管超声心动图做血流动力学的评价。妊娠期间如需要做牙科的处理或行外科分娩,应给予预防性使用抗生素。

二、克山病

克山病是在中国发现的一种原因不明的心脏病,1935 年在黑龙江省克山县发现此病而命名为克山病。本病发病范围较广,涉及我国黑、吉、辽、蒙、晋、鲁、豫、陕、甘、川、滇、藏、黔、鄂 15 个省和自治区,好发于山区及丘陵地带的农业区。以农业人口为主,有家庭发病趋势,多见于妊娠及哺乳期妇女及学龄前儿童。20 世纪 70 年代后发病率和病死率已明显下降。急重型发病率大幅下降。2007 年全国克山病病情监测汇总分析,全国 15 个病区省(区、市)24 个监测点居民潜在型、慢型克山病检出率分别为 2.4%(465/19 280)、0.6%(119/19 280)。按检出率区间估计,全国病区有 235 万例(216 万～254 万例)克山病患者,其中慢型 48 万例(39 万～57 万例),2007 年监测新检出潜在型克山病85例,慢型克山病9例。2006年四川省报道检出6例亚急型克山病。6例患者最小的4岁,最大的18岁,3男3女,无性别差异。1990—2007的年度检测报道,全国无急型克山病的检出报道。

病因迄今尚未明确,其中硒缺乏是克山病发病的重要因素,但不是唯一因素,可能与蛋白质及其他营养要素缺乏有关。在克山病死亡病例的尸检心肌标本及患者心肌活检标本中,经病毒分离或病毒核酸监测多发现与肠道病毒感染有关。

病理变化以心肌实质细胞变性、坏死和瘢痕形成相互交织存在。心肌均有不同程度扩张,心肌变薄。

根据起病急缓和心功能可分为四型,分别为急型、亚急型、慢型和潜在型。①急型克山病:起病急骤,以心源性休克为主要表现,患者突感头晕、心悸、胸闷乏力,且伴有恶心、呕吐。呈急性肺水肿表现者,可出现咳嗽、气促。患者可伴有严重心律失常,或心脑缺血综合征。体格检查,患者焦虑不安,发绀,四肢湿冷,心尖区第一心音减弱,或可闻Ⅰ~Ⅱ/6级收缩期杂音,舒张期奔马律及心律失常,心脏扩大或扩大不显著,双肺可闻及干湿啰音,病情进展迅速。②亚急型克山病:起病及进展较急型缓和,多发于断奶后及学龄前儿童。常在1周内发展为急性心力衰竭。③慢型克山病:部分由急型或亚急型迁延转化为慢型,病程多超过3个月,以慢性充血性心力衰竭为主要表现,但常伴有急性发作。④潜在型克山病:呈隐匿性发展,无明确起病时间,心肌病变较轻,心功能代偿较好,可无自觉症状。半数以上患者是流行地区普查中检出的。

克山病的检出和诊断依据临床表现、X线、心电图、超声心动图的检查和流行病学的情况。

在克山病病区还应长期坚持对机体内、外环境硒水平进行监测,对低硒地区人群采取补硒措施,预防和控制亚急型病例的发生。

目前治疗的对象主要为慢型克山病患者。治疗原则是去除诱发因素,控制心力衰竭,纠正心律失常,改善心肌代谢。克山病有心力衰竭的患者治疗可应用利尿剂、正性肌力药物、血管紧张素转换酶抑制药(ACEI)、血管紧张素Ⅱ受体拮抗剂(ARB)、β受体阻滞药、血管扩张药、心肌能量及抗心律失常药物。克山病患者,妊娠期心力衰竭的治疗应参照妊娠期扩张型心肌病治疗用药的原则。血管紧张素转换酶抑制药和血管紧张素Ⅱ受体拮抗剂在整个妊娠期间都是禁用的。

妊娠和分娩:慢型患者一般不应怀孕,如果已经怀孕,小月份应终止妊娠,大月份要严密观察病情变化,在心脏监护下分娩。

三、围生期心肌病

围生期心肌病是指原无器质性心脏病的孕产妇于妊娠最后3个月或产后6个月内首次发生以气急、心悸、咳嗽、心前区不适,心脏增大、肝大、下肢水肿等一系列原因不明的以扩张型心肌病为主要表现的心力衰竭症状。发病率在不同国家存在巨大差异,占活产婴儿孕产妇的0.01%~0.3%,死亡率在18.0%~56.0%,可见本病是产科和内科领域里的重要问题,不可忽视。

围生期的心肌病病因、发病机制尚不明,诊断仍是以排除为方法,治疗方面采用纠正心力衰竭的方法,用血管扩张药、抗凝治疗。

(一)病因和发病机制

围生期心肌病的病因和发病机制迄今未明,可能是下面多种因素作用的结果。

1.感染

(1)病毒及原虫的感染,Silwa等在对围生期心肌病者的众多研究中检测出其血液中的炎性细胞肿瘤坏死因子 a(TNFa)、C 炎性细胞因子、C 反应蛋白(CRP)、白细胞介素-6(IL-6)和表面 Fas/APO-1(抗细胞凋亡标志物)的浓度不断升高,C 反应蛋白的浓度与左心室舒张末期和收缩末期的直径成正比和左室的射血分数成反比,C 反应蛋白的浓度在不同种族间差异大,高达40％的变异是由遗传因素决定的。白细胞介素-6,表面 Fas/APO-1 柯萨奇病毒 B 在 Bultman 及 Kuhl 研究组的围生期心肌病患者心内膜心肌活检组织中测出病毒遗传物质,诸俊仁等认为心肌炎亦可能同原虫的感染有关,非洲冈比亚 29 例围生期心肌病统计中 100％孕妇有感染疟疾史,疟原虫寄生在红细胞内,大量红细胞被破坏引起进行性贫血及缺氧,疟原虫的裂殖体增殖在内脏的血管进行,使内皮增厚可致栓塞,疟原虫可能导致心肌炎的一系列改变。故可假想炎症反应强度的增加是诱发围生期心肌病的众多因素之一。

(2)与持久性肺衣原体感染可能有关。

2.心肌细胞的凋亡

新近研究围生期心肌病的血浆细胞凋亡标志物 Fas/APO-1 的浓度不断升高,显著高于健康对照组也是死亡率的一个预测指标。已有报道,去除心脏的特异性信号传导和转录激活因子3(STAT3)可致小鼠产后的高死亡率,死亡前雌性突变性小鼠表现出心力衰竭,心功能障碍与细胞凋亡的症状相似,心肌细胞的凋亡对围生心肌病有致病作用,以半胱天冬酶抑制药为代表的细胞凋亡抑制药可能为本病提供新的治疗方案。

3.与不同地区、黑色人种、生活习惯、社会经济、营养因素可能有关

非洲冈比亚、尼日利亚、塞内加尔国家的妇女有大量摄盐的习惯,以玉蜀黍为主粮或吃干的湖盐和胡椒制成的麦片粥均可增加血容量,增加心脏负荷,当地产妇尚有每天用热水沐浴后睡在炕上,炕下烧火使热气保持数小时的习惯,非洲天气本酷热,室温常超过 40 ℃以上,大量热负荷加重心脏的负担,而且当地妇女劳动强度大,既要带小孩,又要种地。

4.自身免疫因素

Warraich 及其同事将来自南非、莫桑比克和海地的 47 例围生期心肌病患者作为调查对象,主要研究围生期心肌病对体液免疫的影响并评价心肌球蛋白(G 类和子类的 G_1、G_2、G_3),对免疫球蛋白的临床意义,这三个地区免疫球蛋白相似,并呈明显的非选择性存在。

5.其他因素

(1)硒缺乏症:围生期心肌病的患者硒浓度显著低,缺硒可能易致病毒感染。冠心病、扩张型心肌病与缺硒同样有关。

(2)激素:仍有争议,有认为卵巢激素可能会引起心脏过度扩张,亦有报道不支持任何激素、孕激素、催乳素在围生期心肌病的病因作用。

上述众多因素中尚没有任何明确病因,可能由于疾病的病因是多因素的,虽然发达国家拥有更充足的研究资金,但这一疾病在发达国家比较罕见也直接阻碍了对其病因的探索。

(二)病理

围生期心肌病的病理变化与扩张型心肌病相似,心脏扩大呈灰白色,心脏内常有附壁血栓形成,心内膜增厚可见灰色斑块,镜检示间质性水肿,散在性的单核或淋巴细胞的浸润,弥散性灶性心肌病变和纤维化、组织化学检查有线粒体损害、氧化不足和脂质累积,冠状动脉、心瓣膜无病变,心包积液亦罕见。

(三)临床表现

围生期心肌病的临床表现最常见的是心脏收缩功能衰竭,妊娠可能会掩盖心力衰竭的早期

症状,患者往往认为是妊娠的正常表现,患者逐渐出现气急、高血压、乏力、心悸、咳嗽、夜间阵发性呼吸困难或端坐呼吸,偶有急性肺水肿,以后发展成右心衰竭而有颈静脉怒张、肝大、下肢水肿,也可同时出现左右心衰竭。可有胸闷,非典型的心绞痛,有心尖奔马样杂音、功能性二尖瓣关闭不全杂音,心律失常与栓塞并发症并不少见,发病距分娩越近患者临床表现越急剧,心电图常显示心动过速,心传导阻滞,房性或室性心律失常,左心室肥厚,非特异性 ST-T 改变。X 线检查示心影弥散性增大,以左右心室为主,心脏搏动较弱,超声心动图示心腔扩大,心脏附壁血栓,心室有血栓形成,继而可能在身体任何部位发生,如下肢动脉栓塞、脑栓塞、肠系膜动脉栓塞、冠状动脉栓塞继发急性心肌梗死、肺动脉栓塞。亦可出现急性肝衰竭及多功能衰竭致病情恶化。本病患者临床表现差异很大。

心内膜-心肌活检:镜检见心肌细胞肥大,肌核增大深染,心肌间质水肿,心肌细胞中均可见到结构均匀、染色弥漫,呈颗粒状散在性单核细胞浸润,是围生期心肌病患者所特有的体征。

据 Veille 综合 21 篇文献报道,90%以上的患者有呼吸困难,63%出现端坐呼吸,65%出现咳嗽,50%感心悸,1/3 的患者有咯血、腹痛、胸痛及肺栓塞等症状。

(四)诊断

围生期心肌病起病常在妊娠最后 3 个月或产后 6 个月内并有感染、高龄、多胎、多次妊娠、营养不良、贫血、地区、有色人种、生活习惯等因素。结合 X 线片,超声心动图、心电图,而且病者既往无器质性心脏病,如高血压病、子痫前期及其他原因引起的心力衰竭,根据临床表现可诊断本病。

(五)鉴别诊断

急进型高血压、先兆子痫、克山病、肺栓塞、贫血、甲状腺功能亢进、慢性肾炎等疾病。

围生期心肌病同特发性扩张型心肌病不同之处是前者多发生于妊娠末期及产后 6 个月内,经积极治疗后心脏大小可能会恢复正常。

(六)治疗

治疗方法基本与其他心力衰竭治疗相似,目的在于减轻心脏的前后负荷,增加心脏收缩力,除严格卧床休息外,需低盐饮食、吸氧、控制输入量,待心力衰竭症状好转可适当活动以减少下肢深静脉血栓形成及肺栓塞。

1.地高辛和利尿剂

治疗是安全的,地高辛有增加心脏收缩力和减慢心率的作用,利尿剂可减轻心脏前负荷。

2.血管扩张药

如硝酸甘油、酚妥拉明、硝普钠等配合正性肌力药物,多巴胺在围生期心肌病治疗中有显著疗效。

3.血管紧张素转换酶抑制药或血管紧张素 Ⅱ 受体拮抗剂

能改善心室重构,降低血压、降低死亡率,但本类药物仅用于妊娠后期或产后不哺乳的患者,因本类药物有致畸作用及可从母乳中排出。

4.β 受体阻滞药

多个报道证实本类药物对孕妇无禁忌证,可安全使用,有利于控制心脏收缩和心率,目前使用较广泛的是选择性 β_1 受体阻滞药,对胎儿无明显的不良反应,拉贝洛尔除阻滞 β_1、β_2 受体外,还可拮抗 α 受体并有促胎成熟的作用,妊娠晚期应用较理想,但必须注意 β 受体阻滞药有减少脐带血流,引起胎儿生长受限的不良反应,于妊娠晚期应用较好,并尽可能以小剂量为宜。

5.抗凝治疗

对于左心室射血分数低于 35％的患者,心房颤动、心脏血栓、肥胖和既往有栓塞的患者及长期卧床的患者,可根据不同情况选用华法林、肝素、低分子肝素,目前本疗法尚有争议。若使用此类药物应注意出血倾向,密切监测凝血指标。

6.抗心律失常药物

β受体阻滞药可用于室上性心律失常,地高辛可用于非洋地黄中毒引起室上性心律失常,肌苷类药物紧急情况下可应用。缓慢性心律失常、难治性心律失常可安装心脏起搏器,对危及生命的心律失常可除颤。

7.免疫抑制药的治疗

对硫唑嘌呤和类固醇的研究较少,对这些药物的使用还待进一步评估,若心肌活检证实为急性心肌炎的患者可试用免疫抑制药治疗。

8.免疫调节剂

已知免疫调制剂己酮可可碱可减少肿瘤坏死因子 TNFa、C 反应蛋白和表面 Fas/Apo-1 的产生,亦被证实可改善心功能分级。

此外结合临床患者的病情,可应用主动脉内球囊反搏或心肺辅助装置。

对重症患者积极控制心力衰竭后考虑终止妊娠,产后不宜哺乳。

大多数学者认为对围生期心肌病的治疗应持续 1 年以上。

(七)预后

就围生期心肌病长期存活与康复效果研究,多数患者治疗后可以恢复,个别疗效不佳而死于心力衰竭或栓塞,部分患者治疗后心脏大小可能恢复。血压持续增高,这些患者再次妊娠可使病情恶化,起病后4 个月心脏持续增大,预后不佳,6 年内约半数死亡。

(剧蕴慧)

第四节　妊娠合并心律失常

妇女怀孕以后,随着胎儿的发育心血管系统可发生相应的变化。在妊娠中晚期心功能不同程度受到影响,如活动后出现心悸、气短、心率增快,容易疲倦甚至发生昏厥等症状。一些妊娠妇女心电图可能出现各种期前收缩、心动过速,严重者或原有心脏病者可出现心房颤动、心房扑动甚至心室颤动等心律失常。

由于绝大多数生育年龄的妇女并不存在心血管系统的疾病,故这些心律失常多数是短暂的变化,且程度较轻,对整个妊娠和分娩过程不构成危害,多不需要特殊治疗。妊娠本身可以诱发并加重心律失常,有较严重的心血管系统疾病的妇女不宜妊娠,所以在临床上真正较严重的心律失常并不多见。

一、房性期前收缩

(一)临床表现

房性期前收缩是一种常见现象,可没有不适感觉,部分患者可感到心悸,在疲劳、精神紧张或是在饮酒、吸烟、喝浓茶及咖啡时症状明显。

（二）治疗

对于没有症状，没有器质性心脏病的患者，多不需要药物治疗，通过病情解释，消除患者的紧张情绪，保持良好的生活方式，不要饮酒/吸烟，不饮用含有咖啡因的饮料，预防和减少房性期前收缩的发生。有明显症状或是有器质性心脏病的患者需要药物治疗。

（三）注意事项

（1）在分娩以前要对患者进行详细检查，仔细追问病史，了解患者是否有器质性心脏病。

（2）对于无症状，无器质性心脏病的患者，多不需要药物治疗；而有症状，有器质性心脏病的患者，应于分娩前行药物治疗，控制病情。分娩后应注意患者的心率变化，尽量减少可能诱发期前收缩的诱因。

二、阵发性室上性心动过速（PSVT）

简称室上速。

（一）临床表现

阵发性室上性心动过速可表现突然发作的心悸、焦虑、气短、乏力，多在情绪激动、疲劳、剧烈运动时出现，症状严重者可出现明显的心肌缺血症状，如心绞痛、昏厥、气短等。

（二）治疗

对有些患者，镇静和休息就可以帮助恢复正常节律，但是多数患者需要通过减慢房室传导来达到目的。

1.非药物疗法

通过各种方式刺激兴奋迷走神经，如屏气、压迫眼球、按压颈动脉窦，刺激咽喉部诱发恶心呕吐等方法。通过此类方法可以使75％的阵发性室上性心动过速患者恢复正常心律或是心室率明显下降。

2.药物疗法

（1）维拉帕米：5～10 mg 稀释于 20 mL 5％葡萄糖溶液中缓慢静脉注射，在 2～5 min 内静脉注射，约 90％的患者可恢复正常心律，之后口服维拉帕米 40～80 mg，每天 3 次维持。

（2）普罗帕酮：70 mg，在 5 min 静脉注射，如果无效 20 min 后可重复使用。一日内应用总量不可超过 350 mg。心律恢复正常以后，可口服 100～150 mg，每天 3 次维持。

（3）反复发作的患者可应用洋地黄类药物和普萘洛尔，具体用法如下。①地高辛：0.5～1.0 mg稀释于 20 mL 5％ 葡萄糖溶液中，在 15 min 内静脉注射，以后每 2～4 h 静脉注射 0.25 mg，24 h 总量不超过 1.5 mg。②普萘洛尔：可先试用 0.5 mg 静脉注射，然后 1 mg/3 min 静脉注射，总剂量不超过 3.0 mg。

3.直流电复律

在心功能较差、血流动力发生较严重改变时可使用直流电回复心律，10～50 J 的能量就可以使心律恢复正常。孕期使用直流电复律是安全的，不对母儿构成威胁。

（三）注意事项

在孕期，阵发性室上性心动过速的发生率要高于非孕期，它一般不增加围生儿病死率。但是如果患者有器质性心脏病，且心动过速持续时间较长，程度较严重而引起心力衰竭时，就会造成胎儿宫内缺血缺氧。所以在孕期应及时发现并治疗阵发性室上性心动过速，对于反复发作，特别是有器质性心脏病的患者,在控制症状以后还应该口服药物,以防止阵发性室上性心动过速的再次发生。

三、心房颤动

(一)临床表现

心房颤动的主要临床症状是心悸和焦虑。由于心房不能起到有效的收缩作用,使得心室得不到有效的充盈。对于妊娠期妇女来讲,如果不伴有器质性心脏病,发生心房颤动时多数能较好地耐受可能发生的症状。如果伴有器质性心脏病,临床症状就较为严重,心室得不到充盈造成心肌缺血,心排血量减少就会诱发肺水肿、心绞痛、心力衰竭、昏厥。

心房颤动的患者心房率一般在 350～600 次/分钟,心室率快慢不一,在 100～180 次/分钟。在妊娠期妇女,心房颤动并不多见,主要发生于一些有器质性心脏病的患者。如风湿性心脏病,特别是有二尖瓣病变者,高血压性心脏病、冠心病。在其他一些疾病中心房颤动有时也会发生,如肺栓塞、心肌病、心包炎、先天性心脏病和较严重的甲状腺功能亢进。

(二)治疗

心房颤动的治疗目的在于降低心室率和恢复心房的正常收缩功能,对于血流动力学失代偿程度不同的患者,处理方式亦不一样。如果患者心功能很差,应首先考虑使用直流电复律。如果患者的心功能尚可,可使用药物治疗。治疗方案的选择主要取决于患者血流动力学失代偿的程度、心室率和心房颤动的持续时间。

(1)急性心房颤动,心功能严重失代偿应首先考虑选用直流电复律,能量为 50～100 J,约 91％的患者经治疗后病情好转,恢复正常的窦性心律。如房颤伴有洋地黄中毒,则不宜用电复律,因为容易引起难以恢复的室性心动过速或室颤而导致患者死亡。

(2)慢性心房颤动的治疗主要是以控制心室率为主,首选的药物是洋地黄类药物,如地高辛 0.125～0.25 mg/d。一般单用洋地黄类药物即可,如果治疗效果不满意,可加用 β 受体阻滞药(普萘洛尔)或钙通道阻滞药(维拉帕米),心室率一般控制在休息时为 60～80 次/分钟,轻度适度运动时不超过 110 次/分钟为宜。在治疗慢性房颤时还应注意识别和纠正其他一些影响心室率的病变因素,否则就会容易造成药物中毒或导致错误的治疗。

(3)抗凝治疗由于电复律时和随后的两周有发生血栓的可能性,所以对于一些可能发生血栓的高危患者,如二尖瓣狭窄、肥厚性心肌病、左心房内有明显的附壁血栓、既往有体循环栓塞史、严重心力衰竭以及人工心脏瓣膜置换术后等,应于心脏电复律之前行抗凝治疗。对于妊娠期妇女,最适宜的抗凝剂是肝素,可以静脉滴注或小剂量皮下注射,使凝血酶原时间维持在正常的 1～5 倍。

(4)预防复发:心房颤动复律以后维持窦性心律比较困难,只有 30％～50％的心房颤动患者在一年以后仍能保持窦性心律。窦性心律的维持与左心房的直径和心房颤动持续时间的长短有关。维持窦律的首选药物为奎尼丁,0.2～0.3 g 每天 4 次口服,还可选用普鲁卡因胺或丙吡胺。

(三)注意事项

(1)积极治疗,恢复窦性心律。

(2)除非十分必要,在即将分娩前和分娩后用抗凝治疗。一般在分娩前一天停用肝素,改用作用较温和的阿司匹林。

(3)孕期抗凝治疗应首选肝素,因肝素不能通过胎盘,不会对胎儿造成危害。孕期应避免使

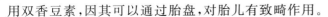

用双香豆素,因其可以通过胎盘,对胎儿有致畸作用。

(4)由于奎尼丁能通过胎盘,长期或大量使用能引起宫缩造成流产或早产,所以孕期使用应较谨慎。

四、心房扑动

(一)临床表现

心房扑动的主要表现是心悸和焦虑、气短以及低血压等一系列症状,病情严重时还会出现脑缺血与心肌缺血症状。生育年龄的妇女一般很少发生房扑。

阵发性房扑的患者多数没有器质性心脏病,持续性房扑多发生于器质性心脏病的患者,特别是有左心房或右心房扩大的患者,心包炎、低氧血症、心肌缺血、贫血、肺栓塞、严重的甲状腺功能亢进患者或酗酒者均容易发生房扑。发生房扑时由于心室率较快,使得左心室舒张期快速充盈期缩短,导致心室搏出量减少。心房扑动患者的心房率一般在 250～350 次/分钟,通常伴发 2∶1 的房室传导,心室率为心房率的一半,一般为 150 次/分钟。

(二)治疗

(1)房扑的首选治疗方法为直流电复律,一般小于 50 J 的能量即可以成功转复心律,心律转为窦性心律或心室率较慢的房扑。如果第一次电击复律不成功或是心律转为房颤,可用较大的能量进行第二次电击复律。

(2)在房扑伴极快速的心室率时,应以控制心室率为主要治疗目的,可应用维拉帕米 5～10 mg稀释于 20 mL 5％葡萄糖溶液中,在 2 min 内静脉推注,如果无效可于 20 min 后重复应用一次。用药以后心室率可以明显减慢,有时可以使房扑转为窦性心律。除了维拉帕米,还可以应用洋地黄类药物或普萘洛尔控制心室率。在心室率得到控制以后,可服奎尼丁 300 mg,每天三次以复转心律,其作用是恢复房室 1∶1 的传导。

预防用药可以使用维拉帕米、洋地黄类药物、普萘洛尔、奎尼丁或普鲁卡因酰胺。

(三)注意事项

及时发现并治疗房扑,防止脑缺血及心肌缺血的发生,以避免发生胎儿宫内缺血缺氧。

ESC 2004 会议关于心房颤动/心房扑动控制节律的建议。

(1)年轻患者、体力活动多的患者。

(2)患者要求有一个好的生活质量。

(3)有症状的 AF 患者,快速 AF 者。

(4)无病因可查者(特发性)。

(5)复律无栓塞危险者。

(6)有栓塞高危因素者(AF 后易发生脑卒中)。

(7)能接受抗心律失常药治疗及随访。

(8)AF 诱导心肌病者。

(9)所有第一次发作 AF 患者,应该给一次复律机会(排除禁忌因素)。

五、室性期前收缩

(一)临床表现

室性期前收缩是最常见的心律失常之一,可以发生在完全健康的个体或是有器质性心脏病的患者,在孕期其发生率有所增加。一般根据 Lown 的分级,把频发的、多形或多源性的、连发的和"R-on-T"的室早称为"复杂性室早"。如果没有器质性心脏病,室性期前收缩本身并没有大的临床意义,但是如果同时存在器质性心脏病,就会有发生室性心动过速、心室颤动和猝死的危险。

发生室性期前收缩时,患者可以没有症状,也可以有心悸的表现。由于室性期前收缩的发生可造成心房血液反流至颈静脉,不规则地产生大炮波。

(二)治疗

室性期前收缩可以由吸烟、饮酒、喝咖啡、茶或是过度劳累、焦虑所引起,在药物治疗以前应首先去除这些影响因素,然后根据患者情况确定是否用药。

治疗的目的是去除复杂性室性期前收缩,防止室性心动过速、心室颤动和猝死的发生。

(1)在孕期,无症状、无器质性心脏病的妇女一般不需要药物治疗,消除顾虑以及温和的镇静剂在多数情况下已经足够。

(2)如果期前收缩频发,伴有器质性心脏病,应及时进行药物治疗,以免发生更严重的心律失常,造成孕妇死亡。可单用或联合应用奎尼丁、普萘洛尔和普鲁卡因酰胺治疗。①奎尼丁:0.25～0.6 g,每天 4 次口服;②普萘洛尔:30～100 mg,每天 3 次口服;③普鲁卡因酰胺:250～500 mg,每天 4 次口服。

(三)注意事项

(1)孕期一旦发现室性期前收缩,应明确诊断,了解患者是否有器质性心脏病,做动态心电图,评价患者室性期前收缩的类型和频度,并根据情况予以治疗。

(2)如无产科指征,一般可选择阴道分娩,对于复杂性室性期前收缩,除了予以常规药物治疗以外,分娩过程中应予以心电监护,随时了解患者病情的变化,必要时可行剖宫产术。

六、室性心动过速

(一)临床表现

发生室性心动过速时,由于心率过快,心室充盈减少,心排出量下降。患者可出现气短、心绞痛、低血压、少尿和昏厥。心脏听诊时出现第一心音和第二心音有宽的分裂,颈静脉有大炮波出现。

室性心动过速是一种严重的心律失常,大多发生在器质性心脏病变时,主要是缺血性心脏病和扩张性心肌病,其次是高血压性心脏病和风湿性心脏病,诱发室性心动过速的主要原因是心肌缺血、心力衰竭、电解质紊乱、洋地黄中毒等。发生室性心动过速以后,如不及时治疗,可发生室颤并导致死亡。

室性心动过速的平均心室率为 150～200 次/分钟。由于其速率和室上性心动过速相似,故单凭速率难以进行鉴别诊断。由于室性心动过速多发生于有较严重的器质性心脏病的孕妇,故在孕期少见,即使是无器质性心脏病的孕妇,一旦发生室性心动过速,如不能及时治疗也会导致死亡。

(二)治疗

(1)如病情危急,可先静脉注射利多卡因 50～100 mg,然后行直流电复律,能量一般为 25～50 J。多数患者可以恢复窦性心律。

(2)如患者一般情况尚可,可用以下药物治疗。①利多卡因:50～100 mg 静脉注射,起始剂量为 1～1.4 mg/kg,然后以 1～4 mg/min 持续静脉滴注维持,如不能终止心律失常,可于10 min后再给负荷量一半静脉注射;②普鲁卡因酰胺:100 mg,每 5 min 肌内注射一次,直到心律失常控制或发生了严重不良反应或总量达 500 mg;③奎尼丁:0.2～0.4 g,每天 4 次口服。

(3)预防复发:直流电复律以后应静脉滴注利多卡因 1～4 mg/min,无效时加用奎尼丁 0.2～0.6 g 每天四次口服;或是普鲁卡因胺 250～500 mg,每 4 h 口服一次。应注意避免长期应用利多卡因或是奎尼丁,以防止严重不良反应的出现。

(三)注意事项

(1)经治疗以后如果恢复窦性心律,在宫颈条件良好的前提下,可经阴道分娩,分娩过程中应加强心电监护,以防止复发。

(2)如心律失常较严重,应首先控制心律失常,然后再考虑分娩方式。经正规治疗以后仍不能完全恢复窦性心律,宫颈条件较差的患者,可在心电监护下行剖宫产结束妊娠,避免阴道分娩时过度劳累而诱发室颤,导致患者死亡。

(3)如果心律失常较严重,且有指征需要即刻结束妊娠时,可先静脉注射利多卡因 50～100 mg,随后以 1～2 mg/min 的速度静脉滴注,待病情稳定以后即刻行剖宫产手术。

七、心室颤动

(一)临床表现

心室颤动是最可怕的心律失常,患者出现一系列的急性心脑缺血症状,如 3～5 min 内得不到及时治疗,心脑的灌注基本停顿,就会造成猝死。来自多个折返区的不协调的心室冲动,经过大小、方向各异的途径,经心室迅速传播。其结果是心脏正常的顺序收缩消失,发生心室颤动。由于没有有效的心脏排血,心室内无压力的上升,结果心脏处于与停顿相同的状态,周围组织得不到血液灌注。

(二)治疗

(1)一旦发生心室颤动,首选电除颤,常用的能量为 200～400 J。

(2)药物可应用利多卡因 2 mg/kg 体重,静脉注射;或是溴苄胺 5 mg/kg 体重,静脉注射。

(三)注意事项

由于一旦发生室颤,患者的死亡率很高。即使是抢救成功者,亦常伴有轻度的心力衰竭和肺部并发症,所以患者经治疗以后除了一般情况很好,且宫颈条件好时可以经阴道试产以外,多数患者需行剖宫产结束妊娠。心律失常是极危急重症,在诊断治疗方面必须有内科、特别是心血管内科参与,所用抗心律失常药物必须小心谨慎,控制剂量,严密观察,避免不良反应产生。

(王爱莲)

第五节　妊娠与肺动脉高压

肺动脉高压(PAH)是一种由于肺循环的血流受阻,使得肺血管阻力持续增高,最终导致右心衰竭的综合征。正常的平均肺动脉压(mPAP)的中间值是 1.6～2.1 kPa(12～16 mmHg),但平均肺动脉压的轻微升高不会有显著的临床意义。按我国的标准,在静息情况下 mPAP

＞2.7 kPa(20 mmHg)通常被认为是肺动脉高压(PAH),或者肺动脉收缩压＞4.0 kPa(30 mmHg)也提示存在肺动脉高压。

一、肺动脉高压的分类

目前,肺动脉高压的分类依然沿用 2003 年威尼斯 WHO 会议分类(表 9-3)。依据病理学特点、临床表现、血流动力学改变以及对药物干预反应等的联合因素,这个分类系统抛弃了"原发性肺动脉高压"的提法,逐渐认识和明确了 PAH 可具有相同组织病理学的改变但可有不同的临床血流动力学和遗传发生学的联合因素。"特发性肺动脉高压"目前归类为不明原因的肺动脉高压。新的分类同时删除了"继发性肺动脉高压"的常用概念,根据发病机制和基础,倾向于使用更具特征性描述的命名法。

表 9-3　世界卫生组织(WHO)肺动脉高压(PAH)分类

2003 年威尼斯会议制定的肺循环高压诊断分类标准

1.肺动脉高压

 (1)特发性肺动脉高压(IPAH)

 (2)家族性肺动脉高压(FPAH)

 (3)相关因素所致肺动脉高压(APAH)

  (a)胶原性血管病

  (b)分流性先天性心内畸形

  (c)门静脉高压

  (d)HIV 感染

  (e)药物/毒性物质:①食欲抑制药;②骨形成蛋白受体 2(BMPR-Ⅱ)

  (f)其他:Ⅰ型糖原过多症、Gaucher 病、甲状腺疾病、遗传性出血性毛细血管扩张症、血红蛋白病

 (4)新生儿持续性肺动脉高压

 (5)因肺静脉和(或)毛细血管病变所导致的肺动脉高压

  (a)肺静脉闭塞病

  (b)肺毛细血管瘤

2.肺静脉高压

 (1)主要累及左房或左室的心脏疾病

2003 年威尼斯会议制定的肺循环高压诊断分类标准

 (2)二尖瓣或主动脉瓣疾病

3.与呼吸系统疾病或缺氧相关的肺动脉高压

 (1)慢性阻塞性肺疾病

 (2)间质性肺疾病

 (3)睡眠呼吸障碍

 (4)肺泡低通气综合征

 (5)慢性高原病

 (6)新生儿肺病

 (7)肺泡-毛细血管发育不良

4.慢性血栓和(或)栓塞性肺动脉高压

    (1)血栓栓塞近端/远端肺动脉

    (2)远端肺动脉梗阻

    (a)肺栓塞[血栓,肿瘤,虫卵和(或)寄生虫,外源性物质]

    (b)原位血栓形成

5.混合性肺动脉高压

    (1)类肉瘤样病

    (2)组织细胞增多症

    (3)纤维素性纵隔炎

    (4)淋巴结增大/肿瘤

    (5)淋巴管瘤病

二、肺动脉高压合并妊娠的血流动力学影响

肺动脉血管疾病的患者正常妊娠产生的血流动力学改变都可增加母亲的死亡率。妊娠期血浆容积进行性增加使已容量负荷过度的肺动脉血管疾病患者造成容量压力超负荷、右心功能受损并可突发右心衰竭。由于慢性压力超负荷,加上左室舒张功能的损伤,使左心室质量增加,室间隔向左室移位造成右心室扩大。

肺动脉血管的病理改变限制了妊娠后对血流增加的反应能力,增加右心室的负荷,减低了心排血量,从而导致系统低血压,使重要器官和胎儿的灌注压不足。当心脏存在左向右分流时,例如,发生在先天性心脏病和 Eisenmenger 综合征的患者,妊娠减低系统血管阻力的作用、加重右向左的分流(减低 Qp/Qs 比值)、加重低氧血症,并加重肺动脉血管的收缩作用。与左心室不同,在正常情况下,右心室心肌冠状动脉大部分的血流灌注发生在收缩期,因为在收缩期,心室和大动脉之间形成一定的压力阶差,在肺动脉高压时,压力阶差缩小,冠状动脉血流灌注压不足,导致收缩功能不全,进一步减少胎儿和重要器官的血液供应。

在阵痛和分娩期间,由于失血,血管迷走神经对疼痛的反应都可以加重系统低血压和右室心肌缺血,导致低血容量,心动过速和低血压。这些迅速发生的改变可使患者发生室性心律失常和右室心肌梗死,而致患者发生心源性猝死。在分娩的第二产程如发生代谢性酸中毒,使肺动脉血管阻力增加。另外,妊娠继发的高凝状态可诱发肺动脉血栓栓塞或血栓形成而进一步使肺动脉压增高或发生肺动脉梗死。

肺动脉高压和妊娠情况下正常的血流动力学调节之间的相互作用,可以使患者处于不断恶化的高危状况,患者的病情可以突然恶化以至很难或不可能逆转。

三、肺动脉高压和妊娠的临床并发症

肺动脉高压对妊娠女性和胎儿都存在实质性的风险。据 Weiss BM 等 1998 年的报道,在药物学治疗的年代以前,Eisenmenger 综合征并肺动脉高压患者母亲的死亡率为 36%,特发性肺动脉高压为 30% 和不同病因相关的肺动脉高压为 56%。在血流动力学显著异常的患者中,73 名 Eisenmenger 综合征患者肺动脉收缩压为(108±26)mmHg,27 名特发性肺动脉高压患者肺动

脉收缩压为(85±20)mmHg,在25名继发性肺动脉高压患者肺动脉收缩压为(83±18)mmHg。这些来自1998年的数据与1979年Gleicher G等报道的70位患者中死亡率为52%的死亡风险比较,并没有反映出任何显著的改进。早期成功妊娠的生活状况并不保证最终的妊娠不会出现并发症。

据已发表的资料统计,大部分母亲的死亡发生在分娩后的30 d内,而不是在妊娠、待产或分娩期间。母亲死亡的主要原因为肺动脉高压所致的顽固性右心衰竭和心源性休克。其他明确的死亡原因包括:恶性心律失常、肺动脉血栓性栓塞、脑血栓栓塞、肺动脉撕裂和破裂。较早的资料报道,Eisenmenger综合征患者的死亡大多数合并血栓性栓塞或低血容量。Eisenmenger综合征或特发性肺动脉高压的患者有较高的死亡率,不论是经阴道分娩(29%或20%)或手术分娩(38%或42%)。临床终点报道和系列观察报道提示常规麻醉下的选择性剖宫产与经阴道分娩比较,血流动力学能获得较好的控制,患者的预后较好。根据目前的资料,专家的共识提示终止妊娠仍然是安全的选择。肺动脉高压患者受到妊娠的干预使母亲的死亡风险提高。如终止妊娠是患者的愿望,在妊娠的早期选用宫颈扩张术和清宫术应是理想的选择,最好能在常规麻醉下进行。

Eisenmenger综合征患者胎儿预后的资料不多。小规模的研究提示,超过一半的分娩为早产,其中1/3的婴儿为宫内发育迟缓。然而在这种情况下,新生儿的生存率仍高于母亲的生存率(分别为90%和50%～70%)。

四、处理

近十年来,肺动脉高压的治疗手段已获得显著的进展,患者的症状更稳定,活动的耐受力增强,预期寿命也获得改善。有效的治疗仍保留基础的姑息疗法。由于PAH患者临床情况复杂,治疗牵涉多学科,从事肺动脉高压治疗的中心或专科,由他们给予随访,包括对病情的再评估和治疗措施的调整。治疗可受到多种因素的支配和影响,如疾病和症状的严重程度,肺动脉高压的特殊类型,使用贵重药物和联合用药的能力,患者对使用血管扩张药的快速反应。

(一)治疗策略

美国ACCF/AHA 2009肺动脉高压治疗指南已经公布(图9-1)。

(二)药物治疗

自1996年以来已经有五种药物被美国食品和药品管理局(FDA)批准用于肺动脉高压的患者。

(1)依前列醇是一个潜在性的内源性血管扩张药和血小板功能抑制药。

(2)曲前列环素是前列环素的类似物。

(3)依诺前列素(Iloprost)是第三代的前列环素类似物,可以作为气道吸入剂使用。吸入治疗可以使药物释放到通气的肺泡单位,使局部肺小动脉血管扩张、增加通气血流比值。

(4)Bosentan是一个非选择性内皮受体拮抗剂,阻断内皮素(ET-1)的作用。ET-1是一个潜在的血管收缩物和平滑肌细胞的分裂素。

(5)Sildenatil是一个磷酸二酯酶抑制药,可以增加一氧化氮(NO)途径的扩张血管作用。NO是一个内源性的血管扩张药。

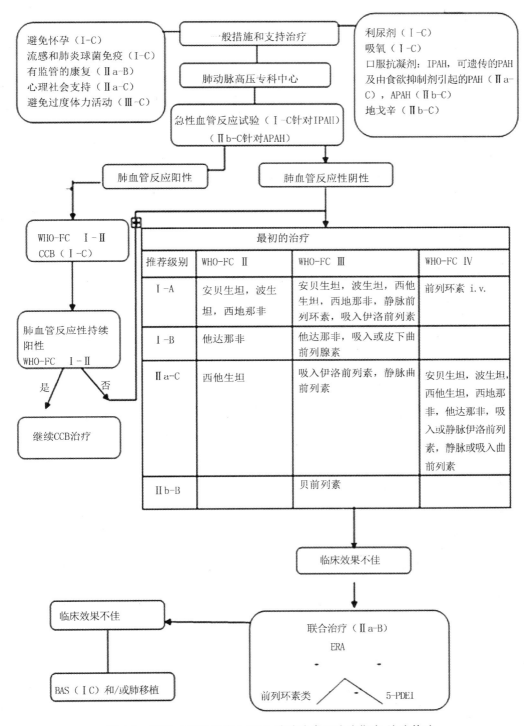

图 9-1 美国 ACCF/AHA 2009 肺动脉高压治疗指南-治疗策略

肺动脉高压患者使用血管扩张药治疗的预后仍未有系统的研究报道。使用肺动脉血管扩张药包括成功分娩的病例报道显示其预后不一。但通常母亲的死亡多发生在数天至数周内。未见与药物相关的新生儿和婴儿并发症的报道。

（三）避孕

肺动脉高压合并妊娠的母亲和胎儿有较高的风险,在风险管理中,避免妊娠是很重要的。肺动脉高压的程度与妊娠风险的关系还不清楚。虽然重度的肺动脉高压,如有右心功能不全的体征和临床症状,可能发生的风险越高。在这些患者中,有效的避孕是重要的。即使给予理想的治疗,肺动脉高压也难以完全逆转。因此,妊娠存在风险的观点已成共识。永久的伴侣应考虑女方行永久的绝育。另外,建议行双重保险的避孕方法,以最大限度地减少妊娠的机会。口服避孕药虽不被作为禁忌证,但相对妊娠而言可使患者增加了血栓栓塞事件的潜在风险。非选择性内皮受体拮抗剂波生坦(Bosentan)与口服避孕药相互作用,可降低避孕药的可靠性。肺动脉高压患者尽管已给予警告仍然妊娠或妊娠后才发现肺动脉高压的患者应告知妊娠的风险极高,应选择终止妊娠。然而,选择终止妊娠的风险只有 4%～6%。

（四）产前的处理

由于肺动脉高压患者妊娠后的高死亡率以及妊娠致使原有的肺动脉高压加重,因此,肺动脉血管扩张药应尝试在有症状的患者中使用。尽管目前对各种有效治疗肺动脉高压的药物还缺乏设计完善的安全性试验。这些药物应由具有肺动脉高压、成人先天性心脏病、高危产科专家的治疗中心开始小心使用并细心地监测。对肺动脉高压的妊娠患者应慎重地使用抗凝治疗,因为妊娠可以诱导高凝的状态并使患者存在肺动脉血栓形成的风险。华法林可以达到抗凝的目的,在国际正常比值(INR)不高于 2.0 的情况下,对胎儿的风险比较少。使用脉搏血氧定量监测外周血氧饱和度,使用经鼻道氧疗以促进氧的输送和促进肺动脉的扩张。

（五）分娩的处理

胎儿的生长减慢或母亲的病情恶化,提前分娩都是必要的。选择性剖宫产优于经阴道自然分娩,因为可缩短产程,避免疼痛和消耗体力,从而可以保护胎儿以免发生低氧血症,保护母亲的肺循环,避免在第二产程发生酸中毒而产生不利的影响。硬膜外镇痛可在合并心脏病患者的分娩中应用,常规麻醉对合并低心排的患者较合适,低心排的患者使用血管扩张药可以加剧血压的下降,增加右向左的分流和低氧血症。另外,许多肺动脉高压患者抗凝治疗和硬膜外麻醉可以增加脊髓血肿的风险性。在硬膜外麻醉下,患者仍然清醒和感到焦虑。麻醉药是静脉的扩张药,可进一步减低已经不足的静脉血流,大多数硬膜外使用的麻醉药都是外周血管扩张药,这些因素联合作用导致回心血量进一步减少而扩布在周围循环,再加上其他非正常的血液丢失可加剧血压下降或导致心搏骤停。

另一方面,常规麻醉可使患者得到休息,降低代谢的需求,维持最大的氧合作用,减少对机体的干扰以保存体力,维持已脆弱的循环储备。根据大量麻醉记录的资料,血管扩张和血容量的分布转移也能被减轻。在麻醉诱导期,引起负性收缩作用的药物应避免使用,保证足够的血容量,失血情况应迅速纠正以保证有效的右心室充盈压以维持心排血量。

分娩后,患者应留在 ICU 持续监护,包括:血压,中心静脉压,动脉血氧饱和度,限制过度活动,恢复抗凝治疗。Swan-Ganz 导管和动脉留置管通常不一定需要,因为系统血压和中心静脉压是最好的监护指标,分娩后,右心功能不全的情况可迅速缓解。

（王爱莲）

第六节　妊娠期高血压疾病

妊娠期高血压疾病包括妊娠高血压、子痫前期、子痫、慢性高血压并发子痫前期及慢性高血压合并妊娠。过去我国称妊娠高血压综合征(妊高征)是妊娠期特有的疾病。其主要特点是生育年龄妇女在妊娠期20周以后出现高血压、蛋白尿等症状,在分娩后随之消失。该病是孕产妇和围生儿病率及死亡率的主要原因,严重影响母婴健康。与出血、感染、心脏病一起构成了致命的四大妊娠合并症,成为孕产妇死亡的主要原因之一。据估计,全世界每年因子痫而死亡的妇女大约有5万。这种死亡在发达国家并不多见,可能与普通的良好的产前检查和治疗有关。在我国,特别是边远地区,妊高征的发病率与死亡率较高。1984年及1988年我国先后对妊高征流行病学进行了调查,前瞻性调查370万人,实际调查孕产妇67 813人次,妊高征平均发生率为9.4%,其中子痫的发生率占孕产妇的0.2%,占妊高征的1.9%。国外报道先兆子痫、子痫发病率为7%～12%。美国在1979年至1986和英国在1992年两个国家样本研究表明,子痫发生率大约在1/2 000,比过去20年大幅度减少。

一、病因学

妊娠期高血压疾病的发病原因非常复杂,虽然各方学者100多年的研究,迄今尚未阐明。近年来,集中于滋养细胞浅着床,胎盘缺血缺氧及具有生物活性的内皮细胞功能障碍的研究,即损伤、功能障碍,导致血管舒缩物质失衡,增加血管对舒缩物质的敏感性,但导致血管内皮损伤的机制有待进一步研究。最近,有研究认为胎盘免疫复合物的超负荷所致的血管免疫炎症是先兆子痫发病的主要原因之一。以下介绍目前认为与发病可能有关的几种因素与病因学说。

(一)子宫胎盘缺血学说

胎盘滋养细胞侵入蜕膜的功能减退是引起子痫前期的关键因素,也是导致胎盘缺血/缺氧的主要原因之一。近年来的研究多集中于母体接触的滋养细胞,在妊娠12周滋养细胞穿破蜕膜与子宫肌层连接部;妊娠18周可进入子宫肌层动脉。由于滋养层细胞入侵,螺旋动脉远端的结构与功能发生改变,重新塑形的螺旋动脉失去血管平滑肌及弹性结构,变成充分扩张、曲折迂回的管型,管壁内许多弥散的细胞滋养细胞代替了血管内皮细胞。覆盖在螺旋动脉中的滋养层细胞对血管紧张素的敏感性降低,使螺旋动脉扩张,子宫胎盘血流量增加。先兆子痫滋养层细胞在血管内移行受抑制,仅在螺旋动脉蜕膜顶部可见少量滋养层细胞,子宫肌层的螺旋动脉维持其平滑肌层及弹性结构。分娩时做胎盘病理,找不到通常所见的浸润的滋养层细胞。

重度先兆子痫时见:①胎盘滋养叶细胞于孕中晚期仍存在大量抗原性较强的未成熟滋养层细胞,滋养叶抗原超负载。②滋养层细胞HLA-G抗原表达明显减弱,可使母体保护免疫反应减弱,从而可导致孕早期滋养细胞受到免疫损伤,以致浸润能力受限,导致子宫螺旋小动脉发育受阻于黏膜段,即所谓胎盘浅着床,造成胎盘缺血,并且螺旋小动脉管壁出现急性粥样硬化病变。③先兆子痫时胎盘灌注减少导致产妇血管内皮细胞广泛功能障碍,滋养细胞浸润不足,从而导致子宫螺旋动脉不完全重构,进一步引起胎盘缺血缺氧。子宫胎盘缺血被认为是妊娠期高血压疾病的首要原因。胎盘灌注不良和缺氧时合成和释放大量因子,其中有抗血管生成因子(sFlt-1)

和 endoglin(sEng),缺血性胎盘可能提高这些因子的结合力,使孕妇肾脏血管内皮细胞和其他器官引起广泛的激活和(或)功能障碍,最终导致高血压。

（二）胎盘免疫理论学说

子痫前期免疫适应不良可能导致滋养细胞浸润螺旋动脉受到干扰；入侵不足和滋养细胞抑制血管扩张,降低产妇绒毛间血液供应空间,从而减少灌注或造成缺氧。近年研究认为子痫发病的胎盘免疫学有关因素有以下几方面。

（1）精浆-囊泡源性转化生长因子,它可以抑制Ⅰ型免疫反应的产生,被认为与胎盘胎儿发育不良有关。由于母胎免疫适应不良,可使胎盘浅表,随后增加滋养细胞脱落,可能触发一个系统的炎症反应。抗原刺激导致大量辅助 Th_1 细胞活化、内皮细胞活化和炎症缺血再灌注或母亲不适当的对存在的滋养层过度炎症反应。

（2）多态性的 HLA-G 在滋养叶细胞介导的细胞毒方面也起着重要的作用。

（3）自然杀伤细胞产生细胞因子,它们是与血管生成和结构有关的因子,包括血管内皮生长因子、胎盘生长因子和血管生成素Ⅱ与胎盘缺血有关。可见精浆-囊泡原性免疫因素、HLA-G活性、自然杀伤细胞的活性等与胎盘血管的重铸有着重要的关系,免疫机制控制着滋养层细胞的浸润,在子痫前期发病中起着重要的作用。

胎盘免疫复合物超负荷所致的炎症反应是先兆子痫发病的重要原因,先兆子痫的流行病学显示胎盘是免疫的源头,随着正常妊娠的进展,滋养细胞凋亡显著增加,释放合胞体滋养层碎片,其中包括合胞体滋养层微小碎片,游离胎儿 DNA,细胞角质蛋白片段,这些细胞碎片导致循环免疫复合物形成,发起一连串的炎症反应。正常妊娠体内可以平衡免疫复合物的产生与清除。如果滋养细胞碎片过多,超过了产妇清除能力,体内发生氧化应激过程导致炎症进程。产妇体内氧化应激不断刺激胎盘细胞进一步凋亡、坏死。理论上,胎盘细胞某些过程,如滋养细胞脱落、排出,免疫复合物产生,炎症反应,氧化应激等均加重胎盘细胞凋亡。免疫复合物易沉积在血管壁,吸附在白细胞 Fe 受体,导致白细胞激活和组织损伤,许多数据表明先兆子痫发生血管炎症反应。在先兆子痫患者的肝脏、肾脏、子宫蜕膜、皮肤组织的活检中证明有免疫复合物存在和补体沉积。动脉血管活检显示内皮细胞纤维素样坏死,急性动脉粥样硬化,这类似于器官免疫排斥改变。因此,认为先兆子痫病理生理基础是循环免疫复合物超负荷的形成,介导血管损伤和炎症过程。

（三）血管生成因子

现在认为子痫前期发病中胎盘血管改变是一个重要因素,最近研究可溶性酪氨酸激酶-1(sFlt-1),可结合循环血管内皮生长因子(VEGF)和胎盘生长因子(PIGF),阻止它们对血管内皮细胞的作用,从而导致对内皮细胞功能障碍。最近的一项研究中,在孕妇容易发展子痫前期情况下,表现出更高水平的酪氨酸激酶-1,相反,胎盘生长因子和血管内皮生长因子减少。血管内皮生长因子(VEGF)被公认为有效的血管生成和增殖的影响因子；它被确认为细胞平衡一个重要因素,特别是在平衡氧化应激上。可溶性的内源性 sFlt-1 主要来源于胎盘,可能破坏血管内皮生长因子的信号。大量的临床证据说明子痫前期产妇循环因素与血管生成(VEGF 和 PIGF)和抗血管生成(sFlt-1)不平衡是密切相关的。子痫前期患者血浆和羊水 sFlt-1 的浓度升高,以及胎盘 sFlt-1 mRNA 的表达增强。此外,子痫前期妇女血循环中高水平 sFlt-1 与 PIGF 和 VEGF 水平下降相关。最近研究报道认为 sFlt-1 升高可能有预测子痫前期价值,因为在出现临床症状高血压和蛋白尿之前血浓度似乎已增加。另外,有人建议用 sFlt-1 与 PIGF 比率可能是预测子痫前期最准确的方法之一。

另一种抗血管生长因子,Endoglin(sEng)是子痫前期发病中的一个因素,sEng 是转化生长因子(TGF-β)受体复合物一个组成部分。是一个与缺氧诱导蛋白、细胞增殖和一氧化氮(nitri-coxide,NO)信号相关的因子。sEng 也被证明与抗血管生成有关,它能损害 TGF-β 结合细胞表面受体。

(四)血管内皮细胞损伤

近年来研究认为,血管内皮细胞除具有屏障作用外,更是机体最大的内分泌组织,通过自分泌释放血管活性物质如 NO、内皮素、前列环素等调节血管舒缩,协调凝血和抗凝血之间的平衡,参与组织间与血液间的物质交换、吞噬细菌,起到血液净化器的作用。妊娠期高血压疾病时胎盘滋养层细胞迁移至蜕膜及子宫肌层螺旋小动脉的功能减退,使螺旋小动脉对血管紧张素敏感性增加,导致了胎盘单位灌注不足。这使一些因子分泌入母血,从而活化血管内皮细胞,内皮细胞功能广泛改变。在妊娠期高血压疾病中血管内皮细胞形态受损,导致:①造成血管内皮细胞连接破坏,致使血管内的蛋白和液体外渗;②激活凝血系统造成 DIC,并释放血管活性因子;③增加血管收缩因子如内皮素(ET-1)的生成与释放,并减少血管扩张因子,如 NO、前列环素的生成与释放,导致 NO、PGI_2 合成及成分减少,而 ET 合成或分泌量增加,小动脉平滑肌的兴奋性和对血管收缩物质(如血管紧张素)的敏感度增加,造成全身的小动脉痉挛,导致妊娠期高血压疾病病理发生。

(五)氧化应激学说

在氧化应激升高状态,不平衡的抗氧化因子导致血管内皮功能障碍或是通过对血管直接作用或通过减少血管舒张剂生物活性。在子痫前期,氧化应激可能是由于产妇原先存在的条件,如肥胖、糖尿病和高脂血症。胎盘中超氧化物歧化酶(SOD)水平减少和超氧化物转化酶活性降低,总抗氧化保护能力降低。有研究认为过氧化脂质是毒性物质,损害内皮细胞,增加末梢血管收缩和增加血栓生成,以及减少前列腺环素的合成。现认为过氧化脂质不是起因,而是氧化压力导致的胎盘缺血和细胞激活作用的结果,局部过氧化脂质的积蓄导致了自由基产物的增加,它改变了前列环素/血栓素的合成,过氧化脂质、血栓素和(或)细胞激酶的增加激发了血管和器官的功能破坏。脂质蛋白代谢的改变主要是极低密度脂蛋白(VLDL)和氧化低密度脂蛋白的增加,还有富三酰甘油磷脂蛋白可能导致内皮细胞损害。过氧化脂质和它的相关性自由基已成为子痫前期患者胎盘功能损害的发病因素。目前的研究证实,母血中增高的过氧脂质主要来源于胎盘,它可以损害滋养层细胞的线粒体蛋白,使滋养细胞功能衰退,这是子痫前期病理生理学的一个因素。

(六)凝血与纤溶系统变化

血液凝血机制和纤溶酶的改变被认为在子痫前期病理中起着一个重要的作用。正常妊娠时处于全身性血液高凝和胎盘局部血凝亢进状态,机体为适应这一变化,充分发挥了血管内皮细胞的抗凝功能,进行代偿。子痫前期时,血管内皮细胞代偿功能不全,所分泌的前列环素(PGI_2)、血栓调节蛋白(TM)、组织纤溶酶原激活物(tPA)、纤维结合蛋白(Fn)、抗凝血酶(AT-Ⅲ)比例失调,使凝血纤溶活性、凝血功能与抗凝血功能失调,难以对抗血液高凝,致血凝亢进,呈慢性 DIC改变。近年来发现子痫前期尤其是重度子痫前期患者常有出血倾向,机体存在凝血因子不同程度的减少及纤维蛋白降解产物明显升高,血浆中低水平的纤溶酶原激动抑制因子Ⅱ与重度子痫前期及 FGR 有关。肾、胎盘免疫荧光技术亦证实肾和胎盘局部 DIC 改变,但 DIC 和妊娠期高血压疾病的因果关系尚待阐明。

另一个重要因素是血小板、血小板的活性因子(PAF),血小板颗粒膜蛋白(GMP-140)的变化、活性增加与妊娠期高血压疾病发生及病情有关。有研究提出,用流式细胞仪测定血小板活化可预测子痫前期的发生,测定 CD63 表达增加是发生子痫前期的危险因素,但这种方法仍处于研究状态。血小板内皮细胞黏附分子-Ⅰ表达增强是鉴别妊娠期高血压疾病与正常妊娠最好的标志物。

(七)DDAH/ADMA/L-arg-NO 系统

近年来,有学者开始关注到一氧化氮合酶抑制物及其水解酶在子痫前期发病中的作用。有研究结果提示:一氧化氮合酶抑制物 L-精氨酸的同系物—非对称性二甲基精氨酸(asymmetric-dimethylarginine,ADMA)是 NOS 的内源性抑制剂,可与 L-精氨酸竞争性地抑制 NOS,减少 NO 合成。同时研究提示 ADMA 不是通过肾脏滤过清除,而是主要由 NO 合酶抑制的水解酶分解代谢,此种酶称为二甲基精氨酸二甲胺水解酶(dimethylargininedimethylaminohydrolase,DDAH)。DDAH 广泛存在于人的血管内皮细胞和其他组织细胞。DDAH 有两种异构体:1 型和 2 型。DDAH 1 型主要存在于表达 nNOS 的组织中,DDAH$_2$ 型则在表达 eNOS 的组织中占优势,在胎儿组织中高度表达。DDAH$_2$ 表达或活性的改变可能是内皮细胞局部或机体全身性 ADMA 浓度变化的重要机制。现研究已证实改变 DDAH 活性可影响 ADMA 的水平。

国外最新研究认为 NO 合成减少受到 DDAH/ADMA/NOS 途径的调节。ADMA 抑制 NOS 的生物活性,而 ADMA 主要由 DDAH 代谢降解,子痫前期患者 DDAH 的表达减少,使血浆 ADMA 的分解代谢减少;血浆 ADMA 水平升高,导致 eNOS 的活性降低,使 NO 的生物合成减少,体内血管舒缩因子的平衡失调,血管收缩因子占优势,机体的小血管发生收缩,外周血管阻力增加,而产生子痫前期的病理改变。

有研究显示子痫前期血小板 L-arg-NO 通路损伤,引起血小板聚集和黏附增强,呈一种血栓状态,血栓状态不仅仅是子痫前期的特征,而且可能是其发病原因。有作者研究显示,抑制 NO 合成时,孕鼠血浆内皮素、血栓素、TXA$_2$、血管紧张素Ⅱ水平升高,而前列环素、PGI$_2$ 则降低,提示 NOS 的抑制剂 ADMA 通过抑制 NOS 的合成,影响孕鼠的血管调节因子,造成内皮细胞损伤,可能是妊娠期高血压疾病的病因。

另一方面 DDAH$_2$ 的低表达也可能导致血管内皮生长因子-mRNA 表达下调,引起胎盘血管构建的改变,使血管内膜的完整性受到损害,并影响内皮细胞的生长分化,致使胎盘新生血管的生成减少,胎盘血流灌注不足,而进一步加重血管内膜的损伤,使血管舒缩因子失衡,引起小动脉痉挛,发生子痫前期的病理生理改变。ADMA 不仅可以抑制 NOS 活性,而且还可以在内皮细胞膜的转运过程中与 L-精氨酸竞争,降低 L-精氨酸的转运率,NOS 作用的底物 L-精氨酸减少,使 NO 的合成减少,导致血压升高,基于对 ADMA 在高血压及子痫前期等血管内皮损伤性疾病发病中重要作用的认识,启发了人们应用 L-精氨酸及 NO 释放剂治疗原发性高血压和子痫前期,并获得了较好的疗效。

有学者报道了子痫前期与 DDAH/ADMA/NOS 系统的研究,提示此途径失调可能是子痫前期发病的重要因素。该研究结果显示子痫前期组与正常妊娠组比较胎盘中 DDAH$_2$-mRNA 的表达明显降低;相反血浆 ADMA 水平升高;胎盘中 eNOS 含量呈低表达。推测子痫前期发病与 DDAH-ADMA-NOS 失调有关。

二、病理生理

妊娠期高血压疾病的病理生理改变广泛而复杂,由于不正常的滋养细胞浸润和螺旋动脉重铸失败,使胎盘损害。各种损伤因子通过血管内皮细胞受体,引起内皮细胞损伤;使全身血管痉挛、凝血系统激活、止血机制异常、前列环素与血栓素比值改变等。这些异常改变导致视网膜、肝、肾、脑、血液等多器官系统的病理性损害。

(一)子宫胎盘病理改变

正常妊娠时,滋养层细胞浸润蜕膜及子宫肌层内 1/3 部分的螺旋动脉,螺旋动脉的生理及形态改变,使子宫胎盘动脉血管床变成低阻、低压、高流量系统。而妊娠期高血压疾病时,螺旋动脉生理改变仅限于子宫蜕膜层,肌层的血管没有扩张,子宫螺旋动脉直径仅为正常妊娠的 40%。并出现胎盘血管急性粥样病变。电镜下观察发现,妊娠期高血压患者子宫胎盘血管有广泛的血管内皮细胞超微结构损伤。临床上常见有胎儿发育迟缓、胎盘早剥、胎死宫内。

(二)肾脏改变

妊娠高血压疾病时,由于肾小动脉痉挛,使肾血流量减少 20%,GFR 减少 30%。低的过滤分数,肾小球滤过率和肾的灌注量下降,尿酸清除率下降在子痫前期是一个重要的标志。肾小球血管内皮增殖是妊娠期高血压疾病特征性肾损害,肾小球毛细血管内皮细胞肿胀,体积增大、血流阻滞。肾小球可能有梗死,内皮下有纤维样物质沉积,使肾小球前小动脉极度狭窄,肾功能改变。在妊娠期高血压疾病早期血尿酸即增高,随着妊娠期高血压疾病的发展,尿素氮和肌酐均增高。严重者少尿(日量≤400 mL),无尿(日量≤100 mL)及急性肾衰竭。

(三)中枢神经系统改变

脑部损害在子痫前期多见,临床表现包括头痛、视力模糊和皮质盲,所有改变是瞬时的,是受血压和树突状的传递控制。出血是由于血管痉挛和缺血,血管被纤维蛋白渗透,导致水肿、血管破裂。脑血流灌注有自身调节,在较大血压波动范围内仍能保持正常血流,当脑动脉血管痉挛,血压超过自身调节上限值或痉挛导致脑组织水肿、血管内皮细胞间的紧密连接就会断裂,血浆以及红细胞渗透到血管外间隙,引起脑内点状出血,甚至大面积渗出血,脑功能受损。脑功能受损表现为:脑水肿、抽搐、昏迷,甚至脑出血、脑疝。有资料显示 MABP≥18.7 kPa(140 mmHg)时脑血管自身调节功能丧失而易致脑出血。

最近,用 MRI 检查发现在重度子痫前期和子痫的脑出血有 2 种类型,大多数是遍及脑部的分散性出血和枕叶皮层,与收缩压和舒张压严重升高有关。在许多脑出血继发死亡的病例,与不少脑血管破裂的原因与脑深部微小动脉穿透有关,称夏科-布沙尔瘤,特别是在基底结、丘脑和深白质多见,并发现这种脑血管微小动脉瘤的破裂直接与血压升高有关。

(四)心血管系统改变

一些临床研究报道,妊娠高血压疾病患者有左室质量增加与舒张功能不全的迹象,在子痫前期心排血量和血浆容量是下降的。胎盘灌注减少导致产妇血管内皮细胞广泛功能障碍,胎盘灌注不良和缺氧时合成和释放大量的因子如 sFlt-1 和 sEng。这些因子在产妇肾脏和其他器官引起广泛的氧化激活或血管内皮细胞功能障碍,最终导致高血压。血管系统的抵抗力增加是由于 PGI_2/TXA_2 的增加,内皮依赖性舒张受损。冠状动脉痉挛,可引起心肌缺血、间质水肿及点状出血与坏死,偶见毛细血管内栓塞,心肌损害严重可引起妊娠期高血压疾病性心脏病、心功能不全甚至心力衰竭、肺水肿。急性心衰肺水肿患者临床可见肺淤血、肺毛细血管压增高、肺间质水肿、肺泡内水肿。心衰的临床表现有脉率快、呼吸困难、胸闷、肺部啰音,甚至端坐呼吸。对全身水肿严重的患者,虽无端坐呼吸,应警惕右心衰竭。扩容治疗使用不当可产生医源性左心衰竭、肺水肿。

（五）肝脏改变

病情严重时肝内小动脉痉挛与舒张,肝血管内突然充血,肝静脉窦内压力骤然升高,门静脉周围组织内可能发生出血。若肝血管痉挛收缩过久,肝血管内纤维蛋白的沉积和缺血,引起的肝周围和区域的坏死,则可导致肝实质细胞不同程度损害。妊娠期高血压疾病致肝细胞缺血、缺氧、细胞肿胀,可单项转氨酶增高,轻度黄疸,胆红素可超过 51.3 mmol/L。严重者甚至出现肝区毛细血管出血,可致肝被膜下血肿。

（六）微血管病性溶血

妊娠期高血压疾病时由于微循环淤血,可并发微血管病性溶血,其发生的原因是:①红细胞变形力差;②血管内皮受损,血小板被激活,血小板计数下降;③细胞膜饱和脂肪酸多于不饱和脂肪酸,比值失衡,细胞易裂解;肝细胞内谷草转氨酶(AST 或 SGOT)释放至血循环。

1982 年 Weinstein 报道了重度子痫前期并发微血管病性溶血,并根据其临床 3 个主要症状:①溶血性贫血;②转氨酶高;③血小板减少,命名为 HELLP 综合征。临床表现有上腹痛、肠胃症状、黄疸等。严重者发展为 DIC,有 DIC 的临床及实验指标。这些病理改变发生在肾脏可出现由于肾血管内广泛性纤维蛋白微血栓形成所致的产后溶血性尿毒症性综合征。

（七）眼部改变

由于血管痉挛可发生视网膜剥离或皮质盲。视力模糊至双目失明,视网膜水肿至视网膜剥离失明,或大脑后动脉严重的血管痉挛性收缩致视觉皮层中枢受损失明。

（八）血流动力学改变

正常妊娠是心排血量(CO)随心率及搏出量增加而增加,系统血管阻力(SVR)则下降,而肺血管阻力(PVR)、中心静脉压(CVP)、肺毛细血管楔压(PCWP)以及平均动脉压都没有明显改变,左心室功能保持正常水平,但未治疗的子痫前期患者,CO、PCWP 下降,SVR 可以正常或增高显示低排高阻的改变。

三、临床监测

（一）一般临床症状

过去通常将高血压、蛋白尿、水肿认为是妊娠期高血压疾病三大症状,作为监测主要项目。随着对妊娠高血压疾病病理生理的进一步认识,认为应将脏器损害的有关症状,特别是将心、肺、肾、脑、视觉、肝及血液系统损害的有关症状作为常规重点监测。

1.血压

血压升高是妊娠期高血压疾病诊断的重要依据,血压升高至少应出现两次以上,间隔 6 h。基础血压较前升高,但血压低于 18.7/12.0 kPa(140/90 mmHg)不作为诊断标准,必要时监测 24～48 h 的动态血压。

2.尿蛋白

尿蛋白是指 24 h 内尿液中的蛋白含量≥300 mg 或在至少相隔 6 h 的两次随机尿液检查中尿蛋白浓度为 0.1 g/L(定性＋)。尿蛋白通常发生在高血压之后,与病情及胎儿的病率和死亡率有密切相关,以 24 h 尿蛋白总量为标准。

3.水肿

水肿是妊娠期高血压疾病的早期症状,但不是特有的症状,一周体重增加超过 2.5 kg 是妊娠期高血压疾病的明显症状。

4.心率和呼吸

休息时心率≥110 次/分钟,呼吸≥20 次/分钟,肺底细湿啰音,是早期心衰的表现。

5.肾脏

肾小动脉痉挛在妊娠期高血压疾病患者是很常见的,在肾活检中有 85％存在小动脉痉挛或狭窄,肾活检有助于鉴别诊断。

6.神经系统症状

头痛、头晕、眼花、耳鸣、嗜睡和间歇性突发性抽搐是常见的。在重度妊娠期高血压疾病,这些症状是由于脑血流灌注不足或脑水肿所致。

7.视觉

视力模糊、复视、盲点、失明,这些病变是由于视网膜小动脉痉挛、水肿,其病理变化可以是枕部皮质局部缺血和出血所致。

8.消化系统症状

恶心、呕吐、上腹部或右上腹部疼痛和出血可能是由于肝水肿和出血,是子痫前期的严重症状,可以发生肝破裂和抽搐。

(二)实验室检查

根据症状、体征及实验室检查判定疗效及病情,主要实验室检查有以下几个方面。

1.血液及出凝血功能

常规检查血常规、网织红细胞、外周血涂片异常变形红细胞、红细胞碎片。凝血功能检查包括凝血酶原时间(PT)、活性部分凝血酶原时间(APTT)、纤维蛋白原和纤维蛋白原降解产物、D-二聚体。血液黏稠度检测包括血黏度、血细胞比容、血浆黏度等。血小板计数对子痫的监测非常重要,血小板减少是严重妊娠期高血压疾病的特征,血小板计数少于 $100×10^9/L$ 可能是HELLP 综合征的症候之一。重度子痫前期常见有血小板减少,纤维蛋白降解产物升高,凝血酶原时间延长,提示可能有弥漫性血管内凝血(DIC)存在。无论何种原因,全身溶血的证据如血红蛋白血症、血红蛋白尿或高胆红素血症都是疾病严重的表现,可能是由于严重血管痉挛引起的微血管溶血所致。

2.肾功能

肌酐清除率应列为肾功能常规检查,是检测肾小球滤过率的很有价值的指标。肌酐清除率降低表示妊娠期高血压疾病严重性增加。血清尿酸、肌酐和尿素氮也是评价肾功能的有价值的试验。

3.肝功能

血清天冬氨酸氨基转移酶(SGOT)、谷丙转氨酶(SGPT)和乳酸脱氢酶升高是重度子痫前期和 HELLP 综合征的主要症状之一。肝功能异常,转氨酶升高提示有肝细胞损害、坏死,严重者可有肝包膜下血肿和急性肝破裂的可能。

4.脑电图、脑血流图、脑部计算机断层扫描等检查常有异常表现

脑损害主要的提示是水肿、充血、局部缺血、血栓和出血。子痫发作后常有异常发现。最常见的发现是皮质区的低密度,这些表现是大脑缺血和瘀点伴皮层下损害的结果。昏迷患者的

CT 检查或 MRI 常见有广泛性的脑水肿,散在脑出血。

5.心脏

心脏和超声心电图可了解心血管系统的情况。子痫患者常伴随血流动力学变化。在评价心功能时注意 4 个方面:①前负荷,舒张末期压力和心腔容积;②后负荷,心肌收缩张力或射血的阻力;③心肌的收缩或变力状态;④心率。应用非介入性心血管监测,子痫前期患者得到的血流动力学指标变化范围从高心输出伴有低血管阻力到低心输出伴有高血管阻力。不同的血流动力学改变与病情严重程度、患者慢性潜在的疾病和治疗的介入有关。心血管系统功能的评估对诊断和治疗方法的选择是需要的。至于介入性监测手段,如中心静脉压、肺毛细血管楔压的测定不应作为常规。中心静脉压只适用于重症抢救的患者,特别是少尿、肺水肿的患者。

介入性监测的指征可参考:①不明原因的肺水肿;②少尿,输液后无变化;③应用肼苯达嗪及强降压药后仍难以治疗的高血压;④有其他需血流动力学监测的医学指标。至于肺毛细血管楔压测定的指征尚未建立。

6.眼底检查

眼底检查应作为常规检查,常见有视网膜痉挛、水肿、出血及视网膜剥离。失明有时是由于脑部缺血和出血所致,称皮质盲。CT 检查可显示。

7.电解质

妊娠期高血压疾病患者电解质浓度与正常孕妇比较无明显差异,但应用了较强的利尿剂、限制钠盐和大量催产素液体以致产生抗利尿作用而致低钾、低钠。子痫发作后乳酸性酸中毒和代偿性的呼出二氧化碳,重碳酸盐的浓度降低,导致酸中毒。酸中毒的严重程度与乳酸产生量和代谢速率有关,也与二氧化碳呼出的速率有关。因而,在妊娠期高血压疾病患者,特别是重度子痫前期患者作血电解质测定及血气分析检查非常必要。

8.胎儿宫内状况监测

妊娠期高血压疾病患者因血管痉挛导致胎盘灌注受损,是围生儿病率和死亡率升高的原因。因此对胎儿宫内情况监测很重要。胎儿宫内状况监测包括:妊娠图、宫底高度、胎动监测、电子胎心监护。

胎盘功能监测包括 24 h 尿雌激素/肌酐(E/C)比值、雌三醇 E_3。胎肺成熟度测定包括卵磷脂/鞘磷脂(L/S)、磷脂酰甘油(PG)、泡沫试验。B 超检查包括羊水量、胎儿生长发育情况、胎盘成熟度、胎盘后血肿、脐血流及胎儿大脑中动脉血流频谱、生物物理几项评分等。

四、预测

子痫前期是妊娠期特有的疾病,常在妊娠 20 周后出现症状,此时严重影响母婴健康,然而在出现明显症状前,患者往往已有生化方面的改变,近年来许多学者都在研究预防子痫前期的方法,旨在降低子痫前期的发生率,目前预测方法主要有:生化指标的预测,生物指标的预测,但在预测准确度上差异很大。

(一)生化指标

1.血 β-HCG

现认为妊娠期高血压疾病为一血管内皮损伤性疾病,胎盘血管受累时胎盘绒毛血供减少,绒毛变性坏死,促使新的绒毛滋养层细胞不断形成,而 β-HCG 值升高。孕 15～18 周 β-HCG 值 ≥2 倍正常孕妇同期 β-HCG 中位数时,其预测妊娠期高血压疾病的特异度为 100%,灵敏度为

50%。孕中期血 β-HCG 升高的妇女,其孕晚期妊娠期高血压疾病发生率明显增加,故认为孕中期测 β-HCG 预测妊娠期高血压疾病具有一定的实用价值。近年研究结果提示,妊娠早期滋养细胞侵蚀性侵入过程中,HCG 的主要形式是高糖基化 HCG(HHCG),以正常人群 HHCG 中位数倍数 MoM 作为检验结果的标准,正常人群为 1.0 MoM。在妊娠 14～21 周,妊娠期高血压疾病患者尿 HHCG 均值明显低于正常妊娠;当 HHCG≤0.9 MoM,相对危险度为 1.5;当 HHCG≤0.1 MoM 时,相对危险度上升至 10.42。

2.类胰岛素样生长因子连接蛋白-1(IGFBF-1)

IGFBF-1 是蜕膜基底细胞分泌的一种蛋白质,其水平高低可反映滋养层侵入深度。有研究结果认为类胰岛素生长因子连接蛋白-1 在合体滋养细胞、细胞滋养细胞和蜕膜中高表达,但在胎盘的纤维组织中低表达。有研究发现在重度子痫前期血循环中的类胰岛素样生长因子连接蛋白-1 水平是(428.3±85.9)ng/mL,而正常对照组是(76.6±11.8)ng/mL(P=0.0007)。血液类胰岛素样生长因子水平是(80.9±17.2)ng/mL,而正常对照组是(179.4±28.2)ng/mL(P=0.1001)。认为低水平的类胰岛素样生长因子-1 和高水平的类胰岛素样生长因子连接蛋白可能造成胎盘和胎儿发育迟缓。

3.纤维连接蛋白(Fn)

Fn 广泛存在于机体各系统中,为网状内皮系统的调理素,当血管内皮受损时,功能失调,Fn 过度分泌入血,故血浆 Fn 升高可反映血管内皮受损情况。一般在血压升高前 4 周就有 Fn 增高,有人认为 Fn 水平升高是预测妊娠期高血压疾病较为敏感的指标。当其<400 μg/L 时不可能发生子痫前期,阴性预测值为 96%。

4.尿钙

目前研究认为,妊娠期高血压疾病时肾小球滤过率降低,而肾小管重吸收钙正常,其尿钙水平明显低于正常孕妇或非孕妇。尿 Ca/Cr 比值≤0.04 时预测价值大,现认为此种预测方法是简单实用的方法。

5.尿酸

尿酸由肾小管排泄,当肾小管损害时血中尿酸水平增高,妊娠期高血压疾病肾小管损害甚于肾小球的损害。尿酸水平和病变发展程度有关,亦是监测妊娠期高血压疾病的主要指标之一。

6.血浆非对称二甲基精氨酸(ADMA)水平测定

近年国外有学者研究结果认为 NO 合酶抑制物-ADMA 是 NOS 的内源性抑制物,可与 L-精氨酸竞争性地抑制 NOS,减少 NO 合成。国内黄艳仪、姚细保等研究显示,在子痫前期患者孕期外周血 ADMA 的浓度比正常孕晚期有显著升高;分别是(17.9±7.25)μg/mLvs(10.27±1.6)μg/mL(P<0.01),认为外周血 ADMA 浓度或动态变化可作为妊娠期高血压疾病预测。最近,国外许多研究都认为在 23～25 周孕妇 ADMA 浓度增加可随后发展为子痫前期。在早发型子痫前期 ADMA 明显增高。

7.血管生长因子

近年国外学者研究认为抗血管生成因子 sFlt-1 和抗血管生长因子 Endoglin 是子痫前期发生中的关键因素,与缺氧诱导蛋白与细胞增生和一氧化氮信号相关,可作为妊娠期高血压疾病的预测。孕中期 sFLt-1 的水平增高是预测子痫前期的敏感指标。

8.预测子痫前期新方法

最近两年,基于对妊娠高血压疾病病因学研究的进展,美国提出应用新的生物标志物和物理标志物单独或联合预测子痫前期的发生,这些标志物包括:血清胎盘生长因子(PLGF)、酪氨酸激酶-1受体(sFlt-1)、血清抗血管生长因子、胎盘蛋白-13、子宫动脉多普勒测量及尿足突状细胞排泄等。最近几个报道提出以下几个预测方法。①PLGF/sFlt-1:在子痫前期发病前后血清胎盘生长因子(PLGF)减少,而sFlt-1和Endoglin水平升高,一些研究还发现血清sFlt-1和血清PLGF(sFlt∶PLGF)的比例不平衡与疾病严重程度和早发型子痫前期相关。②胎盘蛋白13(PP-13):PP-13是胎盘产生的,认为它参与胎盘血管重塑和种植。Chafetz及同事进行了一项前瞻性巢式病例对照研究,作者发现,子痫前期孕3个月时PP-13中位数水平明显降低。他们建议孕3个月产妇筛查PP-13水平可能预测子痫前期。③尿足突状细胞排泄:足突状细胞存在于各种急性肾小球疾病患者的尿中,子痫前期的特点是急性肾小球损伤。Garovic等研究44例子痫前期和23例正常孕妇测定血清血管生成因子,尿足突细胞和尿PLGF100%,子痫前期患者出现尿足突状细胞,其特异性为100%,预测价值优于血管生成因子,临床应用效果仍需进一步深入研究。

(二)生物指标

1.心血管特异性的测定

利用血压动态监测系统对孕妇进行血压监测,当孕20周后血压基线仍随孕周增加而无暂时下降趋势者,提示有妊娠期高血压疾病。

2.子宫胎盘血液循环的观察

妊娠早期,位于内膜的胚泡在发育的同时,滋养层细胞继续侵蚀血管,子宫螺旋动脉使管壁肌肉消失,管腔扩大,失去收缩能力,血管阻力下降。妊娠期间,子宫动脉分离出近百条螺旋动脉分布在子宫内膜中,血液充满了绒毛间隙,形成了子宫胎盘局部血供的"高流低阻"现象。在妊娠高血压疾病患者,滋养层细胞对螺旋小动脉的侵蚀不够,血管阻力不下降,或下降较少,舒张期子宫胎盘床血供不足,子宫胎盘循环高阻力。因此,用超声多普勒测量子宫胎盘的循环状态,可预测妊娠高血压疾病。常用的方法主要有两种。①脐动脉血流速度波形测定:测定动脉血流收缩期高峰与舒张高峰比值(S/D),在孕≤24周时S/D≥4,孕后期S/D<3。凡脐动脉S/D比值升高者,妊娠期高血压疾病的发生率为73%。②子宫动脉多普勒测量:观察是否存在舒张早期切迹,当双侧子宫动脉都存在舒张早期切迹,预测妊娠高血压疾病的敏感性、特异性较高,孕24周时敏感度为76.1%,特异性为95.1%。

3.孕中期平均动脉压(MABP)

孕22~26周MABP≥11.3 kPa(85 mmHg)时,妊娠期高血压疾病发生率位13%(一般人群为5%~8%)[MABP=(收缩压+2×舒张压)÷3]。

4.翻身试验

血压反应阳性,其中93%的孕妇以后可能发生妊娠期高血压疾病。测定方法为:孕妇左侧卧位测血压直至血压稳定后,翻身仰卧5 min,再测血压,若仰卧舒张压较左侧卧位≥2.7 kPa(20 mmHg),提示有发生子痫前期倾向。

5.血液流变学试验

低血容量(HCT≥0.35)及高血黏度,全血黏度比值≥3.6,血浆黏度比值≥1.6者,提示孕妇有发生妊娠期高血压疾病倾向。

五、预防

目前对妊娠高血压疾病缺乏有效的治疗措施,预防工作对降低疾病的发生发展显得更重要。

预防工作主要包括几方面。

（一）围生期保健

（1）建立健全的三级保健网,开展围妊娠期和围生期保健工作。

（2）坚持左侧卧位,增加胎盘和绒毛的血液供应,避免胎盘灌注不良和缺血缺氧。

（3）针对高危因素进行预防,保持合理的体重指数,肥胖妇女适当减肥,避免多胎妊娠、高龄妊娠和低龄妊娠、捐赠精子、卵子的怀孕;有复发性流产史;抗心磷脂抗体综合征、易栓症等妊娠高血压疾病危险性增加。

（二）药物、微量元素、营养素的预防作用

1.阿司匹林和其他抗血小板药物

阿司匹林可以选择性抑制环氧合酶,减少血栓素 TXA_2 的合成。在 20 世纪 80 年代一些临床试验也取得可喜的成果;于孕 22 周以前预防性使用低剂量的阿司匹林 50～100 mg 可使该病的风险度下降,阿司匹林治疗 23 周后妊娠不能预防先兆子痫。然而,至 90 年代三个独立的大规模的调查,认为阿司匹林不能降低妊娠高血压疾病的发生率,反而增加胎盘早剥的发生率。一个大型的多中心研究,其中包括 2 539 例高风险的妇女,包括糖尿病、慢性高血压、多胎妊娠或先兆子痫,使用低剂量的阿司匹林(60 mg)没有降低子痫前期发生率。现在阿司匹林不建议常规使用预防子痫前期,而应该个体化。对高危患者选择性用药是可以接受的。

2.妊娠期补钙

补钙可稳定细胞膜的结构,控制膜离子的通透性,减少钙离子内流的积聚,可预防妊娠高血压疾病的发生。国外有学者报道从妊娠 20～24 周/24～28 周开始服用钙元素每日 1 200 mg 增至 2 g,经观察不补钙组妊娠高血压疾病的发病率为 18%,补钙不足 2 g 组妊娠高血压疾病发病率为 7%～9%,补钙 2 g 组发病率为 4%,效果最佳,对母婴无不良影响。

3.抗氧化剂维生素 C 和维生素 E 的补充

多个中心随机试验结果显示,孕期补充维生素 C 和维生素 E 不能降低子痫前期的发生。

4.左旋精氨酸(L-Arginine,L-Arg)的补充

L-Arg 是合成一氧化氮(NO)的底物,它可以刺激血管内皮细胞的 NO 合成酶(NOS),而增加NO 的合成和释放,减轻微血管的损伤,改善子宫胎盘的血流。已有报道用于妊娠高血压疾病的治疗和预防;用 A-Lrg 口服 4 g/d,连用 2 周,可以延长孕周和降低低体重儿的发生率。虽然左旋精氨酸在预防子痫前期的发生方面还缺乏大样本的研究,但随着人们对 NO 了解的逐步深入,L-Arg 在临床应用将更加广泛,用于预防妊娠高血压疾病已初露前景。

5.中医中药在妊娠高血压疾病预防中的应用

自 20 世纪 80 年代起,我国已有关于应用中药丹参、川芎、小剂量熟大黄等中药预防妊娠高血压疾病。其中以丹参研究较多,丹参的有效成分丹参酮,有抗血小板聚集、保护内皮细胞的功能,可增强子宫胎盘的血液灌注,在预防和辅助治疗子痫前期中有一定效果。

我国学者段涛对妊娠高血压疾病提出三级预防措施:一级预防——针对高危因素的预防;二级预防——药物、微量元素、营养素的补充;三级预防——良好的产前检查,及早发现高危因素和早期临床表现,及早处理。

六、治疗

（一）治疗目的

（1）预防抽搐，预防子痫发生。

（2）预防并发脑出血、肺水肿、肾衰竭、胎盘早期剥离和胎儿死亡。

（3）降低孕产妇及围产儿病率、死亡率及严重后遗症，延长孕周，以对母儿最小创伤的方式终止妊娠。

对其治疗基于以下几点：①纠正病理生理改变；②缓解孕妇症状，及早发现并治疗，保证母亲安全；③监测及促进胎儿生长，治疗方法尽量不影响胎儿发育；④以解痉、降压、镇静、适时终止妊娠为原则。

（二）一般治疗

（1）左侧卧位、营养调节、休息（但不宜过量）。

（2）每天注意临床征象的发展，包括头痛、视觉异常、上腹部痛和体重增加过快。

（3）称体重，入院后每天一次。

（4）测定尿蛋白，入院后至少每 2 d 一次。

（5）测定血肌酐、转氨酶、血细胞比容、血小板、测定的间隔依高血压的程度而定，经常估计胎儿的宫内情况。

（三）降压治疗

1.治疗时机

长期以来学者认为降压药虽可使血压下降，但亦可同时降低重要脏器的血流量，还可降低子宫胎盘的血流量，对胎儿有害。故提倡当 SBP＞21.3 kPa（160 mmHg）或 DBP≥14.7 kPa（110 mmHg）时，为防止脑血管意外，方行降压治疗。近年循证医学分析，表明降低血压不改善胎儿的结局，但减少严重高血压的发生率，并不会加重子痫前期恶化。因此，认真血压控制和适当的生化和血液系统的监测，在妊娠期高血压疾病的治疗中是需要的。

2.轻中度高血压处理

（1）甲基多巴：可兴奋血管运动中枢的 α 受体，抑制外周交感神经而降低血压。作为降压剂尽管疗效有限，但仍是孕期长期控制血压的药物。甲基多巴是唯一的没有影响胎儿胎盘循环的降压药。常用剂量 250 mg，口服，每天 3 次。

（2）β 受体阻滞剂：α、β 受体阻滞剂如盐酸拉贝洛尔，能降低严重的高血压发生率，可能通过降低产妇心排血量，降低外周阻力。不影响肾及胎盘的血流量，有抗血小板聚集作用，并能促胎肺成熟。常用剂量 100 mg，口服，每天 2 次，轻中度高血压的维持量一般为每天 400～800 mg。其他 β 受体阻滞剂，尤其是阿替洛尔减少子宫胎盘灌注可导致胎儿宫内生长受限。

（3）硝苯地平：为钙离子通道阻滞剂，具有抑制钙离子内流的作用，直接松弛血管平滑肌，可解除血管痉挛，扩张周围小动脉，可选择性地扩张脑血管。研究表明硝苯地平能够有效地降低脑动脉压。用法：10 mg 口服，每天 3 次，24 h 总量不超过 60 mg。孕妇血压不稳定可使用长效硝苯地平，常用氨氯地平（Norvasc），一般剂量 5 mg，每天一次，或每天 2 次。硝苯地平控释片（nifedipine GITS，拜新同，拜心同），常用剂量 30 mg，每天 1 次。

（4）尼莫地平：钙离子通道阻滞剂，选择性扩张脑血管。用法：20～60 mg，口服，每天 2～3 次。

3.重度高血压处理

血压>22.7/14.7 kPa(170/110 mmHg)的结果是直接血管内皮损伤,当血压水平在24.0～25.3/16.7～17.3 kPa(180～190/120～130 mmHg)时脑血管自动调节功能失衡,从而增加脑出血的危险,也增加胎盘早剥或胎儿窘迫的风险。因此,血压>22.7/14.7 kPa(170/110 mmHg)迫切需要处理。应选用安全有效、不良反应较少的药物,既能将孕妇血压降低到安全水平,又不会造成突然血压下降,因这可能减少子宫胎盘灌注,导致胎儿缺氧。严重急性高血压管理应是一对一护理;连续血压、心率监测,至少每15 min一次。

(1)肼屈嗪:直接动脉血管扩张剂,舒张周围小动脉血管,使外周阻力降低,从而降低血压。并能增加心搏出量、肾血流量及子宫胎盘血流量。降压作用快,舒张压下降明显,是妊娠高血压疾病最常用的控制急性重度高血压的药物。用法如下。①静脉注射:先给1 mg静脉缓注试验剂量,如1 min后无不良反应,可在4 min内给4 mg静脉缓慢注射;以后根据血压情况每20 min用药1次,每次5～10 mg稀释缓慢静脉注射,10～20 min内注完,最大剂量不超过30 mg;一般以维持舒张压在12.0～13.3 kPa(90～100 mmHg)之间为宜,以免影响胎盘血流量。静脉注射方法比较烦琐,且难以监测,较少采用。②静脉滴注:负荷量10～20 mg,加入5%葡萄糖250 mL,从10～20滴/分钟开始,将血压降低至安全水平,再给予静脉滴注1～5 mg/h,需严密监测血压。③或40 mg加入5%葡萄糖500 mL内静脉滴注。④口服:25～50 mg,每天3次。有妊娠期高血压疾病性心脏病、心力衰竭者不宜应用此药。常见不良反应有头痛、心慌、气短、头晕等。但最近Meta分析发现,肼屈嗪比硝苯地平或拉贝洛尔更容易发生产妇低血压、胎盘早剥、剖宫产和胎心率变化等不利因素。多年来在国外一般选用肼屈嗪,但目前在欧洲、南非等地区肼屈嗪已不作为治疗子痫前期的一线药物。

(2)拉贝洛尔:拉贝洛尔又称柳胺苄心定,结合α和β-肾上腺素受体拮抗剂,已成为最常用治疗急性重症高血压的药物。用药方案有以下几种方法可参考:①首次剂量可给口服20 mg,若10 min内无效后再给予40 mg,10 min后仍无效可再给80 mg,总剂量不能超过240 mg。②静脉用药首剂可给20～40 mg,稀释后10～15 min静脉缓慢推注,随后静脉滴注20 mg/h;根据病情调整滴速、剂量,每天剂量控制在200～240 mg。③也可用拉贝洛尔200 mg加入生理盐水100 mL,以输液泵输入,从0.1～0.2 mg/min低剂量开始,5～10 min根据血压调整剂量,每次可递增0.1～0.2 mg/min,用药时需严密监测血压,24 h总量不超过220 mg。④血压平稳后改为口服,100 mg,每8 h 1次。心脏及肝、肾功能不全者慎用,给药期间患者应保持仰卧位,用药后要平卧3 h。不良反应有头晕、幻觉、乏力,少数患者可发生直立性低血压。

(3)硝苯地平:钙离子拮抗剂,是有效的口服控制急性重症高血压药,在怀孕期间不能舌下含服,以免引起血压急剧下降,减少子宫胎盘血流,造成胎儿缺氧。此药商品名为"心痛定",在急性高血压时首剂用10 mg,30 min后血压控制不佳再给10 mg,每天总量可用60 mg。亦可考虑用长效硝苯地平,口服,5～10 mg,每天1次。不良反应包括头痛、头晕、心悸。

(4)防止惊厥和控制急性痉挛药物:镁离子作为一种外周神经肌肉连接处兴奋阻滞剂,抑制运动神经末梢释放乙酰胆碱,阻断神经肌肉接头间的信息传导,可作为N-甲基右旋天门冬氨酸受体拮抗剂发挥抗惊厥作用。镁离子竞争结合钙离子,使平滑肌细胞内钙离子水平下降,从而解除血管痉挛,减少血管内皮损伤。镁离子刺激血管内皮细胞合成前列环素,抑制内皮素合成,降低机体对血管紧张素Ⅱ的反应,从而缓解血管痉挛状态。随机对照试验比较使用硫酸镁治疗重度子痫前期防止惊厥,表明在重度子痫前期硫酸镁预防与安慰剂相比会大大降低子痫的发病率。

硫酸镁用药指征：①控制子痫抽搐及防止再抽搐；②预防重度子痫前期发展为子痫；③子痫前期临产前用药预防抽搐。

硫酸镁用药方法：根据 2001 年我国妊高征协作组及中华医学会推荐治疗方案如下。①首次负荷剂量：静脉给药，25％硫酸镁 2.5～4 g 加入 10％葡萄糖 20～40 mL，缓慢静脉注入，10～15 min 推完；或用首剂 25％硫酸镁 20 mL（5 g）加入 10％葡萄糖 100～200 mL 中，1 h 内滴完。②维持量：继之 25％硫酸镁 60 mL 加入 5％葡萄糖液 500 mL 静脉滴注，滴速为 1～2 g/h，用输液泵控制滴速。③根据病情严重程度，决定是否加用肌内注射，用法为 25％硫酸镁 10～20 mL（2.5～5 g），臀肌深部注射，注射前先于肌内注射部位注射 2％利多卡因 2 mL。第 1 个 24 h 硫酸镁总量为 25 g，之后酌情减量。24 h 总量控制在 22.5～25 g。

有医院自 20 世纪 80 年代初使用硫酸镁静脉滴注治疗重度子痫前期，硫酸镁用量在第 1 个 24 h 用 22.5～25 g，用法：①硫酸镁 2.5 g，稀释在 5％的葡萄糖溶液 20 mL 中缓慢静脉注射。②或者不用静脉注射，改用硫酸镁 5 g 加入 5％葡萄糖液 100～200 mL 中静脉滴注，1 h 内滴完，这样既可使血镁迅速达止惊的有效浓度，又可避免高浓度的硫酸瞬时进入心脏引起房室传导阻滞，致心搏骤停。③继之以硫酸镁 15 g 加入 5％葡萄糖液 500～1 000 mL 静脉滴注，1.5～2 g/h。④夜间（约晚上 10pm）肌内注射硫酸镁 2.5～5.0 g，一般在静脉用药后 5～6 h 以上，或前次用药 5～6 h 后始能加用肌内注射，因硫酸镁的半衰期为 6 h。⑤用药 1～2 d 后，若病情稳定，而孕周未达 34 周，胎儿未成熟，需延长孕周者，可用硫酸镁 15 g 加入 5％葡萄糖液 500～1 000 mL 静脉滴注，1.5～2 g/h，用药天数酌情而定。

我国学者丛克家研究各种治疗方案患者血中镁浓度，硫酸镁用量每天浓度 20.0～22.5 g，在不同时间段血镁浓度均达有效浓度（1.73～2.96 mmol/L），用首剂负荷量后血镁浓度迅速上升至 1.76 mmol/L，达到制止抽搐的有效血镁浓度。静脉滴注后 5 h，血镁浓度已下降到 1.64 mmol/L，接近基础值，药效减弱，故主张静脉滴注后加用肌内注射。我院也曾监测血镁浓度，按上述我院的使用方法，在用药 2～4 h 后，血镁浓度达 2.4～2.5 mmol/L，在连续静脉滴注 6 h 后血镁浓度 2.3 mmol/L，能维持有效治疗量。我院硫酸镁用量多控制在 20 g/d 左右，亦收到治疗效果，未发生过镁中毒反应。我国南方人、北方人体重差异较大，用药时注意按患者体重调整用量。我们认为，国外学者提出的硫酸镁每天用量可达 30 g 以上，甚至更高，不适合亚洲低体重人群，临床中应注意，以免引起镁毒性反应。

硫酸镁主要是防止或控制抽搐，用于紧急处理子痫或重度子痫前期患者，用药天数视病情而定，治疗或防止抽搐有效浓度为 1.7～2.96 mmol/L，若血清镁离子浓度超过 3 mmol/L，即可发生镁中毒。正常人血镁浓度为 1 mmol/L 左右，当血镁≥3 mmol/L 膝反射减弱，≥5 mmol/L 可发生呼吸抑制，≥7 mmol/L 可发生传导阻滞，心跳骤停。硫酸镁中毒表现首先是膝反射减弱至消失，全身肌张力减退，呼吸困难、减慢，语言不清，严重者可出现呼吸肌麻痹，甚至呼吸、心跳停止，危及生命。曾有因硫酸镁中毒，呼吸抑制而死亡之病例发生。应引起临床医师的高度重视，严格掌握硫酸镁用药的指征、剂量、持续时间，严密观察，使既达疗效，又能防毒性反应的发生。

硫酸镁用药注意事项：用药前及用药中需定时检查膝反射是否减弱或消失；呼吸不少于 16 次/分钟；尿量每小时不少于 25 mL；或每 24 h 不少于 600 mL。硫酸镁治疗时需备钙，一旦出现中毒反应，应立即静脉注射 10％葡萄糖酸钙 10 mL。我国近 20 年来，广泛应用硫酸镁治疗重度子痫前期及子痫。但大剂量的硫酸镁（22.5～25 g）稀释静脉滴注，必然会增加患者细胞外组织液、明显水肿和造成血管内皮通透性增加,可导致肺水肿。在应用硫酸镁的同时应控制液体输入量,每小时不应超过 80 mL,在使用硫酸镁静脉滴注期间应记录每小时尿量,如果患者尿少,需要仔细评定原因,并考虑中心静脉压(CVP)/肺毛细血管楔压监测。根据病情结合 CVP 调整液体的出入量。如果出现肺水肿的迹象,应给予 20 mg 的呋塞米。

(5)血管扩张剂:血管扩张剂硝酸甘油、硝普钠、酚妥拉明,是强有力的速效的血管扩张剂,扩张周围血管使血压下降,可应用于妊娠期高血压疾病,急进性高血压。

具体用法如下。①硝酸甘油:硝酸甘油为静脉扩张剂,常用 20 mg 溶于 5% 葡萄糖 250 mL 静脉滴注,滴速视血压而调节,血压降至预期值时调整剂量至 10～15 滴/分钟,或输液泵调节滴速,为 5～20 μg/min。或用硝酸甘油 20 mg 溶于 5% 葡萄糖 50 mL 用微量泵推注,开始为 5 μg/min,以后每 3～5 min 增加 5 μg,直至 20 μg/min,即有良好疗效;用药期间应每 15 min 测一次血压。②酚妥拉明:酚妥拉明为小动脉扩张剂,可选择性扩张肺动脉,常用 10～20 mg 溶于 5% 葡萄糖液 250 mL 中静脉滴注,以 0.04～0.1 mg/min 速度输入,严密观察血压,根据血压调节滴速;或用 10～20 mg 溶于 5% 葡萄糖液 50 mL 中用微量泵推注,先以 0.04～0.1 mg/min 速度输入,根据血压调整滴速;酚妥拉明有时会引起心动过速,心律异常,特别是用静脉泵推注,现已少用。③硝普钠:硝普钠兼有扩张静脉和小动脉的作用,常用 25～50 mg 加入 5% 葡萄糖液 500 mL 中静脉滴注(避光)或 25 mg 溶于 5% 葡萄糖液 50 mL 中用微量泵静脉注射;开始剂量为 8～16 μg/min,逐渐增至 20 μg/min,视血压与病情调整剂量;用药期间严密观察病情和血压;每个剂量只用 6 h,超过 6 h 需更换新药液;24 h 用药不超过 100 mg,产前用药不超过 24 h,用药不超过 5 d,仅用于急性高血压或妊娠高血压疾病合并心衰的患者;硝普钠能迅速通过胎盘进入胎儿体内,其代谢产物氰化物对胎儿有毒性作用,不宜在妊娠期使用。

(6)利尿:利尿剂仅在必要时应用,不作常规使用。

利尿指征:①急性心力衰竭、肺水肿、脑水肿;②全身性水肿;③慢性血管性疾病,如慢性肾炎、慢性高血压等;④血容量过高,有潜在性肺水肿发生者。

药物:①呋塞米(速尿)20～40 mg 溶于 5% 葡萄糖液 20～40 mL 中缓慢静脉注射(5 min 以上);必要时可用速尿 160～200 mg 静脉滴注,可同时应用酚妥拉明 10～20 mg 静脉滴注;适用于肺水肿、心、肾衰竭。②甘露醇,20% 甘露醇 250 mL 静脉滴注(30 min 滴完),仅适用于脑水肿、降低脑内压、消除脑水肿,心功能不全者禁用。

(7)镇静:镇静剂兼有镇静及抗惊厥作用,不常规使用,对于子痫前期和子痫,或精神紧张、睡眠不足时可选择镇静剂。①地西泮(安定):具有较强的镇静和止惊作用,10 mg 肌内注射或静脉注射(必须在 2 min 以上),必要时可重复一次,抽搐过程中不可使用。②冬眠药物:一般用氯丙嗪、异丙嗪各 50 mg,哌替啶 100 mg 混合为一个剂量,称冬眠 Ⅰ 号,一般用 1/3～1/2 量肌内注射或稀释静脉注射,余下 2/3 量作静脉缓慢滴注,维持镇静作用;用异丙嗪 25 mg、哌替啶 50 mg 配合称"杜非合剂",肌内注射有良好的镇定作用,间隔 12 h 可重复一次;氯丙嗪可使血压急剧下降,导致肾及子宫胎盘供血不足,胎儿缺氧,且对母亲肝脏损害,目前仅用于应用安定、硫酸镁镇静无效的患者。③苯巴比妥:100～200 mg 肌内注射,必要时可重复使用;用于镇静口服剂量 30～60 mg,3 次/天,本药易蓄积中毒,最好在连用 4～5 d 后停药 1～2 d;目前已较少用。

(8)抗凝和扩容:子痫前期存在血凝障碍,某些患者血液高凝,呈慢性 DIC 改变,需进行适当的抗凝治疗。

抗凝参考指征:①多发性出血倾向。②高血黏度血症,血液浓缩。③多发性微血管栓塞之症状、体征,如皮肤皮下栓塞、坏死及早期出现的肾、脑、肺功能不全。④胎儿宫内发育迟缓、胎盘功能低下、脐血流异常、胎盘梗死、血栓形成的可能。⑤不容易以原发病解释的微循环衰竭与休克。⑥实验室检查呈 DIC 高凝期,或前 DIC 改变:如血小板 $<100\times10^9/L$ 或进行性减少;凝血酶原时间比正常对照延长或缩短 3 s;纤维蛋白原低于 1.5 g/L 或呈进行性下降或超过 4 g/L;3P 试验阳性,或 FDP 超过 0.2 g/L,D-二聚体阳性(20 $\mu g/mL$)并是进行性增高;血液中红细胞碎片比例超过 2%。

推荐用药:①丹参注射液 12～15 g 加入 5% 葡萄糖液 500 mL 静脉滴注。②川芎嗪注射液 150 mg 加入 5% 葡萄糖液滴注。以上二药适用于高血黏度、血液浓缩者,或胎儿发育迟缓,病情较轻者。③低分子肝素:分子量 <10 000 的肝素称低分子肝素,即 LMH0.2 mL(1 支)皮下注射,适用于胎儿宫内发育迟缓、胎盘功能低下、胎盘梗死,或重度子痫前期、子痫有早期 DIC(前-DIC)倾向者。④小剂量肝素:普通肝素 12.5～25 mg 溶于 5% 葡萄糖液 250 mL 内缓慢静脉滴注,或 0.5～1.0 mg/kg,加入葡萄糖溶液 250 mL 分段静脉滴注,每 6 h 为一时间段。滴注过程中需监测 DIC 指标,以调剂量。普通肝素用于急性及慢性 DIC 患者。产前 24 h 停用肝素,产后肝素慎用、量要小,以免产后出血。⑤亦可用少量新鲜冰冻血浆200～400 mL。

液体平衡:20 世纪 70～80 年代研究认为,妊娠高血压疾病,特别是重度子痫前期患者,存在血液浓缩,胎盘有效循环量下降,故提出扩充血容量稀释血液疗法。多年来,在临床实践中发现,有因液体的过多注入,加重心脏负担诱发肺水肿的报道。产妇的死亡率与使用过多的侵入性液体相关。对于有严重低蛋白血症贫血者,可选用人血清蛋白、血浆、全血等。对于某些重度子痫前期、子痫妇女,有血液浓缩,有效循环量下降、胎盘血流量下降或水电解质紊乱情况,可慎重使用胶体或晶体液。现一般不主张用扩容剂,因为会加重心肺负担,若血管内负荷严重过量,可导致脑水肿与肺水肿。多项调查结果表明,扩容治疗不利于妊娠高血压疾病患者。尿量减少的处理应采用期待的方法,必要时用 CVP 监测,而不要过多的液体输入。重度子痫前期患者,施行剖宫产术麻醉前不必输入过多的晶体液,因没有任何证据表明晶体液可以预防低血压。

4.子痫的治疗原则

(1)控制抽搐:①安定 10 mg 缓慢静脉推注;继之以安定 20 mg 加入 5% 葡萄糖 250 mL 中缓慢静脉滴注,根据病情调整滴速。②亦可选用冬眠合剂Ⅰ号(氯丙嗪、异丙嗪各 50 mg,哌替啶 100 mg)1/3～1/2 量稀释缓慢静脉注射,1/2 量加入 5% 葡萄糖 250 mL 中缓慢静脉滴注,根据病情调整速度。③或用硫酸镁 2.5 g 加入 5% 葡萄糖 40 mL 缓慢推注;或 25% 硫酸镁 20 mL 加入 5% 葡萄糖 100 mL 中快速静脉滴注,30 min 内滴完,后继续静脉点滴硫酸镁,以 1～2 g/h 速度维持。注意硫酸镁与镇静剂同时应用时,对呼吸抑制的协同作用。

(2)纠正缺氧和酸中毒:保持呼吸道通畅,面罩给氧,必要时气管插管,经常测血氧分压,预防脑缺氧;注意纠正酸中毒。

(3)控制血压:控制血压方法同重度子痫前期。

(4)终止妊娠:抽搐控制后未能分娩者行剖宫产。

(5)降低颅内压:20% 甘露醇 0.5 mL/kg,静脉滴注,现已少用,因会加重心脏负担。现常用呋塞米 20 mg 静脉注射,能快速降低颅内压。

(6)必要时作介入性血流动力学监测 CVP,特别在少尿及有肺水肿可能者。

(7)其他治疗原则同重度子痫前期。Richard 子痫昏迷治疗方案:①立即用硫酸镁控制抽搐,舒张压 >14.7 kPa(110 mmHg)时,加用降压药;②24 h 内常规用地塞米松 5～10 mg,莫非管内滴注,以减轻脑水肿;③监测血压、保持呼吸道通畅、供氧,必要时气管插管;④经常测血氧分压,预防脑缺氧;⑤终止妊娠,已停止抽搐4~6 h不能分娩者急行剖宫产;⑥置患者于30度半卧位,降低颅内静脉压;⑦产后如仍不清醒,无反应,注意与脑出血鉴别,有条件医院作CT检查;⑧神经反射监护;⑨降低颅内压,20%甘露醇0.5 mL/kg静脉滴注降低颅内压。

(8)终止妊娠:因妊娠期高血压疾病是孕产妇特有的疾病,随着妊娠的终止可自行好转,故适时以适当的方法终止妊娠是最理想的治疗途径。

终止妊娠时机:密切监护母亲病情和胎儿宫内健康情况,监测胎盘功能及胎儿成熟度,适时终止妊娠。①重度子痫前期积极治疗2~3 d,为避免母亲严重并发症,亦应积极终止妊娠。②子痫控制6~12 h的孕妇,必要时子痫控制2 h后亦可考虑终止妊娠。③有明显脏器损害,或严重并发症危及母体者应终止妊娠。④孕34周前经治疗无效者,期待治疗延长孕周虽可望改善围产儿的死亡率,但与产妇死亡率相关;对早发型子痫前期孕32周后亦可考虑终止妊娠。⑤重度子痫经积极治疗,于孕34周后可考虑终止妊娠。

终止妊娠指征:多主张以下几点。①重度子痫前期患者经积极治疗24~72 h仍无明显好转,病情有加剧的可能,特别是出现严重并发症者。②重度子痫前期患者孕周已超34周。③子痫前期患者,孕龄不足34周,胎盘功能减退,胎儿尚未成熟,可用地塞米松促胎肺成熟后终止妊娠。④子痫控制后2 h可考虑终止妊娠。⑤在观察病情中遇有下列情况应考虑终止妊娠:胎盘早剥、视网膜出血、视网膜剥离、皮质盲、视力障碍、失明、肝酶明显升高、血小板减少、少尿、无尿、肺水肿、明显胸腹水等、胎儿窘迫;胎心监护出现重度变异减速、多个延长减速和频发慢期减速等提示病情严重的症候时应考虑终止妊娠。

终止妊娠的方法。①阴道分娩:病情稳定,宫颈成熟,估计引产能够成功;已临产者,不存在其他剖宫产产科指征者,可以选用阴道分娩。②剖宫产:病情重,不具备阴道分娩条件者,宜行剖宫产术。子痫前期患者使用麻醉方式是有争议的,但是如果母亲凝血功能正常,没有存在低血容量,使用硬膜外麻醉是安全、有效的,不会引起全身麻醉所致的血压升高。

产褥期处理:重症患者在产后24~72 h,尤其24 h内,仍有可能发生子痫,需继续积极治疗,包括应用镇静、降压、解痉等药物。产后检查时,应随访血压、蛋白尿及心肾功能情况,如发现异常,应及时治疗,防止后遗症发生。

(9)其他药物治疗。

心钠素:是人工合成的心钠衍化物,为心肌细胞分泌的活性物质,具有很强的降压利尿作用。主要作用是增加肾血流量,提高肾小球滤过率,降低血管紧张素受体的亲和力,可对抗血管紧张素Ⅱ(AⅡ)的缩血管作用。具有强大的利钠、利尿及扩张血管活性。80年代有报道,经临床应用人心钠素Ⅲ治疗妊娠期高血压疾病并发心力衰竭,心衰可获得控制,血压下降,水肿消退,蛋白尿转阴,是治疗妊娠期高血压疾病引起心衰的理想药物,近年应用较少,临床资料报道不多。

抗凝血酶(AT-Ⅲ):抗凝血酶对各种凝血机制中的酶具有抑制作用,实验证明抗凝血可以预防妊娠期高血压疾病动物模型上的血压升高和蛋白尿的发生,因此AT-Ⅲ很可能可以有效地处理子痫前期患者的临床症状和体征。重度子痫前期时AT-Ⅲ下降,如AT-Ⅲ/C下降70%以下则有出现血栓的危险。一般可静脉滴注,AT-Ⅲ 1 000~3 000 U,血中AT-Ⅲ/C上升至130%~140%。如同时应用小剂量肝素可提高抗凝效果。

血管紧张素转换酶(ACE)抑制剂或血管紧张素Ⅱ受体拮抗剂(ARB):卡托普利或厄贝沙坦,其作用是抑制血管紧张素转换酶(ACE)活性,阻止血管紧张素Ⅰ转换成血管紧张素Ⅱ或阻断 ATⅡ受体,有明显降低外周阻力,增加肾血流量的作用。但这些药物可导致胎儿死亡、羊水少、新生儿无尿、肾衰竭、胎儿生长迟缓、新生儿低血压和动脉导管未闭,因此任何妊娠妇女均禁忌用血管紧张素转换酶(ACE)抑制剂或 ARB,孕期禁止使用。

L-精氨酸(L-Arginine,L-Arg):最近的报道认为 NO 和前列环素的减少可能是妊娠期高血压疾病发病机制的主要原因,与血管舒张因子和收缩因子的不平衡有关。L-Arg 是合成 NO 的底物,它可以刺激血管内皮细胞的 NO 合成酶(NOS)而增加 NO 的合成和释放,通过扩张外周血管发挥降压作用。随着人们对 NO 的了解逐步深入,L-Arg 在临床与基础的研究和应用更加广泛。近年国外已有应用 L-Arg 治疗或辅助治疗高血压的报道。

国内有学者报道,高血压患者静脉滴注 L-Arg(20 g/150 mL/30 min)5 min 后血压开始下降,15 min 达稳定值,平均动脉压自(115.4±9.9)mmHg 降至(88.5±7.6)mmHg。2007 年国外有学者对尿蛋白阴性的妊娠高血压患者及尿蛋白>300 mg/24 h 的子痫前期患者各 40 例用 L-Arg 治疗,L-Arg 20 g/500 mL 静脉滴注,每天 1 次,连续用 5 d,再跟随 4 g/d,口服 2 周,或安慰剂治疗。结果显示在用 L-Arg 治疗组的患者收缩压与安慰剂组相比有明显下降,认为应用 L-Arg 治疗有希望可以延长孕周和降低低体重儿的发生率。但左旋精氨酸在预防子痫前期的发生方面还缺乏大样本的研究。

2006 年 Rytiewski 报道,应用 L-Arg 治疗子痫前期,口服 L-Arg 3 g/d(L-Arg 组)40 例,安慰剂组 41 例。结果提示应用 L-Arg 组病例的胎儿大脑中动脉的灌注量增加,脑-胎盘血流量比率增加,分娩新生儿 Apgar 评分较高,提供口服 L-Arg 治疗子痫前期的患者似乎有希望延长孕周改善新生儿结局。但还需要大样本的研究以进一步得到证实。总的认为,对子痫前期患者给予 L-Arg 治疗可能通过增加内皮系统和 NO 的生物活性降低血压,认为应用 L-Arg 治疗可能改善子痫前期患者内皮细胞的功能,是一种新的、安全、有效的治疗预防子痫前期的方法。

硝酸甘油(NG):用于治疗心血管疾病已多年,随着 NO 的研究不断深入,其作用机制得到进一步的认识,目前认为 NG 在体内代谢和释放外源性 NO,促进血管内生成一氧化氮,通过一系列信使介导,改变蛋白质磷酸化产生平滑肌松弛作用。由于有强大的动静脉系统扩张作用,使其对相关的组织器官产生作用。NG 还能有效地抑制血小板聚集。在先兆子痫患者应用 NG 能降低患者血压和脐动脉搏动指数(PI)。

苏春宏等 2004 年报道应用 NG 治疗子痫前期,用硝酸甘油 20 mg 加入生理盐水 50 mL 用静脉泵推注,注速 5～20 μg/min,5～7 d,与用 MgSO₄ 病例比较,见前者 SBP、DBP、MABP 均较后者低,新生儿低 Apgar 评分,新生儿入 NICU 数 NG 组较 MgSO₄ 组低。母亲急性心力衰竭、肺水肿的发生率 NG 组较 MgSO₄ 组明显降低。但硝酸甘油作用时间短,停药后数分钟降压作用消失,故宜与长效钙离子拮抗剂合用。

姚细保、黄艳仪等应用 NG 治疗没有并发症的子痫前期,方法为硝酸甘油 25 mg 加入 5% 葡萄糖 20～30 mL 用静脉泵推注,以 5～20 μg/min,5～7 d 后改用缓释的钙离子拮抗剂拜心同口服,直至分娩,平均治疗时间 2 周。由于孕周延长,新生儿低 Apgar 评分,入 NICU 的病例比用 MgSO₄ 治疗组低,母婴预后较好,母体无严重并发症发生。

多项研究认为,NG 治疗子痫前期不仅可扩张母体血管,还可明显降低脐-胎盘血管阻力,有助于改善宫内环境,而且未发现胎心有变化;但 NG 是否会对胎儿的血管张力、血压、外周血管阻力和血小板、左旋精氨酸功能产生不良影响,及其确切疗效有待于进一步的研究。

(10)免疫学方面的治疗:目前研究认为先兆子痫是胎盘免疫复合物的产生超过消除能力而

引发的炎症反应,促使大量滋养层细胞凋亡、坏死和氧化应激。这种观点引起新的治疗方案的产生,目前针对免疫学的治疗有以下几点研究进展。①抑制补体活化、调整补体治疗炎症反应:认为单克隆抗体 C_3 抑制剂、多抑制素、C_5 结合抗体、C_{5a} 受体拮抗剂可能是预防和治疗先兆子痫的理想药物。②降低免疫复合物的产生:在先兆子痫最有效减少免疫复合物的产生自然方法是娩出胎盘。理论上,减少免疫复合物水平的药物治疗,可以减少患者体内抗体的产生。目前研究认为,通过 CD20 单克隆抗体实现中断 B 细胞抗体产生,美国有研究者用一种治疗自身免疫性疾病的药物——单克隆抗体用于先兆子痫的治疗,推测此单克隆抗体可减少 B 细胞抗体水平,以减少免疫复合物的产生。③免疫炎症反应的调控:控制先兆子痫免疫反应的方法包括抗炎症药物(如地塞米松)及单克隆抗细胞因子抗体,如肿瘤坏死因子(TNF)-α 抗体、可溶性肿瘤坏死因子受体(抑制性肿瘤坏死因子);白细胞介素-1(IL-1)受体拮抗剂已用于试验治疗脓毒症的全身炎症反应。有研究报道指出先兆子痫存在胎盘功能和血清抑制性细胞因子水平如 IL-10 的不足。因此,抑制细胞因子可能对治疗有效。④抑制粒细胞活性:免疫复合物直接活化效应细胞,参与错综复杂的炎症结局过程,在这过程中粒细胞 Fcγ 受体起关键性作用,有研究认为,抑制性受体 FcγRⅡB 上调,提高免疫复合物刺激阈从而与 IgG 抗体反应抑制了炎症反应。临床上有使用静脉注射免疫球蛋白(IVIG)诱导抑制 FcγRⅡB 受体的表达,从而提高免疫复合物激活 FcγRⅡ 受体的刺激阈。Branch 等人研究初步确定了 IVIG 对抗磷脂综合征妊娠妇女及其新生儿的治疗有显著效果。

七、并发症的诊断和治疗

(一)妊娠期高血压疾病并发心功能衰竭

1.妊娠期高血压疾病并发心衰的诱因及诊断

妊娠期高血压疾病时冠状动脉痉挛,可引起心肌缺血、间质水肿及点状出血与坏死,偶见毛细血管内栓塞,心肌损害严重可引起妊娠期高血压疾病性心脏病,心功能不全,甚至心衰、肺水肿。不适当的扩容、贫血、肾功能损害、肺部感染等常为心衰的诱发因素。心衰的临床表现可有脉率快,部分患者可听到舒张期奔马律、肺动脉瓣区 P2 亢进、呼吸困难、胸肺部啰音,颈静脉充盈、肝脏肿大,甚至端坐呼吸。对全身水肿严重的患者,虽无端坐呼吸,应警惕右心衰竭。心电图提示心肌损害,有 T 波改变、减低或倒置,有时呈现 ST 倒置或压低。X 线检查可见心脏扩大及肺纹理增加,甚至肺水肿表现。

妊娠期高血压疾病并发心衰需与各科原因所致心衰鉴别。包括孕前不健康的心脏,如先天性心脏病、风湿性心脏病、贫血、甲亢性心脏病、胶原组织性疾病引起的心肌损害如红斑狼疮等。孕前健康的心脏,如围生期心肌病、羊水栓塞或肺栓塞可根据不同病史及心脏特征加以鉴别。围生期心肌病易与妊娠期高血压疾病性心脏病混淆。妊娠期高血压疾病时全身小动脉痉挛,影响冠脉循环,心脏供血不足、间质水肿,致心功能受损,是发生围生期心脏病的原因之一,发生率为27.2%,为正常孕妇的5倍。国外报道发生率高达60%,说明两者有密切相关。围生期心肌病患者可能会有中度血压升高,中度蛋白尿常诊断为妊娠期高血压疾病,鉴别主要依靠病史及心脏体征,围生期心肌病除有心衰的临床表现外,主要体征包括两肺底湿啰音、奔马律及第三心音、二尖瓣区有收缩期杂音。超声心动图检查所有病例均有左室扩大,腔内径增大,以左室腔扩大最为显著。部分病例由于心腔内附壁血栓脱落,可导致肺动脉栓塞,病情急剧恶化。本院曾有一例重度子痫前期合并围生期心肌病患者,产后第 4 d 死于肺栓塞。妊娠期高血压疾病心衰临床表现有较严重高血压、蛋白尿、水肿,当血压显著升高时,冠状动脉痉挛导致心肌缺血,甚至灶性坏死而诱发心功能不全,但无心脏显著扩大,无严重心律失常,常伴有肾损害。妊娠期高血压疾病心衰患者的预后较好。

2.妊娠期高血压疾病心衰的治疗

(1)积极治疗妊娠期高血压疾病:解除小动脉痉挛,纠正低排高阻,减轻心脏前后负荷。

(2)可选用以下一种或两种血管扩张剂:酚妥拉明 10 mg,加入 5% 葡萄糖液 250 mL 内,静脉滴注,0.1～0.3 mg/min;硝酸甘油 10 mg,加入 5% 葡萄糖 25～50 mL 内,微量泵推注,5～20 μg/min,根据血压调整速度;硝普钠 25～50 mg,加入 5% 葡萄糖 50 mL 内,微量泵推注,10～20 μg/min,根据血压调整速度。扩血管治疗后能迅速降压,降低心脏的后负荷,改善心肌缺氧,是治疗妊娠高血压疾病心衰的主要手段。

(3)增强心脏收缩力:用毛花苷 C 0.4 mg,加入 5% 葡萄糖液 20 mL 内,稀释缓慢静脉注射。也可用地高辛,每天 0.125～0.25 mg,口服。非洋地黄类正性肌力药物,如多巴胺、多巴酚丁胺、前列腺素 E(米力农)、门冬氨酸钾镁等。血压高者慎用多巴胺类药物或用小剂量,并与血管扩张剂合用。

(4)利尿剂:呋塞米 20～40 mg,加入 5% 葡萄糖液 20 mL,静脉注射,快速利尿。

(5)有严重呼吸困难,可用吗啡 3～5 mg,稀释,皮下注射。

(6)心衰控制后宜终止妊娠。

(7)限制液体入量。

(二)HELLP 综合征

1982 年 Weinstein 报道了重度子痫前期并发微血管病性溶血,并根据其临床 3 个主要症状:溶血性贫血、转氨酶升高、血小板减少命名为 HELLP 综合征。

(三)溶血性尿毒症性综合征(HUS)

溶血性尿毒症性综合征是以急性微血管病性溶血性贫血、血小板减少及急性肾衰竭三大症状为主的综合征。其发病机制是由于妊娠期,特别是妊娠期高血压疾病时血液处于高凝状态,易有局限性微血栓形成,当红细胞以高速度通过肾小球毛细血管及小动脉时,受血管内纤维网及变性的血管壁内膜的机械性阻碍,红细胞变形、破裂,造成血管内溶血与凝血活酶的释放,促进了血管内凝血的进行。由于纤维沉积于肾小球毛细血管与小动脉内,减少了肾小球的血流灌注量,最终肾衰竭。另外免疫系统的变化及感染因素可诱发 HUS。

1.诊断

(1)临床表现:溶血性贫血、黄疸、阴道流血和瘀斑、瘀点,有些患者会发生心律不齐、心包炎、心力衰竭、心肌梗死、支气管肺炎、抽搐发作等。同时有一过性血尿及血红蛋白尿,尿少,可发展到急性肾衰竭至少尿、无尿。

(2)实验室检查:①末梢血常规显示贫血、红细胞异常,出现形态异常、变形的红细胞及红细胞碎片、网织红细胞增多;②血小板减少,常降至 100×10^9/L 以下;③黄疸指数升高:血清胆红素及肝功能 SGPT 增高;④乳酸脱氢酶(HPL)升高达 600 μg/L 以上,表示体内有凝血存在;⑤血红蛋白尿或血尿,尿蛋白及各种管型;⑥氮质血症:血尿素氮、肌酐及非蛋白氮增高。

2.鉴别诊断

(1)单纯性妊娠期高血压疾病:不出现 HUS 的进行性溶血、血小板下降、血红蛋白尿等临床表现和实验室结果。

（2）HELLP 综合征：HUS 和 HELLP 综合征均可在妊娠期高血压疾病患者中出现。而 HUS 以肾损害表现为主，急性肾功能损害和血红蛋白尿。而 HELLP 综合征常以肝损害为主。以肝功能转氨酶升高、溶血性黄疸为主。根据临床及实验室检查可以鉴别。

（3）与系统性红斑狼疮性肾炎及急性脂肪肝引起的肾衰竭应以区别。

（三）HUS 肾衰竭治疗原则

（1）积极治疗妊娠期高血压疾病。

（2）保持肾功能，血管扩张药物应用，新利尿合剂：酚妥拉明 10～20 mg、呋塞米 100 mg 各自加入 5％葡萄糖 250 mL 静脉滴注（根据病情调整剂量）。

（3）严重少尿、无尿可用快速利尿剂。

（4）终止妊娠。

（5）透析：应早期透析，如少尿、无尿，血钾升高＞5.5 mmol/L，尿素氮＞17.8 mmol/L（50 mg/dL），血肌酐＞442 μmol/L（5 mg/dL），需用透析治疗，或用连续性肾滤过替代治疗（CRRT）、静脉-静脉连续滤过（CVVH）。

（四）弥漫性血管内凝血（DIC）

子痫前期、子痫与 DIC 关系密切，重度子痫前期时，全身血管明显痉挛，血液黏度升高，全身组织器官血流量减少，血管内皮损伤引起血管内微血栓形成，患者血液中凝血因子消耗多引起凝血因子减少。子痫前期、子痫本身是一种慢性 DIC 状态。严重 DIC 或产后即会发生出血倾向，如血尿、产后出血等。

1.子痫前期、子痫并发 DIC 的早期诊断

子痫前期、子痫并发 DIC 的临床表现常见有：①多发性出血倾向，如血尿、牙龈出血、皮肤瘀斑、针眼出血、产后出血等；②多发性微血管血栓之症状体征，如皮肤皮下栓塞、坏死及早期出现的肾、脑、肺功能不全。

子痫前期、子痫并发 DIC 实验室检查包括：①血小板减少＜100×10^9/L 或呈进行性减少；②凝血酶原时间比正常延长或缩短 3 s；③纤维蛋白低于 1.5 g/L（150 mg/dL）或呈进行性下降或超过 4 g/L；④D-二聚体阳性，FDP 超过 20 mg/L（20 μg/mL），血液中的红细胞碎片超过 2％；⑤有条件可查抗凝血酶Ⅲ（ATⅢ）活性。

2.妊娠期高血压疾病并发 DIC 的治疗

妊娠期高血压疾病并发 DIC 的早期表现主要是凝血因子改变，若能及早检查这些敏感指标，即可早期发现慢性 DIC。及早处理，预后良好。妊娠期高血压疾病合并严重 DIC 发生率不高。治疗以积极治疗原发病，控制子痫前期及子痫的发展，去除病因，终止妊娠为主。根据病情可适当使用新鲜冰冻血浆，低分子肝素或小剂量的肝素（25～50 mg/d），血压过高时不适宜使用肝素，以免引起脑出血。子痫前期、子痫并发 DIC 多较轻，积极治疗后终止妊娠，多能治愈。

（五）胎盘早期剥离

妊娠期高血压疾病患者的子宫底蜕膜层小动脉痉挛而发生急性动脉粥样硬化，毛细血管缺血坏死而破裂出血，产生胎盘后血肿，引起胎盘早期剥离。有人认为在胎盘早期剥离患者中 69％有妊娠期高血压疾病，可见妊娠期高血压疾病与胎盘早期剥离关系密切。

胎盘早期剥离诊断并不困难，根据腹痛、子宫肌张力增高、胎心消失、阴道少量出血、休克等典型症状可做出诊断。然而典型症状出现时，母婴预后较差。而 B 超往往可早期发现胎盘后血肿存在，早期诊断胎盘剥离，故妊娠期高血压疾病患者必须常规做腹部 B 超检查，以早期做出有

无合并胎盘早期剥离的诊断。

胎盘早剥引起弥漫性血管内凝血一般多在发病后 6 h 以上,胎盘早剥时间越长,进入母体血循环内的促凝物质越多,被消耗的纤维蛋白原及其他凝血因子也越多。因此早期诊断及时终止妊娠对预防及控制 DIC 非常重要,治疗原则以积极治疗妊娠期高血压疾病、终止妊娠去除病因、输新鲜血、新鲜冰冻血浆、补充凝血因子(包括纤维蛋白原)等措施,可阻断 DIC 的发生、发展。

(六)脑血管意外

脑血管意外包括脑出血、脑血栓形成、蛛网膜下腔出血和脑血栓,是妊娠期高血压疾病最严重的并发症,也是妊娠期高血压疾病最主要的死亡原因。脑血管灌注有自身调节,在较大血压波动范围内仍能保持正常血流。当脑血管痉挛,血压超过自身调节上限值或痉挛导致脑组织水肿、脑血管内皮细胞间的紧密连接就会断裂,血浆及红细胞会渗透到血管外间隙引起脑内点状出血,甚至大面积渗血,脑功能受损。当 MABP≥18.7 kPa(140 mmHg)时脑血管自身调节功能消失。脑功能受损的临床表现为脑水肿、抽搐、昏迷、呼吸深沉、瞳孔缩小或不等大、对光反射消失、四肢瘫痪或偏瘫。应做仔细的神经系统检查。必要时做脑 CT 或 B 超可明确诊断。

脑水肿、脑血管意外的处理:有怀疑脑出血或昏迷者应做 CT 检查、脑水肿可分次肌内注射或静脉注射地塞米松 20～30 mg/d,减轻脑血管痉挛和毛细血管的通透性,改善意识状态,并可使用快速利尿剂,降低颅内压。大片灶性脑出血在脑外科密切配合下行剖宫产,结束妊娠后遂即行开颅术,清除血肿、减压、引流,则有生存希望。

(王爱莲)

第七节　妊娠合并风湿性心脏病

风湿性心脏病简称风心病。据统计,风湿性心脏病是妊娠妇女获得性心脏病中最常见的一种。妊娠后对血流动力学改变的耐受性与瓣膜性心脏病的分型有显著的关系。临床的处理也因瓣膜病变本身的严重程度而需小心的个体化处理。同样患者的耐受性也与妊娠的时期相关。药物及介入性治疗的风险性需谨慎考虑母亲及胎儿的并发症。

近十年,西方国家由于风湿热发病率的显著下降使慢性风湿性瓣膜病的流行情况也同步地减少。然而,在很多发展中国家风湿热仍然是地方性的主要流行性疾病。2004 年报道的一项巴基斯坦农村调查其发病率为 5.7‰;而在生育期妇女其发病率在 8‰～12‰。在西方国家,瓣膜性心脏病是继先天性心脏病居第二位的最常见的妊娠合并心脏病,而在大多数发展中国家为位居第一的最常见的妊娠合并心脏病。

一、二尖瓣狭窄

(一)病理生理

妊娠血流动力学的改变使狭窄瓣膜的血流增加,心排血量增加,妊娠后心动过速使舒张充盈期缩短,跨瓣压差显著增加,狭窄瓣膜上方的房室腔压力负荷增加。因此,二尖瓣狭窄患者对妊娠期血流动力学改变的耐受性较差。特别自妊娠的中期(第二个孕季)开始,妊娠生理的改变可使心排血量增加30％～50％。分娩后下腔静脉压力的减低,继发性的胎盘血流改变和子宫的收缩,均使心脏的前负荷增加。在妊娠期,二尖瓣狭窄的患者在瓣膜性疾病中耐受性最差。

（二）临床表现

1.症状

（1）呼吸困难:妊娠期间最常出现的早期症状为劳力性呼吸困难,端坐呼吸和阵发性夜间呼吸困难,甚至出现肺水肿。

（2）咯血:二尖瓣狭窄妊娠患者的常见症状,咯血后肺静脉压减低,咯血可自止。

（3）咳嗽:平卧时干咳较常见,妊娠中、晚期症状明显。

2.体征

重度二尖瓣狭窄的妊娠患者常有"二尖瓣面容",心尖冲动点和心界向左上外移,心率增快,心尖区可闻第一心音亢进和开瓣音,心尖区有低调的"隆隆"样舒张中晚期杂音。

（三）超声心动图检查

二尖瓣狭窄严重程度的参考值采用二维超声心动图平面法测量二尖瓣口的面积。多普勒二尖瓣面积测量采用的压差减半时间法容易受负荷的情况影响,因此,在妊娠期特别容易受到影响。新近的临床报道提示压差减半时间法仍可在妊娠妇女中应用。

超声心动图检查中应同时关注其他瓣膜的损害。功能性的三尖瓣反流、主动脉瓣关闭不全是二尖瓣狭窄常合并的病变,通常不需特殊的处理。相反风湿性的主动脉狭窄会加重血流动力学的影响,降低患者的耐受性。

经食管心脏超声心动图检查应避免作为妊娠患者的首选方法,而主要应用在经皮二尖瓣成形术前的评估,判别有否左房反流和血栓的存在。

（四）治疗原则

1.药物治疗

已出现症状或根据超声多普勒检查收缩期肺动脉压＞6.7 kPa(50 mmHg)的重度二尖瓣狭窄的女性建议使用β受体阻滞药。选择性的β受体阻滞药例如阿替洛尔或美托洛尔应优先选择使用,因其更能降低因子宫收缩作用造成的危险。β受体阻滞药的剂量应根据心率、心功能及超声多普勒二尖瓣平均跨瓣压差,收缩期肺动脉压而进行调节。通常胎儿对β受体阻滞药的耐受性较好,然而产科和儿科的人员应了解在分娩期间使用β受体阻滞药具有新生儿心动过缓危险的可能性。β受体阻滞药同时具有降低房性心律失常的危险性。电转复可作为选择性的治疗措施,对胎儿也是安全的。

地高辛对仍然为窦性心律的二尖瓣狭窄患者无益处,除非合并左室或右室心功能不全。重度二尖瓣狭窄的患者可突发急性肺水肿和快速心房纤颤,特别在妊娠的中、晚期更易发生。静脉使用洋地黄(地高辛)可以减慢房室结的传导作用。如果β受体阻滞药或钙拮抗剂使用受限制可选择静脉或口服胺碘酮。

对阵发性或持续性的房颤患者,不论二尖瓣狭窄的严重程度,抗凝治疗都是需要的。维生素K拮抗剂在妊娠中、晚期的使用是安全的。在孕36周或计划终止妊娠(分娩)期应给予肝素作为替代,孕早期使用维生素K拮抗剂可致胚胎病理改变或胎儿出血。

β受体阻滞药使用后仍出现气促和充血性心力衰竭时,应加用襻利尿剂。剂量应逐渐增加以避免血容量的过度减少。

对二尖瓣狭窄耐受性较好,心功能在 NYHA Ⅰ～Ⅱ级,收缩期肺动脉压持续低于 6.7 kPa(50 mmHg)的孕妇,经阴道分娩通常是安全的。硬膜外麻醉通常可减轻分娩时固有的血流动力学负荷。β受体阻滞药的剂量应根据分娩和产后早期的心率合理地调整。在分娩期间,最好选择半衰期短的β受体阻滞药。心脏病学专家、产科医师和麻醉师应共同紧密合作为患者设定一个安全的分娩模式。

2.瓣膜的介入治疗

尽管已进行了药物治疗仍持续明显气促,有充血性心力衰竭的体征和伴有肺水肿高度危险的患者,在分娩过程中或产后早期,存在对母亲和新生儿生命的威胁;根据国外的报道和指南应考虑在妊娠期间对瓣膜做介入性的干预,在分娩前减轻二尖瓣狭窄的程度。在行经皮二尖瓣成形术的过程中,胎儿的心脏监测无胎儿宫内窘迫的体征,放射量保持在非常低的水平,不可能对胎儿造成短期甚至长期的后果。

经皮二尖瓣成形术存在血栓性栓塞的风险,但罕有发生;瓣叶撕裂的创伤性二尖瓣反流是最严重的并发症,发生率约为5%,其后果对妊娠患者特别严重。重度的、急性的二尖瓣关闭不全造成血容量和心排血量的增加,患者不能耐受,需行紧急的瓣膜外科手术,但又必然对胎儿造成很大的风险。经药物治疗后症状不能缓解的妊娠患者的预后不良,但经皮二尖瓣成形术对妊娠患者带来的益处超越了它的风险。

二、主动脉瓣狭窄

(一)临床表现

1.症状

呼吸困难、心绞痛和昏厥为典型主动脉瓣狭窄常见的三联征。①呼吸困难:劳力性呼吸困难为常见首发症状,进而可发生阵发性夜间呼吸困难、端坐呼吸和急性肺水肿;②心绞痛:常由运动诱发,休息后缓解;③昏厥:多发生于直立、运动中或运动后。

2.体征

在主动脉瓣区可听到响亮、粗糙的收缩期杂音,向颈动脉及锁骨下动脉传导,主动脉瓣区第二音减弱。

重度的风湿性主动脉瓣狭窄在年轻的患者中不多见。妊娠前没有症状的患者在妊娠中发生严重症状的情况也不多。相反,伴有症状的重度主动脉瓣狭窄患者则面临母亲与胎儿的高风险。

(二)超声心动图检查

主动脉瓣狭窄的严重程度可使用连续多普勒测定方式计算主动脉瓣口的面积。瓣膜口的面积<1.0 cm^{2}为重度或最好采用<0.6 cm^2/m^{2}体表面积。用主动脉瓣平均跨瓣压差判断主动脉瓣狭窄程度不太可靠,因为容易受心排血量的影响。在妊娠的特殊情况下,用主动脉瓣平均跨瓣压差容易过高估计主动脉瓣狭窄的程度。然而平均跨瓣压差的估算是非常重要的,因为它与预后的评价相关。

(三)治疗原则

平均主动脉跨瓣压差持续<6.7 kPa(50 mmHg)妊娠期无症状的患者通常预后较好,只需密切随访。无论主动脉瓣狭窄的病因是什么,通常在经阴道分娩的过程中需要密切的监护。因为周围血管阻力减低对患者存在危害,硬膜下麻醉必须小心,诱导麻醉过程要慢,应避免行蛛网膜下隙阻滞麻醉。有些作者建议,对重度主动脉瓣狭窄的病例实施剖宫产以避免突然增加动脉压和心排血量,并缩短分娩的时间。

对严重呼吸困难的患者应给予利尿剂,重度主动脉瓣狭窄的患者尽管经积极的药物治疗,但症状显著(心功能在 NYHA Ⅲ 至 Ⅳ 级)或存在充血性心力衰竭的体征,在妊娠期间应考虑介入治疗以减轻主动脉狭窄。主动脉瓣成形术(PBAV)可以使主动脉瓣的功能获得暂时的改善,使患者安全地度过围生期,把主动脉瓣置换的时间延迟至分娩以后。如果在妊娠期间必须行主动脉瓣球囊成形术,应参照妊娠期经皮二尖瓣成形术采取保护措施以减少放射线的影响。此手术应严格限制在有丰富经验的医学中心进行。

三、左室反流性心瓣膜病

(一)病理生理

妊娠期间血容量和心排血量进行性增加,使主动脉瓣或二尖瓣关闭不全患者瓣膜的反流量增加。然而,由于其他的生理性改变,例如,心动过速和系统动脉阻力的减少都可以增加前向的射血容积,是部分地代偿瓣膜反流的后果。

能较好耐受妊娠时重度瓣膜反流的患者证实多为慢性、左心室扩张但仍保留左心室功能的患者,但急性的反流患者不能耐受。风湿性瓣膜病的患者很少发生急性的反流(除外风湿性瓣膜病并感染性心内膜炎,或经皮二尖瓣成形术瓣叶撕裂的创伤性二尖瓣反流。)

(二)临床表现

应注意慢性主动脉或二尖瓣关闭不全妊娠患者的充血性心力衰竭症状或体征。既往已发现反流性杂音的妊娠患者在产前的随访中最常见。二尖瓣关闭不全患者在妊娠期间房性期前收缩会增加,每搏输出量增加使脉搏波增大,主动脉瓣反流的体征不典型。

(三)超声心动图检查

超声心动图检查原理在各种反流性心脏瓣膜病都是一样的。由于妊娠期间的血流动力学的特殊性,应用定量多普勒超声心动图评估瓣膜反流量和有效反流面积优于其他的定量方法。妊娠期间血容量的增加使左心室轻度扩大,要计算左心室的直径时应给予考虑。

(四)治疗原则

大多数无症状的重度二尖瓣或主动脉关闭不全患者可不需使用药物治疗。当出现严重充血性心力衰竭的症状或体征时,特别在妊娠的晚期,使用利尿剂和血管扩张药可以改善患者在妊娠期间的耐受性。但血管紧张素转换酶抑制药和血管紧张素受体拮抗剂在整个妊娠期间都是禁用的。妊娠期间最常用的血管扩张药是硝酸酯类。

有进行性气促或心力衰竭症状体征的患者,应给予药物治疗。但是妊娠期间应尽量避免外科治疗。人工心肺体外循环对胎儿有高度的风险性。在妊娠期间,包括产后的围生期,反流性心瓣膜病患者的预后是良好的,心脏外科对患者显然是不合适的。

大多数合并反流性瓣膜病甚至出现过心脏衰竭症状的患者都可以行阴道分娩。治疗的方法同样适用于产后的患者。分娩后如需要行瓣膜的置换术,瓣膜物质的选择应重点衡量机械瓣的使用年限而不需考虑抗凝治疗对妊娠结果的风险。

极少数瓣膜反流合并重度左室功能不全(LVEF<40%)且不能耐受妊娠的患者,应尽早考虑终止妊娠。

四、三尖瓣疾病

(一)病理生理

风湿性三尖瓣疾病不会独立存在,通常合并二尖瓣狭窄。根据反流本身的程度和肺动脉压的水平,三尖瓣的反流可导致右房及静脉压的增加。据统计,三尖瓣关闭不全的患者较三尖瓣狭窄多见。三尖瓣狭窄可形成三尖瓣的跨瓣压差,使右房压力增加,心排血量减少。

(二)临床表现

三尖瓣反流性收缩期杂音通常可在二尖瓣狭窄的患者中同时听到,但大多数的患者是功能性的相对性的反流。依靠听诊做出三尖瓣狭窄的诊断通常较困难。具有右心衰竭的典型体征而左心衰竭的体征相对较轻的患者应高度警惕三尖瓣疾病的存在。

(三)超声心动图检查

二维超声心动图可以显示瓣叶增厚,通常还伴有运动减弱,腱索增粗。根据这些改变,可以使风湿性的三尖瓣与功能性的三尖瓣反流相鉴别,功能性的三尖瓣反流通常更加常见。其瓣叶与腱索都是正常的。

反流或狭窄的程度依据心脏的负荷情况,如果平均跨瓣压差超过 0.7 kPa(5 mmHg),三尖瓣狭窄的程度被认为是显著的。如果血容量和心排血量增加,三尖瓣反流的程度可能会被过度估计,因此在妊娠期间要准确评估右心瓣膜病的程度会比较困难。血流动力学的评估只能根据右心衰竭的临床特征表现。

(四)治疗的原则

利尿剂适用于具有充血性心力衰竭临床体征的患者。与二尖瓣狭窄相同,β 受体阻滞药对三尖瓣狭窄的患者同样有效。然而,在充分的药物治疗下,心力衰竭的症状体征仍然存在的患者应考虑行瓣膜介入治疗,其处理与单纯二尖瓣狭窄的治疗方法相同。

对于非妊娠的伴有重度风湿性三尖瓣疾病的患者,不宜单行经皮穿刺二尖瓣成形术,而应行二尖瓣及三尖瓣联合瓣膜外科手术。然而,在这些妊娠特殊患者,相对外科手术期间心肺体外循环对胎儿的风险,经皮穿刺瓣膜成形术可给予考虑。当合并重度三尖瓣狭窄时,可以考虑行单纯二尖瓣或联合二尖瓣和三尖瓣经皮球囊成形术。

五、胎儿的预后

妊娠合并风湿性心脏病已有大量的报道,发病率相对较高的新生儿并发症有:胎儿发育迟缓,早产,低体重儿。母亲心功能分级在新生儿并发症的风险中有决定性的意义。这些并发症主要见于心功能(NYHA)Ⅲ级或Ⅳ级的妊娠患者中。

(王爱莲)

第八节　妊娠合并先天性心脏病

妊娠妇女合并先天性心脏病的发病率和绝对数都在增加。在我国发达地区,风湿性心脏疾病在年轻人逐渐减少,更多伴有复杂性先天性心脏病的婴儿和儿童在外科手术后能存活至生育年龄。据北京某医院报道,1973—2002 年,妊娠期心脏病主要为先天性心脏病和心脏瓣膜病,风湿性心脏病与先天性心脏病之比在前后 3 个 10 年组分别为 4∶1、1∶2,和 1∶2.24。大多数简单的非发绀的心脏缺损患者在妊娠期间可无特殊症状。许多来自缺乏医疗检查手段地区的妇女既往没有被疑诊为心脏的缺损,通常都在妊娠期间首次被发现。先天性心脏病修复手术后的问题往往也在妊娠期间发生。

房间隔缺损修补术后仍可以发生心律失常,非限制性的室间隔缺损修复术后,肺动脉血管病变仍然进展。大多数存活患者在妊娠过程中需考虑心血管的储备,患者生长发育速度可能超过缺损补片或人工瓣膜的范围,肺动脉高压的出现,心律失常和传导系统的缺陷。

妊娠期间的血流动力学改变可以使先天性心脏病患者的心脏情况恶化,患者的预后与心脏功能级别相关(NYHA 分级),与疾病的特点和原先的心脏外科手术相关。

最高危的情况包括如下:①肺动脉高压;②重度左室流出道梗阻;③发绀的心脏病,血栓栓塞又是高危妊娠的风险之一。

高危患者的处理:先天性心脏病的高危患者不推荐妊娠,如果发现妊娠应劝告终止,因为母亲的风险非常高,死亡率为 8%～35%。高危患者应严格限制体力活动,如果发生症状应卧床休息。如被证实存在低氧血症应给予氧疗。患者应在孕中期末住院,给予低分子肝素皮下注射,以预防血栓栓塞。发绀性的先天性心脏病患者,血氧饱和度的监测十分重要。血细胞比容和血红蛋白的水平影响血氧饱和度的指标,妊娠期间血液的稀释使低氧血症的指示不可靠。

低危患者的处理:只有轻或中度分流而没有肺动脉高压或只有轻或中度瓣膜反流,轻或中度左室流出道梗阻的患者能较好地耐受妊娠。即使中重度的右室流出道梗阻(肺动脉狭窄),妊娠也能很好地耐受,妊娠期间很少需要介入治疗。

大多数早期已行外科纠正手术但仍然有固定心脏缺损的患者需要使用超声心动图做临床评估。低危的患者需在每个孕期做心脏评估的随访,胎儿先天性心脏病的评估需要使用胎儿超声心动图。

妊娠合并先天性心脏病患者的心律失常:大多数先天性心脏病患者右心房和(或)心室的压力、容积增加,使 10%～60% 的患者发生心律失常,特别是室上性心律失常。妊娠期间由于生理的改变,可以影响抗心律失常药物的吸收、排泄和血浆的有效浓度。

当需要使用抗心律失常治疗时,地高辛通常是被首选的药物,但实际并不真正有效。奎尼丁、维拉帕米和 β-受体阻滞药曾被长期用于母亲和胎儿室上性和室性心律失常的治疗,且无致畸影响的证据。胺碘酮是有效的抗心律失常药物,只限于其他抗心律失常药物失败时使用,并在最低的有效剂量范围内应用。所有抗心律失常药物都有心肌收缩抑制的作用。左或右心功能不全患者应谨慎使用。持续快速的心律失常可使胎儿发生低灌注,如母亲胎儿的耐受较差,可使用直流电转复为窦性心律。如心动过速发生时血流动力学的耐受性较好,可尝试使用药物治疗。

胎儿的评估:患有先天性心脏病的每一个妊娠母亲都应接受胎儿心脏评估。因为胎儿先天心脏病的发生率风险在 2%～16%。早期的胎儿心脏缺陷诊断(孕 24 周前)很重要,可以使终止妊娠成为可能,以保证优生优育的利益。确定胎儿预后的两个主要的因素是母亲的心功能级别和发绀的程度。当母亲的心功能为 Ⅲ～Ⅳ 级或属高危的疾病分类,尽早分娩通常是理想的选择。发绀的妊娠患者必须做胎儿生长的监测,胎儿通常在足月妊娠前发育迟缓或停止发育,新生儿的存活率在孕 32 周后较高(95%),后遗症的风险较低。因此如果妊娠≥32 周患者的分娩应尽快给予处理。在孕 28 周前胎儿的存活率较低(＜75%),存活新生儿颅脑损伤的风险较高(10%～14%),应尽可能地推迟分娩。

分娩的时间和方式:孕 28～32 周患者分娩方式的选择需慎重,必须实施个体化。

大多数患者适宜在硬膜外麻醉下自行分娩,以避免疼痛的影响。高危的患者应施行剖宫产,使血流动力学保持较稳定。常规和硬膜下麻醉心排血量增加不多(30%),低于自行分娩的过程

（50％）。然而，孕龄较短的引产常失败或时间很长。如需行心脏外科手术的患者，应在心脏外科术前即先行剖宫产。分娩过程应给予血流动力学和血气的监测。

一、房间隔缺损

房间隔缺损（简称 ASD）根据解剖病变的不同，可分为以下类型：继发孔（第二孔）未闭；原发孔（第一孔）未闭。

继发孔（第二孔）未闭的缺损位于房间隔中部的卵圆窝为中央型，又称卵圆孔缺损型，缺损位置靠近上腔静脉入口处为上腔型又称静脉窦型；缺损位置较低，下缘阙如，与下腔静脉入口无明显分界，称下腔型。继发孔未闭是 ASD 中最多见的类型，其中卵圆孔缺损在临床上最常见。

原发孔（第一孔）未闭又可分为单纯型、部分性房室隔缺损、完全性房室隔缺损和单心房四型。

ASD 是最常见的先天性心脏缺损，而且不少患者到成年才被发现，女性发病是男性的 2～3 倍。部分患者在妊娠期间因肺动脉血流杂音增强并经心脏超声检查后被发现。

大多数无房性心律失常或肺动脉高压的 ASD 患者都能耐受妊娠。妊娠期间心排血量增加对左向右分流患者右心容量负荷的影响可由周围血管阻力的下降而得到平衡。妊娠期间，存在显著左向右分流的患者发生充血性心力衰竭的也不多。

ASD 患者对急性失血的耐受性较差。如果发生急性失血，周围的血管收缩，外周静脉回流到右房的血容量减少，从而使大量的血液从左房向右房转流。这种情况可以在产后出血期间发生。

逆行性栓塞是 ASD 罕见的并发症。大多数 ASD 患者通过静脉对比剂超声心动图检查可见到右向左的细小分流，但仍然以左向右分流的特殊形式进入循环。偶然，ASD 患者妊娠期间会出现卒中症状。卵圆孔未闭（PFO）可见于大约 1/4 的正常心脏。经 PFO 逆行的栓塞作为卒中病因的报道逐渐增多。经验性使用阿司匹林可以预防血栓形成，而且对胎儿无害。ASD 的患者应长期接受静脉血栓的预防治疗。

ASD 的年轻女性患者很少发生肺血管阻力升高和肺动脉压升高。据近 30 年的报道，ASD 患者肺动脉压力大于 6.7 kPa（50 mmHg）的患者仅占 7％。原发性肺动脉高压年轻女性患者有时会合并继发孔缺损的 ASD，这些患者在出生后肺动脉血管阻力一直保持很高，因此从不会发生左向右的分流，右心室腔也没有扩张。这些患者的体征、症状和预后与原发性的肺动脉高压患者相同。由于心房的缺损为右心室提供另一个排出通道，从而维持系统的心排血量。虽然降低了系统的血氧含量，但是，相对原发性肺动脉高压而不伴有房间隔缺损的患者，发绀和猝死的发生率较低而预后会较好。

继发孔 ASD 患者在牙科治疗或分娩前不需使用抗生素预防性治疗。除非合并了瓣膜性疾病。

继发孔 ASD 患者子代再发生 ASD 的风险大约为 2.5％。大多呈散发性，家族性的 ASD 患者有两个类型，两者都为常染色体的显性遗传。最常见的是继发孔 ASD 和房室传导延缓，另一种类型为 Holt-Oram 综合征，其特点是上肢发育异常和房间隔缺损。

缺损大的 ASD 在妊娠前应尽可能先行选择性的外科或介入封堵治疗。

二、室间隔缺损

室间隔缺损（简称VSD）的患者中缺损小的通常能很好耐受妊娠。肺动脉血管阻力正常患者左向右分流的程度较轻。分娩期间系统血管阻力增加的情况下，左向右分流的程度会增加。缺损小的VSD在胸骨左缘第3、4肋间可听到响亮粗糙的全收缩期杂音，患者在妊娠前通常已被确诊。有少数缺损小的VSD在妊娠期间首次被发现。

未行外科纠正手术的非限制性VSD伴肺动脉高压、左向右分流，无发绀和症状的患者在妊娠期间偶然可被发现。患者通常一般状况良好，婴幼儿期无心功能衰竭病史或发育不良的情况。这些患者通常能较好地耐受妊娠。但如果患者在妊娠前已被确诊，应劝告患者避免妊娠。因为这些患者妊娠期间心脏事件发病和死亡的风险较高。妊娠期间肺血管的病变可加速恶化，虽然并不是不可避免，但可使患者风险增大。心力衰竭的风险性不大，因为分流通常较小，妊娠前心脏没有容量超载的情况。如果患者在分娩时急性失血或使用血管扩张药，可能会导致分流逆转。这种情况可通过补充血容量和限制使用血管扩张药而避免，患者对血管收缩性的催产药物耐受性良好。

VSD缺损修补术后妊娠患者的风险与无心脏疾病患者之间无显著的差异性。除非患者合并持续的肺动脉高压。婴幼儿期已行修补术的大型VSD缺损仍可遗留肺动脉高压的情况，特别是外科纠正手术施行的时间超过2周岁以后。这些患者需个体化区别对待。有些肺动脉高压情况稳定，无自觉症状的患者，可顺利妊娠。其他临床表现与原发性肺动脉高压相似。伴进展性右心功能失代偿的患者妊娠期间心血管事件发生和死亡的风险很高。如果患者的肺动脉压力大于系统血压的3/4，患者会有妊娠的高风险。这些患者应劝告避免妊娠，估计死亡率为30%～50%。

偶然，当肺动脉高压的孕妇拒绝终止妊娠时，患者妊娠期间心血管的处理十分重要。必须对心脏的情况密切随访，注意患者的左、右心功能情况。曾经行外科介入治疗患者的心功能容易受到损害，特别是右心功能。心功能的损害与持续的肺动脉高压使心脏的贮备功能受到严重的损害。妊娠期间，肺动脉高压的患者应尽可能休息，并通过临床观察和超声心动图的监测评估心功能。严重肺血管疾病的患者应住院观察，并在常规麻醉下行剖宫产。产后仍然是最危险的阶段，即使患者能够耐受妊娠和顺利分娩。建议产前给予使用硝酸酯类或前列环素气雾剂，以预防产后肺血管阻力的增高。

VSD母亲的子代发生VSD的情况已见报道，发生率为4%～11%。分娩方式较复杂的VSD患者，应给予心内膜炎的预防措施。

三、主动脉缩窄

大多数主动脉缩窄的患者在到达孕龄的时候都已接受过外科介入的治疗。虽然主动脉缩窄的外科修复通过纠正高血压或使高血压的治疗更有效从而使妊娠有良好的预后和结局，但是主动脉缩窄的远期风险仍然存在。主动脉缩窄的妊娠结局主要依据缩窄的严重程度和合并心脏的损害情况。例如，二叶主动脉瓣和主动脉病变的情况。通常主动脉缩窄的母亲和胎儿的结局良好。重度高血压，充血性心力衰竭，主动脉撕裂，颅内动脉瘤破裂，感染性心内膜炎已见于报道。早期的报道提示，由主动脉缩窄并发症导致的死亡率约为17%，但新近的报道为小于3%。

主动脉缩窄纠正术后的远期并发症不常见，但对已行主动脉缩窄纠正术后准备妊娠的女性患者应密切注意。全面的妊前评估包括：主动脉缩窄修复术的完整性,保留的或复发的梗阻情况或动脉瘤的情况,检查的范围包括修复的部位和升主动脉。另外要同时评估主动脉瓣和左室的功能。如果主动脉缩窄或已行纠正术后的患者在妊娠过程怀疑主动脉的并发症,应选择磁共振成像检查。

未行纠正术的主动脉缩窄患者,高血压的治疗往往不满意。未经治疗的主动脉缩窄患者的静息血压如同正常人一样会轻微下降,但患者的收缩压和脉压在运动后会显著提高。降压药如盐酸肼屈嗪、甲基多巴、拉贝洛尔(Labetalol)或美托洛尔可用于降压治疗。但过于积极的降压治疗将会减少胎盘的灌注并造成胎儿发育的不良影响。因此,患者应在妊娠前先行主动脉缩窄的介入治疗。但临床上,遇到未行纠正术的主动脉缩窄妊娠患者,应该避免劳力性的运动,尽可能减少主动脉壁的压力,因为运动后血压和脉压造成的血管损害不能通过降压药物完全得到预防。

主动脉缩窄患者的主动脉壁常伴异常,易于造成主动脉撕裂。由于妊娠期间生理的、血流动力学和激素水平的改变,主动脉撕裂的风险增加。妊娠和分娩期间使用β受体阻滞药可减少主动脉撕裂的风险。大多数主动脉缩窄的患者可采用经阴道分娩,但应注意尽量缩短第二产程,以减少动脉的压力。但如果存在可疑的产科情况或不稳定的主动脉损伤,应考虑给予剖宫产。胎儿发育通常正常,说明通过侧支循环使子宫胎盘的血流得到合理的维持。主动脉缩窄患者先兆子痫的发生率增加,但恶性高血压或视盘水肿的情况罕见。

妊娠期间主动脉缩窄的外科修复术应限于主动脉撕裂或严重的难以控制的高血压或心力衰竭的患者。经皮穿刺主动脉缩窄扩张术后主动脉扩张的机制是主动脉壁的伸展和撕裂。妊娠是主动脉撕裂的易患因素。因此对已妊娠或准备妊娠的患者,应尽量避免行缩窄部经皮血管成形术或支架植入术。

主动脉缩窄的患者在围生期应注意预防细菌性心内膜炎,二叶主动脉瓣的患者心内膜炎的风险增加,如发生心内膜炎的部位几乎都在二叶主动脉瓣而不是在缩窄部。

四、动脉导管未闭

动脉导管未闭(PDA)狭窄的动脉导管通常分流量少,肺动脉压正常,妊娠期间不会产生显著的血流动力学障碍。分流量大的患者可发展为充血性心力衰竭,妊娠前应考虑先行封闭。

大多数 PDA 可产生典型的机械样连续性杂音,连续脉冲多普勒可检测到持续的血流。PDA 的患者应接受抗生素的预防性治疗。

伴肺动脉高压且未纠正的粗大动脉导管可以并发肺动脉瘤(PDA 是常见的独立诱因),并可发展为肺主动脉瘤撕裂,妊娠期间或产后可自行破裂。肺动脉血管中层可见坏死和动脉粥样硬化,两者均与严重的肺动脉高压相关。妊娠期间外周或肺动脉撕裂的发病率可见增加。所以PDA 伴肺动脉高压的患者应建议避免妊娠。

五、肺动脉口狭窄

肺动脉口狭窄轻或中度的肺动脉瓣狭窄较常见,妊娠期间患者多无症状,也无死亡或相关并发症发生的报道。有些患者虽然可以耐受重度的肺动脉狭窄,然而妊娠期间容量的超载加重了患者肥厚和僵硬右室心肌的负荷,充血性心力衰竭的情况仍可发生。极少数重度肺动脉瓣狭窄患者在妊娠期间首先出现症状。右室压力达到或超过系统压力的患者可考虑行经皮穿刺瓣膜成形术,但需最大限度地遮盖子宫,做好胎儿辐射的防护。据报道,低血压、心律失常、短阵的右束支传导阻滞等一系列的并发症可带来不大的风险。如情况允许经皮穿刺瓣膜成形术应安排在孕中期后进行,尽可能在胎儿的组织器官发育完全后。经皮球囊肺动脉瓣成形术是肺动脉口狭窄的治疗选择措施,目前常在儿童期进行。

漏斗部肺动脉狭窄伴或不伴限制性 VSD 或右心室双腔畸形患者能较好地耐受妊娠的不多。妊娠患者的治疗要根据心功能的级别和狭窄的程度。这些类型的梗阻不适宜行经皮穿刺介入性的治疗,妊娠期间如果症状变坏,建议行外科手术修复。

肺动脉瓣狭窄或右室流出道梗阻患者在行外科治疗或复杂性分娩前应接受抗生素预防治疗。

六、法洛四联症

法洛四联症包括室间隔缺损、肺动脉口狭窄、主动脉骑跨和右心室肥厚。具有上述典型改变者属典型四联症或狭义的四联症。轻度法洛四联症患者可存活至成年而没有持续的症状。肺动脉狭窄严重者,可增加右向左的分流并导致严重的发绀。正常妊娠期间血容量增加,静脉回流到右心房的血量也增加。伴随系统血管阻力的下降,可使右向左分流量增加,发绀加重。妊娠期间即使为轻度的发绀都可使患者的情况恶化。如果血氧饱和度<85%,风险会很高。分娩期间是特别危险的时间,因为分娩时大量的血液丢失导致系统低血压,从而加重了右向左的分流。

妊娠期间,右心衰竭或左心衰竭的情况都可以发生,特别是当合并了主动脉反流时。妊娠期间随着房性心律失常的出现,临床的问题会进一步出现。Presbitero 等作者报道了 21 例法洛四联症或肺动脉闭锁合并主动脉反流患者 46 次妊娠的结果。共有 15 例新生儿出生后存活,占33%;9 例早产,26 例流产和 5 例死产。8 例母亲发生心血管的并发症,包括 2 例围生期细菌性心内膜炎。

法洛四联症成功外科修复术后,妊娠的结果可大大地改善。Singh 等共报道 27 例法洛四联症已行外科修复手术患者共 40 次妊娠,每次妊娠均无严重并发症的发生,流产的发生率不高于正常妊娠者。在 31 例妊娠的有效记录中,30 例为正常的婴儿,1 例为肺动脉闭锁的畸形婴儿。

来自 Mayo 临床小组关于 43 例法洛四联症女性患者共 112 次妊娠结果报道,6 例患者伴有肺动脉高压,其中 3 例为中或重度右心功能不全,13 例重度肺动脉反流并重度右室扩张。6 例患者妊娠期间至少合并如下其中一种心血管的并发症:重度右心室扩张,右心功能不全,继发于右室流出道梗阻或肺动脉高压的右心室高压。并发症包括室上性心动过速 2 例,心力衰竭 2 例,肺栓塞伴肺动脉高压 1 例,伴肺动脉反流右心室进展性扩张 1 例。另外,16 例患者共 30 次流产(27%)和 1 例死产的记录。新生儿平均出生体重为 3.2 kg。8 例未经修复的法洛四联症患者共 20 次妊娠;其中 5 例发绀患者共 12 次妊娠。未经修复的法洛四联症患者按预期都为低体重儿,其中一例有形态学改变的肺动脉畸形。在这个报道中,5 例子代(占 6%)有先天性的畸形。这些资料提示,虽然许多已行法洛四联症修复的患者都有成功的妊娠结果,然而那些伴有严重结构和血流动力学问题的患者妊娠期间心血管并发症发生的可能性更大。来自荷兰的一个研究证实了这一点:26 例已行法洛四联症修复后的患者有 50 次成功的妊娠,5 例患者(19%)发生的并发症包括:伴有症状的心力衰竭,心律失常或两者均存在。两个发生症状性心力衰竭的患者伴有严重的肺动脉反流,重度的肺动脉反流是目前法洛四联症患者修复术后遗留的最常见的血流动力学后果。法洛四联症患者修复术后的这种情况容易在超声心动图检查中被忽略。因为肺动脉的反流是层流而不是湍流。

法洛四联症修复术后的患者受孕前应做好评估,做好病史采集、心脏功能和运动功能的评估,了解是否还存在其他的心脏缺损。使用荧光原位杂交法诊断 22q11 基因缺失综合征,检测阴性胎儿发生缺损的可能性很低(约 4%)。新近的报道提示,在成人中发现典型的临床特征较困难,应对有潜在风险的父母多加注意,必要时应做支持和否定妊娠的筛查,如果有阳性提示,有必要做遗传学的咨询。超声心动图可以评估患者的血流动力学情况,发现是否存在任何右室流出道的梗阻、肺动脉的反流或心功能不全,发现任何遗留的缺损,例如室间隔缺损或主动脉反流;另外评估左室的功能。如有需要,可行运动试验以评估运动能力。如证实无任何重要的遗传性缺损,妊娠和分娩将不会发生相应的并发症。

据报道,法洛四联症双亲子代获得先天性心脏缺损的风险为 2.5%~8.3%。一份较大型的系列报道,包括 127 例双亲(62 例女性,65 例男性)共 253 个子女,先天性心脏缺损三例,占 1.2%,其中一例为法洛四联症,一例为室间隔缺损,另一例为永存动脉干。风险发生不一致的原因来自很多因素,包括遗传学查证法的偏倚、环境因素和具有先天性心脏病发病优势患者子代的追踪方法。

七、艾森曼格综合征

艾森曼格综合征包括了室间隔缺损、动脉导管未闭或房间隔缺损等左向右分流型先天性心脏病伴显著肺动脉高压产生双向分流或右向左分流出现发绀的患者。许多艾森曼格综合征的女性可以存活至生育年龄,但通常在 30 岁后症状逐渐加重。伴肺动脉血管病变的患者在妊娠期间会有很高的风险,因为肺动脉高压会使右心排血量受到限制,使肺循环血容量减少;以及周围血管扩张可增加右向左的分流,从而加重了发绀的程度。

Gleiche 等对 44 个艾森曼格综合征病例共有 70 次妊娠的资料进行分析。其中 52% 的死亡与其中的一次妊娠相关。母亲有特别高的死亡事件,主要与低血容量、血栓栓塞的并发症和先兆子痫有关。在全部的分娩中,34% 经阴道分娩,3/4 采用剖宫产,约 1/14 因为母亲的死亡而终止妊娠。剖宫产的数量不多,可能与这些患者都是血流动力学代偿阶段的高危患者有关。只有 25.6% 的妊娠为足月。54.9% 的分娩为早产。围生期的死亡率为 28.3%,而且与早产强烈相关。这个研究得出的结论是艾森曼格综合征女性妊娠的预后特别严重,选择性的流产与其他分娩形式比较有较大的安全性。分娩期间是特别危险的时期,即使母亲已成功分娩,由于血流动力学的恶化或肺梗死,母亲仍可在以后的数天内死亡。

一份自 1978—1996 年包括多个国家伴肺动脉血管疾病妊娠患者的综述提示,73 例伴艾森曼格综合征患者中,母亲的死亡率高达 36%。26 例死亡,其中 23 例于分娩后 30 d 内死亡。死亡的原因为难治性心衰和持续的肺动脉高压(13 例),猝死 7 例,动脉血栓性栓塞(经尸解后确诊)1 例。来自巴西的一个研究中心报道的妊娠结果略为乐观。共 12 例患者,13 次妊娠,2 例死于妊娠 28 周前,只有 2 例妊娠能达到孕中期的末期。患者收治入院,卧床休息,密切监护。所有患者接受预防性肝素治疗,在常规麻醉下行剖宫产。一例患者在产后 30 d 死亡。因此,应强烈地建议艾森曼格综合征的患者避免妊娠。

妊娠患者如没有服从医学的建议而受孕,应建议患者终止妊娠。在孕早期内扩宫和刮宫术是终止妊娠的合理选择。

患者仍坚持继续妊娠,可依据 Carole A Warnes 的建议做好以下的管理措施。

(1)心脏科医师和产科医师要密切合作,做好患者的随诊。

（2）卧床休息以减少心脏的负荷,应保持侧卧位避免子宫对下腔静脉的压迫,保障静脉回流。孕晚期的患者需要绝对卧床。

（3）患者如有气促应给予面罩吸氧。

（4）应密切监测雌三醇的水平和胎儿超声心动图,以评估胎儿的成熟度。

（5）如发生充血性心力衰竭,可以使用地高辛、利尿剂,注意小心使用利尿剂避免血液浓缩。肺动脉血管扩张药的应用:据报道,经静脉使用肺动脉扩张药例如依前列醇和吸入一氧化氮可改善母亲的预后。一氧化氮能够通过鼻道吸入使用,但更常见的是通过面罩给药或气管内插管给药。肺动脉压的下降可使一些患者能成功地经阴道或剖宫产分娩。如果使用一氧化氮,母亲在用药期间必须进行高铁血红蛋白的监测。

（6）在患者的风险极高必须住院卧床休息期间,应给予肝素预防性治疗,但目前仍未有相关对比性研究的报道,但已有常规麻醉下剖宫产分娩前使用肝素抗凝及分娩后开始使用华法林抗凝治疗的单个中心的病例报道。

（7）剖宫产的出血量大于经阴道分娩:艾森曼格综合征患者在周围循环阻力突然丢失的情况下,不能够有效地调整肺循环的灌注,因此,血液的丢失应及时补足。

（8）分娩期间应给予持续的心脏监护:建立静脉通道和用于动脉血气监测的动脉通道。中心静脉压监测导管可以迅速地确定分流量的改变和血流动力学的评估。也可通过应用指套脉搏血氧监测评估分流量的改变。

（9）近几年,在常规麻醉或联合腰麻下行选择性剖宫产已成为常见的、备受偏爱的分娩方式。但麻醉管理应选择有经验的熟悉心脏病学的麻醉师。硬膜外麻醉显然是安全的,不会发生低血压,血压如有下降应马上给予去甲肾上腺素对抗,补充丢失的血容量。应用腰麻时,只能给予低剂量,并且需格外小心,因为有低血压发生的风险,禁止应用单剂量给药的腰麻方法。

（10）如果选择经阴道分娩,分娩的第二产程应尽量缩短,可给予选择性的钳产或真空吸引产辅助分娩。

（11）患者分娩后的第一天应绝对卧床和给予持续的监护,然后逐渐增加活动。使用血栓预防加压泵有助预防下肢静脉血流瘀滞和血栓形成。

（12）产后患者应至少在医院观察 14 d,因为产后仍存在猝死的风险。

（王爱莲）

第九节 妊娠合并甲状腺功能亢进症

妊娠合并甲状腺功能亢进症(简称甲亢)是一种较少见的妊娠合并症,国内报道其发生率为 0.2‰~1‰,国外报道为 0.5‰~2‰,85%~90% 的妊娠期甲亢患者为 Graves 病。妊娠合并甲亢时孕妇及围生儿并发症高,如易并发子痫前期、甲亢性心脏病、甲亢危象、早产、胎儿生长受限、新生儿甲状腺功能异常、死胎及死产等。妊娠结局与孕期的治疗和监护密切相关。

妊娠合并甲亢包括孕前接受药物治疗的甲亢患者以及在妊娠期初次诊断的甲亢。

由于甲亢所表现的许多症状在正常妊娠时也常见到,如早孕期的妊娠剧吐和晚孕期的子痫前期,所以,孕期的诊断和处理可能会比较困难。孕期垂体激素和甲状腺激素水平的生理性变化可能会干扰甲状腺疾病的诊断,而在处理可疑或已确诊的妊娠期甲状腺疾病时也必须考虑到上述孕期生理性的变化。

一、正常妊娠期甲状腺相关激素的变化

孕妇在正常碘摄入的情况下,从妊娠早期开始要经历甲状腺相关激素变化,并逐渐达到机体新的平衡。

(一)从妊娠前半期开始到妊娠结束

伴随激素水平的增加,甲状腺激素结合蛋白可较孕前增加 $2\sim3$ 倍,可导致血中游离的 T_3、T_4 水平相对降低 $10\%\sim15\%$,但这种变化可刺激下丘脑-垂体分泌促甲状腺素释放激素(TSH)。

(二)早孕期

孕妇体内绒毛膜促性腺激素(HCG)明显增高,可对下丘脑产生抑制,同时对甲状腺产生类似促甲状腺素释放激素的作用,在妊娠 $8\sim14$ 周 HCG 高峰期,孕期血 TSH 呈下降。在早孕期诊断甲状腺功能亢进必须慎重,尤其是在合并妊娠期剧吐或滋养叶细胞肿瘤时。妊娠剧吐患者中有 2/3 的患者甲状腺功能检查结果异常而没有甲状腺疾病,30% 有不能测出的 TSH,60% 有 TSH 降低,59% 呈现 FT_4 水平升高。

(三)胎盘对甲状腺激素的代谢

胎盘可将 T_4 降解为 T_3。表 9-4 列出了妊娠期甲状腺功能的正常值。

表 9-4　妊娠期甲状腺功能的正常值

检查	非孕期	早孕期	中孕期	晚孕期
游离 T_4(pmol/L)	$11\sim23$	$10\sim24$	$9\sim19$	$7\sim17$
游离 T_3(pmol/L)	$4\sim9$	$4\sim8$	$4\sim7$	$3\sim5$
TSH(m U/L)	<4	$0\sim1.6$	$1\sim1.8$	$7\sim7.3$

胎儿甲状腺在孕 5 周时开始形成,孕 10 周时开始有功能,但是,孕 12 周时才开始有独立功能,才能在胎儿血清中测出 T_4、T_3 和 TSH 水平。T_4、T_3 和 TSH 水平持续升高,到妊娠 $35\sim37$ 周时达成人水平。此时甲状腺还相对不成熟,与 T_4 水平相比,TSH 水平相对较高,因而和母体相比,胎儿甲状腺有更高的浓集碘的能力。所以应避免诊断性扫描,或用放射性物质如 ^{131}I、^{99}Tc,或放射碘治疗,以避免放射对胎儿造成危害。

二、甲亢对孕妇、胎儿的影响

甲亢患者若不进行治疗,最严重的并发症为心力衰竭和甲状腺危象。甲状腺危象即使经过恰当处理,母体死亡率仍高达 25%。心力衰竭比甲状腺危象更常见,主要由 T_4 对心肌的长期毒性作用引起,妊娠期疾病,如子痫前期、感染和贫血将会加重心力衰竭。

妊娠期甲亢会导致不良妊娠结局增加,包括流产、胎儿生长受限、早产、胎盘早剥、妊娠期高血压、子痫前期、感染和围生儿死亡率增加。甲状腺功能正常的孕妇(甲亢控制良好者)低出生体重儿的相对危险(OR)增加,妊娠前半期甲亢未控制者为 2.36,而整个孕期甲亢未控制者为 9.24。甲亢未控制的足月孕妇子痫前期的 OR 为 4.74。甲亢未控制者胎死宫内率为 24%,而接受治疗者仅为 $5\%\sim7\%$;治疗还使早产发生率从 53% 降低到 $9\%\sim11\%$。

孕妇自身疾病对胎儿的影响也包括抗甲状腺药物透过胎盘引起的胎儿甲状腺功能减退(简称甲减),以及孕妇 TSH 刺激胎儿甲状腺引起的胎儿甲亢。对胎儿的影响与孕妇疾病的严重程度并不相关,但伴有高水平甲状腺刺激免疫球蛋白(TSI)的孕妇其胎儿患甲亢的概率增加。胎儿的表现包括生长受限、胎儿心动过速、水肿或胎儿甲状腺肿。由于胎儿伴有甲状腺肿时颈部处于过度伸展位置,因为会在分娩过程中造成困难,或出现呼吸道不通畅,因此应尽量在分娩前行超声检查明确胎儿的甲状腺肿大情况。胎儿甲状腺异常可进行宫内治疗,但只有检测胎儿血样才能明确诊断,而这种有创性操作只有在高度怀疑胎儿伴有严重异常时才可进行。

三、妊娠合并甲亢的诊断

多数妊娠合并甲亢者孕前就明确有甲亢病史,诊断已经明确,但也有一些孕妇处在甲亢的早期阶段,其症状与早孕反应不易鉴别。

妊娠早期轻度甲亢的症状往往不易与妊娠生理变化区分,有价值的症状有:①心动过速超过正常妊娠所致心率加速的范围;②睡眠时脉率加快;③甲状腺肿大;④眼球突出;⑤非肥胖的妇女正常或增加进食后,体重仍不增长。大多数早孕合并甲亢患者孕前就有甲亢症状,详细询问孕前病史可有助于诊断。

如果到孕中期恶心、呕吐的症状仍持续存在且没有减轻,则应检查甲状腺功能。重度甲亢或甲亢危象可能导致严重的高血压、充血性心力衰竭和精神心理状态的改变等,其症状类似重度子痫前期。因此,重度子痫前期患者,出现以下不典型症状时:孕周小、发热、腹泻或其他症状不能解释的心动过速等都应考虑有甲亢存在的可能。一旦明确诊断,需立即使用抗甲状腺药物治疗,以改善母儿结局。

甲状腺功能检查可协助明确诊断。在检查甲状腺功能的实验中,其诊断价值的高低依次为 $FT_3 > FT_4 > TT_3 > TT_4$。当患者症状很重,TSH 下降而 FT_4 正常时,要考虑 T_3 型甲亢的可能。

甲亢危象的诊断:甲亢孕妇出现高热 39 ℃ 以上,脉率 >160 次/分钟,脉压增大,焦虑、烦躁、大汗淋漓,恶心、厌食、呕吐、腹泻、脱水、休克、心律失常及心力衰竭、肺水肿等。

四、甲亢的治疗

(一)孕前咨询

孕前患有甲亢者最好将病情控制后,怀孕前 3 个月保持甲状腺功能正常再妊娠。妊娠前可以用较高的初始剂量药物而不必考虑对胎儿的影响,若患者对药物不敏感,必要时也可以手术治疗。行放射性碘治疗者在最后一次治疗 4 个月以上再怀孕。积极治疗甲亢能改善不良妊娠结局。孕前服药者应避免怀孕后随意停药。

(二)妊娠期

正常妊娠可以出现 FT_4 正常,而 TSH 水平下降的现象,无需治疗。FT_4 轻度升高并且临床症状不重,则可能是暂时的甲亢,可以每 4～6 周复查一次实验室检查。此阶段如过于积极地使用抗甲状腺药物治疗,可能导致妊娠后期甲减的发生。

一般情况下,FT_4 水平如果增高 2.5 倍以上,则应考虑治疗。

甲亢的治疗主要在于阻断甲状腺激素的合成。丙硫氧嘧啶(PTU)和卡比马唑是治疗孕期甲状腺功能亢进的主要药物。丙硫氧嘧啶通过胎盘的量低于卡比马唑,因此,为孕期首选药物。但是如果已经用卡比马唑控制病情稳定,则不需要换药。丙硫氧嘧啶的缺点是比卡比马唑服药频率高。由于 PTU 可以阻断甲状腺组织以外的 T_4 向 T_3 转换,所以,可以快速缓解症状。对于不能耐受 PTU 的患者可以考虑使用卡比马唑。曾有报道认为卡比马唑可能与新生儿皮肤发育不全有关,该病是一种少见的皮肤阙如症,其典型病灶一般 0.5～3 cm,分布于顶骨头皮上的头发旋涡处。

妊娠期诊断的患者开始治疗时药物应用要积极,给予 4～6 周的大剂量药物然后将药物剂量缓慢递减至初始剂量的 25%。一般 PTU 初始剂量每 8 h 100 mg,用药期间每 2 周检查一次 FT_4。由于 PTU 是通过抑制甲状腺激素的合成起效的,所以只有在用药前储存的甲状腺激素耗尽时才显现明显的作用。用药后 TSH 受抑制的状态可以持续数周或数月,因而不能使用 TSH 作为疗效评价的指标。需要时,还可以加用几天阿替洛尔(25～50 mg/d,口服)控制心悸症状。

PTU 用药后如果没有反应,则应加量,必要时最大剂量可以加到 600 mg/d,如果应用大剂量后仍没有效果,应考虑可能是患者耐受,治疗失败。当 FT_4 水平开始下降时,应将剂量减半且每 2 周时检测一次 FT_4 浓度。

治疗的目标是使 FT_4 水平稳定在正常范围的 1/3 之内。TSH 约 8 周时恢复正常。多数孕妇在妊娠晚期仅需要少量的 PTU。如果甲亢复发,可以重新开始用药。用药剂量为停药时剂量的 2 倍。

妊娠期禁用放射性碘治疗,因为碘可以被胎儿甲状腺吸收并可以破坏处于发育阶段的胎儿甲状腺。妊娠期甲状腺手术治疗仅限于药物治疗效果不佳的极少数病例,因为这些患者会伴有较高的孕妇发病率和死亡率。

(三)甲状腺危象的抢救措施

甲状腺危象是甲亢病情恶化的严重表现,一旦发生,积极抢救,不能顾及治疗对胎儿的影响,治疗不及时可危及孕妇生命。

(1)PTU:服用剂量加倍以阻断甲状腺素的合成,一旦症状缓解及时减量。

(2)给予 PTU 后 1 h 开始口服饱和碘化钾,5 滴/次,每 6 h 1 次,每天 20～30 滴。碘化钠溶液 0.5～1.0 g 加入 10% 葡萄糖 500 mL 静脉滴注。

(3)普萘洛尔 10～20 mg,每天 3 次,口服,以控制心率。

(4)地塞米松 10～30 mg 静脉滴注。

(5)对症治疗:包括高热时用物理降温及药物降温,纠正水、电解质紊乱及酸碱平衡,吸氧,补充营养及维生素,必要时人工冬眠。

(6)分娩前发病者,病情稳定 2～4 h 结束分娩,以剖宫产为宜。术后给予大量抗生素预防感染。

(四)治疗中的母、儿监测

除了甲状腺功能的测定外,还需要监测母儿在治疗或疾病发展过程中可能出现的并发症。PTU 可引起粒细胞缺乏症和肝功能异常,所以在治疗前和治疗中应定期检查全血细胞计数和肝功能。对胎儿的监测包括常规超声检查胎儿的生长发育,以及孕晚期明确有无胎儿甲状腺肿。新生儿出生时留脐带血检查甲状腺功能。

五、产后处理

为排除甲状腺抗体被动转运给胎儿和抗甲状腺药物引起胎儿甲状腺功能低下,故新生儿出生后应密切监测甲状腺功能,检查脐带血和母乳喂养儿的甲状腺功能。甲亢作为一种常见的自身免疫病,可能在孕期首次发生,而在产后加重。在妊娠早期治疗过的患者,其产后复发率高于75%。产后的治疗同妊娠期基本相似。服用 PTU 并不影响哺乳,只有极少量药物会进入乳汁。产妇服用 PTU 则剂量的 0.07% 能由乳汁分泌,而卡比马唑为 0.5%。因此,服用丙硫氧嘧啶(<150 mg/d)和卡比马唑(<15 mg/d)者进行母乳喂养被认为是安全的。

停止哺乳后,可以考虑碘放射治疗,但是可能需要依据治疗剂量将母亲和新生儿分开一段时间。

(宋巧红)

第十节　妊娠合并糖尿病

妊娠期间的糖尿病包括糖尿病合并妊娠和妊娠期糖尿病(gestational diabetes mellitus,GDM)。前者为妊娠前已有糖尿病的患者,后者为妊娠后才出现或发现的糖尿病患者。糖尿病孕妇中 80% 以上为 GDM。由于诊断标准不一致,GDM 发生率世界范围内为 1%～14%。大多数 GDM 患者糖代谢于产后能恢复正常,20%～50% 将来发展为 2 型糖尿病。GDM 孕妇再次妊娠时,复发率高达 33%～69%。

一、妊娠对糖代谢的影响

在妊娠早中期,孕妇血浆葡萄糖水平随妊娠进展而降低,空腹血糖降低约 10%。这也是孕妇长时间空腹易发生低血糖及饥饿性酮症酸中毒的病理基础。造成血糖降低的主要原因:①胎儿从母体获取葡萄糖增加;②肾血流量及肾小球滤过率增加,但肾小管对糖的再吸收率没有相应增加,导致部分孕妇排糖量增加;③雌激素和孕激素增加母体对葡萄糖的利用。

妊娠中晚期胎盘生乳素、孕酮、雌激素、皮质醇和胎盘胰岛素酶等抗胰岛素样物质增加,使孕妇组织对胰岛素的敏感性下降,出现胰岛素分泌相对不足而使血糖升高,加重原有糖尿病或出现 GDM。

二、糖尿病对妊娠的影响

取决于血糖控制情况、糖尿病病情严重程度及并发症。

(一)对孕妇的影响

1.孕早期自然流产率增加

可达 15%～30%。高血糖可使胚胎发育异常甚至死亡,因此糖尿病患者宜在血糖控制正常后再妊娠。

2.妊娠期高血压疾病的发生率升高

比非糖尿病孕妇高 2～4 倍。糖尿病可导致广泛血管病变,使小血管内皮细胞增厚及管腔变窄,组织供血不足,血压升高。

3.增加感染风险

血糖控制欠佳的孕妇易发生感染。以泌尿道和生殖道感染多见。

4.羊水过多发生率增加

较正常孕妇升高 10 倍。主要与胎儿高血糖、高渗性利尿致胎尿排出增多有关,与胎儿畸形无关。

5.巨大儿

增加难产、产道损伤、剖宫术概率。产程延长容易发生产后出血。

6.容易发生酮症酸中毒

由于妊娠期复杂的代谢变化,加之高血糖及胰岛素相对或绝对不足,代谢紊乱进一步发展到脂肪分解加速,血清酮体急剧升高,出现代谢性酸中毒。

（二）对胎儿的影响

1.巨大儿发生率增加

高达 25%～40%。胎儿长期处于高血糖环境,刺激胎儿胰岛 β 细胞增生,产生大量胰岛素,促进蛋白、脂肪合成和抑制脂解作用,导致胎儿过度生长。

2.胎儿生长受限（FGR）发生率增加

妊娠早期高血糖有抑制胚胎发育的作用,导致孕早期胚胎发育落后。糖尿病合并微血管病变者,胎盘血管出现异常;对 GDM 进行医学营养治疗,饮食过度控制等都会影响胎儿发育。

3.增加早产发生率

为 10%～25%。羊水过多、妊娠期高血压疾病、感染、胎膜早破、胎儿宫内窘迫等是早产增加的常见原因。

4.胎儿畸形率增加

为正常妊娠的 7～10 倍,与妊娠早期高血糖水平有关。酮症、低血糖、缺氧等也与胎儿畸形有关。

（三）对新生儿的影响

（1）新生儿呼吸窘迫综合征发生率增高:孕妇高血糖通过胎盘刺激胎儿胰岛素分泌增加,形成高胰岛素血症,后者具有拮抗糖皮质激素促进胎儿肺泡 Ⅱ 型细胞表面活性物质合成及释放的作用,使胎肺成熟延迟。

（2）新生儿低血糖:新生儿脱离母体高血糖环境后,高胰岛素血症仍存在,若不及时补充糖,容易发生低血糖,严重时危及新生儿生命。

（3）新生儿血液异常:低钙血症、低镁血症、高胆红素血症和红细胞增多症均高于正常新生儿。

三、临床表现及诊断

孕前糖尿病已经确诊或有明显的三多症状（多饮、多食、多尿）的患者比较容易诊断,而大部分 GDM 孕妇没有明显的症状,有时空腹血糖正常,容易漏诊和延误治疗。

（一）GDM 的诊断

1.糖尿病高危因素

年龄在 30 岁以上、肥胖、糖尿病家族史、多囊卵巢综合征患者;早孕期空腹尿糖反复阳性、巨大儿分娩史、GDM 史、无明显原因的多次自然流产史、胎儿畸形史、死胎史以及足月新生儿呼吸窘迫综合征分娩史等。

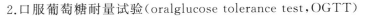

2.口服葡萄糖耐量试验(oralglucose tolerance test,OGTT)

在妊娠24～28周,对所有未被诊断为糖尿病的孕妇进行75 g葡萄糖耐量试验。OGTT前一日晚餐后禁食8～14 h至次日晨(最迟不超过上午9时),检查时,5 min内口服含75 g葡萄糖的液体300 mL,分别抽取服糖前、服糖后1 h和2 h的静脉血。诊断标准依据2010年国际妊娠合并糖尿病研究组推荐的标准。空腹、服葡萄糖后1 h和2 h三项血糖值分别为5.1 mmol/L、10.0 mmol/L、8.5 mmol/L。任何一项血糖达到或超过上述标准即诊断为GDM。

(二)糖尿病合并妊娠的诊断

(1)妊娠前已确诊为糖尿病患者。

(2)妊娠前未进行过血糖检查的孕妇,首次产前检查时进行空腹血糖或者随机血糖检查,如空腹血糖(fasting plasma glucose,FPG)≥7.0 mmol/L;或孕期出现多饮、多食、多尿,体重不升或下降,甚至并发酮症酸中毒,伴血糖明显升高,随机血糖≥11.1 mmol/L,应诊断为孕前糖尿病,而非GDM。

四、处理

首先进行孕前的咨询与管理,处理原则为控制血糖,减少母儿并发症,主要治疗包括医学营养治疗、运动疗法和胰岛素治疗。

(一)孕前咨询与管理

所有糖尿病女性及以前曾患过GDM的女性计划怀孕前应进行一次专业的健康咨询,包括了解糖尿病与妊娠的相互影响、眼底检查、糖尿病肾病及其他并发症评估、合理用药及血糖控制情况。

(二)妊娠期及分娩期处理

此期处理包括血糖控制、母儿监护、分娩时机及分娩方式的选择。

1.血糖控制

多数GDM患者经合理饮食控制和适当运动治疗,均能控制血糖在满意范围。

(1)妊娠期血糖控制目标:孕妇无明显饥饿感,空腹/餐前血糖<5.3 mmol/L;餐后2 h<6.7 mmol/L;夜间>3.3 mmol/L,糖化血红蛋白<5.5%。

(2)医学营养治疗(medical nutrition treatment,MNT):亦称饮食治疗,目的是使糖尿病孕妇的血糖控制在正常范围,保证母亲和胎儿的合理营养摄入,减少母儿并发症的发生。每天总能量摄入应基于孕前体重和孕期体重增长速度确定。其中碳水化合物占50%～60%,蛋白质占15%～20%,脂肪占25%～30%,膳食纤维每天25～30 g,适量补充维生素及矿物质。少量多餐、定时定量进餐对血糖控制非常重要。早、中、晚三餐的能量应分别控制在10%～15%、30%、30%,加餐点心或水果的能量可以在5%～10%,有助于预防餐前的过度饥饿感。避免能量限制过度而导致酮症的发生,造成对母儿的不利影响。

(3)运动疗法:每餐后30 min进行低至中等强度的有氧运动,运动的频率为3～4次/周,可降低妊娠期基础的胰岛素抵抗。

(4)药物治疗:口服降糖药在妊娠期应用的安全性、有效性尚未得到足够证实,在孕期应谨慎使用。对饮食治疗不能控制的糖尿病,胰岛素是主要的治疗药物。胰岛素用量应个体化,一般从小剂量开始,并根据病情、孕期进展及血糖值加以调整。中效胰岛素和超短效/短效胰岛素联合是目前应用最普遍的一种方法,即三餐前注射短效胰岛素,睡前注射中效胰岛素。

妊娠早期因早孕反应进食量减少,需减少胰岛素用量。妊娠中后期的胰岛素用量常有不同程度增加,妊娠 32～36 周达高峰,36 周后稍下降。产程中,血糖波动很大,由于体力消耗大,进食少。容易发生低血糖,因此应停用一切皮下胰岛素,并严密监测血糖。

糖尿病酮症酸中毒时,主张应用小剂量胰岛素。血糖＞13.9 mmol/L,将胰岛素加入 0.9％氯化钠注射液内,0.1 U/(kg·h)或 4～6 U/h 静脉滴注。每小时监测一次血糖。当血糖≤13.9 mmol/L,将0.9％氯化钠注射液改为 5％葡萄糖液或葡萄糖氯化钠注射液,直至血糖降至11.1 mmol/L 或酮体转阴后可改为皮下注射。

2.母儿监护

定期监测血压、水肿、尿蛋白、肾功能、眼底和血脂。孕期可采用彩色多普勒超声和血清学检查胎儿畸形及发育情况。妊娠晚期采用 NST、计数胎动、B 超检测羊水量及脐动脉血流监测胎儿宫内安危。

3.分娩时机

原则上血糖控制良好的孕妇,在严密监测下尽量在妊娠 38 周以后终止妊娠。如果有死胎、死产史,或并发子痫前期、羊水过多、胎盘功能不全,糖尿病伴微血管病变者确定胎肺成熟后及时终止妊娠。若胎肺不成熟,则促胎儿肺成熟后及时终止妊娠。

4.分娩方式

糖尿病本身不是剖宫产的指征。决定阴道分娩者,应制订产程中的分娩计划,产程中密切监测孕妇血糖、宫缩、胎心变化,避免产程过长。

选择剖宫产手术指征:糖尿病伴微血管病变、合并重度子痫前期或胎儿生长受限、胎儿窘迫、胎位异常、剖宫产史、既往死胎、死产史。孕期血糖控制不好,胎儿偏大者尤其胎儿腹围偏大,应放宽剖宫产指征。

（三）产后处理

胎盘排出后,体内抗胰岛素物质迅速减少,大部分 GDM 产妇在分娩后不再需要使用胰岛素。胰岛素用量较孕期减少 1/2～2/3。产后空腹血糖反复≥7.0 mmol/L,应视为糖尿病合并妊娠。产后6～12周行 75 g OGTT 检查,明确有无糖代谢异常及种类,并进行相应治疗。鼓励母乳喂养。

（四）新生儿处理

出生后 30 min 内进行末梢血糖测定,根据血糖情况,适当喂糖水,必要时 10％的葡萄糖缓慢静脉滴注。常规检查血红蛋白、血钾、血钙及镁、胆红素,注意保暖和吸氧等。密切注意新生儿呼吸窘迫综合征的发生。

（宋巧红）

第十一节　妊娠合并病毒性肝炎

一、发病特点

病毒性肝炎为多种病毒引起的以肝脏病变为主的传染性疾病,致病病毒包括甲型肝炎病毒、乙型肝炎病毒、丙型肝炎病毒、丁型肝炎病毒及戊型肝炎病毒5种。

甲型肝炎病毒(HAV)是一种微小的RNA病毒,分类属小RNA肠道病毒属72型。甲肝经过消化道传播,一般不通过胎盘传给胎儿,故垂直传播的可能性极小。抗HAV-IgM阳性即可诊断。

乙型肝炎病毒(HBV)又称为Dane颗粒。人体感染HBV后血液中可出现一系列有关的血清学标志。e抗原(HBeAg)是核心抗原的亚成分,其阳性提示体内病毒在复制,有传染性;持续阳性可发展为慢性肝炎。HBV感染人体后可造成急性、慢性或无症状性携带者,少数可并发重症肝炎。乙型病毒性肝炎(简称"乙肝")孕产妇的流产、早产、死胎、死产、新生儿窒息率及新生儿死亡率明显增高,此与妊娠晚期患急性黄疸型肝炎特别是重症甚或急性重型肝炎有关。急性重型肝炎的死亡率孕妇较非孕妇为高。妊娠期特别是妊娠后期尤易发生急性重型肝炎。有人认为妊娠期易于产生非特异性超敏反应,且孕期是处于非特异性超敏反应的准备状态,所以在孕期发生重症肝炎或急性重型肝炎的概率显著增加。动物实验证明孕兔在产前和产后的急性重型肝炎更加严重,所以近年来主张在孕早期如HBsAg滴度高的同时HBeAg阳性者可行人工流产。在妊娠晚期由于肝脏血流量相对不足,而并发肝炎之后,肝脏血流量更相对降低,因而可使肝炎病情加剧甚至成为重症肝炎。

丙型肝炎病毒(HCV)为有包膜的单链RNA病毒。主要通过输血、血制品、母婴等途径传播。易转化为慢性肝炎。

丁型肝炎病毒(HDV)为一种有缺陷的嗜肝RNA病毒,必须依赖HBV的存在。传播途径与HBV基本相同。

戊型肝炎病毒(HEV)为正链单股的RNA病毒。HEV主要传播途径是肠道感染。

二、诊断

(一)病史
与肝炎患者密切接触史,或有输血史等。

(二)临床表现
出现不能用妊娠反应或其他原因解释的消化道症状,如恶心、呕吐、腹胀和肝区疼痛及乏力等。

(三)实验室检查

1.血常规检查

急性期白细胞常常稍低或正常,淋巴细胞相对增多;慢性肝炎白细胞常常减少;急性重型肝炎白细胞和中性粒细胞百分比可以显著增加。

2.肝功能检查

主要是丙氨酸氨基转移酶、天门冬氨酸氨基转移酶等。

3.血清学检查

病毒学指标,如病毒的病原学和有关抗体。

(1)乙型肝炎表面抗原(HBsAg):为最常用的乙肝感染指标。在感染潜伏期,血清ALT升高之前HBsAg即可为阳性;当HBsAg为高滴度时,则e抗原(HBeAg)也同时为阳性。临床只以单项HBsAg作为感染指标是不够的,应与临床表现及其他指标结合判断。

(2)乙型肝炎表面抗体(抗-HBs):为有保护性的抗体。急性乙肝病毒感染时,经过一段时间,出现抗-HBs提示机体获得了免疫力。

(3)乙型肝炎 e 抗原(HBeAg):是 HBcAg 的降解产物,急性感染时 HBeAg 的出现稍晚于 HBsAg。e 抗原的亚型 e_1、e_2 更反映了乙肝病毒复制的活性。

(4)乙型肝炎 e 抗体(抗-HBe):一般当 HBeAg 在血中消失,而后出现抗-HBe,提示病毒复制减少,传染性降低,病情多渐趋稳定。

(5)核心抗体(抗-HBc):在急性感染时,HBsAg 出现后 2～4 周,临床症状出现之前即可检出。所以抗 HBc-IgM 多见于感染早期或慢性感染的活动期。

(6)乙型肝炎病毒 DNA(HBV-DNA):HBV-DNA 阳性是乙型肝炎病毒复制的直接证据及传染性指标。HBV-DNA 与 HBeAg 和 DNA-多聚酶呈平衡关系。凡是 HBeAg 阳性的血中,86％～100％可检测到 HBV-DNA。

4.乙肝病毒胎内感染

(1)新生儿脐血清 HBsAg 阳性可为参考指标。

(2)新生儿脐血清 HBcAb-IgM 阳性即可确定宫内感染。

(3)如有条件,测脐血清乙肝病毒 DNA 阳性,更可确诊,但此项指标在国内尚不能推广应用。

(四)症状

以下症状有助于妊娠合并重症肝炎的诊断:①消化道症状严重,表现为食欲极度减退,频繁呕吐,腹胀,出现腹水;②黄疸迅速加深,血清总胆红素值＞$171\mu mol/L$;③出现肝臭气味,肝呈进行性缩小,肝功能明显异常,胆酶分离,清蛋白/球蛋白比例倒置;④凝血功能障碍,全身出血倾向;⑤迅速出现肝性脑病表现,烦躁不安、嗜睡、昏迷;⑥肝肾综合征出现,急性肾衰竭。

三、治疗

(一)轻症肝炎的处理

妊娠期处理原则与非孕期相同。应适当休息、避免过量活动。饮食以高营养、易消化的食物为主。避免服用可能损害肝的药物。

1.一般治疗

除应在肝炎急性期予以隔离和卧床休息外,并给予清淡及低脂肪饮食,每天应供给足够热量,如消化道症状较剧烈,则应给予葡萄糖液静脉滴注。

2.保肝药物的应用

每天需给大量维生素 C、维生素 K_1 及维生素 B_1、维生素 B_6、维生素 B_{12} 等。因维生素 C 为机体参与氧化还原过程的重要物质,有增加抗感染能力、促进肝细胞再生与改善肝功能的作用;维生素 K_1 可促进凝血酶原、纤维蛋白原和某些凝血因子(凝血因子Ⅶ、Ⅹ)合成作用。一般采用维生素 C 3 g,维生素 K_1 40 mg加 5％或 10％葡萄糖液 500 mL,静脉滴注,每天 1 次。同时给予能量合剂,如 25％葡萄糖液 250～500 mL 加辅酶 A 100 U 及维生素 C 3 g,同时肌内注射维生素 E 50 mg,对防止肝细胞坏死有益。对 ALT 高者可用强力宁 80 mL、门冬氨酸钾镁 20 mL 加入葡萄糖液,静脉滴注。如有贫血或低蛋白血症者,可予适量输鲜血、人血清蛋白或血浆。

3.中草药治疗

以清热利湿为主,常用茵陈汤加减。方剂:茵陈 30 g,山栀子 12～15 g,生黄芪 15～20 g,黄芩 12 g,川黄连 6 g,茯苓 15 g,当归 12 g,败酱草 12～15 g,柴胡 9 g,陈皮 9 g,每天一剂,煎服,对

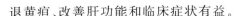

退黄疸、改善肝功能和临床症状有益。

（二）重症肝炎的处理要点

1.保肝治疗

如胰高糖素-胰岛素联合治疗，能改善肝脏对氨基酸和氨的异常代谢，使肝血流量增加24％，有防止肝细胞变性坏死，促进肝细胞再生等作用。常用的剂量为胰高糖素 $1\sim2$ g/d，胰岛素 $6\sim12$ U 加入 10％葡萄糖液 500 mL 中静脉滴注，$2\sim3$ 周为一个疗程。人血清蛋白注射液有促进肝细胞再生的作用，每周 $2\sim3$ 次，每次 5 g，溶于 10％葡萄糖液中滴注。新鲜血浆也有促进肝细胞再生的作用，同时，新鲜血浆中含有凝血因子和免疫因子。对急性重型肝炎疗效尤其明显。国内研究认为血浆置换后 12 h，患者的凝血功能恢复到正常的 50％。门冬氨酸钾镁注射液可促进肝细胞再生，可以降低高胆红素血症，能使黄疸消退，剂量为 40 mL/d，溶于 10％葡萄糖液 500 mL 缓慢滴注。本品含钾离子，在肝肾综合征伴有高钾患者慎用。

2.预防及治疗肝性脑病

为控制血氨，要注意饮食和排便，要求低蛋白、低脂肪、高糖饮食，充足的维生素和纤维素，保持大便通畅；口服新霉素和甲硝唑等，抑制肠道大肠杆菌，减少肠道氨的形成和重吸收。复方氨基酸富含支链氨基酸，不含芳香氨基酸，可以用于治疗。肝性脑病者 6 氨基酸-520 每天 250 mL，加入等量的 10％葡萄糖，每天 2 次，静脉滴注。神志清醒后每天 1 次，直至完全清醒。疗程一般为 $5\sim7$ d，以后改用 14 氨基酸，每天 500 mL 巩固疗效。

3.凝血功能障碍的防治

补充凝血因子，输新鲜血、凝血酶原复合物、纤维蛋白原、凝血酶Ⅲ和维生素 K_1 等。

4.晚期重症肝炎并发肾衰竭的处理

按急性肾衰竭处理，严格限制入液量，一般每天入液量为 500 mL 加前一日尿量。呋塞米 $60\sim80$ mg 静脉注射，必要时 $2\sim4$ h 重复一次，$2\sim3$ 次无效后停用。多巴胺 $20\sim80$ mg 或 654-2 $40\sim60$ mg 静脉滴注，扩张肾血管，改善肾血流。监测血钾浓度，防止高钾血症，必要时予以肾透析。

（三）产科处理

1.妊娠早期

急性肝炎经保肝治疗后好转者，可继续妊娠。慢性肝炎妊娠后加重，可能是肝炎急性发作，对母儿均有危害，应及时终止妊娠。

2.妊娠中、晚期

尽量避免终止妊娠，因分娩过程或药物对肝脏会有影响，加重肝损伤。加强胎儿监护，积极防治子痫前期。

3.分娩期

分娩前数天肌内注射维生素 K_1，每天 $20\sim40$ mg；分娩前备血，备新鲜血、凝血因子、血小板等。经阴道分娩者，可阴道助产，缩短第二产程。胎盘娩出后，加强宫缩，减少产后出血。肝炎病情严重恶化，短时间内不能经阴道分娩者，可剖宫产终止妊娠。

4.产褥期

须继续随访肝功能，加强保肝治疗；产后使用广谱抗生素，预防产后出血。HBsAg/HBeAg 和 HBcAb 均阳性者，乳汁中可检测到 HBV-DNA，不宜母乳喂养。

5.阻断母婴传播

目前公认的阻断乙肝母婴传播的有效方法已经写入了我国《慢性乙型肝炎防治指南》,具体为:①出生后 24 h 内接种乙型肝炎疫苗,然后间隔 1 个月及 6 个月注射第二针及第三针疫苗,其保护率为87.8%;②注射乙型肝炎免疫球蛋白:对 HBsAg 阳性母亲的新生儿,应在出生后 24 h 内尽早注射乙型肝炎免疫球蛋白,最好在出生后 12 h 内,剂量不小于 100 U,同时在不同部位接种乙型肝炎疫苗,可显著提高阻断母婴传播的效果。也可在出生后 12 h 内先注射一针免疫球蛋白,1 个月后再注射第二针,并同时在不同部位接种一针乙型肝炎疫苗。后者不如前者方便,但保护率高于前者。新生儿如果在出生后 12 h 内注射了乙型肝炎免疫球蛋白和乙肝疫苗,可以接受母亲的哺乳。

(宋巧红)

第十二节 妊娠期肝内胆汁淤积症

一、发病特点

妊娠期肝内胆汁淤积症(intrahepatic cholestasis of pregnancy,ICP)是一种在妊娠期所特有的肝内胆汁淤积。多发生于妊娠晚期,随妊娠终止而迅速恢复,再次妊娠又可复发,瘙痒及黄疸为其临床特征。胎儿易出现早产,胎儿低体重,出生后发育良好。产后出血较常见。对胎儿影响则更明显。早产发生率37.2%,死胎 8.5%,畸胎 4.2%,宫内窘迫 3.2%,低体重儿(<2 000 g)33.8%。

1883 年 Ahifeld 首次报道一种发生于妊娠中后期,有复发倾向的黄疸。1954 年 Svanborg 对该病进行了组织病理学、生物化学及症状学研究,并做了详细阐述,认为是独立的临床疾病。以后世界各地均有报道,但以北欧、北美、澳大利亚、智利等地为多。总的发病率约占妊娠的 1% 以下。

本病发病机制尚未充分阐明,可能与下列因素有关:①性激素的作用,目前认为雌激素的急剧增加为主要的致病因素;②遗传因素,本病可能对雌激素的促胆汁淤积作用具有易感性,而该易感性可能具遗传性。智利 Gonzalez(1989 年)随访 62 例双胎产妇,以单胎产妇为对照,前者本病发病率(20.9%)明显高于后者(4.7%),P<0.001;且前者尿中雌激素排出量亦明显高于后者。1996 年 Merla 采用 PCR 技术研究智利 26 名无血缘关系的黄疸及 30 名无血缘关系的正常妊娠,发现在 HLA-DPB1412 等位基因上,ICP 组的出现频率(69%)高于正常妊娠组,尽管无统计学差异,也提示 ICP 与遗传有一定的关系。

病理变化如下。①光镜检查:肝结构完整,肝细胞无明显炎症或变性表现,仅在肝小叶中央区部分胆小管内可见胆栓,胆小管直径正常或有轻度扩张;小叶中央区的肝细胞含有色素,并可见嗜碱性的颗粒聚集;由于病变不明显有时可被忽略。②电镜检查:细胞一般结构完整,线粒体大小、电子密度及其分布均正常,粗面内质网、核糖体及糖原的外形和分布亦属正常;光滑内质网轻度扩张,其主要病理表现在肝细胞的胆管极,溶酶体数量轻度增加,围绕毛细胆管的外胞质区增宽,毛细胆管有不同程度的扩张,微绒毛扭曲、水肿或消失,管腔内充满颗粒状的致密电子物质。

二、诊断

ICP 在妊娠中、晚期出现瘙痒,或瘙痒与黄疸同时共存,分娩后迅速消失。

(一)瘙痒

往往是首先出现的症状,常起于 28~32 周,但亦有早至妊娠 12 周者。有学者报道的 250 例中,除去开始时间不详的 6.4% 以外,瘙痒起始于早期妊娠(孕 12 周以前)、中期妊娠(13~27 周)及晚期妊娠(28~40 周)者各占 1.2%、23.2% 及 69.2%。瘙痒程度亦各有不同,可以从轻度偶然的瘙痒直到严重的全身瘙痒,个别甚至发展到无法入眠而需终止妊娠。手掌和脚掌是瘙痒的常见部位,瘙痒都持续至分娩,大多数在分娩后 2 d 消失,少数 1 周左右消失,持续至 2 周以上者罕见。

(二)黄疸

瘙痒发生后的数天至数周内(平均为 2 周),部分患者出现黄疸,在文献中 ICP 的黄疸发生率在15%~60%,吴味辛报道为 55.4%,戴钟英报道为 15%。黄疸程度一般轻度,有时仅角膜轻度黄染,黄疸持续至分娩后数天内消退,个别可持续至产后 1 个月以上;在将发生黄疸的前后,患者尿色变深,粪便色变浅。

(三)其他症状

发生呕吐、乏力、胃纳不佳等症状者极少。

(四)实验室检查

(1)目前实验室甘胆酸的检测是诊断及治疗监测 ICP 的重要指标,胆汁中的胆酸主要是甘胆酸及牛磺酸,其比值为 3∶1,临床通过检测血清中甘胆酸值了解胆酸水平。血清胆酸升高是 ICP 最主要的特异性证据。在瘙痒症状出现前或转氨酶升高前数周血清胆酸已升高。

(2)血清胆红素增高者占 25%~100%,因病例选择标准不同而异。多数为轻、中度,小于 85 $\mu mol/L$(5 mg/dL)者占 95.6%,以直接胆红素为主,尿胆红素约半数为阳性。尿胆原常阳性,粪便颜色多数正常或略淡。

(3)血清转氨酶约半数升高,多属轻度,很少超过 10 倍以上。

(4)血清碱性磷酸酶、γ-谷氨酰转肽酶及 $5'$-核苷酸酶多数升高,严重者可达 10 倍以上,提示肝内胆汁排泄受阻。

(5)血清胆固醇总量约半数以上有不同程度的升高,胆固醇值一般正常。

(6)血浆总蛋白、清蛋白/球蛋白比值及丙种球蛋白值多属正常。

以上肝功能改变多数于妊娠终止后 2 周内恢复正常,但须注意,有些改变在正常妊娠时亦可出现,必须加以鉴别。

三、治疗方法

治疗目的是缓解瘙痒症状,恢复肝功能,降低血胆酸水平,注意胎儿宫内状况的监护,及时发现胎儿缺氧并采取相应措施,以改善妊娠结局。

(一)一般处理

适当卧床休息,取左侧卧位以增加胎盘血流量,给予吸氧、高渗葡萄糖、维生素类及能量,既保肝又可提高胎儿对缺氧的耐受性。定期复查肝功能、血胆酸了解病情。

（二）药物治疗

能使孕妇临床症状减轻,胆汁淤积的生化指标和围生儿预后改善,常用药物如下。

1.考来烯胺

能与肠道胆酸结合后形成不被吸收的复合物而经粪便排出,阻断胆酸的肝肠循环,降低血胆酸浓度,减轻瘙痒症状,但不能改善生化指标异常及胎儿预后。用量 4 g,每天 2～3 次,口服。由于考来烯胺(消胆胺)影响脂溶性维生素 A、维生素 D、维生素 K 及脂肪吸收,可使凝血酶原时间延长及发生脂肪痢。用药同时应补充维生素 A、维生素 D、维生素 K。

2.苯巴比妥

此药可诱导酶活性和产生细胞色素 P_{450},从而增加胆汁流量,改善瘙痒症状,但生化指标变化不明显,用量每次 0.03 g,每天 3 次,连用 2～3 周。

3.地塞米松

可诱导酶活性,能通过胎盘减少胎儿肾上腺脱氢表雄酮的分泌,降低雌激素的产生,减轻胆汁淤积;能促进胎肺成熟,避免早产儿发生呼吸窘迫综合征;可使瘙痒症状缓解甚至消失。一般用量为每天 12 mg,连用 7 d。1992 年 Hirvioja 报道 10 例 28～32 妊娠周的 ICP 患者,每天口服 12 mg 地塞米松,共 7 d,随后 3 d 减量全停药,结果所有患者瘙痒都减轻或消失,用药后 1 d,血清雌三醇即明显减少,用药后 4 d,血清雌二醇、总胆汁酸均明显降低。

4.熊去氧胆酸(UDCA)

其作用机制尚不明确,可能是改变胆汁酸池的成分,替代肝细胞膜片对细胞毒性大的有疏水性的内源性胆汁酸,并抑制肠道对疏水性胆酸的重吸收,降低血胆酸水平,改善胎儿环境。用量 15 mg/(kg·d),分 3 次口服,共 20 d。瘙痒症状和生化指标均有明显改善。1992 年 Palma 对第一组 5 名 ICP 患者给予每天口服 UDCA 1 g,共 20 d,第二组另外 3 名每天服 1 g,20 d 后停药 14 d,后再服 20 d,患者的瘙痒症状、血中总胆盐及转氨酶水平均有明显好转,后一组在治疗期间,瘙痒症状及肝功能均有明显改善,停药后又有反复,但第二疗程时又有改善,该药对母、儿均无不良反应,产后 5 个月随访时,婴儿表现良好,疗效可以肯定。

5.S-腺苷蛋氨酸(S-adenosy-L-methionine,SAM)

实验已经证明可使小鼠对雌激素导致的肝脏胆汁淤积和结石生成有改善作用。对人类,SAM 可通过甲基化对雌激素的代谢物起激活作用,它刺激膜的磷脂合成,通过使肝浆膜磷脂成分的增加防止雌激素所引起的胆汁淤积。1988 年 Freez 等报道在志愿者人体试验中证实 SAM 可以保护雌激素敏感者的肝脏,并使胆固醇指数正常化。1990 年则 Masia 等以 SAM 800 mg/d 静脉注射,16 d 为一个疗程,除减轻瘙痒、改善肝功能外,还可降低早产率。但 1991 年 Ribanltk 用 SAM 并未获得理想效果,因此该药的效果尚待进一步评估。

（三）产科处理

1.产前监护

从孕 34 周开始每周行 NST,必要时行胎儿生物物理评分,以便及早发现胎儿缺氧。NST 基线胎心率变异消失可作为预测 ICP 胎儿宫内缺氧的指标。

2.适时终止妊娠

孕妇出现黄疸,胎龄已达 36 周;无黄疸、妊娠已足月或胎肺已成熟者;有胎盘功能明显减退或胎儿窘迫者应及时终止妊娠。应以剖宫产为宜,经阴道分娩会加重胎儿缺氧,甚至死亡。

（宋巧红）

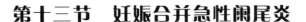

第十三节 妊娠合并急性阑尾炎

急性阑尾炎(acute appendicitis)是妊娠期最常见的外科疾病,妊娠期急性阑尾炎的发病率与非妊娠期相同,国内资料为 0.5‰~1‰,国外文献报道为 1/1 500。妊娠各时期均可发生急性阑尾炎,妊娠晚期略下降,偶见于分娩期及产褥期。通常认为,妊娠与急性阑尾炎的发生无内在联系,但妊娠期母体生理功能和解剖发生变化,尤其妊娠中晚期阑尾炎的症状、体征与病变程度常常不符,容易造成漏诊或对病情严重性估计不足,延误治疗,一旦发生阑尾穿孔及弥散性腹膜炎,孕妇及胎儿的并发症和死亡率大大提高,因此妊娠期早诊断、及时处理对母儿预后有重要的影响。

一、病因和发病机制

急性阑尾炎的发病因素尚不肯定,多数意见认为是几种因素综合而发生。

(一)梗阻

阑尾为一细长的管道,起自盲肠顶端后部,仅一端与盲肠相通,通常为腹膜所包,其远端游离于右下腹腔。一般长为 6~8 cm,直径为 0.6~0.8 cm。一旦梗阻,可使管腔内分泌积存,内压增高,压迫阑尾壁,阻碍远侧血运,在此基础上,管腔内细菌侵入受损黏膜,易致感染。常见的梗阻原因有:①粪石、粪块、蛔虫;②既往破坏所致管腔狭窄;③阑尾系膜过短所致阑尾扭曲;④阑尾管壁内淋巴组织增生或水肿引起管腔狭窄;⑤阑尾开口于盲肠部位的附近有病变,如炎症、结核、肿瘤,使阑尾开口受压,排空受阻。

(二)感染

未梗阻而发病者,其主要因素是阑尾腔内细菌所致直接感染。少数发生于上呼吸道感染后,因此也被认为感染可由血运传至阑尾。还有一部分感染起自邻近器官的化脓性感染,侵入阑尾。

(三)其他

胃肠道功能障碍(腹泻、便秘等)引起内脏神经反射,导致阑尾肌肉和血管痉挛,产生阑尾管腔狭窄。遗传因素和阑尾先天性畸形与阑尾炎发病有一定关系。

二、妊娠期阑尾炎特点

(一)妊娠期阑尾的位置发生变化

阑尾位置的变化使妊娠期阑尾炎的临床表现不典型。妊娠初期阑尾的位置多数在髂前上棘至脐连线中外 1/3 处,随着妊娠进展,子宫增大,盲肠和阑尾受压迫向上、向外、向后移位。妊娠 3 个月末位于髂嵴下 2 横指,妊娠 5 个月末达髂嵴水平,妊娠 8 个月达髂嵴上 2 横指,妊娠足月可达胆囊区。盲肠和阑尾向上移位的同时,阑尾呈逆时针方向旋转,一部分被增大的子宫覆盖。因此,妊娠期阑尾炎压痛部位常不典型。

(二)妊娠期阑尾炎容易发生穿孔及弥散性腹膜炎

妊娠期盆腔充血,血运丰富,淋巴循环旺盛,毛细血管通透性及组织蛋白溶解能力增强;妊娠期类固醇类激素分泌增多,抑制孕妇的免疫机制,促进炎症的发展;增大的子宫不仅将腹部与阑尾分开,使腹壁防卫能力减弱,而且增大的子宫将网膜推向上腹部,妨碍大网膜游走,使大网膜不能到达感染部位发挥防卫作用,因此妊娠期阑尾容易发生穿孔,阑尾穿孔后炎症不易被包裹、局限,容易发展成弥散性腹膜炎。

妊娠期阑尾炎症可诱发宫缩,宫缩使粘连不易形成,炎症不易局限,容易导致弥散性腹膜炎。炎症刺激子宫浆膜时,可引起子宫收缩,诱发流产、早产或引起子宫强直性收缩,其毒素可能导致胎儿缺氧甚至死亡。宫缩可混淆诊断,认为是先兆流产或早产而延误治疗。

（三）妊娠期血象改变

不能反映病情的程度。

（四）妊娠期其他疾病

如肾盂肾炎、输尿管结石、胎盘早剥、子宫肌瘤变性等易与急性阑尾炎混淆,容易误诊,也造成治疗延误。

三、临床表现

妊娠的不同时期、急性阑尾炎发展的不同阶段,患者的临床表现有差别。

（一）症状与体征

1.妊娠早期阑尾炎

症状及体征与非妊娠期基本相同。腹痛是急性阑尾炎首发的、基本的症状,妊娠早期100%的孕妇有腹痛,最初多表现为上腹及脐周阵发性隐痛或绞痛,约数小时后转移并固定至右下腹,呈持续性疼痛。可有食欲缺乏、恶心、呕吐、便秘或腹泻等胃肠道症状。低位的阑尾炎可刺激直肠或膀胱,出现排便时里急后重感或尿频、尿急。急性阑尾炎早期体温可正常或轻度升高,右下腹麦氏点固定压痛,肛门指诊:直肠前壁右侧触痛。

2.妊娠中晚期阑尾炎

疼痛的位置与非妊娠期不同。随着阑尾位置的移动,腹痛及压痛的位置逐渐上移,甚至可达右肋下肝区;阑尾位于子宫背面时,疼痛可位于右侧腰部。文献报道妊娠中晚期约80%孕妇有右下腹痛,20%孕妇表现为右上腹痛。由于增大的子宫将壁腹膜向前顶起,右下腹痛及压痛、反跳痛不明显。

若体温明显升高（>39 ℃）或脉率明显增快,出现乏力、口渴、头痛等全身感染中毒症状,右下腹麦氏点压痛、反跳痛及腹肌紧张明显,血常规升高明显,提示阑尾穿孔或合并弥散性腹膜炎。

（二）辅助检查

1.血常规

妊娠期生理性血白细胞升高,故白细胞计数对诊断并非重要,正常妊娠期白细胞在（6～16）×10^9/L,分娩时可高达（20～30）×10^9/L,因此白细胞计数对诊断帮助不大。但白细胞计数若明显增加,持续≥18×10^9/L 或计数在正常范围但分类有核左移对诊断有意义。

2.尿常规

孕中晚期阑尾炎可累及附近输尿管及肾盂,尿液分析可见脓、血尿。

3.B超检查

妊娠期超声诊断阑尾炎的标准与非妊娠期相同,以早、中孕期效果更好。特征性的改变是:阑尾呈低回声管状结构,横断面呈同心圆似的靶状影像,直径≥7 mm,B超诊断急性阑尾炎的准确性90%～97%,特异性为80%～93%。如果发生坏疽性或穿孔性阑尾炎,阑尾局部积液较多或肠麻痹胀气,或孕晚期增大的子宫遮盖阑尾,影响阑尾显影,使超声诊断阑尾炎受限。

4.CT

CT 用于诊断阑尾炎的敏感性为 92%,特异性为 99%。可用于 B 超下阑尾不显影者。

5.MRI

有学者对 51 名孕期怀疑阑尾炎的孕妇行 MRI 检查,其诊断标准:如果阑尾腔内含气体和(或)造影剂,直径≤6 mm,则为正常阑尾。如果阑尾腔扩张,内含液体,直径>7 mm,被认为是异常阑尾。如果直径为 6~7 mm,需进一步确诊。MRI 用于诊断阑尾炎的敏感性 100%,特异性 93.6%,修正后的阳性预测值 1.4%,阴性预测值 100%,准确性 94%。MRI 对妊娠期急腹痛患者提供排除阑尾炎极好的形态学依据,尤其是超声检查未发现阑尾者。

四、诊断及鉴别诊断

文献报道妊娠期阑尾炎术前诊断率为 50%~85%,14%~30%在阑尾穿孔或并发弥散性腹膜炎时才确诊。妊娠期阑尾炎患者常有慢性阑尾炎史,妊娠早期阑尾炎诊断并不困难,妊娠中晚期由于症状及体征不典型,右下腹痛及压痛需与源于子宫、附件的病变相鉴别。可以先按压右侧腹部压痛点,然后嘱患者左侧卧位,如果压痛减轻或消失,提示压痛可能来自子宫及附件,如果压痛无变化,提示阑尾炎的可能性大。如果诊断有困难,可借助 B 超及 MRI,并与以下妊娠期急腹症鉴别后做出诊断。对腹膜炎症状明显,临床怀疑阑尾炎者可行腹腔镜检查,能提高孕 20 周以前急性阑尾炎诊断的准确性。

(一)与妇科急腹症相鉴别

1.卵巢囊肿扭转

卵巢囊肿扭转是妊娠期最常见的妇科急腹症,多发生于孕 8~15 周,子宫增大入腹腔,使囊肿位置变化所致。部分患者妊娠前有卵巢囊肿病史,表现为突发性一侧剧烈疼痛,常随体位发生改变,疼痛时可伴恶心、呕吐;腹部检查下腹部有局限性压痛,孕早期或肿块较大时可触及压痛包块,如果囊肿扭转坏死时,局部有肌紧张及反跳痛。B 超检查可见附件区包块。

2.异位妊娠破裂

可有盆腔炎病史,停经后有不规则阴道出血及下腹痛。查体:贫血面容,下腹有压痛、反跳痛、肌紧张。妇科检查:后穹隆饱满、触痛,宫颈举痛,一侧附件区增厚、有压痛。B 超检查:子宫内未见妊娠囊,右侧附件区可见囊性无回声区,有时可见胎芽、胎心。尿妊娠试验(+),血β-HCG 测定可确诊。

(二)与其他外科疾病鉴别

1.消化系统疾病

上腹空腔或实质性脏器病变,如胃十二指肠溃疡穿孔、急性胆囊炎坏疽穿孔或肝肿瘤破裂出血等,因胃液、胆汁或血液沿结肠旁沟积聚在右下腹,可引起右下腹痛和压痛,但临床表现为突发右上腹剧痛后迅速延及右下腹,疼痛及压痛范围大。胃十二指肠穿孔者 X 线可见膈下游离气体,肝脏破裂者 B 超可见腹水。麦克尔憩室炎的临床表现与阑尾炎极为相似,常难以鉴别。憩室炎的腹痛和压痛偏脐部和中下腹部。有时憩室和脐之间有纤维束带,可并发小肠梗阻,或憩室出血而有黑粪或果酱样粪。另外,急性胃肠炎和克罗恩病的体征会有脐周或一次下腹痛症状,但一般无转移性右下腹痛,且常伴有明显的恶心、呕吐等胃肠道症状。

2.呼吸系统疾病

右下肺大叶性肺炎和右侧胸膜炎可出现牵涉性右侧腹疼痛,但定位不明确,并与呼吸关系密切,腹部通常无固定压痛点,更无肌紧张和反跳痛。腹痛发作前常有发热,呼吸道感染症状为主要表现,胸部 X 线片检查可见肺部病变。

3.泌尿系统疾病

右侧肾绞痛、肾盂积水、急性肾炎。

4.血液系统疾病

约半数过敏性紫癜患者有脐周和下腹痛,但疼痛点不如急性阑尾炎确切和局限,有时皮肤紫癜为首发症状,伴有便血和血尿,该病常有过敏史,血管脆性试验阳性。

五、处理

妊娠期阑尾炎不主张保守治疗,一旦确诊,应在积极抗感染治疗的同时,立即行手术治疗。尤其妊娠中晚期,如果一时难以诊断明确,又高度怀疑阑尾炎时,应尽早剖腹探查,有产科指征时可同时行剖宫产。

（一）一般处理

1.抗感染治疗

应选择对胎儿影响小,敏感的抗肠道内菌群的广谱抗生素,如阑尾炎时厌氧菌感染占75％～90％,应选择针对厌氧菌的抗生素,甲硝唑、头孢类抗生素。如化脓行阑尾炎术中做分泌物的细菌培养＋药敏试验,利于术后抗生素的选择。

2.支持治疗

补液,纠正水、电解质紊乱。

（二）手术治疗

目前手术方式有两种:开腹或腹腔镜下阑尾切除术。

1.开腹手术

妊娠早期阑尾切除手术同非妊娠期,一般取右下腹麦氏点。妊娠中晚期手术时或诊断不明确时取腹壁压痛点最明显处,选择切口右侧旁正中切口或正中切口,晚期可取右侧腹直肌旁切口,高度相当于宫体上 1/3 部位。孕妇左侧卧位,一般选择连续硬膜外麻醉,病情危重伴休克者,以全麻安全。术中避开子宫找到阑尾,基底部结扎、切断阑尾,内翻缝合,尽量不放腹腔引流,以减少对子宫的刺激。若阑尾穿孔、盲肠壁水肿,应附近放置引流管,避免引流物直接与子宫壁接触。除非有产科指征,原则上仅处理阑尾炎而不同时做剖宫产。以下情况同时行剖宫产:妊娠已近预产期、术中不能暴露阑尾时,可先行腹膜外剖宫产术,随后再做阑尾切除;阑尾穿孔并发弥散性腹膜炎,盆腔感染严重,子宫及胎盘有感染迹象,估计胎儿基本成熟。

2.腹腔镜阑尾切除术

随着麻醉技术及腹腔镜手术技术的完善,腹腔镜切除阑尾以其安全、有效、创伤小、恢复快等优势,被越来越多的医师接受,并开始应用于妊娠期阑尾切除。多数文献报道腹腔镜用于妊娠期是安全的,但应掌握手术适应证和具备熟练的手术技巧。妊娠期腹腔镜下成功切除阑尾,孕周应限制在26～28 周内。术中人工气腹时 CO_2 压力应控制在 1.6 kPa(12 mmHg)以下,监测母亲血氧饱和度。用开腹的方法进 TRoCar,尽量使用小口径 TRoCar,可避免子宫损伤。但 Carver(AmSurg 2005)比较了孕早中期开腹与腹腔镜阑尾切除术对孕妇、胎儿及妊娠结局的影响,认为：两组的外科及产科并发症、住院时间、出生体重无明显差别,腹腔镜组中有两例胎儿死亡,尽管无统计学差异,但他认为腹腔镜组胎儿的丢失应引起关注,主张妊娠期更适合选择开腹手术。

腹腔镜用于妊娠期的另一优势是其诊断价值,对术中发现为卵巢囊肿扭转等急腹症时,还可同时行治疗。

(三)保守治疗

妊娠期阑尾炎一旦确诊,大多数学者主张及早手术治疗。也有人认为,妊娠早期单纯性阑尾炎可保守治疗,选择对胎儿影响小的有效抗生素。由于妊娠中晚期阑尾炎可复发,因此孕期要密切监测病情,一旦复发应尽早手术。

(四)产科处理

术后若妊娠继续,应予黄体酮、抑制宫缩等保胎治疗同时镇痛治疗,严密观测有无宫缩及胎心变化。

六、预后

妊娠期阑尾炎并非常见,但可造成不良妊娠结局。阑尾炎增加流产和早产的可能性,胎儿的丢失率是增加的,尤其是阑尾穿孔并发弥散性腹膜炎时母儿的预后不良。胎儿总的丢失率为15%,单纯性阑尾炎的妊娠丢失率为3%～5%,而一旦阑尾穿孔胎儿的自然丢失率可达20%～30%,围生儿死亡率为1.8%～14.3%。另外,由于顾虑疾病及手术对妊娠胎儿的影响,很多患者选择终止妊娠,增加胎儿的丢失率。

(宋巧红)

第十四节　妊娠合并急性肠梗阻

妊娠期肠梗阻较罕见,占妊娠期非产科手术第二位,国外文献报道发病率1∶(3 000～16 000),国内资料报道发病率为0.042%～0.16%。肠梗阻可见于妊娠各时期,但以妊娠晚期发病率高,为40%～50%。

一、病因和发病机制

引起肠梗阻的各种原因中,妊娠期以肠粘连和肠扭转较常见,另见于肠套叠、嵌顿疝、肿瘤阻塞或压迫、肠蛔虫、肠系膜动脉血栓或栓塞等。HalterLinz曾分析妊娠期肠梗阻病例的原因,其中以粘连引起的最多,占65.3%;肠扭转占25.7%;肠套叠占6.0%;恶性肿瘤占3%。Ogilvie综合征(Ogilvie's syndrome)又名急性结肠假性梗阻症。其特征酷似机械性结肠梗阻,结肠显著扩张,但无器质性梗阻存在。临床上以腹痛、呕吐、腹胀为主症。文献报道妊娠合并Ogilvie综合征,10%发生在分娩后。

妊娠本身是否引起肠梗阻,尚无定论。有些学者认为无关,临床观察妊娠期肠梗阻的发病率与非孕期相似。有学者认为妊娠有三个时期容易发生肠梗阻,一是中孕期妊娠子宫增大进入腹腔;二是足月妊娠时胎头下降;三是产后子宫大小明显改变。增大的子宫或胎头下降均可挤压肠襻,使粘连的肠管受压或扭转而形成肠梗阻。产后子宫突然缩复,肠襻急剧移位时,更容易发生肠梗阻。另外,先天性肠系膜根部距离过短,受逐渐增大的子宫推挤时,由于肠管活动度受限,过度牵拉和挤压,亦可使小肠扭转,发生机械性肠梗阻。妊娠期还可见由于穿孔性腹膜炎或肠系膜血管血栓形成引起的麻痹性肠梗阻。

肠梗阻主要病理生理变化有肠膨胀和肠坏死,体液丧失和电解质紊乱,感染和毒素吸收三大方面。

(一)肠腔膨胀、积气积液

肠梗阻后梗阻部位以上的肠腔内积聚了大量的气体和体液,这时肠内压增高,使肠管扩张,腹部膨胀。

肠管内的气体70%是咽下的,30%是由血液弥散和肠腔内容物腐败、发酵而产生的。积聚的液体主要是消化液,如胆汁、胰液、胃液、肠液等。肠梗阻时,一方面因肠壁静脉受压,消化液吸收减少,另一方面肠内压增高可以刺激肠黏膜,促使腺体分泌更多的消化液,此外,肠内压增高压迫肠壁静脉使其回流障碍,加上缺氧使毛细血管通透性增高,大量液体渗入腹腔和肠腔。进而腹胀使腹压上升,膈肌升高,腹式呼吸减弱,影响下腔静脉回流,导致呼吸、循环功能障碍。

(二)体液丧失、水电解质紊乱,进而酸碱失衡

胃肠道的分泌液每天约为8 000 mL,在正常情况下绝大部分被再吸收。急性肠梗阻患者,由于不能进食及频繁呕吐,大量丢失胃肠道液,使水分及电解质大量丢失,尤以高位肠梗阻为甚。低位肠梗阻时,则这些液体不能被吸收而潴留在肠腔内,等于丢失体外。另外,肠管过度膨胀,影响肠壁静脉回流,使肠壁水肿和血浆向肠壁、肠腔和腹腔渗出。如有肠绞窄存在,更会丢失大量液体。这些变化可以造成严重的缺水,并导致血容量减少和血液浓缩,以及酸碱平衡失调。但其变化也因梗阻部位的不同而有差别。如为十二指肠第一段梗阻,可因丢失大量氯离子和酸性胃液而产生碱中毒。一般小肠梗阻,丧失的体液多为碱性或中性,钠、钾离子的丢失较氯离子为多,以及在低血容量和缺氧情况下酸性代谢物剧增,加上缺水、少尿所造成的肾排 H^+ 和再吸收 $NaHCO_3$ 受阻,可引起严重的代谢性酸中毒。严重的缺钾可加重肠膨胀,并可引起肌肉无力和心律失常。特别是当酸中毒纠正后,钾向细胞内转移,加上尿多、排钾,更易突然出现低钾血症。

(三)感染和毒血症

梗阻部位以上的肠液因在肠腔停滞过久,发酵,加上肠腔内细菌数量显著增多,腐败作用加强,生成许多毒性产物。肠管极度膨胀,尤其肠管绞窄时,肠管失去活力,毒素和细菌可通过肠壁到腹腔内,引起腹膜炎,又可通过腹膜吸收,进入血液,产生严重的毒血症甚至发生中毒性休克。总之,肠梗阻的病理生理变化程度随着梗阻的性质、部位而有所差异,如单纯性肠梗阻,以体液丧失和肠膨胀为主;绞窄性肠梗阻和单纯性肠梗阻晚期,以肠坏死、感染和中毒为主,但严重的肠梗阻因严重的缺水、血液浓缩、血容量减少、电解质紊乱、酸碱平衡失调、细菌感染、毒血症等,可引起严重休克。当肠坏死、穿孔,发生腹膜炎时,全身中毒尤为严重。最后可因急性肾功能及循环、呼吸功能衰竭而死亡。

二、临床表现

(一)肠梗阻的一般症状和体征

腹痛为肠梗阻的主要症状。由于肠内容物通过受阻,引起肠壁平滑肌强烈的收缩和痉挛,产生阵发性的剧烈绞痛。高位肠梗阻时,呕吐出现早而频繁,呕吐物为胃或十二指肠内容物;低位梗阻时,呕吐出现迟而次数少。此外,还可能有排气和排便障碍,多数患者不再排气、排便。发病

后仍有多次、少量排气或排便时,常为不完全性肠梗阻。体征主要为腹胀及腹部压痛,有的可摸到肿块;听诊肠鸣音亢进与阵发性腹痛的出现相一致。

（二）妊娠期肠梗阻的临床特点

妊娠期肠梗阻基本上与非孕期肠梗阻相似。但妊娠晚期子宫增大占据腹腔,肠襻移向子宫的后方或两侧,或因产后腹壁松弛,使体征不明显、不典型,应予警惕。有学者报道,妊娠期并发肠梗阻患者80%有恶心、呕吐症状,98%有持续性或阵发性腹痛,70%有腹肌紧张,而异常的肠鸣音仅占55%。

三、诊断和鉴别诊断

（一）既往史

了解患者既往有无盆腹腔炎症或手术史,对诊断有重要意义。特别是阑尾炎、宫外孕及其他附件手术史,并注意术后有无并发肠粘连的表现。

（二）临床症状与体征

仔细分析以上临床症状与体征,严密观察病情的变化。根据腹痛、呕吐、腹胀及肛门停止排便排气症状,诊断单纯性肠梗阻较容易,但重要的是要判断有无绞窄性肠梗阻的发生。有些患者病程较长,就诊前曾服用止痛或解痉类药物,或发展为肠穿孔、肠麻痹时腹痛不明显,对判断病情程度造成困难,详细询问病史和诊治经过尤为重要。

（三）辅助检查

血常规检查对诊断无特殊价值,白细胞总数及中性粒细胞逐渐显著升高时,应想到绞窄性肠梗阻的可能。X线检查对诊断有很大帮助。腹部X线片,90%患者可见肠管过度胀气及出现液平面等肠梗阻表现。对于诊断有困难者进行腹部MRI检查为诊断提供线索。

（四）与其他疾病鉴别

注意与妊娠期卵巢囊肿扭转、胎盘早期剥离及其他外科急腹症,如急性阑尾炎、胆囊炎、胆石症和急性胰腺炎等疾病相鉴别。妊娠晚期应与临产宫缩相鉴别。

四、治疗

妊娠期肠梗阻的处理,应根据梗阻性质、类型、程度、部位、全身情况以及妊娠的期限和胎儿的情况等,采取适当的措施。

（一）保守治疗

观察非绞窄性肠梗阻,应先保守治疗。包括暂禁食、胃肠减压、补液输血、应用抗生素等。对乙状结肠扭转的病程早期,可小心插肛管排气或多次小量灌肠,以使扭转部位肠腔内气体及粪便排出。但有引起流产或早产的可能,应注意防治。

（二）手术治疗

经保守治疗12~24 h,症状不好转,梗阻未解除者,应采取手术治疗。术中彻底查清绞窄梗阻部位及病变程度,以决定手术方式。

（三）产科处理

(1)能够继续妊娠者应给予保胎治疗。

(2)妊娠早期肠梗阻经保守治疗好转,梗阻解除者,可以继续妊娠。施行肠梗阻手术的病例,往往病情较重,不宜继续妊娠,可择期人工流产。

（3）妊娠中期合并肠梗阻，如无产科指征，不必采取引产手术终止妊娠，但有部分病例可能发生自然流产。

（4）妊娠晚期往往由于胀大的子宫影响肠梗阻手术的进行，应先行剖宫产术，多数可得到活婴。

五、预后

妊娠并发急性肠梗阻，孕妇及胎儿死亡率较高，主要是由于子宫增大及孕激素的影响，使肠梗阻的症状不典型，造成误诊、延迟诊断、手术不及时或手术准备不充分等。随着对妊娠期肠梗阻疾病的诊断和治疗水平的提高，母儿的病死率明显下降。有学者报道，1900 年母儿死亡率高达 60％，20 世纪 30 年代，孕妇死亡率降至 20％，胎儿死亡率降为 50％，到 20 世纪 90 年代孕妇死亡率降至 6％，但胎儿丢失率仍波动在 20％～60％。

（韩立平）

第十章

瘢痕子宫再次妊娠的处理

第一节 剖宫产瘢痕妊娠的孕早期处理

剖宫产瘢痕妊娠(cesarean scar pregnancy,CSP)是异位妊娠中的罕见类型,文献报道其发生率为 1：(1 800～2 216)次正常妊娠。早孕行人工流产时应该首先明确妊娠部位,排除瘢痕处妊娠,以免发生致命性的大出血甚至子宫破裂。由于此病较少见,发病隐匿,临床医师缺乏对此病的认识,发病早期易误诊为其他疾病而予以不恰当的治疗,容易给病人带来不必要的痛苦,甚至是无法逆转的损害。因此,早期诊断此病对及时、正确的处理与保留病人的生育功能等具有重要意义。

一、治疗原则

去除病灶、保障病人的安全。根据病人年龄、病情、超声显像、血 HCG 水平及对生育的要求等,提供下列治疗方案。治疗前向病人充分告知病情和各种治疗方案的效果、复发风险,共同商讨确定治疗方案,签署知情同意书。

一旦确定为子宫瘢痕部位妊娠,应禁止盲目吸宫或刮宫手术。

二、治疗方法

根据病人的年龄、病情、超声影像、血 HCG 水平及是否有生育要求选择不同的治疗方法。如保守治疗应准备 MTX,如手术治疗应做好介入准备,并做好充分的术前准备,减少出血风险。

(一)减少出血方法的准备

1.MTX 治疗后清宫

(1)MTX 有肾毒性及血液系统毒性作用,签署知情同意书时要强调 MTX 化疗不良反应及毒性作用,并备四氢叶酸钙解毒。

(2)用药方式以全身给药为主,剂量按体重 1 mg/kg 计算,或按体表面积如 50 mg/m^2,单次肌内注射。注射后 24～48 h 可在宫腔镜下(或超声监测下)行病灶清除术。

2.MTX 治疗的注意事项

(1)病人充分了解 MTX 治疗的不良反应,并愿意选择该治疗方式。

(2)治疗期间随时会发生严重子宫出血,必须在有条件进一步处理的医院进行。

（3）术后监测血 HCG 下降情况，超声监测局部血流。

（4）MTX 有致畸作用，治疗后需停药 6 个月后方可再次妊娠。

3.子宫动脉栓塞后清宫

在放射线下经股动脉插管向子宫动脉注入栓塞剂能迅速、有效止血。吸收性明胶海绵颗粒为最常用的可吸收栓塞剂。在确定子宫瘢痕部位妊娠，有大出血风险的病人在准备刮宫手术前进行栓塞，可有效地减少术中出血。

（二）手术

1.术前准备

术前保证有充足的血源，开放两条以上有效的静脉通路，术前谈话沟通，病人及家属充分知情同意，术前应备有急救方案，开放 2 条静脉通道，备好 Foley 尿管（18 F）做水囊局部压迫用，做好钳夹宫颈（3、6、9、12 点）及子宫动脉栓塞等准备，尽可能保留子宫。

2.手术方式

（1）清宫术：对瘢痕部位妊娠行吸宫、刮宫手术常常导致严重的难以控制的子宫出血；MTX 治疗后或介入治疗后清宫：对于绒毛种植较浅、孕囊较小并向宫腔生长的病例，或在 MTX 治疗或介入治疗满意后的病例，可以在 B 超或宫腔镜监视下行刮宫。在清宫术中如出现大出血，立即 Foley 尿管（18 F）做水囊局部压迫（注入 30～90 mL 生理盐水，保留 12～24 h），若无条件诊治，立即转诊到上级医院；有条件的医院，应腹腔镜下或开腹局部病灶清除术。

（2）宫腔镜下：适用于病人一般情况稳定，妊娠囊突向宫腔。术前根据血 HCG 值，可行 MTX 化疗，妊娠部位血供丰富者，先行子宫动脉栓塞。

（3）宫腹腔镜下：适用于病人一般情况稳定，妊娠囊突向腹腔或膀胱者，可行病灶切除同时修补子宫切口憩室，减少再次切口瘢痕妊娠的风险。

（4）开腹手术：适用于病变部位破裂或刮宫、人工流产导致穿孔，或无条件行宫腹腔镜的医疗机构，可选择病灶清除术、子宫修补术或子宫次全切除或子宫全切术。

三、终止妊娠后随访

（1）早孕期瘢痕妊娠病人终止妊娠出院后应定期随访，行超声和血清 HCG 检查，直至 HCG 正常。

（2）有生育要求妇女，告知再次妊娠仍有发生瘢痕部位妊娠、妊娠晚期子宫破裂、胎盘植入的风险。

（3）无生育要求者，应尽快落实适宜的永久性避孕措施。

（韩立平）

第二节　瘢痕子宫再次妊娠的孕中期处理

瘢痕子宫再次妊娠时，当出现胎儿畸形、死胎或孕妇合并严重的内外科疾病而不得不终止妊娠时，要对终止妊娠的方式进行选择。由于瘢痕子宫的特殊性，终止妊娠时需要考虑瘢痕子宫发生子宫破裂、大出血甚至子宫切除等相关风险。

一、引产

前列腺素制剂不适用于瘢痕子宫引产,会增加子宫破裂的风险。依沙吖啶羊膜腔内注射是常用的妊娠中期引产的方法,但由于部分病例会出现频强的子宫收缩,所以这种方法被列为瘢痕子宫中期引产的相对禁忌,因此,在选择该方法前需充分向病人告知引产的风险并做好引产前充分准备,引产中加强监护,及时发现异常及时处理。

(一)依沙吖啶羊膜腔内注射引产

1.引产前

(1)采集病史:仔细询问前次手术病史,包括手术指征、术后有无发热、伤口感染和术后子宫复旧情况等。

(2)术前体格检查:血常规、尿常规、肝功能、肾功能、凝血功能、心电图检查,核对孕周,B超了解胎儿和胎盘情况,有无应用依沙吖啶的绝对禁忌证。备血,随时做好输血抢救及开腹探查术的准备。

(3)瘢痕子宫中期依沙吖啶引产禁忌证:前次剖宫产为古典术式、深及内膜的子宫肌瘤剔除术,或虽为子宫下段切口但愈合不良或术后感染者;此次妊娠距前次剖宫产时间较短,小于2年;有两次以上的剖宫产史;有严重内科合并症及产科并发症;不具备抢救急症病人的条件;严重肝肾功能异常。

(4)采用此法引产前要充分告知病人及家属此种方法的利和弊,告知引产过程中有子宫破裂,出血多,需要开腹修补的可能及有先兆子宫破裂情况下剖宫取胎的可能。术前以依沙吖啶原液做鼻黏膜过敏试验,如有过敏症状,改用其他方法。

2.引产时

(1)超声监测下羊膜腔内注射依沙吖啶100 mg,注射后密切监护,关注宫缩发动的时间、强度、子宫形态、子宫下段有无压痛等情况,有规律宫缩后观察血压、脉搏。

(2)依沙吖啶联合米非司酮引产:依沙吖啶配伍米非司酮用于瘢痕子宫引产可以提前诱发宫缩,缩短产程,减少出血及预防并发症的发生。因此,推荐在引产同时服用米非司酮50 mg,每天2次,共200 mg(或200 mg顿服)。

3.引产后

(1)注射依沙吖啶后3 d尚未发动宫缩或5 d尚未排出胎儿,需再次注射药物或改用其他方法者,视为引产失败。

(2)监护和分娩时处理:参考第7章第八节瘢痕子宫阴道分娩(VBAC)。

(二)水囊引产

用于依沙吖啶引产禁忌者(如宫颈条件极差或者肝功能异常等),应根据情况,宫颈放置低位小水囊(Foley尿管,可注入30～50 mL生理盐水)促宫颈成熟后缩宫素引产。宫颈放置水囊前后应严格消毒,做宫颈分泌物培养,并完善知情同意,做好子宫破裂修补的准备。

二、剖宫取胎

剖宫取胎相对安全,但显然不是医师及病人的首选。有经阴道分娩禁忌证及不愿承担子宫破裂风险者采取。

(韩立平)

第三节　瘢痕子宫再次妊娠的孕晚期处理

一、瘢痕子宫晚期妊娠阴道分娩

随着瘢痕子宫再次妊娠病例越来越多,瘢痕子宫再次妊娠阴道分娩(VBAC)问题成为产科医师面临的挑战。因此,了解哪些孕妇可以经历阴道分娩,对这类孕妇做出完善的评估和准备,预见阴道分娩过程中可能出现的风险,掌握急救应对措施,是保障母儿安全的关键。

VBAC应在有抢救能力的县级及以上医院进行。

（一）全面评估

计划VBAC前需对产妇全面评估,包括孕妇年龄、手术史（剖宫产、肌瘤剔除、宫角部妊娠手术等）,了解前次的手术指征、手术方式（是否为腹腔镜下肌瘤剔除,是否为早产剖宫产,子宫体部/下段剖宫产,是择期手术还是试产后的急诊手术）、手术后有无感染,如为子宫肌瘤剔除术后的瘢痕子宫,要了解肌瘤的数量及术后的病理类型,手术实施的医院级别等,上次手术距离本次妊娠时间间隔、分娩孕周、胎儿大小、胎位、头盆情况、宫颈成熟度、瘢痕愈合情况、胎盘情况等。此外,还要了解此次有无阴道分娩的适应证:前次剖宫产指征不存在,此次妊娠不存在新的剖宫产指征,无头盆不称和阴道分娩禁忌。

（二）有利于阴道分娩成功的条件

（1）有较好的医疗监护设备,具备随时手术、输血和抢救条件。

（2）病人愿意接受阴道试产并了解阴道试产的风险。

（3）年龄最好在21～35岁,仅一次剖宫产史,在剖宫产前或后有过阴道分娩史。

（4）前次剖宫产为下段横切口,切口无撕裂,且术后切口愈合好,无感染。距离前次手术间隔2年以上,10年以下,B超检查提示子宫下段瘢痕连续性好,子宫瘢痕处无胎盘附着,下段瘢痕愈合无缺陷。

（5）第一次剖宫产指征不存在、头先露,无新的剖宫产指征,宫颈Bishop评分4分以上。

（6）胎先露已入盆,试产过程中监测产程进展顺利。

（7）在前次剖宫产术后无再次子宫手术损伤史,如人流术中子宫穿孔、子宫肌瘤剔除等。

（8）无严重妊娠并发症及内外科并发症。

（9）胎儿死亡或严重畸形尽量经阴道分娩。

（10）自然临产,不需应用缩宫素引产或加强宫缩。

（11）估计胎儿体重<4 000 g。

（三）处理方法

做好瘢痕子宫的交接班制度,应该在备有紧急剖宫产的条件下待产,待产前做好紧急剖宫产准备,如备血、人员等准备。经充分评估有阴道试产条件者,促宫颈成熟及催产素点滴引产或催产不是绝对禁忌,但禁用前列腺素制剂促宫颈成熟,且需要专人全程管理及监护。

1.严密监护母儿情况

对产妇症状体征的观察:①VBAC分娩的孕妇临产后应有专人看管。②临产后持续胎心监护。③临产后应开放有效的静脉,应持续血压、心率监测,注意病人疼痛和阴道出血情况;如有先

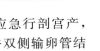

兆子宫破裂征象(产妇心率快,持续腹痛,或耻骨联合上有压痛、血尿、胎儿窘迫)应急行剖宫产,严禁阴道任何操作;如疑诊子宫破裂应行剖腹探查术,术中应酌情行子宫修补术并双侧输卵管结扎术或子宫切除术。④如果出现胎儿窘迫,除非宫口已经开全,短时间内可以阴道分娩,余均应立即剖宫产终止妊娠。

2.严密观察产程

(1)临产后每名 VBAC 的产妇应由有经验的助产士专人护理,观察宫缩强度、持续时间、胎心、实时监测血压、心率,注意病人的主诉、阴道流液和阴道出血情况。

(2)临产后产程进展缓慢或停滞时,如有宫缩乏力,可行人工破膜加体位改变,以加强宫缩。如可疑头盆不称或梗阻性难产,或出现子宫先兆破裂或子宫破裂时,应禁止一切阴道操作,急行剖宫产。

(3)缩短第二产程,需要时行助产术结束分娩。

(4)一旦发现产后出血倾向,应进行软产道检查(包括阴道检查及宫腔探查),排除子宫瘢痕破裂;对无产后出血病例不主张在产后常规阴道检查。

二、瘢痕子宫晚期妊娠剖宫产

(一)适应证

(1)先兆子宫破裂或子宫破裂。

(2)前次剖宫产为古典式、倒"T"型切口,或肌瘤剥除术、宫角部妊娠手术,或下段横切口但愈合不良及术后感染。

(3)有两次以上的剖宫产史或子宫破裂史。

(4)前次剖宫产指征依然存在,如骨盆狭窄等。

(5)有严重的内科合并症及产科并发症,多胎妊娠,胎儿偏大等。

(6)不具备抢救急症病人的条件。

(7)子宫下段瘢痕处连续性中断。

(二)再次评估病情

剖宫产术前应识别胎盘和瘢痕的关系,必要时进行 MRI 检查,权衡本院医疗能力能否应对术中可能出现的紧急情况,如本院不能处理者,应紧急转诊到有能力的机构。如本院有救治能力,应做好充分的术前准备。

(三)术前准备

术前做好充分讨论,除了常规的术前准备之外,应准备充足的血源,要保证足够的医疗技术力量,制定好止血方法、备好止血器具、药物等。

(四)术中操作

(1)建立有效静脉通道。

(2)手术轻柔缓慢。因为瘢痕子宫再次手术可能有盆腹腔粘连,因此,手术过程要缓慢轻柔,仔细分离粘连带,进入腹腔前注意不伤及膀胱;瘢痕组织糟脆,撕拉下段切口时小心裂伤;对盆腔粘连严重或前次术后严重感染或两次以上剖宫产史者,术前可酌情膀胱内注入亚甲蓝。

(3)子宫下段切口要尽量避开原来的瘢痕,取距离前次切口上方 2.0cm 以上的位置横行切口,有利于子宫切口愈合。

(4)术中根据子宫收缩情况选择缩宫素。

(韩立平)

第四节　凶险性前置胎盘的处理

剖宫产术后再次妊娠的胎盘附着于子宫瘢痕上,使发生胎盘植入的风险明显增加,是凶险性前置胎盘中最严重的类型,需要进行早期识别及诊断。

凶险性前置胎盘风险性大,预防和处理非常重要。凶险性前置胎盘的处理是多学科、团队合作、综合医疗资源能力的显示。应做好充分评估,无处理能力者,应及时转诊。

一、术前准备

凶险性胎盘植入病情凶险,需手术治疗,应充分做好术前准备。

（一）术前评估准备

根据胎盘粘连、植入的程度、与邻近脏器的关系、病人年龄、对生育的要求等综合判断。可以参考北京大学第三医院处理流程。北京大学第三医院依据"胎盘植入超声评分量表"完善术前准备:评分≤5分,术前备4U红细胞;≥6分,术前备>10U红细胞,酌情准备输尿管支架及腹主动脉球囊。注意要保留血样以备术中能够完成及时配血,同时还需要准备血浆及纤维蛋白原、胃黏膜保护药等。

（二）术前辅助检查

除了常规检查外还应包括超声心动图及盆腔MRI检查等。

术前影像学评估检查具有重要意义,可以超声联合MRI检查评估其胎盘植入风险程度,妊娠中期需要终止妊娠者根据胎盘位置及植入凶险程度决定终止妊娠方式。

（1）如果为中央型前置胎盘合并胎盘植入以剖宫取胎术为宜。

（2）如果边缘型前置胎盘评估粘连可能性大者,也可以选择经阴道娩出胎儿,但严密观察并做好防范措施,随时有大出血风险,必须做好血液制品及急诊介入栓塞剂或开腹止血的准备。

（3）可疑胎盘植入者,根据植入情况,妊娠34周后酌情择期终止妊娠。术前专人负责及时向家属交代病情。

（三）手术预案的制订

（1）手术团队准备:术前多学科会诊,包括泌尿外科、血管外科、麻醉科、ICU科、检验科及儿科等学科共同讨论制定手术预案。

（2）血液制品的准备:术前充分备好血液制品,包括血细胞、血浆、冷沉淀、纤维蛋白原、凝血酶原复合物等。

（3）专人记录:术中专人负责记录出入量和所用药品。

（4）静脉通道准备:术前开放有效静脉通道,包括锁骨下或颈内静脉穿刺及经动脉的血流动力学监测。

（5）对于胎盘植入膀胱浸润者术前酌情置入输尿管支架,以防术中损伤输尿管。

（6）严重凶险植入术前可以做好股动脉分离并准备好股动脉球囊,在术中出血多时及时置入球囊压迫止血。

（7）术前准备好止血带、大纱垫,在出现汹涌的子宫出血时及时以止血带压迫子宫动脉下行支,可以起到迅速止血的作用。

(8)酌情切皮前做好输血准备:术前即有贫血的可临手术前输血,以增加对术中大出血的耐受;条件允许者可以采用自体血回输。

(9)麻醉方式选择:麻醉方式可选择椎管内麻醉或全身麻醉,可以先在局部麻醉下置入输尿管支架,单次腰麻下剖宫产快速娩出胎儿,一旦出血多,立即全身麻醉。

(10)手术切口选择:腹部切口以纵切口为宜,即便前次为横切口;如果胎盘大部分在子宫后壁,此次评分为轻型者也可以选择腹部横切口。

二、术中处理

以下方法在减少凶险性前置胎盘产后出血中有效,可参考选择应用。

(1)子宫切口选择:术前再次超声检查,确定子宫切口的位置,尽量避开前壁胎盘附着部位,尽量避免胎盘打洞娩出胎儿。

(2)胎儿娩出后迅速将止血带放置于子宫下段勒紧,暂时阻断子宫下段血供。子宫腔填满纱布压紧减少由于部分胎盘剥离而导致的出血。

(3)下推膀胱避重就轻,从侧方入手,主要以锐性分离为主,如果粘连致密钝性分离会导致膀胱破裂。

(4)胎盘剥离面止血方法的选择如下。①血管结扎:胎盘剥离后血窦开放或子宫收缩乏力时,可以选用1号可吸收线在出血部位"8"字、Cho多重方结缝合、单扎缝合等止血,可以在宫腔内缝合将线结系于浆膜面,也可以浆膜面进针,将线结系于浆膜面;植入面积小,非穿透植入,可人工剥离胎盘,楔形切除植入的胎盘,局部缝合,或予多个"8"字缝合或补丁缝合止血。②子宫压迫缝合:穿透子宫前后壁的缝合止血、B-lynch缝合止血、子宫动脉下及上行支结扎和髂内动脉结扎等。为减少胎盘剥离面出血,可于胎盘娩出后结扎双侧子宫动脉上行支和下行支阻断供血动脉,或局部方块形全层缝合胎盘附着部位子宫组织。③宫腔填塞:可采用宫腔内放置水囊压迫子宫下段止血(橡胶手套及导尿管联合自制水囊)等方法。

(5)子宫切除术:①胎盘在位子宫切除术:胎盘植入面积广泛,且植入较深甚至穿透子宫肌壁侵及膀胱,为减少出血也可以考虑行胎盘在位子宫切除,尤其是血源不足,技术条件有限的医疗单位。如果术前没有预测严重性,术中开腹后发现胎盘植入凶险,医疗救治能力薄弱者,可以在保证孕妇安全的前提下不切开子宫娩出胎儿,而是直接关腹,然后转诊至上级医院。②经多方止血的方法无效,病人病情危重,血源不能及时到位,危及病人生命时,应及时果断行子宫切除,避免孕产妇发生致命性大出血甚至孕产妇死亡。

三、重型胎盘植入手术九步法

依据"胎盘植入超声评分量表"胎盘植入凶险等级评分,≤5分为轻型,≥6分、<10分为重型,而≥10分为极重型。依据胎盘评分决定终止妊娠的时机、术前准备及手术方式的选择。术前准备同本节凶险性前置胎盘。

手术的关键是止血,目标是减少出血、保留生育年龄妇女子宫,最终保证母婴健康,减少并发症的发生。凶险型胎盘植入的手术不同于其他科室的手术,往往手术中情况紧急,短时间内可能发生致命性大出血,需要术前根据胎盘凶险等级评分安排好人力及物力,同时需要做到手术中井然有序,条理清晰,急、快而不乱,参加手术的医师要了解手术步骤及顺序,因此,归纳总结针对重型胎盘植入九步术式法。

（一）第一步：子宫切口选择

常规剖宫产手术通常选择子宫下段切开子宫，而对于胎盘附着于子宫前壁的凶险型胎盘植入，如果采取子宫下段横行切口会导致胎儿娩出前大量出血，一方面会导致母体失血过多，另一方面也会导致胎儿失血，尤其是如果短时间内胎儿娩出困难者甚至可能导致新生儿窒息。因此，原则上子宫切口的选择尽量避开胎盘，可以在宫体上段等。如果不能避开胎盘也要在胎盘最薄弱的部位行胎盘打洞，然后娩出胎儿。

（二）第二步：暂时快速止血

胎儿娩出后，助手迅速将子宫娩出盆腔，并在阔韧带无血管区迅速打洞，置入止血带于子宫下段并勒紧，同时宫腔内填满干纱布压迫胎盘，暂时避免剥离胎盘。

（三）第三步：置入腹主动脉球囊

通过事先分离出来的股动脉在超声引导下置入腹主动脉球囊于两侧髂总动脉分叉上段，然后注入5～10 mL生理盐水，超声监测血流被阻断同时检查双侧肾动脉血流频谱存在。

（四）第四步：分离膀胱

避重就轻，从侧方入手，主要以锐性分离为主，如果粘连致密钝性分离会导致膀胱破裂。

（五）第五步：娩出胎盘

卵圆钳或徒手将胎盘娩出，原则上将胎盘尽量全部娩出，但往往做不到，此时剥离面出血或子宫下段深部向上涌血汹涌，所以动作要快速，判断要准确，边剥离胎盘同时置入干纱布暂时压迫可以减少出血，同时做好快速缝合子宫动脉下行支准备。

（六）第六步：结扎子宫动脉上、下行支

从已经下推膀胱的最低点进针，全程穿至子宫下段/宫颈后壁，从阔韧带无血管区出针打结，同理处理对侧。个别情况需要再在上方2 cm处重复同法缝合。

（七）第七步：子宫下段双切口

可以在子宫下段剪除残存植入的胎盘组织，多数情况此处仅为浆膜层，甚至已经自行穿透破裂。

（八）第八步：宫颈提拉加固缝合（止血）

用4把艾丽斯钳钳夹子宫下段宫颈环状略有弹性的组织，采取"8"字或"U"字缝合。

（九）第九步：子宫成型缝合术

常规缝合子宫两个切口。如果存在子宫收缩乏力，可以采取B-lynch缝合术。

（韩立平）

第十一章

正常分娩与产程处理

第一节 分 娩 动 因

人类分娩发动的原因仍不清楚。目前认为人类分娩的发动是一种自分泌因子/旁分泌因子及子宫内组织分子信号相互作用的结果,使得子宫由静止状态成为活动状态,其过程牵涉复杂的生化和分子机制。

一、妊娠子宫的功能状态

妊娠期子宫可处于 4 种功能状态。

（一）静止期

在一系列抑制因子作用下,子宫肌组织在妊娠期 95% 的时间内处于功能静止状态。这些抑制因子包括孕激素、前列环素（PGI_2）、松弛素、一氧化氮（NO）、甲状旁腺素相关肽（PTH-rP）、降钙素相关基因肽、促肾上腺素释放激素（CRH）、血管活性肠肽及人胎盘催乳激素等,它们以不同方式增加细胞内的 cAMP 水平,继而减少细胞内钙离子水平并降低肌球蛋白轻链激酶（MLCK,肌纤维收缩所需激酶）的活性,从而降低子宫肌细胞的收缩性。实验证实胎膜可以产生抑制因子,通过旁分泌作用维持子宫静止状态。

（二）激活期

子宫收缩相关蛋白（CAP）基因表达上调,CAP 包括缩宫素受体、前列腺素受体、细胞膜离子通道相关蛋白及细胞间隙连接的重要组成元素结合素-43（connexin-43）等。细胞间隙连接的形成是保证子宫肌细胞协调一致收缩的重要前提。

（三）刺激期

子宫对宫缩剂的反应性增高,在缩宫素、前列腺素（主要为 PGE_2 和 $PGF_{2\alpha}$）的作用下产生协调规律的收缩,娩出胎儿。

（四）子宫复旧期

这一时期缩宫素发挥主要作用。分娩发动主要是指子宫组织由静止状态向激活状态的转化。

二、妊娠子宫转向激活状态的生理变化

（一）子宫肌细胞间隙连接增加

间隙连接（gap junction，GJ）是细胞间的一种跨膜通道，可允许分子量＜1 000 的分子通过，如钙离子。间隙连接可使肌细胞兴奋同步化，协调肌细胞的收缩活动，增强子宫收缩力，并可增加肌细胞对缩宫素的敏感性。妊娠早、中期细胞间隙连接数量少，且体积小；妊娠晚期子宫肌细胞具有逐渐丰富的间隙连接，并持续增加至整个分娩过程。间隙连接的表达、降解及其多孔结构由激素调节，孕酮是间隙连接形成的强大抑制剂，妊娠期主要通过孕酮抑制间隙连接的机制维持子宫肌的静止状态。

（二）子宫肌细胞内钙离子浓度增加

子宫肌细胞的收缩需要肌动蛋白（actin）、磷酸化的肌浆球蛋白（myosin）和能量的供应。子宫收缩本质上是电位控制的，当动作电位传导至子宫肌细胞时，肌细胞发生去极化，胞膜上电位依赖的钙离子通道开放，细胞外钙离子内流入细胞内，降低静息电位，活化肌原纤维，进而诱发细胞收缩。故细胞内的钙离子浓度增加是肌细胞收缩不可缺少的。

三、妊娠子宫功能状态变化的调节因素

（一）母体内分泌调节

1.前列腺素类（Prostanoid）

长期以来认为前列腺素在人类及其他哺乳动物分娩发动中起了重要的作用。在妊娠任一阶段引产、催产或药物流产均可应用前列腺素发动子宫收缩；相反，给予前列腺素生物合成抑制剂可延迟分娩及延长引产的时间。临产前，蜕膜及羊膜含有大量前列腺素前身物质花生四烯酸、前列腺素合成酶及磷脂酶 A_2，促进释放游离花生四烯酸并合成前列腺素。PGF_2 和 TXA_2 引起平滑肌收缩，如血管收缩和子宫收缩。PGE_2、PGD_2 和 PGI_2 引起血管平滑肌松弛和血管扩张。PGE_2 在高浓度时可抑制腺苷酸环化酶或激活磷脂酶 C，增加子宫肌细胞内钙离子浓度，引起子宫收缩。子宫肌细胞内含有丰富的前列腺素受体，对前列腺素敏感性增加。前列腺素能促进肌细胞间隙连接蛋白合成，改变膜通透性，使细胞内 Ca^{2+} 增加，促进子宫收缩，启动分娩。

2.缩宫素（Oxytocin）

足月孕妇用缩宫素成功引产已有很长历史，但缩宫素参与分娩发动的机制仍不完全清楚。缩宫素结合到子宫肌上的缩宫素受体，激活磷脂酶 C，从膜磷脂释放出三磷酸肌醇和二酯酰甘油，升高细胞内钙的水平，使子宫收缩；缩宫素能促进肌细胞间隙连接蛋白的合成；此外，足月时缩宫素刺激子宫内前列腺素生物合成，通过前列腺素驱动子宫收缩。

3.雌激素和孕激素（estrogen and progestin）

人类在妊娠期处于高雌激素状态。妊娠末期，孕妇体内雌激素可增加间隙连接蛋白和宫缩素受体合成；促进钙离子向细胞内转移；激活蜕膜产生大量细胞因子，刺激蜕膜及羊膜合成与释放前列腺素，促进宫缩及宫颈软化成熟。雌激素通过上述机制促进子宫功能状态转变。而在大多数哺乳动物，维持妊娠期子宫相对静止状态需要孕酮。孕酮可抑制子宫肌间隙连接蛋白的形成。早在 20 世纪 50 年代就有学者提出，分娩时母体血浆内出现孕酮撤退。现在认为分娩前雌/孕激素比值明显增高，或受体水平的孕酮作用下降可能与分娩发动有关。

4.内皮素(Endothelin)

内皮素是子宫平滑肌的强诱导剂,子宫平滑肌内有内皮素受体。妊娠晚期在雌激素作用下,兔和鼠的子宫肌内皮素受体表达增加,但在人类中尚未肯定。孕末期,羊膜、胎膜、蜕膜及子宫平滑肌含有大量内皮素,能提高肌细胞内 Ca^{2+} 浓度,前列腺素合成,诱发宫缩;内皮素还能加强有效地降低引起收缩所需的缩宫素阈值。

5.血小板激活因子(platelet-activiting factor,PAF)

PAF 是一种强效的子宫收缩物质和产生前列腺素的刺激剂。随着临产发动,羊膜中 PAF 浓度增高。孕酮可增高子宫组织中的 PAF 乙酰水解酶,而雌激素及炎症细胞因子可降低此酶水平,这些研究提示宫内感染炎症过程使 PAF 增高,促进了子宫收缩。

(二)胎儿内分泌调节

研究显示,人类分娩信号也来源于胎儿。随着胎儿成熟,胎儿丘脑-垂体-肾上腺轴的功能逐渐建立,在促肾上腺皮质激素(ACTH)的作用下,胎儿肾上腺分泌的皮质醇和脱氢表雄酮(DHEA)增加,刺激胎盘的 17-α 水解酶减少孕激素的产生,并增加雌激素的生成,从而使雌激素/孕激素的比值增加;激活蜕膜产生大量细胞因子,如 IL-1、IL-6、IL-8、GCSF、TNF-α、TGF-β及 EGF 等;还能通过加强前列腺素的合成和分泌,刺激子宫颈成熟和子宫收缩。孕激素生成减少而雌激素生成增加也促进子宫平滑肌缩宫素受体和间隙连接的形成;同时还可促进钙离子向细胞内转移,加强子宫肌的收缩,促使分娩发动。

(三)母-胎免疫耐受失衡

从免疫学角度看,胎儿对母体而言是同种异体移植物,母体却对胎儿产生特异性的免疫耐受使妊娠得以维持。对母-胎免疫耐受机制有大量研究,提出的学说主要包括:①主要组织相容性复合物 MHC-Ⅰ(major histocompatibility complex Ⅰ)抗原缺乏;②特异的 HLA-G 抗原(human leukocyte antigen G)表达;③Fas/FasL 配体系统的作用;④封闭抗体的作用;⑤ Th_1/Th_2 改变等。

一旦以上因素改变,引起母-胎间免疫耐受破坏,可导致母体对胎儿的排斥反应。研究发现,母体对胎儿的免疫反应是流产发生的主要原因之一。因此,足月分娩中可能存在同样的机制,即由于母胎间免疫耐受的解除,母体启动分娩,将胎儿排出。

四、机械性理论

尽管内分泌系统的变化及分子的相互作用在分娩发动中占有极其重要的地位,无可否认,其最终是通过影响子宫收缩来达到促使胎儿娩出的目的。故有人认为,随着妊娠的进展,子宫的容积不断增加,且胎儿的增长速度渐渐超过子宫的增大速度使得子宫内压不断增强;此外,在妊娠晚期,胎儿先露部分可以压迫到子宫的下段和宫颈。上述两部分因素使得子宫肌壁和蜕膜明显受压,肌壁上的机械感受器受刺激(尤其是压迫子宫下段和宫颈),这种机械性扩张通过交感神经传递至下丘脑,使得神经垂体释放缩宫素,引起子宫收缩。羊水过多、双胎妊娠容易发生早产是这一理论的佐证。但机械因素并不是分娩发动的始动因素。

（侯　青）

第二节 决定分娩的因素

决定分娩的要素有 4 个：即产力、产道、胎儿及精神因素。产力为分娩的动力，但受产道、胎儿及精神因素制约。产力可因产道及胎儿的异常而异常，或转为异常；产力也可受到产妇精神因素的直接影响，比如产程开始后，由于胎位异常，宫缩表现持续微弱，或开始良好继而出现乏力，在产妇对分娩有较大的顾虑时，可能从分娩发动之初宫缩就表现为不规律或持续在微弱状态。骨盆大小、形状和胎儿大小、胎方位正常时，彼此不产生不良影响；但如果胎儿过大、某些胎儿畸形或胎位异常，或骨盆径线小于正常或骨盆畸形，则即便产力正常，仍可能导致难产。

一、产力

产力是分娩过程中将胎儿及其附属物逼出子宫的力量，包括宫缩（子宫收缩力）、腹压（腹壁肌肉即膈肌收缩力）和肛提肌收缩力。

（一）子宫收缩力

子宫收缩力是临产后的主要产力，贯穿于整个分娩过程中。临产后的宫缩能迫使宫颈管短缩直至消失，宫口扩张，胎先露部下降、胎儿和胎盘胎膜娩出。

临产后的正常宫缩具有以下特点。

1.节律性

节律性宫缩是临产的重要标志之一。正常宫缩是子宫体部不随意的、有节律的阵发性收缩。每次阵缩总是由弱渐强（进行期），维持一定时间（极期），随后由强渐弱（退行期），直至消失进入间歇期（图 11-1），间歇期子宫肌肉松弛。阵缩如此反复出现，贯穿分娩全过程。

临产开始时，宫缩持续 30 s，间歇期 5～6 min。随着产程进展，宫缩持续时间逐渐增长，间歇期逐渐缩短。当宫口开全之后，宫缩持续时间可长达 60 s，间歇期可缩短至 1～2 min，宫缩强度也随产程进展逐渐增加，子宫腔内压力于临产初期升高至 3.3～4.0 kPa（25～30 mmHg），于第一产程末可增至 5.3～8.0 kPa（40～60 mmHg），于第二产程可高达 13.3～20.0 kPa（100～150 mmHg），而间歇期宫腔压力仅为 0.8～1.6 kPa（6～12 mmHg）。宫缩时子宫肌壁血管及胎盘受压，致使子宫血流量减少，但于子宫间歇期血流量又恢复到原来水平，胎盘绒毛间隙的血流量重新充盈，这对胎儿十分有利。

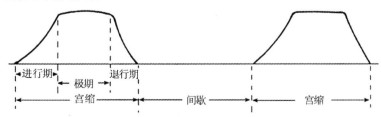

图 11-1 临产后正常节律性宫缩示意图

2.对称性和极性

正常宫缩起自两侧子宫角部，以微波形式迅速向子宫底中线集中，左右对称，此为宫缩的对称性;然后以每秒约 2 cm 的速度向子宫下段扩散,约 15 s 均匀协调地遍及整个子宫,此为宫缩的极性(图 11-2)。

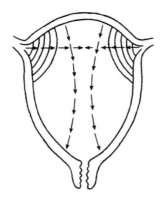

图 11-2 子宫收缩的对称性和极性

宫缩以宫底部最强、最持久,向下则逐渐减弱,子宫底部收缩力的强度几乎是子宫下段的两倍。这一子宫源性控制机制的基础是子宫肌中的起步细胞(pacemaker cell)的去极化。

3.缩复作用

子宫体部的肌肉在宫缩时,肌纤维缩短、变宽,收缩之后,肌纤维虽又重新松弛,但不能完全恢复原状而是有一定的程度缩短,这种现象称为缩复作用或肌肉短滞(brachystasis)。缩复作用的结果,使子宫体变短、变厚,使宫腔容积逐渐缩小,迫使胎先露不断下降,而子宫下段逐渐被拉长、扩张,并将子宫向外上方牵拉,颈管逐渐消失,展平(effacement)。

(二)腹肌及膈肌收缩力(腹压)

腹肌及膈肌收缩是第二产程时娩出胎儿的重要辅助力量。当宫口开全后,胎先露部已下降至阴道。每当宫缩时前羊水囊或胎先露部压迫盆底组织及直肠,反射性地引起排便感,产妇主动屏气,腹肌和膈肌收缩使腹压升高,促使胎儿娩出。腹压必须在第二产程尤其第二产程末期宫缩时运用最有效,过早用腹压不但无效,反而易使产妇疲劳和宫颈水肿,致使产程延长。在第三产程胎盘剥离后,腹压还可以促使胎盘娩出。

(三)肛提肌收缩力

在分娩过程中,肛提肌收缩力可促使胎先露内旋转。当胎头枕部露于耻骨弓下缘时,由于宫缩向下的产力和肛提肌收缩产生的阻力,两者的合力使胎头仰伸和胎儿娩出。

二、产道

产道是胎儿娩出的通道,分骨产道和软产道两部分。

(一)骨产道

骨产道是指真骨盆,其后壁为骶、尾骨,两侧为坐骨、坐骨棘、坐骨切迹及其韧带,前壁为耻骨联合。骨产道的大小、形状与分娩关系密切。骨盆的大小与形态对分娩有直接影响。因此对于分娩预测首先了解骨盆情况是否异常。

(1)骨盆各平面及其径线。

(2)骨盆轴。

(3)产轴。

(4)骨盆倾斜度。

(5)骨盆类型:有时会对分娩过程产生重要影响。目前国际上仍沿用1933年考-莫氏分类法(Cardwell-Moloy classification)。按X线摄影的骨盆入口形态,将骨盆分为4种基本类型:女型、扁平型、类人猿型和男型(图11-3)。但临床所见多为混合型。

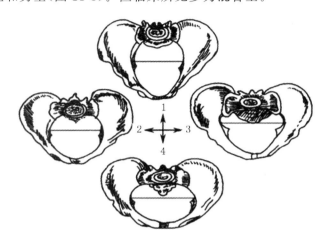

1.类人猿型骨盆;2.女性型骨盆;3.男性型骨盆;4.扁平型骨盆

图11-3　骨盆类型

(二)软产道

软产道是由子宫下段、宫颈、阴道和盆底软组织构成的管道。在分娩过程中需克服软产道的阻力。

1.子宫下段的形成

子宫下段由非孕时长约1 cm的子宫峡部形成。妊娠12周后,子宫峡部逐渐扩展成为子宫腔的一部分,妊娠末期逐渐被拉长形成子宫下段。临产后进一步拉长达7~10 cm,肌层变薄成为软产道的一部分。由于肌纤维的缩复作用,子宫上段的肌壁越来越厚,下段的肌壁被牵拉越来越薄,由于子宫上下段肌壁的厚、薄不同,在子宫内面两者之交界处有一环形隆起,称为生理性缩复环(physiologic retraction ring)(图11-4)。

2.宫颈的变化

(1)宫颈管消失(effacement of cervix):临产前的宫颈管长约2 cm,初产妇较经产妇稍长。临产后由于宫缩的牵拉及胎先露部支撑前羊水囊呈楔形下压,致使宫颈管逐渐变短直至消失,成为子宫下段的一部分。初产妇宫颈管消失于宫颈口扩张之前,经产妇因其宫颈管较松软,则两者多同时进行。

(2)宫口扩张(dilatation of cervix):临产前,初产妇的宫颈外口仅容一指尖,经产妇则能容纳一指。临产后宫口扩张主要是宫缩及缩复向上牵拉的结果。此外,前羊水囊的楔形下压也有助于宫颈口的扩张。胎膜多在宫口近开全时自然破裂,破膜后胎先露部直接压迫宫颈,扩张宫口的作用更明显。随着产程的进展,宫口开全(10 cm)时,妊娠足月的胎头方能娩出(图11-5)。

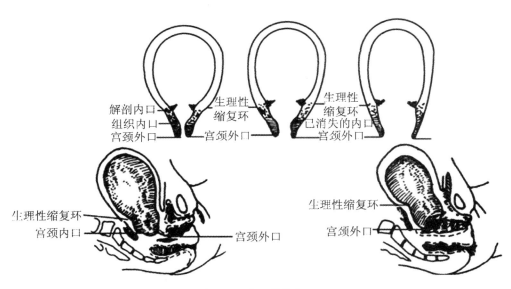

图 11-4　生理性缩复环

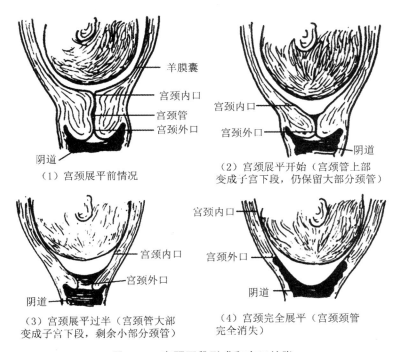

（1）宫颈展平前情况

（2）宫颈展平开始（宫颈管上部
变成子宫下段，仍保留大部分颈管）

（3）宫颈展平过半（宫颈管大部
变成子宫下段，剩余小部分颈管）

（4）宫颈完全展平（宫颈颈管
完全消失）

图 11-5　宫颈下段形成和宫口扩张

3.骨盆底、阴道及会阴的变化

在分娩过程中，前羊水囊和胎先露部逐渐将阴道撑开，破膜后先露部下降直接压迫骨盆底，软产道下段形成一个向前弯的长筒，前壁短后壁长，阴道外口开向前上方，阴道黏膜皱襞展平使腔道加宽。肛提肌向下及向两侧扩展，肌束分开，肌纤维拉长，使 5 cm 厚的会阴体变成 2～4 mm 薄的组织，以利胎儿通过。阴道及骨盆底的结缔组织和肌纤维，于妊娠晚期增生肥大，血管变粗，血流丰富。于分娩时，会阴体虽然承受一定的压力，若保护不当，也容易造成裂伤。

三、胎儿

足月胎儿在分娩过程中必须为适应产道表现出一系列动作,使之能顺利通过产道这一特殊的圆柱形通道:骨盆入口呈横椭圆形,而在中骨盆及骨盆出口则呈前后椭圆形。在分娩过程中,胎头是最重要的因素,只要头能顺利通过产道,一般分娩可以顺利完成,除非胎儿发育过大,则肩或躯干的娩出可能困难。

（一）胎头

为胎儿最难娩出的部分,受压后缩小程度小。胎儿头颅由 3 个主要部分组成:颜面、颅底及颅顶。颅底由两块颞骨(temporal bone)、蝶骨(sphenoid)及筛骨(ethmoid)所组成。颅顶骨由左右额骨、左右顶骨及枕骨所组成。这些骨缝之间由膜相连接,故骨与骨之间有一定活动余地甚至少许重叠,从而使胎头具有一定适应产道的可塑性,有利于胎头娩出。

胎头颅缝及囟门名称如下(图 11-6):①额缝(frontal suture):居于左右额骨之间的骨缝。②矢状缝(sagittal suture):左右顶骨之间的骨缝,前后走向,将颅顶分为左右两半,前后端分别连接前、后囟门,通过前囟与额缝连接,通过后囟与人字缝连接。③冠状缝(coronary suture):为顶骨与额骨之间的骨缝,横行,在前囟左右两侧。④人字缝(lambdoidal suture):位于左右顶骨与枕骨之间,自后囟向左右延伸。⑤前囟(anterior fontanel 或 bregma):位于胎儿颅顶前部,为矢状缝、额缝及冠状缝会合之处,呈菱形,2 cm×3 cm大。临产时可用于确定胎儿枕骨在骨盆中的位置。分娩后可持续开放 18 个月之久才完全骨化,以利脑的发育。⑥后囟(posterior fontanel):为矢状缝与人字缝连接之处,呈三角形,远较前囟小,产后 8～12 周内骨化。

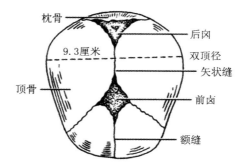

图 11-6　胎头颅缝及囟门

胎儿头颅可分为以下各部:①前头(sinciput):亦称额部,为颅顶前部;②前囟:菱形;③顶部(vertex):为前后囟线以上部分;④后囟:三角形;⑤枕部(occiput):在后囟下方,枕骨所在地;⑥下颌(mentum):胎儿下颌骨。

胎头主要径线(图 11-7):径线命名以解剖部位起止点为度。在分娩过程,胎儿头颅受压,径线长短随之发生变化。

(1)胎头双顶径(biparietal diameter,BPD):为双侧顶骨隆起间径,为胎儿头颅最宽径线,妊娠足月平均为 9.3 cm。

(2)枕下前囟径(suboccipito-bregmatic diameter):枕骨粗隆下至前囟中点的长度。当胎头俯屈,颏抵胸前时,胎头以枕下前囟径在产道前进,为头颅前后最小径线,妊娠足月平均 9.5 cm。

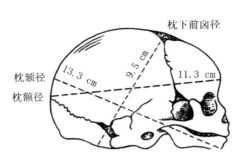

图 11-7　胎头主要径线

（3）枕额径（fronto-occipital diameter）：枕骨粗隆至鼻根部的距离。在胎头高直位时儿头以此径线在产道中前进，平均 11.3 cm，较枕下前囟径长。

（4）枕颏径（oocipito-mental diameter）：枕骨粗隆至下颌骨中点间径。颜面后位时，胎头以此径前进，平均为 13.3 cm，远较枕下前囟径长，足月胎儿不可能在此种位置下自然分娩。

（5）颏下前囟径（submento-bregmatic diamater）：胎儿下颌骨中点至前囟中点，颜面前位以此径线在产道通过，平均为 10 cm。故颜面前位一般能自阴道分娩。

（二）胎姿势（fetal attitude）

指胎儿各部在子宫内所取之姿势。在正常羊水量时，胎儿头略前屈，背略向前弯、下颌抵胸骨。上下肢屈曲于胸腹前，脐带位于四肢之间。在妊娠期间，如果子宫畸形、产妇腹壁过度松弛或胎儿颈前侧有肿物，胎头可有不同程度仰伸，从而无法以枕下前囟径通过产道而导致头位难产。

（三）胎产式（fetal lie）

指胎儿纵轴与产妇纵轴的关系，可分为纵产式、斜产式与横产式三种。横产式或斜产式为胎儿纵轴与产妇纵轴垂直或交叉，产妇腹部呈横椭圆形，胎头胎臀各在腹部一侧。纵产式为胎儿纵轴与产妇纵轴平行，可以是头先露或臀先露（图 11-8）。

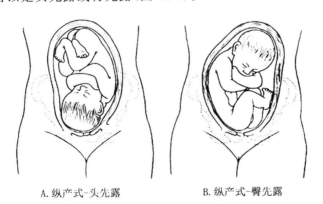

A.纵产式-头先露　　　　　　　　B.纵产式-臀先露

图 11-8　头先露或臀先露

（四）胎先露（fetal presentation）及先露部（presenting part）

胎先露指胎儿最先进入骨盆的部分；最先进入骨盆的部分称为先露部。先露部有 3 种，即头、臀、肩。纵产式为头先露或臀先露，横产式或斜产式为肩先露。如果胎头与胎手同时进入骨盆称为复合先露（图 11-9）。

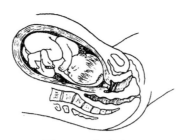

图 11-9　复合先露

1.头先露(cephalic presentation)

头先露占足月妊娠分娩的96％。由于胎头俯屈和仰伸程度不同,可有四种先露部,即枕先露、前囟先露、额先露及面先露。

(1)枕先露:最常见的胎先露部,此时胎头呈俯屈状,胎头以最小径(枕下前囟径)及其周径通过产道(图 11-10)。

(2)前囟先露:胎头部分俯屈,胎头矢状缝与骨盆入口前后径一致,前囟近耻骨或骶骨(高直位)(图 11-11)。分娩多受阻。

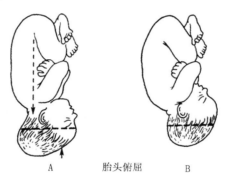

A　　　　胎头俯屈　　　B

图 11-10　枕先露

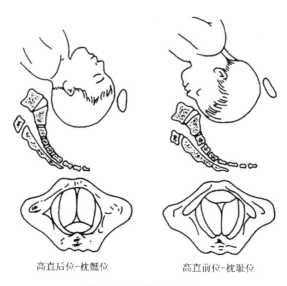

高直后位-枕骶位　　　　高直前位-枕耻位

图 11-11　胎头高直位

（3）额先露:胎头略仰伸,足月活胎不可能以额先露经阴道分娩。多数人认为,前顶与额先露为分娩过程中一个过渡表现,不能认为是一种肯定的先露,当分娩进展时,胎头俯屈就形成顶先露,仰伸即为面先露。但实际上确有前顶先露与额部先露存在,故还应作为胎先露的一种（图11-12）。

（4）面先露:胎头极度仰伸,以下为颌及面为先露部（图11-13）。

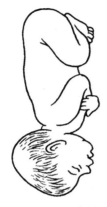

图 11-12　额先露

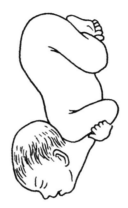

图 11-13　面先露

2.臀先露（breech presentation）

臀先露为胎儿臀部先露（图11-14）。由于先露部不同,可分为单臀先露、完全臀先露及不完全臀先露数种。

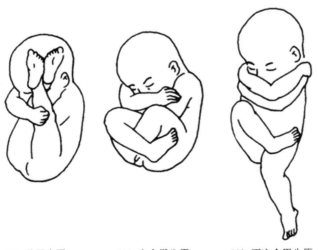

（1）单臀先露　　　（2）完全臀先露　　　（3）不完全臀先露

图 11-14　臀先露

（1）单臀先露:为髋关节屈,膝关节伸,先露部只为臀部。

（2）完全臀先露:为髋关节及膝关节皆屈,以致胎儿大腿位于胎儿腹部,小腿肚贴于大腿背侧,阴道检查时可触及臀部及双足。

（3）不完全臀先露：包括足先露和膝先露。足先露为臀先露髋关节伸，一个膝关节或两个膝关节伸，形成单足或双足先露。膝先露为髋关节伸膝关节屈曲。

3.肩先露（shoulder presentation）

胎儿横向，肩为先露部。临产一段时间后往往一只手先脱出，有时也可以是胎儿背、胎儿腹部或躯干侧壁被迫逼出。

（五）胎位或胎方位（fetal position）

胎位为先露部的指示点在产妇骨盆的位置，亦即在骨盆的四相位——左前、右前、左后、右后。枕先露的代表骨为枕骨（occipital，缩写为 O）；臀先露的代表骨为骶骨（sacrum，缩写为 S）；面先露时为下颏骨（mentum，缩写为 M）；肩先露时为肩胛骨（scapula，缩写为 Sc）。

胎位的写法由三方面来表明：①指示点在骨盆的左侧（left，缩写为 L）或右侧（right，缩写为 R），简写为左或右。②指示点的名称，枕先露为"枕"，即"O"；臀先露为"骶"，即"S"；面先露为"颏"，即"M"；肩先露为"肩"，即"Sc"；额位即高直位很少见，无特殊代表骨，只写额位及高直位便可。③指示点在骨盆之前、后或横。

如枕先露，枕骨在骨盆左侧，朝前，则胎位为左枕前（LOA），为最常见之胎位。如枕骨位于骨盆左侧边（横），则名为左枕横（LOT），表示胎头枕骨位于骨盆左侧，既不向前也不向后。肩先露时肩胛骨只有左右（亦即胎头所在之侧）或上、下和前、后定位：左肩前、右肩前、左肩后和右肩后。肩先露以肩胛骨朝上或朝后来定胎位。朝前后较易确定，朝上下不如左右易表达，左右又以胎头所在部位易于确定。如左肩前表示胎头在骨盆左侧，（肩胛骨在上），肩（背）朝前。左肩后，胎头在骨盆左侧（肩胛骨在下），肩（背）朝后。

各胎位缩写如下。

（1）枕先露可有 6 种胎位：左枕前（LOA）（图 11-15）、左枕横（LOT）、左枕后（LOP）、右枕前（ROA）、右枕横（ROT）、右枕后（ROP）（图 11-15）。

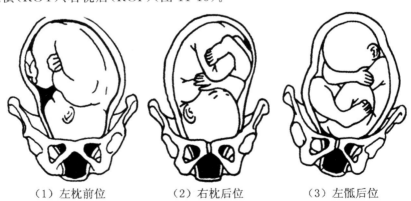

（1）左枕前位　　　　　（2）右枕后位　　　　　（3）左骶后位

图 11-15　左枕前位、右枕后位、左骶后位

（2）臀先露也有六种胎位：左骶前（LSA）、左骶横（LST）、左骶后（LSP）（图 11-15）、右骶前（RSA）、右骶横（RST）、右骶后（RSP）。

（3）面先露也有六种胎位：左颏前（LMA）、左颏横（LMT）、左颏后（LMP）、右颏前（RMA）、右颏横（RMT）、右颏后（RMP）。

（4）肩先露也有 4 种胎位：左肩前（LScA）、左肩后（LScP）、右肩前（RScA）、右肩后（RScP）。

枕、骶、肩胛位置与胎儿背在同一方向，其前位，背亦朝前；颏与胎儿腹在同一方向，其前位，胎背向后。

（六）各种胎先露及胎位发生率

近足月或者已达足月妊娠时，枕先露占 95%，臀先露 3.5%，面先露 0.5%，肩先露 0.5%。有的报道臀先露在 3%～8%，目前我国初产妇比例很大，经产妇，尤其是多产妇很少，所以横产发生率很少。在枕先露中，2/3 枕骨在左侧，1/3 在右侧。臀位在中期妊娠及晚期妊娠的早期比数远较 3%～4% 为高，尤其是经产妇。但其中约 1/3 的初产妇和 2/3 经产妇在近足月时常自然转成头位。

胎头虽然较臀体积大，但臀部及屈曲于躯干前的四肢的总体积显然大于胎头。由于子宫腔似梨形，上部宽大、下部狭小，故为适应子宫的形状，足月胎儿头先露发生比例远高于臀先露。在妊娠 32 周前，羊水量相对较多，胎体受子宫形态的束缚较小，因而臀位率相对较高些，以后羊水量相对减少，胎儿为适应宫腔形状而取头先露。若胎儿脑积水，臀产比例也较高，表明宽大的宫体部较适合容纳较大的胎头。某些子宫畸形，如双子宫、残角子宫中发育好的子宫，宫体部有纵隔形成者，也容易产生臀先露。经产妇反复为臀产者应想到子宫有某种畸形的可能。

（七）胎先露及胎方位的诊断

有 4 种方法：腹部检查、阴道检查、听诊及超声影像检查。

1.腹部检查

为胎先露及胎方位的基本检查方法，简单易行，在大部分产妇可获得正确诊断，但对少见的异常头先露，往往不易确诊。

2.阴道检查

临产前此法不易查清胎先露及胎方位，所以有可能不能确诊；临产后，宫颈扩张，先露部大多已衔接，始能对先露部有较明确了解。阴道检查应在消毒情况下进行，以中、食指查先露部是头、是臀、还是肩部。如为枕先露，宫颈有较大扩张时，可触及骨缝、囟门以明确胎位（颜面位等异常头先露特点及臀位特点在有关难产节中介绍）。宫颈扩张程度越大，胎位检查越清楚。检查胎方位最好先查出矢状缝走向，手指左右横扫，上下触摸可查出一较长骨缝。矢状缝横置则为枕右或枕左横位，如为斜置或前后置，则为枕前位或后位。如前囟在骨盆前部很易摸到，表示枕骨在骨盆后位。前囟在骨盆左前方，为枕右后位；前囟在骨盆右前方为枕左后位。前囟如果在骨盆后面，阴道检查不易触及，尤其胎头下降胎头俯屈必然较重，后囟较小，用手不易查清。胎头受挤压严重时，骨片重叠，骨缝、囟门也不易触清。另一可靠确定胎方位方法为用手触摸胎儿耳郭，耳郭方向指向枕部，这只有在宫颈口完全扩张时方能实行。

阴道检查时还应了解先露部衔接程度。胎头衔接程度在正常情况下随产程进展而加深。胎头下降程度为判断是否能经阴道分娩的重要指标。胎头下降速度在第一产程比较缓慢，而在第二产程胎头继续下降，速度快于第一产程。一般胎头下降程度是以坐骨棘平面来描述。胎儿头颅骨质部平坐骨棘平面时称为"0"位，高于坐骨棘水平时称为"－"位，如高 1 cm，则标为"－1"直到"－3"，再高则表示胎头双顶径尚未进入骨盆入口平面，因为骨盆入口平面至坐骨棘平面约为 5 cm，胎头双顶径至胎头顶部约为 3 cm，所以胎头最低骨质部如在坐骨棘平面以上 3 cm，显然胎头双顶径最多是平骨盆入口平面。胎头最低骨质部通过了坐骨棘平面，胎头位置称为"＋"位，低于坐骨棘平面 1 cm 称为"＋1"，"＋3"时，胎头最低点已接近骨盆出口，即在阴道下部，因为坐骨棘平面距离骨盆出口亦约为 5 cm（图 11-16）。在正常女性骨盆坐骨棘并不突出于骨盆侧壁，需经反复检查取得经验方能较准确定位。故可考虑另一较简单而大体可了解胎头衔接程度的方法,即用手指经阴道测胎头骨质最低部距阴道处女膜环的距离。如距离为5cm则表示胎头在坐骨棘水平,低于此为正值,高于此为负值。

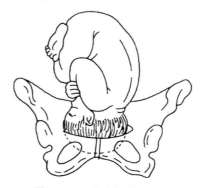

图11-16　胎头衔接程度图

3.听诊

胎心音位置本身并非诊断胎方位的可靠依据,但可加强触诊的准确性。在枕先露和臀先露,躯干微前屈,胎背较贴近于子宫壁,利于胎心音传导,故在胎儿背部所接触之宫壁处胎心音最强。在颜面位,胎背反屈。胎儿胸部较贴近宫壁,故胎心音在胎儿胸壁侧听诊较清晰。

在枕前位,胎心音一般位于脐与髂前上棘连接中点。枕后位胎心音在侧腹处较明显,有时在小肢体侧听得也清楚。臀位则在脐周围。横位胎心音在枕前位的稍外侧。

4.超声检查

在腹壁厚、腹壁紧张以及羊水过多的情况下,腹部检查等查不清胎先露及胎方位时,超声扫描检查可清楚检查出胎头、躯干、四肢等的部位和形象以及胎心情况,不但有助于胎先露、胎方位的诊断,也有助于胎儿畸形及大小的诊断。

(八)临产胎儿应激变化

胎头受压情况下,阵缩时给予胎头的压力增高,尤其是破膜之后,在第二产程宫腔内压力可高达26.7 kPa(200 mmHg)。颅内压为5.3～7.3 kPa(40～55 mmHg)时,胎心率就可减慢,其原因系中枢神经缺氧,反射性刺激迷走神经之故。有时胎头受压而无胎心率变慢乃系胎膜未破,胎头逐渐受压而在耐受阈之内,这种阵发性改变对胎儿无损。

四、精神心理因素

随着医学模式的改变,人们已经开始关注社会及心理因素对分娩过程的影响。亲朋好友间关于分娩的负面传闻、电影中的恐惧场面使相当数量的初产妇进入临产后精神处于高度紧张,甚至焦虑恐惧状态。研究表明,产妇在分娩过程中普遍焦虑和恐惧倾向导致去甲肾上腺素减少,可使宫缩减弱而对疼痛的敏感性增加,强烈的宫缩有加重产妇的焦虑,从而造成恶性循环导致产妇体力消耗过大,产程延长。抑郁情绪与活跃期、第二产程延长及产后出血有一定的相关性。所以在分娩过程中产妇的精神心理状态可明显地影响产程进展,应予以足够的重视。

（侯　青）

第三节 枕先露的分娩机制

分娩机制是指胎先露为适应骨盆各平面的不同形态,进行一系列转动,以最小径线通过产道的全过程。以枕左前的分娩机制为例详加说明。胎头的一连串转动可分解如下 7 个动作,即衔接、下降、俯屈、内旋转、仰伸、复位及外旋转、胎儿娩出(图 11-17)。

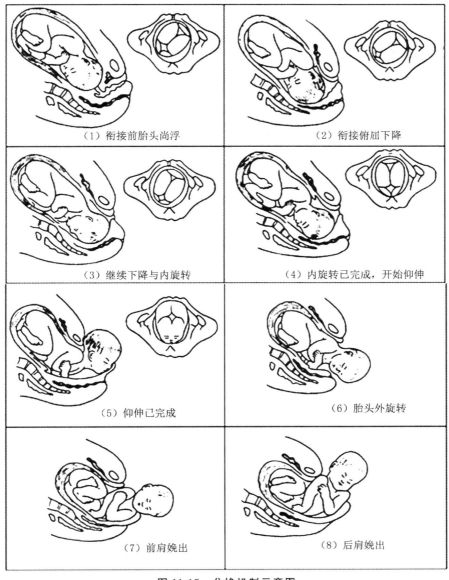

(1) 衔接前胎头尚浮

(2) 衔接俯屈下降

(3) 继续下降与内旋转

(4) 内旋转已完成,开始仰伸

(5) 仰伸已完成

(6) 胎头外旋转

(7) 前肩娩出

(8) 后肩娩出

图 11-17　分娩机制示意图

一、衔接

胎头双顶径进入骨盆入口平面,胎头颅骨最低点达到或接近坐骨棘水平,称为衔接。初产妇胎头衔接可发生于预产期前1~2周,若初产妇分娩开始而胎头仍未衔接,应警惕有无头盆不称。经产妇多在临产后胎头衔接。

胎头呈半俯屈状态进入骨盆入口,以枕额径衔接,由于枕额径大于骨盆入口前后径,胎头矢状缝坐落在骨盆入口右斜径上,胎头枕骨在骨盆左前方。

二、下降

胎头沿骨盆轴前进的动作称为下降。下降贯穿于整个分娩过程,与俯屈、内旋转、仰伸、复位及外旋转等动作相伴随。下降动作呈间歇性,促进胎头下降的4个因素是:①宫缩时通过羊水传导的压力,由胎轴传到胎头;②宫缩时子宫底直接压迫胎臀,压力传至胎头;③胎体由弯曲而伸直、伸长,有利于压力向下传递,促使胎头下降;④腹肌收缩,使腹腔压力增加,经子宫传至胎儿。初产妇胎头下降因宫颈口扩张缓慢和盆底软组织阻力大而较经产妇慢。临床上将胎头下降的程度,作为判断产程进展的重要标志之一。

三、俯屈

胎头下降遇到阻力时(骨盆不同平面的不同径线、扩张中的宫颈、骨盆壁和骨盆底),处于半俯屈状态的胎头借杠杆作用进一步俯屈,使下颏紧贴胸部,并使衔接时的枕额径(11.3 cm)变为枕下前囟径(9.5 cm),以胎头最小径线适应产道,有利于胎头继续下降。

四、内旋转

当胎头到达中骨盆时,胎头为适应骨盆纵轴而旋转,使其矢状缝与中骨盆前后径相一致,此过程称为内旋转。因中骨盆前后径大于横径,枕先露时,胎头枕部位置最低,到达骨盆底,肛提肌收缩将胎头枕部推向阻力小、空间较宽的前方,枕左前的胎头向中线旋转45°,后囟转至耻骨弓下方,使胎头最小径线与骨盆的最大径线相一致,于第一产程末胎头完成内旋转动作。

五、仰伸

胎头完成旋转后,胎头下降达阴道外口时,宫缩和腹压继续迫使胎头下降,而肛提肌收缩力又将胎头向前推进,两者的共同作用(合力)使胎头沿产轴向前向上,胎头枕骨下部达耻骨联合下缘时,以耻骨弓为支点使胎头逐渐仰伸,胎头的顶、额、鼻、口、颏相继娩出。当胎头仰伸时,胎儿双肩径沿左斜径进入骨盆入口。

六、复位及外旋转

胎头娩出时,胎儿双肩径沿骨盆入口左斜径下降。胎儿娩出后,为使胎头与胎肩恢复正常关系,胎头枕部向原方向(向左)旋转45°,称为复位。胎肩在骨盆腔内继续下降,前(右)肩向前向中线旋转45°使胎儿双肩径转成与出口前后径一致的方向,胎头枕部需在外继续向左旋转45°,以保持胎头与胎肩的垂直关系,称为外旋转。

七、胎儿娩出

胎儿完成外旋转后,胎儿前(右)肩在耻骨弓下先娩出,随即胎体侧屈,后(左)肩也由会阴前缘娩出,胎儿双肩娩出后,胎体及胎儿下肢随之顺利娩出,至此胎儿娩出的全过程完成。

(侯　青)

第四节　先兆临产及临产的诊断

当孕妇出现先兆临产时,应及时送至医院,不能因可能为假临产致使时间耽误而错过接产时机;而如果错误地诊断临产,则可能导致不适当的干涉而加强产程,造成孕妇及新生儿损害。

一、先兆临产

分娩发动之前,出现的一些预示孕妇不久将临产的症状称先兆临产。

(一)假临产

孕妇在分娩发动前,由于子宫肌层敏感性增强,常出现不规律宫缩。假临产的特点有:①宫缩持续时间短且不恒定,间歇时间长且不规律,宫缩强度不增加;②常在夜间出现而于清晨消失;③宫缩时只能引起下腹部轻微胀痛;④宫颈管不缩短,宫口扩张不明显;⑤给予镇静药物能抑制宫缩。

(二)胎儿下降感

又称为轻松感、释重感。由于胎先露部下降进入骨盆入口,使宫底位置下降,孕妇感觉上腹部受压感消失,进食量增多,呼吸轻快。

(三)见红

在临产前24～48 h,由于成熟的子宫下段及宫颈不能承受宫腔内压力而被迫扩张,使宫颈内口附着的胎膜与该处的子宫壁分离,毛细血管破裂而少量出血,与宫颈管内的黏液相混合并排出,称为见红,是分娩即将开始的比较可靠征象。若阴道流血超过平时月经量,则不应视为见红,应考虑是否有异常情况出现如前置胎盘及胎盘早剥等。

(四)阴道分泌物增多

分娩前3周左右,孕妇因体内雌激素水平升高,盆腔充血加剧,子宫颈腺体分泌增加,使阴道排出物增多,一般为水样,易与破水相混淆。

二、临产的诊断

临产(in labor)开始的重要标志为有规律且逐渐增强的子宫收缩,持续时间30 s或30 s以上,间歇5～6 min,同时伴随进行性宫颈管消失、宫口扩张和胎先露部下降。用镇静药物不能抑制宫缩。

应连续观察宫缩,每次观察时间不能太短,至少要观察3～5次宫缩。既要严密观察宫缩的频率,持续时间及强度。同时要在无菌条件下行阴道检查,了解宫颈的软度、长度、位置、扩张情况及先露部的位置。国际上常用 Bishop 评分法判断宫颈成熟度(表 11-1),估计试产的成功率,满分为 13 分,＞9 分均成功,7～9 分的成功率为 80％,4～6 分成功率为 50％,≤3 分均失败。

表 11-1　Bishop 宫颈成熟度评分法

指标	分数			
	0	1	2	3
宫口开大(cm)	0	1～2	3～4	≥5
宫颈管消退(％)(未消退为 2～3 cm)	0～30	40～50	60～70	≥80
先露位置(坐骨棘水平＝0)	−3	−2	−1～0	＋1～＋2
宫颈硬度	硬	中	软	
宫口位置	朝后	居中	朝前	

（侯　青）

第五节　正常产程和分娩的处理

分娩全过程是从开始出现规律宫缩到胎儿、胎盘娩出为止,称分娩总产程(total stage of labor),整个产程如下。

第一产程(first stage of labor)(宫颈扩张期):从间歇 5～6 min 的规律宫缩开始,到宫颈口开全(10 cm)。初产妇宫颈较紧,宫口扩张较慢,需 11～12 h,经产妇宫颈较松,宫口扩张较快,需 6～8 h。

第二产程(second stage of labor)(胎儿娩出期):从宫口开全到胎儿娩出。初产妇需 1～2 h,经产妇一般数分钟即可完成,但也有长达 1 h 者,但不超过 1 h。

第三产程(third stage of labor)(胎盘娩出期):从胎儿娩出后到胎盘娩出,需 5～15 min,不超过30 min。

一、第一产程及其处理

（一）临床表现

第一产程的产科变化主要为规律宫缩、宫口扩张、胎头下降及胎膜破裂。

1.规律宫缩

第一产程开始,出现伴有疼痛的子宫收缩,习称"阵痛"。开始时宫缩持续时间较短(20～30 s)且弱,间歇期较长(5～6 min)。随着产程的进展,持续时间渐长(50～60 s)且强度增加,间歇期渐短(2～3 min)。当宫口近开全时,宫缩持续时间可达 1 min 以上,间歇期仅 1 min 或稍长。

2.宫口扩张

宫口扩张是临产后规律宫缩的结果。在此期间宫颈管变软、变短、消失,宫颈展平和逐渐扩大。宫口扩张分两期:潜伏期(latent phase)及活跃期(active phase)。潜伏期是从临产后规律宫缩开始,至宫口扩张到 3 cm。此期宫颈扩张速度较慢,平均 2～3 h 扩张 1 cm,需 8 h,超过 16 h 为潜伏期延长(prolonged latent phase)。活跃期是指从宫口扩张 3 cm 至宫口开全。此期宫颈扩张速度显著加快,约需 4 h,超过8 h为活跃期延长(prolonged active phase)。活跃期又分为加速期(acceleration phase)、最大加速期(maximum acceleration phase)和减速期(deceleration phase)(图 11-18)。加速期是指宫颈扩张 3～4 cm,约需1.5 h;最大加速期是指宫口扩张 4～9 cm,约需 2 h,在产程图(partogram)上宫口扩张曲线呈直线倾斜上升;减速期是指宫口扩张 9～10 cm,约需 30 min。宫口开全后,宫口边缘消失,与子宫下段及阴道形成产道。

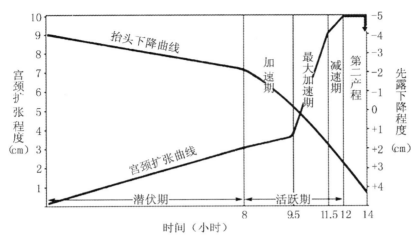

图 11-18　宫颈扩张与胎先露下降曲线分期的关系

3.胎头下降

胎头能否顺利下降,是决定能否经阴道分娩的重要观察项目。胎头下降程度以胎头颅骨最低点与坐骨棘平面的关系标明;胎头颅骨最低点平坐骨棘平面时,以"0"表示;在坐骨棘平面上 1 cm时,以"－1"表示;在坐骨棘平面下 1 cm 时,以"＋1"表示,余依此类推(图 11-19)。一般初产妇在临产前胎头已经入盆,而经产妇临产后胎头才衔接。随着产程的进展,先露部也随之下降。胎头于潜伏期下降不明显,于活跃期下降加快,平均每小时下降 0.86 cm。

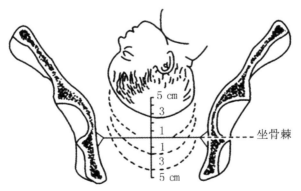

图 11-19　胎头高低的判定

4.胎膜破裂

简称破膜,胎儿先露部衔接后,将羊水分隔成前、后两部分,在胎先露部前面的羊水,称前羊水,约100 mL,其形成的囊称前羊水囊。宫缩时前羊水囊楔入宫颈管内,有助于扩张宫口。随着宫缩继续增强,羊膜腔内压力更高,当压力增加到一定程度时胎膜自然破裂。胎膜多在宫口近开全时破裂。

(二)产程观察及处理

入院后首先了解和记录孕妇的病史,全身及产科情况,初步得出是否可以阴道试产或需进行某些处理;外阴部应剃除阴毛,并用肥皂水和温开水清洗;对初产妇及有难产史的经产妇应行骨盆外测量;有妊娠合并症者应给予相应的治疗等。在整个分娩过程中,既要观察产程的变化,也要观察母儿的安危。及时发现异常,尽早处理。

1.子宫收缩

产程中必须连续定时观察并记录宫缩规律性、持续时间、间歇时间及强度。

(1)触诊法:助产人员将手掌放于产妇腹壁上直接检查,宫缩时宫体部隆起变硬,间歇期松弛变软。并记录下宫缩持续时间、强度、规律性及间歇期时间。每次至少观察3~5次宫缩,每隔1~2 h观察一次。

(2)电子胎心监护仪:可客观反映宫缩情况,分为外监护和内监护两种类型。①外监护(external electronic monitoring):临床最常用,适用于第一产程任何阶段。将宫缩压力探头固定在产妇腹壁宫体近宫底部,每隔1~2 h连续描记30 min或通过显示屏连续观察。外监护容易受运动、体位改变、呼吸和咳嗽的影响,过于肥胖的孕妇不适用。外监护可以准确地记录宫缩曲线,测到宫缩频率和每次宫缩持续的时间,但所记录的宫缩强度不完全代表真正的宫内压力。②内监护(internal electronic monitoring):适用于胎膜已破,宫口扩张1 cm及以上。将充满生理盐水的塑料导管通过宫颈口越过胎头置入羊膜腔内,外端连接压力探头记录宫缩产生的压力,测定宫腔静止压力及宫缩时压力变化。内监护可以准确测量宫缩频率、持续时间及真正的宫内压力。但宫内操作复杂,有造成感染的可能,故临床上较少应用。

良好的宫缩应是间隔逐渐缩短,持续时间逐渐延长,同时伴有宫颈相应的扩张。国外建议用Montevideo单位(MU)来评估有效宫缩。其计算方法是:计数10 min内每次宫缩峰值压力(mmHg)减去基础宫内压力(mmHg)后的压力差之和;或取宫缩产生的平均压力(mmHg)乘以宫缩频率(10 min内宫缩次数)。该法同时兼顾了宫缩频率及宫缩产生的宫内压力,使宫缩强度的监测有了量化标准。如产程开始时宫缩强度一般为80~100 MU,相当于10 min内有2~3次宫缩,每次宫缩平均宫内压力约为5.3 kPa(40 mmHg);至活跃期正常产程平均宫缩强度可达200~250 MU,相当于10 min内有4~5次宫缩,平均宫内压力则在6.7 kPa(50 mmHg);至第二产程在腹肌收缩的协同下,宫缩强度可进一步升到300~400 MU,仍以平均宫缩频率5次计算,平均宫内压力可达8.0~10.7 kPa(60~80 mmHg);而从活跃期至第二产程每次宫缩持续时间相应增加不明显,宫缩强度主要以宫内压力及宫缩频率增加为主,用此方法评估宫缩不仅使产妇个体间的比较有了可比性,也使同一个体在产程不同阶段的变化有了更合理的判定标准。活跃期后当宫缩强度<180 MU时,可诊断为宫缩乏力。

2.宫口扩张及胎头下降

描记宫口扩张曲线及胎头下降曲线,是产程图中重要的两项内容,是产程进展的重要标志和指导产程处理的主要依据。可通过肛门检查或阴道检查的方法测得。在国内一般采用肛门检查的方法,当肛门检查有疑问时可消毒外阴做阴道检查。但在国外皆用阴道检查来了解产程进展情况。

(1)肛门检查(简称肛查)。①方法:产妇取仰卧位,两腿屈曲分开,检查前用消毒纸遮盖阴道口避免粪便污染阴道。检查者站于产妇右侧,以戴指套的右手示指蘸取润滑剂后,轻轻置于直肠内,拇指伸直,其余各指屈曲以利示指深入。示指向后触及尾骨尖端,了解尾骨活动度,再触摸两侧坐骨棘是否突出并确定胎头高低,然后用指端掌侧探查宫口,摸清其四周边缘,估计宫颈管消退情况和宫口扩张厘米数。未破膜者在胎头前方可触到有弹性的前羊水囊;已破膜者能直接触到胎头,若无胎头水肿,还能扪清颅缝及囟门位置,确定胎方位。②时间与次数:适时在宫缩时进行,潜伏期每2～4 h查一次;活跃期每1～2 h查一次。同时也要根据宫缩情况和产妇的临床表现,适当地增减检查的次数。过频的肛门检查可增加产褥感染的机会。研究提示,肛门检查次数≥10次的产妇,其阴道细菌种数及计数均显著提高,且肛门检查与阴道细菌变化密切相关,即细菌种数及其计数随肛门检查次数的增加而增加。而检查次数过少在产程进展十分迅速时则可能失去准备接生的时间,这在经产妇尤其应注意。③检查内容:宫颈软硬度、位置、厚薄及宫颈扩张程度;是否破膜,骶尾关节活动度,坐骨棘是否突出,坐骨切迹宽度,骶棘韧带的弹性、韧度及盆底组织的厚度;确定胎先露、胎方位以及胎头下降程度。

(2)阴道检查。①适应证:于肛查胎先露、宫口扩张及胎头下降程度不清时;疑有脐带先露或脱垂;疑有生殖道畸形;轻度头盆不称经阴道试产4～6 h产程进展缓慢者。对产前出血者应慎重,须严格无菌操作,并在检查前做好输液、输血的准备。②方法:产妇排空膀胱后,取截石位,消毒外阴和阴道。检查者戴好口罩,消毒双手,戴无菌手套,铺无菌巾后用左(右)手拇指和示指将阴唇分开,右(左)手示指、中指蘸消毒润滑剂,轻轻插入产妇阴道,注意防止手指触及肛门及大阴唇外侧。因反复阴道检查可增加感染机会,故每次检查应尽量检查清楚,避免反复插入阴道。③内容:测量骨盆对角径、坐骨棘间径、骶骨弧度、耻骨弓和坐骨切迹情况等;胎方位及先露下降程度;宫口扩张程度,软硬度及有无水肿情况;阴道伸展度,有无畸形;会阴厚薄和伸展度等,以决定其分娩方式。

肛查对于了解骨盆腔内的情况比阴道检查更清楚,但肛门检查对宫口、胎先露、胎方位、骨盆入口等情况的了解不及阴道检查直接明了。每次肛查或阴道检查所得的宫颈扩张大小及先露高度的情况均应做详细记录,并绘于产程图上。用红色"○"表示宫颈扩张程度,蓝色"×"表示先露下降水平,每次检查后用红线连接"○",用蓝线连接"×",绘成两条曲线。产程图横坐标标示时间,以小时为单位,纵坐标标示宫颈扩张及先露下降程度,以厘米为单位。正常情况下宫口开大与胎头下降是并行的,但胎头下降略为滞后。宫口开大的最大加速期是胎头下降的加速期,而胎头下降的最大加速期是在第二产程。对大多数产妇,尤其是初产妇,在宫口开全时胎头应达坐骨棘平面以下。但应指出,有相当一部分产妇胎头下降与宫口开大并不平行。因此,在宫口近开全时,胎头未下降到坐骨棘水平并不意味着不能经阴道分娩。有些产妇在破膜以后胎头才迅速下降,在经产妇尤为常见。1972年Philpott介绍了在产程图上增加警戒线和处理线,其原理是根据活跃期宫颈扩张率不得小于1 cm进行产程估算,如果产妇入院时宫颈扩张为1 cm,按宫颈扩张率每小时1 cm计算,预计9 h后宫颈将扩张到10 cm,因此在产程坐标图上1 cm与10 cm标志点之处时间相距9 h画一斜行连线,作为警戒线,与警戒线相距4 h之处再画一条与之平行的斜线作为处理线,两线间为警戒区。临床上实际是以宫颈扩张3 cm作为活跃期的起点,因此可以宫颈扩张3 cm标志点处取与之相距4 cm的坐标10 cm的标志点处画一斜行连线,作为警戒线,与警戒线相距4 h之处再画一条与之平行的斜线作为处理线(图11-20)。两线之间为治疗处理时期,宫颈扩张曲线越过警戒线者应进行处理,一般难产因素可纠正者的产程活跃期不超过正常上限,活跃期经过处理仍超过上限时,常提示难产因素不易纠正,需要再行仔细分析,并及时估计能否从阴道分娩。

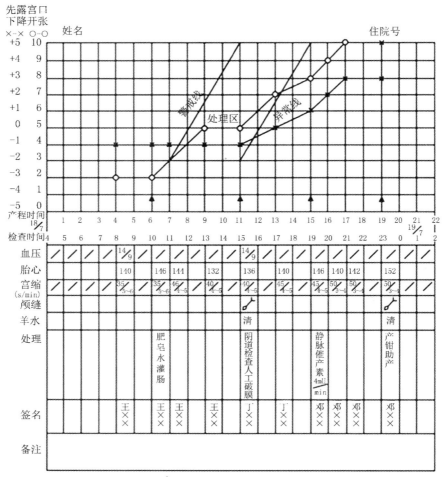

注：↑表示重要处理开始时间，⚲表示大小囟与矢状缝位置以示胎方位，×–×表示阴道助产

图 11-20　产程图表

3.胎膜破裂及羊水观察

胎膜多在宫口近开全或开全时自然破裂，前羊水流出。一旦胎膜破裂，应立即听胎心，并观察羊水性状、颜色和流出量，记录破膜时间。

羊水粪染与胎儿宫内窘迫的关系目前还有争论。对羊水粪染的发生机制大致可归纳为两种观点，即胎儿成熟理论及胎儿宫内窘迫理论。传统认为羊水粪染是胎儿缺血、缺氧的结果。当胎儿缺血、缺氧时，机体为了保证心、脑等重要脏器的血供，体内循环重新分配，消化系统的血供减少，胃肠道蠕动增加，肛门括约肌松弛，胎粪排出。胎儿成熟理论则认为羊水粪染是一种生理现象。随着妊娠周数增加，胎儿迷走神经张力渐强，胃肠道蠕动渐频，胎粪渐多，羊水粪染率渐增加。

羊水粪染的分度：Ⅰ度，羊水淡绿色、稀薄；Ⅱ度，羊水深绿色且较稠或较稀，羊水内含簇状胎粪；Ⅲ度，羊水黄褐色、黏稠状且量少。Ⅰ度羊水粪染一般不伴有胎儿宫内窘迫，Ⅱ～Ⅲ度羊水粪染考虑有胎儿宫内缺氧的存在。对羊水粪染者应做具体分析，既不要过高估计其严重性，也不要掉以轻心，重要的是应结合其他监测结果，明确诊断，及时处理，以降低围生儿的窒息率。在首次发现羊水粪染时,不论其粪染程度如何,均应作电子胎心监护。若 CST 阳性或者 NST 呈反应型而 OCT 又是阳性,提示胎儿宫内缺氧。如能配合胎儿头皮血 pH 测定而 pH<7.2 时,提示胎儿处于失代偿阶段,需要立即结束分娩。如 CST 为阴性、pH 正常,可暂不过早干预分娩,但必须在电子胎心监护下严密观察产程进展,一旦出现 CST 阳性,则应尽快结束分娩。

4.胎心

临产后应特别注意胎心变化,可用听诊法、胎心电子监护或胎儿心电图等方法观察。在观察胎心时,应注意胎心的频率、规律性和宫缩之后胎心率的变化及恢复的速度等。胎心的规律性和宫缩对胎心的影响较胎心率的绝对数更重要。

(1)听诊器听取:有普通听诊器、木质听诊器和电子胎心听诊器 3 种,现在通常使用电子胎心听诊器。胎心听取应在宫缩间歇时,宫缩时听诊不能听到胎心。潜伏期应每隔 1 h 听胎心一次,活跃期宫缩较频时,应每 15～30 min 听胎心一次,每次听诊 1 min。如遇有胎心异常,应增加听诊的次数。此法能方便获得每分钟胎心率,但不能分辨胎心率变异、瞬间变化及其与宫缩、胎动的关系。

(2)胎心电子监护:多用外监护描记胎心曲线。将测量胎心的探头置于胎心音最响亮的部分,固定于腹壁上;将测量宫压的探头置于产妇腹壁宫体近宫底部,亦固定于腹壁上。观察胎心率变异及其与宫缩、胎动的关系,每次至少记录 20 min,有条件者可应用胎儿监护仪连续监测胎心率。此法能较客观地判断胎儿在宫内的状态,如脐带受压、胎头受压、胎儿缺氧或(及)酸中毒等。值得注意的是,在胎头入盆、破膜、阴道检查、肛查及做胎儿内监护安放胎儿头皮电极时,可以发生短时间的早期减速,这是由于胎头受骨盆或宫缩压迫所致。

(3)胎儿心电图:分为直接法和间接法,因直接法需宫口开大到一定程度而且破膜后才能进行,并有增加感染的可能性,故较少采用。目前较多采用非侵入性的间接法,一般用三个电极,两个放在产妇的腹壁上,另一个置于产妇的大腿内侧。在分娩过程中如出现 PR 间期明显缩短、ST 段偏高和 T 波振幅加大,是胎儿缺氧的表现。胎儿发生严重的酸中毒时,则 T 波变形。有研究发现第二产程的胎儿心电图监测与产后胎儿脐动脉血 pH 及血气含量明显相关。

5.胎儿酸血症的监测

胎儿头皮血 pH 与产时异常胎心率的出现,分娩后新生儿脐血 pH 及 Apgar 评分间存在着良好的相关性。因此胎儿头皮血 pH 被认为是判断胎儿是否存在宫内缺氧的最准确方法。胎儿头皮血 pH 正常值为 7.25～7.35。如 pH 为 7.20～7.24 为胎儿酸血症前期,应警惕有胎儿窘迫可能,此时应给孕妇吸氧。pH<7.20 则表示重度酸中毒,是胎儿危险的征兆,应尽快结束分娩。胎儿头皮血血气分析值在正常各产程中的变化见表 11-2。

表 11-2　胎儿头皮血血气分析值在正常各产程中的变化

类别	第一产程早期	第一产程末期	第二产程
pH	7.33 ± 0.03	7.32 ± 0.02	7.29 ± 0.04
PCO_2(mmHg)	44.00 ± 4.05	42.00 ± 5.10	46.30 ± 4.20
PO_2(mmHg)	21.80 ± 2.60	21.30 ± 2.10	17.00 ± 2.00
HCO_3^-(mmol/L)	20.10 ± 1.20	19.10 ± 2.10	17.00 ± 2.00
BE(mmol/L)	3.90 ± 1.90	4.10 ± 2.50	6.40 ± 1.80

胎儿的 pH 还受母体 pH 水平的影响。产程中母体饥饿、脱水、体力消耗可致代谢性酸中

毒,过度通气可致呼吸性碱中毒,均可影响胎儿。为消除母源性酸中毒对胎儿头皮血血气分析的影响,可根据母儿间血气的差异进行判断。

(1)母子间血气 pH 差值($\triangle$pH):<0.15 表示胎儿无酸中毒,0.15~0.20 为可疑,>0.20 为胎儿酸中毒。

(2)母子间碱短缺值:2.0~3.0 mEq/L 表示胎儿正常,>3.0 mEq/L 为胎儿酸中毒。

(3)母子间 Hb 5 g/dL 时的碱短缺值:<0 或由正值变为负值表示胎儿酸中毒。

胎儿头皮血 pH 测定是一种创伤性的检查方法,只能得到瞬时变化而不能连续监测,因而限制了它的应用。当电子胎心监护初筛异常时,可考虑行胎儿头皮血气测定,如临床及胎心监护已确定重度胎儿宫内窘迫,应迅速终止妊娠而抢救胎儿,不必再做头皮血气测定。

6.母体情况观察

(1)生命体征:测量产妇的血压、体温、脉搏和呼吸频率并记录。一般第一产程期间宫缩时血压升高 0.7~1.3 kPa(5~10 mmHg),间歇期恢复原状。应每隔 4~6 h 测量一次。发现血压升高应增加测量次数。

(2)饮食:鼓励产妇少量多次进食,吃高热量易消化食物,并注意摄入足够水分,以保证充沛的精力和体力。

(3)活动与休息:宫缩不强且未破膜时,产妇可在室内适当活动,有助于产程进展和减轻产痛。待产时产妇的体位应以产妇感到舒适为准。已破膜者应该卧床,如果胎头已衔接,取平卧位即可,如胎头未衔接或臀位、横位时,应取臀高位,以免发生脐带脱垂。如产妇精神过度紧张,宫缩时喊叫不安,应安慰产妇,在宫缩时指导做深呼吸动作,也可用双手轻揉下腹部或腰骶部。产时镇痛可适当地应用哌替啶 50~100 mg 及异丙嗪 25 mg,可 3~4 h 肌内注射一次。也可选择连续硬膜外麻醉镇痛。

(4)排尿与排便:应鼓励产妇每 2~4 h 排尿一次,以免膀胱充盈影响宫缩及胎头下降。因胎头压迫引起排尿困难者,必要时可导尿。初产妇宫口扩张<4 cm,经产妇宫口扩张<2 cm 时行温肥皂水灌肠,既能避免分娩时粪便污染,又能反射作用刺激宫缩加速产程进展。但胎膜早破、阴道流血、胎头未衔接、胎位异常、有剖宫产史、宫缩很强估计 1 h 内将分娩者或患严重产科并发症、合并症如心脏病等,均不宜灌肠。

二、第二产程及其处理

(一)临床表现

宫口开全后仍未破膜,常影响胎头的下降,应行人工破膜。破膜后宫缩常暂时停止,产妇略感舒适,随后宫缩重现且较前增强,每次持续时间可达 1 min,间歇期仅 1~2 min。当胎头降至骨盆出口压迫盆底组织时,产妇有排便感,不由自主向下屏气。随着产程进展,会阴会渐渐膨隆和变薄,肛门松弛。于宫缩时胎头露于阴道口,且露出部分不断增大;在宫缩间歇期又缩回阴道内,称为胎头拨露。随产程进展,胎头露出部分逐渐增多,宫缩间歇期胎头不再缩回,称为胎头着冠,此时胎头双顶径超过骨盆出口。会阴极度扩张,应注意保护会阴,娩出胎头。随后胎头复位和外旋转,前肩、后肩和胎体相继娩出,后羊水随之涌出。经产妇第二产程短,有时仅需几次宫缩即可完成胎头娩出。胎儿娩出后产妇顿感轻松。

（二）产程的观察和处理

1.密切监护胎心及产程进展

第二产程宫缩频且强,应密切观察子宫收缩有无异常及胎先露的下降情况。警惕病理性缩复环及强直性子宫收缩的出现,同时密切观察胎心的变化,每5～10 min听胎心一次(或间隔2～3次宫缩听一次胎心),如有胎心异常则增加听胎心的次数,有条件者应使用胎心电子监护。尤其应注意观察胎心与宫缩的关系,若第二产程在胎头娩出前,由于脐带受压或受到牵引,可出现变异减速,除非反复多次出现中、重度变异减速,否则不被认为对胎儿有害。如出现胎心变慢且在宫缩后不恢复和恢复慢,应尽快结束分娩。发现第二产程延长,应及时查找原因,采取相应措施尽快结束分娩,避免胎头长时间受压,引起胎儿窘迫、颅内出血等并发症发生。

2.指导产妇用力

宫口开全后,医护人员应指导产妇正确用力。方法是让产妇双膝屈曲外展,双脚蹬在产床上,双手握住产床的把手。一旦出现宫缩,产妇深吸气屏住,并向上拉把手,使身体向下用力如排便状,以增加腹压。子宫收缩间期时,产妇呼气,全身肌肉放松,安静休息。当宫缩再次出现时再用同样的屏气用力动作,以加速产程的进展。当胎头着冠后,宫缩时不应再令产妇用力,以免胎头娩出过快而使会阴裂伤。

指导产妇正确用力十分重要,若用力不当使产妇消耗体力或造成不应有的软产道裂伤。尤其应注意的是宫口尚未开全,不可过早屏气用力,因当胎头位置低已深入骨盆到达盆底时,也可使产妇产生排便感并不自觉地用力。但此时用力非但不利于加速产程的进展,反而使宫颈被挤压在骨盆和胎头之间,从而使宫颈循环障碍而造成宫颈水肿,影响宫口开大而造成难产。

3.接产准备

初产妇宫口开全,经产妇宫口扩张4 cm且宫缩规律有力时,应将产妇送至产房做好接产准备工作。让产妇仰卧于产床上(或坐于特制的产椅上),两腿屈曲分开,露出外阴部,在臀下放一便盆或塑料布,用消毒纱布球蘸肥皂水擦洗外阴部,顺序是大小阴唇、阴阜、大腿内上1/3、会阴及肛门周围(图11-21)。然后用温开水冲掉肥皂水,为防止冲洗液流入阴道,用消毒干纱布盖住阴道口,最后以0.1％新洁尔灭冲洗或涂以碘伏进行消毒,随后取下阴道的纱布球和臀下的便盆或塑料布,铺以消毒巾于臀下。接产者按无菌操作常规洗手后穿手术衣及戴手套,打开产包,铺好消毒巾,准备接产。

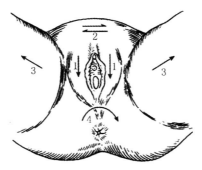

图 11-21　外阴消毒顺序

4.接产的要领

产妇必须与接产者充分合作;保护会阴的同时协助胎头俯屈,让胎头以最小的径线(枕下前

（囟径）在宫缩间歇时缓慢地通过阴道口,是预防会阴撕裂的关键;控制胎肩娩出速度,胎肩娩出时也要注意保护会阴。

5.产妇的产位

分娩时产妇的体位可分为仰卧位和坐位两种。

（1）仰卧位分娩:目前国内多数产妇分娩取仰卧位。

其优点:①有利于经阴道助产手术的操作,如会阴切开术、胎头吸引术、产钳术等;②对新生儿处理较为便利。

但从分娩的生理来说,并非理想体位。

其缺点:①妊娠子宫压迫下腔静脉,使回心血量减少,产妇可出现仰卧位低血压;②仰卧位使骨盆的可塑性受限,且宫缩的效率较低,从而增加难产的机会;③胎儿的重力失去应有的作用,并导致产程延长;④增加产妇的不安和产痛等。

基于上述原因,仰卧位分娩时继发性宫缩乏力和胎儿窘迫的发生率较坐位分娩高,异常分娩也较多。所以它不是理想的分娩体位。

（2）坐位分娩。

其优点:①可提高宫缩效率,缩短产程。由于胎儿的纵轴和产轴一致,故能充分发挥胎儿的重力作用,可使抬头对宫颈的压力增加;②由于子宫胎盘的血供改善,也可使宫缩加强,胎儿窘迫和新生儿窒息的发生率降低;③可减少骨盆的倾斜度,有利于胎头入盆和分娩机制的顺利完成;④X线检查表明,由于仰卧位改坐位时,可使坐骨棘间距平均增加0.76 cm,骨盆出口前后径增加1～2 cm,骨盆出口面积平均增加28%;⑤产妇分娩时感觉较舒适,由于产妇在分娩过程中可以环视周围的一切,并与医护人员保持密切联系,可减轻其紧张和不安的情绪。

其缺点:①分娩时间不宜过长,否则易发生阴部水肿;②坐位分娩时胎头娩出较快,易造成新生儿颅内出血及阴道、会阴裂伤;③接生人员需保护会阴和新生儿处理不便,这也是目前坐位分娩较少采用的主要原因。

自20世纪80年代以来,已对坐式产床做了不少的改进,其基本的构造包括靠背、座椅、扶手和脚踏板等部分。产床的靠背部分是可调节的,在分娩过程中可根据宫缩的情况和胎头下降的程度适当的调整靠背的角度。在胎头即将娩出时可将靠背放平使产妇改为仰卧位,以便于助产者保护会阴和控制胎头娩出的速度。初产妇宫口开全或近开全,经产妇宫口开大8 cm时,在坐式产床上就坐,靠背角度为60°～80°。在上坐式产床后一小时内分娩最好,时间过长容易引起会阴水肿。

6.接产步骤

接产者站在产妇的右侧,当胎头拨露使阴唇后联合紧张时,开始保护会阴。具体方法如下:在会阴部盖上一块消毒巾,接产者右肘支在产床上,右手拇指与其余四指分开,每当宫缩时以手掌大鱼际肌向内上方托住会阴部,同时左手应轻轻下压胎头枕部,协助胎头俯屈,且使胎头缓慢下降。宫缩间歇期,保护会阴的右手应当松弛,以免压迫过久引起会阴部水肿。当胎头枕部在耻骨弓下露出时,左手应按分娩机制协助胎头仰伸。此时若宫缩强,应嘱产妇张口哈气以缓解腹压的作用,让产妇在宫缩间歇期稍向下屏气,以使胎头缓慢娩出。胎头娩出后,右手仍需保护会阴,不要急于娩出胎肩,而应先以左手自其鼻根向下颌挤压,挤出口、鼻内的黏液和羊水,然后协助胎头复位及外旋转,使胎儿双肩径与骨盆出口前后径相一致。接产者的左手将胎儿颈部向下轻压,使前肩自耻骨弓下先娩出,继之再托胎颈向上,使后肩从会阴前缘缓慢娩出。双肩娩出后,保护会阴的右手方可离开会阴部。最后双手协助胎体和下肢相继以侧位娩出,并记录胎儿娩出时间(图 11-22)。

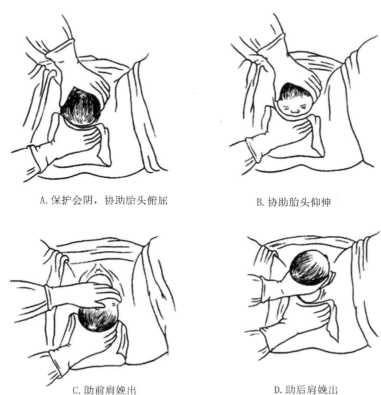

A.保护会阴,协助胎头俯屈　　　　　　B.协助胎头仰伸

C.助前肩娩出　　　　　　D.助后肩娩出

图 11-22　接产步骤

胎儿娩出后 1～2 min 断扎脐带。若当胎头娩出时,见脐带绕颈一周且较松时,可用手将脐带顺胎肩推下或从胎头滑下。若脐带绕颈过紧或绕颈两周或两周以上,可先用两把血管钳将脐带一段夹住并从中间剪断,注意勿伤及胎儿颈部,待松弛脐带后协助胎肩娩出(图 11-23)。

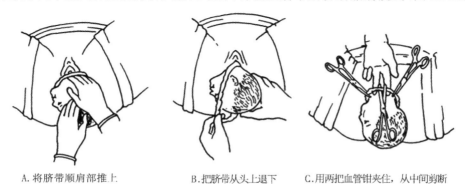

A.将脐带顺肩部推上　　　　B.把脐带从头上退下　　　　C.用两把血管钳夹住,从中间剪断

图 11-23　脐带绕颈的处理

7.会阴裂伤的诱因及预防

(1)会阴裂伤的诱因:会阴水肿、会阴过紧缺乏弹力,耻骨弓过低,胎儿过大,胎儿娩出过快

等,均易造成会阴撕裂。

(2)会阴裂伤的预防:①指导产妇分娩时正确用力,防止胎儿娩出过快。②及时发现会阴、产道的异常,选择合适的分娩方式;如会阴坚韧、水肿或瘢痕形成,估计会造成严重裂伤时,可作较大的会阴切开术或改行剖宫产术。③提高接生操作技术,正确保护会阴。④初产妇行阴道助产前应作会阴切开,切开大小根据胎儿大小及会阴组织的伸展性。助产时术者与助手要密切配合,要求胎头以最小径线通过会阴,且不能分娩过快、过猛。

8.会阴切开

(1)会阴切开的指征:会阴过紧或胎儿过大,产钳或吸引器助产,估计分娩时会阴撕裂不可避免者,或母儿有病理情况急需结束分娩者。

(2)会阴切开的时间:①一般在宫缩时可看到胎头露出外阴口 3~4 cm 时切开,可以防止产后盆底松弛,避免膀胱膨出、直肠膨出及尿失禁;②也有主张胎头着冠时切开,可以减少出血;③决定手术助产时切开。过早的切开不仅无助于胎儿的娩出,反而会导致出血量的增加。

(3)会阴切开术(episiotomy):包括会阴后-侧切开术(postrero-lateral episiotomy)和会阴正中切开术(median episiotomy)。常用以下两种术式。①会阴左侧后-侧切开术:阴部神经阻滞及局部浸润麻醉生效后,术者于宫缩时以左手食中两指伸入阴道内撑起左侧阴道壁,右手用钝头剪刀自会阴后联合中线向左侧 45°,在宫缩开始时剪开会阴 4~5 cm;若会阴高度膨隆则需外旁开60°~70°;若会阴体短则以阴唇后联合上 0.5 cm 处为切口起点;会阴侧切时切开球海绵体肌,会阴深、浅横肌及部分肛提肌,切开后用纱布压迫止血,此法可充分扩大阴道口,适于胎儿较大及辅助难产手术,其缺点为出血多,愈合后瘢痕较大。②会阴正中切开术:局部浸润麻醉后,术者于宫缩时沿会阴后联合正中垂直剪开 2 cm,此法切开球海绵体肌及中心腱,出血少,术后组织肿胀疼痛轻微,但切口有自然延长撕裂肛门括约肌危险,胎儿大或接产技术不熟练者不宜采用。

(4)会阴缝合:一般在胎盘娩出后,检查软产道有无裂伤,然后缝合会阴切口。会阴缝合的关键必须彻底止血,重建解剖结构。缝合完毕后亦行肛指检查缝线是否穿过直肠黏膜,如确有缝线穿过黏膜,则应拆除重缝。

三、第三产程及其处理

(一)胎盘剥离的机制

胎儿娩出后,子宫底降至脐平,产妇有轻松感,宫缩暂停数分钟后再次出现。由于子宫腔容积突然明显缩小,而胎盘不能相应地缩小而与子宫壁发生错位而剥离,剥离面出血,形成胎盘后血肿。由于子宫继续收缩,剥离面积继续扩大,直至胎盘完全剥离而娩出。

(二)胎盘剥离的征象

(1)子宫体变硬呈球形,胎盘剥离后降至子宫下段,下段被扩张,子宫体呈狭长形被推向上,宫底升高达脐上。

(2)剥离的胎盘降至子宫下段,使阴道口外露的一段脐带自行延长。

(3)若胎盘从边缘剥离时有少量阴道流血,若胎盘从中间剥离时则无阴道流血。

(4)用手掌尺侧在产妇耻骨联合上方轻压子宫下段时,子宫体上升而外露的脐带不再回缩(图 11-24)。

(三)胎盘娩出方式

胎盘剥离和娩出的方式有两种。

（1）胎儿面娩出式：即胎盘以胎儿面娩出。胎盘从中央开始剥离，然后向周围剥离，剥离血液被包于胎膜内。其特点是胎盘先娩出，随后见少量的阴道流血。这种娩出方式多见。

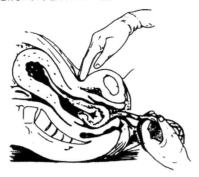

图 11-24　胎盘剥离后在耻骨联合上方压子宫，脐带不再回缩

（2）母体面娩出式：即胎盘以母体面娩出。胎盘从边缘开始剥离，血液沿剥离面流出，最后整个胎盘反转娩出。其特点是先有较多的阴道流血随后胎盘娩出，这种方式较少。

（四）第三产程的处理

1.协助胎盘胎膜娩出

正确处理胎盘娩出，可减少产后出血的发生率。为了使胎盘迅速剥离减少出血，可在胎肩娩出后，静脉注射缩宫素 10U。接产者切忌在胎盘尚未完全剥离之前，用手按揉、下压宫底或牵拉脐带，以免引起胎盘部分剥离出血或拉断脐带，甚至造成子宫内翻。当确认胎盘完全剥离时，于宫缩时以左手握住宫底（拇指置于子宫前壁，其余四指放在子宫后壁）并按压，同时右手轻拉脐带、协助娩出胎盘（图 11-25）。

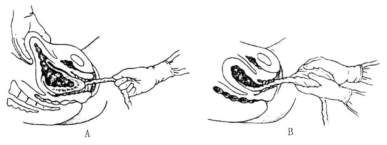

A　　　　　　　　　　　　　　　　　　B

图 11-25　协助胎盘胎膜娩出

当胎盘娩出至阴道口时，接产者用双手捧住胎盘，向一个方向旋转并缓慢向外牵拉，协助胎膜完整剥离娩出。若在胎盘娩出过程中，发现胎膜部分断裂，可用血管钳夹住断裂上端的胎膜，再继续向原方向旋转，直至胎膜完全娩出。胎盘胎膜娩出后，按摩子宫刺激其收缩以减少出血。在按摩子宫的同时注意观察出血量。

2.检查胎盘胎膜

将胎盘铺平，先检查胎盘母体面的胎盘小叶有无缺损，疑有缺损时可用 Küstener 牛乳测试法（从脐静脉注入牛乳，若见牛乳自胎盘母体面溢出，则溢出部位为胎盘小叶缺损部位）。然后将胎盘提起，检查胎膜是否完整。再检查胎盘胎儿面边缘有无血管断裂，以便及时发现副胎盘。副胎盘为另一个小胎盘与正常的胎盘分离，但两者间有血管相连（图 11-26）。若有副胎盘、部分胎盘残留或大块胎膜残留，应无菌操作伸手入宫腔内取出残留组织。若仅有少量胎膜残留，可给予子宫收缩剂待其自然排出。详细记录胎盘娩出时间,方式,以及胎盘大小和重量。胎盘娩出后子宫应呈强直性收缩,硬如球状,阴道出血很少。

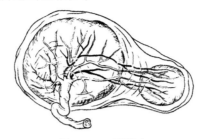

图 11-26　副胎盘

3.检查软产道

胎盘娩出后,应仔细检查软产道(包括会阴、小阴唇内侧、尿道口周围、前庭、阴道和宫颈)有无裂伤。如有裂伤应立即按原来的解剖位置或层次逐层缝合。

4.预防产后出血

正常分娩出血量多不超过 300 mL。对既往有产后出血史或易发生产后出血的产妇(如分娩次数≥5 次的多产妇、多胎妊娠、羊水过多、滞产等),可在胎儿前肩娩出后静脉注射麦角新碱 0.2 mg,或缩宫素 10 U 加于 25%葡萄糖液 20 mL 内静脉注射,也可在胎儿娩出后立即经胎盘部脐静脉快速注入加入 10 U 缩宫素的生理盐水 20 mL,均能促使胎盘迅速剥离减少出血。若胎盘尚未完全剥离而阴道出血多时,应行手取胎盘术。若胎儿已娩出 30 min,胎盘仍未排出,出血不多时,应排空膀胱,再轻轻按压子宫及静脉注射缩宫素,仍不能使胎盘排出时,再行手取胎盘术。若胎盘娩出后出血多时,可经下腹部直接注入宫体肌壁内或肌内注射麦角新碱 0.2～0.4 mg,并将缩宫素 20 U 加于 5%葡萄糖液 500 mL 内静脉滴注。

手取胎盘时若发现宫颈内口较紧者,应肌内注射阿托品 0.5 mg 及哌替啶 100 mg。术者需更换手术衣及手套,外阴再次消毒后,将一手手指并拢呈圆锥状直接伸入宫腔。手掌面向着胎盘母体面,手指并拢以手掌尺侧缘缓慢将胎盘从边缘开始逐渐自子宫壁分离,另一手在腹部压宫底(图 11-27)。待确认胎盘已全部剥离方可取出胎盘,取出后立即肌内注射子宫收缩剂。注意操作必须轻柔,避免暴力强行剥离或用手抓挖宫壁,防止子宫破裂。若找不到疏松的剥离面,不能分离者,可能是植入性胎盘,不应强行剥离。取出的胎盘立即检查是否完整,若有缺损应再次以手伸入宫腔清除残留胎盘及胎膜,应尽量减少进出宫腔次数。必要时可用大刮匙刮宫。

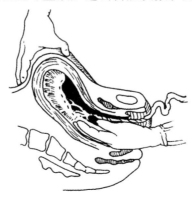

图 11-27　手取胎盘术

5.产后观察

分娩结束后应仔细收集并记录产时的出血量。产妇应继续留产房观察 2 h,注意产妇的一般情况、子宫收缩、子宫底高度、膀胱充盈情况、阴道流血量、会阴及阴道有无血肿等,发现异常情况及时处理。产后 2 h 后,将产妇和新生儿送回病房。

(侯 青)

第六节 常用助产术

一、胎头吸引助产术

(一)胎头吸引器使用的适应证和禁忌证

1.使用胎头吸引器患者的术前评估

即使在有明确的使用胎头吸引器适应证存在时,术前评估也是非常重要的。在使用胎头吸引器助产之前应充分评估一些可能对助产结局产生重要影响的因素,这些相关因素包括以下 4 方面:妊娠和分娩期合并症及并发症,孕妇的心理状态,胎儿的状况以及操作者的技能。

(1)在使用胎吸助产前应充分评估孕妇在妊娠期及分娩期是否存在可能影响阴道分娩的高危因素,如产前出血、妊娠合并心肺疾患、糖尿病等。其次应评估第一产程和第二产程的时间和进展,近年来由于无痛分娩的广泛应用,第二产程的时间都有所延长,但如果整个产程进展都不很顺利,无论用哪种方式助产,母儿的不良并发症都将明显增加。

(2)应评价母亲的全身状况以及母亲是否愿意配合接生者使用胎头吸引器:在使用胎头吸引器助产时,孕妇本人的屏气用力是非常重要的辅助力量,孕妇用力越好,牵引所需的力量越小,可能造成的损伤也相应减少。此外,在鼓励孕妇用力的同时,适当应用小剂量缩宫素加强宫缩也是必不可少的。

(3)应评价胎儿的状况,包括胎位、胎心以及胎儿体重。在做胎吸助产之前应做详细的阴道检查,排除明显的头盆不称。阴道检查对胎儿的评估应包括胎先露的高低,胎方位,胎头塑形程度,胎头水肿的范围和程度。胎先露部高低强调为骨质部分最低点,有时由于产瘤大,在阴道口看到胎发,先露骨质部分却在坐骨棘上 1~2 cm 以上,此时若误上胎头吸引器,可能造成吸引器滑脱失败。胎头塑形反应胎头受压的程度,并可分为轻、中、重度,两侧顶骨在矢状缝并拢但不重叠为轻度塑形,顶骨重叠但可以被手指轻轻推开复位称为中度塑形,如果重叠的颅骨不能复位为重度塑形。当胎头发生重度塑形时,常存在胎头俯屈不好或不均倾,此时使用胎吸助产可能增加颅骨损伤的机会。同时应再次了解骨盆的情况。胎心和胎儿估计体重也是接生者在决定使用胎吸助产时应考虑的因素之一,若估计胎儿体重过大(>4 500 g),应考虑发生肩难产的可能,此时应以剖宫产结束分娩为宜。

(4)操作者使用胎吸的技巧及熟练程度是决定胎吸是否成功的重要因素。既往人们对这个因素对手术助产成功与否的影响不够重视,但现在已逐渐意识到其重要性。加强对年轻医师手术助产技能的培训应该是提高手术助产成功率的重要措施之一。

2.使用胎头吸引器的必备条件

(1)无明显头盆不称。

(2)只能用于顶先露,不适用于面先露、额先露或臀位。

(3)宫口已开全或接近开全。

(4)双顶径已达坐骨棘水平以下,先露部已达盆底。

(5)胎膜已破。

(6)排空膀胱。

(7)术前已向产妇及家属交代可能的并发症,取得知情同意。

(8)若胎吸失败有条件立即施行剖宫产。

(9)接生者已掌握胎吸助产的技能。

3.使用胎头吸引器的适应证

(1)第二产程延长,包括持续性枕横位,持续硬膜外麻醉致产妇用力差。

(2)需要缩短第二产程,如产妇有高血压、心脏病、哮喘或其他全身性疾病,以及有胎儿宫内窘迫者。

(3)子宫瘢痕,有剖宫产史或子宫手术史,不宜在第二产程过度用力。

(4)轻度头盆不称,胎头内旋转受阻者。

4.使用胎头吸引器的禁忌证

(1)头盆不称。

(2)异常胎位如臀位、面先露或胎位不清,胎头未衔接。

(3)无阴道分娩条件如骨盆狭窄,软产道畸形、梗阻。

(4)子宫脱垂或尿瘘修补术后。

(5)巨大儿。

(6)早产(<34周),怀疑胎儿有凝血功能障碍。

(7)产钳助产失败后。

(8)宫口未开全,除外双胎第二胎顶先露(小胎儿)或由于胎心率异常以及大出血需尽快结束分娩等原因,这时需要经验丰富的医师来完成操作。

(二)胎吸助产的手术操作和注意事项

1.麻醉选择

因为腰麻和硬膜外麻醉都可能影响产妇屏气用力,故在胎吸助产中不推荐使用。一般采用双侧阴部神经阻滞麻醉或局部麻醉,在紧急情况下也可不用麻醉。

2.术前准备

(1)检查吸引器有无损坏、漏气,橡皮套是否松动,将导管接在吸引杯上并连接好负压装置。

(2)取膀胱截石位,外阴准备同正常接生。

(3)导尿排空膀胱。

(4)行双侧阴部神经阻滞麻醉,初产妇需常规做会阴侧切口。

(5)阴道检查排除头盆不称等禁忌证,明确胎先露的位置和胎方位。

3.手术步骤

(1)放置吸引器:在吸引器胎头端涂消毒液状石蜡或肥皂冻,左手分开两侧小阴唇,暴露阴道外口,以左手中、示指掌侧向下撑开阴道后壁,右手持吸引器将胎头端向下压入阴道后壁前方,然后左手中、示指掌面向上,分开阴道壁右侧,使吸引器自右侧缘滑入阴道内,继而手指转向上,提拉阴道前壁,使吸引器上缘滑入阴道内,最后拉开左侧阴道壁,使吸引器完全滑入阴道内并与胎头顶部紧贴(图 11-28、图 11-29)。

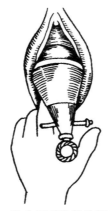

图 11-28　胎头吸引器的放置(正面观)

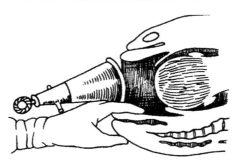

图 11-29　胎头吸引器的放置(侧面观)

在放置胎头吸引器时应注意以下几个问题:①胎头吸引器的中心应位于胎头的"俯屈点"。胎头俯屈点是指矢状缝上,后囟前方二横指(约 3 cm)处。胎头吸引器的中心应位于这个俯屈点上,在牵引时才能让胎头更好地俯屈并沿骨盆轴方向娩出(图 11-30)。②吸引器的纵轴应与胎头矢状缝一致,并可作为旋转的标志。③牵引前应检查吸引器附着位置。左手扶持吸引器,并稍向内推压,使吸引器始终与胎头紧贴,右手中、示指伸入阴道内,沿吸引器胎头端与胎头衔接处摸 1 周,检查二者是否紧密连接,有无阴道壁或宫颈软组织夹入吸引器与胎头之间,若有将其推开。

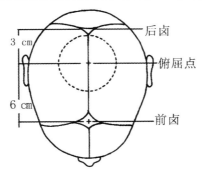

图 11-30　放置胎头吸引器的俯屈点

423

（2）抽吸负压。

1）电动吸引器抽气法：将吸引器牵引柄气管上的橡皮管与电动吸引器的橡皮管相连，然后开动吸引器抽气，胎头位置低可用 40 kPa（300 mmHg）负压，胎头位置高或胎儿较大，估计分娩困难者可用 60 kPa（450 mmHg）负压，一般情况选用 51 kPa（380 mmHg）负压。

2）注射器抽吸法：术者左手扶持吸头器，不可滑动，由助手用 50 mL 空针逐渐缓慢抽气，一般抽出空气 150 mL 左右，如胎头位置较高，可酌情增加抽气量，负压形成后用血管钳夹紧橡皮导管，然后取下空针。

无论采用上述哪种方式形成负压，都应注意负压形成一定要缓慢，时间一般不要少于 3 min，使胎头在由小到大的负压作用下，逐渐形成一产瘤，以避免损伤胎头微血管，造成头皮血肿。

3）牵引：先用右手中指、示指轻轻握持吸引器的牵引柄，左手中指、示指顶住胎头枕部，先轻轻缓慢适当用力试牵引，了解吸引器与胎头是否衔接正确，不漏气。牵引方向应根据先露所在平面，循产道轴所取的方向在宫缩时进行，先向下向外协助胎头俯屈下降，当胎头枕部抵达耻骨联合下方时，逐渐向上向外牵引，使胎头逐渐仰伸，直至双顶径娩出。在宫缩间歇期应停止牵引，但应保持吸引器不随胎头回缩而回缩。在枕左/右前或枕横位时，牵引同时应顺势旋转胎头，若为枕后位，最好用手旋转胎位至枕前位后再行胎吸助产，每次宫缩旋转 45°为宜，旋转时助产应在腹部行外倒转以协助。

4）取下吸引器：当可触及胎儿颌骨时，即应拔开橡皮管或放开气管夹，消除吸引器内的负压，取下吸引器，按正常机转娩出胎儿。

（三）手术操作技巧及特殊情况的处理

1.手术操作技巧

（1）吸引器的放置：吸引器的中心一定要放在胎头的俯屈点上。吸引器放置不正确可以导致牵引失败。在正枕前位时吸引器的正确放置较容易，但若助产的指征是胎位不正（枕左/右前或枕横位）导致胎头不下降，吸引器的放置会比较困难，且不易牵引成功。

（2）在开始抽吸负压和牵引之前，一定要仔细检查吸引器的边缘，若吸引器中嵌入母体组织，可导致母体组织裂伤和出血，同时也可导致吸引器滑脱，牵引失败。

（3）胎吸助产时吸引器的牵引应该是间歇性的，与宫缩及孕妇的屏气用力相配合，在宫缩间歇应放松。拉力方向应与吸引器胎头端的横断面垂直，这样才能保持拉力与产道轴方向一致，只有保持沿产道轴方向用力才能用最小的牵拉而使产程进展最大。牵引用力要均匀，不可过大，牵引过程中禁忌左右摇摆，以防吸引器漏气滑脱。

（4）连接吸引器牵引柄一端的橡皮管，要求质量好，不应过软，否则在达到要求的压力之前，管会被吸扁。管长要求 20 cm，管子过长或过软均会影响负压形成。

（5）关于吸引持续时间和次数，大多数文献报道胎吸助产的牵引次数应不超过 3 次，持续时间不超过 20 min，但最近澳大利亚的 Vacca 提出一个新的观点即"3 加 3 次牵引"。该学者认为只要牵引力量适度，每次牵引都有胎头下降，可以牵引 6 次。前面 3 次牵引使胎头更好地俯屈下降至盆底，后面 3 次牵引协助胎头娩出。牵引总时间控制在 30 min 以内，这种方法可以让会阴充分地扩张，避免会阴撕伤及会阴切口延长的发生。

（6）牵引滑脱的处理：牵引时若发生滑脱，应查找原因。若因放置困难或负压维持不满意等技术失误导致滑脱可换由经验丰富的医师再次尝试胎吸助产或改用产钳。因产钳可以提供更大的牵引力，吸引器失败后产钳助产有可能成功，但如果没有经验丰富的人员在场，最好改行剖宫产结束分娩。若吸引器放置满意和负压维持良好情况下发生滑脱,应高度考虑相对头盆不称、不均倾或巨大儿而需更大牵引力,此时建议改行剖宫产结束分娩。

(7)吸引器的选择:硅胶或软塑料头的吸引器易于安放,对产妇及胎儿的损伤小,是低位或出口助产的理想选择,金属头的吸引器因拉力较大而适用于需要辅助胎头旋转的情况,但同时它可能增加严重头颅损伤的风险,因此需要特殊训练和具有一定经验才能使用。

2.特殊情况的处理

(1)胎位不正时应用胎头吸引器:据文献报道在枕横位和枕后位采用胎吸助产的成功率为96%,仅有个别病例在胎吸后又改用产钳助产。胎吸助产的一大优点为可以在牵引的同时旋转胎头,尤其是在枕横位时。在吸引器牵拉下,胎头顶下降压迫到盆底,此后胎儿可以找到最有利的平面自动内旋转到枕前位分娩。虽然有学者仍倾向于在胎位不正时采用 Barton 或 Kielland 产钳助产,但若正确使用胎吸助产处理胎位不正,母儿并发症明显低于产钳助产。

(2)剖宫产术中应用胎头吸引器:有文献报道在剖宫产术中使用胎头吸引器取得良好效果。和产钳以及手术医师的手相比,胎头吸引器所占的空间更小,更有利于胎头的娩出,尤其是在胎头高浮时,同时也不易造成子宫切口的撕伤。

(3)双胎分娩中应用胎头吸引器:在双胎阴道分娩时采用胎头吸引器协助第二胎娩出是非常有效的方法,尤其是在宫口未完全开全,胎头高浮时运用胎吸助产可以协助宫口的扩张及胎儿的娩出。此时应用胎头吸引器明显优于徒手牵引或内倒转。

(四)胎头吸引的并发症及其处理

1.产妇并发症

(1)宫颈裂伤:宫颈裂伤多因宫口未开全造成,阴道检查时应确认宫口已开全。若裂口较浅(不超过 0.5 cm),无活动性出血,可不必缝,超过 1.0 cm 的裂伤可用 1-0 可吸收线缝合,恢复宫颈正常的解剖形态。

(2)外阴阴道裂伤:外阴阴道裂伤多因会阴阴道壁组织弹性差,会阴切口过小所致,术前应行充分的会阴侧切术。在胎盘娩出后应依次进行缝合,先阴道后外阴,对有活动性出血的部位,应先结扎止血,以免失血过多。

(3)阴道血肿:阴道血肿可因阴道壁被吸入吸引器所致,也可因阴道壁撕伤所致。放置吸引器后必须仔细检查,排除软组织受压。

(4)远期并发症:盆底组织损伤、尿失禁是胎头吸引助产术的远期并发症。胎头吸引助产术可能造成盆底肌肉及软组织的损伤,造成产后尿失禁,大多数患者症状不是十分明显,但仍可能对其生活质量发生影响。和产钳助产术相比,胎吸助产所导致的尿失禁要轻微一些,但仍应注意这部分患者产后盆底肌肉功能的恢复和训练,减少尿失禁的发生。

2.胎儿并发症

(1)头皮水肿(产瘤):胎吸助产的胎儿头皮均有水肿,产瘤形成,但大多为一过性的,产后12~24 h自行吸收消退,对胎儿无不良影响。

(2)头皮擦伤或撕伤:胎吸助产所致的胎儿头皮擦伤和撕伤发生率大约为10%,大多为轻度的浅表的损伤。其原因多系吸引器放置位置不正确,过长时间的牵引以及吸引器突然滑脱,在操作时应注意避免上述错误发生。

(3)头皮血肿:头皮血肿是由于牵引导致骨膜下血管破裂,血液积留在骨膜下形成。因颅骨处骨膜与骨粘连紧密,故血肿易局限,不超越骨缝,边界清楚。小的头皮血肿数天内可自行吸收、消退,不需特殊处理。大的头皮血肿可导致黄疸或贫血,需数周才能被吸收,需给予对症特殊处理。

(4)帽状腱膜下血肿:帽状腱膜下血肿是由于外力作用导致连接头皮静脉、颅内板障静脉及颅内静脉窦的血管破裂出血并沿颅骨外膜与帽状腱膜之间的腱膜下间隙蔓延形成的血肿,因出血发生在疏松的组织内,无骨缝限制,故出血量多,易于扩散,可造成严重的贫血和失血性休克。胎吸助产所致的帽状腱膜下血肿的发生率约为 1%,但若未及时处理其病死率高达 25%。因此对所有胎吸助产分娩的新生儿均应随访观察,警惕帽状腱膜下血肿的发生。

(5)视网膜出血:文献报道胎吸助产新生儿发生视网膜出血的概率比产钳助产及自然分娩的新生儿高,具体机制不十分明确。但这种视网膜出血多为一过性的,不会造成远期的视网膜损伤的后果。

(6)新生儿黄疸:新生儿黄疸在胎吸助产新生儿中发生概率较高,但需要光疗的重度新生儿黄疸在胎吸助产和产钳助产新生儿中的发生率无明显差异。新生儿黄疸的发生与头皮血肿及帽状腱膜下血肿有关。

3.吸引器助产术后的护理

应仔细检查产妇及新生儿有无创伤。若有软产道损伤,应逐层止血缝合。新生儿常规肌内注射维生素 K 4 mg,局限性的产瘤和小的头皮血肿一般在产后 24～48 h 内消失,无须特殊处理,要高度警惕帽状腱膜下血肿的发生。

二、产钳助产术

(一)概述

产钳助产术是指在产妇进入第二产程后,由产科医师借助产钳对胎头进行牵引而帮助胎儿娩出。多数学者认为产钳助产术具备剖宫产术和胎头吸引术不能具有的独特优点,非其他产科手术所能完全取代,在产科临床工作中具有一定的地位。

Chamberlen 家族于 1600 年前后首次发明并使用产钳。直到 18 世纪,产钳及其应用才被世人广泛知晓。

根据助产时胎儿骨质部所到的位置,美国妇产科协会(ACOG)2 000 年的分类标准如下。

1.出口产钳

(1)在阴道口不用分开阴唇就可以看到胎儿头皮。

(2)胎儿骨质部已到达盆底。

(3)矢状缝位于骨盆前后径上,或为左枕前、右枕前或左枕后、右枕后。

(4)胎头位于或在会阴体上。

(5)胎头旋转不超过 45°。

2.低位产钳

(1)胎头骨质部最低点位于或超过坐骨棘水平下 2 cm,但未达盆底。

(2)旋转 45°或少于 45°(左枕前或右枕前转至枕前位,或左枕后或右枕后转至枕后位)。

(3)旋转超过 45°。

3.中位产钳

胎头衔接但先露在坐骨棘水平下 2 cm 以上。

4.高位产钳

在上述分类中未包括的。

（二）术前评估及术前准备

1.施行产钳助产术应具备的条件

（1）宫口必须开全、胎心存在、阴道检查产道无异常、明确胎方位、胎头双顶径平面已通过宫颈口，确定所需用助产产钳的种类。

（2）胎膜已破。

（3）胎头已经衔接，无明显头盆不称，即胎头已降入骨盆腔达到盆底，在耻骨联合上方扪不到胎头，阴道检查胎头颅骨无明显重叠，其矢状缝已与骨盆下口前后径平行或接近。

（4）胎先露已达 S＋3 或以下（即胎头骨质部达坐骨棘平面以下 3 cm），胎头无明显变形。

（5）胎方位明确，先露部应是枕先露、面先露的颏前位或者用于臀位后出头。

（6）术时取膀胱截石位，置放钳叶前导尿排空膀胱，行双侧会阴阻滞麻醉或持续性硬膜外麻醉，为避免会阴撕伤，可行会阴切开术。

（7）术前与产妇及其委托人充分沟通，告知实施产钳术的原因及可能导致的母胎并发症，征得患方的知情同意选择及签字后方能实施。

（8）所在单位具备新生儿复苏的人员及设备的支持。

2.产钳术适应证

（1）产妇患有各种合并症及并发症，需缩短第二产程，如心脏病心功能Ⅰ～Ⅱ级、哮喘、妊娠期高血压疾病等。

（2）宫缩乏力，第二产程延长。

（3）胎儿窘迫。

（4）剖宫产胎头娩出困难者、臀位后出头困难者。

（5）胎头吸引术失败者，经检查可行产钳者用产钳助娩，否则改行剖宫产。

（6）早产。

3.产钳术禁忌证

（1）不具备产钳助产条件者。

（2）异常胎方位如颏后位、额先露、高直位或其他异常胎位。

（3）胎儿窘迫，估计短时间不能结束分娩者。

（三）手术方法

1.Simpson 产钳使用方法

（1）产妇取膀胱截石位。

（2）常规消毒外阴，铺消毒巾，导尿。

（3）阴道检查：再次阴道检查，确定宫口已开全，触摸囟门位置和产瘤大小、胎方位及先露下降平面，再次排除头盆不称。

（4）行会阴侧切。

（5）放置产钳左叶：左手以握毛笔方式握左叶钳柄，钳叶垂直向下，右手伸入胎头与阴道壁之间做引导，使左叶产钳沿右手掌慢慢进入胎头与阴道壁之间，直至到达胎头左侧顶颞部，钳叶与钳柄在同一水平位，钳柄内面正向产妇左侧，将左钳柄交助手握住并保持原位不变。

（6）放置产钳右叶：右手垂直握右钳柄如前述，以左手中、示指伸入阴道后壁与胎头之间诱导右钳叶(在左产钳上面)缓慢滑向胎头右侧方到达与左侧对称的位置。

(7)合拢钳柄,两个产钳放置在正确位置后,左右产钳锁扣恰好吻合,左右钳柄内面自然对合。

(8)检查钳叶位置:再次检查产钳位置,钳叶与胎头之间有无夹持宫颈组织。

(9)扣合锁扣,阵缩来临时指导产妇屏气,并用右手保护会阴,左手向外、向下牵引胎头,当先露部拨露时,应逐渐将钳柄向上旋转使胎头逐渐仰伸而娩出。

(10)取出产钳:当胎头双顶径露出会阴口时应取出产钳。按照放置产钳的相反方向先取出右叶产钳,再取出左叶产钳,随后娩出胎体。

2.后进胎头产钳术

后进胎头产钳术即 Piper 产钳术。Piper 产钳特点为产钳钳柄比较长,钳柄弯曲与骨盆弯曲方向相反,独特的结构给钳叶提供了较大的扩展空间,从而减少了胎头所受的压力(图 11-31)。

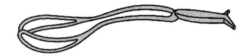

图 11-31 后进胎头产钳(Piper 产钳)

该方法适用于臀位分娩后进胎头娩出困难或手法娩出胎头失败者。使用前提条件是胎儿上肢已经娩出,胎头已经入盆并转正。

其优点在于实施过程中 Piper 产钳下垂的钳柄使得产钳可以直接放置于胎头两侧,而不必过高地上举胎体,以避免损伤胎儿颈部。缺点在于 Piper 产钳钳叶的骨盆弯曲曲度小,在实施过程中容易引起会阴部的损伤。操作方法如下。

(1)胎儿上肢及胎肩娩出后,胎头已经入盆且为颏后位时,方能使用 Piper 产钳。放置产钳前,应再次确定胎头的方位。

(2)施术时助手使用手术巾包裹并提起胎体,同时将胎体移向母体的右侧,移动过程中胎体保持成水平位,术者采取跪式或低坐位,左手执产钳左叶,沿骨盆左侧上置产钳左叶于胎儿左耳上。

(3)助手将胎体移向母体的左侧,移动过程中胎体保持成水平位,术者以右手沿骨盆右侧壁置入产钳右页至胎儿左耳上。

(4)合拢锁扣,钳柄置于术者右手手掌上,中指放于钳胫之间的空隙中,向下牵引,至会阴口显现颏部后,边牵引边向上抬高钳柄以顺应骨盆轴的弯曲弧度。牵引的同时,术者右手的拇指在钳柄上方要抓住胎儿的股部,左手的示、中指下压胎儿枕骨下区域,固定胎儿颈部。

(5)向上抬高钳柄接近水平位,俯曲牵引娩出胎头。

3.Kielland 产钳术

Kielland 产钳有胎头的钳叶弯曲,无向上的骨盆轴弯曲,钳叶瘦长而薄,左叶的钳锁可以与右叶钳胫的任何一点扣合,上下滑动,放置骨盆任何径线可以旋转,故对胎头位置较高或倾势不均时具有特殊作用。当放置呈不均倾时,仍能扣合而挟持胎头,适用于旋转胎头。

Kielland 产钳操作方法分为 5 个步骤:上钳、合锁、旋转、牵引、下钳。

较 Simpson 产钳相比,其优势为:不用手转胎头,不易头位脐带脱垂,对产妇的软产道损伤小,伤口延裂血肿少,胎儿损伤小,不易伤及眼。既有旋转胎头,又有牵引胎头的双重功能,适用于持续性枕后位及持续性枕横位时旋转胎头,胎头位置较高或者是倾势不均时。但操作难度、所要求的操作技巧及经验均大于 Simpson 产钳,不适合基层医院临床推广。

4.面先露的产钳助产术

产钳适用于颏前位的手术助产。钳叶沿枕颏径方向置于胎头侧,此时盆弯指向胎儿颈部,向下牵引,待颏部出现在耻骨联合下时,钳柄向上牵引,随后鼻、眼、眉及枕部顺序娩出。在颏后位,不能应用产钳助产,该种胎方位无法行阴道分娩。

5.剖宫产术中产钳助产术

剖宫产手术当中胎头高浮、或胎头较深入盆腔时,用手娩出胎头会遇到困难,需用剖宫产术所用的短柄产钳娩出胎头。

剖宫产所用产钳因柄短,钳叶仅有胎头弯曲,现主要用于横切口,子宫切口较低、胎头高浮者。通常是用双叶产钳娩出胎头,也有单叶产钳。剖宫产产钳见图 11-32。

(1)双叶产钳术:①用右手检查确定胎头方位,如为持续性枕后位时,以右手示指伸入胎儿口内,使胎面转向宫壁切口,拭去胎儿鼻腔内羊水;②产钳放置在胎头两侧枕颏径上,产钳的弯面朝向骨盆,先向上牵引产钳使胎头仰伸,直至颏部完全显露于子宫切口外,然后将产钳柄向母体腹部方向压,使胎头屈曲,便于牵出胎头。

(2)单叶产钳术:当胎头双顶径在子宫切口稍上方或胎头双顶径已达切口,可选用单叶产钳滑在胎儿顶额部或面额部与子宫壁之间,直至产钳滑到其头弯位于胎头的一侧后,始于宫缩时轻轻将胎头撬出,助手可推压宫底以协助。

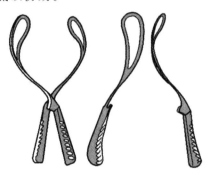

图 11-32　剖宫产术中产钳

6.瘢痕子宫产钳助产术

对于有剖宫产史的孕妇试产应特别注意了解上次剖宫产术指征、术式、胎儿体重、胎儿是否健存、胎儿或新生儿死亡原因以及术后是否有异常发热、感染等情况。如上次剖宫产原因为绝对指征如骨盆明显狭窄、畸形、软产道异常,或上次手术指征此次又复存在,或此次又有新的剖宫产适应证,或妊娠晚期、临产后原手术瘢痕处有明显压痛或有子宫先兆破裂征兆者均应再次剖宫产。

如产妇无以上情况,本次孕期产前检查正常,距上次手术时间＞2 年,估计本次胎儿体重不超过上次,且胎位正常者可考虑阴道试产,产程中需认真观察产妇和胎儿的情况,尤应注意瘢痕部有无压痛,如产程进展顺利亦应缩短第二产程,应用低位产钳助产是比较妥当的分娩方式。

（四）并发症防治

1.母体并发症

（1）产道损伤：产道损伤常见，主要是软产道的撕裂伤，如会阴裂伤、阴道壁裂伤、宫颈裂伤。严重时发生会阴Ⅲ度及以上裂伤，会阴Ⅲ度及Ⅳ度裂伤可达8%～12%。大部分情况下实施产钳术都行会阴侧切术，会阴部裂伤除与保护会阴部技术有关外，也和助产时会阴切开口过小、产钳牵引时未按产道轴方向而行暴力牵引、产钳牵引速度过快有关。

阴道壁裂伤多为沿会阴侧切口黏膜向上延伸，而在中位产钳时可深达穹隆部，因此术后常规的软产道检查和处理是十分重要的，特别是瘢痕子宫的产钳助产术，一定要检查子宫瘢痕的情况，防止瘢痕破裂导致产妇严重的并发症。Hagadorn-Freathy等人报道，13%的出口产钳发生Ⅲ度到Ⅳ度的会阴撕伤，低位产钳旋转＜45°者中的发生率为22%，旋转＞45°者中的发生率为44%，而在中位产钳者中的发生率为37%。

（2）阴道壁血肿：阴道壁血肿由裂伤出血所致，向上可达阔韧带及腹膜后，向下可达会阴深部。

（3）感染：由于阴道检查、会阴切开、产钳放置、牵引时损伤产道等，均可增加感染机会。

（4）产后出血：产道的损伤增加了产后的出血量。

（5）伤口裂开：伤口裂开多与术前多次阴道检查及切口裂伤较深、缝合时间过长等有关。

（6）远期后遗症：术时盆底软组织损伤，可后遗膀胱、直肠膨出或子宫脱垂等。严重的损伤还可以有生殖道瘘及骨产道的损伤。

目前已废弃高中位产钳，这种损伤已少见。

2.新生儿并发症

（1）头皮血肿：头皮血肿较常见，发生率可达1%～12%。

（2）头面部皮肤擦伤：头面部皮肤擦伤常见，发生率达10%。

（3）新生儿窒息：文献报道新生儿窒息发生率达10.88%，低位产钳和出口产钳的新生儿窒息率与正常分娩比较差异无显著性，而中位产钳的新生儿窒息率与正常分娩比较差异有显著性。

（4）颅内出血：胎头位置较高的中位产钳术或产钳旋转不当，均可造成颅内出血，严重者可致新生儿死亡，存活者可发生瘫痪、行为异常、智能低下、脑积水等后遗症。

（5）其他：面瘫、臂丛神经损伤、颅骨骨折、锁骨骨折、新生儿死亡等。

（五）手术难点与技巧

产钳术技术要求高，较难掌握，要求施术者具备一定的经验和技术操作技巧，同时要熟悉其所用标准器械的适应性、安全性和有效性以及恰当的应用时机。掌握好适应证，熟练而正确地施行产钳助产术，是比较安全而实用的助产方法，在一定程度上可降低剖宫产率，并在降低母儿发病率和新生儿病死率方面起一定的作用。产钳助产不当则可导致母儿严重创伤。在具体实施过程中应注意以下几点。

（1）根据不同情况选择适宜的产钳。Simpson产钳适用于枕前位牵引娩出，Kielland产钳适用于枕横位、枕后位的牵引和旋转，而Piper产钳则适用于臀位后出头的助产。

（2）施行产钳助产术前应进行严格的术前评估，包括手术的必备条件、适应证、禁忌证等，确定施术的必要性和合理性。经评估是属出口产钳或低位产钳可行产钳术；同时，在产程中如出现危及母儿情况，选择产钳不能增加母儿危险性，否则应选择剖宫产术。

（3）放置钳叶后发现钳柄难于合拢或易滑脱时，应取出产钳，行内诊复查，无明显异常者，重

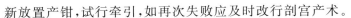

新放置产钳,试行牵引,如再次失败应及时改行剖宫产术。

(4)牵引应在阵缩时进行,宜持续缓慢加力,方向要遵循骨盆轴方向,切忌暴力牵引及左右摇摆钳柄。

(5)胎头娩出时注意保护会阴,缓慢娩出胎头,避免严重会阴撕伤。

(6)术毕仔细检查会阴、阴道、子宫颈等处有无裂伤;胎儿有无损伤;并再次导尿和肛诊,观察有无膀胱、尿道、直肠损伤,如有损伤立即处理。

(7)产后酌情使用抗生素预防感染。

(六)手术相关问题的研究与探讨

(1)产钳术的优势与胎吸助产术相比,产钳术所引致的新生儿并发症如头皮血肿、视网膜出血等明显减少,助产成功率高,适用于早产分娩的助产,但对母体软产道的损伤明显高于胎吸助产。

(2)以下特殊情况不宜行产钳助产:①施术者无实施产钳的经验;②胎位不明确,胎头未入盆、胎方位异常,如面先露、额先露等;③腹部及盆腔检查疑为头盆不称;④胎儿存在某些病理情况时,选择产钳助产应慎重:胎儿存在骨折的潜在因素,如患有成骨不全症等;胎儿已被诊断或疑患有出血性疾病如血友病、免疫性血小板减少症等。

(3)针对不同个体情况做出个性化的治疗选择,充分评估实施产钳助产的利弊,施术前征得产妇及监护人的书面同意。

(4)实施产钳助产前,要充分考虑使用产钳的先决条件,综合评估产妇及胎儿情况、在实施过程中所能得到的产科及新生儿医护人员的支持、施术者使用产钳的熟练度、实施产钳术失败后有无条件改行急诊剖宫产术、对并发症如肩难产、软产道撕伤的修补、产后出血等的处理能力等。评价可行性后宜谨慎使用产钳,并选用最适宜产妇状态的产钳类型,将母婴的并发症降到最低程度。严格掌握产钳助产术适应证和必备条件。放置钳叶后发现钳柄难于合拢或易滑脱时,应取出产钳,行内诊复查,重新放置后试行牵引,如再次失败应及时改行剖宫产术。牵引应在宫缩时进行,持续缓慢加力,切忌暴力牵引及左右摇摆钳柄。

三、肩难产助产术

肩难产是一种发病率低(0.6%~1.4%)的急性难产,如果处理不当,会发生严重的母婴并发症,导致严重后果,给患者和家属带来极大的痛苦,引起医患纠纷。因此,从事分娩接生的医护人员应熟知肩难产的高危因素,熟练掌握紧急情况下解除胎肩嵌顿的技能,随时做好处理这种产科急症的准备。

(一)定义

国内文献常将肩难产定义为:胎头娩出后,胎儿前肩嵌顿于耻骨联合后上方,用常规手法不能娩出胎儿双肩的少见急性难产。而国外文献中广泛采用的定义为:胎头娩出后除向下牵引和会阴切开之外,还需其他手法娩出胎肩者称为肩难产。并强调胎肩娩出困难,不仅仅发生于前肩,也并不一定是嵌顿于耻骨联合后方,胎儿后肩被母体骶骨岬嵌顿时也可发生肩难产。

Spong 等(1995)为使肩难产诊断标准化,进行了一系列研究表明:在正常分娩,胎头躯体分别娩出的时间间隔为 24 s,而肩难产该时间为 79 s。该学者建议将肩难产定义为:胎头至胎体娩出的时间间隔等于或 >60 s,和(或)需要任何辅助手法协助胎肩娩出者为肩难产。Beall 等(1998)对这一定义方式进行了前瞻性分析,结果表明这种定义方法无论在肩难产诊断的实用性或有效性上均较传统定义好,有一定的临床应用价值。

（二）危险因素

肩难产的发生与产前和产时的危险因素有关。

1.巨大儿

目前公认巨大儿为肩难产的主要因素,肩难产发生率随胎儿体质量增加而明显增加。新生儿体重在 4 000～4 250 g 肩难产的发生率为 5.2%,新生儿体重在 4 250～4 500 g 肩难产的发生率为 9.1%,新生儿体重在 4 500～4 750 g 肩难产的发生率为 21.1%。

2.糖尿病

因高血糖与高胰岛素的共同作用,胎儿常过度生长,由于肩部结构对胰岛素更敏感,胎肩异常发育使胎肩成为胎儿全身最宽的部分,加之胎儿过重、胎体体型改变使糖尿病患者存在肩难产双重危险性。研究显示,糖尿病女性在无干预分娩中,新生儿体重在 4 000～4 250 g 肩难产的发生率为 8.4%,新生儿体重在 4 250～4 500 g 肩难产的发生率为 12.3%,新生儿体重在 4 500～4 750 g 肩难产的发生率为 19.9%,新生儿体重>4 750 g 肩难产的发生率为 23.5%。因此,糖尿病女性较非糖尿病孕妇的肩难产发生率高。孕期重视对高危人群行血糖筛查,及时发现糖尿病,及时治疗就显得尤为重要。

3.肩难产病史

有肩难产病史的孕妇再次发生肩难产的概率为 11.9%～16.7%。这可能与再次分娩胎儿体重超过前次妊娠、母亲肥胖或合并糖尿病等因素有关。但这并不意味着有肩难产病史的患者,再次分娩则必须以剖宫产结束分娩,此类患者再次分娩方式仍应综合考虑患者产前、产时的高危因素,与患者及家属充分沟通后,再做决定。

（三）预测

肩难产是一种令人恐惧的产科急症,围生儿病死率及新生儿严重并发症高,近 50 年来逐渐受到产科界的普遍关注,国内外一直在研究肩难产发生的相关因素以及预防手段,希望能够预测或预防发生,提出了各种可能对肩难产有预测价值的因素,但通过对这些临床研究的循证医学评价(American college of obstetricians and gynecologists,ACOG)显示,由于缺乏准确识别肩难产的方法,很难确定哪一个胎儿会发生肩难产,因而肩难产无法预测和预防。一些预测方法理论上推测可能有效,或部分专家认为有效,但临床上效果如何仍有待进一步研究。尽管没有循证医学的证据支持,但仍希望这些方法能够有助于临床工作。

1.预防性引产是否能预防肩难产

糖尿病和巨大儿均为肩难产发生的主要危险因素。理论上,适时终止妊娠将阻止胎儿继续生长,减低剖宫产和肩难产的危险性。Boulvain(2001)对糖尿病孕妇中因怀疑巨大儿进行选择性分娩的文献进行了 Meta 分析,结果显示预防性引产确实降低了胎儿体重,但是并没有降低肩难产发生,亦没有改善母儿结局。Irion(2 000)对非糖尿病孕妇中“怀疑巨大儿,而行预防性引产”的文献进行了 Meta 分析,结果显示:预防性引产并没有降低剖宫产率、产钳助产率,亦没有减少肩难产发生率。

ACOG(美国妇产科协会 2002 年)和 RCOG(英国皇家妇产科协会 2005 年)的指南均提出:目前证据尚不支持对怀疑巨大儿的孕妇进行早期引产。

2.选择性剖宫产是否能预防肩难产

现有资料表明巨大儿为肩难产的主要因素,肩难产发生率随胎儿体重增加而明显增加。但值得注意的是:①50%～60%的肩难产发生在新生儿体重低于4 000 g的分娩中,Necon等曾报道了1例2 260 g新生儿发生肩难产;②即使新生儿出生体重超过4 000 g,肩难产的发生率也仅仅是3.3%。因此人们对可能分娩巨大儿的孕妇是否应行预防性剖宫产产生了质疑。Rouse等研究显示,对于胎儿体重>4 500 g,而非糖尿病的孕妇每预防一例永久性臂丛神经瘫痪,需进行3 695例选择性剖宫产。对所有巨大儿均选择性剖宫产使剖宫产率至少上升5～6倍。ACOG对既往研究进行循证医学评价中也提出,对所有怀疑巨大儿的孕妇行剖宫产是不恰当的,除非非糖尿病孕妇新生儿出生体重估计>5 000 g和糖尿病患者新生儿出生体重估计>4 500 g。

目前国内选择性剖宫产比例较国外要大得多,主要表现在以下几个方面:①国内巨大儿的诊断标准为"新生儿体重达到或超过4 000 g",而国外对巨大儿的诊断尚无统一标准,ACOG对巨大儿的描述为:"巨大儿"只是对那些出生时体重达到或超过4 500 g胎儿的一个适当的名称。②国内学者认为胎儿体重是可以预测的,但是ACOG有关巨大儿预测的指南却对可疑巨大儿行选择性剖宫产时指出,可以足够精确预测巨大儿并能够帮助临床处理的公式还没有得出。并指出妊娠晚期非选择性常规进行超声检查,对筛选巨大儿或降低发病率并无好处。③国内学者仅仅从医学的角度出发来选择处理措施,没有关注到选择性剖宫产所带来的"利"是否大于其在社会、人文、经济等方面所产生的"弊"等。④国内举证倒置的医疗环境导致医护人员承受着难以想象的心理负担,导致剖宫产率明显高于国外医疗机构。但是这种高剖宫产率的医疗形式是否能够降低肩难产的发生率,是否又导致了产后出血等母儿并发症的增加这些问题仍有待分析国内大样本临床观察及循证医学资料后才能得出结论。

3.产时预测

分娩期与难产有关的表现如产程延长、停滞、胎先露下降缓慢,尤其伴第二产程延长应视为肩难产的预警信号,结合孕妇并发症、胎儿体重分析,理论上应该可以预测肩难产的发生。但是Mcfarland对照研究却提示,第一产程、第二产程延长并不能预测肩难产。

(四)处理

肩难产基本上无法预测也无法预防,所以肩难产的处理就格外重要。接产过程中一旦发生肩难产,应避免惊慌,迅速通知相关人员,详细阴道检查,明确诊断,孕妇充分供氧,迅速清理婴儿口鼻黏液、吸氧,并准备新生儿复苏。

1.处理流程

制定常规:肩难产常出现得很突然,死产及新生儿死亡秘密调查协会(CESDI)报道47%的新生儿会在胎头娩出后5 min死亡,若要做到紧急情况下仍能准确无误地做好每一项操作,最重要的就是制定抢救流程,对医院所有可能参与肩难产抢救的人员进行培训,反复训练及考核,使所有医护人员能够各尽其职。只有这样才能为紧迫的肩难产抢救赢得时间。

美国妇产科学会介绍处理肩难产的口诀——"HELPERR"。

(1)Help:请求帮助,请产科高年资医师、助产士、麻醉科、儿科医师迅速到位,导尿排空膀胱。

(2)Episiotony:做会阴侧切,以利手术操作及减少软组织阻力。

(3)Leg McRobert:手法,协助孕妇大腿向腹壁屈曲。

(4)Pressure:耻骨联合上方加压配合接生者牵引胎头。

(5)Eenter:旋肩法。

(6)Remove:牵后臂法。

（7）Roll：如以上方法失败，采用 Gasbin 法，孕妇翻身，取双手掌、双膝着床呈跪式。

每项操作所用时间应为 30～60 s。要注意虽然口诀有先后顺序，但是操作不一定按照口诀的先后顺序完成，可以同时应用多项操作，有效且合理地使用每项操作比按部就班地完成口诀要重要。

2.预防性处理

对于有危险因素的产妇，考虑可能发生肩难产，"高级产科生命支持"（ALSO）建议用"头肩操作法"经"连续分娩"娩出胎肩，即助产士在胎头娩出后立即娩出胎肩，而不应中断操作去吸口咽的黏液，以维持胎儿先前的冲力。但是另外一种观点却认为，胎肩娩出前应给予短暂的停顿，以利于胎头娩出复位和外旋转，双肩径转到斜径，便于胎肩娩出。但是究竟哪种方法更利于预防肩难产的发生，目前尚无随机对照的临床研究。

关于会阴侧切的必要性目前尚有很大争议，部分学者认为对于所有可能发生肩难产的病例，均需要行会阴侧切，但是另外一部分学者的研究却表明，会阴侧切术并不降低臂丛神经损伤的风险，不影响肩难产患者分娩结局。产科急症管理小组（managing obstetric emergencies and trauma，MOET）建议有选择性地行会阴侧切，在实施"旋肩法"或"牵后臂法"时方可使用。

（五）操作方法

1.McRoberts 法

1985 年由 Gonik 等首先提出的 McRoberts 法，因其简单、有效，已被公认为是处理肩难产的首选方法。操作方法是让孕妇大腿极度屈曲，并压向腹部。此方法并不能改变孕妇骨盆的确切尺寸，但是可使骶骨连同腰椎展平，使原阻塞产道的骶岬变平，并使胎儿脊柱弯曲，使后肩越过骶岬，进一步下降到骶骨窝内；并且缩小了骨盆倾斜度，使母体用力的方向与骨盆上口平面垂直。同时耻骨向母体头部方向靠拢，使受压的前肩松解。当操作有效时，正常的牵引就可以娩出胎儿。McRoberts 法在处理肩难产的成功率为 42%～58%。然而，McRoberts 法也是有风险的。在严重肩难产时反复尝试 McRoberts 法会增加臂丛损伤的风险。另外亦有 McRoberts 法导致产妇耻骨联合分离和暂时的股神经病变的个案报道。因此，在操作过程中要警惕屈曲过度和母亲大腿在腹部的过度外展。

2.压前肩法

助手在孕妇耻骨联合上方触及胎儿前肩，按胎肩使胎肩内收或向前压下通过耻骨联合。压前肩法常与 McRoberts 手法同时应用。最初应持续加压，如果无法娩出胎儿，则应改为间断加压，使胎肩通过耻骨联合。应该注意的是：应避免在实施处理肩难产操作过程中加腹压，因为孕妇直接用力已经不能娩出胎肩，增加腹压仅仅是重复这种力量，并且只会进一步冲击耻骨联合后的胎肩，而加剧嵌顿；另外，增加腹压还可以增加新生儿 Erb-Duchenne 麻痹、胸髓损伤的风险。

3.旋肩法

旋肩法包括 Rubin 法和 Woods 法。

（1）Rubin 法：其为由 Rubin1964 年首次报道并命名的操作手法。将一只手的手指伸入阴道内，放在胎儿前肩或后肩的背侧将肩膀向胸侧推动。

（2）Woods 法：其为由 Woods 1963 年首次报道并命名的操作手法。将一只手从胎儿一侧进入到胎儿后肩处，向胎儿后肩前表面施压外展后肩。

如未能起效，还可以尝试采用 Rubin 法和 Woods 法联用。术者一只手放在胎儿前肩背侧向胸侧压前肩（Rubin 法），另一只手从胎儿前方进入胎儿后肩处向背侧压后肩（Woods 法）。两手协同使胎肩在耻骨联合下转动,像转动螺丝钉一样将胎肩娩出。

需要注意的是肩难产时胎肩嵌顿在耻骨联合下,阴道内充满了胎体,常很难将手指插入阴道。在旋转过程中,注意勿转胎儿颈部及胎头,以免损伤臂丛神经,旋肩法不宜牵拉胎头,以减少胎儿损伤。

4.牵后臂法

1945 年 Barnum 首次报道了牵后臂法。该操作是将后臂拉出,以腋肩径代替双肩峰径,使胎儿降到骨盆陷凹内而使前肩内收从前方解脱嵌顿的手法。术者一手进入阴道,找到胎儿后臂,并使胎儿手臂肘关节屈曲,紧接着将胎儿后臂掠过胎儿胸部,以"洗脸"的方式使后臂从胸前娩出。通常先拉出手,然后是胳膊,最后是肩膀。当手臂被拉出时,胎儿呈螺旋样旋转。前肩转至耻骨联合下方,然后娩出。

注意:①有时候是需要旋转胎体使后臂转至前面以利于牵出;②正确的受力点应作用于后臂肘窝处,使肘关节屈曲,再使其从胎儿胸前滑出。不能紧握和直接牵拉胎儿上肢,以免造成骨折。

5.手-膝位(Gasbin 法)

手-膝位以最早从危地马拉土著人处学习到这一技术并加以推广的美国助产士 Gasbin 的名字命名,又称"四肢着床"操作法,是处理肩难产的一种安全、快速而有效的操作方法。Bruner 等报道了 82 例通过这种"四肢着床"体位来处理肩难产的病例,其中 68 名产妇(83%)没有借助额外的措施成功分娩,也没有母婴增加并发症发生率。国内已有多名医师采用此法成功娩出肩难产胎儿。

将孕妇由仰卧位转为双手掌和双膝着床,呈趴在床上的姿势。向下的重力和增大的骨盆真结合径和后矢状径可以使部分胎肩从耻骨联合下滑出,如无效,可先借助重力轻轻向下牵拉,先娩出靠近尾骨的后肩;如胎肩仍然无法娩出,Gasbin 法还可以与上文所提到的肩难产的操作手法(除压前肩法)相结合进行助产。其中最常用到的就是 Gasbin 法+牵后臂法,当患者翻转后,后肩变成了前肩,但是应该注意体位改变后,一般医护人员会不适应这种体位,常发生接生者对胎儿定向错误。正确的操作手法是:不再行会阴保护,操作者从胎儿面部、胸一侧,将同侧手掌进入阴道(如胎儿面部朝向术者右侧则进入右手,否则术者左手进入阴道),找到胎儿在母体骶尾关节下方的手臂(多选择后臂,此时后臂已变成前臂),并使胎儿手臂肘关节屈曲,紧接着将胎儿后臂掠过胎儿胸部呈洗脸式并通过会阴娩出。通常先拉出后臂的手,然后是胳膊,最后是肩膀,当手臂被拉出时,前肩就会解除嵌顿,然后娩出。该方法极其有效,建议推广应用。

6.Walcher 体位

Walcher 体位是 McRoberts 体位的倒转形式,大腿要过伸,可导致耻骨联合向下增加 1～1.5 cm。Walcher 体位在一些比较旧的文献中提到可作为一种方法来缓解肩难产,而最近的文献没有报道它的用法并且在最新的美国妇产科学会关于肩难产的公告中也没有被提到。

7.锁骨切断法

锁骨切断法大部分是在比较旧的文献中有所提及,在靠着母亲耻骨支的方向折断锁骨。尽管这样可以减小胎儿双肩周径,但损伤臂丛和肺脉管系统的风险明显增加。此外,国外尚有文献报道锁骨切断术,用刀片或剪刀将锁骨切断,这种在胎儿皮肤上形成永久性瘢痕,且可能会导致胎儿宫内死亡,因此,国内有专家不提倡用器械行锁骨切断法,在万不得已的情况下,也应实施三指法压断锁骨。

8.Zavanelli 法

Zavanelli 法即指胎头复位剖宫产。对于困难的肩难产,胎头复位,子宫切开术,耻骨联合切开术是最后可求助的手段。Zavanelli 法是一种必要的分娩过程的逆转,那时胎儿颈部是俯屈的,复位就是逆转,胎头旋转回复到枕前位,应用指压使胎头在宫腔内回复。宫缩抑制剂可与氟烷或其他麻醉剂联合应用使手法成功完成,然后剖宫产结束分娩。O′Leary 报道的 59 例尝试用胎头复位的病例中,只有 6 例(10.2%)未成功。Sandberg 回顾了 12 年的关于 Zavanelli 手法文献,报道有 92% 的成功率。而 Sandberg 提到这些婴儿的多数损伤是由于行 Zavanelli 手法之前的操作和延长了缺氧造成的。报道的母亲并发症包括子宫和阴道破裂,但是再一次强调这些损伤不能直接归因于 Zavanelli 法。他总结道"在大部分的胎头复位的病例中,Zavanelli 法表明是简单及成功的,即使没有以前的经验"。尽管这些评论,美国妇产科学会仍强调 Zavanelli 手法与明显增加的胎儿发病率、病死率及母亲病死率相关,Zavanelli 手法只有在严重的肩难产其他常规方法无效的情况下才能使用。这种方法在国外文献报道较多,国内尚未见报道。

9.耻骨联合切开术

耻骨联合切开术与膀胱颈损伤、感染等产妇并发症明显相关,因此,只能在尝试挽救胎儿生命时才能使用。要施行耻骨联合切开术,患者应置于过度外展的膀胱截石位体位,放置导尿管。局部麻醉后,医师切开或剪开耻骨联合。Goodwin 等报道了一系列病例,分别在出现肩难产后大约 12、13 和 23 min 实施紧急耻骨联合切开术,不幸的是 3 例婴儿均因重度缺氧而死亡。因此 Goodwin 提出,由于操作者经验不足及产妇合并症的担忧,紧急耻骨联合切开术对抢救肩难产中的价值仍不明确。此外,学者强调由于从做出决定开始这个操作至少需要 2 min,因此在胎头娩出后 5～6 min 内应立即进行该项操作。这项操作在国内应用尚未见报道。

10.子宫切开术

严重肩难产时,全身麻醉后行剖宫产术。术者经腹部在子宫切口内以类似于 Woods 旋转手法转动胎肩,另一位医师经阴道牵拉出胎儿。

(六)肩难产操作中严禁使用的方法

有报道肩难产操作过程中加腹压会进一步压迫胎肩进入骨盆并增加宫腔内压力,因此增加了永久性神经损伤的风险和骨损伤。Hankins 报道了一个病例,当肩难产时加腹压导致了胎儿下胸段脊髓永久性损伤。美国妇产科学会关于肩难产的实践公告也指出:"在宫底加腹压可加重肩部的嵌塞可能导致子宫破裂"。因此,在肩难产时应避免在宫底加压。

任何脐带绕颈,仅胎头娩出,胎体未娩出前都不应该切断或钳夹脐带。即使伴有脐带绕颈的肩难产,胎体娩出前仍有一些脐带血液循环会继续,一旦剪断脐带,因仅有胎头娩出,胎体挤压在阴道内新生儿无法建立正常有效的呼吸,加重胎儿缺氧和低血压。Iffy 和 Varandi 报道了 5 例肩难产胎儿娩出前剪断脐带的病例,断脐至分娩延迟时间间隔 3 到 7 min,结果所有 5 例婴儿均为脑瘫。

(七)产后处理

肩难产是产科医疗诉讼的 4 个常见的原因之一,资料显示因肩难产导致的医疗诉讼占所有产科诉讼的 10% 以上。如何提高医疗质量,减少母儿并发症,减少医疗诉讼,如何处理因肩难产导致的医疗诉讼是产科医师面临的难题。在所有难产中,对于医疗诉讼比较重要的信息是:①胎儿娩出后立即进行脐静脉血气测量;②与孕妇及其家属进行告知;③翔实准确地记录分娩过程。

Acker 推荐肩难产干预措施的记录应该包括以下信息。

（1）难产被诊断的时间及方法。

（2）产程（活跃期和第二产程）。

（3）胎头位置及旋转。

（4）会阴切开术的记录。

（5）麻醉方法。

（6）牵拉力量的估计。

（7）所使用的手法的顺序,持续时间和结果。

（8）肩难产的持续时间。

（9）在开始分娩诱导和加强前充分的骨盆测量的记录。

（10）胎儿娩出后新生儿评分。

（11）分娩前及肩难产发生后告知孕妇出现肩难产的信息。

（八）肩难产常见的并发症及处理

肩难产发生于胎头娩出后,情况紧急,如处理不当会发生严重的母婴并发症,甚至会导致新生儿重度窒息和新生儿死亡。

母体并发症包括:重度会阴撕伤、血肿,产后出血感染、子宫破裂、泌尿道损伤及生殖道瘘等。

婴儿并发症包括:新生儿窒息、臂丛神经损伤、锁骨骨折、颅内出血、吸入性肺炎,甚至膈神经麻痹死亡。远期后遗症有神经精神心理发育障碍、语言功能障碍、口吃等。常见并发症如下。

1.产后出血、会阴伤口感染

注意仔细检查软产道。对产程较长者及时留置导尿管,及早发现泌尿道损伤,如有泌尿道损伤应及时请相关科室会诊,决定治疗方案。会阴伤口严重撕伤、可能发生伤口感染者,宜采用碘伏或甲硝唑注射液冲洗伤口,会阴皮肤切口宜采用丝线全层缝合,术后注意会阴部的清洁、预防感染。

2.子宫破裂

宫腔内旋转胎肩,牵拉后臂、特别是 Zavanelli 法常易导致子宫破裂。胎肩嵌顿于耻骨联合上导致分娩梗阻,使子宫下段过度拉长、变薄,形成上、下段间的病理性缩复环,加上阴道内操作,上推胎肩易导致子宫破裂。子宫破裂表现为急腹痛,常伴有低血容量性休克的症状。检查孕妇时可发现腹部有压痛,尤其是耻骨联合上区,子宫下极形状可不规则,或上、下段之间有病理性缩复环。随着病程的进展,全腹都可有压痛、反跳痛、肌紧张、肠鸣音消失等腹膜刺激症状。子宫破裂后,胎先露从骨盆上口处消失,胎儿部分易扪及,胎心音消失。孕妇有贫血及休克的体征,血压进行性下降、脉快,下段子宫破裂累及膀胱时,尿中可有血或胎粪。一旦发现子宫破裂应迅速准确估计患者情况:查血型、配血、输血输液,尽快补充血容量。如患者情况尚可耐受手术,需立即剖腹探查,立即进入腹腔,迅速探查止血,取出胎盘及胎儿。注意探查膀胱有无损伤。阔韧带血肿需清除血肿,结扎子宫动脉,注意输尿管及膀胱的损伤。术后需给广谱抗生素预防或控制感染。

3.新生儿窒息

产时预测有肩难产的发生应立即准备新生儿复苏,及时请儿科、麻醉科医师配合,降低窒息的发生。

4.分娩性臂丛神经损伤

分娩性臂丛神经损伤又称产瘫,是指在分娩过程中胎儿的一侧或双侧臂丛神经因受到头肩分离牵力作用而发生的牵拉性损伤。肩难产时,过度向一侧牵拉胎头;或臀位分娩胎头尚未娩出时,用力向下牵拉胎肩,均可致臂丛神经损伤。对疑有臂丛神经损伤的患儿应早认识、早诊断并给以适当的处理。对所有新生儿进行详细查体,并请新生儿重症监护科、骨科、康复科医师会诊,协助诊断,制定详细的康复锻炼计划,尽快恢复新生儿神经功能。

　　总之,肩难产是一种发生率很低并难以预料的产科急症,目前尚无准确方法预测肩难产发生,肩难产易引起母儿产生严重并发症,形成终身残疾,甚至发生新生儿、孕产妇死亡等;肩难产目前尚无准确的预测方法,难以有效预防,因此,应提高肩难产处理能力,对各级医师应加强产科技术培训,提高接生技术,特别是对突发难产紧急处理,平时在模型上练习肩难产操作手法、预防臂丛神经损伤;同时与相关科室合作建立产科急救小组,并与孕妇及家属保持沟通,取得配合与理解,及时做好各种记录,争取尽量减少肩难产及各种相关并发症的发生。

(刘文珍)

第十二章

异常分娩

第一节　胎位异常

胎位异常是造成难产的常见因素之一。分娩时枕前位约占90%,而胎位异常约占10%。其中胎头位置异常居多。有因胎头在骨盆内旋转受阻的持续性枕横位、持续性枕后位。有因胎头俯屈不良呈不同程度仰伸的面先露、额先露;还有高直位、前不均倾位等。总计占6%～7%,胎产式异常的臀先露占3%～4%,肩先露极少见。此外还有复合先露。

一、持续性枕横位

在分娩过程中,胎头以枕后位或枕横位衔接,在下降过程中,强有力的宫缩多能使胎头向前转135°或90°,转成枕前位而自然分娩。如胎头持续不能转向前方,直至分娩后期,仍然位于母体骨盆的后方或侧方,致使发生难产者,称为持续性枕后位(persistent occipito posterior position,POPP)(图 12-1)或持续性枕横位(persistent occipito transverse position,POTP)。

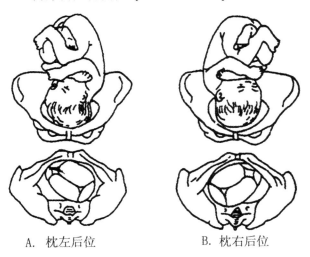

A. 枕左后位　　　　　　　B. 枕右后位

图 12-1　持续性枕后位

（一）原因

1.骨盆狭窄

男人型骨盆或类人猿型骨盆,其特点是入口平面前半部较狭窄,后半部较宽大,胎头较容易以枕后位或枕横位衔接,又常伴中骨盆狭窄,影响胎头在中骨盆平面向前旋转,致使成为持续性枕后位或持续性枕横位。

2.胎头俯屈不良

如胎头以枕后位衔接,胎儿脊柱与母体脊柱接近,不利于胎头俯屈,胎头前囟成为胎头下降的最低部位,而最低点又常转向骨盆前方,当前囟转至前方或侧方时,胎头枕部转至后方或侧方,形成持续性枕后位或持续性枕横位。

（二）诊断

1.临床表现

临产后,胎头衔接较晚或俯屈不良,由于枕后位的胎先露部不易紧贴宫颈和子宫下段,常导致宫缩乏力及宫颈扩张较慢;因枕骨持续位于骨盆后方压迫直肠,产妇自觉肛门坠胀及排便感,致使宫口尚未开全时,过早使用腹压,容易导致宫颈前唇水肿和产妇疲劳,影响产程进展,常导致第二产程延长。

2.腹部检查

头位胎背偏向母体的后方或侧方,母体腹部的 2/3 被胎体占有,而肢体占 1/3 者为枕前位,胎体占1/3而肢体占2/3为枕后位。

3.阴道（肛门）检查

宫颈部分扩张或开全时,感到盆腔后部空虚,胎头矢状缝位于骨盆斜径上,前囟在骨盆右前方,后囟（枕部）在骨盆左后方为枕左后位,反之为枕右后位;当发现产瘤(胎头水肿)、颅骨重叠、囟门触不清时,需借助胎儿耳郭及耳屏位置及方向判定胎位。如耳郭朝向骨盆后方,则可诊断为枕后位;如耳郭朝向骨盆侧方,则为枕横位。

4.B超检查

根据胎头颜面及枕部的位置,可以准确探清胎头位置以明确诊断。

（三）分娩机制

胎头多以枕横位或枕后位衔接。如在分娩过程中,不能转成枕前位时,可有以下两种分娩机制。

1.枕左后（枕右后）

胎头枕部到达中骨盆向后行 45°内旋转,使矢状缝与骨盆前后径一致,胎儿枕部朝向骶骨成枕后位。其分娩方式有两种。

（1）胎头俯屈较好:当胎头继续下降至前囟抵达耻骨弓下时,以前囟为支点,胎头俯屈,使顶部和枕部自会阴前缘娩出,继之胎头仰伸,相继由耻骨联合下娩出额、鼻、口、颏。此种分娩方式为枕后位经阴道分娩最常见的方式(图 12-2A)。

（2）胎头俯屈不良:当鼻根出现在耻骨联合下缘时,以鼻根为支点,胎头先俯屈,从会阴前缘娩出前囟、顶及枕部,然后胎头仰伸,使鼻、口、颏部相继由耻骨联合下娩出(图 12-2B)。因胎头以较大的枕额周径旋转,胎儿娩出困难,多需手术助产。

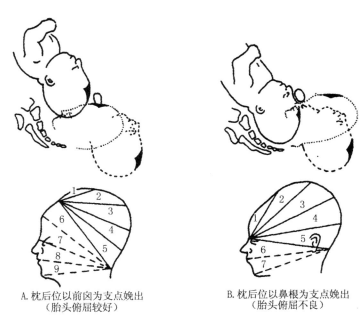

A. 枕后位以前囟为支点娩出
（胎头俯屈较好）

B. 枕后位以鼻根为支点娩出
（胎头俯屈不良）

图 12-2　枕后位分娩机制

2.枕横位

部分枕横位于下降过程中无内旋转动作，或枕后位的胎头枕部仅向前旋转 45° 成为持续性枕横位，多数需徒手将胎头转成枕前位后自然或助产娩出。

（四）对母儿的影响

1.对产妇的影响

常导致继发宫缩乏力，产程延长，常需手术助产；且容易发生软产道损伤，增加产后出血及感染的机会；如胎头长时间压迫软产道，可发生缺血、坏死、脱落，形成生殖道瘘。

2.对胎儿的影响

由于第二产程延长和手术助产机会增多，常引起胎儿窘迫和新生儿窒息，使围生儿发病率和死亡率增高。

（五）治疗

1.第一产程

严密观察产程，让产妇朝向胎背侧方向侧卧，以利胎头枕部转向前方。如宫缩欠佳，可静脉滴注缩宫素。宫口开全之前，嘱产妇不要过早屏气用力，以免引起宫颈水肿而阻碍产程进展。如果产程无明显进展，或出现胎儿窘迫，需行剖宫产术。

2.第二产程

如初产妇已近 2 h，经产妇已近 1 h，应行阴道检查，再次判断头盆关系，决定分娩方式。当胎头双顶径已达坐骨棘水平面或更低时，可先行徒手转儿头，待枕后位或枕横位转成枕前位，使矢状缝与骨盆出口前后径一致，可自然分娩，或阴道手术助产（低位产钳或胎头吸引器）；如转成枕前位有困难时，也可向后转成正枕后位，再以低产钳助产，但以枕后位娩出时，需行较大侧切，以免造成会阴裂伤。如胎头位置较高，或疑头盆不称，均需行剖宫产术，中位产钳禁止使用。

3.第三产程

因产程延长,易发生宫缩乏力,故胎盘娩出后立即肌内注射宫缩剂,防止产后出血;有软产道损伤者,应及时修补。新生儿重点监护。手术助产及有软产道裂伤者,产后给予抗生素预防感染。

二、高直位

胎头以不屈不仰姿势衔接于骨盆入口,其矢状缝与骨盆入口前后径一致,称为高直位(sincipital presentation)。是一种特殊的胎头位置异常:胎头的枕骨在母体耻骨联合的后方,称高直前位,又称枕耻位(occipito-pubic position)(图 12-3);胎头枕骨位于母体骨盆骶岬前,称高直后位,又称枕骶位(occipito-sacral position)(图 12-4)。

(一)诊断

1.临床表现

临产后胎头不俯屈,胎头进入骨盆入口的径线增大,胎头迟迟不能衔接,胎头下降缓慢或停滞,宫颈扩张也缓慢,致使产程延长。

2.腹部检查

枕耻位时,胎背靠近腹前壁,不易触及胎儿肢体,胎心位置稍高在腹中部听得较清楚;枕骶位时,胎儿小肢体靠近腹前壁,有时在耻骨联合上方,可清楚地触及胎儿下颏。

3.阴道检查

阴道检查发现胎头矢状缝与骨盆前后径一致,前囟在耻骨联合后,后囟在骶骨前,为枕骶位,反之为枕耻位。由于胎头紧嵌于骨盆入口处,妨碍胎头与宫颈的血液循环,阴道检查时常可发现产瘤,其范围与宫颈扩张程度相符合。一般直径为 3~5 cm,产瘤一般在两顶骨之间,因胎头有不同程度的仰伸所致。

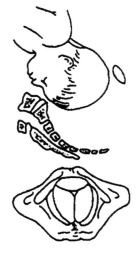
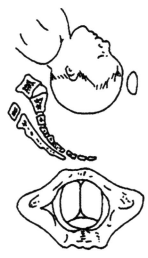

图 12-3　高直前位(枕耻位)　　　　　　图 12-4　高直后位(枕骶位)

（二）分娩机制

1.枕耻位

如胎儿较小,宫缩强,可使胎头俯屈、下降,双顶径达坐骨棘平面以下时,可能经阴道分娩;但胎头俯屈不良而无法入盆时,需行剖宫产。

2.枕骶位

胎背与母体腰骶部贴近,妨碍胎头俯屈及下降,使胎头处于高浮状态,迟迟不能入盆。

（三）治疗

1.枕耻位

可给予试产,加速宫缩,促使胎头俯屈,有望阴道分娩或手术助产,如试产失败,应行剖宫产。

2.枕骶位

一经确诊,应行剖宫产。

三、枕横位中的前不均倾位

头位分娩中,胎头不论采取枕横位、枕后位或枕前位通过产道,均可发生不均倾势(胎头侧屈),枕横位时较多见,枕前位与枕后位时较罕见。而枕横位的胎头(矢状缝与骨盆入口横径一致)如以前顶骨先入盆则称为前不均倾。

（一）诊断

1.临床表现

因胎头迟迟不能入盆,宫颈扩张缓慢或停滞,使产程延长,前顶骨紧嵌于耻骨联合后方压迫尿道和宫颈前唇,导致尿潴留,宫颈前唇水肿及胎膜早破。胎头受压过久,可出现胎头水肿,又称产瘤。左枕横时产瘤于右顶骨上;右枕横时产瘤于左顶骨上。

2.腹部检查

前不均倾时胎头不易入盆(图12-5)。临产早期,于耻骨联合上方可扪到前顶部,随产程进展,胎头继续侧屈使胎头与胎肩折叠于骨盆入口处,因胎头折叠于胎肩之后,使胎肩高于耻骨联合平面,于耻骨联合上方只能触到一侧胎肩而触不到胎头。

3.阴道检查

胎头矢状缝在骨盆入口横径上,向后移靠近骶岬,同时前后囟一起后移,前顶骨紧紧嵌于耻骨联合后方,致使盆腔后半部空虚,而后顶骨大部分嵌在骶岬之上。

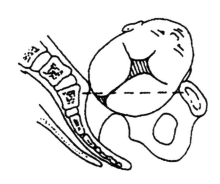

图 12-5 前不均倾位

（二）分娩机制

以枕横位入盆的胎头侧屈，多数以后顶骨先入盆，滑入骶岬下骶骨凹陷区，前顶骨再滑下去，至耻骨联合成为均倾姿势；少数以前顶骨先入盆，由于耻骨联合后面平直，前顶骨受阻，嵌顿于耻骨联合后面，而后顶骨架在骶岬之上，无法下降入盆。

（三）治疗

一经确诊为前不均倾位，应尽快行剖宫产术。

四、面先露

面先露（face presentation）多于临产后发现。系因胎头极度仰伸，使胎儿枕部与胎背接触。面先露以颏为指示点，有颏左前、颏左横、颏左后、颏右前、颏右横和颏右后六种胎位。以颏左前和颏右后多见，经产妇多于初产妇。

（一）诊断

1.腹部检查

因胎头极度仰伸入盆受阻，胎体伸直，宫底位置较高。颏左前时，在母体腹前壁容易扪及胎儿肢体，胎心由胸部传出，故在胎儿肢体侧的下腹部听得清楚。颏右后时，于耻骨联合上方可触及胎儿枕骨隆突与胎背之间有明显的凹陷，胎心遥远而弱。

2.阴道（肛门）检查

阴道检查可触到高低不平、软硬不均的颜面部，如宫口开大时，可触及胎儿的口、鼻、颧骨及眼眶，并根据颏部所在位置确定其胎位。

（二）分娩机制

1.颏左前

胎头以仰伸姿势入盆、下降，胎儿面部达骨盆底时，胎头极度仰伸，颏部为最低点，故转向前方。胎头继续下降并极度仰伸，当颏部自耻骨弓下娩出后，极度仰伸的胎颈前面处于产道的小弯（耻骨联合），胎头俯屈时，胎头后部能够适应产道的大弯（骶骨凹），使口、鼻、眼、额、前囟及枕部自会阴前缘相继娩出（图12-6），但产程明显延长。

2.颏右后

胎儿面部达骨盆底后，有可能经内旋转135°以颏左前娩出（图12-7A）。如因内旋转受阻，成为持续性颏右后，胎颈极度伸展，不能适应产道的大弯，足月活胎不能经阴道娩出（图12-7B）。

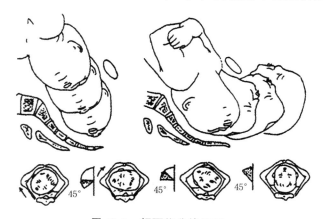

图12-6　颜面位分娩机制

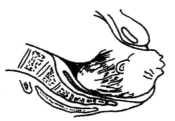

A. 颏前位可以自然娩出

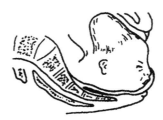

B. 持续性颏后位不能自然娩出

图 12-7　颏前位及颏后位分娩示意图

（三）对母儿的影响

1.对产妇的影响

颏左前时因胎儿面部不能紧贴子宫下段及宫颈,常引起宫缩乏力,致使产程延长,颜面部骨质不能变形,易发生会阴裂伤。颏右后可发生梗阻性难产,如不及时发现,准确处理,可导致子宫破裂,危及产妇生命。

2.对胎儿和新生儿的影响

胎儿面部受压变形,颜面皮肤青紫、肿胀,尤以口唇为著,影响吸吮,严重时会发生会厌水肿影响呼吸和吞咽。新生儿常于出生后保持仰伸姿势达数天之久。

（四）治疗

1.颏左前

如无头盆不称,产力良好,经产妇有可能自然分娩或行产钳助娩;初产妇有头盆不称或出现胎儿窘迫征象时,应行剖宫产。

2.颏右后

应行剖宫产术。如胎儿畸形,无论颏左前或颏右后,均应在宫口开全后,全麻下行穿颅术结束分娩,术后常规检查软产道,如有裂伤,应及时缝合。

五、臀先露

臀先露(breech presentation)是最常见的异常胎位,占妊娠足月分娩的 3%～4%。因胎头比胎臀大,且分娩时后出胎头无法变形,往往娩出困难;加之脐带脱垂较常见,使围生儿死亡率增高,为枕先露的 3～8 倍。臀先露以骶骨为指示点,有骶左前、骶左横、骶左后、骶右前、骶右横和骶右后 6 种胎位。

（一）原因

妊娠 30 周以前,臀先露较多见,妊娠 30 周以后,多能自然转成头先露。持续为臀先露原因尚不十分明确,可能的因素有以下几种。

1.胎儿在宫腔内活动范围过大

羊水过多,经产妇腹壁松弛以及早产儿羊水相对偏多,胎儿在宫腔内自由活动形成臀先露。

2.胎儿在宫腔内活动范围受限

子宫畸形(如单角子宫、双角子宫等)、胎儿畸形(如脑积水等)、双胎、羊水过少、脐带缠绕致脐带相对过短等均易发生臀先露。

3.胎头衔接受阻

狭窄骨盆、前置胎盘、肿瘤阻塞盆腔等,也易发生臀先露。

（二）临床分类

根据胎儿两下肢的姿势分为以下几种。

1.单臀先露或腿直臀先露

胎儿双髋关节屈曲,双膝关节直伸。以臀部为先露,最多见。

2.完全臀先露或混合臀先露

胎儿双髋关节及膝关节均屈曲,有如盘膝坐,以臀部和双足为先露,较多见。

3.不完全臀先露

胎儿以一足或双足、一膝或双膝或一足一膝为先露,膝先露是暂时的,随产程进展或破水后发展为足先露,较少见。

（三）诊断

1.临床表现

孕妇常感肋下有圆而硬的胎头,由于胎臀不能紧贴子宫下段及宫颈,常导致宫缩乏力,宫颈扩张缓慢,致使产程延长。

2.腹部检查

子宫呈纵椭圆形,胎体纵轴与母体纵轴一致,在宫底部可触到圆而硬、按压有浮球感的胎头;而在耻骨联合上方可触到不规则、软且宽的胎臀,胎心在脐左（或右）上方听得最清楚。

3.阴道（肛门）检查

在肛查不满意时,阴道检查可扪及软而不规则的胎臀或触到胎足、胎膝,同时了解宫颈扩张程度及有无脐带脱垂发生。如胎膜已破,可直接触到胎臀、外生殖器及肛门,如触到胎足时,应与胎手相鉴别(图 12-8)。

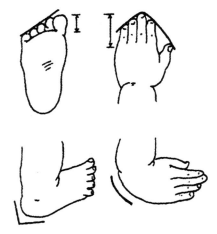

图 12-8 胎手与胎足的区别

4.B 型超声检查

B 超能准确探清臀先露类型与胎儿大小,胎头姿势等。

（四）分娩机制

在胎体各部中,胎头最大,胎肩小于胎头,胎臀最小。头先露时,胎头一经娩出,身体其他部分随即娩出,而臀先露时则不同,较小而软的胎臀先娩出,最大的胎头则最后娩出。为适合产道的条件,胎臀、胎肩、胎头需按一定机制适应产道条件方能娩出,故需要掌握胎臀、胎肩及胎头三部分的分娩机制,以骶右前为例加以阐述。

1.胎臀娩出

临产后,胎臀以粗隆间径衔接于骨盆入口右斜径上,骶骨位于右前方,胎臀继续下降,前髋下降稍快,故位置较低,抵达骨盆底遭到阻力后,前髋向母体右侧行 45°内旋转,使前髋位于耻骨联合后方,此时粗隆间径与母体骨盆出口前后径一致。胎臀继续下降,胎体侧屈以适应产道弯曲度,后髋先从会阴前缘娩出,随即胎体稍伸直,使前髋从耻骨弓下娩出,继之,双腿双足娩出,当胎臀及两下肢娩出后,胎体行外旋转,使胎背转向前方或右前方。

2.胎肩娩出

当胎体行外旋转的同时,胎儿双肩径衔接于骨盆入口右斜径或横径上,并沿此径线逐渐下降,当双肩达骨盆底时,前肩向右旋转 45°转至耻骨弓下,使双肩径与骨盆中、出口前后径一致。同时胎体侧屈使后肩及后上肢从会阴前缘娩出。继之,前肩及前上肢从耻骨弓下娩出。

3.胎头娩出

当胎肩通过会阴时,胎头矢状缝衔接于骨盆入口左斜径或横径上,并沿此径线逐渐下降,同时胎头俯屈,当枕骨达骨盆底时,胎头向母体左前方旋转 45°,使枕骨朝向耻骨联合。胎头继续下降。当枕骨下凹到达耻骨弓下缘时,以此处为支点,胎头继续俯屈,使颏、面及额部相继自会阴前缘娩出,随后枕部自耻骨弓下娩出。

（五）对母儿的影响

1.对产妇的影响

胎臀不规则,不能紧贴子宫下段及宫颈,容易发生胎膜早破或继发性宫缩乏力,增加产褥感染与产后出血的风险,如宫口未开全强行牵拉,容易造成宫颈撕裂,甚至延及子宫下段。

2.对胎儿和新生儿的影响

胎臀高低不平,对前羊膜囊压力不均匀,常致胎膜早破,脐带脱垂,造成胎儿窘迫甚至胎死宫内。由于娩出胎头困难,可发生新生儿窒息、臂丛神经损伤及颅内出血等。

（六）治疗

1.妊娠期

妊娠 30 周前,臀先露多能自行转成头位,如妊娠 30 周后仍为臀先露应注意寻找形成臀位原因。

2.分娩期

分娩期应根据产妇年龄、胎次、骨盆大小、胎儿大小、臀先露类型以及有无并发症,于临产初期做出正确判断,决定分娩方式。

（1）择期剖宫产的指征:狭窄骨盆、软产道异常、胎儿体重大于 3 500 g、儿头仰伸、胎儿窘迫、高龄初产、有难产史、不完全臀先露等。

（2）决定阴道分娩的处理:可根据不同的产程分别处理。

第一产程:产妇应侧卧,不宜过多走动,少做肛查,不灌肠,尽量避免胎膜破裂。一旦破裂,立即听胎心。如胎心变慢或变快,立即肛查,必要时阴道检查,了解有无脐带脱垂。如脐带脱垂,胎心好,宫口未开全,为抢救胎儿,需立即行剖宫产术。如无脐带脱垂,可严密观察胎心及产程进展。如出现宫缩乏力,应设法加强宫缩,当宫口开大 4～5 cm 时胎足即可经宫口娩出阴道。为了使宫颈和阴道充分扩张,消毒外阴之后,使用"堵"外阴方法。当宫缩时,用消毒巾以手掌堵住阴道口让胎臀下降,避免胎足先下降。待宫口及阴道充分扩张后才让胎臀娩出。此法有利于后出胎头的顺利娩出。在堵的过程中,应每隔 10～15 min 听胎心 1 次,并注意宫口是否开全。宫口已开全再堵易引起胎儿窘迫或子宫破裂。宫口近开全时,要做好接生和抢救新生儿窒息的准备。

第二产程:接生前,应导尿,排空膀胱。初产妇应做会阴侧切术。可有三种分娩方式。①自然分娩:胎儿自然娩出,不做任何牵拉,极少见,仅见于经产妇、胎儿小、产力好、产道正常者。②臀助产术:当胎臀自然娩出至脐部后,胎肩及后出胎头由接生者协助娩出。脐部娩出后,胎头娩出最长不能超过 8 min。③臀牵引术:胎儿全部由接生者牵引娩出。此种手术对胎儿损伤大,不宜采用。

第三产程:产程延长,易并发子宫乏力性出血。胎盘娩出后,应静推或肌内注射缩宫素防止产后出血。手术助产分娩于产后常规检查软产道,如有损伤,应及时缝合,并给抗生素预防感染。

六、肩先露

胎体纵轴和母体纵轴相垂直为横产式,胎体横卧于骨盆入口之上,先露部为肩,称为肩先露。肩先露占妊娠足月分娩总数的 0.1%～0.25%,是对母儿最不利的胎位。除死胎和早产儿肢体可折叠娩出外,足月活胎不可能经阴道娩出。如不及时处理,容易造成子宫破裂,威胁母儿生命。根据胎头在母体左(右)侧和胎儿肩胛朝向母体前(后)方,分为肩左前、肩右前、肩左后和肩右后四种胎位。

(一)原 因

与臀先露发生原因类似,初产妇肩先露首先必须排除狭窄骨盆和头盆不称。

(二)诊 断

1.临床表现

先露部胎肩不能紧贴子宫下段及宫颈,缺乏直接刺激,容易发生宫缩乏力,胎肩对宫颈压力不均匀,容易发生胎膜早破,破膜后羊水迅速外流,胎儿上肢或脐带容易脱出,导致胎儿窘迫,甚至胎死宫内。随着宫缩不断加强,胎肩及胸廓一部分被挤入盆腔内,胎体折叠弯曲,胎颈被拉长,上肢脱出于阴道口外,胎头和胎臀仍被阻于骨盆入口上方,形成嵌顿性或忽略性肩先露(图 12-9)。

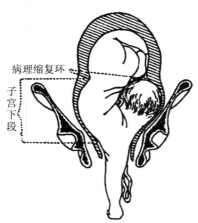

图 12-9　忽略性肩先露

宫缩继续加强,子宫上段越来越厚,子宫下段被动扩张越来越薄,由于子宫上下段肌壁厚薄相差悬殊,形成环状凹陷,并随宫缩逐渐升高,甚至可达脐上,形成病理缩复环,是子宫破裂的先兆。如不及时处理,将发生子宫破裂。

2.腹部检查

子宫呈横椭圆形,子宫底高度低于妊娠周数,子宫横径宽,宫底部及耻骨联合上方较空虚,在母体腹部一侧可触到胎头,另侧可触到胎臀。肩左前时,胎背朝向母体腹壁,触之宽大平坦。胎心于脐周两侧听得最清楚。根据腹部检查多可确定胎位。

3.阴道(肛门)检查

胎膜未破者,因胎先露部浮动于骨盆入口上方,肛查不易触及胎先露部;如胎膜已破,宫口已扩张者,阴道检查可触到肩胛骨或肩峰、肋骨及腋窝。腋窝尖端示胎儿头端,据此可决定胎头在母体左(右)侧,肩胛骨朝向母体前(后)方,可决定肩前(后)位。例如胎头于母体右侧,肩胛骨朝向后方,则为肩右后位。胎手若已脱出阴道口外,可用握手法鉴别是胎儿左手或右手,因检查者只能与胎儿同侧手相握,例如肩右前位时左手脱出,检查者用左手与胎儿左手相握。余类推。

4.B超检查

B超检查能准确探清肩先露,并能确定具体胎位。

(三)治疗

1.妊娠期

妊娠后期发现肩先露应及时矫正。可采用胸膝卧位或试行外倒转术转成纵产式(头先露或臀先露)并包扎腹部以固定产式。如矫正失败,应提前入院决定分娩方式。

2.分娩期

根据胎产式、胎儿大小、胎儿是否存活、宫颈扩张程度、胎膜是否破裂、有无并发症等决定分娩方式。

(1)足月,活胎,未临产,择期剖宫产术。

(2)足月,活胎,已临产,无论破膜与否,均应行剖宫产术。

(3)已出现先兆子宫破裂或子宫破裂征象,无论胎儿存活,均应立即剖宫产,术中如发现宫腔感染严重,应将子宫一并切除(子宫次全切除术或子宫全切术)。

(4)胎儿已死,无先兆子宫破裂征象,如宫口已开全,可在全麻下行断头术或毁胎术。术后应常规检查子宫下段、宫颈及阴道有无裂伤。如有裂伤应及时缝合。注意预防产后出血,并需应用抗生素预防感染。

七、复合先露

胎先露部(胎头或胎臀)伴有肢体(上肢或下肢)同时进入骨盆入口,称为复合先露。临床以头与手的复合先露最常见,多发生于早产者,发生率为 1.43‰~1.60‰。

(一)诊断

当产程进展缓慢时,做阴道检查发现胎先露旁有肢体而明确诊断。常见胎头与胎手同时入盆。应注意与臀先露和肩先露相鉴别。

(二)治疗

(1)无头盆不称,让产妇向脱出的肢体对侧侧卧,肢体常可自然缩回。脱出的肢体与胎头已入盆,待宫口开全后于全麻下上推肢体,将其回纳,然后经腹压胎头下降,以低位产钳助娩,或行内倒转术助胎儿娩出。

（2）头盆不称或伴有胎儿窘迫征象,应行剖宫产术。

（柏　青）

第二节　产　道　异　常

产道包括骨产道（骨盆腔）与软产道（子宫下段、宫颈、阴道、外阴），是胎儿经阴道娩出的通道。产道异常可使胎儿娩出受阻,临床上以骨产道异常多见。

一、骨产道异常

骨盆径线过短或形态异常,致使骨盆腔小于胎先露部可通过的限度,阻碍胎先露部下降,称骨盆狭窄。狭窄骨盆可以为一个径线过短或多个径线同时过短,也可为一个平面狭窄或多个平面同时狭窄。当一个径线狭窄时要观察同一个平面其他径线的大小,再结合整个骨盆腔大小与形态进行综合分析,做出正确判断。

（一）分类

1.骨盆入口平面狭窄

骨盆入口平面狭窄以扁平骨盆为代表,主要为入口平面前后径过短。狭窄分3级:Ⅰ级（临界性）,绝大多数可以自然分娩,骶耻外径 18 cm,真结合径 10 cm;Ⅱ级（相对性）,经试产来决定可否经阴道分娩,骶耻外径16.5～17.5 cm,真结合径 8.5～9.5 cm;Ⅲ级（绝对性）,骶耻外径≤16.0 cm,真结合径≤8.0 cm,足月胎儿不能经过产道,必须行剖宫产终止妊娠。在临床中常遇到的是前两种,我国妇女常见以下两种类型。

（1）单纯扁平骨盆:骨盆入口前后径缩短而横径正常。骨盆入口呈横扁圆形,骶岬向前下突。

（2）佝偻病性扁平骨盆:骨盆入口呈肾形,前后径明显缩短,骨盆出口横径变宽,骶岬前突,骶骨下段变直向后翘,尾骨呈钩状突向骨盆出口平面。髂骨外展,髂棘间径≥髂嵴间径,耻骨弓角度增大（图 12-10）。

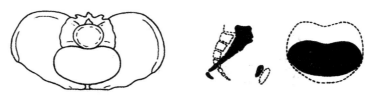

图 12-10　佝偻病性扁平骨盆

2.中骨盆及骨盆出口平面狭窄

狭窄分 3 级:Ⅰ级（临界性）,坐骨棘间径 10 cm,坐骨结节间径 7.5 cm;Ⅱ级（相对性）,坐骨棘间径8.5～9.5 cm,坐骨结节间径6.0～7.0 cm;Ⅲ级（绝对性）,坐骨棘间径≤8.0 cm,坐骨结节间径≤5.5 cm。我国妇女常见以下两种类型。

（1）漏斗骨盆:骨盆入口各径线值均正常,两侧骨盆壁向内倾斜似漏斗得名。其特点是中骨盆及骨盆出口平面均明显狭窄,使坐骨棘间径、坐骨结节间径均缩短,耻骨弓角度＜90°。坐骨结节间径与出口后矢状径之和<15 cm。

(2)横径狭窄骨盆:骨盆各横径径线均缩短,各平面前后径稍长,坐骨切迹宽,测量骶耻外径值正常,但髂棘间径及髂嵴间径均缩短。中骨盆及骨盆出口平面狭窄,产程早期无头盆不称征象,当胎头下降至中骨盆或骨盆出口时,常不能顺利地转成枕前位,形成持续性枕横位或枕后位造成难产。

3.均小骨盆

骨盆外形属女型骨盆,但骨盆各平面均狭窄,每个平面径线较正常值小 2 cm 或更多,称均小骨盆。多见于身材矮小、体形匀称的妇女。

4.畸形骨盆

骨盆失去正常形态称畸形骨盆。

(1)骨软化症骨盆:现已罕见。系因缺钙、磷、维生素 D 以及紫外线照射不足使成人期骨质矿化障碍,被类骨质组织所代替,骨质脱钙、疏松、软化。由于受躯干重力及两股骨向内上方挤压,使骶岬向前,耻骨联合前突,坐骨结节间径明显缩短,骨盆入口平面呈凹三角形(图 12-11)。严重者阴道不能容两指,一般不能经阴道分娩。

(2)偏斜型骨盆:系骨盆一侧斜径缩短,一侧髂骨翼与髋骨发育不良所致骶髂关节固定,以及下肢及髋关节疾病(图 12-12)。

(二)临床表现

1.骨盆入口平面狭窄的临床表现

(1)胎头衔接受阻:一般情况下初产妇在妊娠末期,即预产期前 1~2 周或临产前胎头已衔接,即胎头双顶径进入骨盆入口平面,颅骨最低点达坐骨棘水平。若入口狭窄,即使已经临产,胎头仍未入盆,经检查胎头跨耻征阳性。胎位异常,如臀先露、面先露或肩先露的发生率是正常骨盆的 3 倍。

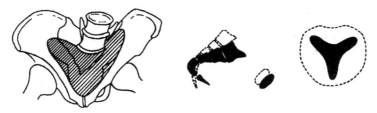

图 12-11 骨软化症骨盆

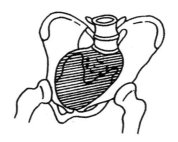

图 12-12 偏斜型骨盆

(2)若已临产,根据骨盆狭窄程度、产力强弱、胎儿大小及胎位情况不同,临床表现也不一样。

①骨盆临界性狭窄:若胎位、胎儿大小及产力正常,胎头常以矢状缝在骨盆入口横径衔接,多取后

不均倾势,即后顶骨先入盆,后顶骨逐渐进入骶凹处,再使前顶骨入盆,则于骨盆入口横径上呈头盆均倾势。临床表现为潜伏期活跃早期延长,活跃后期产程进展顺利;若胎头迟迟不入盆,此时常出现胎膜早破,其发生率为正常骨盆的4～6倍;由于胎膜早破母儿可发生感染;胎头不能紧贴宫颈内口诱发宫缩,常出现继发性宫缩乏力。②骨盆绝对性狭窄:若产力、胎儿大小及胎位均正常,但胎头仍不能入盆,常发生梗阻性难产,这种情况可出现病理性缩复环,甚至子宫破裂;如胎先露部嵌入骨盆入口时间长,血液循环障碍,组织坏死,可形成泌尿生殖道瘘;在强大的宫缩压力下,胎头颅骨重叠,可出现颅骨骨折及颅内出血。

2.中骨盆平面狭窄的临床表现

(1)胎头能正常衔接:潜伏期及活跃早期进展顺利,当胎头下降达中骨盆时,由于内旋转受阻,胎头双顶径被阻于中骨盆狭窄部位之上,常出现持续性枕横位或枕后位,同时出现继发性宫缩乏力,活跃后期及第二产程延长甚至第二产程停滞。

(2)胎头受阻于中骨盆:有一定可塑性的胎头开始变形,颅骨重叠,胎头受压,异常分娩使软组织水肿,产瘤较大,严重时可发生脑组织损伤、颅内出血、胎儿窘迫。若中骨盆狭窄程度严重,宫缩又较强,可发生先兆子宫破裂及子宫破裂。强行阴道助产可导致严重软产道裂伤及新生儿产伤。

(3)骨盆出口平面狭窄的临床表现:骨盆出口平面狭窄与中骨盆平面狭窄常同时存在。若单纯骨盆出口平面狭窄,第一产程进展顺利,胎头达盆底受阻,第二产程停滞,继发性宫缩乏力,胎头双顶径不能通过出口横径,强行阴道助产可导致软产道、骨盆底肌肉及会阴严重损伤,胎儿严重产伤,对母儿危害极大。

(三)诊断

在分娩过程中,骨盆是个不变因素,也是估计分娩难易的一个重要因素。狭窄骨盆影响胎位和胎先露部的下降及内旋转,也影响宫缩。在估计分娩难易时,骨盆是首先考虑的一个重要因素。应根据胎儿的大小及骨盆情况尽早做出有无头盆不称的诊断,以决定适当的分娩方式。

1.病史

询问有无佝偻病、脊髓灰质炎、脊柱和髋关节结核以及骨盆外伤等病史。对经产妇应详细询问既往分娩史,如有无难产史或新生儿产伤史等。

2.一般检查

测量身高,孕妇身高<145 cm时应警惕均小骨盆。观察孕妇体型、步态,有无下肢残疾,有无脊柱及髋关节畸形,米氏菱形窝是否对称。

3.腹部检查

观察腹型,检查有无尖腹及悬垂腹,有无胎位异常等。骨盆入口异常,因头盆不称、胎头不易入盆常导致胎位异常,如臀先露、肩先露。中骨盆狭窄则影响胎先露内旋转而导致持续性枕横位、枕后位等。部分初产妇在预产期前2周左右,经产妇于临产后胎头均应入盆。若已临产胎头仍未入盆,应警惕是否存在头盆不称。检查头盆是否相称具体方法:孕妇排空膀胱后,取仰卧,两腿伸直。检查者用手放在耻骨联合上方,将浮动的胎头向骨盆腔方向推压。若胎头低于耻骨联合,表示胎头可入盆(头盆相称),称胎头跨耻征阴性;若胎头与耻骨联合在同一平面,表示可疑头盆不称,称胎头跨耻征可疑阳性;若胎头高于耻骨联合,表示头盆明显不称,称胎头跨耻征阳性。对出现此类症状的孕妇,应让其取半卧位两腿屈曲,再次检查胎头跨耻征,若转为阴性,提示为骨盆倾斜度异常,而不是头盆不称。

4.骨盆测量

(1)骨盆外测量:骶耻外径<18 cm 为扁平骨盆。坐骨结节间径<8 cm,耻骨弓角度<90°为漏斗形骨盆。各径线均小于正常值 2 cm 或以上为均小骨盆。骨盆两侧斜径(以一侧髂前上棘至对侧髂后上棘间的距离)及同侧直径(从髂前上棘至同侧髂后上棘间的距离)相差>1 cm 为偏斜骨盆。

(2)骨盆内测量:对角径<11.5 cm,骶骨岬突出为入口平面狭窄,属扁平骨盆。应检查骶骨前面弧度。坐骨棘间径<10 cm,坐骨切迹宽度<2 横指,为中骨盆平面狭窄。如坐骨结节间径<8 cm,则应测量出口后矢状径及检查骶尾关节活动度,如坐骨结节间径与出口后矢状径之和<15 cm,为骨盆出口平面狭窄。

(四)对母儿影响

1.对产妇的影响

骨盆狭窄影响胎头衔接及内旋转,容易发生胎位异常、胎膜早破、宫缩乏力,导致产程延长或停滞。胎先露压迫软组织过久导致组织水肿、坏死形成生殖道瘘。胎膜早破、肛查或阴道检查次数增多及手术助产增加产褥感染机会。剖宫产及产后出血者增多,严重梗阻性难产若不及时处理,可导致子宫破裂。

2.对胎儿及新生儿的影响

头盆不称易发生胎膜早破、脐带脱垂,脐带脱垂可导致胎儿窘迫甚至胎儿死亡。产程延长、胎儿窘迫使新生儿容易发生颅内出血、新生儿窒息等并发症。阴道助产机会增多,易发生新生儿产伤及感染。

(五)分娩时处理

处理原则:根据狭窄骨盆类别和程度、胎儿大小胎心率、宫缩强弱、宫口扩张程度、胎先露下降情况、破膜与否,结合既往分娩史、年龄、产次、有无妊娠合并症及并发症决定分娩方式。

1.一般处理

在分娩过程中,应使产妇树立信心,消除紧张情绪和恐惧心理。保证能量及水分的摄入,必要时补液。注意产妇休息,监测宫缩、胎心,观察产程进展。

2.骨盆入口平面狭窄的处理

(1)明显头盆不称(绝对性骨盆狭窄):胎头跨耻征阳性者,足月胎儿不能经阴道分娩。应在临产后行剖宫产术结束分娩。

(2)轻度头盆不称(相对性骨盆狭窄):胎头跨耻征可疑阳性,足月活胎估计体重<3 000 g,胎心正常及产力良好,可在严密监护下试产。胎膜未破者可在宫口扩张 3 cm 时行人工破膜,若破膜后宫缩较强,产程进展顺利,多数能经阴道分娩。试产过程中若出现宫缩乏力,可用缩宫素静脉滴注加强宫缩。试产2~4 h胎头仍迟迟不能入盆,宫口扩张缓慢,或伴有胎儿窘迫征象,应及时行剖宫产术结束分娩。若胎膜已破,为了减少感染,应适当缩短试产时间。

(3)骨盆入口平面狭窄的试产:必须以宫口开大 3~4 cm,胎膜已破为试产开始。胎膜未破者在宫口扩张 3 cm 时可行人工破膜。宫缩较强,多数能经阴道分娩。试产过程中如果出现宫缩乏力,可用缩宫素静脉滴注加强宫缩。若试产 2~4 h,胎头不能入盆,产程进展缓慢,或伴有胎儿窘迫征象,应及时行剖宫产术。如胎膜已破,应适当缩短试产时间。骨盆入口平面狭窄,主要为扁平骨盆的妇女,妊娠末期或临产后,胎头矢状缝只能衔接于骨盆入口横径上。胎头侧屈使其两顶骨先后依次入盆,呈不均倾势嵌入骨盆入口,称为头盆均倾不均。前不均倾为前顶骨先嵌入,矢状缝偏后。后不均倾为后顶骨先嵌入,矢状缝偏前(图 12-13)。当胎头双顶骨均通过骨盆入口平面时,即可顺利地经阴道分娩。

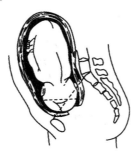

图 12-13 胎头嵌入骨盆姿势——后不均倾

3.中骨盆平面狭窄的处理

在分娩过程中,胎儿在中骨盆平面完成俯屈及内旋转动作。若中骨盆平面狭窄,则胎头俯屈及内旋转受阻,易发生持续性枕横位或持续性枕后位,产妇多表现为活跃期或第二产程延长及停滞、继发性宫缩乏力等。若宫口开全,胎头双顶径达坐骨棘平面或更低,可经阴道徒手旋转胎头为枕前位,待其自然分娩。宫口开全,胎心正常者可经阴道助产分娩。胎头双顶径在坐骨棘水平以上,或出现胎儿窘迫征象,应行剖宫产术。

4.骨盆出口平面狭窄的处理

骨盆出口平面是产道的最低部位,应于临产前对胎儿大小、头盆关系做出充分估计,决定能否经阴道分娩,诊断为骨盆出口平面狭窄者,不能进行试产。若发现出口横径狭窄,耻骨弓角度变锐,耻骨弓下三角空隙不能利用,胎先露部后移,利用出口后三角空隙娩出。临床上常用出口横径与出口后矢状径之和来估计出口大小。出口横径与出口后矢状径之和>15 cm 时,多数可经阴道分娩,有时需阴道助产,应做较大的会阴切开。若两者之和<15 cm 时,不应经阴道试产,应行剖宫产术终止妊娠。

5.均小骨盆的处理

胎儿估计不大,胎位正常,头盆相称,宫缩好,可以试产,通常可通过胎头变形和极度俯屈,以胎头最小径线通过骨盆腔,可能经阴道分娩。若有明显头盆不称,应尽早行剖宫产术。

6.畸形骨盆的处理

根据畸形骨盆种类、狭窄程度、胎儿大小、产力等综合判断。如果畸形严重、明显头盆不称者,应及早行剖宫产术。

二、软产道异常

软产道包括子宫下段、宫颈、阴道及骨盆底软组织构成的弯曲管道。软产道异常所致的难产较少见,临床上容易被忽视。在妊娠前或妊娠早期应常规行双合诊检查,了解软产道情况。

(一)外阴异常

1.外阴白色病变

皮肤黏膜慢性营养不良,组织弹性差,分娩时易发生会阴撕裂伤,宜做会阴后一侧切开术。

2.外阴水肿

某些疾病如重度子痫前期、重度贫血、心脏病及慢性肾炎孕妇若有全身水肿,可同时伴有重度外阴水肿,分娩时可妨碍胎先露部下降,导致组织损伤、感染和愈合不良等情况。临产前可用50％硫酸镁液湿热敷会阴,临产后仍有严重水肿者,在外阴严格消毒下进行多点针刺皮肤放液;分娩时行会阴后一侧切开;产后加强会阴局部护理,预防感染,可用50％硫酸镁液湿热敷,配合远红外线照射。

3.会阴坚韧

会阴坚韧尤其多见于 35 岁以上高龄初产妇。在第二产程可阻碍胎先露部下降,宜做会阴后一侧切开,以免胎头娩出时造成会阴严重裂伤。

4.外阴瘢痕

瘢痕挛缩使外阴及阴道口狭小,且组织弹性差,影响胎先露部下降。如瘢痕的范围不大,可经阴道分娩,分娩时应做会阴后一侧切开。如瘢痕过大,应行剖宫产术。

(二)阴道异常

1.阴道横隔

阴道横隔多位于阴道上段或中段,较坚韧,常影响胎先露部下降。因在横隔中央或稍偏一侧常有一小孔,常被误认为宫颈外口。在分娩时应仔细检查。

(1)阴道分娩:横隔被撑薄,可在直视下自小孔处将横隔做"X"形切开。横隔被切开后因胎先露部下降压迫,通常无明显出血,待分娩结束再切除剩余的隔,用可吸收线将残端做间断或连续锁边缝合。

(2)剖宫产:如横隔较高且组织坚厚,阻碍先露部下降,需行剖宫产术结束分娩。

2.阴道纵隔

(1)伴有双子宫、双宫颈时,当一侧子宫内的胎儿下降,纵隔被推向对侧,阴道分娩多无阻碍。

(2)当发生于单宫颈时,有时胎先露部的前方可见纵隔,可自行断裂,阴道分娩无阻碍。纵隔厚时应于纵隔中间剪断,用可吸收线将残端缝合。

3.阴道狭窄

产伤、药物腐蚀、手术感染可导致阴道瘢痕形成。若阴道狭窄部位位置低、狭窄程度轻,可经阴道分娩。狭窄位置高、程度重时宜行剖宫产术。

4.阴道尖锐湿疣

分娩时,为预防新生儿患喉乳头瘤,应行剖宫产术。病灶巨大时可能造成软产道狭窄,影响胎先露下降时,也宜行剖宫产术。

5.阴道壁囊肿和肿瘤

(1)阴道壁囊肿较大时,会阻碍胎先露部下降,可行囊肿穿刺,抽出其内容物,待分娩后再选择时机进行处理。

(2)阴道内肿瘤大妨碍分娩,且肿瘤不能经阴道切除时,应行剖宫产术,阴道内肿瘤待产后再行处理。

(三)宫颈异常

1.宫颈外口黏合

宫颈外口黏合多在分娩受阻时发现。宫口为很小的孔,当宫颈管已消失而宫口却不扩张,一般用手指稍加压力分离,黏合的小孔可扩张,宫口即可在短时间内开全。但有时需行宫颈切开术,使宫口开大。

2.宫颈瘢痕

因孕前曾行宫颈深部电灼术或微波术、宫颈锥形切除术、宫颈裂伤修补术等所致。虽可于妊娠后软化,但宫缩很强时宫口仍不扩张,应行剖宫产。

3.宫颈坚韧

宫颈组织缺乏弹性,或精神过度紧张使宫颈挛缩,宫颈不易扩张,多见于高龄初产妇,可于宫颈两侧各注射 0.5％利多卡因 5～10 mL,也可静脉推注地西泮 10 mg。如宫颈仍不扩张,应行剖宫产术。

4.宫颈水肿

宫颈水肿多见于扁平骨盆、持续性枕后位或滞产,宫口没有开全而过早使用腹压,致使宫颈前唇长时间被压于胎头与耻骨联合之间,血液回流受阻引起水肿,影响宫颈扩张。多见于胎位异常或滞产。

(1)轻度宫颈水肿:①可以抬高产妇臀部;②同宫颈坚韧处理;③宫口近开全时,可用手轻轻上托水肿的宫颈前唇,使宫颈越过胎头,能够经阴道分娩。

(2)严重宫颈水肿:经上述处理无明显效果,宫口扩张<3 cm,伴有胎儿窘迫,应行剖宫产术。

5.宫颈癌

宫颈硬而脆,缺乏伸展性,临产后影响宫口扩张,若经阴道分娩,有发生大出血、裂伤、感染及肿瘤扩散等危险,不应经阴道分娩,应考虑行剖宫产术,术后手术或放疗。

6.子宫肌瘤

较小的肌瘤没有阻塞产道可经阴道分娩,肌瘤待分娩后再行处理。子宫下段及宫颈部位的较大肌瘤可占据盆腔或阻塞于骨盆入口,阻碍胎先露部下降,宜行剖宫产术。

(柏 青)

第三节 产力异常

产力包括子宫收缩力、腹肌和膈肌收缩力以及肛提肌收缩力,其中以子宫收缩力为主。在分娩过程中,子宫收缩(简称宫缩)的节律性、对称性及极性不正常或强度、频率有改变时,称为子宫收缩力异常。临床上多因产道或胎儿因素异常造成梗阻性难产,使胎儿通过产道阻力增加,导致继发性产力异常。产力异常分为子宫收缩乏力和子宫收缩过强两类。每类又分协调性宫缩和不协调性宫缩(图 12-14)。

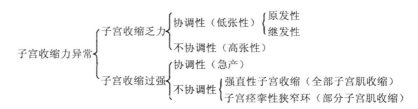

图 12-14 子宫收缩力异常的分类

一、子宫收缩乏力

（一）原因

子宫收缩乏力多由几个因素综合引起。

1.头盆不称或胎位异常

胎先露部下降受阻,不能紧贴子宫下段及宫颈,因此不能引起反射性宫缩,导致继发性子宫收缩乏力。

2.子宫因素

子宫发育不良,子宫畸形(如双角子宫)、子宫壁过度膨胀(如双胎、巨大胎儿、羊水过多等),经产妇的子宫肌纤维变性或子宫肌瘤等。

3.精神因素

初产妇尤其是高龄初产妇,精神过度紧张、疲劳均可使大脑皮层功能紊乱,导致子宫收缩乏力。

4.内分泌失调

临产后,产妇体内的雌激素、缩宫素、前列腺素的敏感性降低,影响子宫肌兴奋阈,致使子宫收缩乏力。

5.药物影响

产前较长时间应用硫酸镁,临产后不适当地使用吗啡、哌替啶、巴比妥类等镇静剂与镇痛剂;产程中不适当应用麻醉镇痛等均可使宫缩受到抑制。

（二）临床表现

根据发生时期可分为原发性和继发性两种。原发性宫缩乏力是指产程开始即宫缩乏力,宫口不能如期扩张,胎先露部不能如期下降,产程延长;继发性宫缩乏力是指活跃期即宫口开大3 cm及以后出现宫缩乏力,产程进展缓慢,甚至停滞。子宫收缩乏力有两种类型,临床表现不同。

1.协调性子宫收缩乏力(低张性子宫收缩乏力)

宫缩具有正常的节律性、对称性和极性,但收缩力弱,宫腔压力低(<2.0 kPa),持续时间短,间歇期长且不规律,当宫缩达极期时,子宫体不隆起和变硬,用手指压宫底部肌壁仍可出现凹陷,产程延长或停滞。由于宫腔内压力低,对胎儿影响不大。

2.不协调性子宫收缩乏力(高张性子宫收缩乏力)

宫缩的极性倒置,宫缩不是起自两侧宫角。宫缩的兴奋点来自子宫的一处或多处,节律不协调,宫缩时宫底部不强,而是体部和下段强。宫缩间歇期子宫壁不能完全松弛,表现为不协调性子宫收缩乏力。这种宫缩不能使宫口扩张和胎先露部下降,属无效宫缩。产妇自觉下腹部持续疼痛、拒按,烦躁不安,产程长,可导致肠胀气,排尿困难,胎儿胎盘循环障碍,常出现胎儿窘迫。检查时,下腹部常有压痛,胎位触不清,胎心不规律,宫口扩张缓慢,胎先露部下降缓慢或停滞。

3.产程曲线异常

子宫收缩乏力可导致产程曲线异常(图12-15)。常见以下4种。

(1)潜伏期延长:从临产规律宫缩开始至宫口扩张3 cm称为潜伏期,初产妇潜伏期约需8 h,最大时限为16 h。超过16 h称为潜伏期延长。

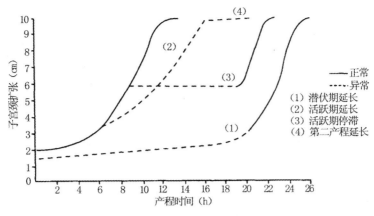

图 12-15　异常的宫颈扩张曲线

（2）活跃期延长：从宫口扩张 3 cm 至宫口开全为活跃期。初产妇活跃期正常约需 4 h，最大时限 8 h，超过 8 h 为活跃期延长。

（3）活跃期停滞：进入活跃期后，宫颈口不再扩张达 2 h 以上，称为活跃期停滞，根据产程中定期阴道（肛门）检查诊断。

（4）第二产程延长：第二产程初产妇超过 2 h，经产妇超过 1 h 尚未分娩，称为第二产程延长。

以上四种异常产程曲线，可以单独存在，也可以合并存在。当总产程超过 24 h 称为滞产。

（三）对母儿影响

1.对产妇的影响

产程延长，产妇休息不好，精神疲惫与体力消耗，可出现疲乏无力、肠胀气、排尿困难等，还可影响宫缩，严重时还引起脱水、酸中毒。又由于产程延长，膀胱受压在胎头与耻骨联合之间，导致组织缺血、水肿、坏死，形成瘘，如膀胱阴道瘘或尿道阴道瘘。另外，胎膜早破以及产程中多次阴道（肛门）检查均可增加感染机会；产后宫缩乏力，易引起产后出血。

2.对胎儿的影响

宫缩乏力影响胎头内旋转，增加手术机会。不协调子宫收缩乏力不能使子宫壁完全放松，影响子宫胎盘循环。胎儿在宫内缺氧，胎膜早破，还易造成脐带受压或脱垂，造成胎儿窘迫，甚至胎死宫内。

（四）治疗

1.协调性宫缩乏力

无论是原发性或继发性，一旦出现，首先寻找原因，如判断无头盆不称和胎位异常，估计能经阴道分娩者，考虑采取加强宫缩的措施。

（1）第一产程：消除精神紧张，产妇过度疲劳，可给予地西泮（安定）10 mg 缓慢静脉注射或哌替啶100 mg肌内注射或静脉注射，经过一段时间，可使宫缩力转强；对不能进食者，可经静脉输液，10％葡萄糖液 500～1 000 mL 内加维生素 C 2 g，伴有酸中毒时可补充 5％碳酸氢钠。经过处理，宫缩力仍弱，可选用下列方法加强宫缩。

人工破膜：宫颈口开大 3 cm 以上，无头盆不称，胎头已衔接者，可行人工破膜。破膜后，胎头紧贴子宫下段及宫颈，引起反射性宫缩，加速产程进展。Bishop 提出用宫颈成熟度评分法估计加强宫缩措施的效果。如产妇得分在≤3 分，加强宫缩均失败，应改用其他方法；4～6 分成功率约为50％,7～9分的成功率约为80％,≥9分均成功。

缩宫素(Oxytocin)静脉滴注:适用于宫缩乏力、胎心正常、胎位正常、头盆相称者。将缩宫素1 U加入5％葡萄糖液200 mL内,以8滴/分钟,即2.5 mU/min开始,根据宫缩强度调整滴速,维持宫缩强度每间隔2～3 min,持续30～40 s。缩宫素静脉滴注过程应有专人看守,观察宫缩,根据情况及时调整滴速。经过上述处理,如产程仍无进展或出现胎儿窘迫征象,应及时行剖宫产术。

(2)第二产程:第二产程如无头盆不称,出现宫缩乏力时也可加强宫缩,给予缩宫素静脉滴注,促进产程进展。如胎头双顶径已通过坐骨棘平面,可等待自然娩出,或行会阴侧切后行胎头吸引器或低位产钳(low forceps)助产;如胎头尚未衔接或伴有胎儿窘迫征象,均应立即行剖宫产术(cesarean section)结束分娩。

(3)第三产程:为预防产后出血,当胎儿前肩露出于阴道口时,可给予缩宫素10 U静脉注射,使宫缩增强,促使胎盘剥离与娩出及子宫血窦关闭。如产程长,破膜时间长,应给予抗生素预防感染。

2.不协调宫缩乏力

处理原则是镇静,调节宫缩,恢复宫缩极性。给予强镇静剂哌替啶100 mg肌内注射,使产妇充分休息,醒后多能恢复为协调宫缩。如未能纠正,或已有胎儿窘迫征象,立即行剖宫产术结束分娩。

(五)预防

(1)应对孕妇进行产前教育,解除孕妇思想顾虑和恐惧心理,使孕妇了解妊娠和分娩均为生理过程,分娩过程中医护人员热情耐心,家属陪产均有助于消除产妇的紧张情绪,增强信心,预防精神紧张所致的子宫收缩乏力。

(2)分娩时鼓励及时进食,必要时静脉补充营养。

(3)避免过多使用镇静药物,产程中使用麻醉镇痛应在宫口开全前停止给药,注意及时排空直肠和膀胱。

二、子宫收缩过强

(一)协调性子宫收缩过强

宫缩的节律性、对称性和极性均正常,仅宫缩过强、过频,如产道无阻力,宫颈可在短时间内迅速开全,分娩在短时间内结束,总产程不足3 h,称为急产,经产妇多见。

1.对母儿影响

(1)对产妇的影响:宫缩过强过频,产程过快,可致宫颈、阴道以及会阴撕裂伤。接生时来不及消毒,可致产褥感染。产后子宫肌纤维缩复不良易发生胎盘滞留或产后出血。

(2)对胎儿和新生儿的影响:宫缩过强影响子宫胎盘的血液循环,易发生胎儿窘迫、新生儿窒息甚或死亡;胎儿娩出过快,胎头在产道内受到的压力突然解除,可致新生儿颅内出血;来不及消毒接生,易致新生儿感染;如坠地可致骨折、外伤。

2.处理

(1)有急产史的产妇:在预产期前1～2周不宜外出远走,以免发生意外,有条件应提前住院待产。

(2)临产后不宜灌肠,提前做好接生和抢救新生儿窒息的准备。胎儿娩出时勿使产妇向下屏气。

（3）产后仔细检查软产道，包括宫颈、阴道、外阴，如有撕裂，及时缝合。

（4）新生儿处理：肌内注射维生素 K_1 每天 2 mg，共 3 日，以预防新生儿颅内出血。

（5）如属未消毒接生，母儿均给予抗生素预防感染，酌情接种破伤风免疫球蛋白。

（二）不协调性子宫收缩过强

1.强直性宫缩

强直性宫缩多因外界因素造成，如临产后分娩受阻或不适当应用缩宫素，或胎盘早剥血液浸润子宫肌层，均可引起宫颈内口以上部分子宫肌层出现强直性痉挛性宫缩。

（1）临床表现：产妇烦躁不安，持续性腹痛，拒按，胎位触不清，胎心听不清，有时还可出现病理缩复环、血尿等先兆子宫破裂征象。

（2）处理：一旦确诊为强直性宫缩，应及时给予宫缩抑制剂，如25％硫酸镁 20 mL 加入5％葡萄糖液 20 mL 缓慢静脉推注。如属梗阻原因，应立即行剖宫产术结束分娩。

2.子宫痉挛性狭窄环

子宫壁某部肌肉呈痉挛性不协调性收缩所形成的环状狭窄，持续不放松，称为子宫痉挛性狭窄环。多在子宫上下段交界处，也可在胎体某一狭窄部，以胎颈、胎腰处常见（图 12-16）。

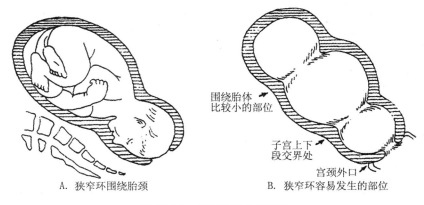

A. 狭窄环围绕胎颈 　　　　　　B. 狭窄环容易发生的部位

图 12-16　子宫痉挛性狭窄环

（1）原因：多因精神紧张、过度疲劳以及不适当地应用宫缩剂或粗暴地进行产科处理所致。

（2）临床表现：产妇出现持续性腹痛，烦躁不安，宫颈扩张缓慢，胎先露下降停滞。胎心时快时慢，阴道检查可触及狭窄环。子宫痉挛性狭窄环特点是此环不随宫缩上升。

（3）处理：认真寻找原因，及时纠正。禁止阴道内操作，停用缩宫素。如无胎儿窘迫征象，可给予哌替啶 100 mg 肌内注射，一般可消除异常宫缩。当宫缩恢复正常，可行阴道手术助产或等待自然分娩。如经上述处理，狭窄环不缓解，宫口未开全，胎先露部高，或已伴有胎儿窘迫，应立即行剖宫产术。如胎儿已死亡，宫口开全，则可在全麻下经阴道分娩。

（刘　娜）

第十三章

分娩并发症

第一节 子 宫 破 裂

子宫破裂是指妊娠期子宫破裂即子宫体或下段于妊娠时期或分娩期发生的子宫裂伤。子宫破裂发生率不同的地区有很大的差异,城乡妇幼保健网的建立和健全的程度不同,其发挥的作用也有明显差异,子宫破裂在城市医院已很少见到,而农村偏远地区时有发生。子宫破裂按发生时间可分为产前和产时,按程度可分为完全性和不完全性破裂,还可根据破裂的原因分为自发性和创伤性子宫破裂。

一、病因

主要因为子宫曾经手术或有过损伤和高龄多产妇。

（一）子宫自然破裂

1.阻塞性难产

阻塞性难产为常见的和最主要的原因。胎先露下降受阻,如骨盆狭窄、胎位异常、胎儿畸形、软产道畸形,以及盆腔肿瘤阻塞产道等均可造成胎先露下降受阻。临产后子宫上段强烈收缩,向下压迫胎儿,子宫下段被迫过度伸展而变薄,造成子宫破裂。

2.损伤性子宫破裂

不适当地实行各种阴道助产手术,如宫口未开全做产钳助娩或臀牵引术手法粗暴,忽略性横位,不按分娩机制,强行做内倒转术;或做破坏性手术如毁胎术,胎盘植入人工剥离胎盘等由于操作用力不当,损伤子宫。暴力增加腹压助产即人工加压子宫底部促使胎儿娩出,也可使子宫破裂。

3.催产素应用不当

产程延长,未查明原因即滥用催产素,或宫颈未成熟应用催产素强行引产,有时胎儿从阴道前或后穹隆排出,造成子宫破裂。

4.子宫发育异常

如残角子宫,双角子宫,子宫发育不良在妊娠后期或分娩期发生破裂。

461

（二）瘢痕子宫破裂

1.剖宫产术或其他原因子宫切开术

如子宫畸形整形术、子宫穿孔或肌瘤剔除进宫腔修补术。妊娠晚期子宫膨大,分娩过程中瘢痕自发破裂。

2.子宫破裂

以剖宫产瘢痕破裂最为常见,与前次剖宫产的术式有关,子宫切口分为下段横切口或纵切口,一般术式选为下段横切口,妊娠晚期子宫下段拉长、变薄,易切开及缝合,易愈合,若子宫下段未充分伸展而施行手术,术中不能选子宫下段横切口而行子宫纵切口,子宫肌层相对厚,缝合对合不齐,使切口愈合不良,易发生子宫破裂及产后晚期出血。与前次剖宫产缝合技术有关,无论子宫下段横切口或纵切口,如果切口缝线太密、太紧,影响血运,边缘对合不齐或将内膜嵌入肌层、感染等因素使切口愈合不良,再次妊娠分娩易发生子宫破裂。

（三）本次妊娠的影响

1.胎盘的位置

因滋养叶细胞有侵袭子宫肌层的作用,若胎盘位于瘢痕处,可造成瘢痕的脆弱。

2.妊娠间隔的时间

瘢痕子宫破裂与妊娠间隔有一定的关系,有资料表明,瘢痕子宫破裂最短为1年,最长为10年,一般2年之内子宫破裂为多。

3.妊娠晚期子宫膨大

如双胎、羊水过多、巨大儿等,一般孕周达38周胎头入骨盆,子宫下段撑薄,易发生子宫瘢痕破裂。

4.产力的影响

临产后子宫收缩牵拉瘢痕,易发生瘢痕的破裂。

二、临床表现

根据子宫破裂的发展过程,可分为先兆子宫破裂与子宫破裂两种。先兆破裂为时短暂,若不严密观察产程往往被忽略,发展为破裂。尤其为前次剖宫产史,常见于瘢痕破裂,有时在手术时才发现子宫肌层裂开。

（一）先兆破裂

(1)多见于产程延长与先露下降受阻,产妇突然烦躁不安,疼痛难忍,呼吸急促,脉搏细速。

(2)子宫肌层过度收缩与缩复而变厚,子宫下段逐渐变长变薄。腹部检查时子宫上下段明显出现病理缩复环,即此环每次宫缩时逐渐上升,阵缩时子宫呈葫芦形,子宫下段有明显压疼。

(3)胎动活跃,胎心变慢或增快。提示胎儿宫内窘迫。

(4)产妇往往不能自解小便,膀胱因过度压迫而发生组织损伤,导致血尿。

（二）破裂

子宫破裂发生一刹那,产妇感到剧烈疼痛。宫缩停止,腹痛稍感轻些,此后产妇出现的全身情况与破裂的性质(完全或不完全)、出血的多少有关。完全破裂,内出血多,患者血压下降,很快出现休克,胎动停止,胎心音消失。出血和羊水的刺激有腹膜刺激症状,如压疼、反跳痛及肌紧张等,不完全破裂症状可不典型,但在破裂处有固定的压痛。典型的子宫破裂诊断不困难,但若破裂发生在子宫后壁或不完全破裂则诊断较困难。

三、诊断

(一)病史、体征

依靠病史、体征可做出初步诊断。

(二)腹部检查

腹部检查全腹压痛和反跳痛,腹肌紧张,可叩及移动性浊音,腹壁下胎体可清楚扪及,子宫缩小,位于胎儿一侧,胎动停止,胎心音消失。

(三)阴道检查

子宫破裂后,阴道检查可发现胎先露的上移,宫颈口缩小,可有阴道流血,有时可触到破裂口;但若胎儿未出宫腔,胎先露不会移位,检查动作要轻柔,有时会加重病情。

(四)B超诊断

可见胎儿游离在腹腔内,胎儿的一边可见收缩的子宫及腹水。

(五)腹腔或后穹隆穿刺

可明确腹腔内有无出血。

四、鉴别诊断

(一)胎盘早剥与子宫破裂

均有发病急、剧烈腹部疼痛、腹腔内出血、休克等症状,但前者患有妊高征,B超提示胎盘后血肿,子宫形状不变,亦不缩小。

(二)难产并发感染

个别难产病例,经多次阴道检查后感染,出现腹痛症状和腹膜炎刺激征,类似子宫破裂征象,阴道检查宫颈口不会回缩,胎儿先露不会上升,子宫亦不会缩小。

五、治疗

(一)先兆子宫破裂

早期诊断,及时恰当处理,包括输液、抑制宫缩的药物及抗生素的应用。一旦诊断子宫先兆破裂,希望能挽救胎儿,同时为了避免发展成子宫破裂,应尽快剖宫产术结束分娩。

(二)子宫破裂

一方面输液、输血、氧气吸入等抢救休克,同时准备剖腹手术,子宫破裂时间在12h以内,破口边缘整齐,无明显感染,需保留生育功能者,可考虑修补缝合破口。破口大或撕裂不整齐,且有感染可能,考虑行次全子宫切除术。破裂口不仅在下段,且沿下段至宫颈口考虑行子宫全切术。如产妇已有活婴,同时行双侧输卵管结扎术。

(三)开腹探查子宫破裂外的部位

仔细检查阔韧带内、膀胱、输尿管、宫颈和阴道,如发现有损伤,及时行修补术。

六、预防与预后

做好孕期检查,正确处理产程,绝大多数子宫破裂可以避免。孕产期发生子宫破裂的预后与早期诊断、抢救是否及时、破裂的性质有关。减少孕产妇及围生儿的死亡率。

(1)建立健全的妇幼保健制度,加强围生期保健检查,凡有剖宫产史、子宫手术史、难产史、产前检查发现骨盆狭窄、胎位异常者,应预产期前 2 周入院待产。充分做好分娩前的准备,必要时择期剖宫产。

(2)密切观察产程,及时发现异常,出现病理缩复环或其他先兆子宫破裂征象时应及时行剖宫产。

(3)严格掌握催产素和其他宫缩剂的使用适应证:胎位不正,头盆不称,骨盆狭窄禁用催产素;双胎,胎儿偏大,剖宫产史,多胎经产妇慎用或不用催产素。无禁忌证的产妇,应用催产素应稀释后静脉滴注,由专人负责观察产程。禁止在胎儿娩出之前肌内注射催产素。

(4)严格掌握各种阴道手术的指征:遵守手术操作规程,困难的阴道检查,如产钳,内倒转术后,剖宫产史及子宫手术史,产后应常规探查宫颈和宫腔有无损伤。

(5)严格掌握剖宫产指征:近年来,随着剖宫产率的不断上升,瘢痕子宫破裂的比例随之上升。因此,第一次剖宫产时,必须严格掌握剖宫产的指征。术式尽可能采取子宫下段横切口。

(宋巧红)

第二节　子　宫　翻　出

子宫翻出又称子宫内翻是指子宫底部向宫腔内陷入,甚至自宫颈翻出的病变,这是一种分娩期少见而严重的并发症。多数发生在第三产程,如处理不及时,往往因休克、出血,产妇可在 3~4 h 内死亡。国内报道子宫翻出病死率可达 62%。

一、发生率

子宫翻出是一种罕见的并发症,其发生率各家报道不一,Shan-Hosseini 等(1989 年)报道子宫翻出发生率约为 1∶6 400 次分娩,Platt 等(1981 年)报道发生率约为 1∶2 100 次分娩。陈晨等报道北京市红十字会朝阳医院 1982—1996 年间子宫翻出发生率为 1∶16 473;湖南株洲市二院1961—1981 年间发生率为 1∶4 682;山东淄博市妇幼保健院 1984—1986 年间发生率为 1∶1 666;广州市白云区妇幼保健院 2004—2009 年间发生率为 1∶10 359。

二、病因

引起急性子宫翻出的病因较多,常常是多种因素共同作用的结果,但其先决条件必须有子宫壁松弛和子宫颈扩张,其中第三产程处理不当(占 60%),胎儿娩出后,过早干预,按压子宫底的手法不正确,强行牵拉脐带等,导致子宫底陷入宫腔,黏膜面翻出甚至脱垂于阴道口外。其促成子宫翻出的因素有以下几点。

(1)胎盘严重粘连、植入子宫底部,同时伴有子宫收缩乏力或先天性子宫发育不良,助产者在第三产程处理时,强拉附着于子宫底的胎盘脐带的结果,此时如脐带坚韧不从胎盘上断裂,加上用力挤压松弛的子宫底就可能发生子宫翻出。

(2)脐带过短或缠绕:胎儿娩出过程中由于脐带过短或脐带缠绕长度相对过短,过度牵拉脐带也会造成子宫翻出。

(3)急产宫腔突然排空:由于产程时间短,子宫肌肉尚处于松弛状态,在产程中因咳嗽或第二产程用力屏气,腹压升高,也会导致子宫翻出。

（4）产妇站立分娩：因胎儿体重对胎盘脐带的牵拉作用而引起子宫翻出。

（5）妊娠高血压疾病时：使用硫酸镁时使子宫松弛,也会促使子宫翻出;有人报道植入性胎盘也会促使子宫翻出。

三、分类

（一）按发病时间分类

1.急性子宫翻出

子宫翻出后宫颈尚未缩紧,占75%。

2.亚急性子宫翻出

子宫翻出后宫颈已缩紧,占15%。

3.慢性子宫翻出

子宫翻出宫颈回缩已经超过4周,子宫在翻出位置已经缩复但仍停留在阴道内,占10%。

（二）按子宫翻出程度分类

1.不完全子宫翻出

子宫底向下内陷,可接近宫颈口或越过但还存在部分子宫腔。

2.完全性子宫翻出

子宫底下降于子宫颈外,但还在阴道内。

3.子宫翻出脱垂

整个子宫翻出暴露于阴道口外。

四、临床表现

子宫翻出可引起迅速的阴道大量流血,处理不及时,可致产妇死亡。子宫翻出产妇突觉下腹剧痛,尤其胎盘未剥离牵拉脐带更加重腹痛,遂即产妇进入严重休克状态,有时休克与出血量不成正比,出现上述现象时,应考虑到有子宫翻出的可能。而慢性子宫翻出多因急性子宫翻出时未能及时发现,而后就诊的,此时的症状多表现如下。

（1）产后下腹坠痛,或阴道坠胀感。

（2）大小便不畅。

（3）产后流血史或月经过多。

（4）因子宫翻出感染,出现白带多而有臭味,甚至流脓液,严重者有全身感染症状,发热、白细胞升高等。

（5）因阴道流血而致继发性贫血。

五、诊断与鉴别诊断

在分娩第三产程有用手在下腹部推压子宫底或用手牵拉脐带的经过,产妇在分娩后突然下腹剧痛,出现休克,尤其与出血量不相称时,因考虑有子宫翻出的可能。当翻出子宫已脱垂于阴道口外时,诊断并不困难,但当胎盘未剥离已发生子宫翻出时有时会误诊为娩出的胎盘,再次牵拉脐带时即引起剧痛,此时应及时做阴道、腹部双合诊。

（一）诊断

1.腹部检查

下腹部摸不到宫底，或在耻骨联合后可触及一个凹陷。

2.阴道检查

在阴道内可触及一球形包块，表面为暗红色、粗糙的子宫内膜，在包块的根部可触及宫颈环。如胎盘尚未剥离而完全黏附于翻出的宫体时，常易误诊为胎儿面娩出的胎盘，牵引脐带时可引起疼痛。

根据病史及检查可做出子宫翻出的诊断。

（二）鉴别诊断

子宫翻出应与子宫黏膜下肌瘤以及产后子宫脱垂相鉴别。

1.子宫黏膜下肌瘤

其系子宫肌瘤向子宫黏膜面发展，突出于子宫腔，如黏膜下肌瘤蒂长，经子宫收缩可将肌瘤排出宫颈而脱出于阴道内。妇科检查时，盆腔内有均匀增大的子宫，如子宫肌瘤达到宫颈口处并且宫口较松，手指进入宫颈管可触及肿瘤；已经排出宫颈外者则可见到肌瘤，表面为充血暗红色的黏膜所包裹，有时有溃疡及感染。如用子宫探针自瘤体周围可探入宫腔，其长短与检查的子宫大小相符，急性子宫翻出往往发生在分娩期，患者有疼痛、阴道流血及休克等临床表现。认真仔细观察鉴别并无困难。

2.子宫脱垂

患者一般情况良好，妇科检查时可见脱出的包块表面光滑，并可见子宫颈口，加腹压时子宫脱出更加明显，内诊检查时可触摸到子宫体。

六、治疗

明确诊断后应立即开放静脉通路、备血及麻醉医师配合下进行抢救，延迟处理可增加子宫出血、坏死和感染机会，给产妇带来极大的危险和痛苦。处理的原则为积极加强支持治疗，纠正休克，尽早实施手法复位或手术，其具体处理应视患者的全身情况、翻出的时间长短和翻出部分的病变情况、感染程度等而决定。

（一）阴道手法复位

子宫翻出早期，宫颈尚未收缩，子宫尚无淤血、肿胀，如果胎盘尚未剥离，不要急于剥离，因为此时先做胎盘剥离会大大增加出血量，加速患者进入严重休克状态；如果胎盘已经大部分剥离，则先剥离胎盘，然后进行复位，此外，翻出子宫及胎盘体积过大，不能通过狭窄的宫颈环，需先剥离胎盘。应首先开放两条静脉通路，输液、备血，镇痛及预防休克。给予乙醚、氟烷、恩氟烷、芬太尼及异丙酚等麻醉下，同时给以子宫松弛剂、β-肾上腺素能药物，如利托君、特布他林或硫酸镁。待全身情况得以改善，立即行手法子宫还纳术。方法：产妇取平卧位，双腿外展并屈曲，术者左手向上托起刚刚翻出的子宫体，右手伸入阴道触摸宫颈与翻出宫体间的环状沟，用手指及手掌沿阴道长轴方向徐徐向上向宫底部推送翻出的子宫，操作过程用力要均匀一致，进入子宫腔后，用手拳压迫宫底，使其翻出的子宫完全复位。子宫恢复正常形态后立即停止使用子宫松弛剂，并开始使用宫缩剂收缩子宫，同时使子宫保持在正常位置，注意观察宫缩及阴道流血情况，直至子宫张力恢复正常，子宫收缩良好时术者仍应继续经阴道监控子宫，以免子宫再度翻出。

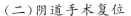

（二）阴道手术复位

Kuctnne法，即经阴道将宫颈环的后侧切开，将子宫还纳复位，然后缝合宫颈切口。但必须注意不能损伤直肠。

（三）经腹手术复位

Huntington法：在麻醉下，切开腹壁进入腹腔后，先用卵圆钳或手指扩大宫颈环，再用组织钳夹宫颈环下方2～3 cm处的子宫壁，并向上牵引，助手同时在阴道内将子宫体向上托，这样，一边牵引，一边向上托使子宫逐渐全部复位，复位后，在阴道内填塞纱布条，并给予缩宫素，预防子宫再度翻出，若宫颈环紧而且不易扩张情况下，可先切开宫颈环后，将翻出的子宫体逐渐向上牵引，使其慢慢复位，完成复位后缝合宫颈切口（Noltain复位法）。

（四）经腹或经阴道子宫次（全）切除术

经各种方法复位不成功、复位以后宫缩乏力伴有大出血、胎盘粘连严重或有植入、翻出时间较长合并严重感染者，视其病情程度，选择阴道或腹式手术切除子宫。

（五）其他方法

阴道热盐水高压灌注复位法：（Oqueh O等，1997年报道）用热盐水可使宫颈环放松，盐水压力作用于翻出的子宫壁，促使其翻出的子宫逐渐复位，此方法简单易行，适用于病程短、病情较轻、局部病变小的患者。

七、预防

预防子宫翻出的关键是加强助产人员的培训，正确处理好第三产程，在娩出胎盘的过程中，仔细观察胎盘剥离的临床症状，当确认胎盘已经完全剥离时，于子宫收缩时以左手握住宫底，拇指置于子宫前壁，其余四指放在子宫后壁并按压，同时右手轻拉脐带，协助胎盘娩出。胎盘粘连时正确手法剥离，且不能粗暴按压子宫底或强行牵拉脐带。

（宋巧红）

第三节　羊　水　栓　塞

一、概述

羊水栓塞是指在分娩过程中羊水进入母体血液循环，导致过敏性休克、肺血管痉挛及栓塞、弥散性血管内凝血、肾衰竭或突发死亡等一系列严重症状的综合征。羊水栓塞是一种罕见、凶险的分娩并发症，病死率高，国内外报道为61%～86%。近年来研究认为，羊水栓塞的核心问题是过敏，是羊水进入母体循环后引起的一系列变态反应，有人建议将羊水栓塞改名为妊娠过敏综合征。

过强宫缩、急产、羊膜腔压力高是羊水栓塞的主要原因；胎膜破裂、前置胎盘、胎盘早剥、子宫破裂、剖宫产术中生理、病理性血窦开放是其发生的诱因。

二、临床表现

羊水栓塞的发病特点是起病急骤、来势凶险，多发生于分娩过程中。

（一）发病时期

羊水栓塞通常发生在自然破膜或人工破膜过程中（70％）及剖宫产（19％）和产后 48 h 内（11％）。宫缩过强、滥用缩宫素引产或催产为本病发生的主要诱因。

（二）前驱症状

多数病例在发病时常首先出现突发寒战、烦躁不安、咳嗽、气急、发绀、呕吐等前驱症状，这些症状往往被误认为感冒、宫缩过强、产妇紧张而不引起助产者注意。

（三）呼吸循环衰竭

羊水栓塞根据病情缓急可分为两种类型，即暴发型和缓慢型两类。前者呼吸循环系统症状明显，继前驱症状后即出现呼吸困难、发绀、心率增快且进行性加重、面色苍白、四肢厥冷、血压下降，也可出现昏迷和抽搐，肺部听诊可出现湿啰音。严重者发病急骤，仅惊叫一声或打一个哈欠，血压即消失，呼吸、心搏骤停。缓慢型呼吸循环系统症状较轻，甚至无明显症状，待至产后出现流血不止、血液不凝时始被发现。

（四）全身出血倾向

部分羊水栓塞患者经抢救度过了呼吸循环衰竭的休克期，继而出现 DIC。呈现以子宫大出血为主的全身出血倾向，如黏膜、皮肤、针眼出血及血尿等，且血液不凝。值得注意的是部分羊水栓塞病例，缺少呼吸循环系统的症状，起病即产后不易控制的大出血为主要表现，切不要误为单纯子宫收缩乏力性出血。

（五）多脏器损伤

本病全身脏器均受损害，除心脏外，肾脏是最常受损害的器官。当两个或两个以上重要器官同时或相继发生衰竭时，则称为多器官衰竭（MOF）。其病死率与衰竭器官数目相关，1 个器官衰竭持续大于 1 d，其病死率为 40％，2 个器官衰竭时病死率上升为 60％，3 个或 3 个以上器官衰竭时则病死率高达 98％。

三、诊断

（一）诊断依据

主要靠临床表现，在血中找到胎儿有形物质可支持诊断。在胎膜破裂、胎儿娩出或手术中产妇突然出现寒战、烦躁不安、气急、尖叫、呛咳、呼吸困难、大出血、凝血功能障碍及不明原因休克、出血量与休克不成比例，应首先考虑为羊水栓塞，并在积极抢救的同时做进一步检查，以明确诊断。

（二）辅助检查

1.凝血功能检查

首先进行与 DIC 有关的实验室检查。目前 DIC 诊断的指标如下。

(1)血小板计数不高于 50×10^9/L 或进行性下降。

(2)纤维蛋白原不高于 1.5 g/L 或进行性下降。

(3)凝血酶原时间延长 3 s 以上。

(4)3P 试验阳性。

(5)纤维蛋白降解产物（FDP）不低于 80 μg/mL。

2.寻找有形物质

在颈静脉穿刺或股静脉切开时，在插管时取下腔静脉血或在剖宫产、切除子宫时取宫旁静脉丛血 10 mL 找胎儿有形成分。

3.血气分析

PaO_2 下降,pH 下降,BE 下降。

4.胸部 X 线检查

大约 90%的患者可以出现胸片异常,床边胸片可见双肺有弥散性浸润影,向肺门周围融合,伴右心扩大和轻度肺不张。

5.心功能检查

心电图、彩色多普勒超声检查提示右心房、右心室扩大,心排血量减少及心肌劳损的表现。

6.死亡后诊断

(1)取右心室血做沉淀试验,血涂片寻找羊水有形成分。

(2)子宫切除标本病理检查,注意宫旁静脉血中有无羊水有形成分。

(3)尸检。

(三)特殊检查

1.Sialy Tn 抗原检测

胎粪及羊水中含有 Sialy Tn 抗原,检测母亲外周血浆及肺组织中的 Sialy Tn 抗原早期诊断羊水栓塞。

2.血清粪卟啉锌检测

粪卟啉锌是羊水和胎便中的特异物质,在孕妇血浆中几乎不存在,当羊水栓塞时血中粪卟啉锌明显增高,可用分光光度计测定其浓度进行羊水栓塞早期诊断。

3.类胰蛋白酶测定

羊水栓塞的发生是机体对羊水中的胎儿成分产生变态反应,以致肥大细胞脱颗粒释放组胺、类胰蛋白酶和其他介质引起机体发生严重的病理生理改变所致。

四、治疗

早诊断、早治疗是成功救治的关键。当患者出现寒战、呛咳、呼吸困难、休克与出血量不成比例、多部位出血、血液不凝时应首先考虑羊水栓塞,应边组织抢救,边进行实验室检查,决不可等待有检验结果后再予急救。

(一)紧急处理

(1)有效给氧:立即高浓度面罩给氧,流量 5~10 L/min。如 5 min 不改善,应及时行气管插管人工呼吸机正压给氧。保持血氧饱和度在 90%以上。

(2)尽快开放静脉通道,至少两条,便于用药及输液,同时抽取下腔静脉血 5 mL 用于诊断。

(3)心搏骤停者立即徒手心肺复苏。

(二)抗过敏

1.氢化可的松

该药为首选药物,200 mg+10%葡萄糖 10 mL 静脉推注,随后 500 mg+10%葡萄糖500 mL静脉滴注。

2.地塞米松

20 mg+25%葡萄糖 20 mL 静脉推注,然后根据病情再继续滴注地塞米松 20 mg。

（三）解除肺动脉高压

1.盐酸罂粟碱

该药为首选药物。首次(30～90)mg＋10％葡萄糖 20 mL 静脉滴注。与阿托品同时应用，扩张肺小动脉效果更好。总量不超过 300 mg/d。

2.阿托品

(1～2)mg＋(5％～10％)葡萄糖 10 mL，每 15～30 min 静脉注射一次，直至患者面部潮红或症状好转为止。心率大于 120 次/分钟者慎用。

3.氨茶碱

250 mg＋(5％～10％)葡萄糖 20 mL 缓慢静脉推注，必要时可重复使用 1～2 次/24 小时。

4.酚妥拉明

(5～10)mg＋(5％～10％)葡萄糖 250～500 mL 静脉滴注，以 0.3 mg/min 滴速为佳。

（四）抗休克

1.补充血容量

尽快输新鲜血和血浆补充血容量。

2.升压药

多巴胺 20 mg＋10％葡萄糖 250 mL 静脉滴注，开始滴速为 20 滴/分钟，根据血压调整滴速。

3.纠正心力衰竭

常用毛花苷 C(0.2～0.4)mg＋10％葡萄糖 20 mL 静脉注射，必要时 4～6 h 重复。

4.纠正酸中毒

首次可给 5％碳酸氢钠 150～250 mL，以后根据动脉血血气分析及酸碱测定结果酌情给药。

（五）防治 DIC

1.肝素

用于羊水栓塞早期的高凝状态，在症状发作后 10 min 内应用效果最好。首次肝素用量为(25～50)mg＋0.9％盐水 100 mL 静脉滴注。同时静脉输注新鲜全血、纤维蛋白原(1 次 4～6 g)、血小板悬液、洗涤红细胞和新鲜冰冻血浆，可用于治疗继发于 DIC 的出血倾向。

2.补充凝血因子

应及时补充，输新鲜血或血浆、纤维蛋白原等。

3.抗纤溶药物

在有纤溶亢进时，给予抗纤溶药物。氨甲苯酸(0.1～0.3)g＋5％葡萄糖 20 mL 缓慢静脉推注。

（六）预防肾衰竭

当血容量补足后，血压回升而每小时尿量仍少于 17 mL 时，应给予呋塞米 20～40 mg 静脉注射或 20％甘露醇 250 mL 静脉滴注治疗。

（七）预防感染

选用对肾脏毒性小的广谱抗生素。

（八）产科处理

(1)宫口未开全者行剖宫产终止妊娠。

(2)宫口开全，无头盆不称者阴道助产结束分娩。

(3)术时及产后密切注意子宫出血情况，对难以控制的大出血且血液不凝者，可行子宫切除术，术后放置腹腔引流管。

（宋巧红）

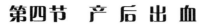

第四节 产后出血

产后出血是指胎儿娩出后 24 h 内阴道流血量超过 500 mL。产后出血是分娩期严重的并发症,是产妇四大死亡原因之首。产后出血的发病率占分娩总数的 2%～3%,如果先前有产后出血的病史,再发风险增加 2～3 倍。

产后出血可导致失血性休克、产褥感染、肾衰竭及继发垂体前叶功能减退等直接危及产妇生命。

一、子宫收缩乏力所致出血

宫缩乏力性出血依然是产后出血的主要原因,占 70%～90%,及时有效地处理宫缩乏力性产后出血,对降低孕产妇死亡率十分关键。

(一)病因与发病机制

引起子宫收缩乏力性产后出血的原因有多种,凡是影响子宫收缩和缩复功能的因素都可引起子宫乏力性产后出血,常见的有全身因素、子宫局部因素、产程因素、产科并发症、内分泌及药物因素等。

1.全身因素

孕妇的体质虚弱,妊娠合并心脏病、高血压、肝脏疾病、血液病等慢性全身性疾病均可致产后宫缩乏力。另外,产妇可因产程中对分娩的恐惧及精神紧张和产后胎儿性别不理想等精神因素使大脑皮质功能紊乱,加上产程中进食不足及体力消耗,水电解质平衡紊乱,均可导致宫缩乏力。

2.子宫局部因素

(1)子宫肌纤维过度伸展:如多胎妊娠、巨大儿、羊水过多等,使子宫肌纤维失去正常收缩能力。

(2)子宫肌壁损伤:经产妇使子宫肌纤维变性,结缔组织增生影响子宫收缩。急产、剖宫产和子宫肌瘤剔除术后,都可因子宫肌壁的损伤影响宫缩。

(3)子宫病变:子宫畸形(如双角子宫、残角子宫、双子宫等)、子宫肌瘤、子宫腺肌病等,均能引起产后宫缩乏力。

3.产程因素

产程延长、滞产、头盆不称或胎位异常试产失败等,都可引起继发性宫缩乏力,导致产后出血。

4.产科并发症

妊娠期高血压疾病、宫腔感染、胎盘早剥、前置胎盘等可因子宫肌纤维水肿,子宫胎盘卒中,胎盘剥离面渗血,子宫下段收缩不良等引起宫缩乏力性产后出血。

5.内分泌失调

产时和产后,产妇体内雌激素、缩宫素及前列腺素合成与释放减少,使缩宫素受体数量减少,肌细胞间隙连接蛋白数量减少。子宫平滑肌细胞 Ca^{2+} 浓度降低,肌浆蛋白轻链激酶及 ATP 酶不足,均可影响肌细胞收缩,导致宫缩乏力。

6.药物影响

产前及产时使用大剂量镇静剂、镇痛剂及麻醉药,如吗啡、氯丙嗪、硫酸镁、哌替啶、苯巴比妥钠等,都可以使宫缩受到抑制而发生宫缩乏力性产后出血。

(二)临床表现

子宫收缩乏力性产后出血可发生在胎盘娩出前也可以在胎盘娩出后,胎盘娩出后阴道多量流血及失血性休克等相应症状,是产后出血的主要临床表现。主要表现为胎盘娩出后阴道流血较多,按压宫底有血块挤出。也可以没有突然大量的出血,但有持续的中等量出血,直到出现严重的血容量不足,产妇可出现烦躁、皮肤苍白湿冷、脉搏细弱、脉压缩小等休克症状。

(三)诊断

1.估计失血量

胎盘娩出后 24 h 出血量＞500 mL 可诊断产后出血。估计失血量的方法如下:①称重法,失血量(mL)=[胎儿娩出后的接血敷料湿重(g)－接血前敷料干重(g)]/1.05(血液比重 g/mL);②容积法,用产后接血容器收集血液后,放入量杯测量失血量;③面积法,可按接血纱块血湿面积粗略估计失血量;④监测生命体征、尿量和精神状态,见表 13-1;⑤休克指数法,休克指数＝心率/收缩压(mmHg),见表 13-2;⑥血红蛋白含量测定,血红蛋白每下降 10 g/L,失血 400～500 mL,但是产后出血早期,由于血液浓缩,血红蛋白值常不能准确反映实际出血量。

表 13-1　产后出血的临床表现

失血量占血容量比例(%)	脉搏(次/分钟)	呼吸(次/分钟)	收缩压	脉压	毛细血管再充盈速度	尿量(mL)	中枢神经系统症状
＜20	正常	14～20	正常	正常	正常	＞30	正常
20～30	＞100	＞20≤30	稍下降	偏低	延迟	20～30	不安
31～40	＞120	＞30≤40	下降	低	延迟	＜20	烦躁
＞40	＞140	＞40	显著下降	低	缺少	0	嗜睡或昏迷

表 13-2　休克指数与失血量

休克指数	估计失血量(mL)	估计失血量占血容量的比例(%)
＜0.9	＜500	＜20
1.0	1 000	20
1.5	1 500	30
≥2.0	≥2 500	≥50

2.确诊条件

(1)出血发生于胎盘娩出后。

(2)出血为暗红色或鲜红色,伴有血块。

(3)宫底升高,子宫质软、轮廓不清,阴道流血多,或剖宫产时可以直接触到子宫呈疲软状。按摩子宫及应用缩宫剂后,子宫变硬,阴道流血可减少或停止。

(4)除外产道裂伤、胎盘因素和凝血功能障碍因素所致产后出血。

(四)处理

宫缩乏力性产后出血的处理原则:正确估计失血量和动态监护、针对病因加强宫缩、止血、补

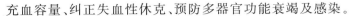

充血容量、纠正失血性休克、预防多器官功能衰竭及感染。

1.正确估计出血量和动态监护

准确估计失血量是判断病情和选择实施抢救措施的关键。估计失血量大于或可能大于500 mL时,则需及时采取必要的动态监护措施,如凝血功能、水电解质平衡,持续心电监护,持续监测血压、脉搏等生命体征;必要时可以连续检测血红蛋白浓度及凝血功能。

2.处理方法

(1)子宫按摩或压迫法:可采用经腹按摩或经腹经阴道联合按压。经腹按摩方法为,胎盘娩出后,术者一手的拇指在前、其余四指在后,在下腹部按摩并压迫宫底,挤出宫腔内积血,促进子宫收缩;经腹经阴道联合按压法为,术者一手戴无菌手套伸入阴道握拳置于阴道前穹隆,顶住子宫前壁,另一只手在腹部按压子宫后壁,使宫体前屈,两手相对紧压并均匀有节律地按摩子宫;剖宫产时可以手入腹腔,直接按摩宫底,增强子宫收缩。按摩时间以子宫恢复正常收缩并能保持收缩状态为止,同时要配合应用宫缩剂。

(2)宫缩剂的应用:①缩宫素为预防和治疗产后出血的一线药物。治疗产后出血方法为:缩宫素10 U肌内注射、子宫肌层或宫颈注射,以后10～20 U加入500 mL晶体液中静脉滴注,给药速度根据患者的反应调整,常规速度250 mL/h,约80 mU/min。静脉滴注能立即起效,但半衰期短(1～6 min),故需持续静脉滴注。缩宫素应用相对安全,大剂量应用时可引起高血压、水钠潴留和心血管系统不良反应;一次大剂量静脉注射未稀释的缩宫素,可导致低血压、心动过速和(或)心律失常,甚至心搏骤停,虽然合成催产素制剂不含抗利尿激素,但仍有一定的抗利尿作用,大剂量应用特别是持续长时间静脉滴注可引起水中毒。因缩宫素有受体饱和现象,无限制加大用量反而效果不佳,并可出现不良反应,故24 h总量应控制在60 U内。②卡前列素氨丁三醇(为前列腺素 $F_{2\alpha}$ 衍生物15-甲基 $PGF_{2\alpha}$),引起全子宫协调有力的收缩。用法为250 μg(1支)深部肌内注射或子宫肌层注射,3 min起作用,30 min达作用高峰,可维持2 h;必要时可重复使用,总量不超过8个剂量。此药可引起肺气道和血管痉挛外,另外的不良反应有腹泻、高血压、呕吐、高热、颜面潮红和心动过速。哮喘、心脏病和青光眼患者禁用,高血压患者慎用。③米索前列醇:系前列腺素 E_1 的衍生物,可引起全子宫有力收缩,应用方法:米索前列醇200～600 μg顿服或舌下给药,口服10 min达高峰,2 h后可重复应用。米索前列醇不良反应有恶心、呕吐、腹泻、寒战和体温升高较常见;高血压、活动性心、肝、肾脏病及肾上腺皮质功能不全者慎用,青光眼、哮喘及过敏体质者禁用。

(3)手术治疗:在上述处理效果不佳时,可根据患者情况和医师的熟练程度选用下列手术方法。①宫腔填塞:有宫腔水囊压迫和宫腔纱条填塞两种方法,阴道分娩后宜选用水囊压迫,剖宫产术中选用纱条填塞。宫腔填塞后应密切观察出血量、子宫底高度、生命体征变化等,动态监测血红蛋白、凝血功能的状况,以避免宫腔积血,水囊或纱条放置24～48 h后取出,要注意预防感染。②B-Lynch缝合:用于子宫收缩乏力性产后出血,子宫按摩和宫缩剂无效并有可能切除子宫的患者。方法:将子宫托出腹腔,先试用两手加压观察出血量是否减少以估计 B-Lynch 缝合成功止血的可能性,加压后出血基本停止,则成功可能性大,可行 B-Lynch 缝合术。下推膀胱腹膜返折进一步暴露子宫下段。应用可吸收线缝合,先从右侧子宫切口下缘2～3 cm、子宫内侧 3 cm处进针,经宫腔至距切口上缘2～3 cm、子宫内侧 4 cm出针;然后经距宫角3～4 cm宫底将缝线垂直绕向子宫后壁,于前壁相应位置进针进入宫腔横向至左侧后壁与右侧相应位置进针,出针后将缝线垂直通过宫底至子宫前壁,与右侧相应位置分别于左侧子宫切口上、下缘缝合。收紧两根缝线,检查无出血即打结。然后再关闭子宫切口。子宫放回腹腔观察 10 min,注意下段切口有无渗血,阴道有无出血及子宫颜色,若正常即逐层关腹。B-Lynch 缝术后并发症的报道较为罕见,但有感染和组织坏死的可能,应掌握手术适应证。③盆腔血管结扎:包括子宫动脉结扎和髂内动脉结扎。子宫血管结扎适用于难治性产后出血,尤其是剖宫产术中宫缩乏力性出血,经宫缩剂和按摩子宫无效,或子宫切口撕裂而局部止血困难者。推荐五步血管结扎法:单侧子宫动脉上行支结扎;双侧子宫动脉上行支结扎;子宫动脉下行支结扎;单侧卵巢子宫血管吻合支结扎;双侧卵巢子宫血管吻合支结扎。髂内动脉结扎术手术操作困难,需要由盆底手术熟练的妇产科医师操作。适用于宫颈或盆底渗血、宫颈或阔韧带出血、腹膜后血肿、保守治疗无效的产后出血,结扎前后需准确辨认髂外动脉和股动脉,必须小心勿损伤髂内静脉,否则可导致严重的盆底出血。④经导管动脉栓塞(transcatheter arterial embolization,TAE):适应证为经保守治疗无效的各种难治性产后出血,生命体征稳定。禁忌证为生命体征不稳定、不宜搬动的患者;合并有其他脏器出血的 DIC;严重的心、肝、肾和凝血功能障碍;对造影剂过敏者。方法:局麻下行一侧腹股沟韧带中点股动脉搏动最强点穿刺,以 Seldinger 技术完成股动脉插管。先行盆腔造影,再行双侧髂内动脉及子宫动脉造影,显示出血部位及出血侧子宫动脉,大量造影剂外溢区即为出血处。迅速将导管插入出血侧的髂内动脉前干,行髂内动脉栓塞术(internal iliac artery embolization,IIAE)或子宫动脉栓塞术(uterial artery embolization,UAE),两者均属经导管动脉栓塞术的范畴。固定导管,向该动脉注入带抗生素的吸收性明胶海绵颗粒或吸收性明胶海绵条或吸收性明胶弹簧钢圈后,直至确认出血停止,行数字减影血管造影成像技术(DSA)造影证实已止血成功即可,不要过度栓塞。同法栓塞对侧。因子宫供血呈明显的双侧性,仅栓塞一侧子宫动脉或髂内动脉前干将导致栓塞失败。临床研究结果表明术中发生的难治性产后出血以髂内动脉结扎术和子宫切除术为宜。而术后或顺产后发生的顽固性出血可选择髂内动脉栓塞术。对于复发出血者,尚可再次接受血管栓塞治疗。⑤子宫切除术:适用于各种保守性治疗方法无效者。一般为次全子宫切除术,如前置胎盘或部分胎盘植入宫颈时行子宫全切除术。操作注意事项:由于子宫切除时仍有活动性出血,故需以最快的速度"钳夹、切断、下移",直至钳夹至子宫动脉水平以下,然后缝合打结,注意避免损伤输尿管。对子宫切除术后盆腔广泛渗血者,用大纱条填塞压迫止血并积极纠正凝血功能障碍。

3.补充血容量纠正休克

产妇可因出血量多,血容量急剧下降发生低血容量性休克。在针对病因加强宫缩和止血的同时,应积极纠正休克。建立有效静脉通道,监测中心静脉压、血气、尿量,补充晶体平衡液及血液、新鲜冰冻血浆等,有效扩容纠正低血容量性休克。对于难治性休克,在补足血容量后可给予血管活性药物升压。另外,可短期大量使用肾上腺皮质激素,有利于休克的纠正。在积极抢救、治疗病因之后,达到以下状况时,可以认为休克纠正良好:出血停止;收缩压 >12.0 kPa(90 mmHg);中心静脉压回升至正常;脉压 >4.0 kPa(30 mmHg);脉搏 <100 次/分钟;尿量 >30 mL/h;血气分析恢复正常;一般情况良好,皮肤温暖、红润、静脉充盈、脉搏有力。

4.预防多器官功能障碍

严重的宫缩乏力性产后出血可发生凝血功能障碍,并发 DIC,继而发生多脏器衰竭。休克和多脏器衰竭是产后出血的主要死因,因此治疗宫缩乏力性产后出血时需注意主要脏器的功能保护。明显的器官功能障碍应当采用适当的人工辅助装置,如血液透析、人工心肺机等。

5.预防感染

产妇由于大量出血而机体抵抗力降低,且抢救过程中难以做到完全无菌操作,因此,有效止血和控制病情同时还需应用足量的抗生素预防感染。

(五)预防

重视产前保健、积极治疗引起产后宫缩乏力的疾病、正确处理产程、加强产后观察,可有效降低宫缩乏力性产后出血的发生率。

(1)加强孕期保健,定期产检,发现有引起宫缩乏力性产后出血的高危因素及时入院诊治。

(2)积极预防和治疗产科并发症及妊娠合并症。

(3)正确处理产程,重视产妇休息及饮食,防止疲劳及产程延长;合理使用子宫收缩剂及镇静剂;对孕妇进行精神疏导,减少精神紧张情绪。对有发生宫缩乏力性产后出血可能者适时给予宫缩剂加强宫缩。

(4)加强产后观察,产后产妇应在产房中观察 2 h,仔细观察产妇的生命体征、宫缩及阴道流血情况,发生异常及时处理。离开产房前鼓励产妇排空膀胱,鼓励产妇与新生儿早接触、早吸吮,能反射性引起子宫收缩,减少出血量。

二、胎盘因素所致出血

(一)概述

胎盘因素是导致产后出血的第二大原因,仅次于子宫收缩乏力,文献报道占产后出血总数的7%～24%。近年来由于剖宫产及宫腔操作增加,胎盘因素所致产后出血的比例有明显上升趋势,成为严重产后出血且必须切除子宫的最常见原因。主要包括胎盘剥离不全、胎盘剥离后滞留、胎盘嵌顿、胎盘粘连、胎盘植入、胎盘和(或)胎膜残留以及前置胎盘等。

(二)分类

1.胎盘剥离不全

胎盘剥离不全多见于宫缩乏力或第三产程处理不当,如胎盘未剥离而过早牵拉脐带或刺激子宫,使胎盘部分自宫壁剥离,影响宫缩,剥离面血窦开放引起出血不止。

2.胎盘剥离后滞留

胎盘剥离后滞留多由宫缩乏力或膀胱充盈等因素影响胎盘下降,胎盘从宫壁完全剥离后未能排出而潴留在宫腔内影响子宫收缩引起。

3.胎盘嵌顿

由于使用宫缩剂不当或第三产程过早及粗暴按摩子宫等,引起宫颈内口附近子宫肌呈痉挛性收缩,形成狭窄环,使已全部剥离的胎盘嵌顿于宫腔内,影响子宫收缩致出血。

4.胎盘粘连

在引起产后出血的胎盘因素中胎盘粘连最常见,胎儿娩出后胎盘全部或部分粘连于子宫壁上,不能自行剥离,称为胎盘粘连,易引起产后出血。胎盘粘连包括所有胎盘小叶的异常粘连(全部胎盘粘连),累及几个胎盘小叶(部分胎盘粘连),或累及一个胎盘小叶(灶性胎盘粘连)。

5.胎盘植入

胎盘植入指胎盘绒毛因子宫蜕膜发育不良等原因而植入子宫肌层,临床上较少见。根据胎盘植入面积又可分为完全性与部分性两类。其发生与既往有过宫内膜损伤及感染有关,绒毛可侵入深肌层达浆膜层甚至穿透浆膜层形成穿透性胎盘,可引起子宫自发破裂。

6.胎盘小叶、副胎盘和(或)胎膜残留

部分胎盘小叶、副胎盘或部分胎膜残留于宫腔内,影响子宫收缩而出血。常因过早牵拉脐带、过早用力揉挤子宫所致。

7.胎盘剥离出血活跃

胎盘剥离过程中出血过多。

8.胎盘早剥

子宫卒中子宫肌纤维水肿弹性下降,易引起宫缩乏力而致产后出血。

9.前置胎盘

在引起剖宫产产后出血的胎盘因素中,最常见的即前置胎盘。前置胎盘易并发产后出血原因主要有以下三点:首先在胎盘前置时,胎盘附着于子宫下段或覆盖于子宫颈中,其附着部位肌肉薄弱或缺乏,胎盘剥离后,不能有效收缩关闭血管,从而导致出血不止,引起产后出血;其次前置胎盘易发生胎盘粘连及植入肌层,胎盘剥离时出血较多;第三点是当胎盘附着于子宫前壁时,切开子宫很容易损伤胎盘而出血。

(三)高危因素

在蜕膜形成缺陷的情况下胎盘粘连比较常见,许多临床资料显示发生胎盘粘连、植入、滞留、前置胎盘与多胎、多产、炎症、化学药物刺激、机械损伤等因素造成子宫内膜损伤有密切关系。随着人工流产次数的增多,胎盘因素所引起的产后出血也逐渐增多,多次吸宫或刮宫过深损伤子宫内膜及其浅肌层可造成再次妊娠时子宫蜕膜发育不良,因代偿性扩大胎盘面积或增加附着深度以摄取足够营养,使胎盘粘连甚至植入发生率增加。另外,子宫内膜面积减少可引起胎盘面积增加或发生异位形成前置胎盘造成产后大出血。部分患者由于人工流产术中无菌技术操作不严或过早性生活引起子宫内膜炎。

(四)临床特点

胎盘因素导致的产后出血一般表现为胎盘娩出前阴道多量流血,常伴有宫缩乏力,子宫不呈球状收缩,宫底上升,脐带不下移。胎盘娩出,宫缩改善后出血停止。出血的特点为间歇性,血色暗红,有凝血块。胎盘小叶或副胎盘残留是在胎儿娩出后胎盘自然娩出,但阴道流血较多,似子宫收缩不良,应仔细检查胎盘是否完整和胎膜近胎盘周围有无血管分支或有无胎盘小叶缺如的粗糙面。完全性胎盘粘连或植入在手取胎盘前往往出血极少或不出血,而在试图娩出胎盘时可出现大量出血,甚至有时牵拉脐带可导致子宫内翻。胎盘嵌顿时在子宫下段可发现狭窄环。胎盘嵌顿引起的产后出血比较隐匿,出血量与血流动力学的改变不相符。

B超声像特征:正常产后子宫声像图为子宫体积明显增大,宫壁均匀增厚,内膜显示清晰。单纯胎盘残留与胎盘粘连均表现为宫腔内光点密集及边缘轮廓较清晰的光团,提示胎盘胎膜瘤。胎盘植入则表现为宫腔内见胎盘组织样回声,其与部分子宫肌壁关系密切,局部子宫肌壁明显薄于对侧。

(五)治疗措施

1.胎盘剥离不全及粘连

胎盘剥离不全及粘连绝大多数可徒手剥离取出。手取胎盘的方法为在适当的镇痛或麻醉下,一手在腹壁按压固定宫底,另一手沿着脐带通过阴道进入子宫。触到胎盘后,即用手掌尺侧进入胎盘边缘与宫壁之间逐步将胎盘与子宫分离,部分残留用手不能取出者,用大号刮匙刮取残留物,最好在B超引导下刮宫。若徒手剥离胎盘时,手感分不清附着界限则切忌以手指用力分

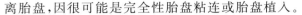

离胎盘,因很可能是完全性胎盘粘连或胎盘植入。

2.完全性胎盘粘连或胎盘植入

完全性胎盘粘连或胎盘植入以子宫切除为宜。若出血不多需保留子宫者可保守治疗,子宫动脉栓塞术或药物(甲氨蝶呤或米非司酮)治疗都有较好效果。

(1)药物治疗。①米非司酮:是一种受体水平抗孕激素药物,能抑制滋养细胞增生,诱导和促进其凋亡,能引起胎盘绒毛膜滋养层细胞周期动力学发生明显变化,阻断细胞周期的运转,从而抑制滋养层细胞的增生过程,引起蜕膜和绒毛组织的变性。用法:米非司酮 50 mg 口服,3 次/天,共服用 12 d。②MTX:10 mg 肌内注射,1 次/天,共 7 d;或 MTX 1 mg/kg 单次肌内注射。如血 β-HCG 下降不满意一周后可重复一次用药。③中药治疗:生化汤主要成分有当归 8 g,川芎 3 g,桃仁 6 g,炙甘草 5 g,蒲黄 5 g,红花 6 g,益母草 9 g,泽兰 3 g,炮姜 6 g,南山藤 6 g,五灵脂 6 g,水煎服,每天 1 剂,2 次/天,5 d 为 1 个疗程。

(2)盆腔血管栓塞术:盆腔血管栓塞术由经验丰富的放射介入医师进行,其栓塞成功率可达 95%。对还有生育要求的产妇,可避免子宫切除。介入栓塞的方法是局部麻醉下将一导管置入腹主动脉内,应用荧光显影技术确定出血血管,并放入可吸收的吸收性明胶海绵栓塞出血血管,达到止血目的。若出血部位不明确,可将吸收性明胶海绵置入髂内血管。此法对多数宫腔出血有效。

3.胎盘剥离后滞留

首先导尿排空膀胱,用手按摩宫底使子宫收缩,另一手轻轻牵拉脐带协助胎盘娩出。

4.胎盘嵌顿

胎盘嵌顿在子宫狭窄环以上者,可使用静脉全身麻醉下,待子宫狭窄环松解后,用手取出胎盘当无困难。

5.胎盘剥离出血活跃

胎盘剥离过程中出现阴道大量流血需立即徒手剥离胎盘娩出,并给予按摩子宫及应用宫缩制剂。

6.前置胎盘剥离面出血者

可"8"字缝合剥离面止血或用垂体后叶素 6 U 稀释于 20 mL 生理盐水中,于子宫内膜下多点注射,显效快,可重复使用,无明显不良反应。B-lynch 缝合术也是治疗前置胎盘产后出血较好的保守治疗手段。胎盘早剥子宫卒中并有凝血功能障碍者,要输新鲜血浆,补充凝血因子。Fg<1.5 g/L 时,输纤维蛋白原,输 2~4 g,可升高 1 g/L,BPC<50×10⁹/L,输 BPC 悬液。

7.宫腔填塞术

前置胎盘或胎盘粘连所导致的产后出血,填塞可以控制出血。宫腔填塞主要有两类方法,填塞球囊或填塞纱布。可供填塞的球囊有专为宫腔填塞而设计的,能更好地适应宫腔形状,如 Bakri 紧急填塞球囊导管;原用于其他部位止血的球囊,但并不十分适合宫腔形状,如森-布管、Rusch 泌尿外科静压球囊导管;利用产房现有条件的自制球囊,如手套或避孕套。宫腔填塞纱布是一种传统的方法,其缺点是不易填紧,且因纱布吸血而发生隐匿性出血,建议统一使用规格为 10 cm×460 cm 长的纱布,所填入纱布应于 24 h 内取出,宫腔填塞期间须予抗生素预防感染;取出纱条前应先使用缩宫素,促进子宫收缩,减少出血。

(六)预防措施

加强婚前宣教,做好计划生育,减少非意愿妊娠,减少人工流产次数,以降低产后出血的发生率。为了预防产后出血,重视第三程的观察和处理,胎儿娩出后配合手法按摩子宫,正确及时使用缩宫药物,以利胎盘剥离排出,密切观察出血量,仔细检查胎盘、胎膜娩出是否完整,胎膜边缘有无断裂的血管残痕,如有,应在当时取出。胎盘未娩出前有较多阴道流血或胎儿娩出后10 min未见胎盘自然剥离征象时要及时实施宫腔探查及人工剥离胎盘术可以减少产后出血。有文献报道第三产程用米索前列腺醇400 μg+NS 5 mL灌肠,能减少产后出血量。

对于前置胎盘者,尤其是中央型及部分型前置胎盘,需做好产后出血抢救的各项准备工作,应由有经验的高年资医师上台参与手术,手术者术前要亲自参与B超检查,了解胎盘的位置及胎盘下缘与子宫颈内口的关系,选择合适的手术切口,从而有效降低产后出血的发生率,术中要仔细检查子宫颈内口是否有活动性出血,因为有可能发生阴道出血,但宫腔无出血而掩盖了出血现象。

三、软产道损伤

(一)概述

软产道损伤是指子宫下段、子宫颈、阴道、盆底及会阴等软组织在分娩时所引起的损伤。在妊娠期间,软产道组织出现一系列生理性改变,如子宫、阴道、盆底等处的肌纤维增生和肥大,软产道各部的血管增多与充血,淋巴管较扩张,结缔组织变松软,以及阴道壁黏膜增厚、皱襞增多等,因而使软产道组织血液丰富,弹性增加,并且有一定的伸展性。由于这些变化,在分娩时能经受一定程度的压力和扩张,因而有利于胎儿的通过与娩出。但有时由于分娩过程所需的软产道扩张程度已超过最大限度,如娩出巨大胎儿时,或软产道本身有病变不能相应扩张,或在娩出胎儿的助产中操作不当,均可导致不同程度的软产道损伤。

(二)临床表现及诊断

胎儿娩出后出血,血色鲜红能自凝,出血量与裂伤程度以及是否累及血管相关,裂伤较深或波及血管时,出血较多。检查子宫收缩良好,则应仔细检查软产道可明确裂伤及出血部位。特别是急产、阴道助产、臀牵引手术产等,应全面检查会阴、阴道、宫颈以便明确是否有裂伤。有时产道裂伤形成血肿,造成隐性失血,小血肿无症状,若大血肿位于腹膜后及阔韧带等部位,表现为分娩后及剖宫产术后出现心慌、头晕、面色苍白、皮肤湿冷、血压下降、脉搏细速、尿量减少,阴道出血不多、子宫收缩正常、按压子宫无明显血液流出,B超检查有助于明确诊断。

(三)分类及处理

1.会阴阴道裂伤

阴道壁和会阴部的裂伤,是产妇在分娩时最常见的并发症。阴道、会阴裂伤按损伤程度可分为4度:Ⅰ度裂伤是指会阴部皮肤及阴道入口黏膜撕裂;Ⅱ度裂伤指裂伤已达会阴体筋膜及肌层,累及阴道后壁黏膜,向阴道后壁两侧沟延伸并向上撕裂,解剖结构不易辨认;Ⅲ度裂伤指裂伤向会阴深部扩展,肛门外括约肌已断裂,直肠黏膜尚完整;Ⅳ度裂伤指肛门、直肠和阴道完全贯通,直肠肠腔外露,组织损伤严重。发生会阴裂伤后,应立即修补、缝合,缝合时应按解剖层次缝合,注意缝至裂伤底部,避免遗留无效腔,更要避免缝线穿过直肠黏膜,否则将形成瘘管。同时缝合时必须注意止血及无菌操作,避免发生血肿及感染。对于Ⅲ、Ⅳ度裂伤,首先用Allis钳夹住约肌断端(断裂时括约肌回缩),用2-0缝线间断缝合,然后用3-0缝线修补直肠,再行阴道黏膜、会阴部肌肉和皮肤缝合。术后注意应用抗生素预防感染。

2.外阴、阴蒂裂伤

阴道分娩时,保护会阴不得当,仅注意保护会阴体,强力压迫后联合,忽略胎头仰伸助其成为

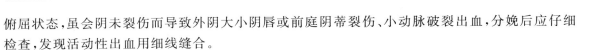

俯屈状态,虽会阴未裂伤而导致外阴大小阴唇或前庭阴蒂裂伤、小动脉破裂出血,分娩后应仔细检查,发现活动性出血用细线缝合。

3.宫颈裂伤

宫口未开全时,产妇即用力屏气;宫缩过强,宫颈尚未充分扩张而已被先露部的压力所冲破;胎儿方位异常,如枕横位、枕后位、颜面位,宫颈受力不均匀造成损伤及先天性宫颈发育异常的产妇,行阴道助产手术或阴道手术的操作方法不够正确,如产钳之钳叶,误置在宫颈之外,或用产钳旋转胎头的方法不当;在第一产程时曾用力把宫颈托上,企图刺激宫缩与促使宫颈口迅速扩张;这些均有可能引起宫颈撕裂。

疑为宫颈裂伤应暴露宫颈直视下观察,若裂伤浅且无明显出血,可不予缝合并不做宫颈裂伤诊断,若裂伤深且出血多,有活动性出血,应用两把卵圆钳牵拉裂伤两侧的宫颈,在裂口顶端0.5 cm健康组织处先缝合一针,避免裂伤处血管出血形成血肿,之后间断缝合,最后一针应距宫颈外侧端0.5 cm处止,以减少日后发生宫颈口狭窄的可能性。若经检查宫颈裂口已达穹隆涉及子宫下段时,特别是3点、9点部位的裂伤,可伤及子宫动脉,若勉强盲目缝合,还可能伤及输尿管和膀胱,此时应剖腹探查,结合腹部、阴道行裂伤修补术。

4.阔韧带、腹膜后血肿

凡分娩后及剖宫产术后出现阴道出血正常、子宫收缩正常、按压子宫无明显血液流出,但进行性贫血和剧烈腹痛伴腹部包块者应考虑本病的可能。超声波能检查出膀胱后由于出血形成的暗区或反光团块,并可探及子宫破裂处子宫壁不完整,该处可见到血肿暗区或中强反光团块及条索状反光带。较大的或伴有感染的血肿,需待血肿部分吸收或感染控制后才可见到此征象。

阔韧带、后腹膜血肿的处理方法如下。

(1)保守治疗:监测生命体征,每4～6 h复查血常规、凝血功能。B超检查动态观察血肿有无进行性增大。快速补充足够的血容量,抗休克治疗。

(2)急诊剖腹探查:腹膜后血肿是否需切开探查,需按其血肿范围、血流动力学相关指标变化情况来决定,不可以盲目地剖腹探查,增加手术的风险性。腹膜后血肿多由盆壁静脉丛、骨盆小血管出血形成,由于血肿能在腹膜后产生填塞及压迫作用,出血可能自行停止,此种血肿若切开,破坏后腹膜完整性,可引起无法控制出血的危险。若动态观察见血肿属稳定型,范围不大,张力小,无搏动等,无需切开探查。反之,观察见血肿属扩张型,范围大,张力高,有搏动,应及时切开探查并做相应处理。阔韧带血肿一般行剖腹探查止血。若由剖宫产术后所致的腹膜后血肿可拆除子宫下段切口可吸收缝线,重新全层连续缝合子宫下段切口,缝合子宫下段切口时超过子宫下段切口两侧1.5～2 cm,观察切口无出血,阔韧带、后腹膜血肿无增大后,常规关闭腹腔;若子宫破裂合并感染则切除子宫。另外,清理腹腔时不要彻底清理干净血肿,因为血肿可起到压迫作用,防止继续出血,如彻底清理,剥离面渗血更难处理。

(3)介入治疗:选择性子宫动脉栓塞术适用于阔韧带血肿难以找出子宫动脉者。可寻找出血部位,直接进行出血部位栓塞。

(4)术后加强抗感染对症治疗。

(四)预防

预防软产道损伤,应于产前综合评估胎儿大小及产道情况,及时发现巨大儿、畸形胎儿及发育异常的产道。及时正确处理产程,产妇临产后应密切观察宫缩情况、产程进展,勿使第一产程延长。提高接产技术,第二产程宫口开全,接产者在胎头拨露时帮助胎头俯屈,不可使胎头和胎肩娩出过快,并注意保护会阴,及时做会阴切开,防止会阴组织过度扩张,导致盆底组织破损,软产道撕裂出血。提高阴道手术助产技术,正确操作,减少助产对软产道的损伤。手术过程中动作轻柔,精确止血,尽可能避免因软产道损伤造成的产后出血。

四、凝血功能障碍

凝血功能障碍指任何原发或继发的凝血功能异常,均能导致产后出血。其抢救失败,是导致孕产妇死亡的主要原因。

(一)病因与发病机制

特发性血小板减少性紫癜、再生障碍性贫血、白血病、血友病、维生素 K 缺乏症、人工心脏瓣膜置换术后抗凝治疗、严重肝病等产科合并症可引起原发性凝血功能异常。胎盘早剥、死胎、羊水栓塞、重度子痫前期、子痫、HELLP 综合征等产科并发症,均可引起弥散性血管内凝血(DIC)而导致继发性凝血功能障碍。

正常凝血功能的维持依赖于凝血与抗凝血、纤溶与抗纤溶、血小板功能和血管内皮细胞功能四大系统的相互协调。正常妊娠时,若出现明显的血管内皮损伤、血小板活化增强、凝血酶原活性增加、高凝状态导致继发性纤溶亢进和抗纤溶活性增强,而这四个方面相互影响相互渗透,从而维持正常妊娠处于凝血与抗凝血、纤溶与抗纤溶的动态平衡中,即所谓的生理性高凝状态。当存在产科合并症或并发症时打破了这种平衡而出现凝血功能障碍。其主要机制如下。

(1)血管内皮细胞损伤、激活凝血因子Ⅻ,启动内源性凝血系统。

(2)组织严重破坏使大量组织因子进入血液,启动外源性凝血系统:创伤性分娩、胎盘早期剥离、死胎等情况下均有严重的组织损伤或坏死,大量促凝物质入血,其中尤以组织凝血活酶(即凝血因子Ⅲ,或称组织因子)为多。

(3)促凝物质进入血液:羊水栓塞时一定量的羊水或其他异物颗粒进入血液可以通过表面接触使因子Ⅻ活化,从而激活内源性凝血系统。急性胰腺炎时,蛋白酶进入血液能促使凝血酶原变成凝血酶。抗原抗体复合物能激活因子Ⅻ或损伤血小板引起血小板聚集并释放促凝物质(如血小板因子等)。补体的激活在 DIC 的发生发展中也起着重要的作用。

(4)血细胞大量破坏:正常的中性粒细胞和单核细胞内有促凝物质,在大量内毒素或败血症时中性粒细胞合成并释放组织因子;在急性早幼粒细胞性白血病患者,此类白血病细胞胞质中含有凝血活酶样物质,当白血病细胞大量坏死时,这些物质就大量释放入血,通过外源性凝血系统的启动而引起 DIC。内毒素、免疫复合物、颗粒物质、凝血酶等都可直接损伤血小板,促进它的聚集。微血管内皮细胞的损伤,内皮下胶原的暴露是引起局部血小板黏附、聚集、释放反应的主要原因。血小板发生黏附、释放和聚集后,除有血小板凝集物形成,堵塞微血管外,还能进一步激活血小板的凝血活性,促进 DIC 的形成。

(5)凝血因子合成和代谢异常:重症肝炎、妊娠脂肪肝、HELLP 综合征等疾病可导致凝血因子在肝脏的合成障碍,致使凝血因子缺乏,进而导致凝血功能障碍。

(6)血小板的减少:特发性血小板减少性紫癜和再生障碍性贫血,循环中血小板的减少,是导致凝血功能障碍的主要原因。

(二)临床表现

凝血功能障碍的主要临床表现为出血以及出血引起的休克和多器官衰竭。出血的发生时间随病因和病情进展情况而异,可在胎盘娩出前,亦可在胎盘娩出后。大多发现时已处于消耗性低凝或继发性纤溶亢进阶段,临床上可出现全身不同部位的出血,最多见的是子宫大量出血或少量持续不断的出血。开始还可见到血凝块,但血块很快又溶解,最后表现为血不凝。此外,常有皮下、静脉穿刺部位、伤口、齿龈、胃肠道出血或血尿。大量出血时呈现面色苍白、脉搏细弱、血压下降等休克的表现,呼吸困难、少尿、无尿、恶心、呕吐、腹部或背部疼痛、发热、黄疸、低血压、意识障碍(严重者发生昏迷)及各种精神神经症状等多器官功能衰竭的表现。

(三)诊断及实验室检查

凝血功能障碍,主要依靠临床表现结合病因及各种实验室检查来确诊。

1.特发性血小板减少性紫癜

该病多见于成年女性,主要表现为皮肤黏膜出血。轻者仅有四肢及躯干皮肤的出血点、紫癜及瘀斑、鼻出血、牙龈出血,严重者可出现消化道、生殖道、视网膜及颅内出血。实验室检查:通常血小板$<100\times10^9$/L,骨髓检查示巨核细胞正常或增多、成熟型血小板减少、血小板相关抗体(PAIg)及血小板相关补体(PAC_3)阳性,血小板生存时间明显缩短。

2.再生障碍性贫血

该病主要表现为骨髓造血功能低下,全血细胞减少和贫血、出血、感染综合征。呈现全血细胞减少,正细胞正色素性贫血,网织红细胞百分数<0.01,淋巴细胞比例增高。骨髓多部位增生低下,幼粒细胞、幼红细胞、巨核细胞均减少,非造血细胞比例增高,骨髓小粒空虚。

3.血友病

该病是一组因遗传性凝血活酶生成障碍引起的出血性疾病。分为血友病 A、血友病 B 及遗传性因子Ⅺ缺乏症。其中血友病 A 最常见。血友病 A 发病基础是由于 FⅧ:C 缺乏,导致内源性途径凝血障碍。血友病 B 是由于缺乏 FⅨ,引起内源性途径凝血功能障碍。实验室检查,凝血时间(CT)通常正常或延长,活化部分凝血活酶时间(APTT)延长,简易凝血活酶生成实验(STGT)异常;凝血酶原生成实验(TGT)异常。可通过 TGT 纠正实验、FⅧ:C、FⅨ活性及抗原测定进行分型。也可以行基因诊断确诊。

4.维生素 K 缺乏症

一般情况下,维生素 K 缺乏症的发生率极低,其和长期摄入不足、吸收障碍、严重肝病及服用维生素 K 拮抗剂有关。由于人体内的凝血因子 FⅩ、FⅨ、FⅦ、凝血酶原及其调节蛋白 PC,PS 等的生成,都需要维生素 K 参与。实验室检查,PT 延长、APTT 延长;FⅩ、FⅨ、FⅦ、凝血酶原活性低下。

5.重度肝病

肝脏是除 Ca^{2+} 和组织因子外,其他凝血因子合成的场所,重度肝病时,实验室检查多表现为肝损害的一系列生化改变、凝血酶原时间(PT)、APTT 延长和多种凝血因子的异常,甚至出现 DIC。

6.DIC

DIC 是胎盘早剥、死胎、羊水栓塞、重度子痫前期、HELLP 综合征等产科并发症引起产后出血的共同病理改变。通常血小板$<100\times10^9$/L 或进行性下降;血浆纤维蛋白原含量<1.5 g/L 或进行性下降;3P 实验阳性或血浆 FDP>20 mg/L,或 D-二聚体水平升高或阳性;PT 缩短或延长 3 s 以上,或 APTT 缩短或延长 10 s 以上。

(四)治疗

凝血功能障碍的处理原则为早期诊断和动态监测,积极处理原发病,同时改善微循环,纠正休克,补充耗损的凝血因子,保护和维持重要脏器的功能。

1.早期诊断和动态监测

及早诊断和早期合理治疗是提高凝血功能障碍所致产后出血救治成功的根本保证。临床有凝血功能障碍高发的产科并发症和合并症或发生各种原因所致的产后出血,都应该及时进行相关出凝血指标的测定。同时在治疗过程中动态监测血小板、纤维蛋白原、纤维蛋白降解物、D-二聚体、PT、APTT、凝血酶时间(TT)的变化,可以监控病情的演变情况指导临床治疗。

2.积极治疗原发病

病因治疗是首要治疗原则,只有去除诱发因素,才有可能治愈凝血功能障碍所致的产后出血。

3.纠正休克

出血隐匿时休克症状可能为首发症状。

4.补充凝血因子

各种病因引起的凝血功能障碍中,大都有凝血因子的异常。因此积极补充凝血因子和血小板是治疗的一项重要措施。可通过输注新鲜冰冻血浆、凝血酶原复合物、纤维蛋白原、冷沉淀(含Ⅷ因子和纤维蛋白原)、单采血小板、红细胞等血制品来解决。

(1)血小板:血小板(20～50)×10⁹/L或血小板降低出现不可控制的渗血时使用。可输注血小板10 U,有效时间为48 h。

(2)新鲜冰冻血浆:是新鲜抗凝全血于6～8 h内分离血浆并快速冰冻,几乎保存了血液中所有的凝血因子、血浆蛋白、纤维蛋白原。使用剂量10～15 mL/kg。

(3)冷沉淀:输注冷沉淀主要为纠正纤维蛋白原的缺乏,如纤维蛋白原浓度高于1.5 g/L不必输注冷沉淀。冷沉淀常用剂量1～1.5 U/10 kg。

(4)纤维蛋白原:输入纤维蛋白原1 g可提升血液中纤维蛋白原25 mg/dL,1次可输入纤维蛋白原2～4 g。

(5)凝血酶原复合物,含因子Ⅴ、Ⅶ、Ⅸ、Ⅹ,可输注400～800 U/d。

(6)近年研究发现,重组活化凝血因子Ⅶa(recombinant activated factor Ⅶa,rFⅦa)可用于治疗常规处理无效的难治性妇产科出血性疾病,并取得了满意疗效。产后出血患者应用rFⅦa的先决条件:①血液指标,血红蛋白≥70 g/L,国际标准化比率(INR)<1.5,纤维蛋白原≥1 g/L,血小板≥50×10⁹/L;②建议用碳酸氢钠提升血液pH至≥7.2(pH≤7.1时,rFⅦa有效性降低);③尽可能恢复体温至生理范围。

rFⅦa应用的时机:①无血可输或拒绝输血时;②在代谢并发症或器官损伤出现之前;③在子宫切除或侵入性操作前。推荐的用药方案是:初始剂量是40～60 μg/kg,静脉注射;初次用药15～30 min后仍然出血,考虑追加40～60 μg/kg的剂量;如果继续有出血,可间隔15～30 min重复给药3～4次;如果总剂量超过200 μg/kg后效果仍然不理想,必须重新检查使用rFⅦa的先决条件,只有实施纠正措施后,才能继续给100 μg/kg。

5.肝素的应用

在DIC高凝阶段主张及早应用肝素,禁止在有显著出血倾向或纤溶亢进阶段应用肝素。

6.抗纤溶药物的应用

在DIC患者中,可以在肝素化和补充凝血因子的基础上应用抗纤溶药物,如氨基己酸、氨甲环酸、氨甲苯酸等。

7.重要脏器功能的维持和保护

总之,凝血功能障碍性产后出血是产后出血处理中最难治的特殊类型,除了按常规的产后出血处理步骤和方法进行外,更要注重原发病因素的去除和DIC的纠正,同时要注重重要脏器功能的保护,才能提高抢救的成功率,降低孕产妇死亡率。

五、稀释性凝集病所致的产科出血

(一)概述

稀释性凝集病是指大失血时由于只补充晶体及红细胞导致血小板缺失及可溶性凝集因子的不足,引起的功能性凝集异常。在妊娠期(如胎盘早剥时),更常见于产后期(如子宫收缩乏力性继发性出血),可由于大量汹涌出血,输血、输液不能止血反而造成稀释性凝集病,其原因是储存的血液和红细胞制品缺乏V、Ⅷ、Ⅺ因子、血小板和全部可溶血液凝固因子,故严重的出血不输注必要的血液成分止血因子,将会导致低蛋白血症、凝血酶原和凝血激酶时间延长。

（二）临床特点

一般认为,失血时输入不含凝血因子的液体和红细胞达1个循环血量时,血浆中凝血因子和血小板浓度会下降至开始值的37%,在交换2个循环血量之后会降低至基础浓度的14%,便发生稀释性凝集病。在这种情况下第一个下降的凝血因子是纤维蛋白原(FIB),因此,稀释性凝集病的严重程度可以从纤维蛋白原浓度估计,但要除外纤维蛋白原下降的其他原因(如弥散性血管内凝血,DIC)。研究显示,大量输血使凝血酶原标准单位(INR)和部分凝血活酶时间比率(APTT比率)增高到1.5～1.8时,血浆因子V和Ⅷ通常降低到30%以下。故有人将INR和APTT比率增加到对照值1.5～1.8成为稀释性凝血障碍的诊断和实施治疗干预的临界值。由于对大量输血所致稀释性凝血障碍一直未有一致的诊断标准,目前多以INR和APTT比率增加到1.5～1.8,FIB<1 g/L,同时伴创面出血明显增加作为诊断依据。

如果失血量超过1个血容量以上就可以发生消耗性凝血障碍,如DIC或稀释性凝集病,但DIC并不常见。DIC的诊断依据是全部凝血参数均明显异常。DIC可出现低纤维蛋白血症,血小板减少症和部分凝血活酶时间(APTT)、凝血酶原时间(PT)延长。由于DIC继发产生纤溶,可以检出纤维蛋白崩解后散落的亚单位-栓溶二聚体(D-Dimers),对DIC最特异的试验是D-Dimers,稀释性凝集病虽也表现血小板减少症,低纤维蛋白血症及APTT、PT延长,但D-Dimers试验阴性。DIC的纤维蛋白原降解产物(FDP)比稀释性凝集病高,对DIC也较敏感,但不如D-Dimers特异。

（三）处理

纠正稀释性凝集病主要是补充新鲜冰冻血浆(FFP)、冷沉蛋白、新鲜血或浓缩血小板。目前临床上最容易得到的是FFP,当凝血障碍伴APTT和PT显著延长或FIB明显减少时应首选FFP。因为FFP含有生理浓度的所有凝血因子,70 kg成人输入1 U FFP(250 mL)通常可改善PT 5%～6%和APTT 1%,按15 mL/kg输入FFP可使血浆凝血因子活性增加8%～10%。为了获得和维持临界水平以上的凝血因子,推荐短期内快速输入足够剂量的FFP如5～20 mL/kg。发生稀释性凝集病时第一个下降的凝血因子是纤维蛋白原,如果单独输入FFP不足以提供所需纤维蛋白原时应考虑采用浓缩纤维蛋白原2～4 g,或含有纤维蛋白原、因子Ⅷ和von Willebrand因子(VWF)的冷沉淀。在治疗稀释性凝集病的过程中,血细胞比容(Hct)下降会增加出血危险,尤其是有血小板减少症时,因此不要推迟红细胞的输注,有建议稀释性凝血障碍时应设法提高Hct到高于70～80 g/L的氧供临界水平。多数大出血患者在交换了2个血容量之后会出现血小板减少症,故血小板计数如果低于50×10⁹/L,应当输用血小板治疗。输1个单位血小板一般可升高血小板(5～10)×10⁹/L。重组的Ⅶ激活因子(rⅦa,诺七)与组织因子(TF)相互作用能直接激活凝血,产生大量的凝血酶,因为TF全部表达在破损血管的内皮,促凝作用不会影响全身循环。因此在严重稀释性凝集病中,应早期给予rⅦa。

综上所述,妊娠期(如胎盘早剥时)及产后期(如子宫收缩乏力性继发性出血)大量汹涌出血的患者,要防止稀释性凝集病的发生。如果FIB<1 g/L,INR和APTT比率>1.5及创面出血增加,应考虑稀释性凝血障碍。处理首选FFP,必要时给予FIB、血小板或其他凝血因子制品。

（宋巧红）

第十四章

产褥期疾病

第一节 产褥感染

产褥感染是指分娩时及产褥期生殖道受病原体感染,引起局部和全身的炎性变化。发病率为1%～7.2%,是产妇死亡的四大原因之一。产褥病率是指分娩24 h以后的10日内用口表每天测量4次,体温有2次达到或超过38 ℃。可见产褥感染与产褥病率的含义不同。虽然造成产褥病率的原因以产褥感染为主,但也包括产后生殖道以外的其他感染与发热,如泌尿系感染、乳腺炎、上呼吸道感染等。

一、病因

(一)感染来源

1.自身感染

正常孕妇生殖道或其他部位的病原体,当出现感染诱因时使机体抵抗力低下而致病。孕妇生殖道病原体不仅可以导致产褥感染,而且在孕期即可通过胎盘、胎膜、羊水间接感染胎儿,并导致流产、早产、死胎、胎儿宫内发育迟缓(IUGR)、胎膜早破等。有些病原体造成的感染,在孕期只表现出阴道炎、宫颈炎等局部症状,常常不被患者重视,而在产后机体抵抗力低下时发病。

2.外来感染

由被污染的衣物、用具、各种手术器械、物品等接触患者后引起感染,常常与无菌操作不严格有关。产后住院期间探视者、陪伴者的不洁护理和接触,是引起产褥感染极其重要的来源,也是极容易被疏忽的感染因素,应引起产科医师、医院管理者的高度重视。

(二)感染病原体

引起产褥感染的病原体种类较多,较常见者有链球菌、大肠杆菌、厌氧菌等,其中内源性需氧菌和厌氧菌混合感染的发生有逐渐增高的趋势。需氧性链球菌是外源性感染的主要致病菌,有极强的致病力、毒力和播散力,可致严重的产褥感染。大肠杆菌属包括大肠埃希菌及其相关的革兰阴性杆菌、变形杆菌等,亦为外源性感染的主要致病菌之一,也是菌血症和感染性休克最常见的病原体。在阴道、尿道、会阴周围均有寄生,平常不致病,产褥期机体抵抗力低下时可迅速增生而发病。厌氧性链球菌存在于正常阴道中,当产道损伤、机体抵抗力下降,可迅速大量繁殖,并与大肠杆菌混合感染,其分泌物异常恶臭。

（三）感染诱因

1.一般诱因

机体对入侵的病原体的反应,取决于病原体的种类、数量、毒力以及机体自身的免疫力。女性生殖器官具有一定的防御功能,任何削弱产妇生殖道和全身防御功能的因素均有利于病原体的入侵与繁殖,如贫血、营养不良,和各种慢性疾病,如肝功能不良、妊娠合并心脏病、糖尿病等,以及临近预产期前性交、羊膜腔感染。

2.与分娩相关的诱因

(1)胎膜早破:完整的胎膜对病原体的入侵起着有效的屏障作用,胎膜破裂导致阴道内病原体上行性感染。是病原体进入宫腔并进一步入侵输卵管、盆腔、腹腔的主要原因。

(2)产程延长、滞产、多次反复的肛查和阴道检查增加了病原体入侵机会。

(3)剖宫产操作中无菌措施不严格、子宫切口缝合不当,导致子宫内膜炎的发生率为阴道分娩的20倍,并伴随严重的腹壁切口感染,尤以分枝杆菌所致者为甚。

(4)产程中宫内仪器使用不当或使用次数过多、使用时间过长,如宫内胎儿心电监护、胎儿头皮血采集等,将阴道及宫颈的病原体直接带入宫腔而感染。宫内监护超过8 h者,产褥病率可达71%。

(5)各种产科手术操作(产钳助产、胎头吸引术、臀牵引等),以及产道损伤、产前产后出血、宫腔填塞纱布、产道异物、胎盘残留等,均为产褥感染的诱因。

二、分型及临床表现

发热、腹痛和异常恶露是最主要的临床表现。由于机体抵抗力不同,炎症反应程度、范围和部位的不同,临床表现有所不同。根据感染发生的部位可将产褥感染分为以下几种类型。

（一）急性外阴、阴道、宫颈炎

此常由于分娩时会阴损伤或手术产、孕前有外阴阴道炎者而诱发,表现为局部灼热、坠痛、肿胀,炎性分泌物刺激尿道可出现尿痛、尿频、尿急。会阴切口或裂伤处缝线嵌入肿胀组织内,针孔流脓。阴道与宫颈感染者其黏膜充血、水肿、溃疡、化脓,日久可致阴道粘连甚至闭锁。病变局限者,一般体温不超过38 ℃,病情发展可向上或宫旁组织,导致盆腔结缔组织炎。

（二）剖宫产腹部切口、子宫切口感染

剖宫产术后腹部切口的感染多发生于术后3～5 d,局部红肿、触痛。组织侵入有明显硬结,并有浑浊液体渗出,伴有脂肪液化者其渗出液可呈黄色浮油状,严重患者组织坏死,切口部分或全层裂开,伴有体温明显升高,超过38 ℃。Soper报道剖宫产术后的持续发热主要为腹部切口的感染,尤其是普通抗生素治疗无效者。

据报道,3.97%的剖宫产术患者有切口感染、愈合不良,常见的原因有合并糖尿病、妊娠期高血压疾病、贫血等。剖宫产术后子宫切口感染者则表现为持续发热,早期低热多见,伴有阴道出血增多,甚至晚期产后大出血,子宫切口缝合过紧过密是其因素之一。妇检子宫复旧不良、子宫切口处压痛明显,B超检查显示子宫切口处隆起呈混合性包块,边缘模糊,可伴有宫腔积液(血),彩色多普勒超声检查显示有子宫动脉血流阻力异常。

（三）急性子宫内膜炎、子宫肌炎

此为产褥感染最常见的类型,由病原体经胎盘剥离而侵犯至蜕膜所致者为子宫内膜炎,侵及子宫肌层者为子宫肌炎,两者常互相伴随。临床表现为产后3～4 d开始出现低热,下腹疼痛及压痛,恶露增多且有异味,如早期不能控制,病情加重,出现寒战、高热、头痛、心率加快、血白细胞及中性粒细胞增高,有时因下腹部压痛不明显及恶露不一定多而容易误诊。Figucroa 报道急性子宫内膜炎的患者 100% 有发热,61.6% 其恶露有恶臭,60% 患者子宫压痛明显。最常培养分离出的病原体主要有溶血性葡萄球菌、大肠杆菌、链球菌等。当炎症波及子宫肌壁时,恶露反而减少,异味亦明显减轻,容易误认为病情好转。感染逐渐发展可于肌壁间形成多发性小脓肿,B超检查显示子宫增大复旧不良、肌层回声不均,并可见小液性暗区,边界不清。如继续发展,可导致败血症甚至死亡。

(四)急性盆腔结缔组织炎、急性输卵管炎

此多继发于子宫内膜炎或宫颈深度裂伤,病原体通过淋巴道或血行侵及宫旁组织,并延及输卵管及其系膜。临床表现主要为一侧或双侧下腹持续性剧痛,妇检或肛查可触及宫旁组织增厚或有边界不清的实质性包块,压痛明显,常常伴有寒战和高热。炎症可在子宫直肠积聚形成盆腔脓肿,如脓肿破溃则向上播散至腹腔。如侵及整个盆腔,使整个盆腔增厚呈巨大包块状,不能辨别其内各器官,整个盆腔似乎被冻结,称为"冰冻骨盆"。

(五)急性盆腔腹膜炎、弥散性腹膜炎

炎症扩散至子宫浆膜层,形成盆腔腹膜炎,继续发展为弥散性腹膜炎,出现全身中毒症状:高热、寒战、恶心、呕吐、腹胀、下腹剧痛,体检时下腹明显压痛、反跳痛。产妇因产后腹壁松弛,腹肌紧张多不明显。腹膜炎性渗出及纤维素沉积可引起肠粘连,常在直肠子宫陷凹形成局限性脓肿,刺激肠管和膀胱导致腹泻、里急后重及排尿异常。病情不能彻底控制者可发展为慢性盆腔炎。

(六)血栓性静脉炎

细菌分泌肝素酶分解肝素导致高凝状态,加之炎症造成的血流淤滞静脉脉壁损伤,尤其是厌氧菌和类杆菌造成的感染极易导致血栓性静脉炎。可累及卵巢静脉、子宫静脉、髂内静脉、髂总静脉及下腔静脉,病变常为单侧性,患者多在产后 1~2 周,继子宫内膜炎之后出现寒战、高热、反复发作,持续数周,不易与盆腔结缔组织炎鉴别。下肢血栓性静脉炎者,病变多位于一侧股静脉和腘静脉及大隐静脉,表现为弛张热、下肢持续性疼痛、局部静脉压痛或触及硬索状包块,血液循环受阻,下肢水肿,皮肤发白,称为股白肿。可通过彩色多普勒超声血流显像检测确诊。

(七)脓毒血症及败血症

病情加剧则细菌进入血液循环引起脓毒血症、败血症,尤其是当感染血栓脱落时,可致肺、脑、肾脓肿或栓塞死亡。

三、处理原则

治疗原则是抗感染。辅以整体护理、局部病灶处理、手术或中医中药治疗。

(一)支持疗法

纠正贫血与电解质紊乱,增强免疫力。半卧位以利脓液流于陶氏腔,使之局限化。进食高蛋白、易消化的食物,多饮水,补充维生素,纠正贫血和水、电解质紊乱。发热者以物理退热方法为主,高热者酌情给予 50~100 mg 双氯芬酸栓塞肛门退热,一般不使用安替比林退热,以免体温不升。重症患者应少量多次输新鲜血或血浆、清蛋白,以提高机体免疫力。

(二)清除宫腔残留物

有宫腔残留者应予以清宫,对外阴或腹壁切口感染者可采用物理治疗,如红外线或超短波局部照射,有脓肿者应切开引流,盆腔脓肿者行阴道后穹隆穿刺或切肿引流,并取分泌物培养及药物敏感试验。严重的子宫感染,经积极的抗感染治疗无效,病情继续扩展恶化者,尤其是出现败血症、脓毒血症者,应果断及时地行子宫全切术或子宫次全切除术,以清除感染源,拯救患者的生命。

(三)抗生素的应用

应注意需氧菌与厌氧菌以及耐药菌株的问题。感染严重者,首选广谱高效抗生素,如青霉素、氨苄西林、头孢类或喹诺酮类抗生素等,必要时进行细菌培养及药物敏感试验,并应用相应的有效抗生素。可短期加用肾上腺糖皮质激素,提高机体应激能力。

(四)活血化瘀

血栓性静脉炎患者产后在抗感染同时,加用肝素 48~72 h,即肝素 50 mg 加 5% 葡萄糖溶液静脉滴注,6~8 h 一次,体温下降后改为每天 2 次,维持 4~7 日,并口服双香豆素、双嘧达莫(潘生丁)等。也可用活血化瘀中药及溶栓类药物治疗。若化脓性血栓不断扩散,可考虑结扎卵巢静脉、髂内静脉等,或切开病变静脉直接取栓。

(胡 倩)

第二节 产褥期抑郁症

产褥期抑郁症又称产后抑郁症,是指产妇在分娩后出现抑郁症状,是产褥期精神综合征中最常见的一种类型。易激惹、恐怖、焦虑、沮丧和对自身及婴儿健康过度担忧,常失去生活自理及照料婴儿的能力,有时还会陷入错乱或嗜睡状态。多于产后 2 周发病,于产后 4~6 周症状明显,既往无精神障碍史。有关其发生率,国内研究资料多为 10%~18%,国外资料高达 30% 以上。

一、病因

与生理、心理及社会因素密切相关。其中,B 型血性格、年龄偏小、独生子女、不良妊娠结局对产妇的抑郁情绪影响很大。此外,与缺乏妊娠、分娩及小儿喂养常识也有一定关系。

(一)社会因素

家庭对婴儿性别的敏感,以及孕期发生不良生活事件越多,越容易患产褥期抑郁症。孕期、分娩前后诸如孕期工作压力大、失业、夫妻分离、亲人病丧等生活事件的发生,以及产后体形改变,都是患病的重要诱因。产后遭到家庭和社会的冷漠,缺乏帮助与支持,也是致病的危险因素。

(二)遗传因素

遗传因素是精神障碍的潜在因素。有精神病家族史,特别是有家族抑郁症病史的产妇,产褥期抑郁症的发病率高。在过去有情感性障碍的病史、经前抑郁症史等均可引起该病。

(三)心理因素

由于分娩带来的疼痛与不适使产妇感到紧张恐惧,出现滞产、难产时,产妇的心理准备不充分,紧张、恐惧的程度增加,导致躯体和心理的应激增强,从而诱发产褥期抑郁症的发生。

二、临床表现

心情沮丧、情绪低落、易激惹、恐怖、焦虑,对自身及婴儿健康过度担忧,失去生活自理及照料婴儿能力,有时还会出现嗜睡、思维障碍、迫害妄想,甚至伤婴或出现自杀行为。

三、诊断标准

产褥期抑郁症至今尚无统一的诊断标准。美国精神病学会(1994)在《精神疾病的诊断与统计手册》一书中,制定了产褥期抑郁症的诊断标准。在产后 2 周内出现下列 5 条或 5 条以上的症状,必须具备①②两条:①情绪抑郁;②对全部或多数活动明显缺乏兴趣或愉悦;③体重显著下降或增加;④失眠或睡眠过度;⑤精神运动性兴奋或阻滞;⑥疲劳或乏力;⑦遇事皆感毫无意义或自责感;⑧思维力减退或注意力溃散;⑨反复出现死亡想法。

四、处理原则

产褥期抑郁症通常需要治疗,包括心理治疗和药物治疗。

(一)心理治疗

通过心理咨询,以解除致病的心理因素(如婚姻关系不良、想生男孩却生女孩、既往有精神障碍史等)。对产褥妇女多加关心和无微不至的照顾,尽量调整好家庭中的各种关系,指导其养成良好睡眠习惯。

(二)药物治疗

应用抗抑郁症药,主要是选择性 5-羟色胺再吸收抑制剂、三环类抗抑郁药等,例如帕罗西汀以 20 mg/d 为开始剂量,逐渐增至 50 mg/d 口服;舍曲林以 50 mg/d 为开始剂量,逐渐增至 200 mg/d 口服;氟西汀以 20 mg/d 为开始剂量,逐渐增至 80 mg/d 口服;阿米替林以 50 mg/d 为开始剂量,逐渐增至 150 mg/d 口服等。这类药物优点为不进入乳汁中,故可用于产褥期抑郁症。

(三)BN-脑神经平衡疗法

世界精神病学协会(WPA)、亚洲睡眠研究会(ASRS)、抑郁症防治国际委员会(PTD)、中国红十字会全国精神障碍疾病预防协会、广州海军医院精神病治疗中心宣布,治疗精神疾病技术的新突破:BN-脑神经介入平衡疗法为精神科领域治疗权威技术正式在广州海军医院启动。BN-脑神经介入平衡疗法引进当今世界最为先进的脑神经递质检测技术,打破了传统的诊疗手段,采用全球最尖端测量设备,结合BN-脑神经介入平衡疗法开创精神科领域检测治疗新标准。

五、预防

(一)加强对孕妇的精神关怀

利用孕妇学校等多种渠道普及有关妊娠、分娩常识,减轻孕妇妊娠、分娩的紧张、恐惧心理,完善自我保健。

(二)运用医学心理学、社会学知识

对孕妇在分娩过程中多加关心和爱护,对于预防产褥期抑郁症有积极意义。

(刘　娜)

第三节 产褥期中暑

中暑(heat illness)是一组在高温环境中发生的急性疾病,包括热射病(heat stroke)、热痉挛(heat cramp)及热衰竭(heat exhaustion)三型。其中以热射病最为常见。产妇在高温闷热环境下体内积热不能散发引起中枢性体温调节功能障碍的急性热病,表现为高热、水和电解质紊乱、循环衰竭和神经系统功能损害等而发生中暑表现者为产褥期中暑(puerperal heat stroke)。

一、病因及发病机制

产后,产妇在妊娠期内积存的大量液体需排出,部分通过尿液,部分通过汗腺排出;在产褥期,体内的代谢旺盛,必然产热,汗的排出及挥发也是一种散热方式,因此,产妇在产后的数天内都有多尿、多汗的表现。夏日里产妇更是大汗淋漓,衣服常为汗液浸湿。所以在产褥期,对产妇的科学调养方式应该是将产妇安置在房间宽大、通风良好的环境中,衣着短而薄,以利汗液的挥发。当外界气温超过 35 ℃时,机体靠汗液蒸发散热。而汗液蒸发需要空气流通才能实现。但旧风俗习惯怕产妇"受风"而要求关门闭窗,妇女在分娩后,即将头部缠上白布,身着长袖、长裤衣服,并全身覆以棉被,门窗紧闭,俗称"避风寒",以免以后留下风湿疾病,如时值夏日,高温季节,湿度大,而住房狭小,室内气温极高,则产妇体表汗液无由散发,体温急骤升高,体温调节中枢失控,心功能减退,心排血量减少,中心静脉压升高,汗腺功能衰竭,水和电解质紊乱,体温更进一步升高,而成为恶性循环,当体温高达 42 ℃以上时可使蛋白变性,时间一长病变常趋于不可逆性,即使经抢救存活,常留有神经系统的后遗症。

二、临床表现

(一)先驱症状

全身软弱、疲乏、头昏、头痛、恶心、胸闷、心悸、出汗较多。

(二)典型症状

面色潮红、剧烈头痛、恶心、呕吐、胸闷加重、脉搏细数、血压下降。严重者体温继续上升常在 40 ℃以上,有时高达 42 ℃,甚至超越常规体温表的最高水平。继而谵妄、昏迷、抽搐。皮肤温度极高,但干燥无汗。如不及时抢救,数小时即可因呼吸循环衰竭死亡。

(三)诊断

发病时间常在极端高温季节,患者家庭环境及衣着情况均有助于诊断,其高热、谵妄及昏迷、无汗为产褥期中暑的典型表现。本病需与产后子痫、产褥感染作鉴别诊断,而且产褥感染的产妇可以发生产褥中暑,产褥中暑的患者又可以并发产褥感染。

(四)预防

产前宣教时应告诉孕妇,产后的居室宜宽大、通风良好,有一定的降温设备,其衣着宜宽松,气温高时要多饮水,产褥期中暑是完全可以预防的。

三、治疗

产褥期中暑治疗原则是迅速降温,纠正水、电解质与酸碱紊乱,积极防治休克。

（一）先兆及轻症

如有头昏、头痛、口渴、多汗、疲乏、面色潮红、脉率快、出汗多、体温升高至 38 ℃,首先应迅速降温,置患者于室温 25 ℃ 或以下的房间中,同时采用物理降温,在额部、两侧颈、腋窝、腹股沟、腘窝部有浅表大血管经过处置冰袋,全身可用酒精擦浴、散风,同时注意水和电解质的平衡,适时补液及给予镇静剂。

（二）重症

1.物理降温

体温 40 ℃ 或以上,出现痉挛、谵妄、昏迷、无汗的患者,为达到迅速降温的目的,可将患者躺在恒温毯上,按摩四肢皮肤、使皮肤血管扩张、加速血液循环以散热,降温过程中以肛表测体温,当肛温已降至 38.5 ℃,即将患者置于室温 25 ℃ 的房间内,用冰袋置于前面已述的颈、腋窝、腹股沟部继续降温。

2.药物降温

氯丙嗪是首选的良药,它有调节体温中枢、扩张血管、加速散热、松弛肌肉、减少震颤、降低器官的代谢和氧消耗量的功能,防止身体产热过多。剂量为 25～50 mg 加入生理盐水 500 mL 补液中静脉滴注 1～2 h,用药时需动态观察血压,情况紧急时可将氯丙嗪 25 mg 或异丙嗪 25 mg 溶于 5% 生理盐水 100～200 mL 中于 10～20 min 滴入。若在 2 h 内体温并无下降趋势,可重复用药。降温过程中应加强护理,注意体温、血压、心脏情况,一待肛温降至 38 ℃ 左右时,应即停止降温。

3.对症治疗

（1）积极纠正水、电解质紊乱,24 h 补液量控制在 2 000～3 000 mL,并注意补充钾、钠盐。

（2）抽搐者可用安定。

（3）血压下降者用升压药物,一般用多巴胺及间羟胺。

（4）疑有脑水肿者,用甘露醇脱水。

（5）有心力衰竭者,可用快速洋地黄类药物,如毛花苷 C。

（6）有急性肾衰竭者,在适度时机用血透。

（7）肾上腺皮质激素有助于治疗脑水肿及肺水肿,并可减轻热辐射对机体的应激和组织反应,但用量不宜过大。

（8）预防感染:患者在产褥期易有产褥感染,同时易并发肺部和其他感染,可用抗生素预防。

（8）重症产褥期中暑抢救时间可以长达 1～2 个月或更多,有时需用辅助呼吸,故需有长期抢救的思想准备。

4.预后

有先兆症状及轻症者预后良好,重症者则有可能死亡,特别是体温达 42 ℃ 以上伴有昏迷者,存活后亦可能伴有神经系统损害的后遗症。

（韩立平）

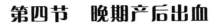

第四节 晚期产后出血

晚期产后出血是指分娩 24 h 后,在产褥期内发生的子宫大量出血,出血量超过 500 mL。产后1~2 周发病最常见,亦有迟至产后 6 周发病,又称产褥期出血。晚期产后出血发生率的高低与各地产前保健及产科质量水平密切相关。近年来,随着各地剖宫产率的升高,晚期产后出血的发生率有上升趋势。

一、病因

(一)胎盘、胎膜残留

胎盘、胎膜残留是最晚期产后出血常见的病因,多发生于产后 10 d 左右。黏附在子宫腔内的小块胎盘组织发生变性、坏死、机化,可形成胎盘息肉。当坏死组织脱落时,基底部血管开放,引起大量出血。

(二)蜕膜残留

产后 1 周内正常蜕膜脱落并随恶露排出,若蜕膜剥离不全或剥离后长时间残留在宫腔内诱发子宫内膜炎症,影响子宫复旧,可引起晚期产后出血。

(三)子宫胎盘附着部位复旧不全

胎盘娩出后,子宫胎盘附着部位即刻缩小,可有血栓形成,随着血栓机化,可出现玻璃样变,血管上皮增厚,管腔变窄、堵塞,胎盘附着部位边缘有内膜向内生长,内膜逐渐修复,此过程需6~8 周。如果胎盘附着面复旧不全,可使血栓脱落,血窦重新开放,导致子宫大量出血。

(四)感染

以子宫内膜炎为多见,炎症可引起胎盘附着面复旧不全及子宫收缩不佳,导致子宫大量出血。

(五)剖宫产术后

子宫切口裂开多见于子宫下段剖宫产横切口两侧端,其主要原因有感染与伤口愈合不良。

(六)其他

妊娠合并凝血功能障碍性疾患;胎盘部位滋养细胞肿瘤、子宫黏膜下肌瘤、子宫内膜息肉、宫腔内异物、宫颈糜烂、宫颈恶性肿瘤等均可能引起晚期产后出血。诊断依靠妇科检查、血或尿HCG 测定、X 线或 CT 检查、B 型超声检查及宫腔刮出物病理检查等。

二、临床表现

产后出血的主要临床表现为阴道流血过多,产后 24 h 内流血量超过 500 mL,继发出血性休克及易于发生感染。随病因的不同,其临床表现亦有差异。

(一)阴道流血

胎盘胎膜残留、蜕膜残留表现为血性恶露持续时间延长,以后反复出血或突然大量流血。检查有以下发现。①子宫复旧不全:宫口松弛,有时可触及残留组织;②子宫胎盘附着面感染或复旧不全:表现为突然大量阴道流血,检查发现子宫大而软、宫口松弛,阴道及宫口有血块堵塞;

③剖宫产术后子宫切口裂开：多发生于术后 2～3 周，出现大量阴道流血，甚至引起休克。

（二）腹痛和发热

常合并感染，伴有恶露增加，有恶臭。

（三）全身症状

继发性贫血，甚至出现失血性休克而危及生命。

三、处理原则

针对不同出血原因引起的产后出血，采取以下相应的措施。

（一）少量或中等量阴道流血

应给予足量广谱抗生素及子宫收缩剂。

（二）疑有胎盘、胎膜、蜕膜残留或胎盘附着部位复旧不全者

应行刮宫术。刮宫前做好备血，建立静脉通路及开腹手术准备，刮出物送病理检查，以明确诊断。刮宫后应继续给予抗生素及子宫收缩剂。

（三）疑有剖宫产后子宫切口裂开

仅少量阴道流血可先住院给予广谱抗生素及支持疗法，密切观察病情变化；若阴道流血多量，可做剖腹探查；若切口周围组织坏死范围小，炎症反应轻微，可做清创缝合及髂内动脉、子宫动脉结扎止血或行髂内动脉栓塞术；若组织坏死范围大，酌情做子宫次全切除术或子宫全切术。

（胡　倩）

第十五章

孕期保健

第一节　孕期卫生指导

一、精神方面

母体在怀孕期间受精神压力而影响胎儿发育问题,一直被社会所关注。精神刺激可诱发流产和早产。母亲情绪的变化可直接激起自主神经系统活动的变化,并释放出肾上腺素及乙酰胆碱等化学物质,这些物质会经胎盘、脐带而达到胎儿,影响其发育。长期的情绪应激会使胎动次数增加,胎儿出生后则常常有躁动不安、睡眠少或频繁哭闹等行为表现。孕期应多听轻快悦耳的音乐,不可听刺激强的摇滚音乐,应培养对养花、养金鱼的兴趣爱好来分散不良情绪,陶冶情操。

二、饮食

妇女怀孕以后,无疑需要比普通人为多的食物。孕妇的食物应该是多方面的,要时时更换,不要单吃两三种食物,这样才能得到较多的维生素和矿物质。

三、大小便

怀孕时容易便秘,尤其平时已经有便秘习惯的人更易发生。孕期中肾脏的工作增加了很多,所以对它要特别注意保护。应该喝足够的水分,比没有怀孕时要多喝一些。不要吃或尽量少吃刺激性的食物,如蒜、辣椒、酒等。

四、睡眠及休息

怀孕期间比平时更容易感到疲劳,所以每天的睡眠要充足,时间可以因人而异,最好是晚上感到困倦时就入睡,早晨睡到自然醒来。对于平时晚睡晚起的孕妇来说,每晚 12 点之前一定要睡了,这样早晨可以在 8 点左右起床,尤其是在孕早期有晨呕反应的准妈妈,一定要早点睡,让自己睡足。在条件许可的情况下,白天最好能午睡 1~2 h。从睡眠姿势上来说,早期妊娠主要是采取舒适的体位,如仰卧位、侧卧位均可。此期胎儿在子宫内发育仍居在母体盆腔内,外力直接压迫或自身压迫都不会很重,因此睡眠姿势不必很在意。但随着胎龄的增加,胎儿体积变大,子宫也增大及右旋,此时孕妇采取左侧卧位为宜。仰卧位可使增大的子宫压迫子宫后腹主动脉,影响子宫动脉的血流量,还能引起下肢和外阴部的静脉曲张。而右侧卧位使右侧输尿管受到挤压,以致尿液积滞,由于右侧的肾脏与邻近的升结肠和盲肠之间有淋巴管相通,因而肠道细菌侵入右肾的机会也较左肾为多,这样,就容易发生右侧肾盂肾炎。

五、衣着

一般从妊娠 5 个月以后,孕妇就需要特制的"孕妇服"了。孕妇服可选用颜色明快、质地轻柔、容易洗濯的衣料,腹部宽松,腹围最大为 99~110 cm,胸部及腹部为筒式,保温适度,穿脱方便。胸罩应该选用质地轻柔的宽带型,借以托住乳房,但不压迫它。袜子应该选用弹性大的,有利于血液循环,减少下肢和足部水肿,不宜使用窄紧的袜带。孕妇不宜穿高跟鞋。鞋跟超过 3 cm 的高跟鞋会使孕妇重心不稳,容易跌倒,还会增加腹坠和腰酸等不适。过于平薄的鞋底也容易使人疲惫。皮鞋过于板脚,一般以布鞋、运动鞋为好,鞋要有点后跟(约 2 cm),尺寸合脚,穿着舒服平稳。

六、乳房卫生

妇女怀孕后,乳房进一步发育长大,这就要求选择合适的胸罩来支持它,孕期不宜穿过紧的上衣,以免由于压迫乳房而妨碍其发育;应佩戴合适的乳罩,防止乳房下垂。孕妇的皮脂腺分泌旺盛,乳头上常有积垢和痂皮,强行清除可伤及表皮,应先用植物油(麻油、花生油或豆油)涂敷,使之变软再清除。有乳头内陷者应每日用手指将乳头向外牵拉,以免哺乳时吮吸困难,有早产倾向者不宜使用此方法。

七、洗澡

怀孕时皮肤的功能加强,因为这时水分和废物的排泄增加了,所以必须要保持皮肤清洁卫生。怀孕以后应淋浴,一般不主张盆浴,孕期阴道内具有灭菌作用的酸性分泌物减少,体内的自然防御功能降低,盆浴会导致上行性感染。孕妇洗澡温度不能太高,特别是早孕的时候,温度对胚胎的发育是有影响的,水的温度应掌握在 38 ℃以下。时间不宜太长。因为孕妇的汗腺是开放的,容易出汗,开放了以后,与外界热量交换的多了,再加上她本身的免疫力降低,时间长了很容易感冒,每次的时间应控制在 20 min 以内。

八、口腔护理

由于性激素分泌增加,牙龈组织血管扩张,会导致血液淤滞,口腔卫生保持不好,有利于细菌生长繁殖,孕妇比常人更容易患牙周疾病。怀孕期间的口腔卫生应该做得比平时更好,除了正常的一天三次刷牙外,最好每次吃东西后都漱口。在牙膏的选择上,应该尽量避免使用含有药物成分的牙膏、牙粉产品,一般的清洁牙齿产品就可以了。

九、性生活

怀孕期间应合理安排性生活。妊娠头 3 个月和临产前 2 个月不宜性生活。孕早期会导致流产,临产前性生活会引起子宫收缩,就可能导致早产、早期破膜、感染和增加新生儿死亡率。孕期应该减少性交次数,即使性交,应注意性交姿势,避免压迫孕妇腹部,性交动作要轻柔,不能过于频繁和粗暴,还要注意性生活前后的清洁卫生。对有习惯性流产史、早产史、孕期有阴道流血、妊

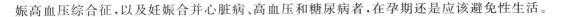

娠高血压综合征,以及妊娠合并心脏病、高血压和糖尿病者,在孕期还是应该避免性生活。

十、旅行

多数孕妇在旅行时并没有出什么危险,但是在火车或船上出现临产情况的也不少见。所以在孕期中应当尽量避免长途旅行,一定要去时,也应尽量选择比较平稳的途径。

十一、吸烟

不管是主动吸烟还是被动吸烟,对胎儿均有危害,吸烟导致胎儿畸形、流产、低体重儿、早产发生率增高。孕前吸烟的妇女应戒烟,丈夫吸烟的应避免在孕妇前吸烟。

十二、饮酒

孕期应禁止饮酒。酒精对胎儿影响极大,有致畸作用,且可导致胎儿生长受限、胎儿酒精综合征。

（刘加美）

第二节 孕 期 营 养

母体是胎儿热量和营养供给的唯一来源。妊娠期对热量、蛋白质、脂肪、碳水化合物、维生素、矿物质等各种营养素需要量均较非孕期增加。从妊娠的 3 个时期来说:妊娠早期(1～3 个月)胎儿生长缓慢,体重平均每天增加 1 g;这段时期孕妇的营养需求与正常人相近或略增。妊娠中期(4～6 个月),胎儿生长发育加快,平均每天增重 10 g,热能和各种营养素的需求相应增加。妊娠晚期(7～9 个月),胎儿生长发育加快,尤以妊娠 32～38 周胎儿生长更加迅速,此时母体还需要贮备更多的营养素为分娩和产后哺乳做准备。因此应特别注意孕中后期营养素的补充。要保证供应足够的热能和各种营养素,才能达到优生的目的。此外必须强调在妊娠期应给予合理的营养和平衡的膳食。平衡膳食是指各种营养素的供给量足够,而且营养素之间的比例适宜。妊娠期的营养不仅关系到孕妇本身的健康,而且直接影响胎儿和婴儿的体格发育和智力发育。孕期营养不足可造成胎儿宫内发育迟缓,影响智力发育,且容易诱发妊娠并发症,如妊娠期高血压疾病、早产、胎膜早破、感染等。孕期营养过剩则可能造成妊娠期糖尿病,胎儿过大增加难产率、手术产率和产后出血率,巨大儿成年后患肥胖、糖代谢异常、高血压等潜在因素。因此加强妊娠期营养对保证孕妇和胎儿的身体健康、实现优生优育、提高人口素质有着十分重要的意义。

一、推荐的孕期体重增加标准

(1)孕前体重正常,产后哺乳,孕期体重增加 12 kg。孕中、后期每周增重 400 g。

(2)孕前体重正常,产后不哺乳,孕期体重增加 10 kg。孕中、后期每周增重约 350 g。

(3)孕前体重大于标准体重 20%,孕期体重增加 7～8 kg。孕中、后期每周增重约 300 g。

(4)孕前体重低于标准 10%,孕期体重增加 14～15 kg。孕中、后期每周增重 500 g。

(5)双胎孕期体重增加 18 kg。孕中、后期每周增重 650 g。

体重增加过多或过少均对孕妇健康和胎儿生长不利。孕期体重增加偏低可造成胎儿生长受限,围生期危险性增加。孕期体重增加过多则可造成胎儿头部过大引起头盆不称而导致产妇死亡危险性增加,因此保证孕期体重适当的增加很重要。

二、热量

热量是能量之源。通过膳食摄入足够的热量对孕妇十分重要。特别是怀孕中后期,胎儿生长速度加快,所需的热量就更多。有研究结果表明,膳食的热量摄入与新生儿体重密切相关,在营养补充试验中观察到热量摄入的增多能增加新生儿的出生体重。孕妇从妊娠中期至末期,基础代谢比正常人增加 $10\%\sim20\%$,即在孕妇体力活动与平时相同的状态下,每日需增加 $418.68\sim1\ 256.04\ kJ(100\sim300\ kcal)$。

三、蛋白质

人体各种组织组成均需要蛋白质。孕期孕妇本身组织增长和胎儿发育均需要摄入大量的蛋白质。丰富的氮储存可使孕妇产后功能恢复加快,防止产后贫血,还可以刺激乳腺分泌,增加乳汁分泌量。孕妇孕期摄取蛋白质不足可导致胎儿脑细胞分化缓慢,影响智力,且出生后发病率及死亡率均增高。我国建议孕妇蛋白质供应量为妊娠中期每天增加 $15\ g$,妊娠 $7\sim9$ 个月每天增加 $25\ g$。动物蛋白质为优质蛋白质,能提供最佳搭配的氨基酸,如肉类、鸡蛋、奶酪、鸡肉和鱼等。

四、脂肪

胎儿的生长发育需要脂肪,脂肪能帮助脂溶性维生素吸收。胎儿发育期间,体内脂质的比重增长很快。在胎龄 20 周时脂质占体重的 0.5%,到出生时达 16%。在妊娠的最后 6 周,体内开始大量蓄积脂肪以备生产和哺乳期的需要。胎儿的神经系统发育也需要中性脂肪、磷脂和胆固醇。神经组织是脂肪含量和种类最多的组织。所以应重视必需脂肪酸的供给。亚油酸、亚麻酸在体内能合成 AA(花生四烯酸)和 DHA(二十二碳六烯酸),而 AA、DHA 是胎儿、婴儿脑及视网膜的功能脂肪酸。对婴儿的视力和智力发展非常重要。推荐的孕期每日脂肪摄入量为 $60\sim70\ g/d$。其中,必需脂肪酸(亚油酸、亚麻酸)$3\sim6\ g$。脂肪来源主要是肉类食品和烹调油。

五、维生素

(一)维生素 A

维生素 A 可维持正常视力和上皮组织健康。孕期缺乏维生素 A 可导致胎儿畸形、早产、宫内发育迟缓及低出生体重。我国维生素 A 的营养素参考摄入量(DRI)$900\ \mu g/d(3\ 000\ U/d)$,可耐受最高摄入量(UL)$2\ 400\ \mu g/d(8\ 000\ U/d)$。维生素 A 主要存在于动物性食物中,如牛奶、肝等。

(二)维生素 D

包括维生素 D_2 和维生素 D_3。维生素 D 可促进钙的吸收和在骨骼中的沉积。缺乏维生素 D 可使孕妇和胎儿钙代谢紊乱,胎儿骨骼发育异常。我国孕期维生素 D 的 DRI 为 $10\ \mu g/d$,UL 为 $200\ \mu g/d$,妊娠期间应多晒太阳。鱼肝油含量最多,其次是肝、蛋黄和鱼。

(三)叶酸

叶酸是甲基转移酶的辅酶。参与同型半胱氨酸转化为蛋氨酸的代谢。参与血红蛋白、肾上腺素、胆碱、肌酸的合成。孕期缺乏叶酸可引起流产、早产、巨幼红细胞贫血等症。怀孕初期缺乏叶酸可引起同型半胱氨酸血症,影响胎儿早期心血管发育,增加母体血管疾病的危险。补充叶酸应从计划怀孕或可能怀孕前开始。神经管的形成在妊娠的头 28 d。如缺乏叶酸即可发生畸形。孕期叶酸 DRI 为 600 μg/d,UL 为 1 mg/d。叶酸最重要的来源是谷类食品。

（四）维生素 B_{12}

维生素 B_{12} 是体内的重要的甲基转移体,与叶酸共同参与同型半胱氨酸转化为蛋氨酸的代谢。如果缺乏维生素 B_{12} 可导致神经系统和血管系统病变。世界卫生组织建议供给量为 4 pg/d。

（五）维生素 B_1

维生素 B_1 缺乏能导致新生儿脚气病。孕期推荐摄入量（RNI）为 1.5 mg/d。

六、微量元素

（一）钙

胎儿需要钙构成骨骼和牙齿。成熟胎儿约积累 30 g 钙。在孕早、中、晚期日均积累量分别为 7 mg、110 mg、350 mg。由于中国人饮食中钙含量普遍不足,母体内钙储存量也不多,孕期低钙供应可使母体骨密度降至同龄非孕妇女的 85%。孕期缺钙可影响胎儿以及产后的泌乳。孕期钙 DRI 为 1 200 mg/d,UL 为 2 000 mg/d,可于妊娠 4 个月后服用钙剂。食物中牛奶、奶制品及鱼含钙量高,且容易吸收。

（二）铁

铁是构成血红蛋白的原料。铁缺乏可引起缺铁性贫血。孕期贫血是孕妇一种常见疾病。孕早期贫血与早产、低出生体重儿、胎儿和孕妇死亡相关。贫血影响心理、智力发育,导致行为改变,降低免疫、抗感染能力。孕期铁储存量为 1 g。其中胎儿储铁 30 mg,可满足出生后 4 个月的需要。中国营养学会推荐的铁 DRI 为 35 mg/d,UL 为 60 mg/d,因很难从饮食中补充,故主张从妊娠 4 个月开始口服硫酸亚铁 0.3 g 或富马酸亚铁 0.2 g,每日一次。含铁丰富食物有猪肝、瘦肉、蛋黄等。

（三）锌

锌是体内多种酶的成分。参与热能代谢和蛋白质、胰岛素的合成。有研究资料表明孕早期严重缺锌可导致先天性畸形。我国建议孕妇锌供应量为 20 mg/d。动物肝脏、花生、鱼、蛋、奶、肉等含锌丰富。

（四）碘

碘是甲状腺素的组成成分。妊娠期甲状腺功能旺盛,碘的需要量增加。孕妇缺碘可导致母亲甲状腺功能减退,也可导致胎儿甲状腺功能低下,从而引起以智力发育迟缓为标志的克汀病。我国推荐的孕期碘 DRI 为 200 μg/d,UL 为 1 000 μg/d,提倡在孕期服用加碘盐。

（刘加美）

第三节　孕期运动训练

产后运动在产褥期保健中早已受到重视及开展,但是孕期的运动训练对妊娠及分娩有着重要的作用,却在我国孕期保健中做得较少,有待加强。

一、孕期运动训练的好处

(一)增强心脏功能

妊娠使心脏负担加重。通过运动增强心脏功能,就能保证供给胎儿充足氧气,有利胎儿发育,并减缓怀孕期间出现的心慌气短、呼吸困难、下肢水肿等症状。

(二)增强肌肉和骨力量

运动能使全身的肌肉血液循环得到改善,肌肉组织的营养增加,使肌肉储备较大的力量。增强的腹肌,能防止因腹壁松弛造成的胎位不正和难产。腹肌、腰背肌和骨盆肌得到锻炼将为日后顺利地自然分娩创造有利条件。

(三)可增强神经系统功能

这能帮助母体各个系统在妊娠期间发生一系列适应性变化。更能有效地协调工作。

另外,体育运动可增加抵抗力,减少疾病的发生。

二、孕期运动训练的目的

孕期运动训练的主要目的是为了增强与分娩关系密切的腹直肌和后背相应肌肉的肌力,增加盆底肌肉的活动。

三、孕期运动训练的原则

孕期运动训练的原则是适量适度。所谓适度,是以运动不令孕妇感到疲倦为标准。孕期适当的活动有利于优生,也能减少孕妇孕期不适的反应。如果不参加体育运动,或活动量太小,会使胃肠的蠕动减少引起食欲不振,消化不良,便秘等,对母婴健康不利。因此,孕妇应该适当参加体育运动,避免一味休息,要避免高强度的体力劳动,这会使孕妇过度疲劳,容易导致流产。应避免抬举重物和会导致受伤的任何劳动,以免引起流产及早产。不要从事任何从未做过的重体力劳动。

如果孕妇平时不喜爱运动,妊娠后只要每天做 10 min 的体操并步行半小时即可,避免过度运动影响胎盘血液供给,对胎儿不利。如果孕妇原来就一直习惯于从事某项运动,妊娠期间可以在绝对避免高强度及过量运动的前提下继续这些活动。一般情况下,以步行、游泳、骑自行车等运动方式比较适宜。在妊娠早期,孕妇可参加一些不剧烈的活动,如骑自行车、跳交谊舞等。到妊娠中晚期,则应选择一些节奏缓慢的运动项目,如打太极拳、散步等。散步可以提高神经系统和心肺等脏器的功能,促进新陈代谢,并且可以使腿肌、腹壁肌、胸廓肌、心肌加强,是适合在整个孕期进行的运动。

四、运动时的注意事项

运动时除应掌握上述原则外,还应注意选择好运动的地点和时间。如条件许可,尽可能到花草茂盛、绿树成荫的地方,这些地方空气清新,氧气浓度高,尘土和噪声都较少,对母体和胎儿的身心健康大有裨益。城市下午四点到七点之间空气污染相对严重,孕妇要注意避开这段时间锻炼和外出,以利于母亲和胎儿的身体健康。运动时不要空腹,运动中多饮水,如果出现不适感应及时停止。孕妇如在孕期已有不适或有呼吸急促、头晕、心率加快、发热等情况不宜锻炼。有合并症、并发症等时应遵医嘱。

五、运动的内容

（一）全身关节活动

肢体的伸屈、抬举、后伸、扭转以及举肩转腕等动作使全身关节灵活。但要根据不同孕期活动程度适当改变。

（二）手的小关节活动

如握拳、伸开等动作运动指关节。

（三）头颈部活动

低头、抬头、左右转动、后仰等动作。

（四）全身运动

向前走、向后退、向左、右走、向侧滑步、转圈、原地踏步等，但不追求速度。

（五）腹直肌的训练

不同孕期有所不同，一般在孕 4 个月以前可采用仰卧位，腹式呼吸、收缩腹部肌肉 4～5 min，仰卧时可手抱头向前胸靠拢，或抬肩，使肩离开卧垫，然后放松休息。如果在 4 个月以后可采用左侧卧位或骑坐在椅子上，将双肘放在椅背上训练腹肌收缩动作。

（六）训练背部肌肉

站立弓背，肌肉收缩及放松交替进行。放松时选好姿势同样如左侧卧位或骑座椅上双肘放椅背上，最好闭目养神、深呼吸，全身彻底放松。这样深呼吸及放松，在产程中是两次宫缩间极好的休息方法，会休息才能有力配合分娩。

（七）锻炼盆底肌肉

肛缩运动可以训练盆底肌肉，盆底肌肉有力可以减轻分娩造成的盆底肌肉损伤，减轻产后阴道松弛。

（刘加美）

第十六章

妇产科护理

第一节　生殖器结核

由结核分枝杆菌引起的女性生殖器炎症称为生殖器结核,又称结核性盆腔炎。可出现不孕、月经失调、下腹坠痛。全身症状,若为活动期,可有结核病的一般症状,如发热、盗汗、乏力、食欲缺乏、体重减轻。

一、护理评估

(一)月经失调

子宫内膜结核早期因内膜充血及溃疡,可有月经过多;晚期因内膜遭到不同程度的破坏,可出现月经稀少或闭经。

(二)下腹坠痛

因炎症及粘连所致,经期常加重。

(三)全身症状

若在活动期,可有结核病的一般症状,如发热、盗汗、食欲缺乏等。

(四)不孕

由于输卵管的黏膜破坏与粘连、管腔阻塞或管腔僵硬、活动受限可致不孕。

二、护理诊断

(一)疼痛

其与炎症引起下腹疼痛有关。

(二)营养失调:低于机体需要量

其与结核所致慢性消耗有关。

三、护理措施

(1)注意休息,急性期患者至少休息 3 个月,慢性患者可以从事轻松的工作。

(2)加强营养、增强体质。

(3)督促患者按时、按量、按疗程接受药物治疗,以达到彻底治愈,防止复发。

(4)注意药物的毒性反应,如眩晕、口麻、耳鸣、四肢麻木、恶心、呕吐、肝功能损坏等,及时向医生反映情况。

四、健康指导

(1)注意个人卫生尤其经期卫生,节制性生活、以防反复感染。

(2)向患者讲授疾病发生、发展过程、治疗措施,重点讲解用药注意事项,增加患者参与意识,树立患者战胜疾病的信心。

五、注意事项

(1)疼痛控制、不影响休息睡眠。

(2)患者营养能满足机体需要。

(赵　婷)

第二节　性传播疾病

一、尖锐湿疣

尖锐湿疣(condyloma acuminate)是由人类乳头瘤病毒(human papilloma virus,HPV)感染引起的鳞状上皮疣状增生性病变的性传播疾病。它已成为女性常见的性传播疾病,其发病率仅次于淋病,居第二位,常与多种性传播疾病同时存在。温暖、潮湿的外阴皮肤、黏膜交界处有利于其生长繁殖,因此见于外阴部、大小阴唇、阴阜、肛门周围,约30%同时见于阴道、宫颈。妊娠、糖尿病、影响细胞免疫功能的全身疾病等,使尖锐湿疣生长迅速。

(一)护理评估

1.健康史

(1)病因评估:人类乳头瘤病毒是一种最小的DNA(脱氧核糖核酸)病毒,呈球形,分型较多,HPV还与生殖道恶性肿瘤有关。有不洁性生活史及多个性伴侣者最易感染;早年性交、多个性伴侣、免疫力低下、吸烟及高激素水平为高危因素。

(2)传播途径评估:①直接传播,性交是主要传播途径;②间接传播,偶有通过污染的衣物、器械间接传播;③其他传播,孕期有垂直传播的危险,分娩时可通过产道传播。

(3)病史评估:评估性伴侣及性生活史,症状出现的严重程度等。

2.身心状况

(1)症状:大多数患者无症状,部分患者有瘙痒、烧灼痛或性交后疼痛等症状。潜伏期为2周至8个月,多见于20～30岁妇女。病变以性交时容易受损伤的部位多见,如舟状窝附近,大、小阴唇,肛门周围,尿道口,也可累及阴道和宫颈。

(2)体征:初起时为微小散在的乳头状疣,质软,粉色或污灰色。疣逐渐增多增大,互相融合形成鸡冠状或菜花状,顶端可有角化和感染溃烂。对典型病例,肉眼可诊断,对体征不典型者,可通过细胞学检查、病理组织学检查等来确诊。

（3）心理-社会状况：了解病程，了解患者对症状的反应，患者常因不正常的性接触产生自责、愤怒或迁怒及恐惧心理，不及时诊治或找小诊所而错过早期及时诊断治疗的机会，转为慢性或反复发作，严重危害患者的身体健康。

3.辅助检查

（1）涂醋酸试验：有助于鉴别亚临床 HPV 感染。

（2）阴道镜检查：有助于鉴别亚临床 HPV 感染和精确取材进行病理组织检查。

（3）病理组织学检查：主要用于不典型病例和排除恶性病变。

（4）聚合酶链反应方法：可以检测极微量的人类乳头瘤病毒感染。

（二）护理诊断及合作性问题

（1）皮肤或黏膜完整性受损：与人类乳头瘤病毒感染有关。

（2）舒适改变：与外阴瘙痒、性交疼痛有关。

（3）焦虑：与担心预后，怕他人知道自己患性病而不接纳有关。

（三）护理目标

（1）患者皮肤或黏膜完整无受损。

（2）患者主要症状明显改善，甚至完全消失，舒适感增加。

（3）患者焦虑缓解，能积极配合治疗与护理。

（四）护理措施

1.一般护理

指导患者加强营养，注意劳逸结合，增强机体抵抗力，注意外阴清洁卫生。

2.心理护理

以耐心、热情、诚恳的态度对待患者，了解其思想顾虑，为患者介绍疾病相关知识，解除其焦虑心理，鼓励患者及早到医院接受正规诊断和治疗。

3.病情观察

观察有无外阴瘙痒、烧灼痛等。疾病部位的乳头状疣的颜色、质地是否角化或溃烂等。

4.治疗护理

（1）治疗原则：以局部治疗为主，去除疣体，改善症状和体征。治疗方法主要是药物、物理及手术治疗，尽量减少对患者身体的损害，防止配偶、胎儿及新生儿感染。

（2）用药护理：①局部治疗，小病灶选用 30%～50%三氯醋酸、1%酚丁胺软膏、5%氟尿嘧啶等药物涂于患处；干扰素具有抗病毒、调节免疫的作用，可作为辅助用药；氟尿嘧啶、疣敌在妊娠期用时，可引起畸胎，应禁用；使用药物外涂时，保护好正常部位的皮肤不受损伤。②物理疗法，大病灶、有蒂或多次顽固性复发的病灶应及时取活检排除恶性病变，采用手术方法切除病灶，包括激光、微波、冷冻、电灼等；激光治疗后，很少会发生外阴肿胀及出血，也不会出现瘢痕；冷冻、电灼治疗也安全有效，可用于妊娠各期。

（3）孕妇患病的护理：妊娠期应做好外阴护理，由于分娩后病灶可能消退，故主张孕期暂不处理；孕足月病灶局限于外阴者，可冷冻或手术切除；足月或近足月孕妇病灶大，累及阴道或宫颈，影响阴道分娩者应选择剖宫产术。

（五）健康指导

（1）保持外阴清洁卫生，避免混乱的性关系，预防为主，强调配偶或性伴侣同时治疗。

（2）注意隔离，被污染的衣裤、生活用品要及时消毒、暴晒，禁止与婴儿同床，卫生用具分开使用。

（3）坚持复查，反复生长的尖锐湿疣应防止恶变。

（六）护理评价

（1）患者是否无局部瘙痒及疼痛，舒适感是否增加。

（2）患者焦虑情绪是否缓解，是否能正确复述与此疾病的相关知识，积极配合治疗。

二、淋病

淋病（gonorrhea）是我国近年发病率最高的性传播疾病，是当下性病防治的重点。它由革兰氏阴性的淋病奈瑟菌（简称淋菌）感染引起，以侵袭生殖、泌尿器官黏膜的柱状上皮及移行上皮为特点，可波及尿道、尿道旁腺、前庭大腺等处，以宫颈管感染最多见。任何年龄均可发生，多见于20～30岁。

（一）护理评估

1.健康史

（1）病因评估：淋病奈瑟菌为革兰阴性双球菌，呈肾形，成双排列，离开人体不易生存，喜潮湿、怕干燥，在微湿的衣裤、毛巾、被褥中可生存10～17 h，离体后在完全干燥情况下1～2 h死亡。一般消毒剂或肥皂液均能使其迅速灭活。

（2）传播途径评估：①直接传播，性交是主要传播途径；②间接传播，接触患者污染的衣物、床上用品、浴盆、坐便器垫及消毒不严格的检查器械等可间接传播；③其他传播，妊娠合并淋菌感染其发病率为0.5%～5%，分娩时经产道传给新生儿致新生儿结膜炎。

（3）病史评估：评估性伴侣及有无性生活紊乱史，症状出现的严重程度等。

2.身心状况

淋病潜伏期为3～7日。60%～70%的患者无症状，易被忽视。感染初期病变局限于下生殖道、泌尿道，如病情发展可累及上生殖道。

（1）急性淋病：最早症状为尿急、尿痛、尿频等急性尿道炎的症状。白带增多，呈脓性。外阴红肿、有烧灼样痛。继而出现前庭大腺炎、急性宫颈炎的表现。如病程发展至上生殖道时，可发生子宫内膜炎、急性输卵管炎、输卵管卵巢囊肿、盆腔脓肿、弥漫性腹膜炎，甚至中毒性休克。表现为发热、寒战、恶心、呕吐、下腹两侧疼痛等。

（2）慢性淋病：急性淋病未经治疗或治疗不彻底可转为慢性。临床表现为慢性尿道炎、尿道旁腺炎、前庭大腺炎、慢性宫颈炎、慢性输卵管炎、输卵管积水等。淋菌可长期潜伏在尿道旁腺、前庭大腺或宫颈黏膜腺体深处，可引起反复急性发作。

3.心理-社会状况

了解患者对疾病的反应，患者因性生活紊乱而得病常产生自责、愤怒或迁怒及恐惧心理，不及时诊治或找小诊所而错过早期诊治时机，转为慢性或反复发作，严重危害患者的身体健康。

（二）辅助检查

1.涂片检查

取尿道或宫颈脓性分泌物染色涂片，在核心细胞内见到多个革兰阴性双球菌即可初步诊断。

2宫颈管分泌物淋菌培养

对涂片可疑或临床表现可疑但涂片阴性者，再做分泌物培养。

（三）护理诊断及合作性问题

1.知识缺乏

与不了解病因及预防措施有关。

2.舒适改变

与疼痛、分泌物增多有关。

3.焦虑

与担心预后及对妊娠、胎儿的影响有关。

（四）护理目标

（1）患者正确复述预防及治疗此疾病的相关知识，做到积极配合并坚持治疗。

（2）患者分泌物减少，性状转为正常，舒适感增加。

（3）患者情绪稳定，能配合治疗与护理。

（五）护理措施

1.一般护理

嘱患者卧床休息，保持外阴清洁，做好严密的床边隔离。将患者接触过的生活用品进行严格的消毒灭菌，污染的手需经消毒液浸泡消毒等，防止交叉感染。

2.心理护理

给予患者关心、安慰，解除患者的思想顾虑，帮助患者树立治愈的信心。

3.病情观察

观察患者有无尿急、尿痛、尿频等尿路刺激症状；有无脓性白带、外阴灼痛等急性盆腔炎的症状。

4.治疗护理

（1）治疗原则：治疗原则为尽早、彻底。急性淋病以药物治疗为主，遵循及时、足量、规则用药的原则，目前将第三代头孢菌素作为首选药物。慢性淋病者需综合治疗。

（2）用药护理：①急性淋病，首选头孢曲松钠加用红霉素、阿奇霉素或多西环素，主张一次大剂量，能彻底治愈，性伴侣同时治疗；淋病合并衣原体感染，需同时治疗。②慢性淋病者单纯药物治疗效果差，应采用综合疗法，包括支持疗法、对症处理、物理疗法、封闭疗法及手术治疗等。

（3）孕妇患病的护理：①在淋病高发地区，孕妇应于产前常规筛查淋菌，最好在妊娠早、中、晚期各做 1 次宫颈分泌物涂片镜检淋菌，进行淋菌培养，以便及早确诊并得到彻底治疗。②孕期禁用喹诺酮类和四环素类药。③淋病孕妇娩出的新生儿，应预防性地用青霉素静脉滴注，用红霉素眼药膏涂双眼；新生儿可发生播散性淋病，于生后不久出现淋菌性关节炎、脑膜炎、败血症等，治疗不及时可致死亡。

（六）健康指导

（1）治疗期间严禁性交，配偶或性伴侣同时治疗，指导治愈后随访。

（2）治愈标准：一般治疗后 7 日复查分泌物，以后每月查一次，连续 3 次阴性，方可确定治愈。

（3）消毒隔离：患者的内裤、毛巾、浴盆应煮沸消毒 5～10 min，患者所接触的物品及器具宜用 1% 石炭酸溶液浸泡。

（七）护理评价

（1）患者症状是否消失。

（2）患者焦虑情绪是否缓解，是否能正确叙述疾病的发生、发展及治疗。

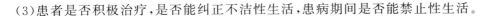

（3）患者是否积极治疗,是否能纠正不洁性生活,患病期间是否能禁止性生活。

三、梅毒

梅毒(syphilis)是由苍白密螺旋体引起的慢性、全身性的性传播疾病。苍白密螺旋体可累及全身多个脏器,并可通过胎盘传给胎儿,导致流产、早产、死产和先天梅毒。

（一）护理评估

1.健康史

（1）病因评估:梅毒的病原体是一种苍白密螺旋体,它可存在于梅毒患者皮肤黏膜、皮疹、体液中。当与健康人性交时,螺旋体就随分泌物进入健康人体内有破损的皮肤黏膜(即使很细微的肉眼看不见的损伤),而使接触者感染。苍白密螺旋体在体内可长期生存繁殖,只要条件适宜,便可繁殖。苍白密螺旋体在体外不易生存,煮沸、干燥、肥皂水和一般的消毒剂容易将其杀死。

（2）传播途径评估:①直接传播,性交是主要传播途径,未经治疗的患者在感染后1年内最具传染性,随病程延长,传染性越来越小;②间接传播,通过输血、哺乳、衣裤、接吻、握手可间接传播。③垂直传播,妊娠可通过胎盘传给胎儿引起晚期流产、早产、死产或分娩先天梅毒儿,也可通过产道感染新生儿。

（3）病史评估:评估性伴侣及有无性生活紊乱史,曾否发生一期、二期、三期梅毒性皮疹史,妇女患者有无流产、早产、死胎及分娩先天梅毒儿史,性伴侣有无梅毒病史及治疗史,疑为先天梅毒者,询问其生母有无梅毒病史。

2.身心状况

60%～70%患者无症状,易被忽视或致他人感染。感染初期病变局限于下生殖道、泌尿道,如病情发展可累及上生殖道。

临床表现:梅毒的潜伏期为2～4周,早期主要表现为皮肤黏膜受损,晚期可侵犯心血管、神经系统等重要脏器,造成劳动力丧失甚至死亡。根据梅毒的症状、体征、发展经过,可将其分为三期。

（1）一期梅毒:又称为硬下疳。①症状:外阴、阴唇、阴蒂、子宫颈等部位出现无痛性红色炎性结节。②体征:大部分发生于生殖器部位,男性多在阴茎、包皮等部位,女性多在大小阴唇、阴蒂等部位。呈圆形,直径1 cm左右,表面呈浅表溃疡,边缘整齐、隆起。经3～8周后常可自行愈合。

（2）二期梅毒:①症状,一期梅毒自然愈合后1～3个月,出现皮肤黏膜的广泛病变,即梅毒疹,并可见骨骼、心血管、神经系统等病变。②体征,躯干、四肢、面部、前额部出现梅毒疹,表现为斑丘疹、疱疹或脓疱疹。

（3）三期梅毒:一类发生于皮肤、黏膜、骨骼,不危及生命,成为良性晚期梅毒;另一类则累及心血管、神经系统等,称为恶性晚期梅毒。

3.心理-社会状况

患者易遭受社会及家庭的歧视,缺乏对梅毒相关知识的认知,或对其了解不透,因此易产生恐惧,故评估患者及其伴侣的认知程度及心理状态。

（二）辅助检查

1.梅毒螺旋体血凝试验（TPHA）

在一期梅毒的硬下疳部位取少许血清,放于玻片上,置暗视野显微镜下观察,依据苍白密螺旋体强折光性和运动方式进行检测,对早期梅毒的诊断有重要意义。

2.梅毒血清学检查

硬下疳初期,梅毒血清反应大多呈阴性,以后阳性率逐渐升高,硬下疳出现 6～8 周后,血清反应全部变为阳性。此检查包括非梅毒螺旋体抗原试验和梅毒螺旋体抗原试验,前者用于普查、婚检、产前检查等筛查及疗效观察,后者用于证实试验,不适用于疗效观察。

3.脑脊液检查（CSF）

晚期梅毒患者,当出现神经症状,经过驱梅治疗无效时,应做脑脊液检查。

（三）护理诊断及合作性问题

1.意识缺乏

与不了解防治方法及对胎儿的影响有关。

2.舒适改变

与感染部位皮肤黏膜受损有关。

3.焦虑

与担心预后及对妊娠、胎儿的影响有关。

4.有感染的危险

与疾病恶化治疗无效有关。

（四）护理目标

（1）患者正确复述预防及治疗此疾病的相关知识,做到积极配合并坚持治疗。

（2）患者皮肤黏膜无受损,舒适感增加。

（3）患者能表达焦虑,与医护人员讨论疾病,积极参与治疗及护理。

（4）患者无感染发生或感染被及时发现和控制。

（五）护理措施

1.一般护理

嘱患者卧床休息,做好饮食护理,必要时静脉补充营养。保持外阴清洁,做好严密的床边隔离,将患者接触过的生活用品进行严格的消毒灭菌,污染过的手需经消毒液浸泡消毒等,防止交叉感染。

2.心理护理

正确对待患者,尊重患者,帮助其建立治愈的信心、恢复生活的勇气。

3.病情监护

观察外阴、阴唇、阴蒂、子宫颈等部位出现的无痛性红色炎性结节,皮肤黏膜的梅毒疹等。观察皮肤、黏膜损害的程度,有无继发感染,局部或全身淋巴结是否肿大,有无神经和心血管的损害。

4.治疗护理

（1）治疗原则:早期明确诊断,及时治疗,用药足量,疗程规则。首选苄星青霉素,对青霉素过敏者行脱敏治疗,治疗无效时可选用头孢类抗生素。治疗期间应避免性生活,男女双方同时接受检查和治疗。

(2)用药护理:①早期梅毒(包括一、二期梅毒及早期潜伏梅毒),苄星青霉素 240 万单位分两侧臀部肌内注射,每周 1 次,共 2~3 次。青霉素过敏者应用盐酸四环素 500 mg,每日 4 次口服,连用 15 日。②晚期梅毒(包括三期皮肤、黏膜、骨骼梅毒,晚期潜伏梅毒)及二期复发梅毒,苄星青霉素 240 万单位分两侧臀部肌内注射,每周 1 次,共 3 次。青霉素过敏者应用盐酸四环素 500 mg,每日 4 次口服,连用 30 日。

(3)孕妇患病的护理:孕妇早期和晚期梅毒,首选青霉素疗法,若青霉素过敏,改用红霉素,禁用四环素类药物。

(六)健康指导

(1)养成健康的性行为:治疗期间严禁性交,配偶或性伴侣同时接受检查及治疗。

(2)坚持随访:第 1 年每 3 个月复查 1 次,以后每半年复查 1 次,连续 2~3 年,包括临床表现和血清。对于神经梅毒患者主要是随访脑脊液检查,每半年 1 次,直到脑脊液检查完全转为正常,如在治疗 6 个月内血清滴度不下降或滴度升高 4 倍,应视为治疗无效或再度感染,需加倍治疗。对所有梅毒患者都要进行 HIV 检测。

(七)护理评价

(1)患者焦虑情绪缓解,主观感受良好。

(2)患者能基本明确该疾病的治疗及随访要求。

四、获得性免疫缺陷综合征

获得性免疫缺陷综合征(acquired immune-deficiency syndrome,AIDS,艾滋病)是由人类免疫缺陷病毒(human immune-dificiency virus,HIV)引起的一种以人体免疫功能严重损害为临床特征的高度传染性疾病,它造成机体多系统、多器官条件性感染和恶性肿瘤为特征的致死性传染病。患者机体完全丧失抵御各种微生物侵袭的能力,极易导致各种机会性感染及多种罕见肿瘤,死亡率高,确诊后 1 年病死率为 50%,且目前尚无治疗良方。

(一)护理评估

1.健康史

(1)病因评估:HIV 主要侵袭辅助 T 淋巴细胞,使机体细胞免疫功能部分或完全丧失,患者机体完全丧失抵御各种微生物侵袭的能力,极易导致各种机会性感染及多种罕见肿瘤。HIV 属寄生性病毒,对外界抵抗力较弱,离开人体后不易存活,对热敏感,可被许多化学物质迅速灭活。

(2)传播途径评估:HIV 主要存在于人的血液、体液、精液、眼泪、唾液、阴道分泌物、胎盘和乳汁中,主要传播途径:①血液传播,输入污染的血制品、吸毒共用针管等;②性传播,性接触是目前主要的传播途径;③垂直传播,孕妇可通过胎盘传给胎儿;④其他传播,分娩时经软产道及出生后母乳喂养。

(3)病史评估:评估有无性生活紊乱史;有无其他性病史;有无药物依赖史;是否有接受血制品史;性伴侣是否已证实感染 HIV;是否来自 HIV 高发区。

2.身心状况

(1)临床表现:潜伏期 6 个月至 5 年或更长,儿童最短,妇女最长,患病后死亡率高。艾滋病患者常无明显异常,部分患者有原因不明的淋巴结肿大,颈部、腋窝最明显,表现为全身性、进行性病变至衰竭死亡。①机会性感染:感染范围广,发生率高,多为正常宿主中罕见的、对生命威胁大的病原体感染。主要病原体为卡式肺囊虫、弓形虫、隐球菌、念珠菌、巨细胞病毒、疱疹病毒等。

其起病缓慢,全身表现为原因不明的发热、乏力、不适、消瘦;呼吸系统表现为咳嗽、胸痛、呼吸困难等;中枢神经系统表现为头痛、人格改变、意识障碍、局限性感觉障碍及运动神经障碍;消化系统表现为慢性腹泻、体重下降,严重者电解质紊乱,酸中毒死亡。②恶性肿瘤:卡式肉瘤最常见,多见于青壮年,肉瘤呈多发性,除皮肤广泛损害外,常累及口腔、直肠和淋巴。③皮肤表现:口腔、咽喉、食管、腹股沟、肛周等部位感染。

(2)心理-社会状况:患者易遭到社会及家庭的歧视,易产生报复心理;缺乏对 HIV 相关知识的认知,或对其了解不透而恐惧,因此易产生自杀;由于目前尚无治疗良方,易产生焦虑、抑郁、情感异常反应等心理障碍。

3.辅助检查

(1)HIV 抗体检测:初筛试验包括酶联免疫吸附试验和颗粒凝集试验;确认试验包括免疫印迹试验。

(2)病毒培养:病毒分离培养是诊断 HIV 感染最可靠的方法,但敏感度低。

(3)病毒相关抗原检测:双抗体夹心法检测 HIV 相关抗原。

(4)核酸检测:PCR 技术检测血浆中 HIV-RNA。

(二)护理诊断及合作性问题

(1)知识缺乏:与不了解相关防护知识有关。

(2)绝望:与对疾病治疗的无望性及社会歧视有关。

(3)有感染的危险:与疾病不断恶化、无治疗方法有关。

(三)护理目标

(1)患者正确复述预防此疾病的相关知识,做到积极配合并坚持治疗。

(2)患者绝望与焦虑情绪得到缓解,正确对待疾病,积极治疗。

(3)患者感染减轻或感染被及时发现和控制。

(四)护理措施

1.一般护理

正确对待艾滋病患者。在护理过程中,与患者及其家人、朋友一起学习艾滋病的相关知识,帮助人们正确认识和对待艾滋病,为艾滋病患者创造非歧视的社会环境。

2.心理护理

对 HIV 感染和艾滋病患者给予积极的心理护理和心理治疗。

3.病情观察

观察有无发热、乏力、消瘦、咳嗽、胸痛、头痛等症状。

4.治疗护理

(1)治疗原则:目前无特效药物,多为对症治疗。常用的药物为抗病毒药物、干扰素、免疫刺激剂等促免疫功能治疗、对感染的特异性治疗及中医治疗。

(2)药物治疗护理:抗 HIV 药物有较严重的不良反应,可出现恶心、呕吐、发热、头痛等症状,还可引起肝功能损害及骨髓抑制,同时抗病毒药需连续使用才能达到效果。

(3)对症护理:对患者出现的各种症状,如发热、乏力、腹泻、疼痛等进行对症处理,密切观察患者的病情变化。

(4)预防继发感染:口腔及皮肤常成为 HIV 入侵的门户,应加强口腔护理及皮肤护理,预防感染的发生。

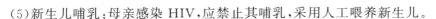

（5）新生儿哺乳：母亲感染 HIV,应禁止其哺乳,采用人工喂养新生儿。

（五）健康指导

（1）健康行为宣传。健康行为的宣传教育被认为是当今 HIV 预防最有效的方法,利用各种形式积极、科学地宣传艾滋病的防治知识,呼吁人们洁身自爱,拒绝毒品。

（2）针对高危人群开展大量的宣传教育和行为干预工作,帮助人们建立健康的生活方式,杜绝艾滋病的传播。

（3）对 HIV 阳性者进行随访,防止继续传播,并检查配偶及性伴侣的健康状况。

（4）孕妇感染 HIV 者可引起流产、早产、低体重儿及死胎,在妊娠 20～40 周、分娩过程中、母乳喂养这 3 个阶段易感染,应引起足够的重视,加强宣教。

（六）护理评价

（1）患者焦虑情绪是否得到缓解,是否能平和接受隔离及治疗。

（2）患者对该疾病是否有比较正确的认识及对待。

（3）患者是否能延长生命,提高生活质量。

（赵　婷）

第三节　葡　萄　胎

葡萄胎是因妊娠后胎盘滋养细胞增生,间质高度水肿,出现大小不一的水泡,水泡间借蒂相连成串,形如葡萄而得名,也称水泡状胎块。葡萄胎分为完全性葡萄胎和部分性葡萄胎两类,其中大多数为完全性葡萄胎。其主要病理变化:完全性葡萄胎表现为水泡状胎块占满整个子宫腔,无胎儿及其附属物。镜下见绒毛体积增大,滋养细胞增生,间质高度水肿和间质内胎源性血管消失。部分性葡萄胎表现为仅部分绒毛变为水泡,常合并胚胎组织,胎儿多已死亡。镜下见部分绒毛水肿,滋养细胞轻度增生,间质内可见有核红细胞的胎源性血管,还可见胚胎和胎膜的组织结构。

一、护理评估

（一）健康史

了解患者有无导致葡萄胎的高危因素,如妊娠年龄、社会经济地位、营养状况等。了解患者及其家族的既往疾病史,包括滋养细胞疾病史、月经史、生育史等。

（二）身体状况

1.症状

（1）停经后阴道流血:为最常见症状,多在停经 8～12 周后出现不规则阴道流血,量多少不定,呈反复性,有时血中可发现水泡状物排出。葡萄胎反复出血如不及时治疗,可导致贫血及继发感染。

（2）妊娠呕吐:较正常妊娠发生早,症状严重而持续时间长。

（3）妊娠期高血压疾病征象:可在妊娠 20 周前出现高血压、水肿和蛋白尿且症状严重。

（4）腹痛:由葡萄胎生长迅速使子宫过度扩张所致,表现为阵发性下腹痛,一般不剧烈,能忍受。若发生黄素化囊肿扭转或破裂,可出现急腹症。

2.体征

(1)子宫异常增大、变软:大多数葡萄胎患者的子宫大于相应的停经月份的妊娠子宫,质地变软,并伴有血清 HCG 水平异常升高。

(2)卵巢黄素化囊肿:由于大量 HCG 刺激卵巢,卵泡膜细胞发生黄素化而形成囊肿,称为卵巢黄素化囊肿。常为双侧,葡萄胎清除后 2～4 个月可自行消退。

(三)心理-社会状况

患者知情后会出现极大的情绪不安,担心疾病会恶变或对今后生育有影响,并表现出对清宫手术的恐惧和担心。

(四)辅助检查

1.人绒毛膜促性腺激素(HCG)测定

葡萄胎因滋养细胞高度增生,产生大量 HCG,患者血清、尿中的 HCG 均增高,且持续不降。如血清中的 β-HCG 在 100 kU/L 以上。

2.B超检查

可见子宫大于相应孕周大小,无妊娠囊或胎心搏动,子宫腔内充满不均质密集状或短条状回声,呈"落雪状",若水泡较大而形成大小不等的回声区,则呈"蜂窝状"。

(五)处理要点

1.清宫术

葡萄胎一经确诊,应及时清除子宫腔内容物。术后选取水泡小、贴近子宫壁的组织送病理检查。子宫在一次刮净有困难时,可于 1 周后行第二次刮宫。

2.预防性化疗

下列情况可考虑采用预防性化疗:①清宫后 HCG 持续不降或下降缓慢者;②子宫明显大于相应孕周大小的子宫者;③黄素化囊肿直径大于 6 cm 者;④年龄大于 40 岁者;⑤无条件随访者。常选用甲氨蝶呤、氟尿嘧啶或放线菌素-D 单一药物化疗 1 个疗程。

3.子宫切除术

对于年龄大于 40 岁、无生育要求者,可行全子宫切除术,保留双侧卵巢。但子宫切除不能防止转移,不能替代化疗。手术后仍需定期随访。

二、护理问题

(一)焦虑/恐惧

与担心疾病预后有关。

(二)有感染的危险

与反复阴道流血及清宫术有关。

(三)知识缺乏

与缺乏疾病的信息和随访的有关知识有关。

三、护理措施

(一)一般护理

保持病房内空气清新、安静舒适,告知患者卧床休息。鼓励患者进高热量、高蛋白质、高维生

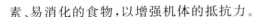

素、易消化的食物,以增强机体的抵抗力。

（二）病情观察

1.严密观察

严密观察阴道流血情况,排出物中有无水泡样组织,并嘱患者保留会阴垫,以便准确估计出血量。

2.监测生命体征

发现患者阴道大量流血及清宫术中大出血时,应立即报告医生,并严密观察患者面色、血压、脉搏、呼吸等征象。

（三）对症护理

（1）术前应建立静脉通路,补充血容量,吸氧,备好缩宫素、抢救药品及物品。

（2）保持外阴部清洁,每日擦洗。

（3）遵医嘱使用抗生素,复查血常规。

（四）心理护理

引导患者说出心理感受,评估患者对疾病的心理承受能力、接受清宫术的心理准备及目前存在的主要心理问题。多与患者沟通,解答患者疑问,解除不必要的思想顾虑。

（五）健康指导

葡萄胎患者作为高危人群,其随访有重要意义。通过定期随访,可早期发现妊娠滋养细胞肿瘤并及时治疗。随访应包括:①HCG 定量测定,葡萄胎清宫术后每周测定 1 次,直至降低到正常水平;随后 3 个月内仍每周 1 次,此后 3 个月每 2 周 1 次,然后每月检查 1 次持续半年,此后每半年 1 次,共随访 2 年。②在随访 HCG 的同时,应注意月经是否规则,有无异常阴道流血、咳嗽、咯血及其他转移灶症状,定时做妇科检查、盆腔 B 超检查及胸部 X 线检查。

葡萄胎随访期间必须严格避孕 1 年。首选避孕套,一般不选用宫内节育器或药物避孕,以免穿孔或混淆子宫出血的原因。

（赵　婷）

第四节　侵蚀性葡萄胎与绒毛膜癌

侵蚀性葡萄胎（invasive mole）是指葡萄胎组织侵入子宫肌层引起组织破坏或转移至子宫以外,是继发于葡萄胎之后,具有恶性肿瘤行为,但恶性程度不高,多发生在葡萄胎清除后 6 个月内。绒毛膜癌（choriocarcinoma,CC）是一种高度恶性肿瘤,可继发于正常或异常妊娠之后,早期即可通过血行转移至全身,破坏组织及器官,引起出血坏死。

侵蚀性葡萄胎病理特点为大体可见子宫肌层内有大小不等、深浅不一的水泡状组织。病灶接近子宫浆膜层时,表面可见紫蓝色结节。镜下可见侵入子宫肌层的水泡状组织的形态和葡萄胎相似,绒毛结构及滋养细胞增生和分化不良。绒毛膜癌原发于子宫,肿瘤常位于子宫肌层内,也可突向子宫腔或穿破浆膜,病灶为单个或多个,与周围组织分界清,质地软而脆,暗红色,伴出血坏死。镜下表现为滋养细胞极度不规则增生,肿瘤中不含间质和自身血管,无绒毛或水泡状结构。

一、护理评估

(一)健康史

详细询问患者月经史、生育史及避孕情况,有无妊娠史;如果是葡萄胎清宫术后患者,应详细了解第一次刮宫情况,包括刮宫时间、水泡大小、刮宫量及病理检查结果;了解葡萄胎排空后的随访情况,流产、足月产、异位妊娠后的恢复情况。

(二)身体状况

1.症状

(1)不规则阴道流血:在葡萄胎清宫术、流产或分娩后,出现持续不规则的阴道流血,量多少不定,可继发贫血。

(2)假孕症状:由于肿瘤分泌的 HCG 及雌、孕激素的作用,表现为乳房增大,乳头及乳晕着色,甚至有初乳样分泌,外阴、阴道、子宫颈着色,生殖道质地变软。

(3)腹痛:一般无腹痛。若病灶穿破子宫浆膜层时,可引起急性腹痛。

(4)转移灶症状:侵蚀性葡萄胎及绒毛膜癌主要转移途径是血行播散,出现肺转移、阴道转移、肝转移、脑转移。

2.体征

子宫增大,质地软,形态不规则,有时可触及两侧或一侧卵巢黄素化囊肿。如肿瘤穿破子宫导致腹腔内出血,可有腹部压痛及反跳痛。

(三)心理-社会状况

患者对疾病的预后产生无助感,恐惧化疗和手术。常因子宫切除造成生育无望而绝望,迫切希望得到其亲人的理解和帮助。

(四)辅助检查

1.血 β-HCG 测定

在葡萄胎排空后 9 周或流产、足月产、异位妊娠后 4 周持续阳性。

2.B 超检查

子宫肌层内可见无包膜的强回声团块等。

3.胸部 X 线检查

最初 X 线征象为肺纹理增粗,典型表现为棉絮状或团块状阴影。

4.MRI 检查

可发现肺、脑、肝等部位的转移病灶。

5.组织病理学检查

观察侵犯范围、有无绒毛结构,可区别葡萄胎、侵蚀性葡萄胎及绒毛膜癌(表 16-1)。

表 16-1 **葡萄胎、侵蚀性葡萄胎、绒毛膜癌的鉴别**

项目	葡萄胎	侵蚀性葡萄胎	绒毛膜癌
病史	无	多发生在葡萄胎清宫术后 6 个月以内	常发生在各种妊娠后 12 个月以上
绒毛结构	有	有	无
浸润深度	蜕膜层	肌层	肌层
组织坏死	无	有	有

项目	葡萄胎	侵蚀性葡萄胎	绒毛膜癌
肺转移	无	有	有
肝、脑转移	无	少	较易
HCG 测定	＋	＋	＋

（五）处理要点

以化疗为主,手术和放疗为辅。年轻未生育者尽可能不切除子宫,以保留生育能力。

如不得已切除子宫者仍可保留正常的卵巢。需手术治疗者一般主张先化疗,待病情基本控制后再行手术,对肝、脑有转移的重症患者,除以上治疗外,可加用放射治疗。

二、护理问题

（一）有感染的危险

与阴道流血、化疗导致机体抵抗力降低,晚期患者长期卧床有关。

（二）预感性悲哀

与担心疾病预后有关。

（三）潜在并发症

阴道转移、肺转移、脑转移。

三、护理措施

（一）一般护理

保持病室空气清新,温度适宜,定期进行病房消毒。嘱患者卧床休息,鼓励患者进高蛋白质、高维生素、易消化的饮食。

（二）病情观察

除观察患者阴道流血及腹痛情况外,还应注意有无咯血、呼吸困难等肺转移症状,及有无头痛、呕吐、视力障碍、偏瘫等脑转移征象。发现异常情况,立即报告医生并配合抢救工作。

（三）对症护理

1.预防感染

（1）监测体温、血常规的变化,对全血细胞减少或白细胞减少的患者遵医嘱少量多次输新鲜血或行成分输血,并进行保护性隔离。

（2）限制探陪人员,嘱患者少去公共场所,以防感染。

（3）遵医嘱应用抗生素。

2.有转移病灶患者的护理

（1）阴道转移患者的护理:①禁止做不必要的阴道检查,密切观察阴道出血情况;②备血并准备好各种抢救器械和物品;③如破溃大出血,应立即通知医生并配合抢救。

（2）肺转移患者的护理:①卧床休息,有呼吸困难者给予半卧位,并吸氧;②对大咯血患者,应严密观察有无窒息及休克,如发现异常应立即通知医生,给予头低侧卧位,轻叩背部,排出积血,保持呼吸道通畅。

（3）脑转移患者的护理:①采取相应的护理措施,预防跌倒、吸入性肺炎、压疮等情况;②积极配合医生治疗,按医嘱补液,给予止血剂、脱水剂、吸氧、化疗等;③配合医生做好 HCG 测定、腰椎穿刺、CT 等检查。

(四)心理护理

主动与患者交谈,鼓励其宣泄内心的痛苦。耐心讲解疾病有关知识、治疗方法与治疗效果,列举治疗成功的病例,帮助患者树立战胜疾病的信心。

(五)健康指导

指导患者严密随访。第 1 年每月随访 1 次,1 年后每 3 个月随访 1 次共 3 年,以后每年 1 次共 5 年。随访内容及避孕指导同葡萄胎的相关内容。

(赵　婷)

第五节　子宫脱垂

子宫脱垂是指子宫从正常位置沿阴道下降,子宫颈外口达到坐骨棘水平以下,甚至子宫部分或全部脱出阴道口外,常伴有阴道前后壁膨出。

一、护理评估

(一)健康史

1.病因与发病机制

(1)分娩损伤:分娩损伤是最主要的原因。在分娩过程中,产妇过早屏气,第二产程延长或经阴道手术助产,盆底肌肉、筋膜以及子宫韧带过度伸展,甚至撕裂,分娩后未及时修补或修补不佳。产褥期产妇过早体力劳动,过高的腹压会压迫子宫向下移位发生脱垂。

(2)长期腹压增加:如长期慢性咳嗽、习惯性便秘、久站、久蹲等使腹内压增高,迫使子宫向下移位,导致脱出,产褥期腹压增加更容易导致子宫脱垂。

(3)盆底组织发育不良或退行性变:子宫脱垂偶见于未产妇女,主要为先天性盆底组织发育不良所致。老年妇女盆底组织萎缩退化或支持组织削弱,也可发生子宫脱垂。

2.病史评估

了解患者分娩史,评估其有无第二产程延长、阴道助产等难产史,产后恢复情况;了解患者有无慢性病病史,如长期慢性咳嗽等;是否存在先天性盆底组织发育不良。

(二)身心状况

1.症状

子宫脱垂轻度时(Ⅰ度)可无自觉症状,加重后(Ⅱ度、Ⅲ度)出现以下症状。

(1)下坠感及腰背酸痛:常在久站、走路与重体力劳动时加重,卧床休息后症状减轻。

(2)肿物自阴道脱出:走路、蹲或排便等腹压增加时,阴道口有一肿物脱出。轻者平卧休息后可自行恢复,重者不能自行恢复,需用手还纳,甚至用手也难以还纳,行走不便。

(3)阴道分泌物增多:脱出的子宫及阴道壁由于反复摩擦而发生感染,有脓血性分泌物渗出。

(4)大小便异常:由于膀胱、尿道膨出,患者常伴有尿频、尿急甚至尿潴留或压力性尿失禁。直肠膨出的患者可伴有便秘和排便困难等。

2.体征

患者取膀胱截石位,根据患者向下用力屏气时子宫下降的程度,将子宫脱垂分为三度。

Ⅰ度:轻型为子宫颈外口距处女膜处小于 4 cm,但未达处女膜缘;重型为宫颈外口已达处女膜缘,检查时在阴道口可见子宫颈。

Ⅱ度:轻型为宫颈已脱出阴道口,但宫体仍在阴道内;重型为宫颈或部分宫体脱出阴道口外。

Ⅲ度:子宫颈及宫体全部脱出至阴道口外。脱出的子宫及阴道壁由于长期暴露摩擦,导致宫颈及阴道壁可见溃疡,有少量阴道出血或脓性分泌物。

3.心理-社会状况

由于长期的子宫脱垂使患者行动不便,不能从事体力劳动,使工作和生活受到影响,患者感到烦恼、痛苦;严重会影响性生活,患者常出现烦躁、焦虑、情绪低落等。

二、辅助检查

注意检查血象,注意张力性尿失禁及妇科检查情况。

三、护理诊断及合作性问题

(1)焦虑:与长期的子宫脱出影响日常生活和工作有关。

(2)舒适的改变:与子宫脱出影响行动有关。

(3)组织完整性受损:与外露子宫、阴道前后壁长期摩擦有关。

四、护理目标

(1)患者情绪稳定,能配合治疗、护理活动。

(2)患者病情缓解,舒适感增加。

(3)患者组织完整,无受损。

五、护理措施

(一)一般护理

(1)指导患者保持外阴干燥、清洁,每日用流水冲洗外阴,禁止使用刺激性强的药液。有溃疡者每天用 0.02%高锰酸钾液坐浴 1~2 次,每次 20~30 min,勤换内衣裤。

(2)有肿块脱出者及早就医,及时回纳脱出物并教会患者正确的回纳手法,病情重不能回纳者,应卧床休息,减少下地活动次数和时间。

(3)教给患者做盆底肌肉锻炼,如做提肛运动;指导患者避免增加腹压的因素,如咳嗽、久站及久蹲等;保持大便通畅,每日进食蔬菜应保持 500 g。

(4)每日为患者提供酸性果汁,可保持尿液呈酸性,不利于细菌生长;指导患者练习卧床排尿;若有肿块脱出影响排尿,指导患者排尿前先将脱出物还纳;尿潴留留置尿管者,应间歇放尿以训练膀胱功能。排尿功能恢复正常后,鼓励患者每日饮水 2 000 mL 以上。

(5)嘱患者加强营养,进食高蛋白、高维生素食物,增强体质。

(二)心理护理

帮助患者树立战胜疾病的信心,耐心讲解子宫脱垂的知识和预后,鼓励病友间交流沟通,促进积极因素。

（三）病情监护

观察患者有无外阴异物感，子宫脱垂的程度；注意阴道分泌物的颜色、气味、性状。

（四）治疗护理

1.治疗原则

治疗以安全、简单、有效为原则。

（1）非手术治疗：用于Ⅰ度轻型子宫脱垂，年老不能耐受手术或需要生育者。①支持疗法：注意休息，增加营养，保持大便通畅，避免重体力劳动，治疗增加腹压的疾病，加强盆底肌的锻炼。②子宫托：子宫托是一种支持子宫和阴道壁使其维持在阴道内不脱出的工具，适用于各度子宫脱垂及阴道前后壁膨出的患者。重度子宫脱垂伴盆底肌明显萎缩以及宫颈或阴道壁有炎症或有溃疡者均不宜使用，经期和妊娠期停用。

（2）手术治疗：适用于非手术治疗无效或Ⅱ度、Ⅲ度子宫脱垂者。手术方式主要包括：阴道前后壁修补术；阴道前后壁修补加主韧带缩短及宫颈部分切除术，也叫曼彻斯特（Manchester）手术；经阴道子宫全切除及阴道前后壁修补术；阴道纵隔成形术等。

2.治疗配合及特殊专科护理

（1）支持治疗的护理：教会患者做盆底肌肉锻炼增强盆底肌肉张力。做缩肛运动，用力收缩3～10 s，放松5～10 s，每次连续5～10 min，每日3～4次，持续3个月。

（2）教会患者使用子宫托（图16-1）。①放托：患者排空直肠、膀胱，洗净双手，取半卧位或蹲位，双腿分开，一手持子宫托盘呈倾斜位进入阴道内，将托柄向内、向上旋转，直至托盘达子宫颈，向下屏气，使托盘吸附于宫颈，托柄弯曲度朝前，对正耻骨弓后面。②取托：手指捏住托柄轻轻摇晃，待负压消失后向后外方牵拉取出。③注意事项：放置子宫托之前阴道应有一定水平的雌激素作用，绝经后的妇女可用阴道雌激素霜剂，4～6周后再使用子宫托；经期和妊娠期停用；选择大小合适的子宫托，以放置后不脱出又无不适为宜；每晚取出洗净，次晨放入，切忌久置不取，以免过久压迫导致生殖道糜烂、溃疡甚至瘘；放托后，分别于第1、3、6个月时到医院检查1次，以后每3～6个月到医院复查。

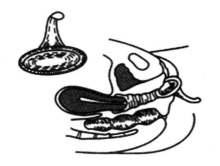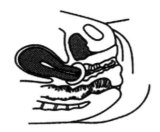

图16-1　喇叭形子宫托及放置

（3）做好术前、术后护理。术前护理同外阴、阴道手术护理。术后除按外阴、阴道手术患者的护理外，应卧床休息7～10 d，留尿管10～14 d。避免增加腹压，坚持肛提肌锻炼。

六、健康指导

休息3个月，3个月内禁止性生活、盆浴，半年内避免重体力劳动；术后2个月、3个月分别门

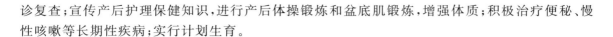

诊复查;宣传产后护理保健知识,进行产后体操锻炼和盆底肌锻炼,增强体质;积极治疗便秘、慢性咳嗽等长期性疾病;实行计划生育。

七、护理评价

评价护理目标是否达到,护理措施的实施情况,健康指导是否落实到位,有无新的护理问题出现。

（赵　婷）

第六节　尿　　瘘

尿瘘是指人体泌尿系统与其他系统之间形成的异常通道。其表现为患者无法自主排尿,尿液不断外流。根据尿瘘的发生部位,可分为膀胱阴道瘘、尿道阴道瘘、膀胱宫颈瘘、膀胱尿道阴道瘘、膀胱宫颈阴道瘘及输尿管阴道瘘等。临床上以膀胱阴道瘘最多见,有时可同时并存两种以上的尿瘘。

一、护理评估

（一）健康史

1.病因评估

导致尿瘘的原因很多,以产伤和妇科手术损伤为多见。

（1）产伤:难产是造成尿瘘的主要原因,在我国约占90%。根据损伤过程,尿瘘分为坏死型和创伤型两类。坏死型尿瘘是由于产程过长,软产道组织被压迫过久以致局部组织缺血坏死形成;创伤型尿瘘是由于剖宫产手术或产科助产手术操作不当直接损伤所致。

（2）妇科手术创伤:经阴道或经腹的手术时,盆腔粘连操作不细致而误伤膀胱、尿道或输尿管所致。

（3）其他:药物侵蚀、生殖系统肿瘤、放射治疗、结核浸润膀胱、尿道,长期放置子宫托等导致。

2.病史评估

询问患者分娩史,了解有无难产、盆腔手术史;有无外伤及阴道用药;极少数有生殖器、膀胱肿瘤、结核、放疗等病史。评估患者目前存在的问题。

（二）身心状况

1.症状

（1）漏尿:漏尿为主要的临床表现,尿液不断由阴道排出,无自主排尿。漏尿出现时间的早晚与尿瘘形成的原因有关,手术直接损伤者术后立即出现,坏死型尿瘘多在产后或手术后3～7 d出现。

（2）外阴皮炎:外阴皮肤由于尿液长期刺激,导致外阴、臀部,甚至大腿内侧常出现湿疹或皮炎,继发感染后,患者感外阴灼痛、行动不便等。

（3）尿路感染:多伴尿路感染,可出现尿频、尿急、尿痛症状。

2.体征

妇科检查可发现尿液从阴道流出的部位,可见外阴、臀部和大腿内侧皮肤炎症部位出现湿疹,甚至浅表溃疡,还能明确漏孔的位置、大小等。

3.心理-社会状况

生殖器官瘘管是一种极为痛苦的损伤性疾病,由于排尿不能自行控制,使外阴部长期浸泡在尿液中,生活不便,身体发出异常的气味,不仅给患者带来了肉体上的痛苦,而且患者因害怕与人群接近,精神负担也很大,表现为自卑、无助感。

二、辅助检查

(一)亚甲蓝试验

目的是鉴别患者瘘孔类型。将 200 mL 稀释好的亚甲蓝经尿道注入膀胱,膀胱宫颈瘘可自宫颈外口流出,膀胱阴道瘘者可见蓝色液体从阴道壁小孔溢出,阴道内流出清亮液体,说明流出的尿液来自肾脏,系输尿管阴道瘘。

(二)靛胭脂试验

将靛胭脂 5 mL 静脉推注,10 min 内看见蓝色液体流入阴道,可确诊者输尿管阴道瘘。适用于亚甲蓝实验阴道流出清亮尿液的患者。

(三)其他

膀胱镜检查可了解膀胱内瘘孔位置和数目;亦可做肾盂输尿管造影,以了解输尿管的情况。

三、护理诊断及合作性问题

(一)皮肤完整性受损
与尿液长期刺激外阴皮肤有关。

(二)社交孤立
与长期漏尿,身体有异味,不愿与人交往有关。

(三)有感染危险
与留置导尿管时间长,机体抵抗力低有关。

四、护理目标

(1)患者皮肤完整性无受损,舒适感增加。

(2)患者恢复信心,情绪稳定,积极配合治疗与护理。

(3)患者无感染发生或感染被及时发现和控制,体温、血象正常。

五、护理措施

(一)一般护理

指导患者保持外阴部清洁、干燥,鼓励患者多饮水。由于尿漏,很多患者为了减少排尿,往往自己限制饮水量,造成对皮肤刺激更大的酸性尿液,而多饮水可达到稀释尿液、减少对皮肤的刺激作用,还能起到自身冲洗膀胱的目的。护理人员应向患者解释限制饮水的危害,指导患者每日饮水不少于 3 000 mL。

（二）心理护理

关心体贴患者，理解患者因疾病所导致的不良心理反应和痛苦，耐心讲解尿瘘相关知识，回答患者所提出的各种问题，消除其思想顾虑。

（三）病情监测

观察患者尿液流出位置，漏尿时的伴随症状，对已手术的患者，注意观察术后的愈合情况。

（四）治疗护理

1.治疗要点

手术为首选治疗。对分娩或妇科手术后 7 日内发生的漏尿，可先长时间留置导尿管或（和）放置输尿管导管，并变换体位，部分患者可自愈。根据瘘孔部位及类型选择经腹、经阴道或经阴道腹部联合手术的方式。

2.护理配合

（1）术前护理：除按外阴、阴道手术术前常规准备外，有外阴湿疹、溃疡者，需治疗待痊愈后再行手术。老年妇女或闭经者，术前 1 周给予雌激素口服，促使阴道上皮增生，有利于术后伤口的愈合。有尿路感染者应先遵医嘱控制感染后，再行手术。

（2）术后护理：术后护理是手术能否成功的关键，除按外阴、阴道手术术后常规护理外，还应注意：①术后体位，应根据患者瘘孔位置决定，原则上是使瘘孔处于高位，减少尿液浸渍感染，瘘孔在侧面者可采取健侧卧位；膀胱阴道瘘若瘘孔在后底部，应采取俯卧位；由于患者手术后俯卧位会压迫伤口，而又难以保持一种姿势时，多采用侧卧位与平卧位交替进行。②尿管护理，术后保留尿管或耻骨上膀胱造瘘10～14 cm，注意固定尿管，保持引流通畅，发现阻塞及时处理；尿管拔除后协助患者每 1～2 h 排尿一次，以后逐步延长排尿时间。③术后遵医嘱给予抗生素，每日补液 2 500～3 000 mL，鼓励患者多饮水，稀释尿液，防止发生血尿或尿液浓缩沉积过多形成结石。④术后加强盆底肌锻炼，预防咳嗽和便秘等使腹压增加的因素。

六、健康指导

3 个月内避免性生活，鼓励患者适当活动，避免重体力劳动；尿瘘修补术手术成功者妊娠后应加强孕期保健，并提前住院行剖宫产；如手术失败，指导患者保护会阴，尽量避免外阴皮肤的刺激，同时告之下次手术时间，增强患者再次手术的信心。

七、护理评价

评价护理目标是否达到，护理措施的实施情况，健康指导是否落实到位，有无新的护理问题出现。

（赵　婷）

第七节　外阴、阴道创伤

外阴、阴道位置虽较隐蔽，但损伤并不少见。此处组织薄弱、神经敏感、血管丰富，受伤后损害重，较疼痛。解剖上其前为尿道口，后为肛门，易继发感染，使病情复杂化。

一、护理评估

（一）病因评估

（1）分娩：分娩是导致外阴、阴道创伤的主要原因。

（2）外伤：如骑跨在自行车架上或自高处跌落骑跨于硬物上，外阴骤然触于锐器上，创伤有时可伤及阴道，甚至穿过阴道损伤尿道、膀胱或直肠。

（3）幼女受到强暴所致软组织受损。

（4）初次性交可使处女膜破裂：绝大多数可自行愈合，偶可见裂口延至小阴唇、阴道或伤及穹隆，引起大量阴道流血。

（二）身心状况

（1）症状：疼痛为主要症状，程度可轻可重，患者常坐卧不安，行走困难，随着局部肿块的逐渐增大，疼痛也越来越严重，甚至出现疼痛性休克；水肿或血肿导致局部肿胀，也是常见症状；少量或大量血液自阴道或外阴创伤处流出。

（2）体征：患者出血多，可出现脉搏快、血压低等出血性休克或贫血的体征。妇科检查外阴肿胀出血，形成外阴血肿时，可见外阴部有紫蓝色肿块突起，有明显压痛。

（三）心理-社会状况

由于是意外事件，且创伤又涉及女性最隐蔽部位，患者及家属常表现出明显的忧虑和担心。

二、辅助检查

出血多者红细胞计数及血红蛋白值下降；合并感染者，可见白细胞增高。

三、护理诊断及合作性问题

（一）疼痛

与外阴、阴道的创伤有关。

（二）恐惧

与突发创伤事件，担心预后对自身的影响有关。

（三）感染

与伤口受到污染，未得到及时治疗有关。

四、护理目标

（1）患者疼痛缓解，舒适感增加。

（2）患者无感染发生或感染被及时发现和控制，体温、血象正常。

五、护理措施

（一）一般护理

患者平卧、给氧。做好血常规检查，建立静脉通道，配血，必要时输血。

（二）心理护理

对患者及家属表示理解，护士应使用亲切温和的语言给予安慰，鼓励她们面对现实，积极配合治疗。

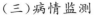

（三）病情监测

密切观察患者生命体征及尿量变化,并准确记录;严密观察患者血肿的大小及其变化,有无活动性出血;术后观察患者阴道及外阴伤口有无出血,有无进行性疼痛加剧或阴道、肛门坠胀等再次血肿的症状。

（四）治疗护理

1.治疗原则

根据不同情况,给予相应处理,原则是止痛、止血、抗休克和抗感染。

2.治疗配合

（1）预防和纠正休克:立即建立静脉通道,做好输血、输液准备,遵医嘱及时给予患者止血药、镇静药、镇痛药;做好手术准备。

（2）配合护理:对损伤程度轻,血肿小于 5 cm 的患者,采取正确的体位,避免血肿受压;及时给予患者止血、止痛药;24 h 内可冷敷,降低局部神经敏感性和血流速度,有利于减轻患者的疼痛和不适;还可以用丁字带、棉垫加压包扎,预防血肿扩散。24 h 后热敷或外阴部烤灯,促进血肿或水肿的吸收。保持外阴清洁,每日外阴冲洗 3 次,大小便后立即擦洗。血肿较大者,需手术切开血肿,行血管结扎术后抗感染治疗。

（3）术前准备:需要急诊手术的应进行行皮肤、肠道的准备。

（4）术后护理:术后常需外阴加压包扎或阴道填塞纱条,患者疼痛较重,应积极止痛。外阴包扎松解或阴道纱条取出后,注意观察患者阴道及外阴伤口有无再次血肿的症状。保持外阴清洁,遵医嘱给予抗生素预防感染。

（五）健康指导

减少会阴部剧烈活动,避免疼痛;合理膳食;保持心情平静。保持局部清洁、干燥;遵医嘱用药;发现异常,及时就诊。

（六）护理评价

评价护理目标是否达到,护理措施的实施情况,健康指导是否落实到位,有无新的护理问题出现。

（赵　婷）

第八节　不　孕　症

不孕症妇女是指婚后或与异性同居,有正常性生活且未加避孕而 2 年未曾受孕者。不孕症可以分为原发性不孕和继发性不孕。婚后未避孕而从未妊娠者称为原发性不孕;曾有过妊娠而后未避孕连续 2 年不孕者称为继发性不孕。近年来,我国青年人结婚及生育年龄普遍后延,加之环境污染、压力增大、性传播疾病等诸多因素的不良影响,使不孕症患者明显增加。

世界卫生组织在《不孕夫妇标准检查与诊断手册》(1995)中将不孕症的诊断年限确定为 1 年。

一、病因

阻碍受孕的因素包括女方、男方和男女双方。在我国,约10%的已婚妇女不能生育,据调查,不孕症跟女性因素有关的约占60%,和男性因素有关的约占30%,和双方有关的约占10%。受孕虽是一个正常的生理过程,但必须具备必要的受孕条件:卵巢必须排出正常的卵子;精液必须达到必要的质量和数量标准;精子和卵子必须能够在输卵管内相遇,结合成为受精卵并被输送到子宫腔;子宫内膜正常发育并适于受精卵着床。在这个过程中,缺失任何一个重要条件都会阻碍受孕的发生。

(一)女性不孕因素

临床常见的导致女性不孕的因素包括输卵管因素、卵巢因素、子宫因素、宫颈因素和阴道因素等。

1.输卵管因素

输卵管因素是不孕症最常见的因素。输卵管具有运送精子、拾卵和输送受精卵到宫腔的作用,同时,输卵管也是精子和卵子结合的场所。任何影响输卵管功能的病变都可导致如输卵管粘连、感染造成的堵塞,子宫内膜异位症、先天性发育不良(输卵管过长过曲等)、纤毛运动欠佳及管壁僵直蠕动功能丧失等。

2.排卵障碍

多种原因可造成卵巢功能紊乱,包括排卵因素和内分泌因素。无排卵也是常见的一种造成不孕的原因。常见的引起卵巢功能紊乱导致持续不排卵的因素有下面几种:

(1)下丘脑-垂体-卵巢轴功能紊乱,包括下丘脑性无排卵、垂体功能障碍引起无排卵月经或闭经等,精神紧张和各种心理障碍也可引起不排卵。

(2)卵巢病变,如先天性卵巢发育不全、卵巢功能早衰、多巢卵巢综合征、功能性卵巢肿瘤、卵巢子宫内膜异位囊肿等。

(3)全身性因素,如营养不良、过度肥胖、压力过大、甲状腺功能亢进或低下、重症糖尿病、肾上腺功能异常、长期服药造成的毒副作用等因素,影响卵巢功能导致不排卵。

3.子宫因素

子宫先天性畸形、发育不良或子宫黏膜下肌瘤、子宫内膜多发性息肉、宫腔粘连、子宫内膜分泌反应不良、子宫内膜炎等因素均可导致无法着床或引起不孕。

4.宫颈因素

通常精子只有穿过宫颈管才可能授精成功,如果宫颈狭窄或先天性宫颈发育异常或存在宫颈息肉和宫颈肌瘤,就会影响精子进入宫腔。宫颈炎症也可以改变宫颈黏液量和性状,影响精子活力和进入宫腔的数量。慢性宫颈炎时,宫颈黏液变稠,含有大量白细胞,不利于精子的活动和穿透,可降低受孕的可能。

5.阴道因素

先天性无阴道,处女膜闭锁,阴道横隔严重。阴道损伤都可影响性交并阻碍精子进入。严重阴道炎时,阴道pH发生改变,降低了精子的活力,缩短其存活时间而影响受孕。

6.免疫因素

也有些妇女自身免疫存在问题,如血清中存在透明带自身抗体。与透明带反应后阻止精子进入卵子,阻碍了受孕发生。

（二）男性不育因素

生精障碍和输精障碍是导致男性不育的主要因素。

1.精液异常

常指无精子或精子数量过少、活力不足、形态异常等。许多因素可以影响精子的数量、结构和功能，常见可能导致男性不育的精液异常的诱因包括如下方面。

（1）先天性发育异常：如先天性睾丸发育不全不能产生精子；双侧隐睾导致曲细精管萎缩等妨碍精子产生。

（2）急性或慢性疾病：如腮腺炎并发睾丸炎导致睾丸萎缩、睾丸结核破坏睾丸组织、精索静脉曲张有时影响精子质量。

（3）过多接触化学物质：如生活或工作中常接触过多杀虫剂、铅、砷等。

（4）治疗性因素：如化疗药物和放射治疗导致不孕。

（5）不良生活习惯：不良生活习惯包括长期吸烟、酗酒，或性生活过度。

（6）吸毒：包括大麻和可卡因。

（7）局部阴囊温度过高：如长期进行桑拿浴或穿紧身裤子等。

（8）其他：如精神过度紧张等精神心理障碍。

2.勃起异常

勃起异常使精子不能进入女性阴道。男性勃起受其生理和心理因素的影响。常见生理因素有先天性外生殖器畸形、生殖器炎症、内分泌疾病、慢性肾衰竭等；心理因素常见有精神情绪异常和工作压力或家庭关系紧张造成的心理压力过大等均可影响正常勃起。

3.输精管阻塞或精子运送受阻

生殖管道感染和生殖道创伤是造成输精管道阻塞或精子运送受阻的主要原因。常见的导致生殖道感染的病原体有淋病、梅毒、结核病菌、滴虫和白假丝酵母菌等，输精管感染、上尿道感染、前列腺感染都有可能导致管道粘连，降低精液活力造成不孕。外伤或手术损伤造成尿道狭窄和梗阻或手术误伤输精管或精索也会导致输精管阻塞；尿道畸形（如尿道下裂、尿道上裂）也可不利于精子进入宫颈口。

4.免疫因素

有些男性体内产生对抗自身精子的抗体可伤害精子细胞，或射出的精子因发生自身凝集无法穿透女性宫颈黏液造成不孕。

5.内分泌因素

男性内分泌也同样受下丘脑-垂体-睾丸轴调节，如果此轴调节功能紊乱，或甲状腺与肾上腺功能障碍也可影响精子的产生而致不孕。

（三）男女双方共同因素

1.缺乏性生活的基本知识

夫妇双方因为不了解生殖系统的解剖和生理的基本知识而采取非正确性生活方式。

2.精神因素

男女双方过分期盼怀孕，造成对性生活的过分紧张和心理压力；或者由于工作压力过大、身体过度疲乏、经济负担过重、家中有人患病等都可导致心理障碍而致不孕。

3.免疫因素

精液中含有多种蛋白，作为抗原，在女性生殖道内尤其在宫颈上皮吸收后产生免疫反应，继而在女性血液中或生殖道局部产生抗体,破坏精子并影响受精。

二、临床表现

不孕症共同的临床表现为夫妻规律性生活 1 年,未避孕未孕。不同病因导致的不孕症可能伴有相应病因的临床症状。

三、处理原则

针对不孕症的病因进行处理:掌握相关性知识;增强体质;加强营养;戒烟、不酗酒;积极治疗器质性疾病;药物促排卵或补充黄体酮;根据具体情况选择辅助生殖技术等。

四、护理

(一)护理评估

对不孕夫妇的检查和判定,应该对不孕夫妇一起进行护理评估,评估方法包括详细询问病史、全面身体评估、诊断性检查等手段。

1.病史

病史应从患者多方面进行全面评估。男方病史中询问其既往有无影响生育的疾病、外伤及手术史。影响生育的生殖器官感染史,包括睾丸炎、前列腺炎和腮腺炎等,手术史包括疝修补术、输精管切除术等病史。并对男方个人生活习惯、工作环境及不良嗜好进行了解,包括其性生活情况。女方病史包括询问其年龄、生长发育史、性生活史、其他病史及既往史。重点了解其月经史(初潮时间、周期、经期、经量、有无痛经等信息)、生殖器官及妇科炎症史(阴道炎、宫颈炎、盆腔炎等)和慢性疾病史。对继发不孕者,应了解以往流产或分娩情况。有无感染史等。

病史还包括夫妻双方结婚年龄、婚育史、性生活情况(是否两地分居、采用过的避孕措施、性交频率及质量等)等。

2.身体评估

(1)全身检查:夫妇双方应进行包括第二性征发育情况在内的全身检查以排除全身性疾病,并重点检查外生殖器官有无畸形或病变。妇科检查应包括有无阴道横隔、纵隔、瘢痕或狭窄,宫颈有无异常,子宫附件有无肿块或压痛感等。男性检查包括阴茎、阴囊、前列腺等。

(2)辅助检查。

男性检查:除全身检查外,精液常规检查必不可少。正常精液量为 2～6 mL,pH 为 7.0～7.8,在室温中放置 5～30 min 内完全液化,精子总数＞8 000 万/mL,活动数＞50％。异常精子＜20％。当精液量＜1.5 mL 或精子总量＜2 000 万/mL 或精子活动数＜50％或异常精子数＞50％者为异常。

女性检查:除妇科检查内外生殖器官的发育和病变情况外,还需进行以下检查。①卵巢功能检查:为了解卵巢有无排卵及黄体功能状态,可进行一些检查,包括基础体温测定、女性激素测定、宫颈黏液结晶检查、阴道脱落细胞涂片检查、B 超监测卵泡发育、月经来潮前子宫内膜活组织检查等。②输卵管功能检查:通过输卵管通液术、B 超下输卵管过氧化氢通液术及子宫输卵管碘油造影,来了解输卵管通畅情况。③宫腔镜检查:能发现子宫内膜异常情况,包括子宫畸形、宫腔粘连、黏膜下肌瘤、内膜息肉等。④性交后精子穿透力试验:根据基础体温表选择在预测的排卵期进行;在试验前 3 d 禁止性交,并避免阴道用药或冲洗;在性交后 2～8 h 内就诊检查,取宫颈

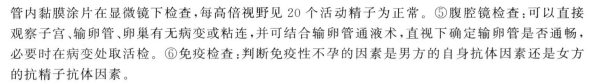

管内黏膜涂片在显微镜下检查,每高倍视野见 20 个活动精子为正常。⑤腹腔镜检查:可以直接观察子宫、输卵管、卵巢有无病变或粘连,并可结合输卵管通液术,直视下确定输卵管是否通畅,必要时在病变处取活检。⑥免疫检查:判断免疫性不孕的因素是男方的自身抗体因素还是女方的抗精子抗体因素。

3.心理社会评估

传宗接代的文化长期对家庭和社会造成很大的负面影响,尤其是对不孕妇女造成了深深的心理压力和伤害。不孕妇女常常表现出没有自信、孤独和失落感,有的甚至产生罪恶感,严重影响了正常的人际交往和社会工作。男性也常被标签为性无能者,自尊心受到伤害。在接受检查和治疗中,不孕夫妇心理上容易产生受挫感。

护理评估要仔细评估不孕夫妇双方的心理反应,有时候需要夫妇在一起完成评估。有时候则根据情况单独对不孕夫妇进行评估。

(二)护理诊断

(1)知识缺乏:缺乏性生殖解剖与生理及不孕的相关知识。

(2)长期自尊低下:与不孕症诊治过程中繁杂的检查、无效的治疗效果有关。

(3)社交孤立:与缺乏家人的支持、不愿与其他人沟通有关。

(4)慢性疼痛:与慢性盆腔炎或子宫内膜异位症引起的粘连和盆腔充血有关。

(三)护理目标

(1)夫妻双方能陈述不孕的主要原因,并能积极配合各项检查和治疗。

(2)夫妇能够面对现实,坦然乐观并积极配合治疗。

(3)夫妇能够向家人及朋友诉说痛苦并寻求精神支持。

(4)患者疼痛度减轻或消失。

(四)护理措施

1.一般护理

护士应协助完成各项检查,并对其进行身心健康指导,指导患者保持健康的生活习惯,戒除不良嗜好如吸烟、酗酒或纵欲等,锻炼身体,增强体质,提高营养,保持健康状态,积极配合治疗。向妇女解释诊断性检查可能引起的不适和检查所需准备。

2.心理护理

护理人员应提供对夫妇双方的护理,尽可能单独进行以保护隐私,也可以夫妇双方同时进行。同时要认识到男性和女性对不孕症的表达方式的差异,女性可以公开谈论她们的挫折,而男性往往把情感隐藏起来。可以使用一些沟通交流的技巧如倾听、鼓励等方法帮助妇女表达自己的心理感受,不要随意评判其情感的对错。指导不孕夫妇如何保持乐观的情绪和平稳的心态,帮助他们尽快度过悲伤期,树立治疗信心,积极配合治疗。护理人员必须教会妇女进行放松,如瑜伽、认知调整、表达情绪的方式方法、锻炼等。当多种治疗措施的效果不佳时,护理人员帮助夫妇正视治疗结果,与不孕夫妇探讨人工辅助生殖技术。对于确实生育无望者,可建议其调整生活结构、重塑生活目标。

3.病情观察

对接受药物促排卵者,注意有无潮热、头晕、乏力、恶心、呕吐、体重增加等症状;输卵管造影者有无腹部痉挛或腹痛发生;手术治疗者,术后要注意监测生命体征,观察有无阴道出血和感染。

4.医护配合

(1)药物指导:若患者服用氯米芬(克罗米芬)类促排卵药物,护理人员应告之此类药物的不良反应。较多见的不良反应如月经间期下腹一侧疼痛、卵巢囊肿、血管收缩征兆(如潮热)等。护士还需告之正确服药时间,提醒妇女及时报告药物的不良反应如潮热、恶心、呕吐、头疼;指导妇女在发生妊娠后立即停药。

(2)术后护理:需要行手术者,如输卵管成形术和造影术等,遵医嘱做好术前准备和术后护理。

5.健康教育

根据患者的文化程度,借助讲座、视频、提问、患者互相交流等方法,开展合适的生育相关知识教育,并提供免费科普知识手册以指导患者,纠正错误观念,并教会妇女提高妊娠率的技巧:不要把性生活单纯看作是为了妊娠而进行;预测排卵期,选择适当日期(排卵前 2 天至排卵后 24 h)性交,性交频率恰当,当周可适当增加;在性交前、中、后勿使用阴道润滑剂或进行阴道灌洗;不要在性交后立即如厕,而应该卧床、抬高臀部,持续 20～30 min,以使精子进入宫颈。

(五)护理评价

(1)不孕夫妇表示获得了正确的有关性生殖及不孕的知识。

(2)不孕夫妇表现出良性应对不孕症的态度。

(3)不孕夫妇能表达出自己对不孕的感受并得到别人的支持。

(4)患者未表现出疼痛面容,且申明痛感明显减轻。

(赵　婷)

第九节　胎儿窘迫

胎儿窘迫是指孕妇、胎儿、胎盘等各种原因引起的胎儿宫内缺氧,影响胎儿健康甚至危及生命。胎儿窘迫是一种综合征,主要发生在临产过程,也可发生在妊娠后期。发生在临产过程者,可以是妊娠后期的延续和加重。

一、病因

胎儿窘迫的病因涉及多方面,可归纳为三大类。

(一)母体因素

妊娠妇女患有高血压疾病、慢性肾炎、妊娠高血压综合征、重度贫血、心脏病、肺源性心脏病、高热、吸烟、产前出血性疾病和创伤、急产或子宫不协调性收缩、缩宫素使用不当、产程延长、子宫过度膨胀、胎膜早破等;或者产妇长期仰卧位,镇静药、麻醉药使用不当等。

(二)胎儿因素

胎儿心血管系统功能障碍、胎儿畸形,如严重的先天性心血管疾病、母婴血型不合引起的胎儿溶血、胎儿贫血、胎儿宫内感染等。

(三)脐带、胎盘因素

脐带因素有长度异常、缠绕、打结、扭转、狭窄、血肿、帆状附着;胎盘因素有植入异常、形状异

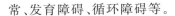

常、发育障碍、循环障碍等。

二、病理生理

胎儿窘迫的基本病理生理变化是缺血、缺氧引起的一系列变化。缺氧早期或者一过性缺氧时,机体主要通过减少胎盘和自身耗氧量代偿,胎儿则通过减少对肾与下肢血供等方式来保证心脑血流量,不产生严重的代偿障碍及器官损害。缺氧严重则可引起严重的并发症。缺氧初期通过自主神经反射兴奋交感神经,使肾上腺儿茶酚胺及皮质醇分泌增多,引起血压上升及心率加快。此时胎儿的大脑、肾上腺、心脏及胎盘血流增加,而肾、肺、消化系统等血流减少,出现羊水减少、胎儿发育迟缓等。若缺氧继续加重,则转为兴奋迷走神经,血管扩张,有效循环血量减少,主要器官的功能由于血流不能保证而受损,于是胎心率减慢。缺氧继续发展下去可引起严重的器官功能损害,尤其可以引起缺血缺氧性脑病甚至胎死宫内。此过程基本是低氧血症至缺氧,然后至代谢性酸中毒,主要表现为胎动减少、羊水少、胎心监护基线变异差、出现晚期减速甚至呼吸抑制。由于缺氧时肠蠕动加快,肛门括约肌松弛引起胎粪排出。此过程可以形成恶性循环,更加重母体及胎儿的危险。不同原因引起的胎儿窘迫表现过程可以不完全一致,所以应加强监护、积极评价、及时发现高危征象并积极处理。

三、临床表现

胎儿窘迫的主要表现为胎心音改变、胎动异常及羊水胎粪污染或羊水过少,严重者胎动消失。根据其临床表现,胎儿窘迫可以分为急性胎儿窘迫和慢性胎儿窘迫。急性胎儿窘迫多发生在分娩期,主要表现为胎心率加快或减慢;CST 或者 OCT 等出现频繁的晚期减速或变异减速;羊水胎粪污染和胎儿头皮血 pH 下降,出现酸中毒。羊水胎粪污染可以分为三度:Ⅰ度羊水呈浅绿色;Ⅱ度羊水呈黄绿色,浑浊;Ⅲ度羊水呈棕黄色,稠厚。慢性胎儿窘迫发生在妊娠末期,常延续至临产并加重,主要表现为胎动减少或消失、NST 基线平直、胎儿发育受限、胎盘功能减退、羊水胎粪污染等。

四、处理原则

急性胎儿窘迫者,应积极寻找原因并给予及时纠正。若宫颈未完全扩张、胎儿窘迫情况不严重者,给予吸氧,嘱产妇左侧卧位,若胎心率变为正常,可继续观察;若宫口开全、胎先露部已达坐骨棘平面以下 3 cm 者,应尽快助产经阴道娩出胎儿;若因缩宫素使宫缩过强造成胎心率减慢者,应立即停止使用,继续观察,病情紧迫或经上述处理无效者立即剖宫产结束分娩。慢性胎儿窘迫者,应根据妊娠周、胎儿成熟度和窘迫程度决定处理方案。首先应指导妊娠妇女采取左侧卧位,间断吸氧,积极治疗各种并发症或合并症,密切监护病情变化。若无法改善,则应在促使胎儿成熟后迅速终止妊娠。

五、护理评估

（一）健康史

了解妊娠妇女的年龄、生育史、内科疾病史,如高血压疾病、慢性肾炎、心脏病等;本次妊娠经过,如妊娠高血压综合征、胎膜早破、子宫过度膨胀(如羊水过多和多胎妊娠);分娩经过,如产程延长(特别是第二产程延长)、缩宫素使用不当。了解有无胎儿畸形、胎盘功能的情况。

（二）身心状况

胎儿窘迫时,妊娠妇女自感胎动增加或停止。在窘迫的早期可表现为胎动过频(每 24 h 大于20 次);若缺氧未纠正或加重,则胎动转弱且次数减少,进而消失。胎儿轻微或慢性缺氧时,胎心率加快(＞160 次/分钟);若长时间或严重缺氧,则会使胎心率减慢。若胎心率＜100 次/分钟则提示胎儿危险。胎儿窘迫时主要评估羊水量和性状。

孕产妇夫妇因为胎儿的生命遭遇危险而产生焦虑,对需要手术结束分娩产生犹豫、无助感。对于胎儿不幸死亡的孕产妇夫妇,其感情上受到强烈的创伤,通常会经历否认、愤怒、抑郁、接受的过程。

（三）辅助检查

1.胎盘功能检查

出现胎儿窘迫的妊娠妇女一般 24 h 尿 E_3 值急骤减少 30％～40％,或于妊娠末期连续多次测定在每 24 h 10 mg 以下。

2.胎心监测

胎动时胎心率加速不明显,基线变异率＜3 次/分钟,出现晚期减速、变异减速等。

3.胎儿头皮血血气分析

pH＜7.20。

六、护理诊断/诊断问题

（一）气体交换受损（胎儿）

与胎盘子宫的血流改变、血流中断(脐带受压)或血流速度减慢(子宫-胎盘功能不良)有关。

（二）焦虑

与胎儿宫内窘迫有关。

（三）预期性悲哀

与胎儿可能死亡有关。

七、预期目标

(1)胎儿情况改善,胎心率在 120～160 次/分钟。

(2)妊娠妇女能运用有效的应对机制控制焦虑。

(3)产妇能够接受胎儿死亡的现实。

八、护理措施

(1)妊娠妇女左侧卧位,间断吸氧。严密监测胎心变化,一般每 15 min 听 1 次胎心或进行胎心监护,注意胎心变化。

(2)为手术者做好术前准备,如宫口开全、胎先露部已达坐骨棘平面以下 3 cm 者,应尽快阴道助产娩出胎儿。

(3)做好新生儿抢救和复苏的准备。

(4)心理护理。①向孕产妇提供相关信息,包括医疗措施的目的、操作过程、预期结果及孕产妇需做的配合;将真实情况告知孕产妇,有助于其减轻焦虑,也可帮助产妇面对现实;必要时陪伴产妇,对产妇的疑虑给予适当的解释。②对于胎儿不幸死亡的父母,护理人员可安排一个远离其他婴儿和产妇的单人房间,陪伴他们或安排家人陪伴他们,勿让其独处;鼓励其诉说悲伤,接纳其哭泣及抑郁的情绪,陪伴在旁提供支持及关怀;若他们愿意,护理人员可让他们看看死婴并同意他们为死产婴儿做一些事情,包括沐浴、更衣、命名、拍照或举行丧礼,但事先应向他们描述死婴的情况,使之有心理准备。解除"否认"的态度而进入下一个阶段,提供足印卡、床头卡等作为纪念,帮助他们使用适合自己的压力应对技巧和方法。

九、结果评价

(1)胎儿情况改善,胎心率在 120～160 次/分钟。
(2)妊娠妇女能运用有效的应对机制来控制焦虑,叙述心理和生理上的感受。
(3)产妇能够接受胎儿死亡的现实。

(罗　英)

第十节　异位妊娠

受精卵在子宫体腔以外着床称为异位妊娠,习称宫外孕。异位妊娠依受精卵在子宫体腔外种植部位不同分为输卵管妊娠、卵巢妊娠、腹腔妊娠、阔韧带妊娠和宫颈妊娠(图 16-2)。

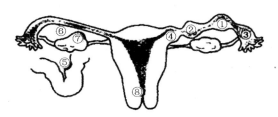

①输卵管壶腹部妊娠;②输卵管峡部妊娠;③输卵管伞部妊娠;④输卵管间质部妊娠;⑤腹腔妊娠;⑥阔韧带妊娠;⑦卵巢妊娠;⑧宫颈妊娠

图 16-2　异位妊娠的发生部位

异位妊娠是妇产科常见的急腹症,发病率约 1%,是孕产妇的主要死亡原因之一。以输卵管妊娠最常见。输卵管妊娠占异位妊娠 95% 左右,其中壶腹部妊娠最多见,约占 78%,其次为峡部、伞部、间质部妊娠较少见。

一、病因

(一)输卵管炎症

此是异位妊娠的主要病因。可分为输卵管黏膜炎和输卵管周围炎。输卵管黏膜炎轻者可发生黏膜皱褶粘连、管腔变窄;或使纤毛功能受损,从而导致受精卵在输卵管内运行受阻并于该处着床;输卵管周围炎病变主要在输卵管浆膜层或浆肌层,常造成输卵管周围粘连、输卵管扭曲、管腔狭窄、蠕动减弱而影响受精卵运行。

(二)输卵管手术史

输卵管绝育史及手术史者,输卵管妊娠的发生率为 10%～20%。尤其是腹腔镜下电凝输卵

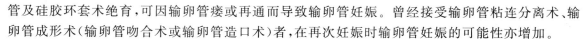

管及硅胶环套术绝育,可因输卵管瘘或再通而导致输卵管妊娠。曾经接受输卵管粘连分离术、输卵管成形术(输卵管吻合术或输卵管造口术)者,在再次妊娠时输卵管妊娠的可能性亦增加。

(三)输卵管发育不良或功能异常

输卵管过长、肌层发育差、黏膜纤毛缺乏、双输卵管、输卵管憩室或有输卵管副伞等,均可造成输卵管妊娠。输卵管功能(包括蠕动、纤毛活动以及上皮细胞分泌)受雌、孕激素调节。若调节失败,可影响受精卵正常运行。

(四)辅助生殖技术

近年,由于辅助生育技术的应用,使输卵管妊娠发生率增加,既往少见的异位妊娠,如卵巢妊娠、宫颈妊娠、腹腔妊娠的发生率增加。1998年,美国报道因助孕技术应用所致输卵管妊娠的发生率为2.8%。

(五)避孕失败

宫内节育器避孕失败,发生异位妊娠的机会较大。

(六)其他

子宫肌瘤或卵巢肿瘤压迫输卵管,影响输卵管管腔通畅,使受精卵运行受阻。输卵管子宫内膜异位可增加受精卵着床于输卵管的可能性。

二、病理

(一)输卵管妊娠的特点

输卵管管腔狭小,管壁薄且缺乏黏膜下组织,其肌层远不如子宫肌壁厚与坚韧,妊娠时不能形成完好的蜕膜,不利于胚胎的生长发育,常发生以下结局。

1.输卵管妊娠流产(tubal abortion)

多见于妊娠8~12周输卵管壶腹部妊娠。受精卵种植在输卵管黏膜皱襞内,由于蜕膜形成不完整,发育中的胚泡常向管腔突出,最终突破包膜而出血,胚泡与管壁分离,若整个胚泡剥离落入管腔,刺激输卵管逆蠕动经伞端排出到腹腔,形成输卵管妊娠完全流产,出血一般不多。若胚泡剥离不完整,妊娠产物部分排出到腹腔,部分尚附着于输卵管壁,形成输卵管妊娠不全流产,滋养细胞继续侵蚀输卵管壁,导致反复出血,形成输卵管血肿或输卵管周围血肿,血液不断流出并积聚在直肠子宫陷窝形成盆腔血肿,量多时甚至流入腹腔。

2.输卵管妊娠破裂(rupture of tubal pregnancy)

多见于妊娠6周左右输卵管峡部妊娠。受精卵着床于输卵管黏膜皱襞间,胚泡生长发育时绒毛向管壁方向侵蚀肌层及浆膜,最终穿破浆膜,形成输卵管妊娠破裂。输卵管肌层血管丰富。短期内可发生大量腹腔内出血,使患者出现休克。其出血量远较输卵管妊娠流产多,腹痛剧烈;也可反复出血,在盆腔与腹腔内形成血肿。孕囊可自破裂口排出,种植于任何部位。若胚泡较小则可被吸收;若过大则可在直肠子宫陷凹内形成包块或钙化为石胎。

输卵管间质部妊娠虽少见,但后果严重,其结局几乎均为输卵管妊娠破裂。由于输卵管间质部管腔周围肌层较厚、血运丰富,因此破裂常发生于孕12~16周。其破裂犹如子宫破裂,症状较严重,往往在短时间内出现低血容量休克症状。

3.陈旧性宫外孕

输卵管妊娠流产或破裂,若长期反复内出血形成的盆腔血肿不消散,血肿机化变硬并与周围组织粘连,临床上称为陈旧性宫外孕。

4.继发性腹腔妊娠

无论输卵管妊娠流产或破裂,胚胎从输卵管排入腹腔内或阔韧带内,多数死亡,偶尔也有存活者。若存活胚胎的绒毛组织附着于原位或排至腹腔后重新种植而获得营养,可继续生长发育,形成继发性腹腔妊娠。

(二)子宫的变化

输卵管妊娠和正常妊娠一样,合体滋养细胞产生 HCG 维持黄体生长,使类固醇激素分泌增加,致使月经停止来潮、子宫增大变软、子宫内膜出现蜕膜反应。若胚胎受损或死亡,滋养细胞活力消失,蜕膜自宫壁剥离而发生阴道流血。有时蜕膜可完整剥离,随阴道流血排出三角形蜕膜管型(decidual cast);有时呈碎片排出。排出的组织见不到绒毛,组织学检查无滋养细胞,此时血 β-HCG下降。子宫内膜形态学改变呈多样性,若胚胎死亡已久,内膜可呈增生期改变,有时可见 Arias-Stella(A-S)反应,镜检见内膜腺体上皮细胞增生、增大,细胞边界不清,腺细胞排列成团突入腺腔,细胞极性消失,细胞核肥大、深染,细胞质有空泡。这种子宫内膜过度增生和分泌反应,可能为类固醇激素过度刺激所引起;若胚胎死亡后部分深入肌层的绒毛仍存活,黄体退化迟缓,内膜仍可呈分泌反应。

三、临床表现

输卵管妊娠的临床表现与受精卵着床部位、有无流产或破裂,以及出血量多少与时间长短等有关。

(一)症状

典型症状为停经后腹痛与阴道流血。

1.停经

除输卵管间质部妊娠停经时间较长外,多有 6~8 周停经史。有 20%～30%患者无停经史,将异位妊娠时出现的不规则阴道流血误认为月经。或由于月经过期仅数日而不认为是停经。

2.腹痛

腹痛是输卵管妊娠患者的主要症状。在输卵管妊娠发生流产或破裂之前,由于胚胎在输卵管内逐渐增大,常表现为一侧下腹部隐痛或酸胀感。当发生输卵管妊娠流产或破裂时,突感一侧下腹部撕裂样疼痛,常伴有恶心、呕吐。若血液局限于病变区,主要表现为下腹部疼痛,当血液积聚于直肠子宫陷凹时,可出现肛门坠胀感。随着血液由下腹部流向全腹,疼痛可由下腹部向全腹部扩散,血液刺激膈肌,可引起肩胛部放射性疼痛及胸部疼痛。

3.阴道流血

胚胎死亡后。常有不规则阴道流血,色暗红或深褐,量少呈点滴状,一般不超过月经量,少数患者阴道流血量较多,类似月经。阴道流血可伴有蜕膜管型或蜕膜碎片排出,系子宫蜕膜剥离所致。阴道流血一般常在病灶去除后方能停止。

4.晕厥与休克

由于腹腔内出血及剧烈腹痛,轻者出现晕厥,严重者出现失血性休克。出血量越多越快,症状出现越迅速越严重,但与阴道流血量不成正比。

5.腹部包块

输卵管妊娠流产或破裂时所形成的血肿时间较久者,由于血液凝固并与周围组织或器官(如子宫、输卵管、卵巢、肠管或大网膜等)发生粘连形成包块,包块较大或位置较高者,腹部可扪及。

（二）体征

根据患者内出血的情况,患者可呈贫血貌。腹部检查:下腹压痛、反跳痛明显,出血多时,叩诊有移动性浊音。

四、处理原则

处理原则以手术治疗为主,其次是药物治疗。

（一）药物治疗

1.化学药物治疗

主要适用于早期输卵管妊娠、要求保存生育能力的年轻患者。符合下列条件可采用此法:①无药物治疗的禁忌证;②输卵管妊娠未发生破裂或流产;③输卵管妊娠包块直径≤4 cm;④血β-HCG<2 000 U/L;⑤无明显内出血,常用甲氨蝶呤(MTX),治疗机制是抑制滋养细胞增生,破坏绒毛,使胚胎组织坏死、脱落、吸收。但在治疗中若病情无改善,甚至发生急性腹痛或输卵管破裂症状,则应立即进行手术治疗。

2.中医药治疗

中医学认为本病属血瘀少腹,不通则痛的实证。以活血化瘀、消症为治则,但应严格掌握指征。

（二）手术治疗

手术治疗分为保守手术和根治手术。保守手术为保留患侧输卵管,根治手术为切除患侧输卵管。手术治疗适用于:①生命体征不稳定或有腹腔内出血征象者;②诊断不明确者;③异位妊娠有进展者(如血β-HCG处于高水平,附件区大包块等);④随诊不可靠者;⑤药物治疗有禁忌证者或无效者。

1.保守手术

此适用于有生育要求的年轻妇女,特别是对侧输卵管已切除或有明显病变者。

2.根治手术

此适用于无生育要求的输卵管妊娠内出血并发休克的急症患者。

3.腹腔镜手术

这是近年治疗异位妊娠的主要方法。

五、护理

（一）护理评估

1.病史

应仔细询问月经史,以准确推断停经时间。注意不要将不规则阴道流血误认为末次月经,或由于月经仅过期几天,不认为是停经。此外,对不孕、放置宫内节育器、绝育术、输卵管复通术、盆腔炎等与发病相关的高危因素应予高度重视。

2.身心状况

输卵管妊娠发生流产或破裂前,症状及体征不明显。当患者腹腔内出血较多时呈贫血貌,严重者可出现面色苍白,四肢湿冷,脉快、弱、细,血压下降等休克症状。体温一般正常,出现休克时体温略低,腹腔内血液吸收时体温略升高,但不超过38 ℃。下腹有明显压痛、反跳痛,尤以患侧为重,肌紧张不明显,叩诊有移动性浊音。血凝后下腹可触及包块。

由于输卵管妊娠流产或破裂后,腹腔内急性大量出血及剧烈腹痛,以及妊娠终止的现实都将是孕妇出现较为激烈的情绪反应。可表现为哭泣、自责、无助、抑郁和恐惧等行为。

3.诊断检查

(1)腹部检查:输卵管妊娠流产或破裂者,下腹部有明显压痛或反跳痛,尤以患侧为甚,轻度腹肌紧张;出血多时,叩诊有移动性浊音;如出血时间较长,形成血凝块,在下腹可触及软性肿块。

(2)盆腔检查:输卵管妊娠未发生流产或破裂者,除子宫略大较软外,仔细检查可能触及胀大的输卵管并有轻度压痛。输卵管妊娠流产或破裂者,阴道后穹隆饱满,有触痛。将宫颈轻轻上抬或左右摇动时引起剧烈疼痛,称为宫颈抬举痛或摇摆痛,是输卵管妊娠的主要体征之一。子宫稍大而软,腹腔内出血多时子宫检查呈漂浮感。

(3)阴道后穹隆穿刺:是一种简单、可靠的诊断方法,适用于疑有腹腔内出血的患者。由于腹腔内血液易积聚于子宫直肠陷凹,抽出暗红色不凝血为阳性,说明存在血腹症。无内出血、内出血量少、血肿位置较高或子宫直肠陷凹有粘连者,可能抽不出血液,因而穿刺阴性不能排除输卵管妊娠存在。如有移动性浊音,可做腹腔穿刺。

(4)妊娠试验:放射免疫法测血中 HCG,尤其是 β-HCG 阳性有助诊断。虽然此方法灵敏度高,异位妊娠的阳性率一般可达 $80\% \sim 90\%$,但 β-HCG 阴性者仍不能完全排除异位妊娠。

(5)血清孕酮测定:对判断正常妊娠胚胎的发育情况有帮助,血清孕酮值 $<5\ ng/mL$ 应考虑宫内妊娠流产或异位妊娠。

(6)超声检查:B 超显像有助于诊断异位妊娠。阴道 B 超检查较腹部 B 超检查准确性高。诊断早期异位妊娠,单凭 B 超显像有时可能会误诊。若能结合临床表现及 β-HCG 测定等,对诊断的帮助很大。

(7)腹腔镜检查:适用于输卵管妊娠尚未流产或破裂的早期患者和诊断有困难的患者,腹腔内有大量出血或伴有休克者,禁做腹腔镜检查。在早期异位妊娠患者,腹腔镜可见一侧输卵管肿大,表面紫蓝色,腹腔内无出血或有少量出血。

(8)子宫内膜病理检查:诊刮仅适用于阴道流血量较多的患者,目的在于排除宫内妊娠流产。将宫腔排出物或刮出物做病理检查,切片中见到绒毛,可诊断为宫内妊娠,仅见蜕膜未见绒毛者有助于诊断异位妊娠。现已经很少依靠诊断性刮宫协助诊断。

(二)护理诊断

1.潜在并发症

出血性休克。

2.恐惧

与担心手术失败有关。

(三)预期目标

(1)患者休克症状得以及时发现并缓解。

(2)患者能以正常心态接受此次妊娠失败的事实。

(四)护理措施

1.接受手术治疗患者的护理

(1)护士在严密监测患者生命体征的同时,配合医师积极纠正患者休克症状,做好术前准备。手术治疗是输卵管异位妊娠的主要处理原则。对于严重内出血并发休克的患者,护士应立即开放静脉,交叉配血,做好输血输液的准备。以便配合医师积极纠正休克,补充血容量,并按急症手术要求迅速做好手术准备。

（2）加强心理护理：护士于术前简洁明了地向患者及家属讲明手术的必要性，并以亲切的态度和切实的行动赢得患者及家属的信任，保持周围环境的安静、有序，减少和消除患者的紧张、恐惧心理，协助患者接受手术治疗方案。术后，护士应帮助患者以正常的心态接受此次妊娠失败的现实，向她们讲述异位妊娠的有关知识，一方面可以减少因害怕再次发生异位妊娠而抵触妊娠的不良情绪，另一方面也可以增加和提高患者的自我保健意识。

2.接受非手术治疗患者的护理

对于接受非手术治疗方案的患者，护士应从以下几方面加强护理。

（1）护士需密切观察患者的一般情况、生命体征，并重视患者的主诉，尤应注意阴道流血量与腹腔内出血量不成比例，当阴道流血量不多时，不要误认为腹腔内出血量亦很少。

（2）护士应告诉患者病情发展的一些指征，如出血增多、腹痛加剧、肛门坠胀感明显等，以便当患者病情发展时，医患均能及时发现，给予相应处理。

（3）患者应卧床休息，避免腹部压力增大，从而减少异位妊娠破裂的机会。在患者卧床期间，护士需提供相应的生活护理。

（4）护士应协助正确留取血标本，以检测治疗效果。

（5）护士应指导患者摄取足够的营养物质，尤其是富含铁蛋白的食物，如动物肝脏、肉类、豆类、绿叶蔬菜以及黑木耳等，以促进血红蛋白的增加，增强患者的抵抗力。

3.出院指导

输卵管妊娠的预后在于防治输卵管的损伤和感染，因此护士应做好妇女的健康保健工作，防止发生盆腔感染。教育患者保持良好的卫生习惯，勤洗浴、勤换衣，性伴侣稳定。发生盆腔炎后需立即彻底治疗，以免延误病情。另外，由于输卵管妊娠者中约有 10% 的再发生率和 $50\%\sim 60\%$ 的不孕率。因此，护士需告诫患者，下次妊娠时要及时就医，并且不宜轻易终止妊娠。

（五）护理评价

（1）患者的休克症状得以及时发现并纠正。

（2）患者消除了恐惧心理，愿意接受手术治疗。

（罗　英）

第十一节　过期妊娠

平时月经周期规则，妊娠达到或超过 42 周（>294 d）尚未分娩者，称为过期妊娠。其发生率占妊娠总数的 $3\%\sim 15\%$。过期妊娠使胎儿窘迫、胎粪吸入综合征、过熟综合征、新生儿窒息、围生儿死亡、巨大儿，以及难产等不良结局发生率增高，并随妊娠期延长而增加。

一、病因

过期妊娠可能与下列因素有关。

（一）雌、孕激素比例失调

内源性前列腺素和雌二醇分泌不足而孕酮水平增高，导致孕激素优势，抑制前列腺素和缩宫素的作用,延迟分娩发动,导致过期妊娠。

（二）头盆不称

部分过期妊娠胎儿较大,导致头盆不称和胎位异常,使胎先露部不能紧贴子宫下段及宫颈内口,反射性子宫收缩减少,容易发生过期妊娠。

（三）胎儿畸形

如无脑儿,由于无下丘脑,垂体-肾上腺轴发育不良或缺如,促肾上腺皮质激素产生不足,胎儿肾上腺皮质萎缩,使雌激素的前身物质16α-羟基硫酸脱氢表雄酮不足,从而雌激素分泌减少;小而不规则的胎儿不能紧贴子宫下段及宫颈内口诱发宫缩,导致过期妊娠。

（四）遗传因素

某家族、某个体常反复发生过期妊娠,提示过期妊娠可能与遗传因素有关。胎盘硫酸酯酶缺乏症是一种罕见的伴性隐性遗传病,可导致过期妊娠。其发生机制是因胎盘缺乏硫酸酯酶,胎儿肾上腺与肝脏产生的16α-羟基硫酸脱氢表雄酮不能脱去硫酸根转变为雌二醇及雌三醇,从而使血雌二醇及雌三醇明显减少,降低子宫对缩宫素的敏感性,使分娩难以启动。

二、临床表现

（一）胎盘

过期妊娠的胎盘病理有两种类型:一种是胎盘功能正常,除重量略有增加外,胎盘外观和镜检均与妊娠足月胎盘相似;另一种是胎盘功能减退,肉眼观察胎盘母体面呈片状或多灶性梗死及钙化,胎儿面及胎膜常被胎粪污染,呈黄绿色。

（二）羊水

正常妊娠38周后,羊水量随妊娠推延逐渐减少,妊娠42周后羊水减少迅速,约30%减至300 mL以下;羊水粪染率明显增高,是足月妊娠的2～3倍,若同时伴有羊水过少,羊水粪染率达71%。

（三）胎儿

过期妊娠胎儿生长模式与胎盘功能有关,可分以下3种。

1.正常生长及巨大儿

胎盘功能正常者,能维持胎儿继续生长,约25%成为巨大儿,其中1.4%胎儿出生体重＞4 500 g。

2.胎儿成熟障碍

10%～20%过期妊娠并发胎儿成熟障碍。胎盘功能减退与胎盘血流灌注不足、胎儿缺氧及营养缺乏等有关。由于胎盘合成、代谢、运输及交换等功能障碍,胎儿不易再继续生长发育。临床分为3期:第Ⅰ期为过度成熟期,表现为胎脂消失、皮下脂肪减少、皮肤干燥松弛多皱褶,头发浓密,指(趾)甲长,身体瘦长,容貌似"小老人";第Ⅱ期为胎儿缺氧期,肛门括约肌松弛,有胎粪排出,羊水及胎儿皮肤黄染,羊膜和脐带绿染,同胎儿患病率及围生儿死亡率最高;第Ⅲ期为胎儿全身因粪染历时较长广泛黄染,指(趾)甲和皮肤呈黄色,脐带和胎膜呈黄绿色,此期胎儿已经历和渡过第Ⅱ期危险阶段,其预后反较第Ⅱ期好。

3.胎儿生长受限

小样儿可与过期妊娠共存,后者更增加胎儿的危险性,约1/3过期妊娠死产儿为生长受限小样儿。

三、处理原则

应根据胎盘功能、胎儿大小、宫颈成熟度综合分析,以确诊过期妊娠,并选择恰当的分娩方式终止妊娠,在产程中密切观察羊水情况、胎心监护,出现胎儿窘迫征象,行剖宫产尽快结束分娩。

四、护理

（一）护理评估

1.病史

准确核实孕周,确定胎盘功能是否正常是关键。诊断过期妊娠之前必须准确核实孕周。

2.身心诊断

平时月经周期规则,妊娠达到或超过 42 周(>294 d)未分娩者,可诊断为过期妊娠。由于孕妇结果的不可预知,恐惧、焦虑、猜测是过期妊娠孕妇常见的情绪反应。

3.诊断检查

实验室检查:①根据 B 超检查确定孕周,妊娠 20 周内,B 超检查对确定孕周有重要意义,妊娠 5~12 周内以胎儿顶臀径推算孕周较准确,妊娠 12~20 周以内以胎儿双顶径、股骨长度推算预产期较好;②根据妊娠初期血、尿 HCG 增高的时间推算孕周。

（二）可能的护理诊断

1.有新生儿受伤的危险

与过期胎儿生长受限有关。

2.焦虑

与担心分娩方式、过期胎儿预后有关。

（三）预期目标

(1)新生儿不存在因护理不当而产生的并发症。

(2)患者能平静地面对事实,接受治疗和护理。

（四）护理措施

1.预防过期妊娠

(1)加强孕期宣教,使孕妇及家属认识过期妊娠的危害性。

(2)定期进行产前检查,适时结束妊娠。

2.加强监测,判断胎儿在宫内情况

(1)教会孕妇进行胎动计数:妊娠超过 40 周的孕妇,通过计数胎动进行自我监测尤为重要。胎动计数>30 次/12 h 为正常,<10 次/12 h 或逐日下降,超过 50%,应视为胎盘功能减退,提示胎儿宫内缺氧。

(2)胎儿电子监护仪检测:无应激试验(NST)每周 2 次,胎动减少时应增加检测次数;住院后需每日 1 次监测胎心变化。NST 无反应型需进一步做缩宫素激惹试验(OCT),若多次反复出现胎心晚期减速,提示胎盘功能减退、胎儿明显缺氧。因 NST 存在较高假阳性率,需结合 B 超检查,估计胎儿安危。

3.终止妊娠应根据胎盘功能、胎儿大小、宫颈成熟度综合分析,选择恰当的分娩方式

(1)终止妊娠的指征:已确诊过期妊娠,严格掌握终止妊娠的指征有:①宫颈条件成熟;②胎儿体重>4 000 g 或胎儿生长受限;③12 h 内胎动<10 次或 NST 为无反应型,OCT 可疑;④尿

E/C 比值持续低值;⑤羊水过少(羊水暗区<3 cm)和(或)羊水粪染;⑥并发重度子痫前期或子痫。终止妊娠的方法应酌情而定。

(2)引产:宫颈条件成熟、Bishop 评分>7 分者,应予引产;胎头已衔接者,通常采用人工破膜,破膜时羊水多而清者,可静脉滴注缩宫素。在严密监视下经阴道分娩。对羊水Ⅱ度污染者,若阴道分娩,要求在胎肩娩出前用负压吸管或吸痰管吸净胎儿鼻咽部黏液。

(3)剖宫产:出现胎盘功能减退或胎儿窘迫征象,不论宫颈条件成熟与否,均应行剖宫产尽快结束分娩。过期妊娠时,胎儿虽有足够储备力,但临产后宫缩应激力的显著增加超过其储备力,出现隐性胎儿窘迫,对此应有足够认识。最好应用胎儿监护仪,及时发现问题,采取应急措施,适时选择剖宫产挽救胎儿。进入产程后,应鼓励产妇左侧卧位、吸氧。产程中最好连续监测胎心,注意羊水性状,必要时取胎儿头皮血测 pH,及早发现胎儿窘迫,并及时处理。过期妊娠常伴有胎儿窘迫、羊水粪染,分娩时应做相应准备。胎儿娩出后立即在直接喉镜指引下行气管插管吸出气管内容物,以减少胎粪吸入综合征的发生。过期儿患病率和死亡率均增高,应及时发现和处理新生儿窒息、脱水、低血容量及代谢性酸中毒等并发症。

(五)护理评价

(1)患者能积极配合医护措施。

(2)新生儿未发生窒息。

(罗　英)

第十二节　前置胎盘

妊娠 28 周后,胎盘附着于子宫下段,甚至胎盘下缘达到或覆盖宫颈内口,其位置低于胎先露部,称为前置胎盘(placenta previa)。前置胎盘是妊娠晚期严重并发症,也是妊娠晚期阴道流血最常见的原因。其发病率国外报道为 0.5%,国内报道为 0.24%~1.57%。

一、病因

目前尚不清楚,高龄初产妇(年龄>35 岁)、经产妇及多产妇、吸烟或吸毒妇女为高危人群。其病因可能与下述因素有关。

(一)子宫内膜病变或损伤

多次刮宫、分娩、子宫手术史等是前置胎盘的高危因素。上述情况可损伤子宫内膜,引起子宫内膜炎或萎缩性病变,再次受孕时子宫蜕膜血管形成不良、胎盘血供不足,刺激胎盘面积增大延伸到子宫下段。前次剖宫产手术瘢痕可妨碍胎盘在妊娠晚期向上迁移,增加前置胎盘的可能性。据统计发生前置胎盘的孕妇,85%~95%为经产妇。

(二)胎盘异常

双胎妊娠时胎盘面积过大,前置胎盘发生率较单胎妊娠高 1 倍;胎盘位置正常而副胎盘位于子宫下段接近宫颈内口;膜状胎盘大而薄,扩展到子宫下段,均可发生前置胎盘。

(三)受精卵滋养层发育迟缓

受精卵到达子宫腔后,滋养层尚未发育到可以着床的阶段,继续向下游走到达子宫下段,并在该处着床而发育成前置胎盘。

二、分类

根据胎盘下缘与宫颈内口的关系,将前置胎盘分为 3 类(图 16-3)。

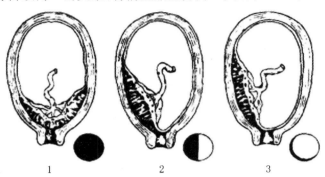

1.完全性前置胎盘;2.部分性前置胎盘;3.边缘性前置胎盘

图 16-3　前置胎盘的类型

(1)完全性前置胎盘(complete placenta previa)又称中央性前置胎盘(central placentaprevia),胎盘组织完全覆盖宫颈内口。

(2)部分性前置胎盘(partial placental previa)宫颈内口部分为胎盘组织所覆盖。

(3)边缘性前置胎盘(marginal placental previa)胎盘附着于子宫下段,胎盘边缘到达宫颈内口,未覆盖宫颈内口。

胎盘位于子宫下段,胎盘边缘与宫颈内口极为接近,但未达到宫颈内口,称为低置胎盘。胎盘下缘与宫颈内口的关系可因宫颈管消失、宫口扩张而改变。前置胎盘类型可因诊断时期不同而改变,如临产前为完全性前置胎盘,临产后因宫口扩张而成为部分性前置胎盘。目前临床上均依据处理前最后一次检查结果来决定其分类。

三、临床表现

(一)症状

前置胎盘的典型症状是妊娠晚期或临产时,发生无诱因、无痛性反复阴道流血。妊娠晚期子宫下段逐渐伸展,牵拉宫颈内口,宫颈管缩短;临产后规律宫缩使宫颈管消失成为软产道的一部分。宫颈外口扩张,附着于子宫下段及宫颈内口的胎盘前置部分不能相应伸展而与其附着处分离,血窦破裂出血。前置胎盘出血前无明显诱因,初次出血量一般不多,剥离处血液凝固后,出血自然停止;也有初次即发生致命性大出血而导致休克者。由于子宫下段不断伸展,前置胎盘出血常反复发生,出血量也越来越多。阴道流血发生的迟早、反复发生次数、出血量多少与前置胎盘类型有关。完全性前置胎盘初次出血时间早,多在妊娠 28 周左右,称为"警戒性出血"。边缘性前置胎盘出血多发生于妊娠晚期或临产后,出血量较少。部分性前置胎盘的初次出血时间、出血量及反复出血次数,介于两者之间。

(二)体征

患者一般情况与出血量有关,大量出血呈现面色苍白、脉搏增快微弱、血压下降等休克表现。腹部检查:子宫软,无压痛,大小与妊娠周数相符。由于子宫下段有胎盘占据,影响胎先露部入盆,故胎先露高浮,易并发胎位异常。反复出血或一次出血量过多,使胎儿宫内缺氧,严重者胎死宫内。当前置胎盘附着于子宫前壁时,可在耻骨联合上方听到胎盘杂音。临产时检查见宫缩为阵发性,间歇期子宫完全松弛。

四、处理原则

处理原则是抑制宫缩、止血、纠正贫血和预防感染。根据阴道流血量、有无休克、妊娠周数、胎位、胎儿是否存活、是否临产及前置胎盘类型等综合作出决定。

(一)期待疗法

应在保证孕妇安全的前提下尽可能延长孕周,以提高围生儿存活率。适用于妊娠<34 周、胎儿体重<2 000 g、胎儿存活、阴道流血量不多、一般情况良好的孕妇。

尽管国外有资料证明,前置胎盘孕妇的妊娠结局住院与门诊治疗并无明显差异,但我国仍应强调住院治疗。住院期间密切观察病情变化,为孕妇提供全面优质护理是期待疗法的关键措施。

(二)终止妊娠

1.终止妊娠指征

孕妇反复发生多量出血甚至休克者,无论胎儿成熟与否,为了母亲安全应终止妊娠;期待疗法中发生大出血或出血量虽少,但胎龄达孕 36 周以上,胎儿成熟度检查提示胎儿肺成熟者;胎龄未达孕 36 周,出现胎儿窘迫征象,或胎儿电子监护发现胎心异常者;出血量多,危及胎儿;胎儿已死亡或出现难以存活的畸形,如无脑儿。

2.剖宫产

剖宫产可在短时间内娩出胎儿,迅速结束分娩,对母儿相对安全,是处理前置胎盘的主要手段。剖宫产指征应包括:完全性前置胎盘,持续大量阴道流血;部分性和边缘性前置胎盘出血量较多,先露高浮,短时间内不能结束分娩;胎心异常。术前应积极纠正贫血、预防感染等,备血,做好处理产后出血和抢救新生儿的准备。

3.阴道分娩

边缘性前置胎盘、枕先露、阴道流血不多、无头盆不称和胎位异常,估计在短时间内能结束分娩者,可予试产。

五、护理

(一)护理评估

1.病史

除个人健康史外,在孕产史中尤其注意识别有无剖宫产术、人工流产术及子宫内膜炎等前置胎盘的易发因素。此外,妊娠中特别是孕 28 周后,是否出现无痛性、无诱因、反复阴道流血症状,并详细记录具体经过及医疗处理情况。

2.身心状况

患者的一般情况与出血量的多少密切相关。大量出血时可见面色苍白、脉搏细速、血压下降等休克症状。孕妇及其家属可因突然阴道流血而感到恐惧或焦虑,既担心孕妇的健康,更担心胎儿的安危,可能显得恐慌、紧张、手足无措。

3.诊断检查

(1)产科检查:子宫大小与停经月份一致,胎儿方位清楚,先露高浮,胎心可以正常,也可因孕妇失血过多致胎心异常或消失。前置胎盘位于子宫下段前壁时,可于耻骨联合上方听见胎盘血管杂音。临产后检查,宫缩为阵发性,间歇期子宫肌肉可以完全放松。

(2)超声波检查:B超断层相可清楚看到子宫壁、胎头、宫颈和胎盘的位置,胎盘定位准确率达95%以上,可反复检查,是目前最安全、有效的首选检查方法。

(3)阴道检查:目前一般不主张应用。只有在近临产期出血不多时,终止妊娠前为除外其他出血原因或明确诊断决定分娩方式前考虑采用。要求阴道检查操作必须在输血、输液和做好手术准备的情况下方可进行。怀疑前置胎盘的个案,切忌肛查。

(4)术后检查胎盘及胎膜:胎盘的前置部分可见陈旧血块附着呈黑紫色或暗红色,如这些改变位于胎盘的边缘,而且胎膜破口处距胎盘边缘<7 cm,则为部分性前置胎盘。如行剖宫产术,术中可直接了解胎盘附着的部分并确立诊断。

(二)护理诊断

1.潜在并发症

出血性休克。

2.有感染的危险

与前置胎盘剥离面靠近子宫颈口、细菌易经阴道上行感染有关。

(三)预期目标

(1)接受期待疗法的孕妇血红蛋白不再继续下降,胎龄可达或更接近足月。

(2)产妇未发生产后出血或产后感染。

(四)护理措施

根据病情须立即接受终止妊娠的孕妇,立即安排孕妇去枕侧卧位,开放静脉,配血,做好输血准备。在抢救休克的同时,按腹部手术患者的护理进行术前准备,并做好母儿生命体征监护及抢救准备工作。接受期待疗法的孕妇的护理措施如下。

1.保证休息

减少刺激。孕妇需住院观察,绝对卧床休息,尤以左侧卧位为佳,并定时间断吸氧,每日3次,每次1 h,以提高胎儿血氧供应。此外,还需避免各种刺激,以减少出血可能。医护人员进行腹部检查时动作要轻柔,禁做阴道检查和肛查。

2.纠正贫血

除采取口服硫酸亚铁、输血等措施外,还应加强饮食营养指导,建议孕妇多食高蛋白及含铁丰富的食物,如动物肝脏、绿叶蔬菜和豆类等,一方面有助于纠正贫血,另一方面还可以增强机体抵抗力,同时也促进胎儿发育。

3.监测生命体征

及时发现病情变化,严密观察并记录孕妇生命体征,阴道流血的量、色,流血事件及一般状况,检测胎儿宫内状态。按医嘱及时完成实验室检查项目,并交叉配血备用。发现异常及时报告医师并配合处理。

4.预防产后出血和感染

(1)产妇回病房休息时严密观察产妇的生命体征及阴道流血情况,发现异常及时报告医师处理,以防止或减少产后出血。

(2)及时更换会阴垫,以保持会阴部清洁、干燥。

(3)胎儿分娩后,及早使用宫缩剂,以预防产后大出血;对新生儿严格按照高危儿处理。

5.健康教育

护士应加强对孕妇的管理和宣教。指导围孕期妇女避免吸烟、酗酒等不良行为,避免多次刮宫、引产或宫内感染,防止多产,减少子宫内膜损伤或子宫内膜炎。对妊娠期出血,无论量多少均应就医,做到及时诊断、正确处理。

（五）护理评价

(1)接受期待疗法的孕妇胎龄接近(或达到)足月时终止妊娠。

(2)产妇未出现产后出血和感染。

（罗 英）

第十三节 胎盘早剥

妊娠 20 周以后或分娩期正常位置的胎盘在胎儿娩出前部分或全部从子宫壁剥离,称为胎盘早剥(placental abruption)。胎盘早剥是妊娠晚期严重并发症,具有起病急、发展快特点,若处理不及时可危及母儿生命。胎盘早剥的发病率:国外 1％～2％,国内 0.46％～2.1％。

一、病因

胎盘早剥确切的原因及发病机制尚不清楚,可能与下述因素有关。

（一）孕妇血管病变

孕妇患严重妊娠期高血压疾病、慢性高血压、慢性肾脏疾病或全身血管病变时,胎盘早剥的发生率增高。妊娠合并上述疾病时,底蜕膜螺旋小动脉痉挛或硬化,引起远端毛细血管变性坏死甚至破裂出血,血液流至底蜕膜层与胎盘之间形成胎盘后血肿,致使胎盘与子宫壁分离。

（二）机械性因素

外伤尤其是腹部直接受到撞击或挤压;脐带过短(<30 cm)或脐带围绕颈、绕体相对过短时,分娩过程中胎儿下降牵拉脐带造成胎盘剥离;羊膜穿刺时刺破前壁胎盘附着处,血管破裂出血引起胎盘剥离。

（三）宫腔内压力骤减

双胎妊娠分娩时,第一胎儿娩出过速;羊水过多时,人工破膜后羊水流出过快,均可使宫腔内压力骤减,子宫骤然收缩,胎盘与子宫壁发生错位剥离。

（四）子宫静脉压突然升高

妊娠晚期或临产后,孕妇长时间仰卧位,巨大妊娠子宫压迫下腔静脉,回心血量减少,血压下降。此时子宫静脉淤血、静脉压增高、蜕膜静脉床淤血或破裂,形成胎盘后血肿,导致部分或全部胎盘剥离。

（五）其他一些高危因素

如高龄孕妇、吸烟、可卡因滥用、孕妇代谢异常、孕妇有血栓形成倾向、子宫肌瘤(尤其是胎盘附着部位肌瘤)等与胎盘早剥发生有关。有胎盘早剥史的孕妇再次发生胎盘早剥的危险性比无胎盘早剥史者高 10 倍。

二、分类及病理变化

胎盘早剥主要病理改变是底蜕膜出血并形成血肿,使胎盘从附着处分离。按病理类型,胎盘早剥可分为显性、隐性及混合性 3 种(图 16-4)。若底蜕膜出血量少,出血很快停止,多无明显的临床表现,仅在产后检查胎盘时发现胎盘母体面有凝血块及压迹。若底蜕膜继续出血,形成胎盘后血肿,胎盘剥离面随之扩大,血液冲开胎盘边缘并沿胎膜与子宫壁之间经过宫颈管向外流出,称为显性剥离(revealed abruption)或外出血。若胎盘边缘仍附着于子宫壁或由于胎先露部固定于骨盆入口,使血液积聚于胎盘与子宫壁之间,称为隐性剥离(concealed abruption)或内出血。由于子宫内有妊娠产物存在,子宫肌不能有效收缩,以压迫破裂的血窦而止血,血液不能外流,胎盘后血肿越积越大,子宫底随之升高。当出血达到一定程度时,血液终会冲开胎盘边缘及胎膜外流,称为混合型出血(mixed bleeding)。偶有出血穿破胎膜溢入羊水中成为血性羊水。

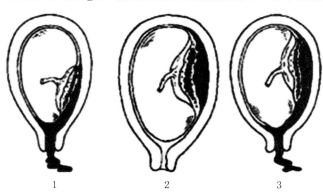

1.显性剥离;2.隐性剥离;3.混合性剥离

图 16-4　胎盘早剥类型

胎盘早剥发生内出血时,血液积聚于胎盘与子宫壁之间,随着胎盘后血肿压力的增加,血液浸入子宫肌层,引起肌纤维分离、断裂甚至变性,当血液渗透至子宫浆膜层时,子宫表面现紫蓝色瘀斑,称为子宫胎盘卒中(uteroplacental apoplexy),又称为库弗莱尔子宫(Couvelaire uterus)。有时血液还可渗入输卵管系膜、卵巢生发上皮下、阔韧带内。子宫肌层由于血液浸润、收缩力减弱,造成产后出血。

严重的胎盘早剥可以引发一系列病理生理改变。从剥离处的胎盘绒毛和蜕膜中释放大量组织凝血活酶,进入母体血循环,激活凝血系统,导致弥散性血管内凝血(DIC),肺、肾等脏器的毛细血管内微血栓形成,造成脏器缺血和功能障碍。胎盘早剥持续时间越长,促凝物质不断进入母血,激活纤维蛋白溶解系统,产生大量的纤维蛋白原降解产物(FDP),引起继发性纤溶亢进。发生胎盘早剥后,消耗大量凝血因子,并产生高浓度 FDP,最终导致凝血功能障碍。

三、临床表现

根据病情严重程度,Sher 将胎盘早剥分为 3 度。

(一)Ⅰ度

多见于分娩期,胎盘剥离面积小,患者常无腹痛或腹痛轻微,贫血体征不明显。腹部检查见子宫软,大小与妊娠周数相符,胎位清楚,胎心率正常。产后检查见胎盘母体面有凝血块及压迹即可诊断。

（二）Ⅱ度

胎盘剥离面为胎盘面积 1/3 左右。主要症状为突然发生持续性腹痛、腰酸或腰背痛,疼痛程度与胎盘后积血量成正比。无阴道流血或流血量不多,贫血程度与阴道流血量不相符。腹部检查见子宫大于妊娠周数,子宫底随胎盘后血肿增大而升高。胎盘附着处压痛明显（胎盘位于后壁则不明显）,宫缩有间歇,胎位可扪及,胎儿存活。

（三）Ⅲ度

胎盘剥离面超过胎盘面积 1/2。临床表现较Ⅱ度重。患者可出现恶心、呕吐、面色苍白、四肢湿冷、脉搏细数、血压下降等休克症状,且休克程度大多与阴道流血量不成正比。腹部检查见子宫硬如板状,宫缩间歇时不能松软,胎位扪不清,胎心音消失。

四、处理原则

纠正休克、及时终止妊娠是处理胎盘早剥的原则。患者入院时,情况危重、处于休克状态,应积极补充血容量,及时输入新鲜血液,尽快改善患者状况。胎盘早剥一旦确诊,必须及时终止妊娠。终止妊娠的方法根据胎次、早剥的严重程度、胎儿宫内状况及宫口开大等情况而定。此外,对并发症如凝血功能障碍、产后出血和急性肾衰竭等进行紧急处理。

五、护理

（一）护理评估

1.病史

孕妇在妊娠晚期或临产时突然发生腹部剧痛,有急性贫血或休克现象,应引起高度重视。护士需结合有无妊娠期高血压疾病或高血压病史、胎盘早剥史、慢性肾炎史、仰卧位低血压综合征史及外伤史,进行全面评估。

2.身心状况

胎盘早剥孕妇发生内出血时,严重者常表现为急性贫血和休克症状,而无阴道流血或有少量阴道流血。因此对胎盘早剥孕妇除进行阴道流血的量、色评估外,应重点评估腹痛的程度、性质,孕妇的生命体征和一般情况,以及时、准确地了解孕妇的身体状况。胎盘早剥孕妇入院时情况危急,孕妇及其家属常常感到高度紧张和恐惧。

3.诊断检查

（1）产科检查:通过四步触诊判断胎方位、胎心情况、宫高变化、腹部压痛范围和程度等。

（2）B超检查:正常胎盘 B 超图像应紧贴子宫体部后壁、前壁或侧壁,若胎盘与子宫体之间有血肿时,在胎盘后方出现液性低回声区,暗区常不止一个,并见胎盘增厚。若胎盘后血肿较大时,能见到胎盘胎儿面凸向羊膜腔,甚至能使子宫内的胎儿偏向对侧。若血液渗入羊水中,见羊水回声增强、增多,系羊水混浊所致。当胎盘边缘已与子宫壁分离,未形成胎盘后血肿,则见不到上述图像,故 B 超检查诊断胎盘早剥有一定的局限性。重型胎盘早剥时常伴胎心音、胎动消失。

（3）实验室检查:主要了解患者贫血程度及凝血功能。重型胎盘早剥患者应检查肾功能与二氧化碳结合力。若并发 DIC 时进行筛选试验（血小板计数、凝血酶原时间、纤维蛋白原测定）,结果可疑者可做纤溶确诊试验（凝血酶时间、优球蛋白溶解时间、血浆鱼精蛋白副凝时间）。

（二）可能的护理诊断

1.潜在并发症

弥散性血管内凝血。

2.恐惧

此与胎盘早剥引起的起病急、进展快,危及母儿生命有关。

3.预感性悲哀

此与死产、切除子宫有关。

（三）预期目标

（1）孕妇出血性休克症状得到控制。

（2）患者未出现凝血功能障碍、产后出血和急性肾衰竭等并发症。

（四）护理措施

胎盘早剥是一种妊娠晚期严重危及母儿生命的并发症,积极预防非常重要。护士应使孕妇接受产前检查,预防和及时治疗妊娠期高血压疾病、慢性高血压、慢性肾病等;妊娠晚期避免仰卧位及腹部外伤;施行外倒转术时动作要轻柔;处理羊水过多和双胎者时,避免子宫腔压力下降过快等。对于已诊断为胎盘早剥的患者,护理措施如下。

1.纠正休克

改善患者的一般情况。护士应迅速开放静脉,积极补充其血容量,及时输入新鲜血,既能补充血容量,又可补充凝血因子。同时密切监测胎儿状态。

2.严密观察病情变化

及时发现并发症。凝血功能障碍表现为皮下、黏膜或注射部位出血,子宫出血不凝,有时有尿血、咯血及呕血等现象;急性肾衰竭可表现为尿少或无尿。护士应高度重视上述症状,一旦发现,及时报告医师并配合处理。

3.为终止妊娠做好准备

一旦确诊,应及时终止妊娠,以孕妇病情轻重、胎儿宫内状况、产程进展、胎产式等具体状态决定分娩方式,护士需为此做好相应准备。

4.预防产后出血

胎盘早剥的产妇胎儿娩出后易发生产后出血,因此分娩后应及时给予宫缩剂,并配合按摩子宫,必要时按医嘱做切除子宫的术前准备。未发生出血者,产后仍应加强生命体征观察,预防晚期产后出血的发生。

5.产褥期的处理

患者在产褥期应注意加强营养,纠正贫血。更换消毒会阴垫,保持会阴清洁,预防感染。根据孕妇身体情况给予母乳指导。死产者及时给予退乳措施,可在分娩后 24 h 内尽早服用大剂量雌激素,同时紧束双乳,少进汤类;水煎生麦芽当茶饮;针刺足临泣、悬钟等穴位等。

（五）护理评价

（1）母亲分娩顺利,婴儿平安出生。

（2）患者未出现并发症。

（罗　英）

第十四节　胎膜早破

胎膜早破(premature rupture of membranes,PROM)是指在临产前胎膜自然破裂。它是常见的分娩期并发症,妊娠满 37 周的发生率为 10％,妊娠不满 37 周的发生率为 2％～3.5％。胎膜早破可引起早产及围生儿死亡率增加,亦可导致孕产妇宫内感染率和产褥期感染率增加。

一、病因

一般认为胎膜早破与以下因素有关,常为多因素所致。

（一）上行感染

可由生殖道病原微生物上行感染,引起胎膜炎,使胎膜局部张力下降而破裂。

（二）羊膜腔压力增高

常见于多胎妊娠、羊水过多等。

（三）胎膜受力不均

胎先露高浮、头盆不称、胎位异常可使胎膜受力不均导致破裂。

（四）营养因素

缺乏维生素 C、锌及铜,可使胎膜张力下降而破裂。

（五）宫颈内口松弛

常因手术创伤或先天性宫颈组织薄弱,宫颈内口松弛,胎膜进入扩张的宫颈或阴道内,导致感染或受力不均,而使胎膜破裂。

（六）细胞因子

IL-1、IL-6、IL-8、TNF-α升高,可激活溶酶体酶,破坏羊膜组织,导致胎膜早破。

（七）机械性刺激

创伤或妊娠后期性交也可导致胎膜早破。

二、临床表现

（一）症状

孕妇突感有较多液体自阴道流出,有时可混有胎脂及胎粪,无腹痛等其他产兆,当咳嗽、打喷嚏等腹压增加时,羊水可少量间断性排出。

（二）体征

肛诊或阴检时,触不到羊膜囊,上推胎儿先露部可见到羊水流出。如伴羊膜腔感染时,可有臭味,并伴有发热、母儿心率增快、子宫压痛,以及血白细胞计数增多、C 反应蛋白升高。

三、对母儿的影响

（一）对母亲的影响

胎膜早破后,生殖道病原微生物易上行感染,通常感染程度与破膜时间有关。羊膜腔感染易发生产后出血。

（二）对胎儿的影响

胎膜早破经常诱发早产,早产儿易发生呼吸窘迫综合征。羊膜腔感染时,可引起新生儿吸入性肺炎,严重者发生败血症、颅内感染等。脐带受压、脐带脱垂时可致胎儿窘迫。胎膜早破发生的孕周越小,胎肺发育不良发生率越高,围生儿死亡率越高。

四、处理原则

预防感染和脐带脱垂,如有感染、胎儿宫内窘迫（简称胎窘）征象,及时行剖宫产终止妊娠。

五、护理

（一）护理评估

1.病史

询问病史,了解是否有发生胎膜早破的病因,确定具体的胎膜早破的时间、妊娠周数,是否有宫缩、见红等产兆,是否出现感染征象,是否出现胎窘征象。

2.身心状况

观察孕妇阴道流液的色、质、量,是否有气味。孕妇常可能因为不了解胎膜早破的原因,而对不可自控的阴道流液形成恐慌,可能担心自身与胎儿的安危。

3.辅助检查

（1）阴道流液的 pH 测定:正常阴道液 pH 为 $4.5\sim5.5$,羊水 pH 为 $7.0\sim7.5$。若 pH$>$6.5,提示胎膜早破,准确率约为 90%。

（2）肛查或阴道窥阴器检查:肛查时未触到羊膜囊,上推胎儿先露部,有羊水流出。阴道窥阴器检查时见液体自宫口流出或可见阴道后穹隆有较多混有胎脂和胎粪的液体。

（3）阴道液涂片检查:阴道液置于载玻片上,干燥后镜检可见羊齿植物叶状结晶为羊水,准确率 95%。

（4）羊膜镜检查:可直视胎先露部,看不到前羊膜囊,即可诊断。

（5）胎儿纤维结合蛋白（fetal fibronectin,fFN）测定:fFN 是胎膜分泌的细胞外基质蛋白。当宫颈及阴道分泌物内 fFN 含量$>$0.05 mg/L 时,胎膜抗张能力下降,易发生胎膜早破。

（6）超声检查:羊水量减少可协助诊断,但不可确诊。

（二）护理诊断

（1）有感染的危险:与胎膜破裂后,生殖道病原微生物上行感染有关。

（2）知识缺乏:缺乏预防和处理胎膜早破的知识。

（3）有胎儿受伤的危险:与脐带脱垂、早产儿肺部发育不成熟有关。

（三）护理目标

（1）孕妇无感染征象发生。

（2）孕妇了解胎膜早破的知识,如突然发生胎膜早破,能够及时进行初步应对。

（3）胎儿无并发症发生。

（四）护理措施

1.预防脐带脱垂的护理

胎膜早破并胎先露未衔接的孕妇绝对卧床休息,多采用左侧卧位,注意抬高臀部防止脐带脱垂造成胎儿宫内窘迫。注意监测胎心变化,进行肛查或阴检时,确定有无隐性脐带脱垂,一旦发生,立即通知医师,并于数分钟内结束分娩。

2.预防感染

保持床单位清洁。使用无菌的会阴垫于外阴处,勤于更换,保持清洁干燥,防止上行感染。更换会阴垫时观察羊水的色、质、量、气味等。嘱孕妇保持外阴清洁,每日对其会阴擦洗2次。同时观察产妇的生命体征,血生化指标,了解是否存在感染征象。按医嘱,一般破膜大于12 h给予抗生素防止感染。

3.监测胎儿宫内情况

密切观察胎心率的变化,嘱孕妇自测胎动。如有混有胎粪的羊水流出,即为胎儿宫内缺氧的表现,应及时予以吸氧,左侧卧位,并根据医嘱做好相应的护理。

若胎膜早破孕周小于35周者,根据医嘱予地塞米松促进胎肺成熟。若孕周小于37周并已临产,或孕周大于37周、胎膜早破大于12～18 h后仍未临产者,可根据医嘱尽快结束分娩。

4.健康教育

孕期为孕妇讲解胎膜早破的定义与原因,并强调孕期卫生保健的重要性。指导孕妇,如出现胎膜早破现象,无须恐慌,应立即平卧,及时就诊。孕晚期禁止性交,避免腹部碰撞或增加腹压。指导孕期补充足量的维生素和锌、铜等微量元素。如宫颈内口松弛者,应多卧床休息,并遵医嘱根据需要于孕14～16周时行宫颈环扎术。

(罗　英)

第十五节　脐带异常

脐带异常是胎儿窘迫的首位因素,脐带是子宫-胎盘-胎儿联系的纽带,正常脐带长度30～70 cm(平均为55 cm),是血、氧供应及代谢交换的转运站。

一、病因

如果脐带的结构或位置异常,可因母儿血液循环障碍,造成胎儿宫内缺氧而窘迫,严重者可导致胎儿死亡。

二、临床表现

脐带异常可分为形态异常、生长异常、位置异常及脐带附着异常。形态异常如脐带扭转、打结、缠绕(绕颈、绕躯干、绕四肢),生长异常如脐带过长、过短、单脐动脉,位置异常如脐带先露、脐带脱垂。

(一)脐带缠绕

脐带围绕胎儿颈部、四肢或躯干者,称脐带缠绕,是最为常见的脐带异常,其中以脐带绕颈最为多见。脐带缠绕对胎儿的危害主要是缠绕过紧时引起血氧交换循环障碍,而致胎儿缺氧,甚至窘迫或死亡。尤其在分娩过程中,胎头下降后脐带出现相对长度不足,拉紧脐带就会阻断血液循环,或引起胎先露入盆下降受阻、产程延长、胎盘早剥及子宫内翻等并发症。

（二）脐带扭转

脐带过度扭转发生于近胎儿脐轮部时,可使胎儿血运受阻。

（三）脐带打结

有脐带假结和真结两种。假结是由于脐静脉迂曲形似打结或脐血管较脐带长、血管在脐带中扭曲而引起,对胎儿没有危害。另一种是脐带真结,与胎儿活动有关,一般发生在怀孕中期,先是出现脐带绕体,后因胎儿穿过脐带套环而形成真结。如果真结处未拉紧则无症状,拉紧后就会阻断胎儿血液循环而引起宫内窒息或胎死宫内。

（四）脐带长度异常

脐带正常长度为 30～70 cm,平均 55 cm。脐带超过 80 cm 称为脐带过长,不足 30 cm 称为脐带过短。脐带过长易导致脐带缠绕、打结、脱垂、脐血管受压等并发症。脐带过短在妊娠期常无临床征象,临产后因脐带过短,引起胎儿下降受阻,产程延长或者是过度牵拉使脐带及血管过紧、破裂,胎儿血液循环受阻,胎心率失常致胎儿窘迫、胎盘早剥。

（五）单脐动脉

脐带血管中仅一条脐动脉、一条脐静脉称为单脐动脉,临床罕见,大多合并胎儿畸形或胎儿分娩过程中因脐带受压而突然死亡。

（六）脐带先露与脱垂

胎膜未破,脐带位于胎先露之前或一侧称脐带先露。胎膜已破,脐带位于胎先露与子宫下段之间称隐性脐带脱垂;脐带脱出子宫口外,降至阴道内,甚至露于外阴称脐带脱垂。胎先露与骨盆入口不衔接存在间隙(如胎先露异常、胎先露下降受阻、胎儿小、羊水过多、低置胎盘等)时可发生脐带脱垂。

（七）脐带附着异常

正常情况下脐带附着于胎盘的中央或侧方,如果脐带附着于胎盘之外的胎膜上,则脐血管裸露于宫腔内,称为脐带帆状附着,这种情况在双胞胎中较多见,单胎的发生率只有百分之一。如果帆状血管的位置在宫体较高处,对胎儿的影响很小,只有在分娩时牵拉脐带或者娩出胎盘时脐带附着处容易发生断裂,使产时出血的机会增高。如果帆状血管位于子宫下段或脐血管绕过子宫口,血管则容易受到压迫而发生血液循环阻断、血管破裂,对胎儿危害极大。

三、护理评估

（一）健康史

详细了解产前检查结果,有无羊水过多、胎儿过小、胎位异常、低置胎盘等。

（二）生理状况

1.症状

若脐带未受压可无明显症状,若脐带受压,产妇自觉胎动异常甚至消失。

2.体征

出现频繁的变异减速,上推胎先露部及抬高臀部后恢复,若胎儿缺氧严重可伴有胎心音消失。胎膜已破者,阴道检查可在胎先露旁或其前方触及脐带,甚至脐带脱出于外阴。

3.辅助检查

（1）产科检查:在胎先露旁或其前方触及脐带,甚至脐带脱出于外阴。

（2）胎儿电子监护:伴有频繁的变异减速,甚至胎心音消失。

（3）B超检查：有助于明确诊断。

（三）心理-社会因素

评估孕产妇及家属有无焦虑、恐慌等心理问题，对脐带脱垂的认识程度及家庭支持度。

四、护理诊断

（一）有胎儿窒息的危险

其与脐带缠绕、受压、牵拉等导致胎儿缺氧等有关。

（二）焦虑

其与预感胎儿可能受到危害有关。

（三）知识缺乏

缺乏对脐带异常的认识。

五、护理措施

（1）脐带异常的判定：应告知孕妇密切注意宫缩、胎动等情况，特别是有胎位不正、骨盆异常、低置胎盘、胎儿过小等情况的孕妇，如果发现 12 h 内胎动数小于 10 次，或逐日下降 50% 而不能复原，说明胎儿宫内窘迫，应立即就诊。B超检查结合电子监护观察胎心变化可以确诊大部分脐带异常的情况。如果经阴道检查在前羊膜囊内摸到搏动的、手指粗的索状物，其搏动频率与胎心率一致而与孕妇的脉率不一致，则可以诊断为脐带先露。此时胎心大多已有明显异常，出现胎动突然频繁增强、胎心率明显减速等。

（2）存在脐带异常的孕妇在分娩前一般不会出现特殊不适，但孕妇在得知有关胎儿的异常情况时，都会出现紧张、担心等心理负担。应该及时、准确地将脐带异常相关知识告知孕妇，并注意安慰孕妇，避免因孕妇紧张焦虑等心理因素进一步影响胎儿。发现早期的脐带异常，如单纯的脐带过长、过短、缠绕、扭转等，如未引起宫内窘迫，应向孕妇讲明可以通过改变体位进行纠正。

（3）嘱孕妇注意卧床休息，一般以左侧卧位为主，床头抬高 15°，以缓解膨大子宫对下腔静脉压迫，以增加胎盘血供，改善胎盘循环，有时改变体位还能减少脐带受压。同时可根据情况给予低流量吸氧，通过胎儿电子监护仪观察胎儿宫内变化，并结合胎动计数，必要时行胎儿生物物理评分，能较早发现隐性胎儿宫内窘迫。

（4）如妊娠晚期，因脐带异常而不能继续妊娠时，应协助医师做好待产准备。对于临产的产妇，密切观察产程进展，根据医师要求做好阴道助产或剖宫产准备，对于脐带脱垂或宫内窘迫严重的胎儿应做好新生儿窒息抢救准备。

（罗　英）

参 考 文 献

［1］黄亚哲.现代妇产科疾病基础与临床［M］.郑州：郑州大学出版社,2020.

［2］吴明秀.现代妇产科疾病临床实践［M］.北京：科学技术文献出版社,2020.

［3］白德莲.妇产科疾病诊断与治疗要点［M］.北京：科学技术文献出版社,2020.

［4］李瑛.妇产科疾病诊断与处置［M］.北京：科学技术文献出版社,2019.

［5］瞿小玲.实用妇产科疾病处置精要［M］.长春：吉林科学技术出版社,2019.

［6］于雪梅.实用妇产科疾病诊断与治疗［M］.上海：上海交通大学出版社,2020.

［7］李巧珍.精编妇产科疾病诊治要点与技巧［M］.长春：吉林科学技术出版社,2019.

［8］刘典芳.妇产科常见疾病诊断与治疗［M］.长春：吉林科学技术出版社,2019.

［9］辛秀玲.新编妇产科疾病与治疗［M］.哈尔滨：黑龙江科学技术出版社,2019.

［10］李翠香.临床妇产科疾病诊疗［M］.天津：天津科学技术出版社,2019.

［11］王芳.常见妇产科疾病诊断与治疗［M］.天津：天津科学技术出版社,2020.

［12］王艳.妇产科常见疾病诊治基础与技巧［M］.长春：吉林科学技术出版社,2019.

［13］郭孝云.妇产科疾病手术治疗［M］.南昌：江西科学技术出版社,2019.

［14］汪期明.常见妇产科疾病诊断学［M］.天津：天津科学技术出版社,2020.

［15］谭娟.妇产科疾病诊断基础与诊疗技巧［M］.北京：中国纺织出版社,2020.

［16］刘丽丽.妇产科疾病临床诊疗技术［M］.天津：天津科学技术出版社,2020.

［17］王梦娜.妇产科疾病基础与临床（上）［M］.第2版.长春：吉林科学技术出版社,2019.

［18］李强.实用妇产科疾病手术学［M］.长春：吉林科学技术出版社,2019.

［19］卢慧.妇产科疾病临床诊疗实践［M］.北京：科学技术文献出版社,2020.

［20］李霞.新编妇产科疾病诊疗精要［M］.长春：吉林科学技术出版社,2020.

［21］卢建军.妇产科疾病诊断与临床治疗［M］.北京：科学技术文献出版社,2020.

［22］涂春华.新编妇产科疾病临床路径［M］.天津：天津科学技术出版社,2020.

［23］李洪国.妇产科疾病鉴别诊断与处置［M］.长春：吉林科学技术出版社,2019.

［24］温丽宏.新编妇产科疾病诊断与治疗［M］.长春：吉林科学技术出版社,2019.

［25］朱明艳,刘玉清,赵学娟.妇产科疾病诊疗学［M］.南昌：江西科学技术出版社,2019.

［26］梁金丽.临床妇产科疾病新进展［M］.天津：天津科学技术出版社,2020.

［27］许蓉.妇产科疾病基层治疗经验汇编［M］.长春：吉林科学技术出版社,2020.

［28］李妍琳.临床妇产科疾病诊疗思维与实践［M］.北京：科学技术文献出版社,2020.

［29］胡静.妇产科疾病临床应用与进展［M］.天津:天津科学技术出版社,2020.

［30］汤继云.临床妇产科疾病诊断与治疗［M］.长春:吉林科学技术出版社,2019.

［31］郑美云,陶真兰.临床妇产科疾病诊治和急救［M］.长春:吉林科学技术出版社,2019.

［32］张启美.妇产科疾病临床诊治理论与实践［M］.长春:吉林科学技术出版社,2019.

［33］刘萍.现代妇产科疾病诊疗学［M］.开封:河南大学出版社,2020.

［34］刘金莲.性激素结合球蛋白在妇产科疾病临床检验中的应用研究［J］.健康之友,2021,(4):25-26.

［35］王璇,周超,张英姿.人羊膜上皮细胞在妇产科领域的研究、应用及发展［J］.中国组织工程研究,2021,25(25):4070-4075.

［36］丛莉.经腹和经阴道超声结合诊断常见妇产科急腹症82例分析［J］.保健文汇,2021,22(8):160-161.

［37］徐雪莉,杨宝玲.硫酸镁联合硝苯地平对妊娠期高血压疾病患者凝血功能及妊娠结局的影响［J］.血栓与止血学.2022,(2):264-265,267.

［38］郭建梅.妇产科阴道出血临床分析［J］.中国药物与临床,2021,21(3):429-430.

［39］付芳芳.人乳头瘤病毒感染监测在宫颈病变治疗后妇女中的应用研究［J］.中国医药指南,2021,19(7):16-17.

［40］阮洁,刘兴会.胎盘植入性疾病手术治疗的指征及方法［J］.实用妇产科杂志,2021,37(1):12-16.